临床诊断学大图谱
Atlas of Clinical Diagnostics

下卷

主　编　杨　震　马　骏　杨志寅

执行主编　孟纯阳　李传宝　蔡春泉

人民卫生出版社
·北 京·

图书在版编目（CIP）数据

临床诊断学大图谱：全 2 册 / 杨震，马骏，杨志寅主编. —
北京：人民卫生出版社，2023.11
　ISBN 978-7-117-35670-1

　Ⅰ. ①临…　Ⅱ. ①杨…　②马…　③杨…　Ⅲ. ①诊断学
—图谱　Ⅳ. ①R44-64

　中国国家版本馆 CIP 数据核字（2023）第 225967 号

人卫智网	www.ipmph.com	医学教育、学术、考试、健康，
		购书智慧智能综合服务平台
人卫官网	www.pmph.com	人卫官方资讯发布平台

临床诊断学大图谱
Linchuang Zhenduanxue Datupu
（上、下卷）

主　　编：杨　震　马　骏　杨志寅
出版发行：人民卫生出版社（中继线 010-59780011）
地　　址：北京市朝阳区潘家园南里 19 号
邮　　编：100021
E - mail：pmph @ pmph.com
购书热线：010-59787592　010-59787584　010-65264830
印　　刷：人卫印务（北京）有限公司
经　　销：新华书店
开　　本：889×1194　1/16　　总印张：105
总 字 数：3306 千字
版　　次：2023 年 11 月第 1 版
印　　次：2023 年 12 月第 1 次印刷
标准书号：ISBN 978-7-117-35670-1
定价（上、下卷）：866.00 元

打击盗版举报电话：010-59787491　E-mail：WQ @ pmph.com
质量问题联系电话：010-59787234　E-mail：zhiliang @ pmph.com
数字融合服务电话：4001118166　E-mail：zengzhi @ pmph.com

3

编 委 （按姓氏笔画排序）

丁 波	丁莉欣	于 丽	于仁义	于明新	万小波	马 艳
马 骏	马 睿	王 方	王 帅	王 宁	王 伟	王 玥
王 林	王 勇	王 艳	王 倩	王 爽	王 鹏	王一宇
王大佳	王艺明	王少鹏	王丹波	王永鹏	王合锋	王旭东
王兴德	王丽波	王陈飞	王纯雁	王国栋	王佳琦	王佩佩
王宗贵	王春晓	王贵娟	王秋菊	王衍彪	王倩飞	王浩展
王继东	王朝龙	王惠琳	王登芹	王锦权	王福建	亓会翔
牛会忠	毛 萌	毛大华	毛丽霞	仇成轩	方 芳	尹万斌
尹森林	孔令斌	孔灵玲	邓英蕾	邓艳春	卢 彬	卢兆桐
叶 晖	申 程	申英末	田 野	田中华	史文松	付 鹏
付海燕	白 晶	白建华	冯杰雄	师建国	曲春成	吕佩源
朱 敏	朱环宇	朱坤兵	朱国雄	朱春江	朱荣平	朱荔芳
朱维平	任 涛	任翀旻	任雪梅	任路平	庄 岩	庄丽英
刘 荣	刘 洋*	刘 洋**	刘 娜	刘 超	刘 博	刘长通
刘文志	刘立峰	刘延涛	刘如恩	刘宏伟	刘尚明	刘剑楠
刘晓萌	刘程伟	刘鹤松	闫 鹏	江 勇	江起庭	许 泓
许 楠	许隽永	孙 兵	孙 洋	孙 峰	孙 涛	孙文平
孙心君	孙达欣	孙丽琴	孙宏伟	孙建民	阳玉中	苏 姗
苏 琳	杜 敏	李 华	李 青	李 政	李 剑	李 洋
李 浩	李 琳	李 琦	李 鹏	李 颖	李 蕾	李 馨
李天友	李云飞	李光亮	李传宝	李南平	李禹琦	李俊艳
李晓瑜	李福秋	李魏玮	杨 冬	杨 阳	杨 坤	杨 卓
杨 颀	杨 超	杨 策	杨 鹏	杨 震	杨志寅	杨辰龙
杨作成	杨位芳	杨位霞	杨青峰	杨居东	杨思勤	杨晓婷
杨景玉	邴鲁军	步 捷	肖文金	肖祥之	时迎旭	吴 东
吴 建	吴 彬	吴君平	吴建胜	吴艳峰	吴瑞丽	别明珂

---

* 刘洋（天津市儿童医院）
** 刘洋（四川大学华西医院）

何光耀	何淑艳	余 力	邹冬玲	闵 寒	汪 成	汪健祥
沈 杨	沈 健	沈卫民	沈寅胤	宋 芹	宋国红	宋国建
初同胜	张 成	张 伟	张 旭	张 丽	张 捷	张 梅
张 晶	张 颐	张 新	张 睿	张 慧	张大川	张玉洁
张永平	张传坤	张庆勇	张问广	张军明	张红霞	张丽媛
张秀峰	张秀琴	张作鹏	张建波	张秋雨	张艳红	张晓芳
张涤生	张萍萍	张路坤	陆锦南	陈 岩	陈 铭	陈 超
陈 澜	陈玉辉	陈延平	陈英汉	陈树民	陈树雄	陈浩杰
邵 倩	范存刚	范志宏	范鹏举	林 峰	林 蓓	欧阳玲
欧阳婧	罗 雷	罗小平	岳 斌	金一涛	金艳艳	周 丹
周玉江	周应芳	周晓清	周崇高	周敏杰	郑 洁	郑丹宁
郑炳鑫	郑振东	郑新宇	单小鸥	单广振	房星星	孟 箭
孟纯阳	赵 飞	赵 航	赵大庆	赵亚波	赵丽丽	赵朋朋
赵宗茂	赵晓刚	赵倩倩	赵家胜	赵培泉	胡克非	钟羽翔
段志军	侯顺玉	姜 淼	娄 燕	费 萍	姚春丽	秦泗河
班 博	袁 华	袁 硕	袁俊亮	栗 华	夏乐敏	顾 敏
徐 华	徐 浩	徐兴远	徐战平	徐敬云	高 立	高 越
高秀华	郭 岩	郭小平	郭树章	郭晓云	郭惠芳	郭瑞霞
唐 华	唐 博	唐雪林	谈万业	黄小进	黄庆海	黄柳明
黄炳成	黄家珍	黄燕琳	萧剑彬	梅红林	曹 健	曹 慧
曹建新	盛旭俊	常庆勇	崔 娅	康 敏	章忠明	商宇红
梁 庆	梁文进	梁庭溢	葛文亮	蒋雨平	韩 雪	韩 璐
韩清鋆	覃 泱	程明勋	程蕾蕾	傅窈窈	舒剑波	鲁 瑶
谢 芸	谢壮丽	靳 睿	靳翠红	蓝春燕	雷学峰	鉴 涛
窦小红	蔡春泉	谭惠文	缪 峰	潘 杰	潘 博	燕 速
薛 萌	霍景山	穆大力	穆雄铮	魏本磊	Caiwei Zheng	

主 编 简 介

杨震，医学博士，复旦大学附属中山医院主任医师、硕士生导师，上海市老年医学中心副院长，中华医学会行为医学分会副主任委员，中国整形美容协会医美与艺术分会常务理事，上海市医学伦理学会常务理事，《中华诊断学电子杂志》副主编。主编《急诊整复外科》等 4 部专著；副主编、参编专著 10 余部。发表论文及专栏文章 200 余篇。复旦大学"钟扬式"教学团队牵头人。获中华医学科技奖 1 项、上海市教学成果奖一等奖 1 项、上海市科学技术进步奖三等奖 1 项、复旦大学教学成果奖特等奖 1 项。复旦大学优秀共产党员。

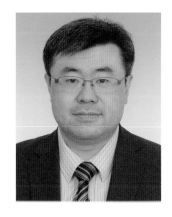

杨
震

马骏，主任医师，上海市同仁医院院长，上海交通大学医学院虹桥国际医学研究院院长，上海交通大学中国医院发展研究院社区医疗研究所所长。全国公立医院行政领导人员职业化能力建设专委会二级分委会副主任委员、中国女医师协会老年医学专业委员会副秘书长、华夏医学科技奖理事会理事、《中国医院管理》杂志副理事、《伤害医学（电子版）》副主编、上海市医院协会副会长等。主编《内科危重病学》《全科医生实用手册》；副主编国家级规划教材 1 部。承担国家自然科学基金等科研项目 10 余项，发表论文 40 余篇。

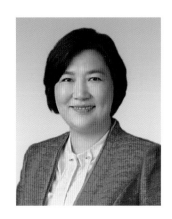

马
骏

杨志寅，二级教授、主任医师，曾任原泰山医学院（现山东第一医科大学）副院长，济宁医学院副院长。曾连任中华医学会行为医学分会主任委员两届，山东省医学会行为医学分会主任委员，山东省医学会诊断学分会主任委员，《中华行为医学与脑科学杂志》及《中华诊断学电子杂志》总编辑（现任名誉总编辑）。获国际行为医学会"终身成就奖"、中华医学会行为医学分会"终身成就奖"、山东省"有突出贡献的中青年专家"等荣誉。
主编全国高等学校"十三五"医学规划教材《行为医学》及《汉英诊断学大辞典》《内科危重病学》《行为决定健康》等专著 30 余部，在国内外多种期刊上发表论文 150 余篇。
先后主持完成国家级及省部级课题 11 项，获中华医学科技奖 1 项、教育部及山东省科学技术进步奖 6 项、山东省教学成果奖一等奖 1 项等。于 2007 年创造性地提出"行为决定健康"的科学理念，其后在全国推广，并得到国内外同仁的高度评价。

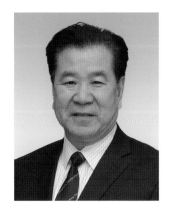

杨
志
寅

执 行 主 编 简 介

孟纯阳，二级教授、主任医师，博士生导师。济宁医学院附属医院党委委员、副院长、骨科兼脊柱外科主任。享受国务院政府特殊津贴、山东省有突出贡献的中青年专家、山东省首批"鲁卫工匠"。中华医学会骨科学分会微创学组委员、山东省预防医学会骨与关节疾病防治分会主任委员、山东省研究型医院协会脊柱内镜技术研究与推广分会主任委员、山东省医学会骨科学分会副主任委员。

主要从事脊柱退变性疾病的临床研究，完成"国家科技支撑计划"项目1项及国家自然科学基金面上项目2项。获省部级科学技术进步奖2项，发表学术论文116篇。招收培养博士、硕士研究生和博士后56名。

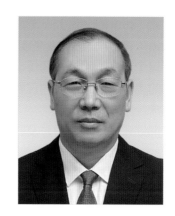

孟纯阳

李传宝，主任医师，教授，硕士研究生导师。济宁医学院附属医院眼科副主任，眼底病组组长。中国微循环学会眼微循环专业委员会眼底病学组委员，山东省医学会眼科学分会青年学组委员，山东省医学会眼科学分会神经眼科学组委员，山东省医学会眼与全身疾病多学科联合委员会委员，山东省医师协会眼科医师分会委员，山东省疼痛医学会眼科专业委员会副主任委员，山东省卫生保健协会眼科慢病管理专家委员会副主任委员，济宁市医学会眼科专业委员会副主任委员。

《国际眼科杂志》和《中华诊断学杂志》审稿专家。发表论文30余篇，连续8年获全国眼科学术大会优秀图片奖和优秀手术录像奖，连续8年获医院医疗技术进步奖。

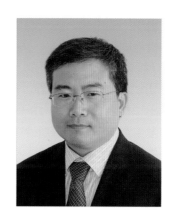

李传宝

蔡春泉，二级教授、主任医师，医学博士。天津大学、天津医科大学博士研究生导师，天津市儿科研究所书记/副所长（主持工作），天津医科大学遗传学系双聘教授，中华医学会小儿外科学分会青年委员，天津市医学会遗传咨询分会副主任委员、天津市生物医学工程学会医学生物技术专业委员会副主任委员、天津市整合医学学会精准检验专业委员会副主任委员，教育部学位与研究生教育发展中心评审专家，国家自然科学基金评审专家，中华医学会科技奖评审专家，天津市科学技术局项目评审和验收专家。天津市"131"创新型人才团队（小儿外科）带头人，天津市卫生系统青年岗位能手，天津市儿童医院"领军人才"等。

目前主要进行儿童出生缺陷发病机制与诊疗策略研究。发表论文90余篇，主编和参编著作5部。主持国家自然科学基金项目、国家重点基础研究发展计划（"973"计划）子项目、国家高技术研究发展计划（"863"计划）子项目及天津市重大疾病防治科技重大专项等16项。获天津市科学技术进步奖二等奖1项，天津市科学技术成果11项，获国家级专利13项。

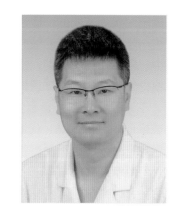

蔡春泉

前　　言

诊断（diagnosis）一词源于希腊文，有"判断""鉴定""识别"的意思。疾病诊断学（diagnostics of disease）在17—18世纪的英语含义是依据疾病的特征认识疾病，亦有通过辨认去判断的意思。医学术语中借用了这个词来表示通过病情学、体征学及其他医学检查手段来判断疾病的本质和确定疾病的名称。即表示通过疾病的表现来认识疾病内在属性的一道程序。要真正实现这一程序，临床医生必须具有系统的医学知识和一定的临床经验才能完成。

全面细致地询问病史对及时准确诊断非常关键，有时可能是明确诊断的唯一重要线索。Siien曾明确指出："在医学中没有比详细地询问病史和进行体检更为重要的。"这些看似没什么"难度"的环节，实则蕴藏着医生的智慧和临床经验，也是最见功力的地方，更是明确诊断的关键。通过详细询问病史以及认真、规范、全面的体格检查，多数疾病都能确诊。即使一些特殊疾病亦会显露蛛丝马迹，再依据线索和必要的辅助检查，多能明确诊断。

中医的"望、闻、问、切"和现代医学的"视、触、叩、听"两大诊断体系（包括问诊等），看似有很大差异，实则诊法并行不悖，都是诊断疾病的基本功，在疾病防治中均发挥了重要作用。"望/视"为首，可能也是"看病"的由来，更说明"看"的重要性。临床上有很多疾病的诊断，一般依靠病史和特征性表现及较少的相关检查即可确定。

望/视诊，既简单又复杂，简单的是只要视力没问题，医生都可望/视诊。复杂的是看什么、怎么看？眼前的一切能否真正进入视野、能否看出真谛？能否结合患者的相关信息进行辨证分析，识其真假，从其表现中，找出"真凶"。当然，由于生命的复杂、医学存在很多未知，加之疑难杂症较多，即使是临床医学专业的大咖，发生漏诊误诊的尴尬也在所难免。

医生如何才能明察秋毫，及时将病痛解决于萌芽状态，这不仅需要日积月累，更需要从海量的医案和宝贵的医学资料及前人的经验中汲取、总结、挖掘，提炼出真经，练就出一双火眼金睛，让病魔难逃法眼。扎实的基本功，经多见广的历练，熟读各种医学经典，这应是每位医生要练的内功，对减少失误或误诊也非常关键。要想成为能独当一面堪当大用的临床医生，有重重关卡需要逐个突破，就像高手历练达到极境，需要反复打磨。

诊断思维是诊断行为的内容之一，更是临床思维的重要部分，是医生在临床实践中，运用医学理论、多种诊断技术和临床经验，通过敏锐的洞察力、感受力，将采集到的临床信息，经过综合分析、判断、推理等系列思维，做出对疾病本质的、理性的、抽象的判断，继而采取相应治疗，然后再观察其效果和变化，验证原先的诊断或进一步从复杂多变的临床现象中理清思路，做出正确的判断。应该指出，尽管一些先进的诊断设备在临床诊断中已发挥了重要作用，但不容置疑的是，任何高端的诊断设备，可能永远难以替代详尽的病史询问及全面的体格检查和科学的临床思维方法。因为医生诊断行为背后包含了不断变化的思维过程，如捕捉临床信息后的追溯，不论是病史，还是看到的直观变化，触觉信息，叩诊音变化，以及闻及的啼哭、呻吟、杂音、啰音等，甚或来自患者的气味、代谢物及生活用品等。尤其是获得的患者主观感受（即症状）和病情演变过程等，这些信息对某些疾病的诊断有着非常重要的价值，甚或比高端设备更重要。因为患者的主观感受已隐现了某些疾病的特征，而不论设备有多么高级，它很难发现和分析这些客观特征的存在，只有医生根据获取的临床信息，综合分析才能判断。加之疾病的千变万化和患者的个体差异，医生如何灵活运用知识、技术和临床经验，科学地辩证地分析每位患者的具体情况，才有利于正确诊断。

临床思维的精髓蕴藏于临床经验和深刻的思考体悟。年轻医生应充分利用当今信息大爆炸时代的海量信息，站在巨人的肩膀上，汲取、提炼、领悟临床思维的精髓，其效能和临床思维水平才会得到极大的提高。科学的临床思维不仅能提升医生的诊疗水平，还可以帮助医生看到现象的本质；从一般表象中察觉特殊，从特殊中窥探出一般；在似乎无关的现象中找出关联；在错综复杂中理出头绪、找到规律；依据现状评估和预料将来。所有这些，正是医生的思维艺术和临床思维的奥妙所在。从目前发展趋势来看，随着科学技术和人工智能研究的进展，有朝一日人工智能诊断也将会帮助医生提高临床诊断水平。

《临床诊断学大图谱》是一套适用于大诊断及临床各科医生和医学院校师生的大型实用性参考书。本书特色鲜明，"有图有真相"，以临床特征性病态图片为重点，内容涵盖临床各科。特征性病态图像对提高医务人员对疾病的诊断和鉴别诊断水平，加快临床医生的经验积累有着重要作用。一张好的临床病态图像，不仅能真实、客观、完整地记录患者病情实况，并以其特有的形象性、直观性、准确性和简洁性传递出大量的病情信息，有着文字无可比拟的真实与生动，也蕴藏着文字无法表达的信息。在很大程度上也留住了疾病的"原汁原味"，使其不会被轻易地涂抹、修饰或篡改，以便科学认知达鼎盛时期深耕其内核。因为不可否认，不同时期的理论阐释总会受当时科学认知水准的影响。

　　相关研究和实践均证明，独特的视觉体验更容易在人的大脑中留下深刻印象，同时它也是一种亮眼、入心的国际语言，因为图像不分国界、不分民族，全世界的专业人士都能看得明、读得懂，其携带的大量信息，以及在全球范围内传播的速度及便捷度，已超出人们的想象。若在此基础上，再穿插搭配示意图、动漫、视频等，就具有极强的吸引力、实用性和教学价值。这种独特的表达方式，是当今信息社会准确表达及传递临床诊断信息的重要手段，正可谓"一图胜过千言"。

　　文字点评是在专业基础上对图片内容的准确把握和精准概括，更能抓住疾病的本质特征进行精确的阐述，可以言简意深地概括病态图像的内涵。真知灼见，精彩点评，方能掷地有声；点睛之笔，凝练有力，多能引发共鸣。加上图文结合的叠加效应，往往可以获得事半功倍之效。历史是最好的教科书，也是最好的清醒剂。学史以明智，鉴往而知来。如何从中汲取奋进的智慧和力量，学习先贤先辈的崇高境界，在学习中铭记，在实践中感悟。唐代贾岛曾说"两句三年得，一吟双泪流"；司马迁撰写《史记》用了13年[*]；司马光撰写《资治通鉴》花费了19年；李时珍于1552年开始撰写《本草纲目》，历经27年完成初稿，又用10年三易其稿，1590年由金陵书商胡承龙开始刻印，1596年出版问世，历时44年；曹雪芹撰写《红楼梦》"披阅十载，增删五次"……这些无不体现先贤们对知识的虔诚之心和顽强的意志品质。事实证明，若要作品历久弥香，应在日积月累的锻造中打磨，并要有足够耐心等待其骨骼的完整与血肉的丰满。

　　本书图片及有关资料的搜集始于1989年，其范围自20世纪50年代初至2022年，70多年的跨度，实则也反映了新中国成立以来的医学史。历经30多年的搜集，团队通力合作，多学科联合作战，搜集各科常见病和罕见病图片数万张。经全国500余位各科专家3年多的精心挑选、修复、编撰和打磨，先精选了5 000余幅经典和罕见图片用于本书。该书出版后，其全部图文和剩余的典型案例将编入"中华临床诊断学图库"。该数据库按照"边建设、边应用、边完善"的建设思路，并陆续增添新的图片和内容，将视频图像等资源进行整合，建设科学、实用、系统、完整、直观的诊断信息资源库。还将陆续出版多个临床学科的图谱及相关作品等。力争在团队的共同努力下，将该书打造成科学性、实用性与可读性兼备的传世之作。

　　全书共分十九篇，按照诊断学教材的先后顺序和分类原则依次排列，专篇列其后。本书编撰历时30多年，凝聚着全国149家知名医学院校和大型医院数百位专家的智慧和心血，团队精诚合作，不厌其烦，发扬筚路蓝缕、以启山林之精神，令人自豪和感动。在此也向各位同仁和支持者深表谢意！因编撰周期长，图文数量多，编写队伍庞大，加之该书篇幅所限，尚有很多专家的大量案例暂未收入，敬请理解！

　　因本书涉及面广，编撰周期长，加之众笔合撰及编写水平所限，遗漏和纰缪在所难免，敬希海内外专家、学者不吝赐教。

杨　震　马　骏　杨志寅

于 2023 年 11 月

---

* 有资料显示：司马迁撰写《史记》用了18年，是在父亲司马谈写了5年的基础上，又历经13年的时间完成编撰。

目　　录

第二篇　皮肤 / 45

第二章　头皮 / 145

第四篇　眼科 / 151

第一章　眼科检查 / 153

第三篇　头颅 / 123

第一章　形态 / 125

第六篇　口腔颌面部及唾液腺 / 561

下　卷

第九篇　腹部 / 845

第十一篇 肛门及肛周疾病 / 1055

第十二篇 脊柱 / 1077

第二章 脊柱和脊髓 / 1394

第三章 周围神经及其他 / 1402

第十五篇 遗传病、罕见病及综合征 / 1415

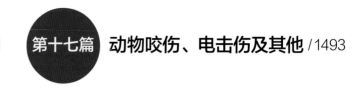

腹 部

第九篇 腹部

第一章 腹部形态及腹壁疾病

第一节 腹部膨隆

腹部膨隆（abdominal bulge）平卧时前腹壁显著高于肋缘至耻骨联合平面，外观呈凸起状。

一、蛙状腹

蛙状腹（frog belly）蛙状腹多见于终末期肝病腹腔内有大量积液，如晚期肝硬化、肝癌和肝衰竭，因为肝脏合成白蛋白功能低下、门静脉高压和感染等原因，使大量液体进入腹腔，仰卧位时腹肌松弛，腹水向腹腔两侧聚集，腹部向两侧膨出，扁而宽，形似青蛙，故名蛙状腹。

如图 9-1-1-1 所示，患者，男性，39 岁，因乏力、纳差伴有腹胀、尿少 20 余天住院。查体见腹部高度膨隆并向两侧膨出。结合临床检验等，诊断为丙型肝炎肝硬化失代偿期。

【鉴别诊断】

（1）结核性腹膜炎：多伴有发热、乏力、纳差等结核中毒症状，腹水呈渗出液性质，且腹水白细胞以淋巴细胞为主；腹水离心沉淀后抗酸抗菌染色可能阳性，血清和腹水结核相关的免疫实验阳性。抗结核治疗有效。

（2）腹腔内巨大肿瘤：腹部 B 超或其他影像学检查有助于确诊。

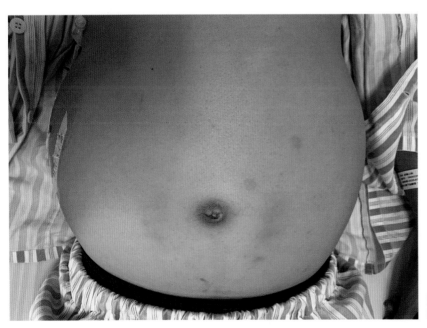

图 9-1-1-1
蛙状腹

（王 方）

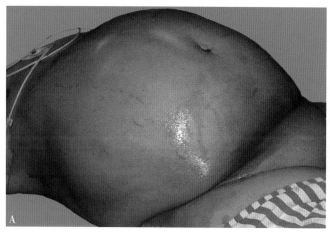
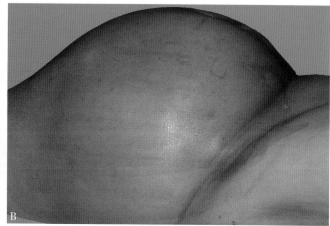

图 9-1-1-2
气腹
A、B. 气腹外观。

二、气腹

气腹（pneumoperitoneum）见图 9-1-1-2，患者，男性，78 岁，确诊结肠腺癌并化疗 2 个月，腹痛 2 天。查体见全腹弥漫性膨隆，全腹明显压痛及反跳痛，叩诊鼓音，肠鸣音消失。腹部立卧位 X 片见腹部多个气液平面，小肠及结肠肠管明显扩张、积气。左膈下见透亮影。术中证实升结肠有三处穿孔，结肠脾区癌灶，腹腔内大量腹水样液体。原因系升结肠癌梗阻并肠穿孔。

【鉴别诊断】

（1）腹水：具有全腹弥漫性膨隆的外形，全腹无/轻度压痛及反跳痛，移动性浊音阳性，叩诊浊音，震水音（+），肠鸣音存在。可伴有导致腹水原发病的相关临床症状及体征。

（2）腹部肿块：可出现局部或全腹膨隆外形，触诊可及明显肿块。全腹无/轻度压痛及反跳痛，移动性浊音阴性，叩诊鼓音（不伴腹水）/浊音（不伴腹水），肠鸣音存在。

（霍景山）

三、卵巢黏液性囊腺瘤

卵巢黏液性囊腺瘤（mucinous cystadenoma of ovary）见图 9-1-1-3，患者，女性，72 岁，腹部进行性肿胀 5 年，加重 1 年，双下肢浮肿 10 天。查体见腹部圆形膨隆，腹壁未见浅表静脉怒张，未见肝掌、蜘蛛痣，肿物上缘达剑突下 2 横指，左右边缘分别达双侧腋中线，活动度欠佳，叩诊浊，无压痛及移动性浊音。术后病理示卵巢黏液性囊腺瘤伴出血。

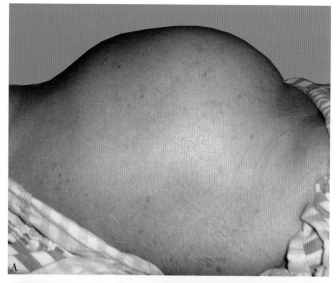
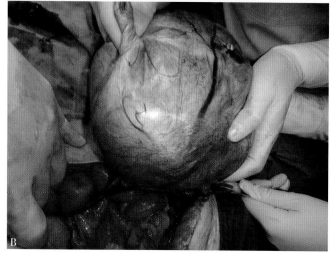

图 9-1-1-3
卵巢黏液性囊腺瘤
A. 腹部侧面观；B. 术中。

【鉴别诊断】

（1）大量腹水：①腹部外形：卵巢肿瘤仰卧时圆形隆起；大量腹水，呈蛙状腹。②叩诊：卵巢肿瘤无移动性浊音；大量腹水有移动性浊音，仰卧时双侧胁腹呈浊音，脐部周围呈鼓音。③触诊：卵巢肿瘤可触及肿物轮廓；大量腹水，触不到肿物轮廓。

（2）结直肠癌：约50%结直肠癌可出现腹部包块，为癌肿或与网膜、周围组织浸润黏结而成，质硬，形态不规则，包块可随肠管有一定的活动度，而晚期结肠癌由于癌肿浸润包块可固定。并伴有黑便、便血、大便习惯改变、腹胀、消瘦、肠梗阻等症状。肠镜可协助诊断。

（霍景山）

四、子宫肌瘤

子宫肌瘤（uterine myoma）见图9-1-1-4，患者，女性，29岁，发现盆腔包块逐渐增大2年。腹部膨隆，可触及实性包块上达剑突下，两侧达腋前线，活动可，无明显压痛。妇科检查：外阴发育正常，阴道通畅，宫颈暴露不清，可触及盆腹腔巨大实性包块，其余触不清。全腹CT增强扫描提示子宫肌瘤。行开腹子宫阔韧带肌瘤切除术。术后病理：（子宫）富于细胞型平滑肌瘤，大小27cm×20cm×17cm，重量：5.410kg。是较为罕见的巨大子宫阔韧带肌瘤。

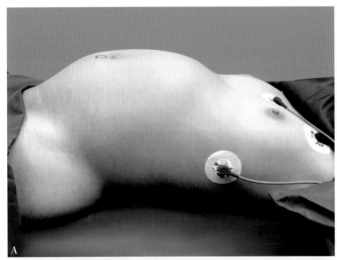
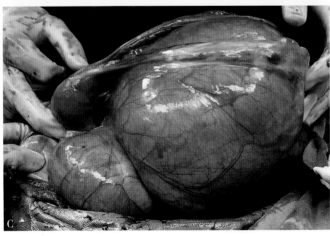
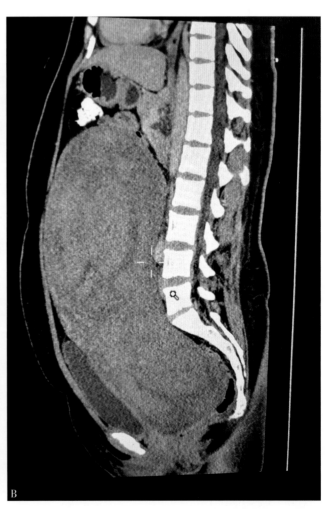

图9-1-1-4
子宫肌瘤
A. 子宫肌瘤腹部外观；B. 腹部CT；C. 子宫肌瘤剔除手术前。

【鉴别诊断】

（1）卵巢肿瘤：多有月经改变，肿物多呈囊性，位于子宫一侧。彩超可协助诊断。

（2）妊娠子宫：多有停经史及早孕反应，子宫随停经月份增大变软，血或尿 HCG 阳性，彩超可协助诊断。

（张　丽）

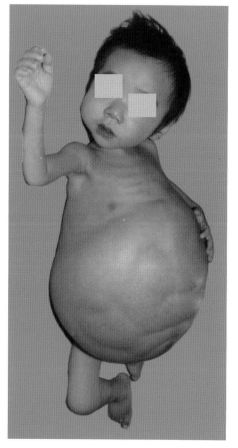

图 9-1-1-5
先天性巨结肠

五、先天性巨结肠

先天性巨结肠（congenital megacolon）又称肠无神经节细胞症、希尔施普龙病（Hirschsprung disease）。是病变肠管肠壁肌间神经丛中神经节细胞缺如的消化道畸形，可导致肠管持续痉挛，造成功能性肠梗阻，使近端肠管继发扩张。1888 年由丹麦医师 Hirschsprung 首先报道，临床表现常以胎便排出延迟、顽固性便秘、腹胀及呕吐为主。直肠黏膜活检为诊断先天性巨结肠的"金标准"。本篇第六章第二节也有述及。

如图 9-1-1-5 所示，患儿，男性，2 岁，顽固性便秘 2 年，腹胀加重伴呕吐月余。查体可见患儿消瘦，营养不良，腹部明显膨隆，腹壁皮肤发亮，可见腹壁静脉曲张、肠形和肠蠕动波等。

【鉴别诊断】

新生儿坏死性小肠结肠炎：是多种原因引起的肠黏膜损害，使之缺血、缺氧，导致小肠、结肠发生弥漫性或局部坏死的一种疾病。本病多见于早产儿，多有出生后窒息、缺氧或休克病史，全身症状明显，有与先天性巨结肠相似的呕吐、腹胀症状，但伴有腹泻、便血，腹部 X 线平片检查可见肠壁囊样积气。

（蔡春泉　舒剑波）

第二节　腹部凹陷

腹部凹陷（abdominal retraction）仰卧时前腹壁明显低于肋缘至耻骨的水平面，称腹部凹陷。

舟状腹（scaphoid abdomen）见图 9-1-2-1，患者，男性，60 岁，喉癌 1 年 10 个月，咽痛伴消瘦乏力 4 个

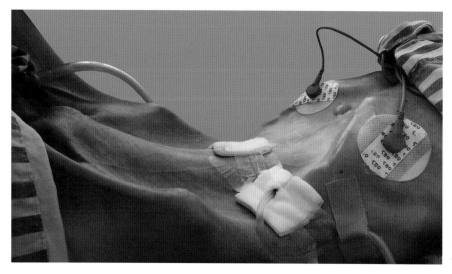

图 9-1-2-1
舟状腹

月。查体见患者前腹壁凹陷几乎贴近脊柱，肋弓、髂嵴和耻骨联合显露，腹外形如舟状。

【鉴别诊断】

腹壁局部瘢痕收缩性凹陷：局部凹陷系因腹壁瘢痕收缩所致，此类患者由卧位改为立位或加大腹压时，凹陷变得更明显。

（霍景山）

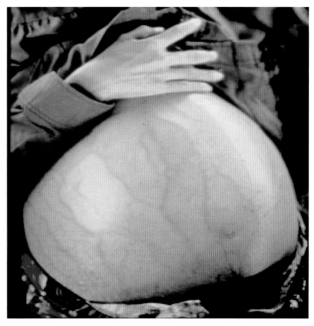

图 9-1-3-1
腹壁静脉曲张

第三节　腹壁静脉曲张

腹壁静脉曲张（abdominal wall varicosis）见图 9-1-3-1，患者，男性，58 岁，发现 HBsAg 阳性 30 余年，间断性腹胀、尿少 3 年，加重 1 周。诊断为慢性乙型肝炎肝硬化失代偿期、慢性肝功能衰竭合并门静脉高压。查体见腹部高度膨隆呈蛙状腹，腹壁可见大量的血管迂曲呈蓝色突出皮肤，脐上血流方向向上，脐下血流方向向下。

【鉴别诊断】

（1）肝性门静脉高压：患者常伴有肝硬化、肝功能异常、白 / 球比值倒置、凝血酶原时间延长，有慢性肝病、酗酒史。腹壁曲张的静脉血流方向，脐以上的血管血流方向向上、脐以下的血管血流方向向下。腹部 B 超或 CT 检查可协助明确诊断。

（2）肝前性门静脉高压：常见于慢性血吸虫感染患者。粪便中找到虫卵、肠镜活检或肝穿肝组织中见到虫卵可以确诊。

（3）肝后性门静脉高压：肝静脉或下腔静脉狭窄阻塞使血液回流不畅所致的门静脉高压，常见于巴德－基亚里综合征。B 超和门静脉血管造影见肝静脉或下腔静脉入口处变细狭窄，肝穿可见肝窦明显扩张。

（王　方）

第四节　腹壁疾病

一、腹裂

腹裂（gastroschisis）是一种先天性腹壁发育不全，在脐旁留有全层腹壁缺损并有内脏从缺损处脱出的一种罕见畸形。

如图 9-1-4-1 所示，患儿，女性，1 天，生后即发现腹壁缺损，肠管外露，产前未行产检。查体见脐

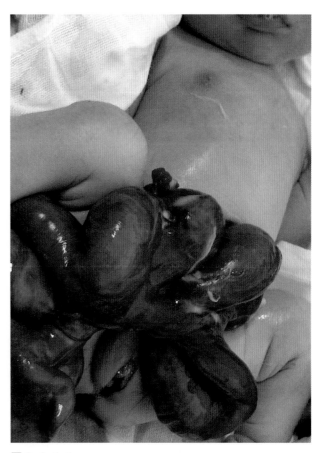

图 9-1-4-1
腹裂外观

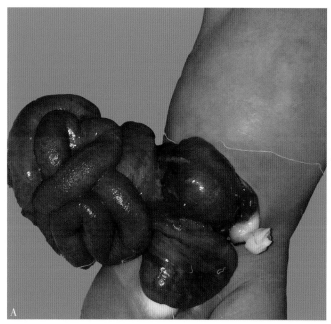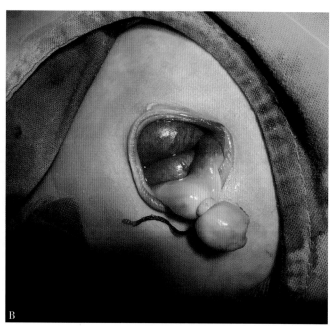

图 9-1-4-2
腹裂
A. 腹裂外观；B. 肠管回纳后。

旁右侧可见腹壁缺损，肠管外露，肠壁水肿明显。

　　如图 9-1-4-2 所示，患儿，男性，出生 1 天，生后发现肠管外露 5 小时。查体可见肠管经脐旁缺损突出，脐部及脐带正常，突出肠管无囊膜包裹，肠壁可见纤维样物质覆盖。

　　如图 9-1-4-3 所示，患儿，男性，出生后即刻。产前超声即发现存在腹裂。出生后查体见脐部开放，肠管从脐部缺口脱出，并伴水肿。

　　如图 9-1-4-4 所示，患儿，男性，出生 1 天，脐旁腹壁缺损，肠管脱出 1 天。查体可见脐旁腹壁缺损，内脏组织脱出，完全裸露于腹壁外，表面无包膜。

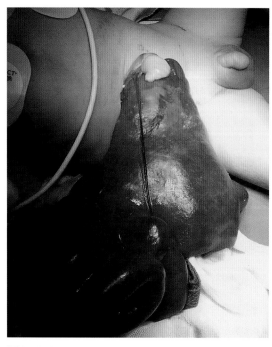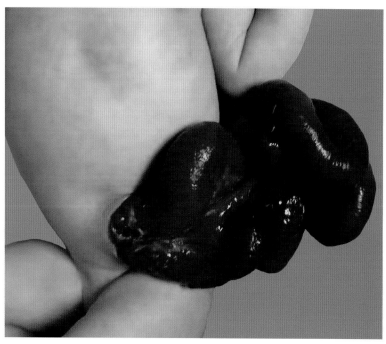

图 9-1-4-3
腹裂外观

图 9-1-4-4
腹裂外观

【鉴别诊断】

　　脐膨出：脐膨出的膨出物被半透明膜覆盖，脐带位于其上，腹壁缺损通常较大，有时可见肝脏等疝出，而腹裂患儿腹壁缺损位于脐部右侧，缺损较小，常小于4cm，疝出物多为胃及小肠。

（李　蕾　周崇高　黄柳明　徐　华）

二、寄生胎

　　寄生胎（parasitus）又称非对称连体畸形（parasitic fetus），见图9-1-4-5，患儿，男性，出生1个月余，出生后发现左腹部肿物。查体见左腹壁肢体样赘生物，局部可见骨性关节，腹部CT提示腹壁外突出异常密度灶，其内可见骨组织影，形态类似一根掌指骨。综其表现符合典型的寄生胎（非对称连体畸形）。

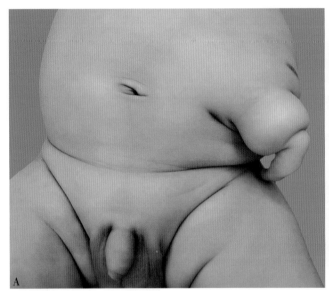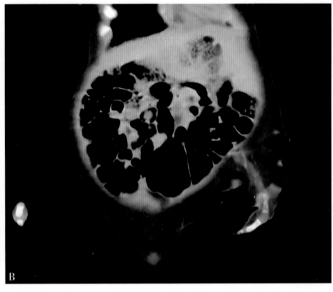

图 9-1-4-5
寄生胎
A. 外观；B. CT。

【鉴别诊断】

　　（1）畸胎瘤：好发于中线部位，骶尾部是畸胎瘤好发部位，可表现为实性、囊性或混合性肿块。
　　（2）淋巴管瘤：好发于颈肩部，表现为局部囊性包块，为单房或多房囊性包块。

（周崇高）

三、腹壁肿瘤

　　腹壁恶性孤立性纤维性肿瘤（malignant solitary fibrous tumor of abdominal wall）见图9-1-4-6，患者，男性，26岁，腹壁进行性增大肿物1年余。脐与剑突间可见一直径10cm突出腹壁的球形肿物，表面可见充盈的静脉血管，质硬，边界清，活动可。全腹无明显压痛及反跳痛。仰卧起坐时，肿物更加明显。术后病理示：腹壁恶性孤立性纤维性肿瘤。

【鉴别诊断】

　　腹腔肿块：腹壁肿物如脂肪瘤、皮下脂肪结节、腹壁脓肿、脐囊肿等，位置较表浅，边界清，可随腹壁移动，当患者坐位或收紧腹肌时，肿物更显著，腹肌松弛时肿物即不明显。检查时令患者仰卧位起坐时，如肿块仍然清楚可触及为腹壁肿物。如系腹腔内包块往往不能触及。

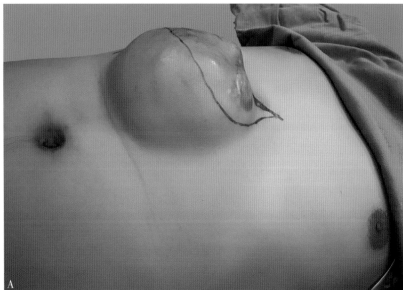

图 9-1-4-6
腹壁恶性孤立性纤维性肿瘤
A. 腹壁肿瘤外观；
B. 腹壁肿瘤外观；
C. 腹壁肿瘤大体标本。

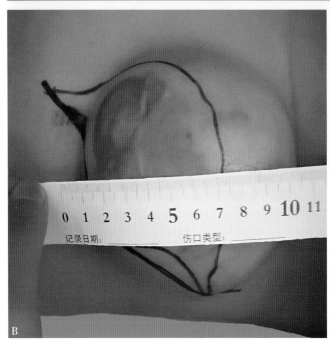

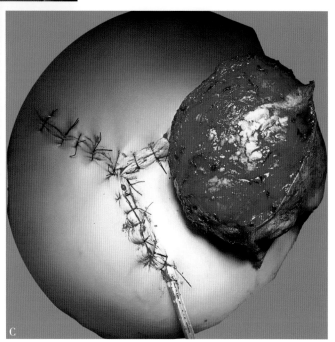

（霍景山）

第二章　脐部疾病

　　由于胚胎发育及解剖的特殊性，小儿脐部疾病并不少见。一般分为先天性和后天性两类。先天性是由于脐部或脐周腹壁胚胎组织发育过程中的异常（如脐疝、脐膨出）或有胚胎组织残留（如脐尿管、卵黄管、脐动脉、脐静脉）所致；后天性多为脐部本身感染、组织增生（如脐炎、脐肉芽肿等）所致。

第一节　先天性脐膨出

　　先天性脐膨出（congenital omphalocele）见图 9-2-1-1 ~ 图 9-2-1-5。

　　图 9-2-1-1 所示，患儿，男性，出生 1 天，出生后及产前超声发现存在脐膨出。查体可见膨出系部分肝

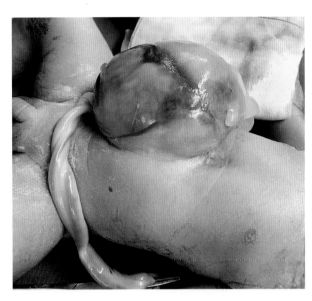

图 9-2-1-1
先天性巨型脐膨出

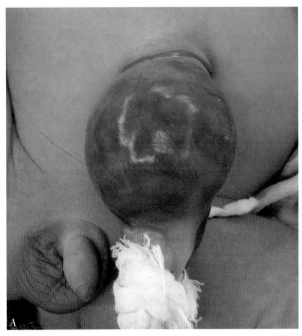

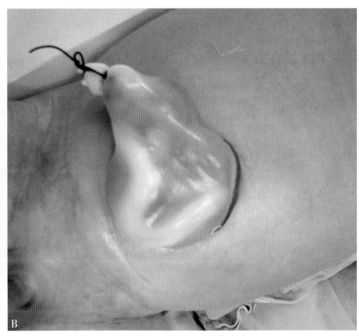

图 9-2-1-2
先天性脐膨出
A. 先天性脐膨出外观；B. 脐膨出内容物还纳后。

脏，脐部腹壁缺损环直径 6cm，为巨型脐膨出。

图 9-2-1-2 所示，患儿，男性，出生 1 天，胎儿期超声提示脐膨出，出生后即发现脐部肿物。查体可见脐部囊性膨出，膨出物表面被半透膜覆盖，脐带位于其上；图示脐膨出内容物还纳后可见透明的膨出羊膜囊。

如图 9-2-1-3 所示，患儿，女性，出生 1 天，发现脐部巨大包块 7 小时。查体脐部可见带囊包块，囊膜下可见肝脏、肠管，脐带周围发生缺损，腹腔内脏器脱出腹腔外。

图 9-2-1-4 所示，患儿，男性，出生 1 天，产前发现脐膨出，出生后即见部分腹腔脏器通过脐带基部的脐环缺损突向体外，表面盖有一层透明囊膜。腹壁缺损较大，可见肝脏突出于腹腔外，为巨型或称胚胎型脐膨出。

图 9-2-1-5 所示，患儿，男性，出生 2 天，生后见脐部巨大有囊膜包块凸起，部分囊膜呈透明或半透明状，可见内脏组织如肠管、肝脏。

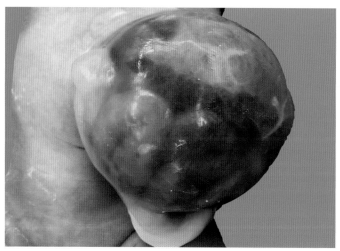

图 9-2-1-3
先天性脐膨出

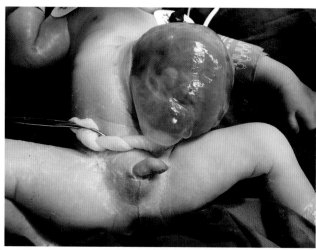

图 9-2-1-4
先天性脐膨出

【鉴别诊断】

　　腹裂：腹裂腹壁缺损直径常小于 4cm，缺损多位于脐带右侧，有正常脐带外观，无膜状物覆盖。

　　（黄柳明　李　蕾　周崇高　王大佳　徐　华）

第二节　脐茸

　　脐茸（cordyceps）见图 9-2-2-1 及图 9-2-2-2。

　　如图 9-2-2-1 所示，患儿，男性，出生 37 天，脐部渗液 18 天。查体脐部可见红色息肉样包块，伴少量无色无臭分泌物，未见体表瘘管。

　　如图 9-2-2-2 所示，患儿，男性，出生 6 个月，脐部肿块 6 个月。查体可见脐凹处黄色脓性渗液，中央可见红色息肉状黏膜突起。

【鉴别诊断】

　　（1）脐炎：表面无残余黏膜组织。

　　（2）脐尿管瘘：表现为脐部瘘口无色尿液流出，B 超可见脐部瘘管与膀胱相通，经瘘管或尿管膀胱造影可确诊。

　　（3）卵黄管瘘：为残留的卵黄管连接脐部与肠管，表现为黏膜样组织外露，肠内容物流出，临床较容易鉴别。

　　（4）脐窦：脐部可见清亮或脓性分泌物，可探及小孔状窦口，不能向内深入，造影剂不能进入小肠或膀胱。

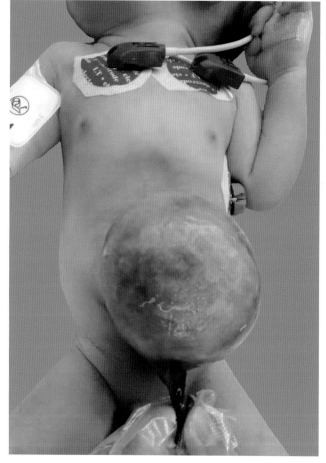

图 9-2-1-5
脐膨出外观

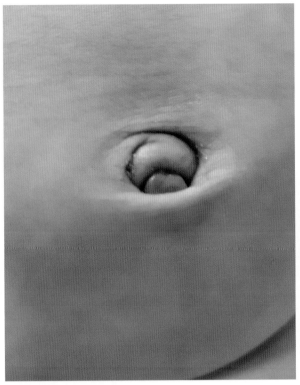

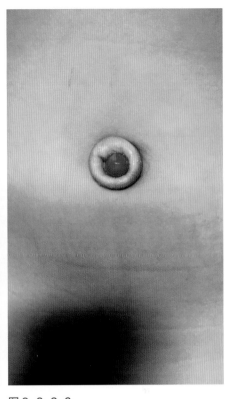

图 9-2-2-1
脐茸外观

图 9-2-2-2
脐茸外观

（周崇高　葛文亮）

第三节　脐肠瘘

脐肠瘘（enteroumbilical fistula）见图 9-2-3-1 ~ 图 9-2-3-3。

如图 9-2-3-1 所示，患儿，女性，出生 2 个月，脐部红色包块伴包块中心瘘管排便 1 个月余。查体可见脐部红色包块，表面呈肠黏膜样组织，中心有瘘管和小肠相通，并有粪汁排出。

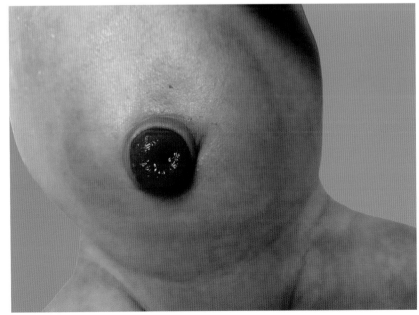

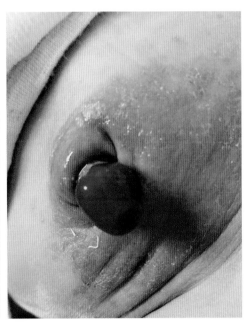

图 9-2-3-1
脐肠瘘外观

图 9-2-3-2
脐肠瘘外观

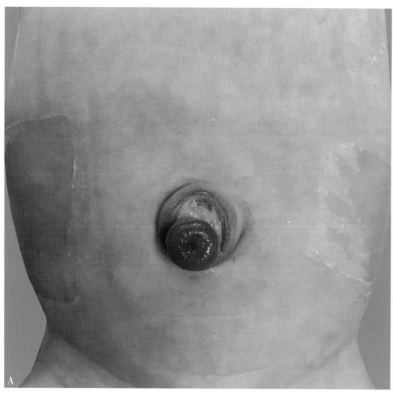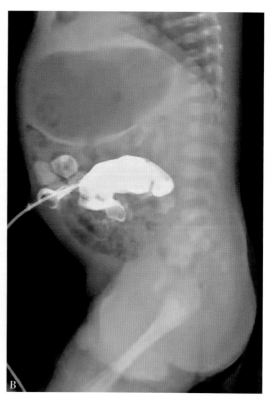

图 9-2-3-3
脐肠瘘
A. 脐肠瘘外观；B. 脐肠瘘造影。

如图 9-2-3-2 所示，患儿，女性，出生 2 周。出生时无正常脐带，脐脱落后即现该图外貌，并逐渐增大。脐部可见肠管样组织脱出，并见肠液样液体排出，局部皮肤呈浸渍性皮炎。

如图 9-2-3-3 所示，患儿，男性，出生 42 天，发现大便从脐部流出 1 个月，查体可见脐部有凸出的鲜红色黏膜，中央可见瘘管，有粪汁自瘘管排出，瘘口造影可见造影剂经脐部瘘口进入小肠。

【鉴别诊断】

（1）脐尿管瘘：表现为脐部尿性渗液，局部分泌物有尿臭，不带粪质，瘘管造影见造影剂进入膀胱。

（2）脐茸：脐部有红色息肉样包块，局部可有少量分泌物，但无瘘道，无粪汁排出。

（徐　华　黄柳明　周崇高）

第四节　卵黄管囊肿

卵黄管囊肿（vitellointestinal cyst）又称脐肠系膜囊肿。

如图 9-2-4-1 所示，患儿，男性，生后 3 周，出生时脐部畸形见图 9-2-4-1 A，呈囊肿样扩张。脐带附着于囊肿之上，局部无正常皮肤覆盖，没有分泌物。脐带脱落后扩张囊肿仍存在，并见脐部异常囊肿样扩张。图 9-2-4-1 B 示手术时囊肿与腹腔内肠管相连。

【鉴别诊断】

脐尿管囊肿：表现为脐与膀胱之间腹壁囊性肿物，多位于腹壁正中，囊壁与膀胱关系密切。有时手术前较难明确区分，需手术探查明确。

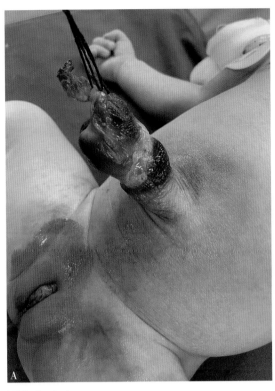
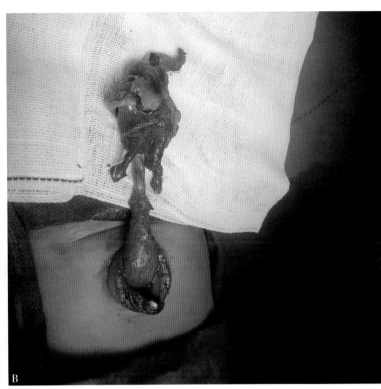

图 9-2-4-1
卵黄管囊肿
A. 卵黄管囊肿外观；B. 卵黄管囊肿术中。

（黄柳明）

第五节 脐尿管瘘

脐尿管瘘（urachal fistula）见图 9-2-5-1，患儿，男性，出生 2 个月，生后脐部持续有液体流出，哭闹时流液明显，查体可见脐部湿润，深部可见瘘口，瘘口处红色黏膜样组织外露，有透明液体流出，局部可闻及刺鼻味。膀胱造影箭头所示处可见自膀胱延伸至脐部的瘘管。

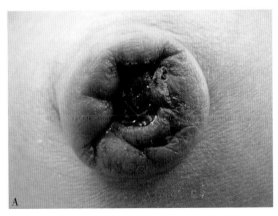
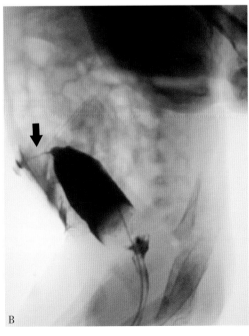

图 9-2-5-1
脐尿管瘘
A. 脐尿管瘘外观；B. 脐尿管瘘膀胱造影。

【鉴别诊断】

（1）卵黄管瘘：为未退化的卵黄管残留将脐部与肠管相通，故漏出物为肠内容物，造影可见瘘管与肠管相通。

（2）脐窦：为未退化的卵黄管残留，仅表现为脐深部的窦道，未与腹腔内及各器官相通，一般分泌物较少，常引起感染。

（李　蕾）

第三章　腹外疝

第一节　腹股沟疝

腹腔内容物在腹股沟区域，通过腹壁薄弱点或孔隙向体表突出的现象。根据发生的部位可分为直疝和斜疝。腹股沟疝典型症状及体征是腹股沟区的突出包块，站立、活动时明显，仰卧位可自行还纳或手推还纳。包块还纳后检查者手指紧压腹股沟韧带中点上方2cm处，嘱患者咳嗽，如指尖冲击感明显且包块不再突出，多为腹股沟斜疝（indirect inguinal hernia）；如包块在指压的内侧出现，多为直疝；如在内下方的大腿根部出现，可能为股疝。如合并腹痛、恶心、呕吐等肠梗阻症状，常提示肠管疝出后发生了嵌顿。先天性腹股沟疝是一种儿童常见病，形成的原因是由于在胚胎发育时期鞘膜腔与腹膜腔之间的通路不闭合或闭合不全，当腹内压增高时，部分肠管突入鞘膜腔，导致阴囊肿大。

一、腹股沟疝

腹股沟疝（inguinal hernia）见图9-3-1-1～图9-3-1-6。

如图9-3-1-1所示，患者，男性，45岁，发现右侧腹股沟区可复性包块1年。图示站立位右侧腹股沟区肿物，未坠入同侧阴囊，手术证实为右侧腹股沟直疝。

如图9-3-1-2所示，患儿，男性，1岁8个月，发现左侧腹股沟区可复性包块15个月。图示左侧腹股沟区肿物，坠入同侧阴囊。

如图9-3-1-3所示，患儿，男性，4岁，发现左侧腹股沟区可复性肿物3个月，站立位见左腹股沟半球形肿物，未降入阴囊，平卧按压肿物可还纳，还纳后外环口可触及冲击感。

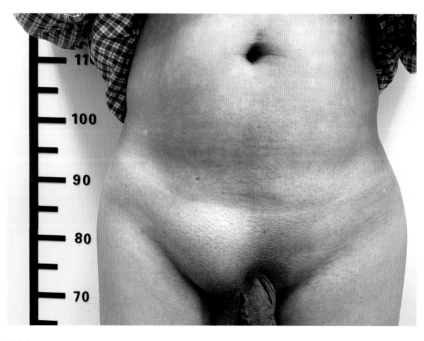

图9-3-1-1
右侧腹股沟疝

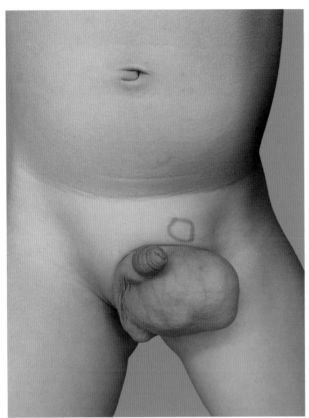

图 9-3-1-2
儿童腹股沟疝

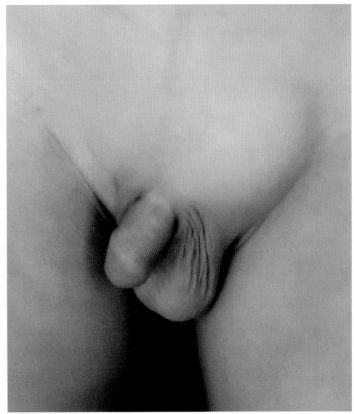

图 9-3-1-3
左侧腹股沟疝

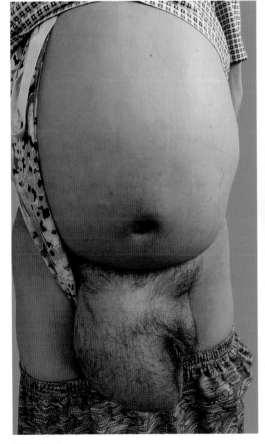

图 9-3-1-4
巨大腹股沟疝

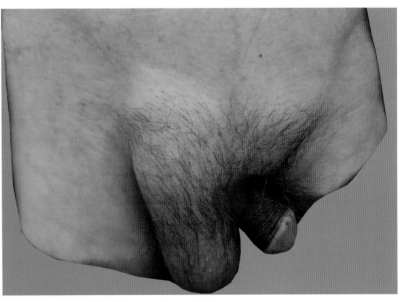

图 9-3-1-5
腹股沟斜疝

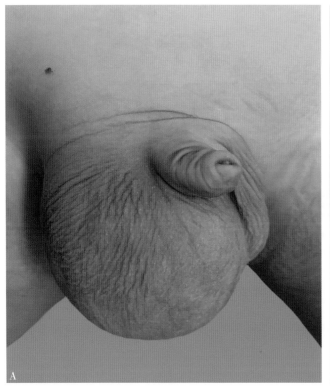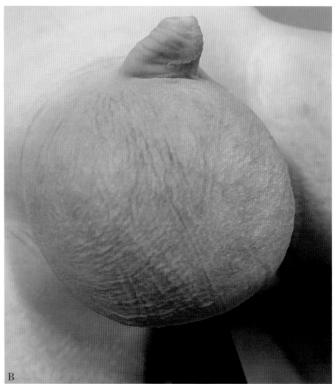

图 9-3-1-6
右侧腹股沟斜疝
A. 右侧腹股沟斜疝；B. 右侧腹股沟斜疝透光试验阴性。

如图 9-3-1-4 所示，患者，男性，67 岁，发现右侧腹股沟区可复性包块 10 年，有乙肝肝硬化腹水病史。图示站立位右侧腹股沟区巨大肿物，坠入同侧阴囊。

如图 9-3-1-5 所示，患者，男性，80 岁，发现右侧可复性肿物 8 个月余。图中见患者站立位时一梨性肿物进入阴囊，约 10cm×4cm×4cm，平卧或手法可还纳疝内容物入腹腔。外环口扩大，约 2.5cm，肿块回纳后按住内环口，嘱患者站立或咳嗽，可及冲击感，包块不再突出。透光试验阴性。

如图 9-3-1-6 所示，患儿，男性，1 岁 1 个月，出生后即发现右侧腹股沟区可复性肿物，查体右侧腹股沟区肿物，降至阴囊内，无触痛，透光试验阴性，按压可完全还纳，外环口明显增宽，冲击感明显。

（申英末　靳翠红　霍景山　李　蕾）

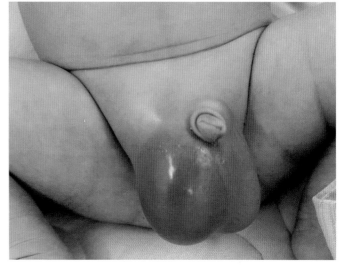

图 9-3-1-7
右侧嵌顿性腹股沟斜疝

二、嵌顿性腹股沟疝

嵌顿性腹股沟疝（incarcerated inguinal hernia）见图 9-3-1-7～图 9-3-1-10。

如图 9-3-1-7 所示，患儿，男性，10 个月，

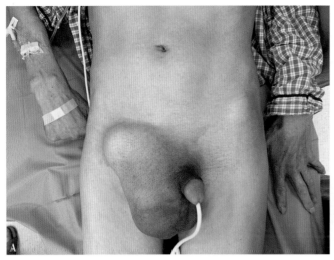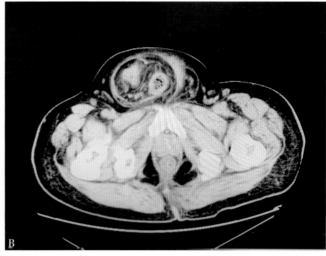

图 9-3-1-8
嵌顿性腹股沟疝
A. 嵌顿性腹股沟疝外观；B. 嵌顿性腹股沟疝 CT。

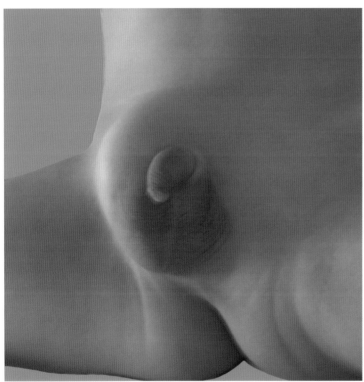

图 9-3-1-9
右侧嵌顿性腹股沟斜疝

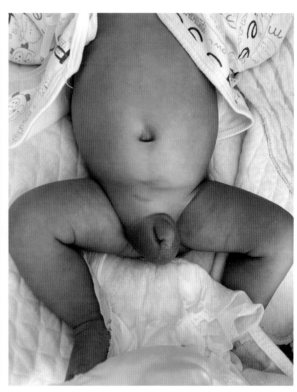

图 9-3-1-10
右侧嵌顿性腹股沟斜疝

右腹股沟可复性肿物半年，脱出不能还纳 6 小时，查体可见右侧腹股沟至阴囊痛性肿块，局部红肿明显，触痛，张力高，按压不能还纳。

图 9-3-1-8 所示，患者，男性，72 岁，发现右侧腹股沟区可复性包块 10 年，无法还纳 3 小时。图 9-3-1-8 A 见右侧腹股沟区巨大肿物，坠入同侧阴囊，平卧位无法自行还纳。下腹部 CT 可见肠管及系膜自右侧腹股沟区薄弱处疝出，提示腹股沟疝嵌顿继发肠梗阻。

如图 9-3-1-9 所示，患儿，男性，1 岁，发现右侧腹股沟可复性肿物 3 个月，不能还纳 4 小时。查体可见患儿右侧腹股沟区一肿物，质硬，周围皮肤稍红肿，触痛明显，肿物不能还纳腹腔，透光试验阴性。

如图 9-3-1-10 所示，患儿，男性，2 个月，右腹股沟包块伴红肿 16 小时。查体可见右腹股沟包块，不可还纳，腹股沟区及会阴区皮肤水肿，触痛阳性。疝囊内肠管发生嵌顿，肠管坏死，由于精索长时间受压，并发右侧睾丸缺血坏死。

【鉴别诊断】

（1）睾丸鞘膜积液：睾丸鞘膜积液所呈现的包块完全局限在阴囊内，鞘膜积液多透光（阳性），而腹股沟疝包块不透光（阴性）。腹股沟斜疝患者，可在包块后方扪及实质感的睾丸；鞘膜积液时，睾丸在积液中间，故包块各方均呈囊性而不能扪及实质感的睾丸。

（2）交通性鞘膜积液：包块的外形与睾丸鞘膜积液相似，站立位包块增大，仰卧位或挤压包块，其体积可逐渐缩小。透光实验阳性。

（3）睾丸下降不全、隐睾：下降不全的睾丸可被误认为斜疝或精索鞘膜积液。隐睾肿块较小，挤压时可出现特有的胀痛感觉。如患侧阴囊内睾丸缺如，则诊断更为明确。

（4）此外还需与腹股沟区脂肪瘤、肿大的淋巴结、精索鞘膜积液、子宫圆韧带囊肿、大隐静脉曲张结节样膨大、髂腰部结核性脓肿等相鉴别。

（申英末　靳翠红　牛会忠　王朝龙　王大佳　李　蕾）

第二节　腹壁切口疝

腹壁切口疝（incisional hernia）多见于腹部纵行切口，表现为站立位或增加腹压时，腹壁切口旁有肿块突出或腹壁局部膨隆，平卧位肿块可减小或消失，触诊可扪及腹肌裂开所形成的疝环缺损边缘。较大的切口疝可有腹部坠胀感，伴食欲减退、恶心、便秘、腹部隐痛等症状。腹壁戳卡孔疝（trocar hernia）属于腹壁切口疝的一种，是腹腔镜手术后戳卡孔处的小切口肌层愈合不良，形成缺损或薄弱，腹腔内容物自此向外突出。

如图 9-3-2-1 所示，患者，男性，57 岁，肝移植术后 1 年，发现切口旁可复性包块 7 个月。站立位肋缘下切口处腹壁膨出，诊为腹壁切口疝。

如图 9-3-2-2 所示，患者，女性，67 岁，BMI：31.1kg/m²，肠切除术后 9 年，发现切口旁包块 5 年。检查腹部可见长约 30cm 手术瘢痕，切口旁可见肿物，约 20cm×30cm 大小，平卧位可部分还纳。

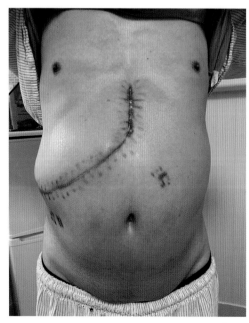

图 9-3-2-1
腹壁切口疝

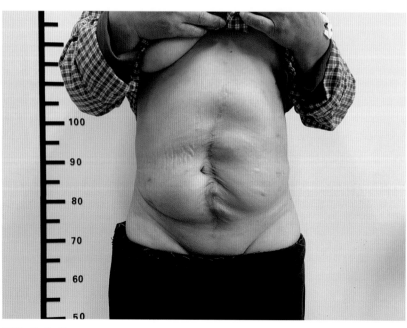

图 9-3-2-2
腹壁切口疝

如图 9-3-2-3 所示，患者，男性，72 岁，BMI：33.2kg/m²，腹腔镜下阑尾切除后 12 年，发现戳卡孔旁包块 2 年。检查腹部可见既往腹腔镜手术戳卡孔瘢痕，左下戳卡孔旁可见肿物，约 10cm×10cm 大小，手推可还纳。

如图 9-3-2-4 所示，患者，女性，65 岁，BMI：40.2kg/m²，肠切除术后 12 年，术后伤口感染，换药后逐渐好转，发现切口旁包块 10 年，伴间断排便困难。可见腹部巨大肿物，大小约 30cm×40cm，平卧位无法完全还纳。

如图 9-3-2-5 所示，患者，男性，57 岁，小肠部分切除术后 2 年，术后伤口感染，换药后逐渐好转，发现切口旁可复性包块 10 个月。图示切口右侧腹壁膨出，腹部 CT 提示右侧腹壁薄弱，腹部超声示切口周围不均质回声。增减腹压可见包块凸出或完全还纳腹腔，提示腹壁切口疝（内容物为肠管）。

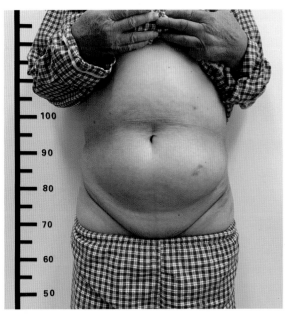

图 9-3-2-3
腹壁戳卡孔疝

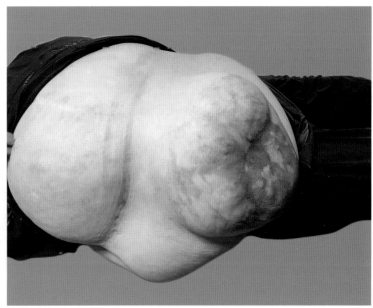

图 9-3-2-4
巨大腹壁疝

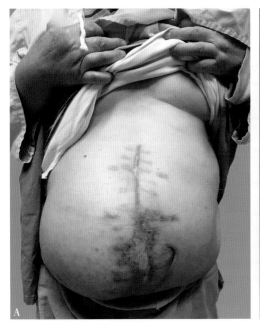

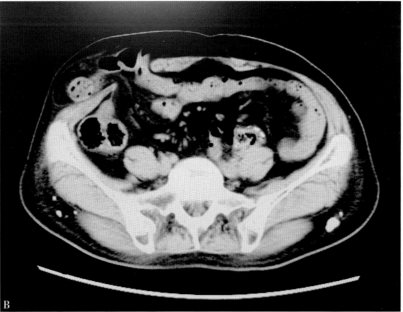

图 9-3-2-5
腹壁切口疝
A. 腹壁切口疝；B. 腹壁切口疝 CT。

大多数切口疝较易诊断，通过临床表现及体检即可明确诊断。对于小而隐匿的切口疝可采用 B 超、CT 及 MRI 等检查明确诊断。推荐使用 CT 或 MRI 进行术前评估，除可清楚显示腹壁缺损的位置、大小、疝内容物，以及疝被盖与腹腔内脏器之间的关系外，还可用于计算疝囊容积和腹腔容积，评价腹壁功能，以指导手术治疗。

（申英末　靳翠红　唐　华　苏　姗）

第三节　造口旁疝

造口旁疝（parastomal hernia）是腹壁造口术后常见并发症，其临床表现取决于疝囊的大小及是否出现并发症（图 9-3-3-1、图 9-3-3-2）。

如图 9-3-3-1 所示，患者，女性，59 岁，直肠癌术后 4 年，发现造口旁可复性包块 3 年。腹部 CT 提示造口周围肌层缺损，大量肠管及系膜疝出，造口肠管脱垂。超声见左下腹造口旁 3 点到 5 点区域内，可探及 20cm×20cm×5cm 包块，通过直径约 3.5cm 的缺损与腹腔相通，内见肠管蠕动，平卧位探头挤压可回纳至腹腔。

造瘘口旁疝的诊断较为容易，通过临床表现及查体结果即可明确诊断。推荐腹部增强 CT 检查，除明确疝环大小、疝内容物等信息外，同时能提示是否存在肿瘤复发、转移等征象。

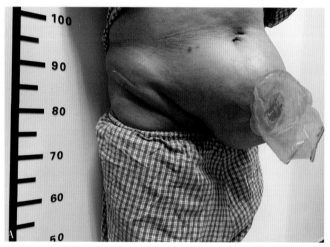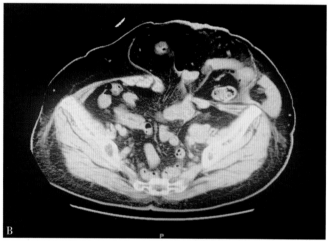

图 9-3-3-1
造口旁疝
A. 造口旁疝；B. 造口旁疝 CT。

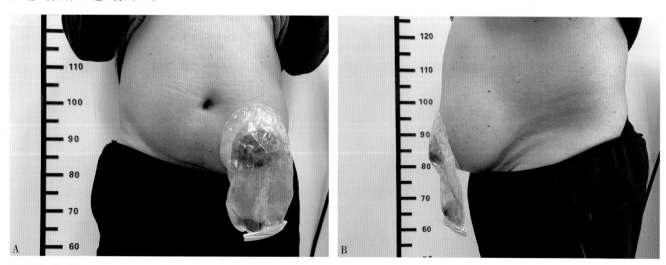

图 9-3-3-2
造口旁疝
A. 造口旁疝（正面）；B. 造口旁疝（侧面）。

（申英末　靳翠红　唐　华　苏　姗）

第四节　脐疝

疝囊通过脐环突出形成的疝为脐疝（umbilical hernia），表现为脐部或脐旁出现的可复性半球形肿块，可伴有消化不良、腹部不适或隐痛等症状。孕妇或肝硬化腹水者，如伴发脐疝，有时会发生自发性或外伤性破溃。结合患者症状、体征、B 超或 CT 检查结果可明确诊断。

一、脐疝

脐疝（umbilical hernia）见图 9-3-4-1，患者，女性，64 岁，发现脐部可复性包块 5 年，包块无法还纳伴疼痛 2 小时。腹部 CT 提示大网膜自脐环处疝入皮下。超声见脐轮处不均质回声区，通过 0.6cm 缺损处与腹腔相通，增减腹压有移动性。

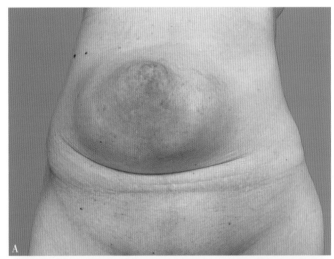

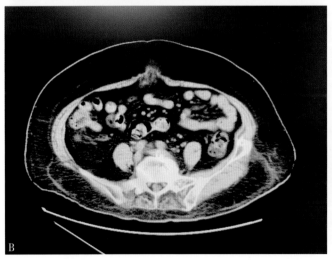
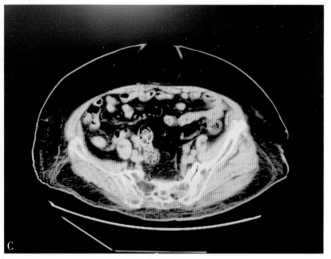

图 9-3-4-1
脐疝
A. 脐疝；B. 脐疝 CT 图像；C. 脐疝 CT 图像。

（申英末　靳翠红　唐　华　苏　姗）

二、嵌顿性脐疝

　　嵌顿性脐疝（incarcerated umbilical hernia）见图 9-3-4-2，患者，女性，78 岁，发现脐部包块 2 年，包块无法还纳伴疼痛 7 小时。检查脐旁可见腹壁隆起肿物，大小约 10cm×15cm，肛门无排气排便。

（申英末　靳翠红）

三、嵌顿性脐疝合并腹水

　　嵌顿性脐疝合并腹水（incarcerated umbilical hernia with ascites）见图 9-3-4-3，患者，男性，56 岁，乙肝肝硬化病史 30 余年，发现脐部包块 5 年，包块无法完全还纳 3 小时。图中脐旁可见腹壁隆起肿物，大小约 10cm×15cm，平卧位包块无法完全还纳。

（申英末　靳翠红）

四、小儿脐疝

　　小儿脐疝（pediatric umbilical hernia）见图 9-3-4-4、图 9-3-4-5。

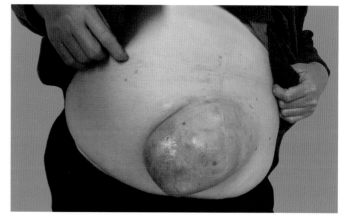

图 9-3-4-2
嵌顿性脐疝

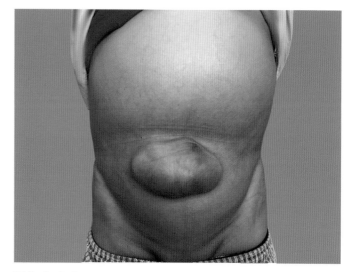

图 9-3-4-3
嵌顿性脐疝合并腹水

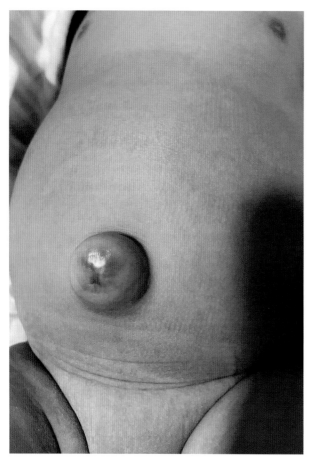

图 9-3-4-4
脐疝外观

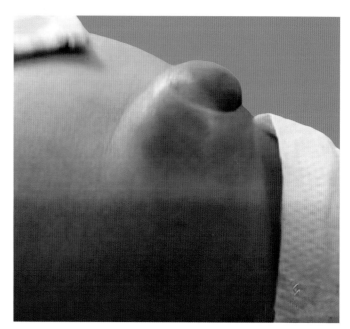

图 9-3-4-5
脐疝侧面观

如图 9-3-4-4 所示，患儿，男性，1 个月，脐部半球状肿物 1 个月。查体患儿脐部可见一半球状肿物，哭闹时增大，安静时回缩至消失，手指探入可触及扩大而坚韧的脐环，还纳肿块后可闻及气过水音，B 超可见肿物内为肠管。

如图 9-3-4-5 所示，患儿，男性，2 个月 15 天，发现脐部肿物 1 个月余。查体患儿脐部可见一包块膨出，直径约 2cm，脐部皮肤完整，肿物可还纳，但多数还纳后肿物立即突出。

【鉴别诊断】

（1）脐茸、脐肉芽肿：此两者脐部皆有黏膜暴露于体表。

（2）脐尿管囊肿：表现为下腹正中的囊性包块，不随体位变动，位置表浅与腹壁关系密切。

（葛文亮　牛会忠　王朝龙）

第五节　白线疝

白线疝（hernia of white line）是指发生于腹壁正中线（白线）处的疝，绝大多数位于脐上，下腹部两侧腹直肌靠得较紧密，白线部腹壁强度较高，故很少发生白线疝。其病因主要为腹内压升高，通常发生于妊娠后、肥胖人群等。

早期的白线疝肿块一般较小且无症状，不易被发现。以后可因腹膜受牵拉而出现明显的上腹疼痛、消化不良、恶心、呕吐等症状。检查时嘱患者平卧，包块还纳后，可于白线区扪及缺损的空隙或双侧腹直肌分离的间隙，嘱患者平卧位做直腿高抬动作时，触诊更为明显。白线疝的内容物多为大网膜，易形成难复性疝，但不易发生嵌顿。结合患者症状、体征、B 超或 CT 检查结果可明确诊断。

一、腹直肌分离合并白线疝

腹直肌分离合并白线疝（diastasis recti and linea alba hernia）见图 9-3-5-1，患者，女性，36 岁，发现上腹部包块 2 年，产后 3 年余。产后腹壁松弛未恢复，腹部 CT 提示双侧腹直肌分离合并白线疝，最宽处约 5cm，可见肠管疝出。超声见脐上可见 3.9cm×3.6cm×1.4cm 不均质回声区，内呈肠管回声，通过 1.5cm 缺损与腹腔相通，增减腹压可出入腹腔。

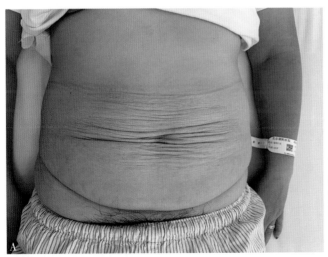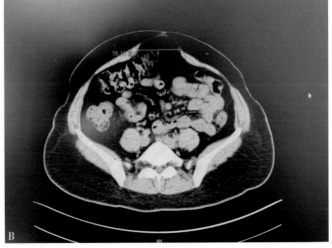

图 9-3-5-1
腹直肌分离合并白线疝
A. 腹直肌分离合并白线疝；B. 腹直肌分离合并白线疝 CT。

（申英末　靳翠红　唐华　苏姗）

二、白线疝

白线疝（hernia of white line）见图 9-3-5-2、图 9-3-5-3。

如图 9-3-5-2 所示，患儿，男性，1 岁，生后即发现腹壁正中隆起，哭闹时明显，安静时隆起可消失，查体可触及腹壁正中剑突至耻骨联合腹壁中线缺损，两侧腹直肌未相连，患儿哭闹时局部明显隆起。

如图 9-3-5-3 所示，患者，男性，66 岁，发现腹正中线脐上肿物 1 年余。患者站立位时见腹正中线脐上突出的肿物，约 3cm×3cm×2cm，边界清，质软，平卧后消失。触诊可扪及腹壁缺损，直径约 2cm 大小。

【鉴别诊断】

（1）腹壁淋巴管瘤，局限性腹壁囊性包块，大小无明显变化，查体不能触及白线处缺损，超声检查可明确诊断。

（2）腹壁切口疝，有腹部手术史，表现为切口下及切口周边的可复性肿物。

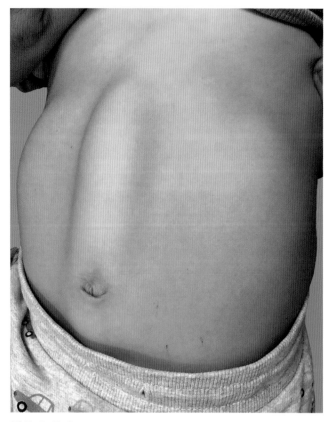

图 9-3-5-2
白线疝外观

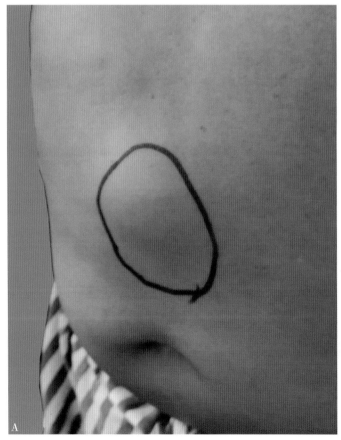

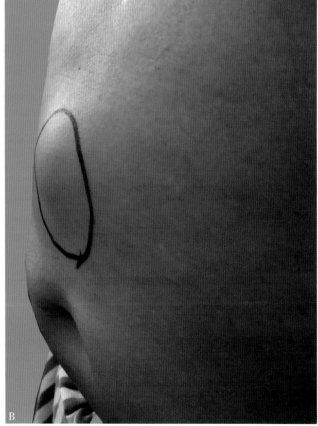

图 9-3-5-3
白线疝
A. 白线疝站立位正面；B. 白线疝站立位侧面。

（3）腹壁肿物：如脂肪瘤、纤维瘤、腹壁脓肿／囊肿等，位置较浅，可随腹壁移动。两者都可在腹中线上触到一个包块，白线疝患者伸展、咳嗽时肿块更明显，平卧后可触摸到腹壁缺损。实时超声显示疝囊内的肠管蠕动或 CT 扫描显示腹壁肿物内有肠襻内造影剂或空气构形，也可以看到白线位置的缺损。腹壁脂肪瘤则肿物位于皮下，腹壁结构完整。

（李　蕾　霍景山）

三、产后腹直肌分离

产后腹直肌分离（diastasis recti abdominis）见图 9-3-5-4～图 9-3-5-5。

如图 9-3-5-4 所示，患者，女性，33 岁，产后 2 个月。查体见站立位时腹部凸出如球状，腰椎前突外观似中期妊娠，形成悬垂腹。仰卧位则腹部松弛向两侧突出，似蛙状腹。导致腹直肌分离的常见原因为妊娠。分离较宽时，仰卧曲腿做起上身动作时可见沿分离腹直肌内缘腹腔内容物向外膨出。腹部及腹壁彩超提示两侧腹直肌从腹白线处分开，肌肉变薄，分离 12cm。

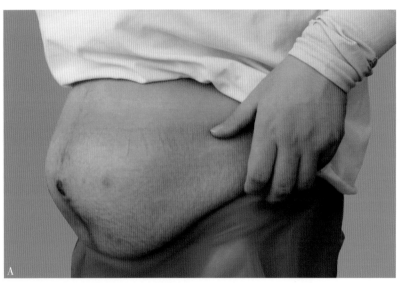
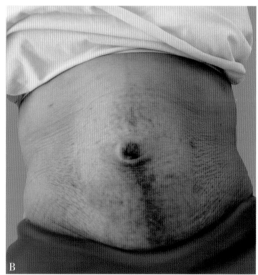

图 9-3-5-4
产后腹直肌分离
A. 产后腹直肌分离站立位；B. 产后腹直肌分离平卧位。

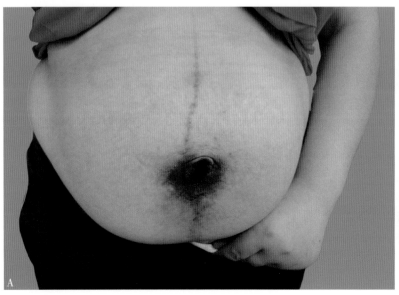
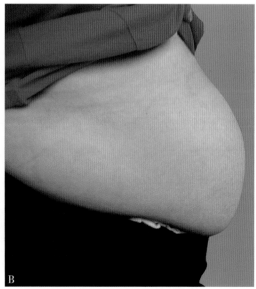

图 9-3-5-5
产后腹直肌分离
A. 产后腹直肌分离站立正面照；B. 产后腹直肌分离站立侧面照。

如图 9-3-5-5 所示，患者，女性，33 岁，产后 70 天。查体见站立位时腹部凸出如球状，腰椎前突外观似中期妊娠，形成悬垂腹。腹部及腹壁彩超提示两侧腹直肌从腹白线处分开，肌肉变薄，腹直肌分离 7cm。

如图 9-3-5-6 所示，患者，女性，38 岁，产后 1 年余，腹壁松弛未恢复。

【鉴别诊断】

（1）腹盆腔包块：腹部可扪及巨大包块，质地囊性或实性，彩超检查可发现腹腔或盆腔肿瘤。

（2）妊娠：有停经史，腹部可扪及增大的子宫，多普勒闻及胎心，彩超可见宫内胎儿。

（王秋菊　申英末　靳翠红）

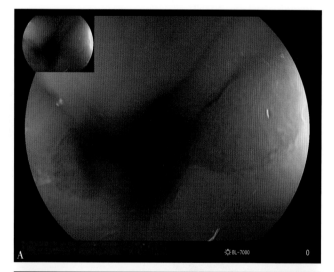

图 9-3-5-6
产后腹直肌分离

第四章　食管、胃及十二指肠疾病

第一节　食管胃黏膜异位

食管胃黏膜异位（heterotopic gastric mucosa in esophagus）是指胃黏膜生长在食管黏膜表面，是一种少见的先天性胚胎发育异常性疾病。其典型的病变为在上段食管出现圆形或椭圆形橘红色胃黏膜，与周围食管黏膜分界清楚。患者可无症状或出现咽部异物感、吞咽困难或吞咽痛、声音嘶哑、咳嗽等与胃食管反流症相似的临床表现，这些症状可能与异位胃黏膜泌酸有关。

如图 9-4-1-1 所示，患者，女性，45 岁，咽喉部异物感 2 个月，喉镜检查未见特殊异常，胃镜检查提示食管入口处橘色岛状改变，内镜窄带成像术（narrow band imaging，NBI）下见茶色改变，可见胃黏膜腺体改变。

【鉴别诊断】

（1）慢性咽炎：是指咽黏膜、黏膜下组织和淋巴组织的慢性炎症。可有急性咽炎反复发作史，咽部可有持续性的异物感、痒感、干燥感或微痛感。咽部常有黏稠的分泌物，可引起刺激性咳嗽。检查时可见咽后壁散在淋巴滤泡，扁桃体黏膜慢性充血，悬雍垂充血肿胀等。

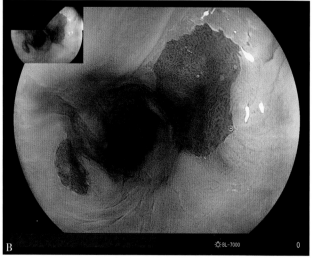

图 9-4-1-1
食管胃黏膜异位
A. 食管胃黏膜异位；B. NBI 下界限明确的棕色区域。

（2）精神因素：常与神经官能症、恐癌症、焦虑、恐惧、癔病等有关。每当情绪激动后，咽部异物感的症状则加重，或时有时无，时轻时重。吞咽时无，空咽时重。若能除外器质性病变，则可诊断咽异感症。

（陆锦南 闵 寒）

第二节 进展期胃癌

进展期胃癌（advanced gastric cancer）癌组织浸润深度已超过黏膜下层，到达肌层甚至浸润胃壁全层，累及周围软组织的胃癌。

如图 9-4-2-1 所示，患者，男性，63 岁，上腹胀痛不适 1 个月。腹部增强 CT 示胃窦部局部不规则增厚，呈结节样突向腔内，管腔变窄，增强扫描呈中度渐进性强化；邻近腹腔内脂肪间隙模糊，可见多枚直径小于1.0cm 淋巴结。胃镜见胃窦小弯侧巨大不规则溃疡病灶，约 4.0cm×4.0cm，周围增生隆起。手术及大体标本见胃窦前壁小弯侧 4.0cm×4.0cm 溃疡型肿瘤，幽门狭窄。术后病理：胃印戒细胞癌，淋巴结（6/42 转移癌）。

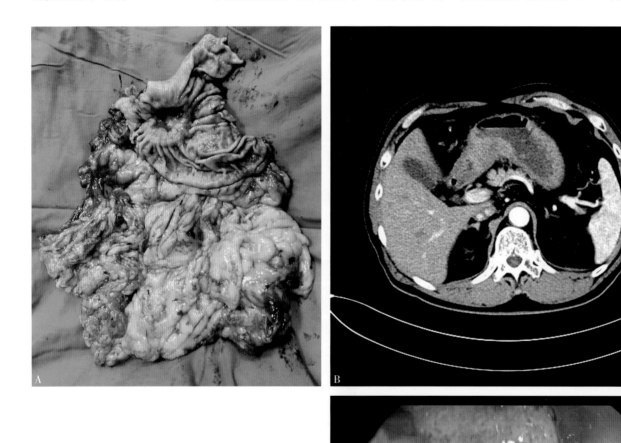

图 9-4-2-1
进展期胃癌
A. 进展期胃癌大体标本；
B. 进展期胃癌腹部增强 CT；
C. 进展期胃癌胃镜照片。

【鉴别诊断】

　　早期胃癌可无明显临床表现，随疾病进展可出现腹胀、恶心、呕吐等临床表现，胃镜、腹部增强 CT 可辅助鉴别。

（刘文志）

第三节　先天性胃壁肌层缺损

　　先天性胃壁肌层缺损（congenital defects of gastric musculature）见图 9-4-3-1。

　　如图 9-4-3-1 所示，患儿，男性，2 天，进奶后腹胀、发热 1 天多，患儿高度腹胀，腹壁及会阴部水肿明显，部分腹壁发红，皮温增高，有感染中毒性休克表现，腹平片见腹腔大量游离气体，腹腔穿刺出大量气体后腹胀明显缓解，术中可见胃大弯侧巨大破口，整个胃前壁肌层浆膜层缺失，仅见菲薄的黏膜组织。

【鉴别诊断】

　　出血坏死性小肠结肠炎：多发生于早产儿，也可呈急性病情，腹胀严重，发生穿孔时间较晚，一般游离气体不多，腹平片可见肠壁及门静脉积气等典型表现，大部患儿合并血便，腹腔穿刺为暗红色血性液体。

（李　蕾）

第四节　先天性胃扭转

　　先天性胃扭转（congenital gastric volvulus）见图 9-4-4-1 及图 9-4-4-2。

　　如图 9-4-4-1 所示，患儿，男性，出生 2 个月，出生后间断呕吐，呕吐物为白色奶汁，生长发育基本正常，查体未见明显异常，消化道造影见胃沿贲门至幽门轴线向上扭转，贲门胃底位置基本不变，诊断为器官轴型胃扭转。

　　如图 9-4-4-2 所示，患儿，男性，出生 1 个月，出生后间断呕吐，呕吐物为白色奶汁，呼吸稍快，生长发育稍迟缓，查体左下肺呼吸音稍低，腹部查体未见异常，消化道造影见左侧膈肌抬高，胃以大小弯中点连线为轴扭转，胃底及贲门向下移位，诊断为左侧膈膨升伴网膜轴型胃扭转。

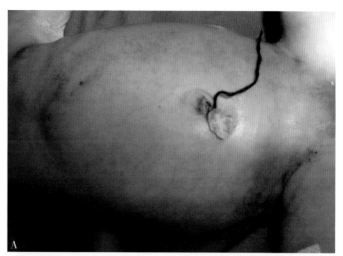
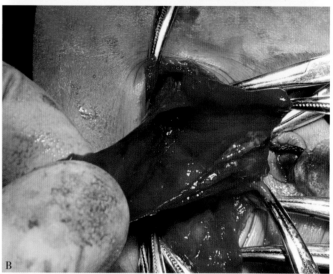
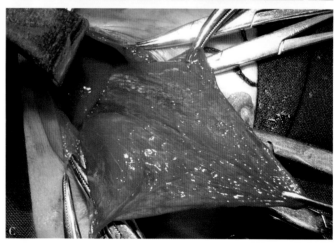

图 9-4-3-1
先天性胃壁肌层缺损
A. 胃壁肌层缺损穿孔腹部外观；B. 先天性胃壁肌层缺损巨大穿孔；
C. 先天性胃壁肌层缺损的胃壁。

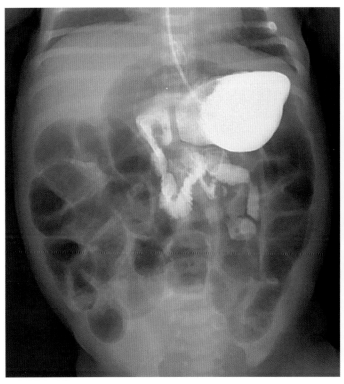

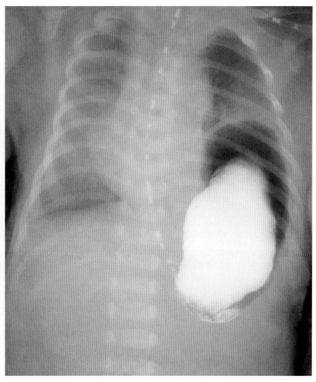

图 9-4-4-1
胃扭转器官轴型

图 9-4-4-2
胃扭转网膜轴型

【鉴别诊断】

（1）先天性肥厚性幽门狭窄：多于生后半个月至 2 个月出现呕吐，非胆汁性呕吐，伴有营养不良，脱水情况，行消化道造影可鉴别。

（2）胃食管反流症：临床表现两者较为相似，腹部查体都无异常发现，需消化道造影检查协助鉴别。

（李　蕾）

第五节　先天性肥厚性幽门狭窄

先天性肥厚性幽门狭窄（congenital hypertrophic pyloric stenosis）由于胃幽门括约肌，尤其是环行肌肥大、增生并突入管腔引起的异常（图 9-4-5-1 ~ 图 9-4-5-3）。

如图 9-4-5-1 所示，患儿，男性，50 天，呕吐 1 个月余，呕吐发生于进食后不久，呕吐物为白色奶汁，呕吐后仍可进食，无发热等其他不适。查体见患儿消瘦，皮肤干燥、松弛，皮下脂肪减少；腹部凹陷，右上腹可触及一较硬肿块，超声可见幽门肌肥厚，幽门肌厚度大于 3.5mm，幽门管长度大于 16mm；消化道造影示幽门管纤细，造影剂至幽门部通过受阻；术中见肥厚水肿的幽门。

如图 9-4-5-2 所示，患儿，男性，出生 21 天，呕吐 7 天。查体可见胃型及蠕动波，右上腹肋缘与锁骨中线交点可触及橄榄形包块，表面光滑，质地硬，呕吐后明显。上消化道造影示：胃排空延迟，幽门管腔狭窄。术中探查见幽门肌增厚，幽门管增长增粗。

如图 9-4-5-3 所示，患儿，男性，出生 27 天，呕吐 6 天。查体可见上腹部胃型，并有自左向右的胃蠕动波，喂奶后或局部触摸及按压刺激更易看到。右上腹可触及幽门肥厚所形成的橄榄样包块，质韧，能活动，无压痛。手术探查可见增生肥厚的幽门及切开的肌层及显露的黏膜。

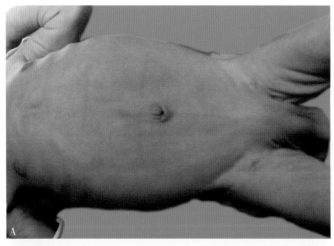

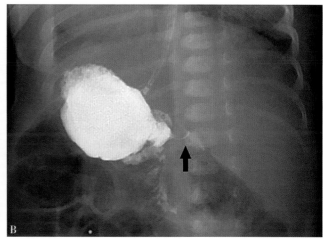

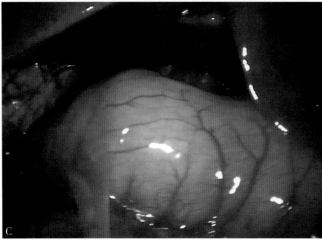

图 9-4-5-1
先天性肥厚性幽门狭窄
A. 先天性肥厚性幽门营养不良状态；
B. 先天性肥厚性幽门狭窄造影；
C. 先天性肥厚性幽门狭窄术中。

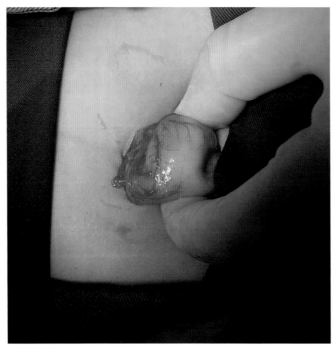

图 9-4-5-2
先天性肥厚性幽门狭窄术中

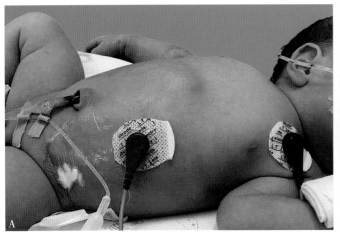
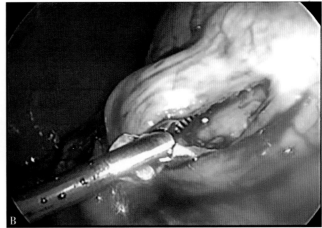

图 9-4-5-3
先天性肥厚性幽门狭窄
A. 先天性肥厚性幽门狭窄腹部外观；B. 先天性肥厚性幽门狭窄术中。

【鉴别诊断】

（1）新生儿特发性胃扭转：多为非胆汁性呕吐，一般无逐渐加重过程，呕吐症状不严重，一般不影响生长发育，腹部查体不能触及肿块，超声幽门管厚度长度正常，消化道造影可明确。

（2）幽门痉挛：多在出生后即可发病，为不规则间歇性呕吐，无进行性加重特点。查体无明显幽门包块，B 超检查幽门肌层正常。

（葛文亮　牛会忠　李　蕾　王朝龙）

第六节　肠系膜上动脉压迫综合征

肠系膜上动脉压迫综合征（superior mesenteric artery compression syndrome）见图 9-4-6-1，患儿，男性，11岁，反复进食后上腹疼痛，时伴呕吐，俯卧位症状稍有好转，查体见体格消瘦，腹部查体未见明显异常，消化

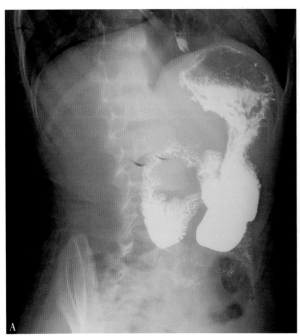
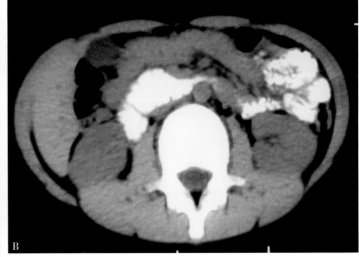

图 9-4-6-1
肠系膜上动脉压迫综合征
A. 消化道造影；B. CT。

道造影检查见十二指肠近端扩张，水平部造影剂通过受阻，"笔杆征"较明显，CT检查见十二指肠于水平部腹主动脉肠系膜上动脉夹角处受压变细，近端明显扩张。

【鉴别诊断】

（1）食管裂孔疝：多表现为剑突下及胸部疼痛，好发于夜间，严重者有呕吐表现，消化道造影可鉴别。

（2）幽门梗阻：幽门梗阻时呕吐物一般不含有胆汁，十二指肠淤滞症呕吐物含胆汁，幽门梗阻的症状及治疗多有溃疡病肿瘤等病史，消化道造影可明确。

（李　蕾）

第七节　先天性十二指肠闭锁

先天性十二指肠闭锁（congenital duodenal atresia）见图9-4-7-1，患儿，男性，出生1天，胎儿期超声提示十二指肠闭锁可能性大，羊水多，生后持续胃肠减压为黄绿色胆汁。查体见上腹部稍膨隆，可见胃型，下腹部瘪陷，生后20小时造影可见腹部"双气泡征"明显，胃及十二指肠扩张，造影剂堆积于十二指肠球部无法通过，远端肠管无充气无造影剂显影，术中可见十二指肠两闭锁盲端（箭头所示），肠管无连续。

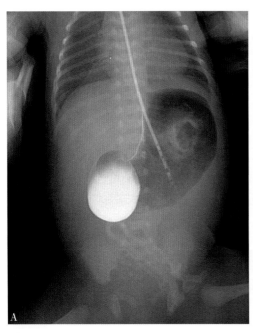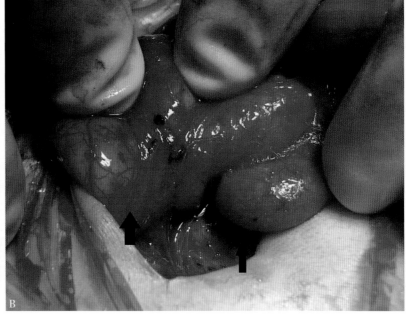

图9-4-7-1
先天性十二指肠闭锁
A. 先天性十二指肠闭锁造影；B. 先天性十二指肠闭锁术中。

【鉴别诊断】

（1）先天性环形胰腺：由于胰腺发育异常，导致胰腺组织环形卡压十二指肠导致梗阻，与十二指肠闭锁临床表现一致，有时产前查体及影像检查无法区分，需手术探查明确诊断。

（2）肠旋转不良：肠旋转不良伴有十二指肠梗阻的患儿，临床表现与十二指肠闭锁类似，有的十二指肠造影多为十二指肠降部远端通过受阻，钡灌肠检查结肠多位于左下腹及回盲部位置异常特异性表现。

（李　蕾）

第八节　十二指肠溃疡穿孔

十二指肠溃疡穿孔（perforated duodenal ulcer）见图9-4-8-1，患者，男性，13岁，突发腹痛1天，半年前曾有呕血史，查体全腹腹膜炎体征，上腹部为著。CT可见腹腔游离气体及积液。术中可见十二指肠球部前壁穿孔，周围粘连，满覆脓苔。

【鉴别诊断】

急性阑尾炎：对于急性阑尾炎发生穿孔者，有时与溃疡穿孔较难鉴别，一般溃疡穿孔多为突发腹部剧烈疼痛，发病前有胃不适或溃疡病史，而阑尾炎穿孔腹痛多为转移性右下腹疼痛，且有逐渐加重过程。CT检查可帮助鉴别。

（李　蕾）

第九节　毛石肠梗阻综合征

毛石肠梗阻综合征（tricholith bowel obstruction syndrome），有人称长发公主综合征（Rapunzel syndrome）。该病为胃石症的一种罕见类型，多发生于患有精神行为障碍而强迫性吞食自身毛发、丝线类物的年轻女性。患者可有上腹部疼痛、腹胀、恶心、呕吐等非特异性症状，亦可长期无症状，随着病情进展可出现肠梗阻、肠穿孔、消化道出血、腹膜炎，多因贫血、体重减轻或消化道梗阻就诊。

如图9-4-9-1所示，患儿，女性，12岁，突发剧烈腹痛1小时。上腹部可触及大小约6.5cm×9.5cm的包块，质硬、活动度良好，局部压痛明显。CT示胃内一椭圆形团块，团块边缘被环状较高密度影包绕，中央似有年轮状的高低相间混杂密度，提示患儿胃内存在巨大毛发结石。手术探查从胃内取出大小为8cm×10cm且一侧逐步变细呈鼠尾状的毛发团块结石。

【鉴别诊断】

（1）粪石性肠梗阻：是由于大便排泄不干净或进食大量不易消化的食物形成粪石阻塞肠道引起的肠梗阻，临床表现为腹胀、腹痛、大便障碍等，其影像学特征与本病毛发胃石整体排入小肠

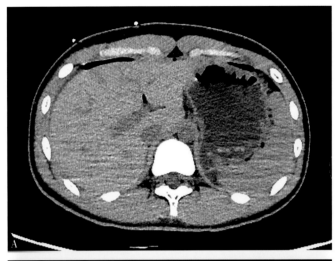

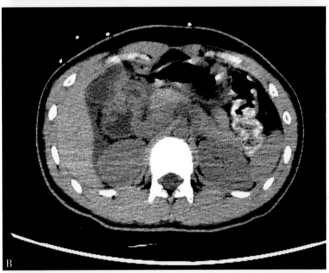

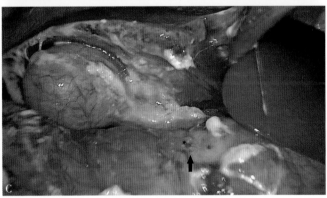

图9-4-8-1
十二指肠溃疡穿孔
A. 十二指肠溃疡穿孔CT1；B. 十二指肠溃疡穿孔CT2；C. 十二指肠溃疡穿孔术中。

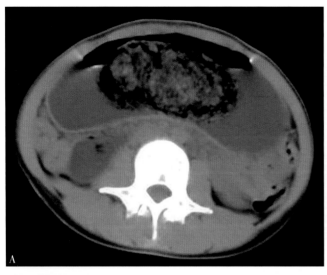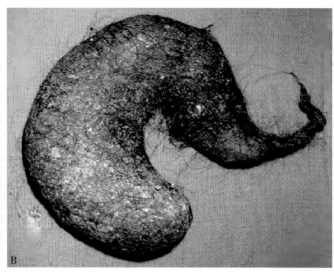

图 9-4-9-1
毛石肠梗阻综合征
A. 毛石肠梗阻综合征 CT；B. 手术取出的毛发结石大体标本。

后相似，易误诊。可通过询问是否有吞食毛发癖好进行鉴别。

（2）胃肠道间质瘤（gastrointestinal stromal tumours）：胃肠道恶性肿瘤，多发于中老年患者，常见症状有腹痛、包块、消化道出血及胃肠道梗阻等，CT 平扫发现肿瘤多呈圆形或类圆形，密度均匀，少数形状不规则。可通过询问病史及影像学特征性表现与本病进行鉴别。

（蔡春泉　舒剑波）

第十节　溃疡型结肠炎

溃疡型结肠炎（ulcerative colitis）是原因不明的结肠慢性非特异性炎症性病变，与克罗恩病一样属于炎性肠病。

如图 9-4-10-1 所示，结肠的一段可见一广泛灰红暗红质稍硬区，剖开，黏膜面遍布细小息肉样物。另一区域内查见一灰红浅溃疡区，表面积 8cm×3cm，肉眼观未侵及肌层。

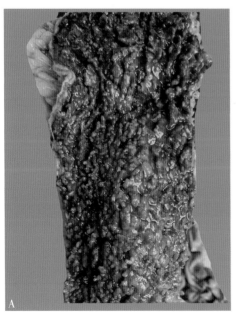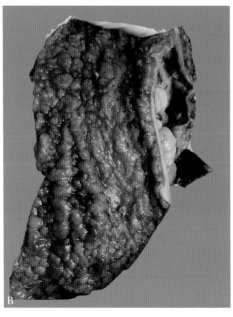

图 9-4-10-1
溃疡型结肠炎

（邴鲁军　张　慧）

第十一节　胃肠道间质瘤

胃肠道间质瘤（gastrointestinal stromal tumor）见图 9-4-11-1，肠管的一段，浆膜面见一隆起型肿物，体积 8cm×8cm×4cm，切开切面灰白质硬，切面积 8cm×8cm，肿物侵及肠壁未累及肠黏膜（图 9-4-11-1A）。肠系膜转移结节：灰红不规则组织一堆，部分呈结节状，大者体积 3cm×2cm×1cm，切面灰红暗红，质中（图 9-4-11-1B）。

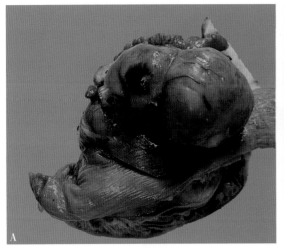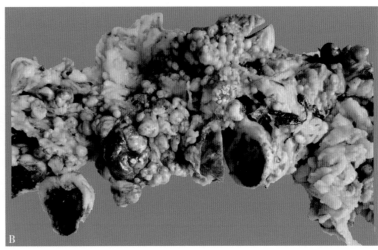

图 9-4-11-1
胃肠道间质瘤

（邴鲁军　张　慧）

第五章　小肠疾病

第一节　小肠闭锁

小肠闭锁（small intestinal atresia）是胚胎发育阶段异常导致的小肠肠腔先天性完全闭塞。可导致新生儿完全性肠梗阻。依据闭锁特征分为五型。①Ⅰ型：黏膜（膜状）闭锁，肠壁及肠系膜完整；②Ⅱ型：闭锁远近端肠管各成一盲端，中间被纤维索带隔开，肠系膜完整；③Ⅲa 型：闭锁两盲端分离，且肠系膜可见"V"形缺损；④Ⅲb 型：肠系膜缺损较大，闭锁远端系膜及血管发育不良，小肠环绕发育不良肠管螺旋走形，呈"苹果皮（apple peel）样"，故又称"苹果皮样闭锁"；⑤Ⅳ型：多发性闭锁，闭锁肠段多，大部分肠管与纤维带连接，如一串香肠。

如图 9-5-1-1 所示，患儿，男性，出生 2 天，出生后有胆汁性呕吐表现，无胎便排出，入院后查体可见上腹部肠型，下腹部空虚。灌肠后有白色不正常胎便排出。生后 50 小时消化道造影可见上腹局限性肠管充气扩张，结肠呈胎儿型狭窄。手术可见空肠近端闭锁，小肠连续性存在，闭锁远近端交界处腔内隔膜，证实为先天性小肠闭锁Ⅰ型。

如图 9-5-1-2 所示，患儿，女性，3 天，生后腹胀，不排胎便 3 天。立位腹平片可见肠梗阻表现，腹部阶梯状液平，下腹部密实，无肠管充气气体；下消化道造影见结肠细小，呈胎儿型表现，术中见小肠近端扩张闭锁呈盲袋状，远端小肠细小，肠管及系膜连续性存在，证实为Ⅱ型小肠闭锁。

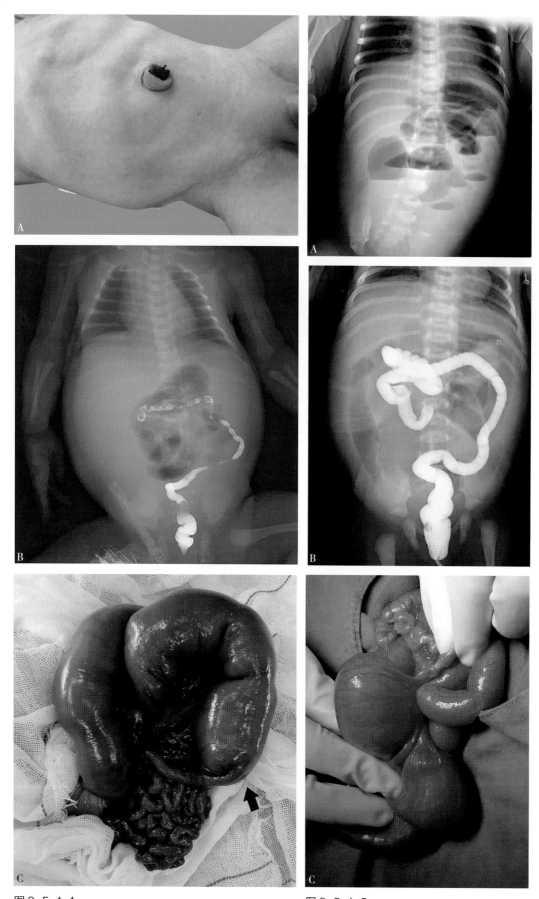

图 9-5-1-1
先天性小肠闭锁Ⅰ型
A. 小肠闭锁腹部外观；B. 小肠闭锁造影；C. 小肠闭锁
Ⅰ型术中。

图 9-5-1-2
先天性小肠闭锁Ⅱ型
A. 小肠闭锁立位腹平片；B. 小肠闭锁造影；
C. 小肠闭锁Ⅱ型术中。

　　如图 9-5-1-3 所示，患儿，男性，3 天，临床表现、查体及有关检查与前述类似，术中可见空肠近端闭锁，小肠连续性中断，闭锁两端呈盲袋，肠系膜正常，证实为先天性小肠闭锁Ⅱ型。

　　如图 9-5-1-4 所示，患儿，女性，出生 2 天，临床表现、查体及有关检查与前述类似，术中探查可见空肠近端闭锁，小肠连续性中断，闭锁两端呈盲袋，但两盲端完全分离，相邻肠系膜呈"V"形缺损，证实为先天性小肠闭锁Ⅲ a 型。

　　如图 9-5-1-5 所示，患儿，男性，出生 1 天，出生后腹胀呕吐半天。查体上腹部腹胀，呕吐，可见胃型。术中探查证实为空肠Ⅲ a 型闭锁，闭锁两端呈盲袋，但两盲端完全分离，相邻肠系膜呈"V"形缺损。

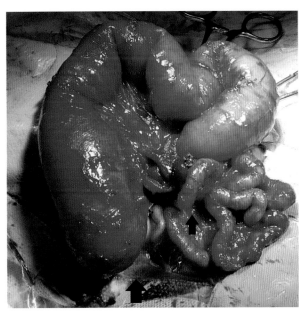

图 9-5-1-3
先天性小肠闭锁Ⅱ型术中

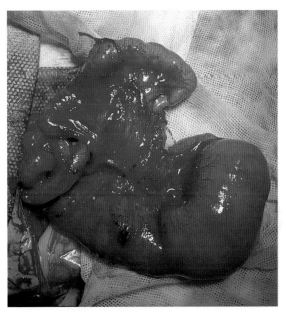

图 9-5-1-4
先天性小肠闭锁Ⅲ a 型术中

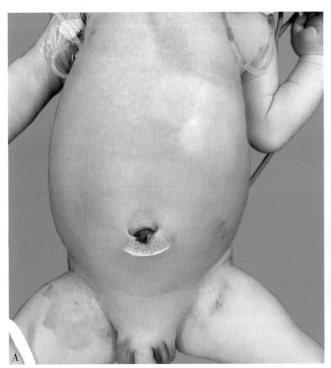

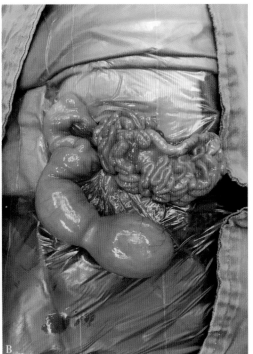

图 9-5-1-5
先天性小肠闭锁Ⅲ a 型
A. 小肠闭锁外观；B. 小肠闭锁Ⅲ a 型术中。

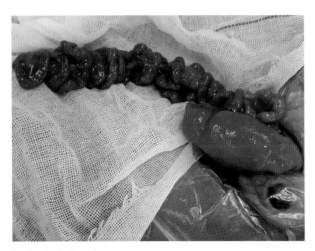

图 9-5-1-6
先天性小肠闭锁Ⅲb型

如图 9-5-1-6 所示，患儿，女性，出生 3 天，临床表现、查体及辅助检查与前类似，术中探查见空肠近端闭锁，闭锁远端小肠及系膜全部发育不良，发育不良小肠螺旋形环绕肠系膜血管走行，呈"苹果皮"样畸形，证实为先天性小肠闭锁Ⅲb型。

如图 9-5-1-7 所示，患儿，男性，出生 3 天，腹胀伴呕吐 3 天。查体见患儿腹胀，有明显的肠型及蠕动波，肠鸣音亢进。钡灌肠造影检查可见瘪缩细小的胎儿型结肠。手术探查可见多发小肠闭锁，诊断为先天性小肠闭锁Ⅳ型。

图 9-5-1-7
先天性小肠闭锁Ⅳ型
A. 小肠闭锁外观；
B. 小肠闭锁造影；
C. 小肠闭锁Ⅳ型术中。

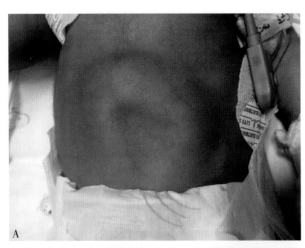

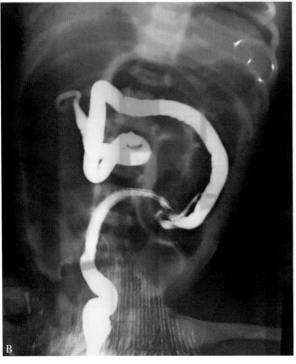

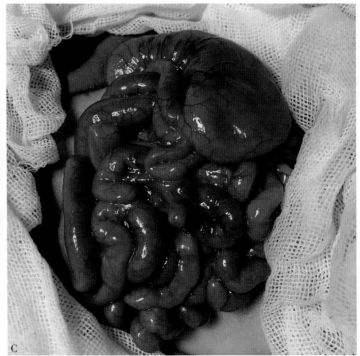

如图 9-5-1-8 所示，患儿，男性，出生2 天，临床表现、查体及辅助检查与前述类似，术中探查如图 1-8 所示，可见空回肠多发闭锁，闭锁共 5 处，肠管及肠系膜连续性中断，明确诊断为先天性小肠闭锁Ⅳ型。

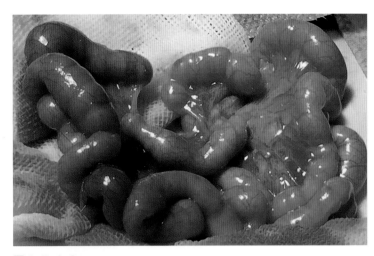

图 9-5-1-8
先天性小肠闭锁Ⅳ型

【鉴别诊断】

（1）先天性巨结肠：患儿主要表现为全腹均匀性腹胀，低位肠梗阻表现。灌肠后有正常胎便排出，且腹胀症状可缓解，需警惕全结肠型巨结肠与低位小肠闭锁的鉴别，两者表现较类似，但巨结肠病例多有正常胎便，而肠闭锁患儿很少有正常胎便，钡灌肠可见结肠废用性狭窄表现。

（2）麻痹性肠梗阻：多有败血症及电解质紊乱等诱因，表现为全腹均匀腹胀，造影等检查可鉴别。

（3）胎粪性肠梗阻：B 超及立位腹平片可见多个肠腔扩张液面的梗阻征象，液面下有时可见粗颗粒状阴影的"皂泡"征。

（徐 华 葛文亮 牛会忠 李 蕾 王朝龙）

第二节 新生儿坏死性小肠结肠炎

新生儿坏死性小肠结肠炎（neonatal necrotizing enterocolitis）又称出血性肠炎（hemorrhagic enteritis）是一种病因未明，主要以小肠广泛出血及坏死为特征的急性炎性病变。多见于新生儿，特别是早产儿。临床上以腹痛、腹泻及血便，继而出现肠管坏死、穿孔、腹膜炎、中毒性休克等。

如图 9-5-2-1 所示，患儿，女性，1 个月 13 天，腹胀 10 天，便血 2 天。查体见患儿全腹高度膨隆，腹壁水肿、发亮、充血发红，腹部触诊有腹膜炎表现。立位腹平片示肠管扩张、僵硬伴有门静脉积气和肠壁积气。手术探查可见部分小肠坏死、穿孔。

如图 9-5-2-2 所示，患儿，男性，孕 32 周早产，出生体重 1 800g，出生后 6 天出现进行性腹胀，血性大便。腹平片显示肠壁积气，生后 9 天查体可见腹胀较明显，腹壁水肿，张力较高，术中所见可见回肠远端出血坏死表现。

【鉴别诊断】

（1）急性小肠扭转：多为先天性肠旋转不良继发小肠扭转，起病较急，病情进展迅速，很快出现急性腹膜炎体征，部分患儿出生时既有典型表现。

（2）肠套叠：新生儿肠套叠较为罕见，多发生于 6 个月至 2 岁婴幼儿，呕吐及阵发性哭闹为常见伴随症状，腹部可触及包块，多无腹膜炎体征。

（3）自发性肠穿孔：好发于回盲部、脾曲、乙状结肠直肠交界处，穿孔部位局限，很少有类似新生儿坏死性小肠结肠炎的严重临床表现。

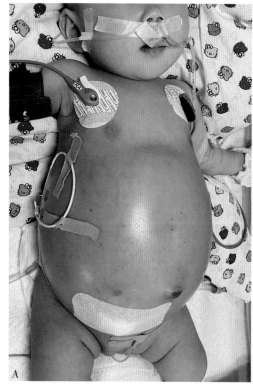

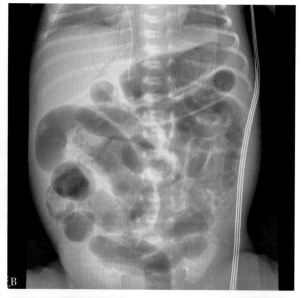

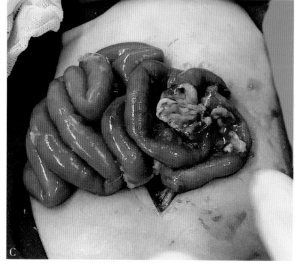

图 9-5-2-1
新生儿坏死性小肠结
肠炎
A. 腹部外观；
B. 立位腹平片；
C. 术中。

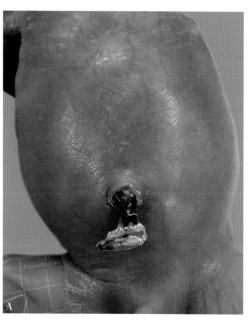

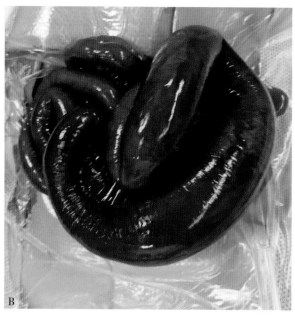

图 9-5-2-2
新生儿坏死性小肠结
肠炎
A. 腹部外观；
B. 术中坏死肠管。

（牛会忠　李　蕾　王朝龙）

第三节　小肠重复畸形

小肠重复畸形（small intestinal duplication）肠重复畸形可发生于小肠任何部位，但以回肠最为多见。多为小肠系膜侧出现的圆形或管状异常结构。临床上常在 2 岁内出现肠梗阻、消化道出血、腹部肿物、腹痛等症状。

如图 9-5-3-1 所示，患儿，男性，10 个月，因进食后呕吐一周入院，发病期间有排气、排便。查体于左中上腹可触及一活动性肿块，消化道造影见空肠起始部肠腔受压明显变窄，术中可见空肠起始部肠壁局限性隆起，远端小肠空虚，切开肠壁后可见肠壁肌层内囊性肿物，内容物为透明液体。明确为空肠起始部肠壁内肠重复畸形（囊肿型）。

如图 9-5-3-2 所示，患儿，女性，2 岁，因间断腹痛伴血便 5 天入院，查体脐周右侧固定压痛，行异位胃黏膜检查，右中腹可见异位显像，术中可见小肠对系膜侧较长重复肠管，一端为盲端，另一端与正常小肠相通，证实为小肠重复畸形（管状型），术后病理可见异位胃黏膜。

【鉴别诊断】

（1）肠梗阻：部分肠壁囊肿型的重复畸形因压迫肠腔而表现为肠梗阻，临床上需与其他原因引起的肠梗阻鉴别，一般 CT、超声等检查可发现囊性肿物，临床上应高度怀疑为此类疾病，部分病例，术前较难做出准确诊断。

（2）梅克尔憩室：有些消化道重复畸形因有迷生的胃黏膜组织而表现为消化道出血症状，临床表现、各类辅助检查表现与梅克尔憩室相似，二者术前不易鉴别，需手术及术后病理明确诊断。

（3）先天性巨结肠：部分直肠、乙状结肠远端肠壁囊肿型重复畸形表现为低位肠梗阻，灌肠刺激排便后可缓解，症状与先天性巨结肠类似，但先天性巨结肠发病年龄较早，便秘、排便困难及腹胀等情况出现较早，钡灌肠有典型表现。

（李　蕾）

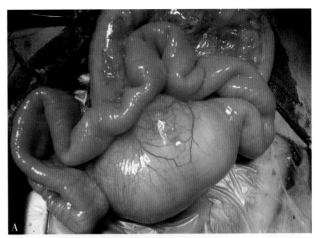
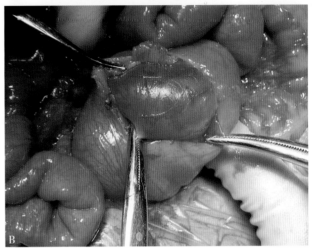

图 9-5-3-1
小肠重复畸形
A. 小肠肠壁内重复畸形外观；B. 肠壁内重复畸形切开显露囊肿。

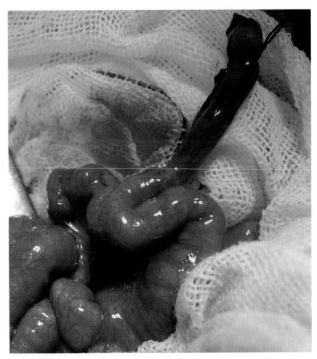

图 9-5-3-2
小肠重复畸形（管状型）

第四节　梅克尔憩室

梅克尔憩室（Meckel diverticulum）是胚胎发育过程中卵黄管靠近肠管的一端管腔未闭锁，形成向肠壁外突出的指状或袋状突起。

如图9-5-4-1所示，患儿，男性，6岁，反复黑便1年余，无腹痛、腹泻等，腹部查体未见明显异常，入院检查血红蛋白76g/L，入院行异位胃黏膜显像检查可见静脉注入显像剂后60分钟见右中下腹膀胱上方呈聚集性显示，提示存在异位胃黏膜，术中可见回肠末端肠侧壁憩室，憩室及基底部肠壁充血水肿明显。

如图9-5-4-2所示，患儿，男性，3岁，无痛性血便1个月。腹腔镜探查示回肠末段对系膜缘有一憩室与之相连，手术探查，将憩室提出后切除，病理确诊为梅克尔憩室伴迷生胃黏膜组织。

【鉴别诊断】
（1）肠套叠：肠套叠血便外观与梅克尔憩室相似，尤其是少数无腹痛等表现的不典型肠套叠容易让人怀疑

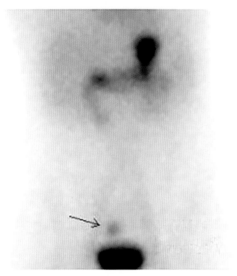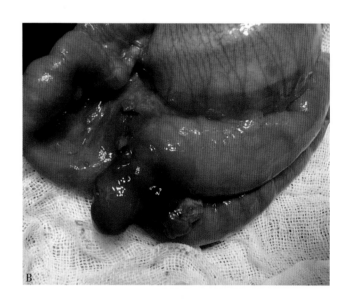

图9-5-4-1
梅克尔憩室
A. 异位胃黏膜显像；B. 梅克尔憩室术中。

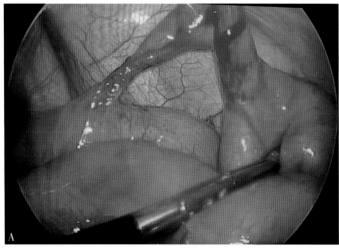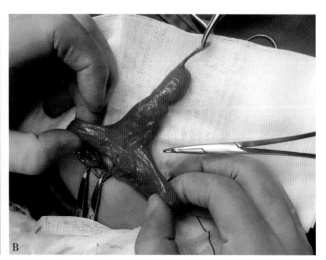

图9-5-4-2
梅克尔憩室
A. 腹腔镜探查所见；B. 术中所见。

为梅克尔憩室，但肠套叠超声或CT检查可见典型的影像学表现，两者较容易区分。

（2）肠重复畸形：有些消化道重复畸形因有迷生的胃黏膜组织而表现为消化道出血，临床表现及各类辅助检查与梅克尔憩室相似，二者术前不易鉴别，需手术及术后病理明确诊断。

（葛文亮 李 蕾）

第五节 肠套叠

肠套叠（intussusception）是因肠管运动功能紊乱，使近段肠管内翻并被套入相连的远段肠管内。一般是小肠套入小肠（小肠型），或回肠套入结肠（结肠型）。

如图9-5-5-1所示，患儿，男性，16个月，呕吐、阵发性哭闹8小时，伴血便2次入院。查体可见轻度腹胀，右上腹可触及一包块，超声检查可见右上腹包块，横切面呈"靶环征"，纵切面呈"套筒征"，腹部CT可见右下腹同心圆状肠壁结构，行钡灌肠水压复位可见横结肠近肝区处充盈缺损，呈"杯口征"，复位失败后行手术治疗，术中可见套叠为回-回-结型，回盲部及回肠末端套入盲肠及升结肠内，复位后可见肠壁充血水肿，箭头所指充血水肿最严重处为套叠头端。

如图9-5-5-2所示，患儿，男性，8个月，阵发性哭闹及排果酱样便1天。查体患儿腹胀，右中上腹部可触及一包块，空气灌肠可见"杯口影"。手术探查可见部分回肠套入结肠，复位后可见部分肠管发黑，蠕动消失，可疑坏死。

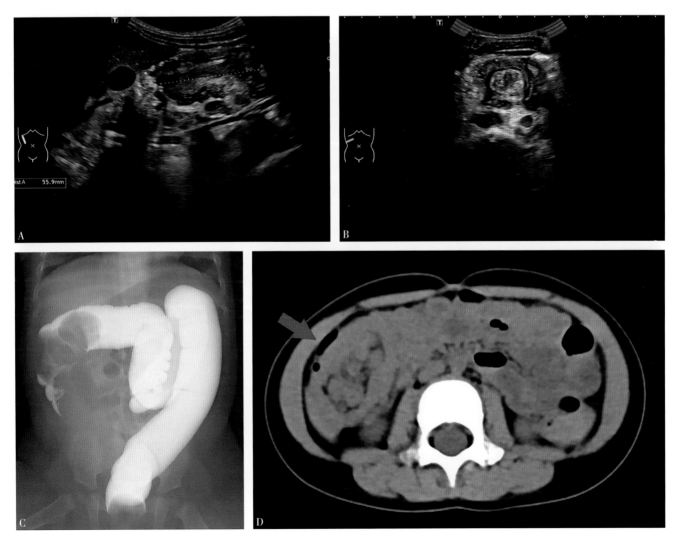

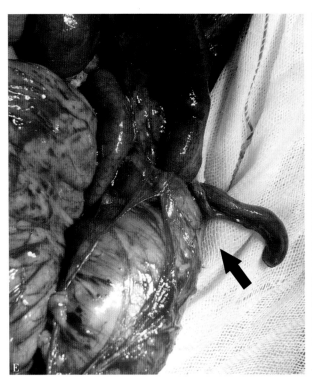
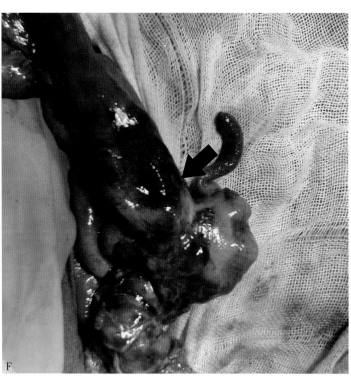

图 9-5-5-1
肠套叠
A. 超声"套筒征"；B. 超声"靶环征"；C. 钡灌肠"杯口征"；D. CT；E. 术中；F. 复位后。

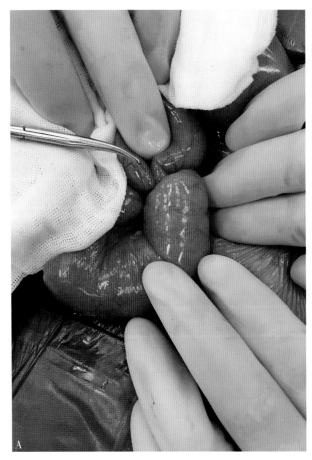
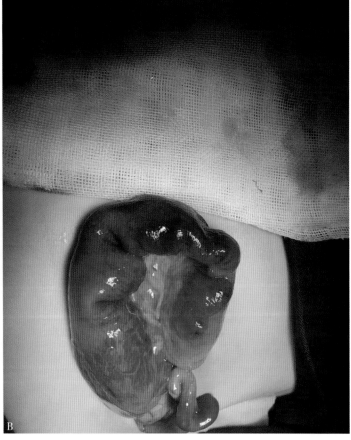

图 9-5-5-2
肠套叠
A. 术中；B. 复位后。

如图 9-5-5-3 所示，患儿，男性，11 个月，因呕吐伴腹胀 1 天入院，查体见腹部膨隆，可见肠型，腹部压痛较明显，超声考虑肠套叠，钡灌肠检查未见明显套叠表现，钡灌肠后超声提示仍有肠套叠表现。急诊剖腹探查术中所见为回－回型肠套叠，复位后肠腔内可触及息肉样病变，切除术后病理：错构瘤样息肉。

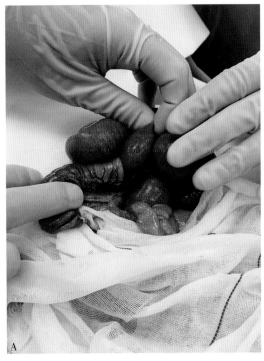
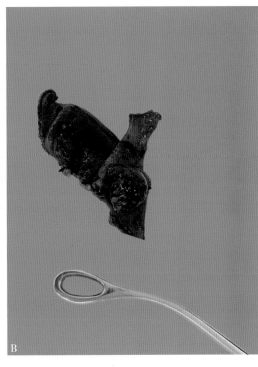

图 9-5-5-3
小肠肠套叠
A. 术中；
B. 小肠套叠回肠内息肉。

【鉴别诊断】

（1）急性肠炎：部分急性肠道感染会有腹痛、呕吐及脓血便，与肠套叠表现类似，但多有发热等感染中毒症状，而且腹部查体不能触及肿块，超声检查可鉴别。

（2）梅克尔憩室：多表现为无痛性的血便，出血量较大，常伴有贫血，查体不能触及包块，超声及核医学检查可鉴别。

（葛文亮 李 蕾）

第六节 过敏性紫癜伴肠套叠

过敏性紫癜伴肠套叠（anaphylactoid purpura of intussusception）见图 9-5-6-1，患儿，男性，9 岁，阵发性腹痛伴黑便 4 天，加重伴呕吐半天，查体可见双下肢散在大小不等皮下出血点，对称分布，中下腹部可触及一活动性肿块，局部触痛明显，CT 提示小肠套叠，手术证实为小肠套叠，术中可见肠管广泛充血，肠壁散在浆膜下片状出血斑。

【鉴别诊断】

（1）原发性肠套叠：少数过敏性紫癜患儿可继发肠套叠，但过敏性紫癜发病年龄较大，而原发性肠套叠多发生于较小婴幼儿，血便较常见，而无皮下出血点表现。

（2）急性阑尾炎：典型表现为转移性右下腹疼痛，多为持续性腹痛，伴有发热，对于无皮疹而表现为腹痛的过敏性紫癜病例，有时很容易误诊为急腹症，较难与急性阑尾炎鉴别。

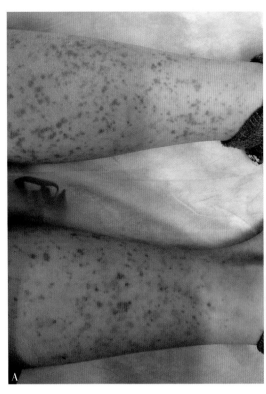
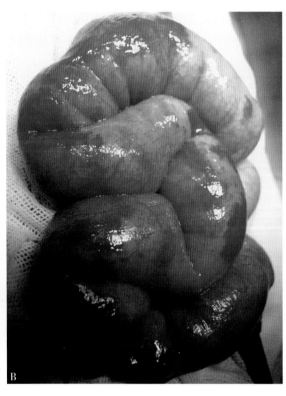

图 9-5-6-1
过敏性紫癜伴肠套叠
A. 双下肢紫癜；
B. 术中肠管。

（李　蕾）

第七节　黑斑息肉病

黑斑息肉病（pigment spot polyposis）又称波伊茨 – 耶格综合征（Peutz-Jeghers sydrome，PJS）、胃黑斑息肉综合征（gastric polyp and spot syndrome）、家族性黏膜皮肤色素沉着胃肠道息肉病、色素沉着息肉综合征（pigmentation polyposis syndrome）。是一种以皮肤黏膜色素沉着和胃肠道多发性错构瘤性息肉为特征的常染色体显性遗传病。

如图 9-5-7-1 所示，患儿，男性，8 岁，阵发性腹痛伴呕吐 2 天入院，查体口唇部色素沉着，腹平坦，右上腹可触及痛性包块，可活动。CT 检查可见中上腹肿块呈"套筒征"，提示小肠套叠。手术见空肠起始部套叠包块，并见肠腔内错构瘤息肉，患儿无家族史，术后基因检测明确为黑斑息肉病。

【鉴别诊断】

（1）原发性小肠套叠：原发性小肠套叠在儿童中较为少见，大多数小肠套叠多有病理诱发点，如淋巴瘤、小肠息肉、憩室等，一般术前不能明确病因，但无典型的口唇部色素沉着表现。

（2）家族性结肠息肉病：为常染色体显性遗传病，病变多发于结肠，息肉数量多，为腺瘤样息肉，多发于青春期及青年。

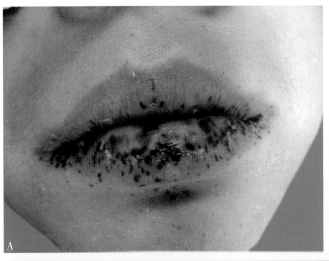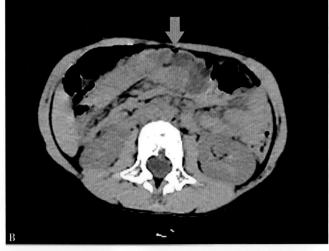

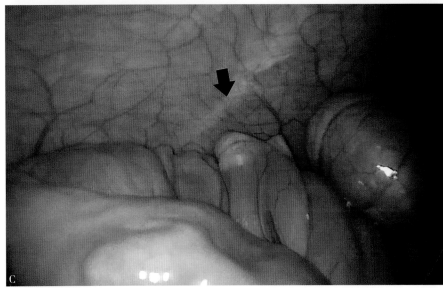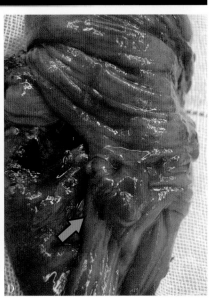

图 9-5-7-1
黑斑息肉病合并肠套叠
A. 口唇色素沉着；B. 小肠套叠 CT；C. 术中所见小肠套叠；D. 肠腔内息肉。

（李　蕾）

第八节　腹内疝

腹内疝（internalabdominalhernia）见图 9-5-8-1、图 9-5-8-2。

如图 9-5-8-1 所示，患儿，男性，1 岁 8 个月，腹痛、呕吐 2 天，伴停止排便 1 天。查体见患儿腹胀，上腹部触及 10cm×6cm 包块，B 超可见上腹部包块内有小肠襻聚集积气，X 线可见腹部出现宽大液平面，术中探查可见游离的小肠襻嵌顿，绞窄。

如图 9-5-8-2 所示，患儿，男性，11 岁，突发下腹部疼痛伴恶心、呕吐、停止排气排便 10 小时。查体见左中下腹局限性腹膜炎体征，局部饱满，似可触及扩张肠襻，立位腹平片可见左中下腹扩张肠襻伴气液平面，CT 可见左中下腹至盆腔局限性小肠扩张积液，术中探查见异常束带卡压回肠末端致腹内疝形成。

【鉴别诊断】

需与其他引起急性肠梗阻的疾病如肠扭转、肠道异物梗阻等鉴别，B 超和腹部平片及 CT 可辅助诊断，但有时术前不易明确，及时手术处理至关重要。

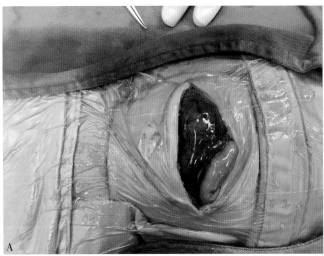
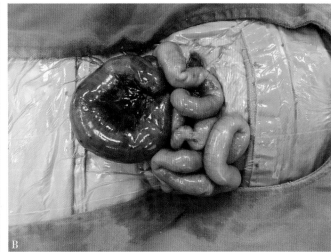

图 9-5-8-1
腹内疝
A. 术中；B. 术中。

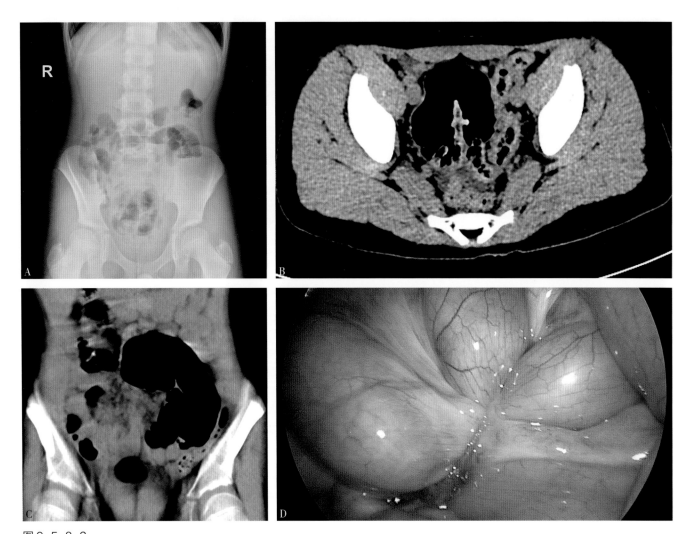

图 9-5-8-2
腹内疝
A. 立位腹平片；B. CT；C. CT 冠状面重建；D. 术中。

（葛文亮 李 蕾）

第九节　先天性脐肠束带

先天性脐肠束带（congenital umbilical-intestinal band）见图 9-5-9-1，患儿，男性，3 岁，因突发腹痛伴呕吐 1 天入院，患儿脱水貌，上腹稍膨隆，腹膜炎体征不明显，影像学检查提示高位肠梗阻，行腹腔镜探查，术中可见脐与回肠间异常束带卡压近端小肠致肠梗阻。

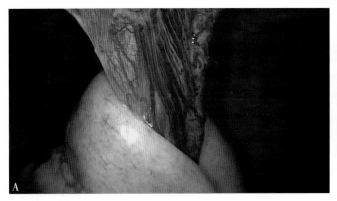 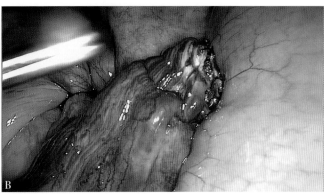

图 9-5-9-1
先天性脐肠束带
A. 脐肠束带术中；B. 脐肠束带断端。

【鉴别诊断】

脐肠束带多因所致的急性肠梗阻手术探查才能发现，临床表现与其他原因引起的腹内疝及小肠扭转等疾病表现非常相似，术前较难鉴别。

（李　蕾）

第十节　小肠扭转

小肠扭转（volvulus of intestine）见图 9-5-10-1，患儿，男性，10 个月，阵发性腹痛伴呕吐及血便 20 小时，查体患儿精神萎靡、反应差，腹部明显膨隆，重度腹胀，张力高，全腹腹膜炎体征，立位腹平片可见腹部广泛阶梯状排列的气液平面，术中可见大部小肠坏死，箭头所示为扭转的小肠系膜根部，手术证实为先天性肠旋转不良并急性小肠扭转。

【鉴别诊断】

（1）原发性肠套叠：多发生于较小婴幼儿，血便较常见，查体可触及腹部腊肠样肿块，一般不会引起严重的肠梗阻及腹膜炎表现，而肠扭转患儿病情进展较迅速，肠梗阻及感染中毒症状很快出现。

（2）新生儿急性出血坏死性肠炎：多发生于新生儿期，早产儿多见，发病较慢，多有典型的腹胀、血便并逐渐加重的病程，腹平片可见典型的肠壁积气及门静脉积气影像。

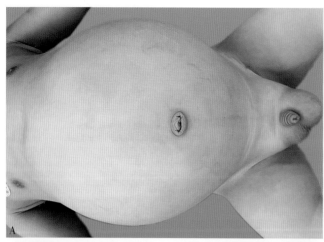

图 9-5-10-1
小肠扭转
A. 腹部外观；B. 立位腹平片；C. 小肠扭转术中。

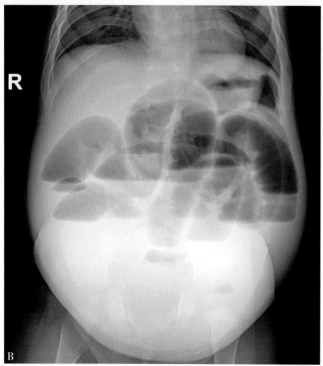

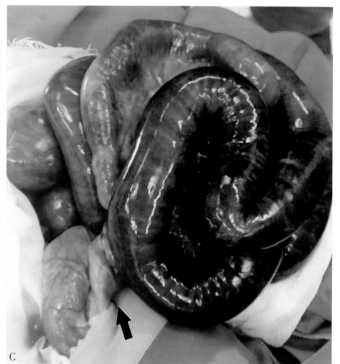

（李　蕾）

第十一节　先天性肠旋转不良

先天性肠旋转不良（congenital malrotation of intestine）见图 9-5-11-1 ~ 图 9-5-11-3。

如图 9-5-11-1 所示，患儿，男性，出生 5 天，出生呕吐 4 天。查体可见腹部呈弥漫性腹胀，腹部发亮，腹壁可见瘀斑，压痛、腹肌紧张。手术探查可见中肠旋转不良并肠扭转坏死。

如图 9-5-11-2 所示，患儿，男性，4 个月，反复呕吐 3 个月。上消化道造影可见十二指肠远段呈螺旋状改变。术中可见小肠围绕肠系膜根部发生扭转 720°，十二指肠受腹膜系带压迫，回盲部位置发生改变。

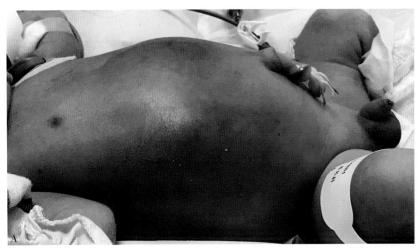
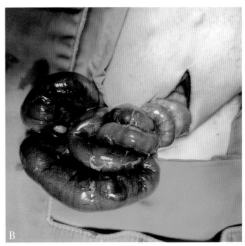

图 9-5-11-1
先天性肠旋转不良并肠扭转
A. 先天性肠旋转不良并中肠扭转腹部外观；B. 先天性肠旋转不良并中肠扭转术中。

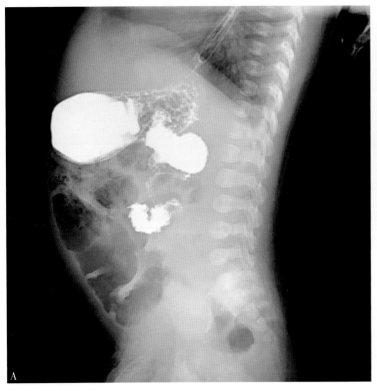
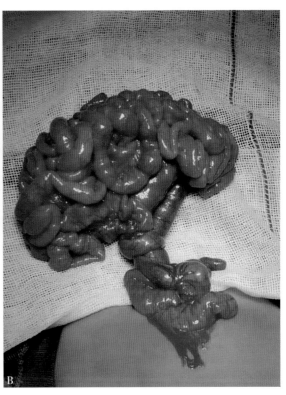

图 9-5-11-2
先天性肠旋转不良
A. 先天性肠旋转不良造影；B. 先天性肠旋转不良术中。

　　如图 9-5-11-3 所示，患儿，男性，出生 3 天。产前检查未发现明显异常，出生后持续胆汁性呕吐，生后有正常排便。查体见上腹部稍膨隆，无明显胃肠型及蠕动波，消化道造影检查可见十二指肠下段走行迂曲，沿脊柱右侧下行，无正常"C"形结构，空肠起始部位于脊柱右侧；钡灌肠可见全部结肠堆积于左下腹；术中探查见十二指肠于脊柱右侧迂曲下行，表面可见异常 Ladd 束带压迫。

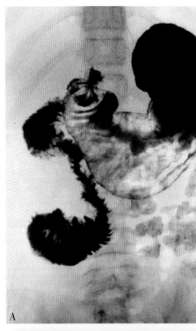
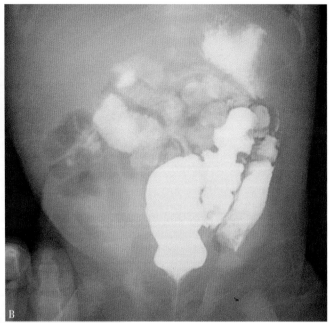
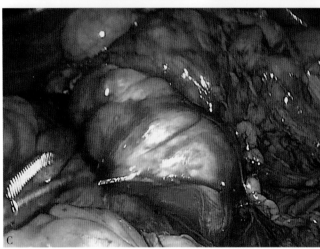

图 9-5-11-3
先天性肠旋转不良
A. 先天性肠旋转不良上消化道造影；
B. 先天性肠旋转不良钡灌肠；
C. 先天性肠旋转不良术中。

【鉴别诊断】

（1）十二指肠闭锁：闭锁位置多位于十二指肠降部近端，空肠起始部及结肠位置正常，但对于合并扭转或十二指肠梗阻较严重的肠旋转不良病例，有时两者术前难以区分。

（2）肠梗阻：肠旋转不良因病变程度不同而表现各异，有时可发生急性、慢性扭转及腹内疝而引起肠梗阻，这就需要与其他原因导致的肠梗阻进行鉴别，需要根据患儿既往病史、消化道造影、超声、CT 等检查综合考虑。

（徐　华　李　蕾　王朝龙　牛会忠）

第十二节　消化道异物

消化道异物（foreign body in alimentary tract）见图 9-5-12-1 ~ 图 9-5-12-4。

如图 9-5-12-1 所示，患儿，男性，4 岁，腹痛、发热、呕吐 1 天，无明确异物吞入史，查体右下腹肌紧张，压痛、反跳痛较明显。白细胞计数明显增高，CT 检查可见肠腔内针状异物，似穿透肠壁，术中见回肠末端肠腔内牙签一根，穿透肠壁，局部肠壁充血肿胀。

如图 9-5-12-2 所示，患儿，男性，10 个月，吞服异物（水宝宝）后腹痛腹胀 12 小时，术中可见肠腔内球形异物，从肠管内取出膨胀的水宝宝一枚。

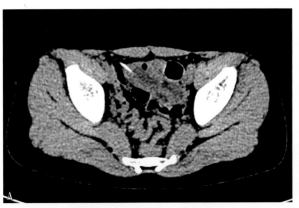
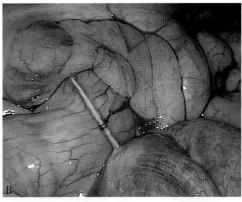

图 9-5-12-1
消化道异物
A. 消化道异物 CT；
B. 术中见穿透肠壁
牙签。

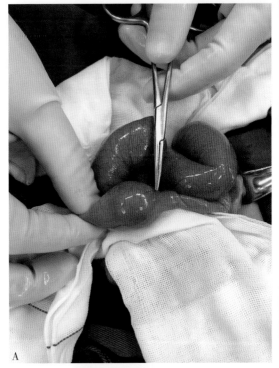
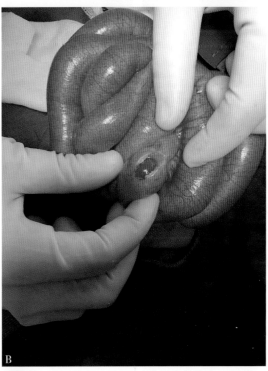
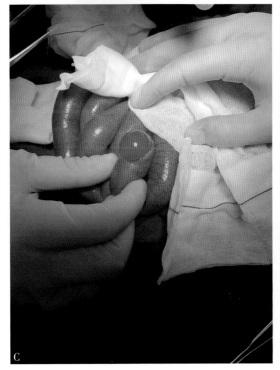
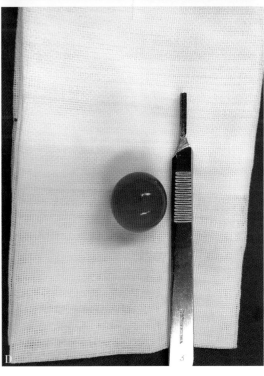

图 9-5-12-2
消化道异物
A. 异物肠管外观；
B. 异物肠管切开；
C. 显露肠内异物；
D. 异物取出（水
宝宝）。

899

如图 9-5-12-3 所示，患儿，男性，1 岁 6 个月，分次吞服异物（磁力珠）后腹痛腹胀 1 天，影像学检查可见右上腹肠管内串珠状高密度影，术中可见肠管内磁力珠相互吸引成串。

如图 9-5-12-4 所示，患儿，男性，8 岁，下腹疼痛伴发热 1 日余，查体下腹部局限性腹膜炎体征，CT 及立位腹平片可见盆腔左侧两枚高密度影，追问病史，3 个多月前有吞服磁力珠史。手术探查可见乙状结肠远段穿孔，局部磁力珠两枚外露，盆腔内积脓。

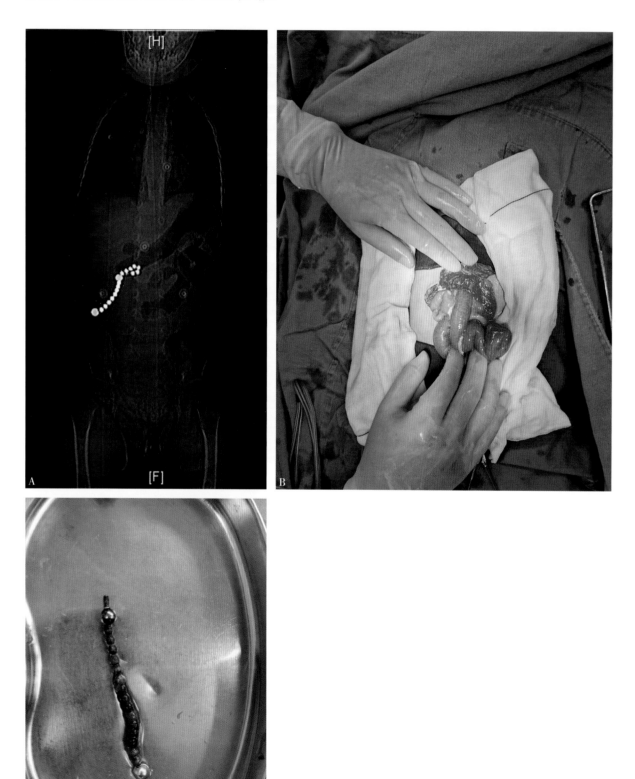

图 9-5-12-3
消化道异物
A. CT 冠状面重建；B. 异物取出术中；C. 异物取出（磁力珠）。

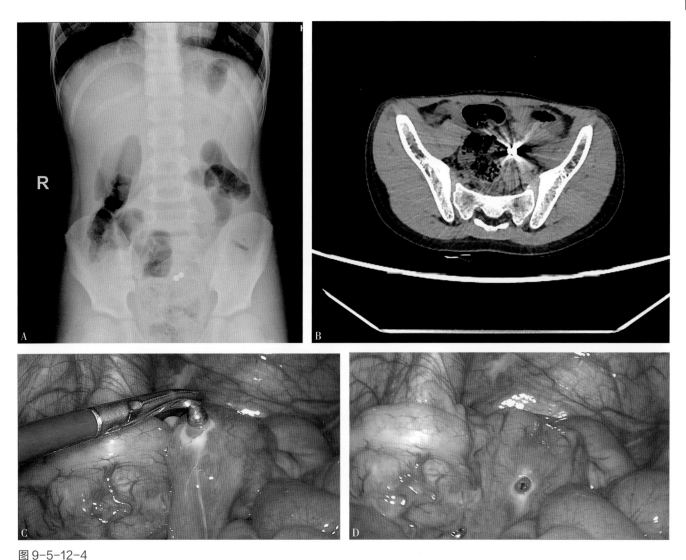

图 9-5-12-4
消化道异物
A. 立位腹平片；B. CT；C. 手术探查异物；D. 手术探查异物。

【鉴别诊断】

其他原因导致的消化道穿孔及肠梗阻：婴幼儿及学龄前儿童因无自觉能力，家长照看不周，是消化道异物的多发年龄，大多数可自行排出，少数根据异物形状、性质、停留部位等因素，可有不同临床表现，或是穿孔、梗阻。

（葛文亮 李 蕾）

第十三节 克罗恩病

克罗恩病（Crohn's disease）又称节段性肠炎（segmental enteritis），是一种消化道的慢性、反复发作和非特异性的透壁性炎症。病变呈节段性分布，可累及消化道任何部位，其中以末端回肠最为常见。临床表现主要是腹部常感不适或隆起、腹痛、腹泻、呕吐及大便出血等。

如图 9-5-13-1 所示，患儿，男性，8 岁，肠梗阻术后半年，切口裂开伴肠内容物流出 2 个月入院，查体见体格消瘦，脐旁右侧切口裂开，肠内容物流出，深部可见少许肠黏膜外露，肛旁右侧一巨大溃疡，深达皮下，对侧可见陈旧溃疡愈合瘢痕，周身皮肤未见明显皮疹，造影证实为肠外瘘合并肠内瘘，手术可见回肠远端散在大小不等陈旧性及新发溃疡，术后病理证实为克罗恩病。

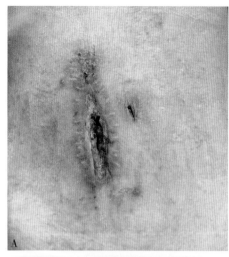

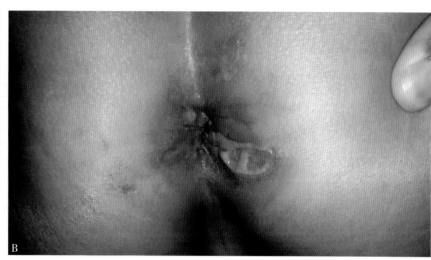

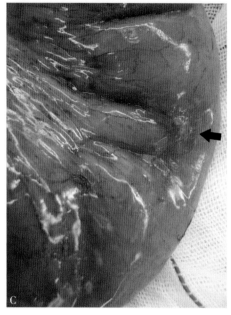

图 9-5-13-1
克罗恩病
A. 肠外瘘；B. 肛瘘；C. 肠管。

【鉴别诊断】

（1）肠结核：在小儿中较为少见，常伴有结核中毒症状，结核菌素试验呈强阳性，病理可见干酪样坏死性肉芽组织。

（2）溃疡性结肠炎：与克罗恩病较难鉴别，溃疡性结肠炎常自直肠开始，向上蔓延，病变主要在结肠，极少累及小肠。

（李　蕾）

第十四节　小肠破裂

小肠破裂（rupture of small intestine）见图 9-5-14-1，患儿，男性，8 岁，5 小时前被自行车把撞击左中上腹部，后感腹痛，伴呕吐发热。查体见上腹部腹膜炎体征，腹部 CT 提示腹腔盆腔积液，腹腔游离气体，左中上腹部分肠管周围脂肪间隙模糊，术中见空肠近端肠壁挫伤伴破裂。

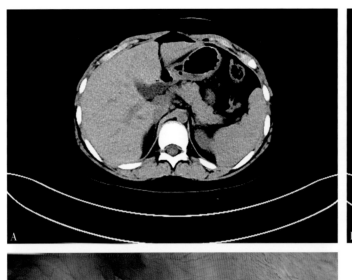
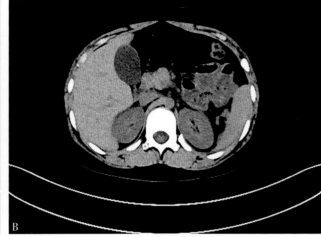
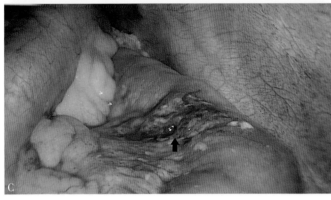

图 9-5-14-1
小肠破裂
A. 创伤性空肠破裂 CT；
B. 创伤性空肠破裂 CT；
C. 创伤性空肠破裂术中。

（李 蕾）

第十五节 小肠坏死

小肠坏死（necrotizing enterocolitis）见图 9-5-15-1，患者，男性，39 岁，剧烈腹痛 1 小时。探查术中可见坏死小肠表面呈暗红色，并见斑片样黑斑，大体充血水肿。完全切除的坏死肠段离体后肠管呈深红色，肠管残端可见肠内容物。

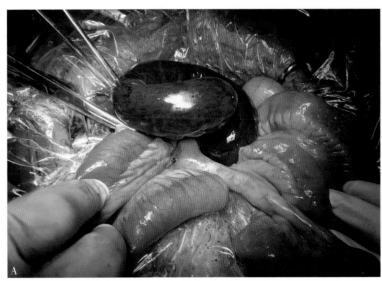
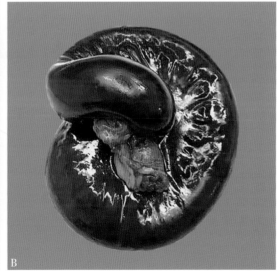

图 9-5-15-1
小肠坏死
A. 术中所见；B. 切除的坏死肠段大体。

【鉴别诊断】

　　腹腔脓肿：腹腔内脓肿是指腹腔内某一间隙或部位因组织坏死液化，被肠曲、内脏、腹壁，网膜或肠系膜等包裹，形成局限性脓液积聚。包括膈下脓肿，盆腔脓肿和肠间脓肿。引起继发性腹膜炎的各种疾病、腹部手术和外伤后均可引起本病。可通过 CT、超声、或在超声引导下诊断性腹腔穿刺不难诊断。

（张　睿）

第十六节　回肠造口脱出

　　回肠造口脱出（ileostomy prolapse）见图 9-5-16-1，患者，男性，52 岁，造口脱垂严重影响生活半年。查体可见腹部造口脱垂长度约 10cm，造口根部皮肤可见瘢痕，小肠黏膜外翻、水肿，其中部分黏膜发白，造口 10 点钟方向可见一息肉样改变。

【鉴别诊断】

　　肠造口水肿是肠黏膜的肿胀，是造口术后最常见的并发症，在早期或者晚期均可发生，主要表现为造口肿胀、发亮、肠造口黏膜上的褶皱部分或完全消失。严重的造口水肿会出现排泄困难，甚至是造口回纳困难、嵌顿、坏死。

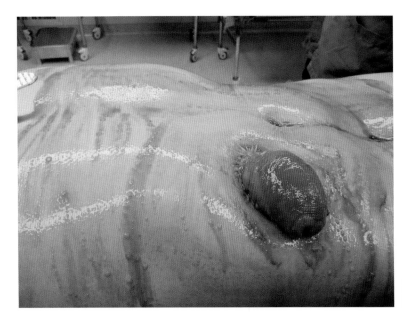

图 9-5-16-1
回肠造口脱出

（张　睿）

第十七节　回肠癌

　　回肠癌（ileal cancer）见图 9-5-17-1，患者，女性，69 岁，黑便 1 个月。腹部增强 CT 示回肠末端肠壁增厚，肠腔略窄，周围脂肪间隙欠清，其内见小淋巴结影，增强扫描病变不均匀轻中度强化。肠镜及病理证实回肠腺癌。术中及术后大体标本在回肠末段 5cm 处见环周生长的溃疡性病变。

【鉴别诊断】

　　回肠肿瘤往往以消化道出血、腹部肿物为首发症状及就诊原因，通过结肠镜、小肠镜、腹部增强 CT 可以鉴别。

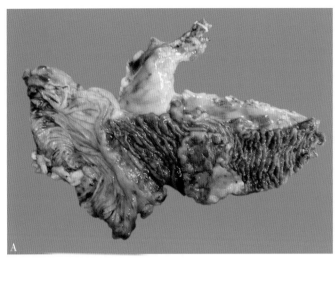

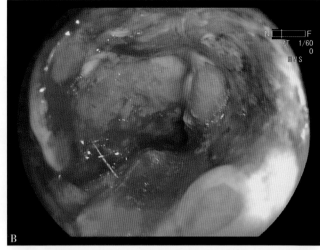

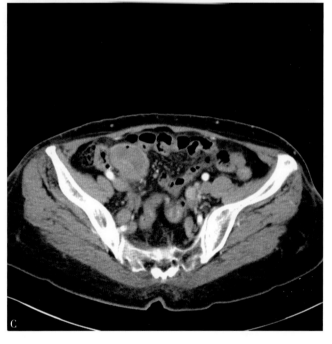

图 9-5-17-1
回肠癌
A. 大体标本；B. 肠镜照片；C. 腹部增强 CT。

（刘文志）

第六章 结肠疾病

第一节 先天性结肠闭锁

先天性结肠闭锁（congenital colonic atresia）见图 9-6-1-1，患儿，男性，出生 3 天，出生后发现腹胀及胆汁性呕吐，无正常排便。查体见腹胀较明显，中上腹部可触及巨大横行扩张肠管，灌肠刺激排便后无正常胎便排出，生后 3 天消化道造影可见胃及大部小肠依次显影，上腹部横行巨大扩张肠管，钡灌肠可见远端结肠呈废用性狭窄，至降结肠后造影剂通过困难，近端结肠不能显影；手术探查可见横结肠升结肠扩张增厚，至脾区远端成一盲端，结肠连续性中断，远端结肠呈胎儿型。

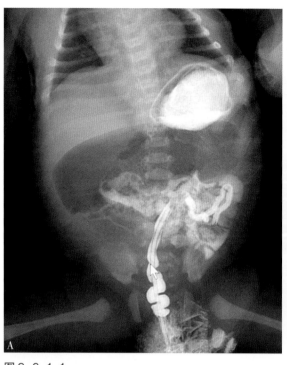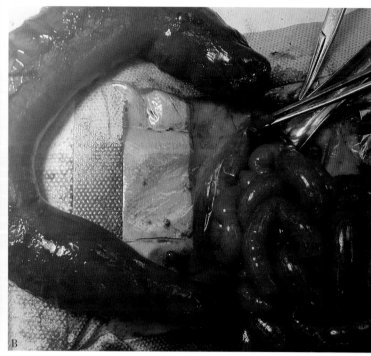

图 9-6-1-1

先天性结肠闭锁

A. 结肠闭锁造影；B. 结肠闭锁术中。

【鉴别诊断】

（1）先天性巨结肠：经灌肠等刺激后可有正常胎便及大便，排便后腹胀可缓解，消化道造影可显示结肠狭窄段、移行段及扩张段，而结肠闭锁灌肠后不能排便，钡灌肠闭锁近端结肠不能显影。

（2）先天性低位小肠闭锁：小肠闭锁钡灌肠多能显示全部结肠，而先天性结肠闭锁其闭锁近端结肠多不能显影。

（李　蕾）

第二节　先天性巨结肠

先天性巨结肠（congenital megacolon）又称希尔施普龙病（Hirschsprung disease）、先天性无神经节性巨结肠（congenital aganglionic megacolon）、肠无神经节细胞症。由于神经嵴细胞未能迁移至该段肠壁中，导致肠壁内副交感神经节细胞缺如，此段肠管持续痉挛，粪便淤滞使近端结肠肥厚、扩张的病理改变。参见本篇第一章第一节相关内容。

如图 9-6-2-1 所示，术前患儿全腹部明显膨隆；术中见远端痉挛无神经节细胞的直肠、近端扩张的结肠以及两者之间的移形区。

如图 9-6-2-2 所示，患儿，男性，2 个月，出生后出现腹胀，无自主排便，最长达 7 天，用开塞露后可排便，排便后腹胀缓解。查体见腹部膨隆，为全腹均匀型腹胀，钡灌肠可见直肠及乙状结肠远段狭窄。

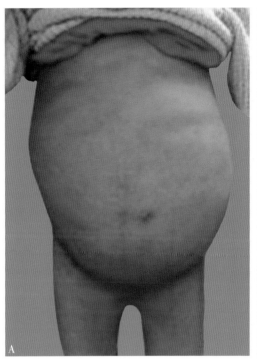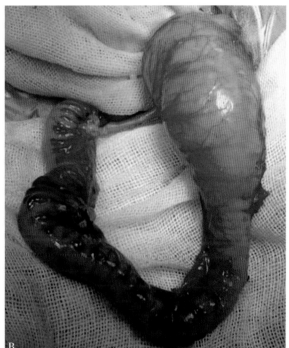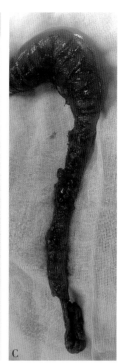

图 9-6-2-1
先天性巨结肠
A. 术前腹部外观；B. 术中照片；C. 术中照片。

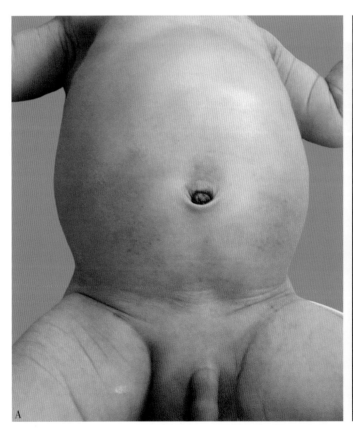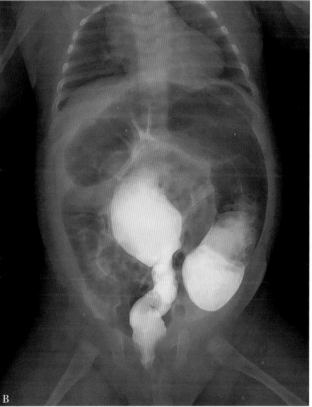

图 9-6-2-2
先天性巨结肠
A. 腹部外观；B. 钡灌肠。

如图 9-6-2-3 所示，患儿，男性，4 个月 21 天，间断腹胀 3 个月余。查体见腹部高度膨隆、腹壁变薄，腹壁静脉曲张。稍刺激即出现粗大的肠型及肠蠕动波。钡灌肠造影可见直肠乙状结肠狭窄，其近端结肠扩张明显，手术探查可见明显的狭窄段、移行段及扩张段。

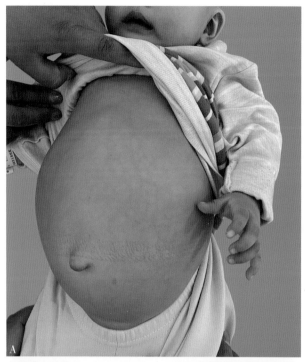

图 9-6-2-3
先天性巨结肠
A. 腹部外观；B. 巨结肠造影；C. 术中。

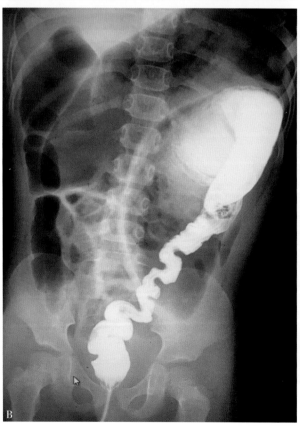

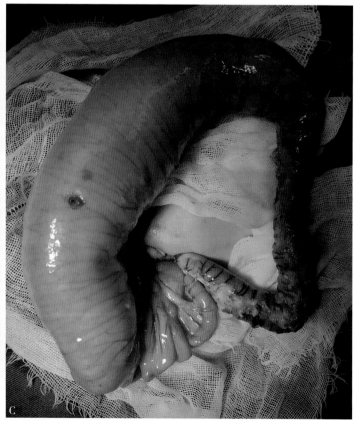

【鉴别诊断】

（1）甲状腺功能减低症：腹胀、排便延迟等表现与先天性巨结肠相似，但消化道造影检查无典型巨结肠表现，但有时容易误诊为全结肠型先天性巨结肠，甲状腺功能检测可明确诊断。

（2）胎粪栓塞：表现为全腹胀，低位肠梗阻表现，与先天性巨结肠类似，造影无典型巨结肠表现，多次灌肠后症状可消失。

（冯杰雄 牛会忠 李 蕾 王朝龙）

第三节 结肠重复畸形

结肠重复畸形（colonic duplication）见图 9-6-3-1、图 9-6-3-2。

如图 9-6-3-1 所示，患儿，女性，3 岁，腹胀伴间断呕吐 3 天，查体见腹胀较明显，腹软，无明显压痛，CT 检查可见腹部明显扩张的肠管。术中探查见结肠回盲部至降结肠对系膜侧全程并行重复畸形，与正常结肠有一共壁，明确为结肠重复畸形，累及大部结肠，术后异位胃黏膜显像阴性。

如图 9-6-3-2 所示，患儿，女性，出生 43 天，生后即发现肛旁肠管样肿物，患儿可正常排便排尿，查体可见肛门右前缘与会阴部之间一肠壁样肿物，可见外露肠黏膜，因黏膜分泌物使周围皮肤呈尿布疹样改变，会阴部、阴道、尿道开口位置及外观正常，钡灌肠造影未见异常，术后病理为重复结肠。

【鉴别诊断】

（1）肠梗阻：部分肠壁囊肿型的重复畸形因压迫肠腔而表现为肠梗阻，临床上需与其他原因引起的肠梗阻鉴别，一般 CT、超声等检查可发现囊性肿物，临床上应高度怀疑此类疾病，部分病例，术前较难做出准确诊断。

（2）梅克尔憩室：有些消化道重复畸形因有迷生的胃黏膜组织而表现消化道出血，临床症状、各类辅助检查表现与梅克尔憩室相似，二者术前不易鉴别，需手术及术后病理明确诊断。

（李 蕾）

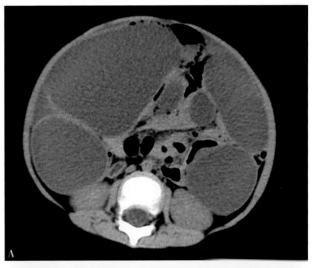

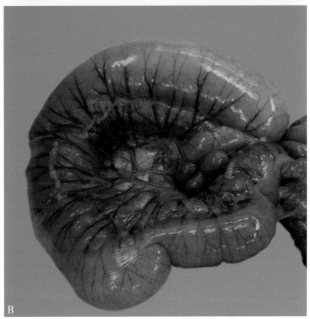

图 9-6-3-1
结肠重复畸形
A. 结肠重复畸形 CT；B. 结肠重复畸形（管状型）外观。

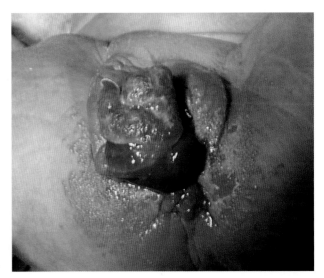

图 9-6-3-2
肛旁肠重复畸形外观

第四节　结肠息肉

结肠息肉（colonic polyp）见图9-6-4-1，患儿，男性，8岁，阵发性腹痛伴血便3个月，腹部及肛门未见异常，钡灌肠检查可见乙状结肠内巨大息肉，蒂部牵拉致近端结肠向远端肠腔套入，结肠镜见距肛缘17cm处巨大息肉，有蒂，切除直径约4cm巨大息肉一枚，病理报告为幼年性息肉。

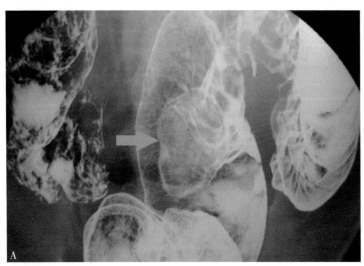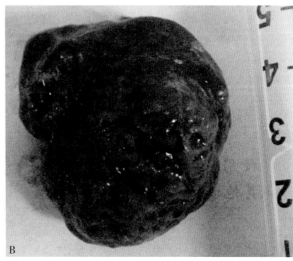

图9-6-4-1
结肠息肉
A. 结肠息肉钡灌肠；B. 结肠息肉大体标本。

【鉴别诊断】

肛裂：肛裂也为小儿便血的常见原因，肛裂多有排便时疼痛哭闹表现，血便为鲜血便，附着于大便表面或手纸表面，量不多，肛门检查可见肛裂。

（李　蕾）

第五节　急性阑尾炎

急性阑尾炎（acute appendicitis）见图9-6-5-1，患儿，男性，9岁，呕吐、低热1天，查体右下腹轻度肌紧张，压痛、反跳痛不明显，白细胞计数轻度增高，CT检查可见右下腹阑尾明显增粗，腔内高密度影，术中可见阑尾明显增粗，表面覆脓苔，周围积脓。

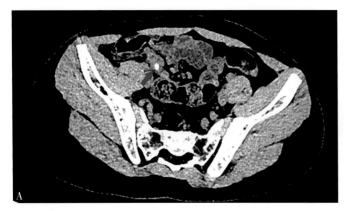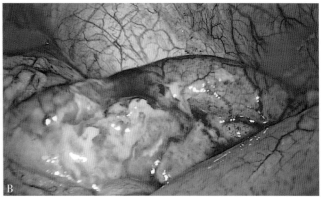

图9-6-5-1
急性阑尾炎
A. 腹部CT；B. 术中。

【鉴别诊断】

（1）输尿管结石肾绞痛：疼痛多为阵发性绞痛，可向会阴部放射，多不伴有发热及局限性腹膜炎表现，超声、CT 检查可见输尿管走行区结石及肾盂积水表现。

（2）急性胃肠炎：多无右下腹固定压痛点及腹膜炎体征。

（李　蕾）

第六节　升结肠癌

升结肠癌（ascending colonic cancer）见图 9-6-6-1 ~ 图 9-6-6-3。

如图 9-6-6-1 所示，患者，男性，53 岁，腹胀不适 2 个月，腹痛 2 天。术前腹部增强 CT 示升结肠及周围改变，回盲部肿大淋巴结。肠镜提示升结肠腺癌。术中及大体标本见升结肠环肠腔 5.0cm 溃疡样肿物，侵透浆膜，局部肠腔狭窄，结肠系膜见肿大淋巴结。病理证实中 - 低分化腺癌，侵透浆膜层。

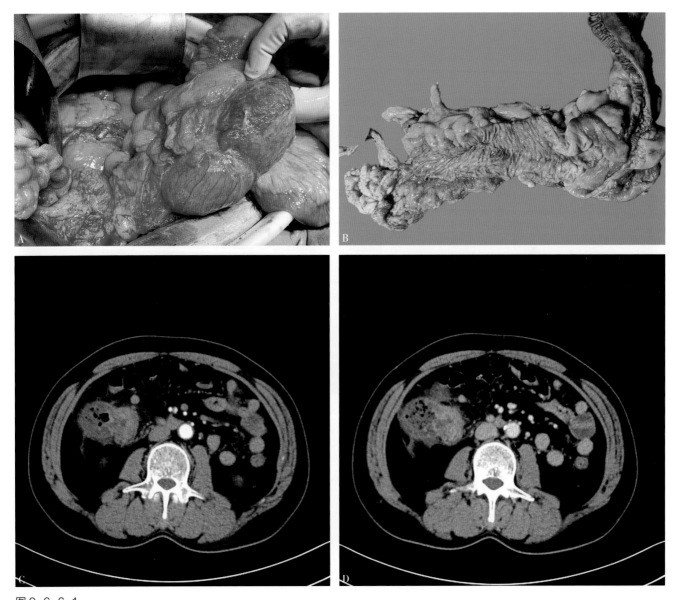

图 9-6-6-1
升结肠癌
A. 术中照片；B. 大体标本；C. 术前增强 CT；D. 术前增强 CT。

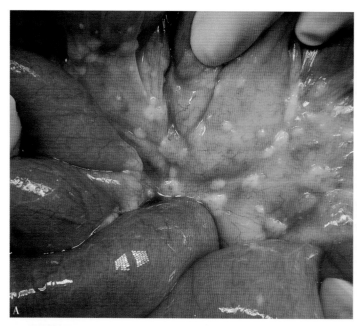
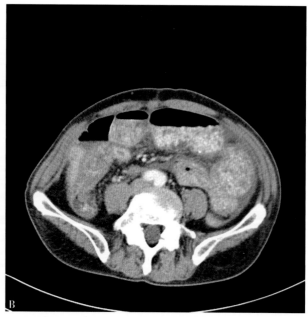

图 9-6-6-2
升结肠癌腹腔转移
A. 术中照片；B. 术前增强 CT。

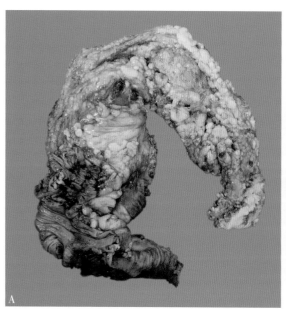
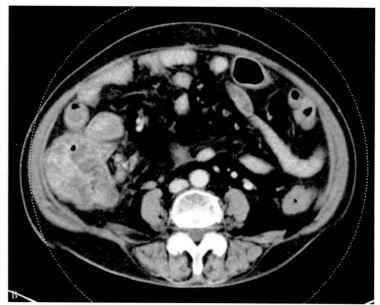

图 9-6-6-3
升结肠癌伴肠梗阻
A. 大体标本；B. 术前增强 CT。

　　如图 9-6-6-2 所示，患者，男性，79 岁，腹痛 1 个月，加重 1 天。腹部增强 CT 示腹腔、盆腔积液，考虑回肠末端占位。术中见小肠系膜、腹壁、大网膜大量白色质硬结节，冰冻病理诊断升结肠印戒细胞癌腹腔转移。行空肠造瘘术。

　　如图 9-6-6-3 所示，患者，女性，80 岁，间断腹痛 4 天，发现腹部包块 1 天。肠镜及病理提示升结肠癌伴肠梗阻，腹部增强 CT 示升结肠恶性占位，伴周围淋巴结肿大、少量腹水。术中及大体标本见升结肠环肠腔溃疡形肿瘤，局部肠腔狭窄。术后病理示升结肠中分化腺癌，侵及浆膜层，淋巴结（7/32 转移癌）。

【鉴别诊断】

影像学检查可以确诊肠梗阻及腹腔占位，但腹膜转移及肠系膜种植转移，早期往往难以有明显的影像学表现，诊断困难，多数在手术中发现。

（刘文志）

第七节　横结肠腺癌

横结肠腺癌（transverse colon adenocarcinoma）见图 9-6-7-1，患者，男性，65 岁，下腹痛并排便减少 1 周。肠镜见横结肠（距肛门 60cm 处）环四壁生长的增生隆起样病变，内镜无法通过。腹部增强 CT 示横结肠管壁增厚，增强后强化不均，周围脂肪间隙模糊。术中及标本见横结肠环肠腔溃疡形肿瘤，局部肠腔明显狭窄伴出血。病理证实横结肠低分化腺癌。

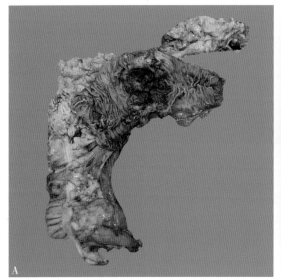
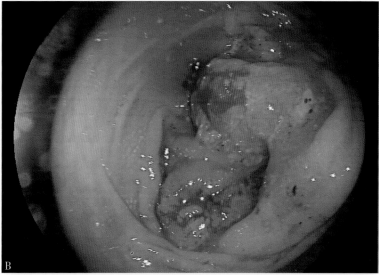
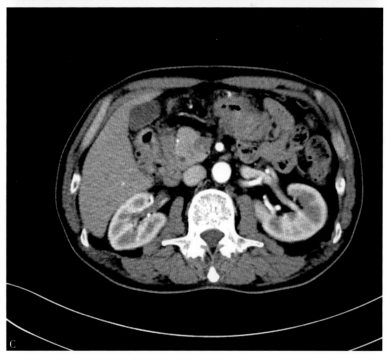

图 9-6-7-1
横结肠腺癌
A. 大体标本；B. 肠镜照片；C. 增强 CT。

（刘文志）

第八节　升结肠侧向发育型腺瘤

升结肠侧向发育型腺瘤（laterrally spreading tumor of ascending colon）见图 9-6-8-1，患者，男性，66 岁，体检肠镜发现结肠息肉半个月。肠镜：升结肠肝区见环 1/2 肠腔生长的侧向发育型病变，表面颗粒样增生。术中及大体标本见升结肠肝区侧向发育型息肉。术后病理：升结肠腺瘤，局部高级别上皮内瘤变。

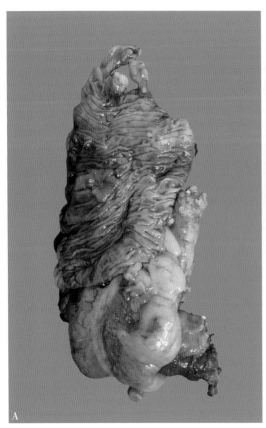
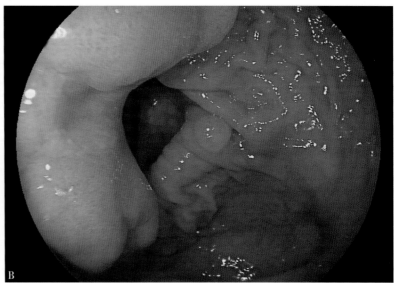

图 9-6-8-1
升结肠侧向发育型腺瘤
A. 大体标本；B. 肠镜照片。

【鉴别诊断】

结肠腺瘤镜下形态与结肠癌略有不同，往往需要病理进行鉴别，基底部切缘是肠镜下切除手术效果的重要评判标准。

（刘文志）

第九节　结肠脾曲癌

结肠脾曲癌（splenic flexure cancer，carcinoma of splenic flexure of colon）见图 9-6-9-1。患者，男性，83 岁，腹痛大便不成形 1 个月。腹部增强 CT 示结肠脾曲管壁增厚，管腔狭窄，CT 值约 35HU，增强扫描病变明显强化，周围脂肪间隙模糊，见多枚直径小于 1.0cm 的淋巴结影。肠镜：距肛门 45～48cm 见 5.0cm×4.0cm 大小的新生物。术中及术后大体标本见结肠脾曲肿块型肿物。术后病理提示为结肠低分化腺癌，淋巴结（4/35 转移癌）。

【鉴别诊断】

结肠脾曲癌发病率相对较低，通过典型临床表现、肠镜、腹部增强 CT 可以鉴别。

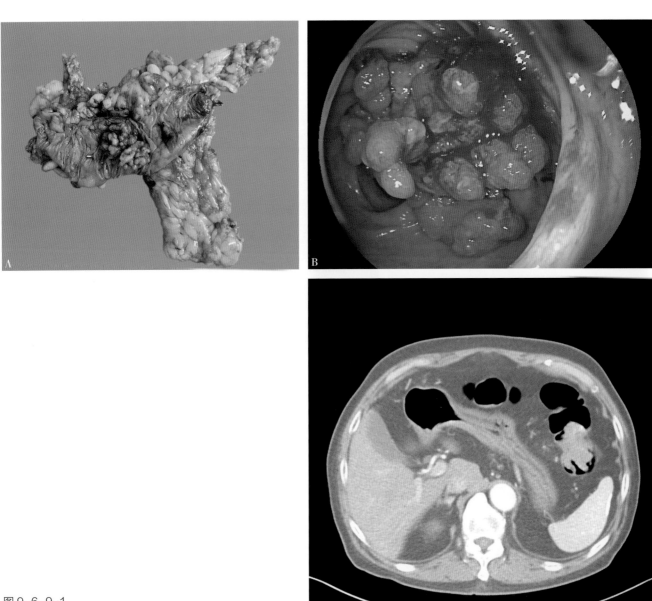

图 9-6-9-1
结肠脾曲癌
A. 大体标本；B. 肠镜；C. 腹部增强 CT。

（刘文志）

第十节 盲肠癌

盲肠癌（caecal cancer）见图 9-6-10-1，患者，女性，63 岁，腹泻乏力 2 周。腹部增强 CT 示回盲部肠壁增厚，管腔变窄，增强扫描呈轻中度强化，周围见多枚直径小于 1.0cm 淋巴结影。肠镜示右半结肠腺癌。术中及大体标本见回盲部肿块样肿瘤。病理：盲肠中分化腺癌。

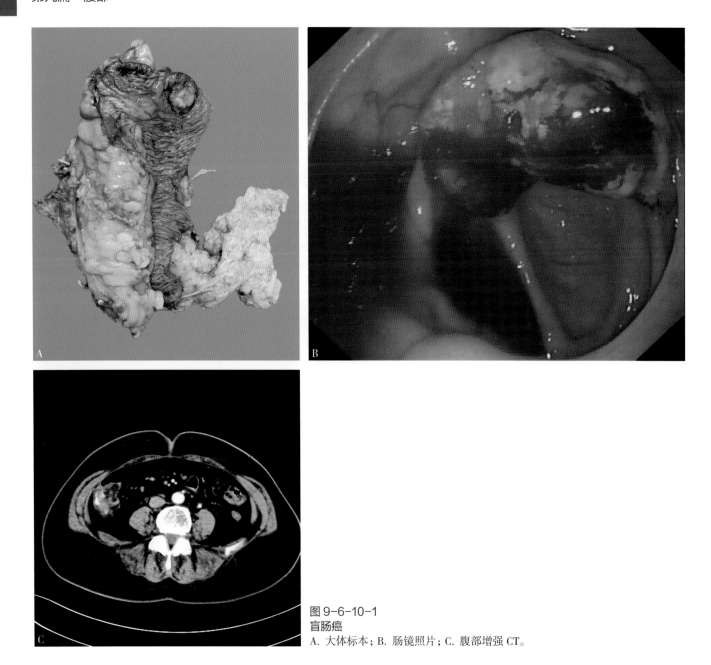

图 9-6-10-1
盲肠癌
A. 大体标本；B. 肠镜照片；C. 腹部增强 CT。

（刘文志）

第十一节 乙状结肠癌

乙状结肠癌（sigmoid colonic cancer）见图 9-6-11-1，患者，男性，84 岁，腹痛、腹胀、纳差 1 个月。肠镜：结肠距肛门 30 ~ 35cm 处见环四壁生长的增生隆起样病变。腹部增强 CT 示乙状结肠近降结肠处局部壁不均匀增厚，增强扫描可见强化，肠腔略变窄。术中及大体标本见乙状结肠溃疡型肿物，局部肠腔狭窄。术后病理：乙状结肠低分化腺癌，淋巴结（3/28 转移癌）。

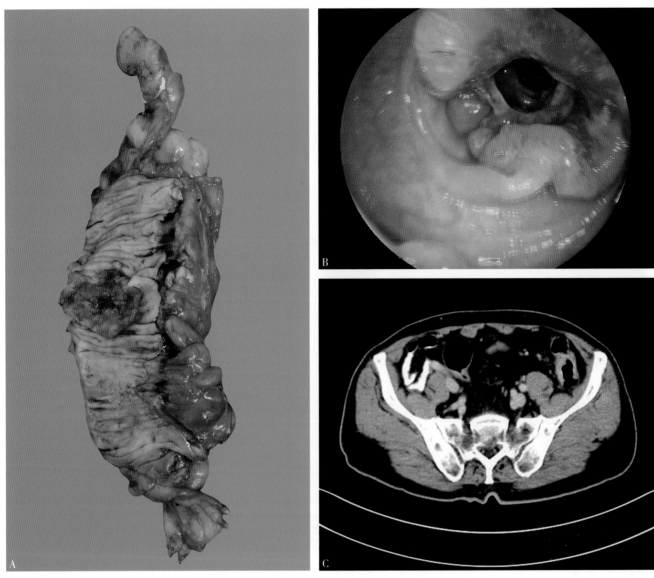

图 9-6-11-1
乙状结肠癌
A. 大体标本；B. 肠镜照片；C. 增强 CT。

（刘文志）

第十二节　乙状结肠癌及直肠癌

乙状结肠癌及直肠癌（sigmoid and rectal cancer）图 9-6-12-1。

如图 9-6-12-1 所示，患者，男性，58 岁，不成形黑便 2 个月。腹部增强 CT 示乙状结肠局部肠壁增厚，管腔变窄，增强扫描呈强度强化，盆腔内可见多个长径小于 1.0cm 淋巴结影。肠镜：结肠距肛门 20cm 处见环壁生长的增生隆起样病变，肠腔狭窄变形，内镜无法通过，直肠距肛门 7cm 处见 3.0cm×2.5cm 大小侧向发育型肿瘤，中央浅糜烂。术中及术后大体标本见乙状结肠 4.0cm×4.5cm 溃疡样肿瘤，直肠 3.0cm×2.0cm 浅溃疡肿瘤。术后病理证实为乙状结肠癌 pT4aN0M0、直肠癌 pT1N0M0。

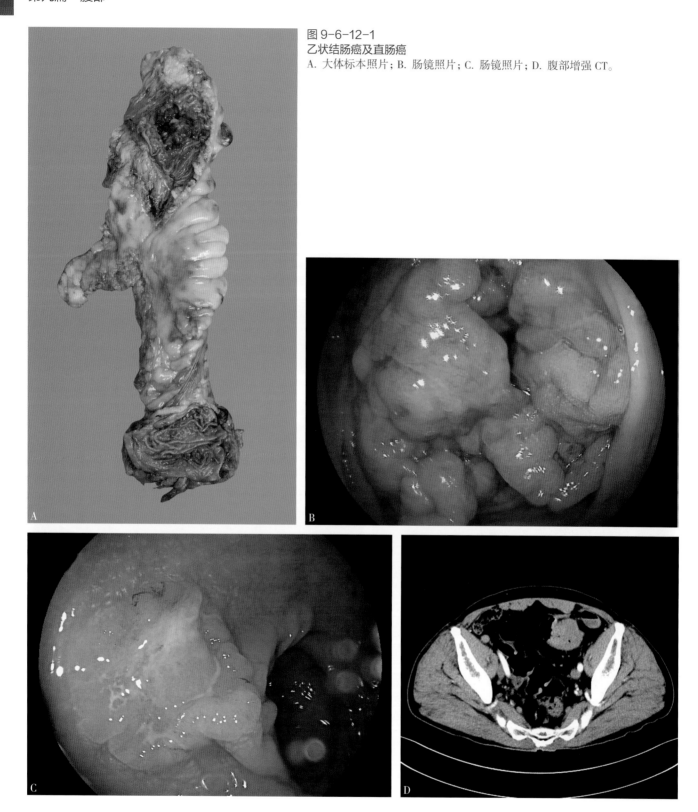

图 9-6-12-1
乙状结肠癌及直肠癌
A. 大体标本照片；B. 肠镜照片；C. 肠镜照片；D. 腹部增强 CT。

（刘文志）

第七章　腹膜及腹膜腔疾病

第一节　结核性腹膜炎

　　结核性腹膜炎（tuberculous peritonitis）见图 9-7-1-1，患儿，女性，11 岁，发热 1 周，腹痛 2 天入院。查体：体温 38℃，腹部触诊较韧，全腹压痛、反跳痛及肌紧张，下腹部明显。CT 检查可见肝周积液明显，盆腔大量积液；疑弥漫性腹膜炎行急诊手术，术中见腹盆腔大量淡绿色混浊积液，腹膜、肠壁、网膜水肿，散在大小不等白色粟粒状结节，术后病理考虑结核。

【鉴别诊断】
　　（1）急性阑尾炎：发病较急，典型表现为转移性右下腹痛伴呕吐发热，因目前小儿结核性腹膜炎发病较少见，有些病例术前较难鉴别，需手术探查以明确诊断。
　　（2）原发性腹膜炎：部分继发于肝硬化或肾病综合征腹水基础上，感染中毒症状较重，腹腔穿刺腹水多为稀薄无臭味，涂片染色大多为革兰氏阳性球菌。

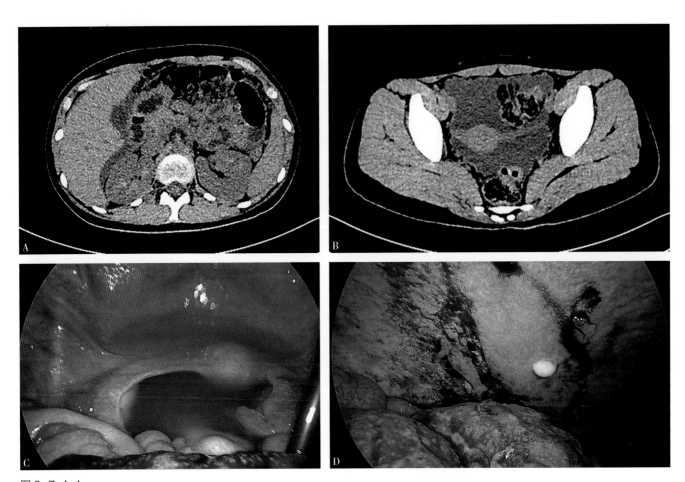

图 9-7-1-1
结核性腹膜炎
A. 结核性腹膜炎 CT；B. 结核性腹膜炎 CT；C. 结核性腹膜炎盆腔积液；D. 结核性腹膜炎肠壁及腹膜病灶。

（李　蕾）

第二节　胎粪性腹膜炎

胎粪性腹膜炎（meconium peritonitis）见图9-7-2-1，患儿，男性，出生2天，出生后腹胀伴发热及胆汁性呕吐2天。查体见腹胀明显，右下腹壁局限性红肿，局部触诊张力较高，患儿有不适反应。超声提示腹腔大量积液，立位腹平片及造影提示先天性小肠闭锁，术中探查可见肠管广泛水肿粘连，腹膜肠壁满布脓苔，证实为先天性小肠闭锁并胎粪性腹膜炎，手术标本见图9-7-2-1 C（右侧为收集的腹腔积液标本，图左下方为切除的陈旧坏死肠管标本）。

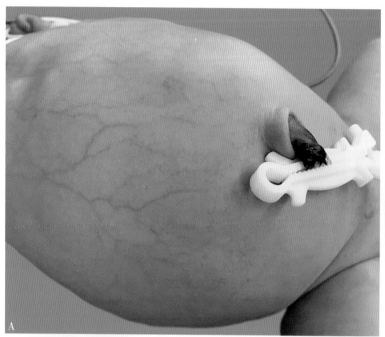
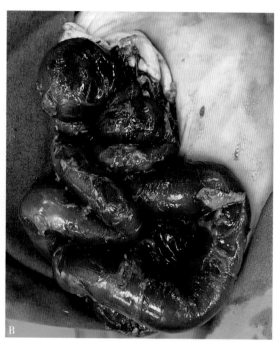
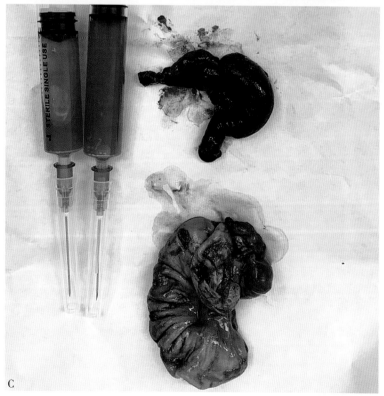

图9-7-2-1
胎粪性腹膜炎
A. 胎粪性腹膜炎腹部外观；
B. 胎粪性腹膜炎术中；
C. 胎粪性腹膜炎标本。

【鉴别诊断】

（1）坏死性小肠结肠炎：多发生于出生后数天，好发于早产儿，主要有腹胀、呕吐、便血。腹平片可见肠积气表现。

（2）先天性乳糜腹：先天性乳糜腹为乳糜液漏出腹腔所致，表现为大量腹水，与游离腹腔积液的胎粪性腹膜炎较类似，但乳糜腹积液为乳糜液，较少发生感染，一般无腹膜炎表现，根据腹腔穿刺液可鉴别。

（李　蕾）

第三节　大网膜囊肿

大网膜囊肿（greater omentum cyst）见图 9-7-3-1、图 9-7-3-2。

如图 9-7-3-1 所示，患儿，男性，3 岁，因发现腹部膨隆就诊，于外院考虑为腹腔大量积液，治疗 2 个月后症状无缓解，CT 检查可见腹腔巨大囊性占位，肠管受压移位至脊柱周围，考虑为腹腔巨大囊肿。手术探查

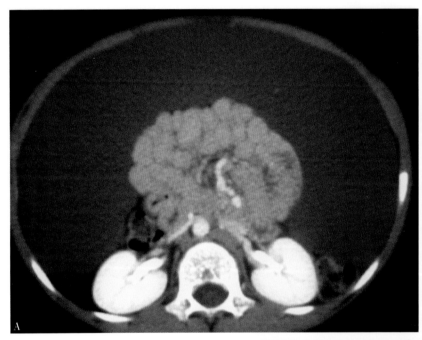

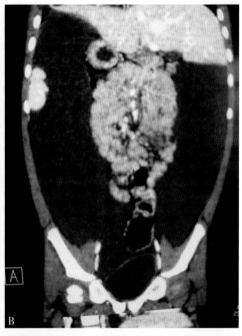

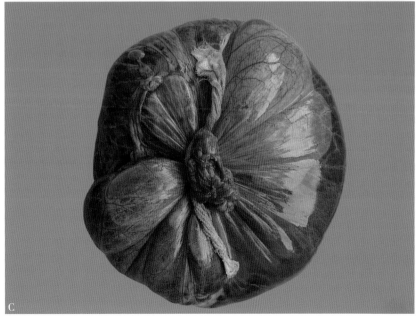

图 9-7-3-1
大网膜囊肿
A. 大网膜囊肿 CT 横断面；B. 大网膜囊肿 CT 冠状面；C. 大网膜囊肿大体标本。

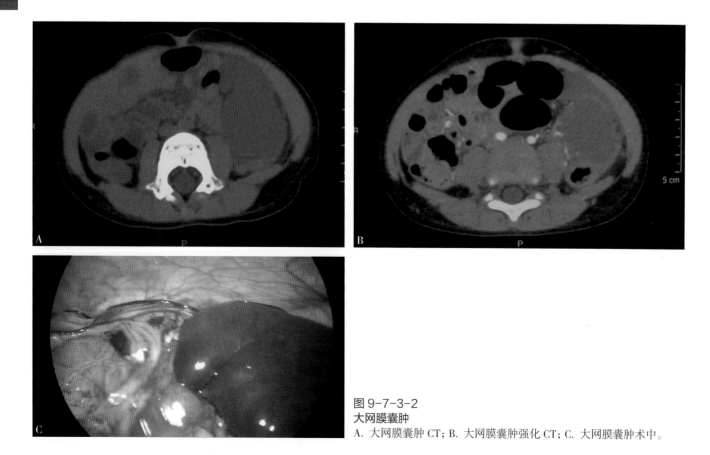

图 9-7-3-2
大网膜囊肿
A. 大网膜囊肿 CT；B. 大网膜囊肿强化 CT；C. 大网膜囊肿术中。

见大网膜巨大囊性肿物，约 55cm×45cm×40cm 大小，充满整个腹腔，囊肿减压后体积缩小至原肿物体积的 1/3，并予以切除，术后病理为大网膜淋巴管瘤。

如图 9-7-3-2 所示，患儿，男性，11 个月，查体发现腹腔占位，CT 及强化 CT 可见左侧中下腹囊性占位。手术见大网膜囊性病变，大小约 18cm×12cm×5cm，内为透明浆液，减压后切除。

【鉴别诊断】

（1）腹腔积液：小儿腹腔积液多为肝硬化、肾病综合征引起的继发性表现，且 CT、超声等检查可见肠管漂浮于积液间，与占位性病变引起的肠管受压移位明显不同。

（2）肠系膜囊肿：为发生于肠系膜部位的淋巴管瘤，腹部查体虽都为囊性肿块，但大网膜囊肿一般活动度较大，而肠系膜囊肿多在垂直于肠系膜根部走行的方向上可轻微活动，对于较大囊肿有时查体及影像学检查不能完全区分，需手术探查明确。

（李　蕾）

第四节　肠系膜囊肿

肠系膜囊肿（mesenteric cyst）见图 9-7-4-1、图 9-7-4-2。

如图 9-7-4-1 所示，患儿，男性，6 个月。发现腹部膨隆 1 周，腹部查体可见腹部膨隆，腹部可触及巨大肿物，轻度上下移动，无触痛。CT 及超声检查提示腹腔囊性占位。术中可见小肠系膜巨大囊肿，累及系膜根部，内为黄色乳糜液，术后病理为肠系膜淋巴管瘤。

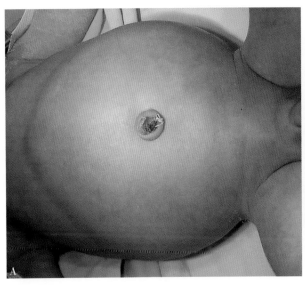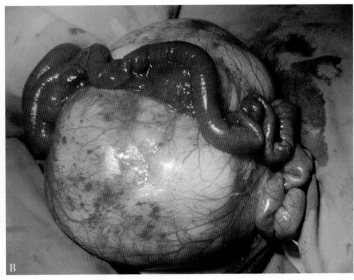

图 9-7-4-1
A. 肠系膜囊肿腹部外观；B. 肠系膜囊肿术中。

如图 9-7-4-2 所示，患儿，男性，3 岁，腹痛 2 天。查体患儿安静时下腹部可触及大小约 4cm×3cm×3cm 的肿块，质软，稍压痛，与周围边界清晰，活动度好。CT 示囊性肿块，壁薄，均匀无明显钙化。手术探查可见回肠系膜侧有一囊肿与之相连。

【鉴别诊断】

（1）卵巢囊肿：若肠系膜囊肿位置较低，影像学较难与卵巢囊肿鉴别，详细查体有助于鉴别，一般卵巢囊肿活动度较大，而肠系膜囊肿因根部位置相对固定，故活动度有限。

（2）大网膜囊肿：对于病变较大者，有时影像学鉴别较为困难，发源于系膜根部的肠系膜囊肿因位于后腹膜，相对较容易辨别，邻近肠管的肠系膜囊肿有时需手术探查才能明确诊断。

（葛文亮 李 蕾）

第五节 神经纤维瘤病

神经纤维瘤病（neurofibromatosis，NF）见图 9-7-5-1，患儿，女性，6 岁，阵发性腹痛伴呕吐半月，查体可见躯干皮肤散在大小不等咖啡牛奶斑，右下腹可触及一大小约 5cm×5cm 的包块，质地硬，有触痛，局部活动。CT 检查考虑肠系膜肿物，术中可见回盲部系膜侧不规则较硬结节状肿物，局部肠壁僵硬增厚，术后病理诊断神经纤维瘤病。

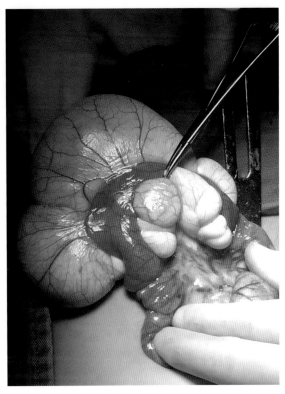

图 9-7-4-2
肠系膜囊肿术中所见

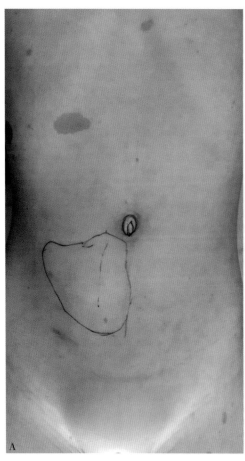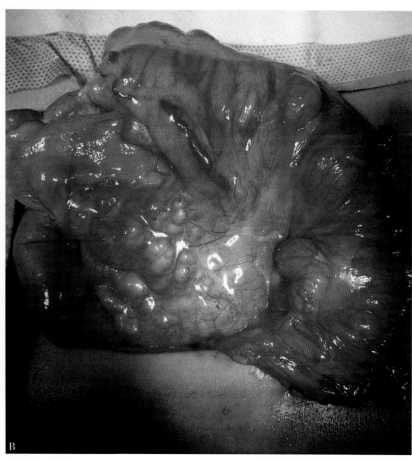

图 9-7-5-1
神经纤维瘤病
A. 神经纤维瘤病胸腹壁咖啡牛奶斑及腹部包块；B. 术中见肠管及系膜病变。

【鉴别诊断】

（1）原发性肠套叠：多发生于较小婴幼儿，常见血便，无皮肤色素斑，CT 或超声可明确套叠位置。

（2）淋巴瘤：累及腹部的淋巴瘤有时会有腹痛等表现，查体可触及腹部肿物，大多为弥漫性肿物，伴有发热无力等全身表现，无典型咖啡牛奶斑。

（李　蕾）

第六节　腹腔内异物

腹腔内异物（foreign body in abdominal cavity）见图 9-7-6-1，患者，女性，50 岁，阶段腹痛伴发热 5 年。探查术中见腹部鸭蛋大小肿物，与周围组织粘连不清，表面大量肉芽组织，部分可见网格状丝样物。图 9-7-6-1 B 为完全切除的肿物大体标本，结合患者既往手术史，可判断为既往手术遗留的纱布。

【鉴别诊断】

腹腔脓肿：腹腔内脓肿是指腹腔内某一间隙或部位因组织坏死液化，被肠曲、内脏、腹壁，网膜或肠系膜等包裹，形成局限性脓液积聚。包括膈下脓肿，盆腔脓肿和肠间脓肿。引起继发性腹膜炎的各种疾病、腹部手术和外伤后均可引起本病。可通过 CT、超声、或超声引导下穿刺确诊。

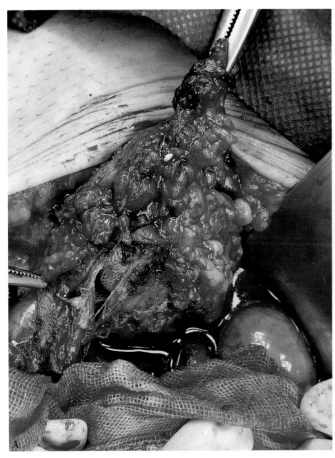
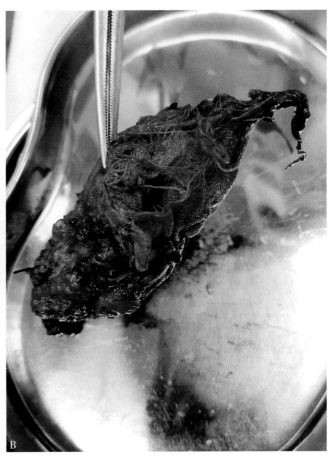

图 9-7-6-1
腹腔内异物
A. 腹腔内异物术中；B. 腹腔内异物大体标本。

（张　睿）

第八章　肝胆疾病

第一节　肝胆疾病体征

一、黄疸

黄疸（jaundice）系血清内胆红素浓度增高，致使巩膜、皮肤、黏膜、体液等发生黄染的现象。最常见的原因是各种急慢性肝胆疾病或胆道压迫及溶血性黄疸等。

如图 9-8-1-1 所示，患者，男性，28 岁，因皮肤病服用中药 1 个月后出现皮肤巩膜黄染。查体见皮肤、巩膜明显黄染，化验肝功能转氨酶和胆红素均升高，排除其他原因引发的黄疸后诊断为药物性肝损伤（混合型肝损伤）。

【鉴别诊断】

（1）肝细胞性黄疸：伴有肝功能异常，如转氨酶升高、直接胆红素和间接胆红素均升高，尿胆原和尿胆红素均阳性。

（2）溶血性黄疸：以间接胆红素升高为主，可伴有血红蛋白水平下降，尿常规尿胆原阳性，而尿胆红素阴性。

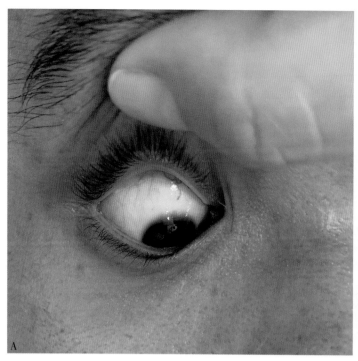
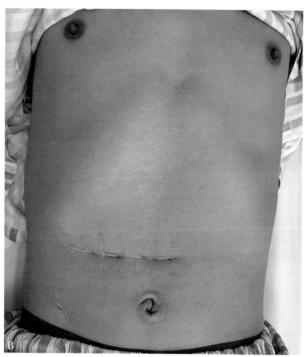

图 9-8-1-1
黄疸
A. 巩膜黄染；B. 皮肤黄染。

（3）梗阻性黄疸：总胆红素升高，以直接胆红素升高为主，而转氨酶正常或轻度异常，尿常规尿胆红素阳性，而尿胆原阴性。

（王　方）

二、肝掌

肝掌（liver palm）指的是慢性肝炎、肝硬化患者在手掌的大、小鱼际皮肤处出现片状充血，或是红色斑点、斑块，加压后变成苍白色的体征。

如图 9-8-1-2 所示，患者，女性，46 岁，因发现 HBsAg 阳性 30 年，乏力、纳差 1 周入院。查体见双手掌大小鱼际、指腹及手指末端掌面部位斑点、斑块状发红、充血，按压后变为苍白色。

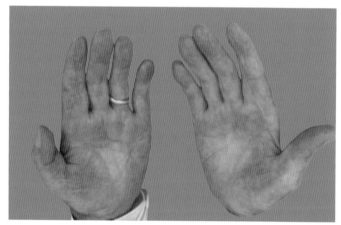

图 9-8-1-2
肝掌

结合临床化验和 CT 检查结果，诊断为乙型肝炎肝硬化代偿期。

【鉴别诊断】

其他原因导致雌激素水平增高时亦可见到肝掌。

（王　方）

三、蜘蛛痣

蜘蛛痣（spider nevus）是慢性肝病、肝硬化患者皮肤小动脉末端分支性扩张所形成的血管痣，因形似蜘蛛而得名。蜘蛛痣中心呈小瘤状，四周呈放射状的毛细血管，鲜红色、大小不一，针头大小至数厘米大小不等。常见的部位为颜面、颈部、前胸、手背和肩部等。

如图 9-8-1-3 所示，患者，男性，41 岁，因腹胀、尿少 10 余天入院。查体前胸部、颈部可见较多的蜘蛛痣样红色皮疹，痣中央发红，并向周围伸出红色的蛛网样的毛细血管，呈充血性，按压中央发红处周围充血的毛细血管褪色。结合患者既往有 10 多年酗酒史及其临床化验检查，确诊为酒精性肝硬化失代偿期。

【鉴别诊断】

导致雌激素水平增高的其他原因也可见到蜘蛛痣。

（王 方）

四、腹水

腹水（ascites）指任何病态下导致腹腔内液体量增加超过 200mL 时的状态。

如图 9-8-1-4 所示，患者青年男性，照片拍摄于 1970 年前后，依据流行病学史、临床表现、粪便检查到华支睾吸虫虫卵，肝功能异常，腹部高度膨隆、叩诊移动性浊音阳性等，确诊为华支睾吸虫病（clonorchiasis sinensis）合并肝硬化腹水。

如图 9-8-1-5 所示，患者，男性，系肝硬化顽固性腹水并脐疝与乳房发育。

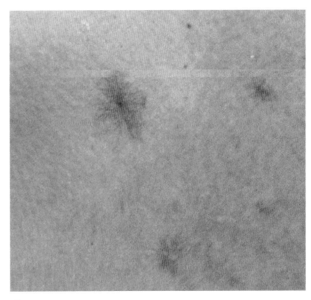

图 9-8-1-3
蜘蛛痣

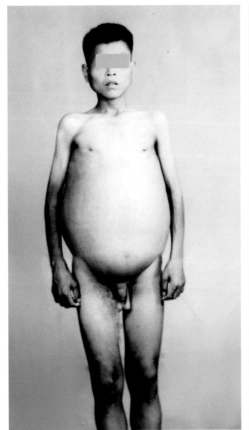

图 9-8-1-4
华支睾吸虫病并肝硬化腹水

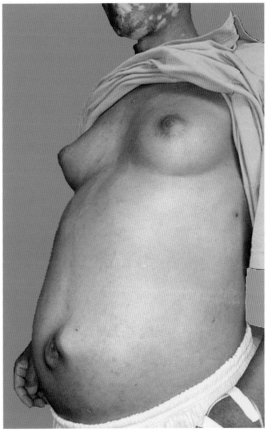

图 9-8-1-5
肝硬化腹水并脐疝与乳房发育

（陈延平 黄炳成 宋国建 杜 敏 李禹琦 杨志寅）

五、腹壁静脉曲张

腹壁静脉曲张（abdominal wall varicosis）引发腹壁静脉曲张的疾病是各种原因所致的门静脉高压。

如图 9-8-1-6 所示，该患者系慢性肝病、肝硬化腹水并腹壁静脉曲张。

（单广振）

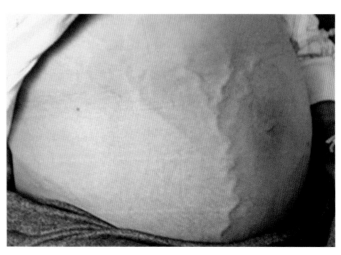

图 9-8-1-6
肝硬化腹水并腹壁静脉曲张

六、凯－弗环

凯－弗环（Kayser-Fleischer ring）又称角膜色素环。由德国人凯泽（Kayser）和弗莱舍尔（Fleischer）于 1902 年首次发现，铜沉积于角膜后弹力层形成的环绕虹膜的暗棕色环。位于角膜边缘的黄棕色或黄绿色的色素环，亦可为灰绿色或棕红色、棕黄、棕灰、红玉色等。色素环由无数小色素颗粒（铜）构成，沉积于角膜后弹力层或内皮细胞。宽 1～3mm，以上、下端明显，多数见于双眼，个别见于单眼，见于肝豆状核变性及铜中毒。其因肠道对铜的吸收增加而经胆汁排出减少，以致铜在眼内贮积而引起该体征。

如图 9-8-1-7 所示，患者，男性，47 岁，反复肝功能异常 3 年。查体可见其角膜灰绿色的凯－弗环，化验肝功能转氨酶高、血清酮低、24 小时尿铜高、铜蓝蛋白低、凯－弗环阳性（是肝豆状核变性的特异性体征）而确诊。后经基因检测进一步验证了患者系 ATP8B 基因突变所致肝豆状核变性。

（王　方）

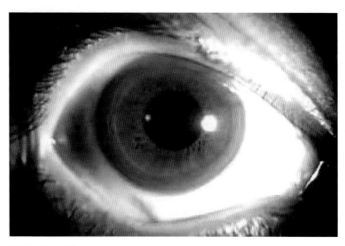

图 9-8-1-7
凯－弗环

第二节　先天性胆道闭锁

先天性胆道闭锁（congenital biliary atresia）见图 9-8-2-1，患儿，男性，出生 2 个月，生后十余天出现逐渐加重的黄疸，大便逐渐变白，呈白色陶土样。查体见皮肤黄染，肝脾肿大，质硬，术中及腹腔镜探查见肝脏呈淤胆性肝硬化表现，胆囊萎缩，呈条索状，内无胆汁。

如图 9-8-2-2 所示，患儿，男性，10 个月，皮肤巩膜黄染 9 个月余。查体可见腹膨隆以及腹壁静脉曲张，触诊可扪及肿大肝脏及脾脏，质地坚韧；术中探查可见胆囊萎瘪，无胆道结构，肝脏肿大，呈结节状硬化表现。

【鉴别诊断】

婴儿肝炎综合征、先天性胆管发育不良等，都为梗阻性黄疸表现，临床表现与胆道闭锁类似，若仅凭临床表现、查体及各项辅助检查很难区分，对高度怀疑本病者应尽早手术探查。

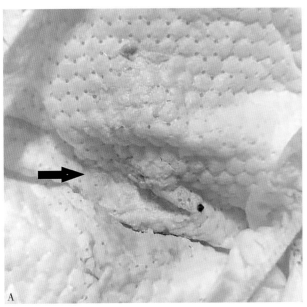
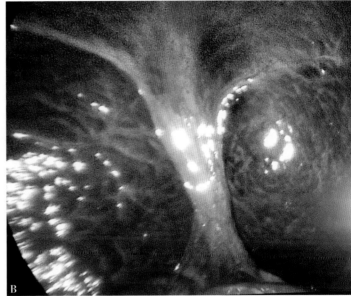

图 9-8-2-1
先天性胆道闭锁
A. 先天性胆道闭锁白陶土样大便；B. 先天性胆道闭锁术中。

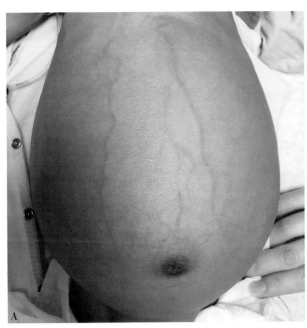
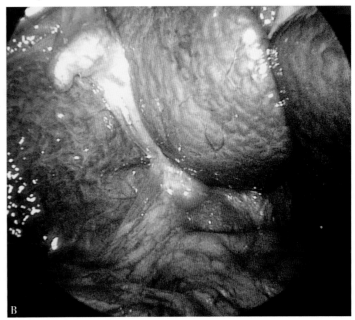

图 9-8-2-2
先天性胆道闭锁
A. 先天性胆道闭锁腹部外观；B. 先天性胆道闭锁术中。

（牛会忠　李　蕾　王朝龙）

第三节　先天性胆总管囊肿

先天性胆总管囊肿（congenital choledochus cyst）见图 9-8-3-1。

如图 9-8-3-1 所示，患儿，女性，5 岁，间断腹痛 2 年余。超声检查发现胆总管扩张，考虑胆总管囊肿，腹部查体及肝功能检查正常，CT 检查可见肝门区囊性占位，肝内胆管无扩张，PET-CT 可见囊性占位内胆汁聚集，且胆汁排泄延迟，诊断为胆总管囊肿，术中见明显扩张成囊肿样的胆总管（箭头所示）。

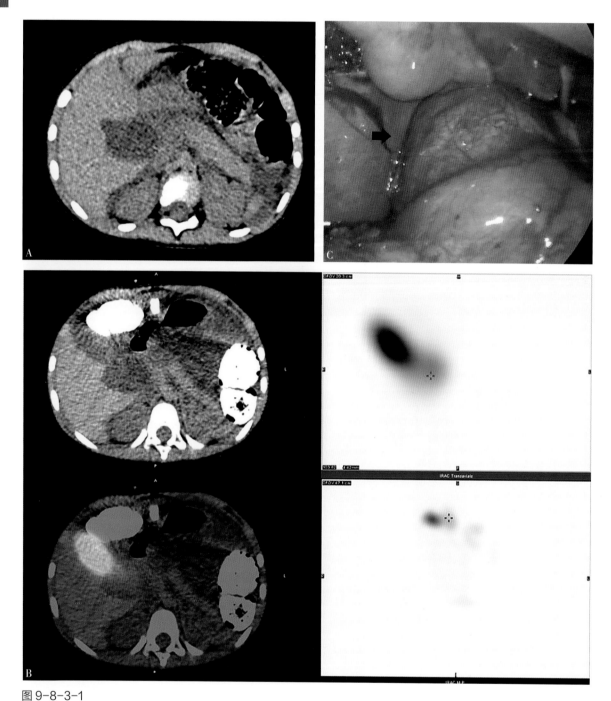

图 9-8-3-1
先天性胆总管囊肿
A. 先天性胆总管囊肿 CT；B. 先天性胆总管囊肿 PET-CT；C. 先天性胆总管囊肿术中。

　　如图 9-8-3-2 所示，患儿，女性，2 个月，发现腹部包块 7 天。查体见患儿腹部稍胀，右上腹肋缘下可触及一肿物，呈囊性感；MRCP 可见巨大囊肿型胆总管囊肿，囊肿远端梗阻，术中可见巨大胆总管囊肿及肿大胆囊。

【鉴别诊断】

　　（1）先天性胆道闭锁：对于出生 2～3 个月内出现黄疸，进行性加重、大便发白和肝肿大的婴儿，应考虑到胆道闭锁可能，小部分胆道闭锁患儿超声等检查也可发现胆总管呈囊性改变，但术中探查可见胆总管内无正常胆汁，术中胆道造影可明确诊断。

　　（2）其他肝门区肿物：如较少见的淋巴管瘤、大网膜囊肿等，如位于肝门区，胆总管走行不易判断等情况，PET-CT 检查则成为帮助鉴别的重要手段。

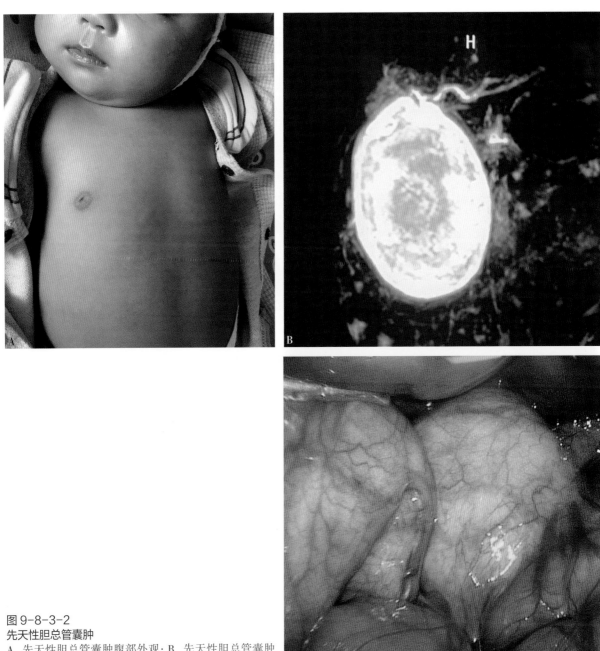

图 9-8-3-2
先天性胆总管囊肿
A. 先天性胆总管囊肿腹部外观；B. 先天性胆总管囊肿
MRCP；C. 先天性胆总管囊肿术中。

（牛会忠　李　蕾　王朝龙）

第四节　先天性肝内胆管扩张

先天性肝内胆管扩张（congenital intrahepatic duct dilatation）又称卡罗利病（Caroli disease），最早于 1958 年由法国学者 Caroli 报道。是一种少见的以肝内胆管扩张为主要表现的常染色体隐性遗传病。

如图 9-8-4-1 所示，患儿，男性，10 岁，因反复发作的腹痛、发热入院，查体发现肝脾肿大。腹部 CT 可见患儿肝脏形态明显增大，肝内可见多发大小不等片状、线状及管状低密度影。脾明显增大。

如图 9-8-4-2 所示，患儿，男性，13 岁，反复发热伴黄疸 2 个月，腹部查体未见明显异常，肝 MRI 检查可见肝脏左右叶多发弥漫性囊肿，与胆管树分布一致，考虑先天性肝内胆管扩张症。

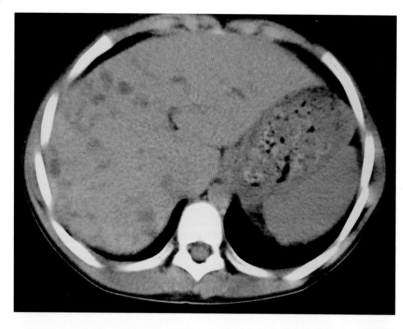

图 9-8-4-1
先天性肝内胆管扩张腹部 CT

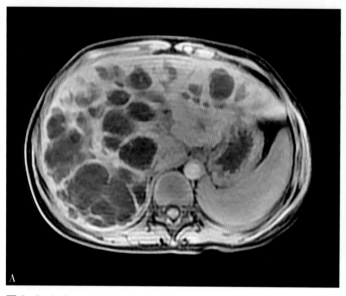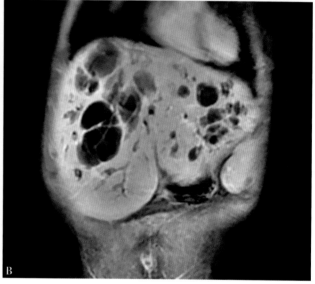

图 9-8-4-2
先天性肝内胆管扩张症
A. 先天性肝内胆管扩张症 MRI 冠状面；B. 先天性肝内胆管扩张症 MRI 横断面。

【鉴别诊断】

（1）复发性化脓性胆管炎：表现为败血症和肝内外胆管扩张，与 Caroli 病较难鉴别，但是很少见囊状扩张。

（2）原发性硬化性胆管炎：胆管的扩张很少呈囊状，更常见孤立性、纺锤状，镜下胆管周围纤维化呈洋葱皮样改变是其主要特征，属于自身免疫性肝病，常有自身抗体阳性，70% 的患者伴有炎症性肠病。

（3）多发性肝囊肿，囊肿不与胆管相通，囊液不含胆汁，一般不并发胆管炎和肝硬化，超声、MRI、MRCP 及同位素可协助鉴别。

（蔡春泉　舒剑波　李　蕾）

第五节　萎缩性胆囊炎伴胆囊结石

萎缩性胆囊炎伴胆囊结石（atrophic cholecystitis with gallstone）见图9-8-5-1，患者，女性，56岁，反复右上腹痛10年。B超：萎缩性胆囊炎，充满型胆囊结石。胆囊大小3cm×2cm×1cm，结石与胆囊大小基本相同。MRI：萎缩性胆囊炎伴胆囊结石，胆管扩张。胆囊已经失去功能。

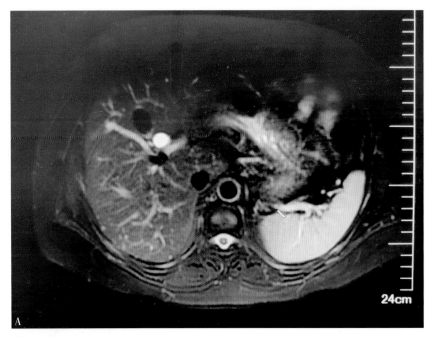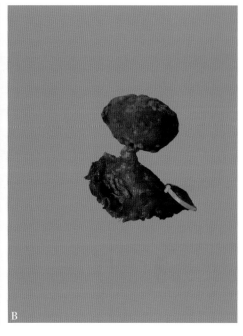

图9-8-5-1
萎缩性胆囊炎伴胆囊结石
A. 术前MRI；B. 萎缩性胆囊炎伴胆囊结石标本。

（白建华）

第六节　胆囊结石

一、胆囊结石

胆囊结石（cholecystolithiasis）见图9-8-6-1，患者，男性，57岁，反复右上腹痛1个月。查体：体温38.3℃，全腹软，右上腹深压痛、反跳痛，墨菲征阳性，肝区扣痛，移浊阴性。血白细胞增高；AFP及CEA正常，CA19-9＞1 000U/mL，CA-125 40U/mL。上腹增强MRI：胆囊增大，形态不规则，胆囊及胆囊管壁不规则增厚，明显强化；肝右前叶见不规则低密度占位，伴周边不均匀强化，病灶大小约9cm×8cm，与胆囊相通。手术证实：①急性坏疽性胆囊炎、胆囊穿孔、胆囊颈结石嵌顿；②肝脓肿。术后切除灰红色胆囊一个，大小7cm×3.5cm×2.5cm，壁厚0.5～0.8cm，黏膜面粗糙，近胆囊底可见一直径约0.8cm的灰黑结石；病理诊断：胆囊结石，慢性化脓性炎伴微脓肿形成。该病例为胆囊体部穿孔溃破入肝脏引起肝脓肿，术前很难准确诊断，提示急性坏疽性胆囊炎，除引起胆囊游离面穿孔外，亦可能向肝内穿孔导致肝脓肿。

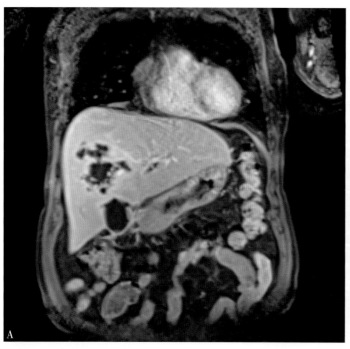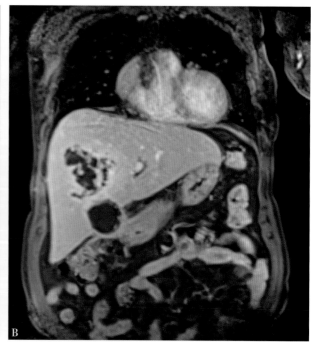

图 9-8-6-1
胆囊结石
A、B. 上腹 MRI。

（刘　洋）

二、胆囊结石大体标本

胆囊结石大体标本如图 9-8-6-2 所示，胆囊体积增大，剖开，其内可见多枚绿色结石，形态不规则。胆囊黏膜略粗糙。

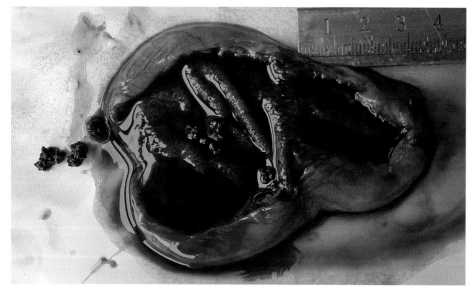

图 9-8-6-2
胆囊结石大体标本

（邴鲁军　张　慧）

第七节 胆道蛔虫病

胆道蛔虫病（biliary ascariasis）是指原来寄生在空回肠的蛔虫经十二指肠钻入胆道，由于蛔虫的刺激，引起胆道 Oddis 括约肌痉挛而导致患者出现剧烈的右上腹部或剑突下疼痛。

如图 9-8-7-1 所示，患者，男性，65 岁，因"胆道探查术后 2 个月"入院，行胆道镜检查取石，术中胆道镜下见肝内胆管未见新生物及结石，胆总管下段见"U"型"残石"，取出后综合考虑为蛔虫尸体在胆总管内。

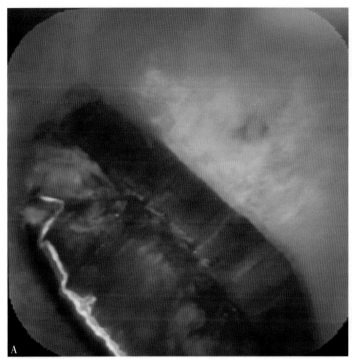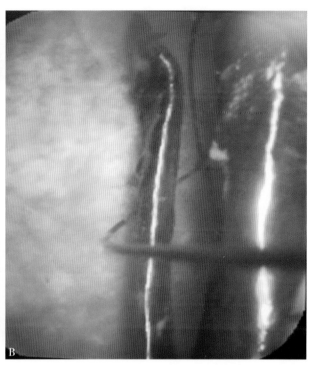

图 9-8-7-1
胆道蛔虫病
A、B. 胆道镜所见。

（刘　洋）

第八节 进行性家族性肝内胆汁淤积

进行性家族性肝内胆汁淤积（progressive familial intrahepatic cholestasis，PFIC）是一种罕见的以肝细胞内和小胆管胆汁淤积为主要表现的常染色体隐性遗传病。临床上多在新生儿期或幼儿期即出现渐进性胆汁淤积，最终发展为肝衰竭或继发感染、出血而死亡。

如图 9-8-8-1 所示，患者，女性，38 岁，皮肤巩膜黄染 5 年余，加重半年。血总胆红素 393μmol/L；腹部 CT 提示肝硬化、脾大。患者 ABC4 基因存在两处杂合突变，诊断为进行性家族性肝内胆汁淤积症。该患者病情发展相对缓慢，至成年期才发展为肝硬化失代偿期，行肝移植术后皮肤巩膜黄染等表现显著改善，已达临床治愈。

【鉴别诊断】

各种原因导致的高胆红素血症：病毒性肝炎肝硬化导致的急慢性肝衰竭、药物性肝损伤、良恶性肿物导致胆道狭窄梗阻、胆道系统结石。结合病史、肝功能检查、影像检查、基因检测等有助于鉴别。

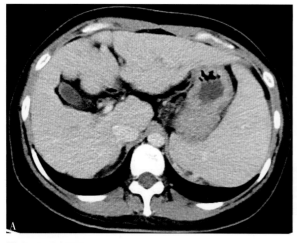
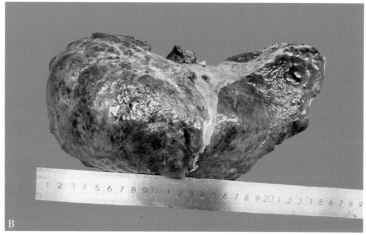

图 9-8-8-1
进行性家族性肝内胆汁淤积
A. 术前腹部 CT；B. 病肝标本。

（梁文进）

第九节　先天性肝囊肿

先天性肝囊肿（congenital cyst of liver）见图 9-8-9-1，患儿，男性，2 个月，产期超声即发现肝左叶巨大囊肿，患儿出生后无明显不适表现，肝功能检查正常，术中见肝左叶巨大囊肿，囊液透明，无胆汁。囊壁切除开窗后见图 9-8-9-1 B。

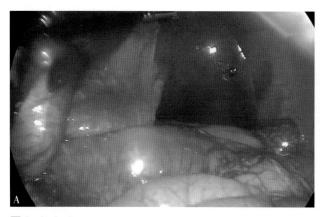
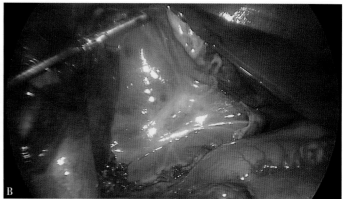

图 9-8-9-1
先天性肝囊肿
A. 先天性肝囊肿术中；B. 先天性肝囊肿开窗后。

【鉴别诊断】

肝门区肝囊肿需与胆总管囊肿相鉴别，胆总管囊肿多位于肝门肝外胆道走行区，部分合并肝内胆管扩张，有时有黄疸及肝功能损伤等表现。

（李　蕾）

第十节　肝硬化

肝硬化（cirrhosis）见图 9-8-10-1、图 9-8-10-2。

如图 9-8-10-1 所示，死者女，57 岁。因颅脑外伤入院抢救，4 日后死亡。尸检：全身皮肤、黏膜黄染。右额颞部、枕部见 12cm×7cm 头皮下出血，右侧颞肌出血，右颞骨见长 6cm 的弧形骨折线，左侧颞肌无出血，打开颅骨，分离、打开硬脑膜，左额颞顶部硬膜下大量积血。肝脏重 686g，体积缩小，约 22cm×12cm×6cm，表面布满灰白色结节，直径 0.5～1.5cm，切面灰黄色，质韧。镜下：肝组织内可见较多桥接坏死，局部纤维组织增生，假小叶形成，坏死区及汇管区慢性淋巴细胞浸润。

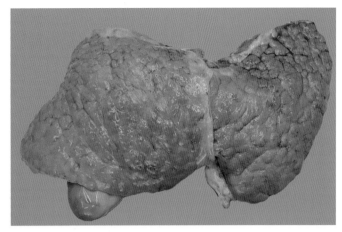

图 9-8-10-1
肝硬化标本

如图 9-8-10-2 所示，患者，男性，63 岁。因交通事故入院。诊断肝挫裂伤，脾破裂，腹腔大出血，经抢救无效死于失血性休克。尸检：双侧肋骨多发骨折，腹腔积血约 3 000mL。肝脏重 1 308g，大小 25cm×18cm×8cm，表面不光滑，灰白色，可见弥漫结节样结构，结节大小较一致，0.5～1.5cm，肝右叶体积减小，左叶体积增大，肝切面可见大小不等的结节样结构，纤维组织增生，明显质韧。脾重 529g，明显增大，大小 15cm×4.5cm×3cm。脾组织挫碎，灰红色，被膜灰白质韧。镜下：肝硬化，假小叶广泛形成，实质内可见大小不等的肝细胞结节，由纤维组织增生分隔、包绕，纤维间隔宽窄较一致，胆管上皮增生，伴间质内慢性淋巴细胞浸润，结节内肝细胞可见水肿、脂肪变等。

（孙文平　黄庆海）

第十一节　酒精性肝硬化伴肝囊肿

酒精性肝硬化伴肝囊肿（alcoholic cirrhosis with hepatic cyst）见图 9-8-11-1，患者，男性，63 岁，外伤后腰部疼痛 2 天。入院后相关检查提示：骨盆骨折，腹膜后血肿，创伤性休克，肝囊肿，贫血，肝功能异常。血管造影示左右髂内动脉分支出血，行急诊髂动脉栓塞处理。既往有 30 年饮酒史。住院 9 天后因失血性休克死亡。尸检：腹腔大量积血，腹膜后血肿，骨盆骨折，肝脏表面弥漫细颗粒样，不光滑，肝右叶中上部见囊肿，10cm×7cm×8cm，右叶下外侧缘见 3cm×3cm×2.5cm 囊肿，肝左叶腹侧面见

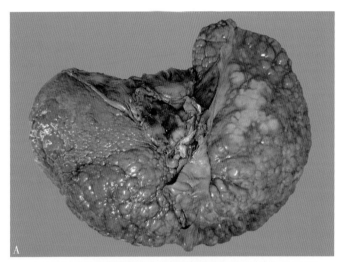

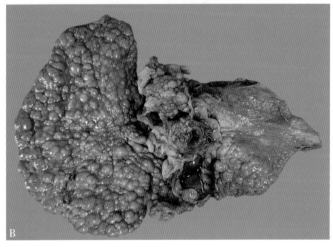

图 9-8-10-2
肝硬化
A. 肝硬化标本上面观；B. 肝硬化标本下面观。

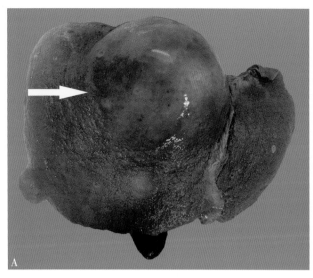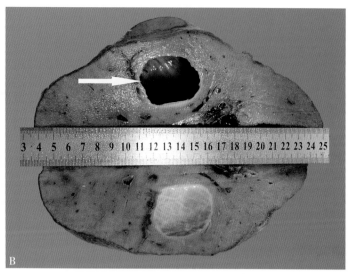

图 9-8-11-1

酒精性肝硬化伴肝囊肿

A. 酒精性肝硬化伴巨大肝囊肿标本；B. 酒精性肝硬化伴巨大肝囊肿切面。

3cm×3cm×2.5cm囊肿，囊肿内含淡黄绿色水样物。切开肝脏，且面灰黄灰绿色，质地韧。镜下：肝实质内可见大小不等的结节样结构，结节内肝细胞排列紊乱，丧失正常肝小叶结构，肝细胞广泛脂肪变性，可见大量脂滴空泡，结节周围间质纤维组织明显增生，厚薄不均，伴较多慢性炎细胞浸润。

（黄庆海 孙文平）

第十二节 肝硬化伴肝癌

肝硬化伴肝癌，肝癌肺转移（liver cirrhosis with liver cancer，lung metastasis of liver cancer）见图 9-8-12-1。

如图 9-8-12-1 所示，患者，男性，50 岁，外伤后头痛、头晕入院。经检查诊断为多发脑挫裂伤；蛛网膜下腔出血；左侧颞骨骨折；双肺多发转移瘤；食管下段壁增厚；肝硬化、肝脏占位；脾大。抢救 9 天后死亡。

尸检：大脑左额叶底部脑挫裂创，实质内可见大小约 3.0cm×1.5cm×1.0cm 血肿；左颞叶挫伤出血，约 4.0cm×2.0cm×1.8cm。左肺下叶中部表面见灰白色结节，约 1.5cm×1.3cm 大小。右肺下叶底部表面见灰白色结节，约 2.0cm×1.5cm 及 0.8cm×0.8cm 大小。腹水 800mL，肝脏表面不光滑，灰白色，可见弥漫细颗粒结节样结构，右叶中部可见表面隆起，结节样结构，大者 6.5cm×6.0cm×4.5cm，小者 2.0cm×1.5cm，切面由大小不等的多个结节构成，肝纤维组织增生，明显质韧。脾重 917g，明显增大，大小为 21.0cm×12.0cm×8.0cm。表面被纤维组织牵拉分隔呈分叶状，灰白色，切面暗红色。

镜下：病理组织学观察到肝脏占位为肝细胞性肝癌，肺部结节成分与肝细胞肝癌一致。

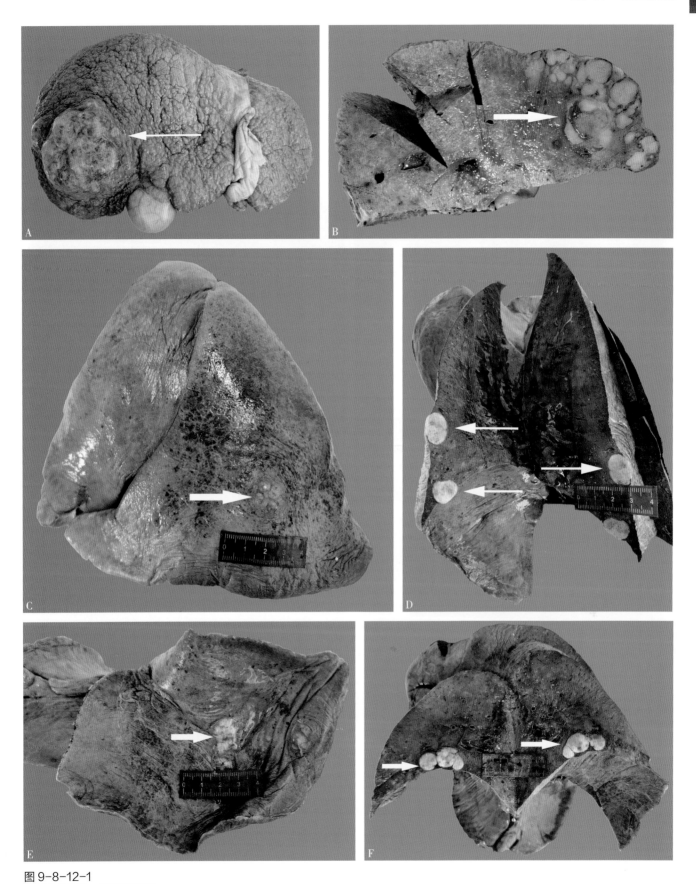

图 9-8-12-1
肝硬化伴肝癌，肝癌肺转移
A. 肝硬化伴肝癌；B. 肝硬化伴肝癌切面；C. 右肺转移性肝癌；D. 右肺转移性肝癌切面；E. 左肺转移性肝癌；F. 左肺转移性肝癌切面。

（黄庆海　孙文平）

第十三节　肝母细胞瘤

肝母细胞瘤（hepatoblastoma）见图 9-8-13-1、图 9-8-13-2。

如图 9-8-13-1 所示，患儿，女性，11 个月，体检发现肝脏占位 2 周，查体见肝脏肿大，AFP 明显增高，CT 检查可见肝右叶巨大实性占位，不均匀强化，外向生长至肝门区，术后病理诊断肝母细胞瘤。

如图 9-8-13-2 所示，肝脏体积增大，表面可见多发灰白结节，隆起于肝被膜，大者直径 2.5cm，部分小结节相互融合。结节灰白、质脆，局灶可见出血。

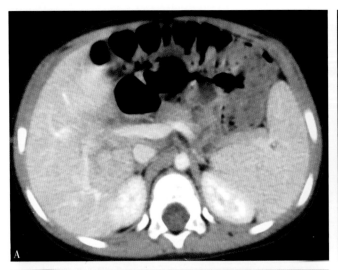
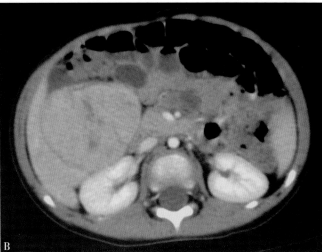
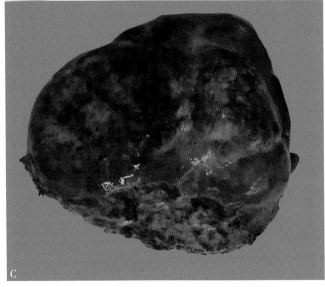

图 9-8-13-1
肝母细胞瘤
A. 肝母细胞瘤 CT；B. 肝母细胞瘤 CT；C. 肝母细胞瘤标本。

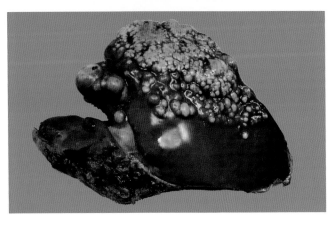

图 9-8-13-2
肝母细胞瘤标本

【鉴别诊断】

（1）肝血管内皮瘤：多发于 6 个月以下婴儿，多不伴有 AFP 增高，MRI 及超声等可帮助鉴别。

（2）肝细胞癌：肝细胞癌多发于大龄儿童，有乙肝、丙肝等病史。

（李　蕾　郦鲁军　张　慧）

第十四节　阿米巴肝脓肿

肝脏是肠道外阿米巴病中最常见的累及器官，临床上多有长期发热、右上腹痛或右下胸痛、全身消耗、肝大和压痛等。阿米巴肝脓肿（hepatic amebic abscess，amebic liver abscess）大体表现为单发性脓肿，脓肿壁呈破絮样改变，腔内含果酱样浓稠坏死物，镜下在脓肿边缘可找到阿米巴滋养体。如图 9-8-14-1 所示，肝脏右叶切面可见单个脓肿，脓肿壁呈破絮状外观。

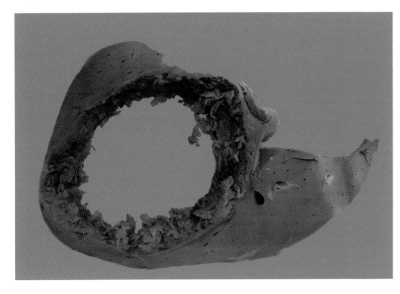

图 9-8-14-1
阿米巴肝脓肿大体外观

（张红霞）

第九章　脾脏疾病

第一节　脾淋巴管瘤

脾淋巴管瘤（lymphangioma of spleen）见图 9-9-1-1，患儿，女性，9 岁，发现左上腹部膨隆半个月，查体左上腹可触及巨大肿物，CT 检查横断面可见左侧腹腔脾区巨大囊性占位，冠状面重建可见脾上极巨大囊性肿物；提示脾上极巨大囊性占位，临床考虑脾淋巴管瘤，切除标本可见脾上极巨大囊性肿物，仅下极残留极少部分正常脾组织，术后病理诊断为脾淋巴管瘤。

【鉴别诊断】

（1）脾血管瘤：主要由海绵状扩张血管构成，超声及强化 CT 均可见血流信号丰富，影像学较容易鉴别。

（2）脾脓肿：脾脓肿在儿童中发病较为罕见，可表现为单发或者多发囊性病变，但多伴有感染中毒症状，在强化 CT 中的影像学表现也不同。

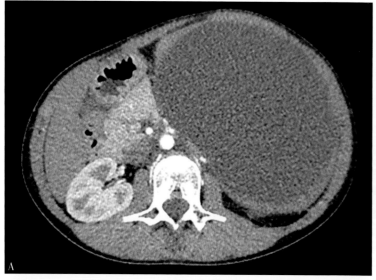
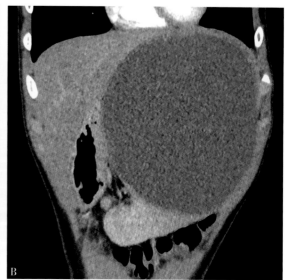
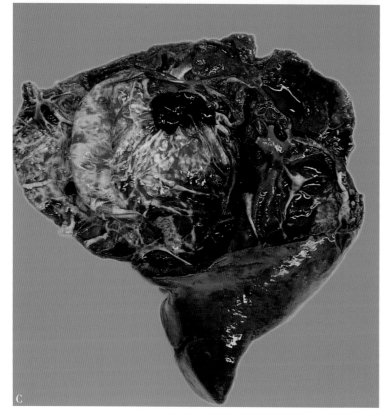

图 9-9-1-1
脾淋巴管瘤
A. 脾淋巴管瘤 CT 横断面；B. 脾淋巴管瘤 CT 冠状面；
C. 脾淋巴管瘤标本。

（李　蕾）

第二节　脾破裂

脾破裂（rupture of spleen）见图 9-9-2-1、图 9-9-2-2。

如图 9-9-2-1 所示，患儿，男性，9 岁，跌落伤 6 小时入院，查体可见轻度贫血貌，心率增快，血压及末梢循环正常，全腹腹膜炎体征，左上腹为著。当日 CT 提示脾中部破裂，卧床，经补液止血等治疗，患儿恢复良好，伤后 3 个月复查 CT 提示脾脏基本恢复正常外形。

如图 9-9-2-2 所示，患儿，女性，12 岁，摔伤 8 小时，腹痛，无力。查体贫血貌，血压 76/43mmHg，腹部膨隆，弥漫性腹膜炎体征，CT 提示腹腔积液，脾脏增大，密度不均匀，周围积液。给予补液等治疗，血压不稳定，急诊剖

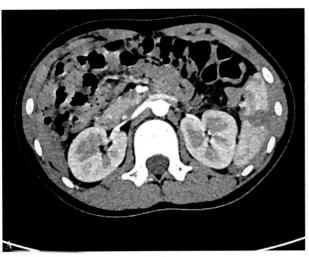
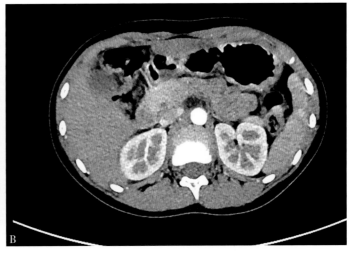

图 9-9-2-1
脾破裂
A. 脾外伤当日强化 CT；B. 治疗后 3 个月强化 CT。

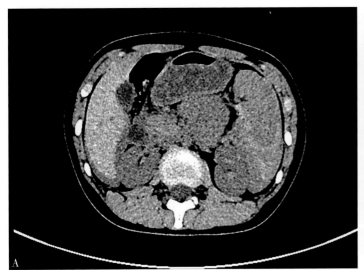
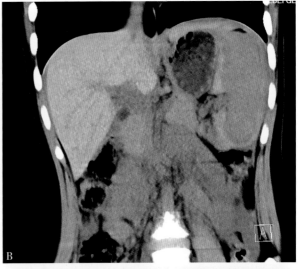
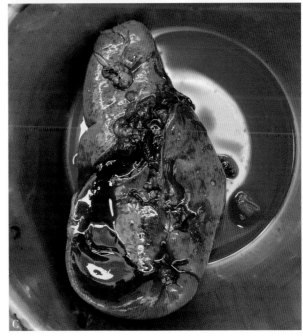

图 9-9-2-2
脾破裂
A. 脾破裂 CT 轴位；B. 脾破裂 CT 冠状位；C. 脾破裂标本。

腹手术，见腹腔内新鲜积血 800mL，脾门部贯通性断裂，行脾切除术。脾标本可见脾门区巨大裂口达脾后缘。

【鉴别诊断】

根据明确的外伤史及腹部查体，结合辅助检查一般较容易诊断。需警惕有无其他脏器损伤可能，避免遗漏。

（李　蕾）

第三节　淤血性脾肿大

淤血性脾肿大（congestion splenomegaly）见图 9-9-3-1。如图 9-9-3-1 所示，脾脏体积明显增大，体积约 20cm×10cm×8.5cm，被膜紧张。切开，被膜明显增厚质韧，切面暗红。该患者为肝硬化晚期。

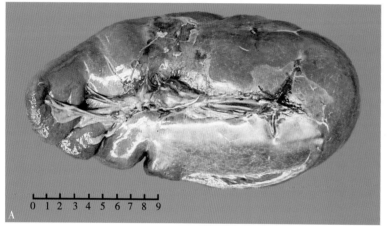
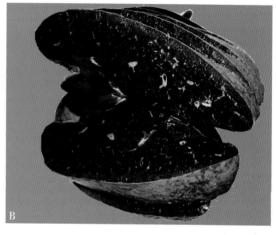

图 9-9-3-1
淤血性脾肿大

（郇鲁军　张　慧）

第四节　脾梗死

脾梗死（splenic infarction）见图 9-9-4-1，患者，女性，79 岁（与第八篇图 8-3-5-1 为同一病例）。尸检：脾脏下缘中部可见梗死区，灰白灰红色，切面灰白暗红，边缘区可见充血出血和炎症反应带。镜下：脾脏可

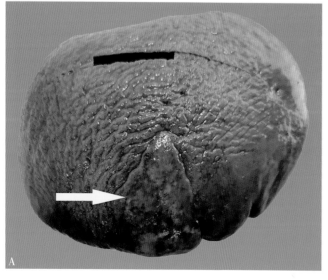
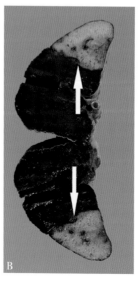

图 9-9-4-1
脾梗死
A. 脾脏大体标本；B. 脾脏剖面。

见梗死，梗死区边缘小动脉内可见血栓栓塞，梗死区内组织坏死溶解，染色浅淡，隐约可见组织残影，周边区域可见充血、出血及炎症反应带。脾小体内中央动脉管壁增厚，均质红染，玻璃样变。

（孙文平　黄庆海）

第十章　胰腺疾病

第一节　胰腺实性 – 假乳头状瘤

胰腺实性 – 假乳头状瘤（solid pseudopaillary neoplasm of the pancreas）见图 9-10-1-1、图 9-10-1-2。

如图 9-10-1-1 所示，患儿，女性，12 岁，间断上腹痛 2 个月，超声发现胰头部占位，腹部查体未见明显异常，MRI 检查可见胰头部囊实性占位，实性部分呈长 T_1 长 T_2 信号，囊性部分呈更长 T_1 更长 T_2 信号，考虑胰头部肿物，手术切除标本可见胰头肿物及十二指肠，胰头肿物剖开后为囊实性病变。术后病理为胰头部实性假乳头状瘤。

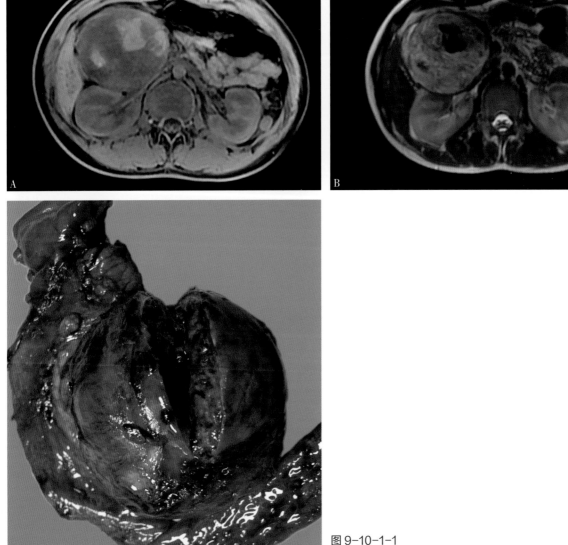

图 9-10-1-1
胰腺实性 – 假乳头状瘤
A. B. MRI；C. 大体标本。

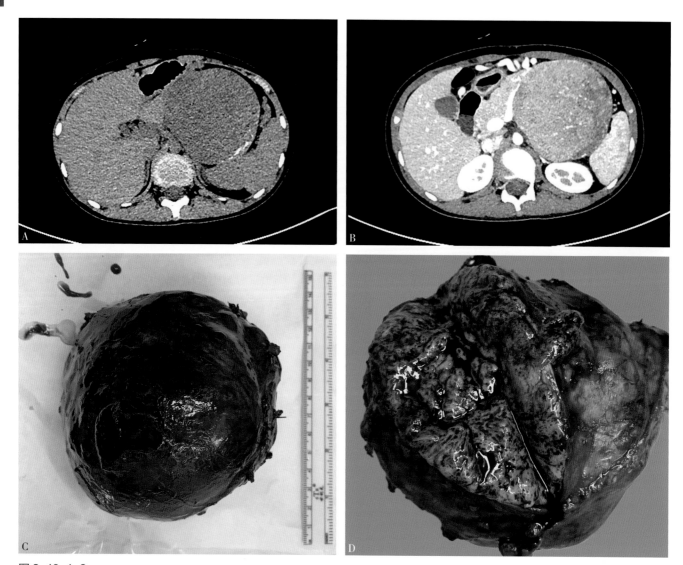

图 9-10-1-2
胰腺实性 - 假乳头状瘤
A. CT；B. 强化 CT；C. 大体标本；D. 大体标本剖面。

　　如图 9-10-1-2 所示，患儿，女性，11 岁，左上腹部肿物 1 个月余。查体见左上腹一较硬固定肿物，无触痛，边界清楚。CT 检查可见胰尾部密度不均匀肿物，伴点状钙化。术后病理为胰腺实性假乳头状瘤。

【鉴别诊断】

　　（1）胰母细胞瘤，临床较为罕见，多发生于较小儿童，实性为主；而胰腺实性假乳头状瘤多发生于青春期前后女性。

　　（2）胰腺假性囊肿，发病前多有明确的外伤、腹部手术或胰腺炎病史，多为囊性病变。

（李　蕾）

第二节　胰腺癌

胰腺癌（pancreatic cancer）发生于胰腺组织的恶性肿瘤。包括胰头癌、胰体尾部癌。

如图9-10-2-1所示，患者，男性，47岁，反复上腹痛伴黑便2个月余。该患者与一般的胰头癌不同，患者以出血及腹痛为主，无黄疸表现。术后病理证实为中分化导管腺癌。

第三节　环形胰腺

环形胰腺（annular pancreas）见图9-10-3-1，患儿，男性，出生2天，胎儿期超声提示十二指肠闭锁可能，羊水多，出生后进奶后呕吐，呕吐物为胃内容物含胆汁。查体见上腹部膨隆，可见胃型，下腹部瘪陷，生后20小时造影见上腹部双气泡影，十二指肠降部完全梗阻，余腹部无肠管充气影；术中探查如图9-10-3-1 B所示：箭头所示可见胰腺组织环形卡压十二指肠降部上段。

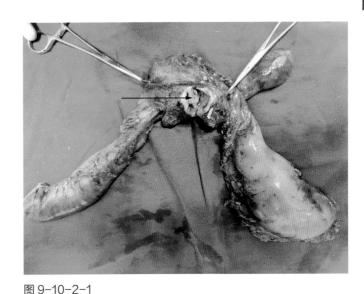

图9-10-2-1
胰头癌标本
标本包括胆囊、胆管下段、胃远端、胰头、十二指肠全部及部分空肠（箭头所指为肿瘤）。

（白建华）

【鉴别诊断】

（1）十二指肠闭锁：环形胰腺和十二指肠闭锁临床表现及影像学表现基本一致，有时术前很难区分，需手术探查时明确。

（2）肠旋转不良：肠旋转不良伴有十二指肠梗阻的患儿，临床表现与环形胰腺类似，有时可借助上消化道造影十二指肠走行方式及小肠结肠位置协助鉴别，但部分病例需手术探查时明确。

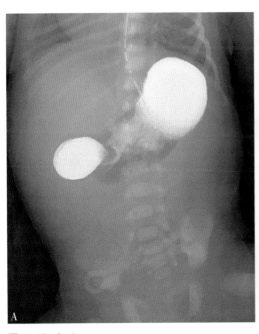
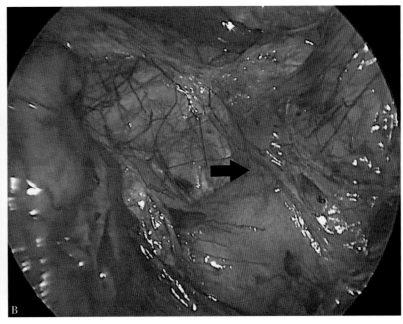

图9-10-3-1
环形胰腺
A. 环形胰腺造影；B. 环形胰腺术中。

（李　蕾）

第十一章　膀胱及肾脏疾病

第一节　膀胱外翻

膀胱外翻（exstrophy of bladder）见图 9-11-1-1，患儿，男性，2 个月，出生后发现膀胱外翻。查体见患儿下腹部膀胱外翻，膀胱黏膜外露，并见尿道上裂。

（葛文亮）

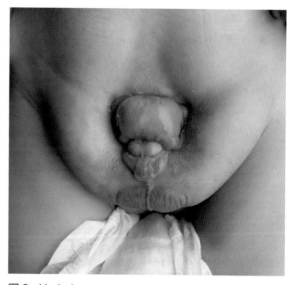

图 9-11-1-1
膀胱外翻外观

第二节　膀胱脱垂

膀胱脱垂（prolapse of bladder）见图 9-11-2-1，患者，女性，33 岁，产后 2 个月，外阴出现包块，妇科检查：外阴可见一葫芦形囊袋状柔软肿物，大小约 10cm，呈深红色，经相关检查诊断为膀胱脱垂。

（王秋菊）

第三节　肾病综合征

肾病综合征（nephrotic syndrome，NS）由多种病因引起的以大量蛋白尿（＞3.5g/d）、低蛋白血症（＜30g/L）、高度水肿伴或不伴高脂血症为特点的一组临床综合征。

如图 9-11-3-1 所示，患儿，男性，8 岁，全身浮肿、尿少 5 天。查体见全身高度水肿，腹部膨隆，腹壁紫纹，外生殖器水肿。低蛋白血症及大量蛋白尿等。

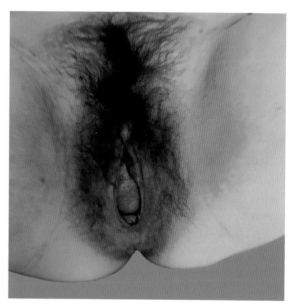

图 9-11-2-1
膀胱脱垂

【鉴别诊断】

急性肾小球肾炎：可出现全身水肿，大量蛋白尿。常急性起病，有前驱感染史，尿中可见大量红细胞等。

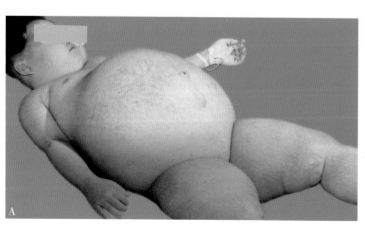
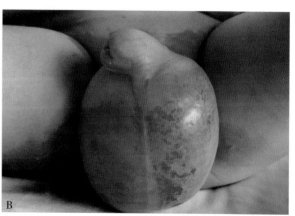

图 9-11-3-1
肾病综合征
A. 全身高度浮肿；B. 外生殖器水肿。

（蔡春泉　舒剑波）

第四节　多囊性肾发育不良

多囊性肾发育不良（multicystic dysplastic kidney）见图 9-11-4-1，患儿，男性，5 岁，查体发现右肾囊性改变 1 周。患儿无明显不适，查体无异常发现，腹部 CT 可见右肾多房囊性改变，无正常肾皮质，肾图未见右肾显影，手术切除标本可见右肾多房囊性改变，由大小不等囊腔构成，外观似"葡萄"状。

【鉴别诊断】

（1）先天性多囊肾：多为双侧改变，婴儿型发病早，预后差，成人型发病晚。若为双侧发病，往往因肾功能衰竭而死亡。

（2）肾积水：多为尿路梗阻引起，有逐渐加重的病程，表现为肾皮质受压逐渐变薄，肾功能逐渐变差。

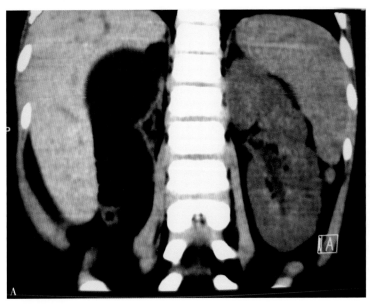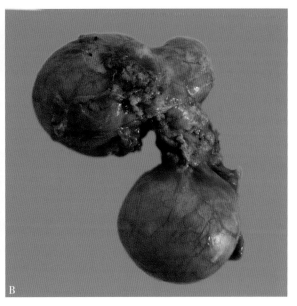

图 9-11-4-1
右侧多囊性肾发育不良
A. 腹部 CT；B. 大体标本。

（李　蕾）

第五节　多房性囊性肾瘤

多房性囊性肾瘤（multilocular cystic nephroma）见图 9-11-5-1，患儿，男性，5 岁，发现右上腹膨隆半个月，患儿无其他不适。查体可见右上腹肿物，位置固定，强化 CT 可见右肾多房囊性变，仅残存少量肾皮质，切除标本可见右肾有完整包膜，切面右肾由大小不等囊肿构成，基本未见正常肾组织。

【鉴别诊断】

（1）肾母细胞瘤：查体表现与该病类似，但肾母细胞瘤为实性肿物，影像学上较易鉴别。

（2）先天性多囊肾：常染色体遗传性疾病，多为双侧肾多囊性改变，婴儿型发病早，预后差，成人型发病晚，但若为双侧发病，往往因肾功能衰竭而死亡。

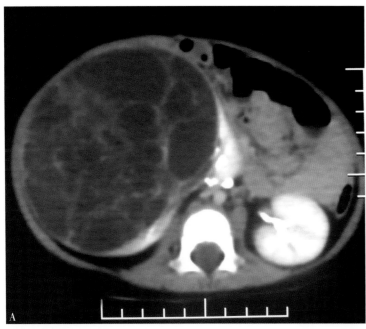

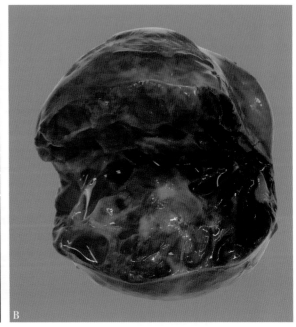

图 9-11-5-1
多房性囊性肾瘤
A. 强化 CT；B. 大体标本。

（李　蕾）

第六节　肾母细胞瘤

肾母细胞瘤（nephroblastoma）又称维尔姆斯瘤（Wilms tumor），是起源于后肾胚基细胞的恶性胚胎性肿瘤，为最常见的小儿腹部恶性肿瘤（图 9-11-6-1 ~ 图 9-11-6-3）。

如图 9-11-6-1 所示，患儿，女性，2 岁，右上腹膨隆半个月，查体可见右上腹膨隆，局部可触及一巨大肿物，质硬，触痛，位置固定。CT 可见右肾上极巨大肿物，呈不均匀强化，残留小部分正常肾组织，考虑右肾母细胞瘤。手术切除右肾，标本包膜完整，肿物限于包膜内，术后病理为右肾母细胞瘤。

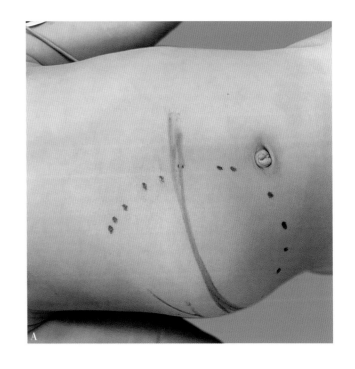

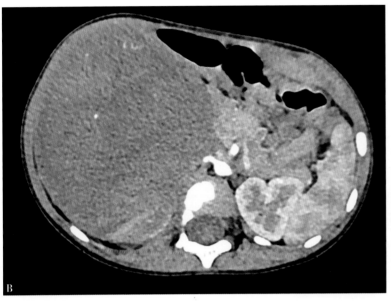
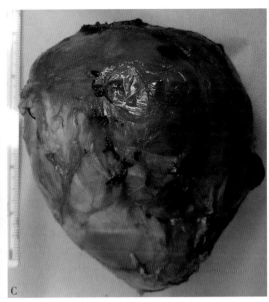

图 9-11-6-1
右肾母细胞瘤
A. 右肾母细胞瘤腹部外观；B. 右肾母细胞瘤腹部 CT；C. 右肾母细胞瘤标本。

　　如图 9-11-6-2 所示，患儿，男性，3 岁，腹部肿块 1 个月。查体：中腹部可扪及一肿块，大小约 8cm×10cm，表面光滑，质地中等，无压痛，活动性一般。术中及术后标本见图 9-11-6-2 B、C。

　　如图 9-11-6-3 所示，患儿，男性，1 岁 7 个月，发现腹部肿物 3 天。查体见腹部膨隆，左侧腹部可触及一肿物，约 15cm×10cm，质硬，活动度欠佳，无触痛。腹部 CT 可见左肾巨大占位，呈囊实性，术中可见左肾占位性病变。术后病理为左肾母细胞瘤。

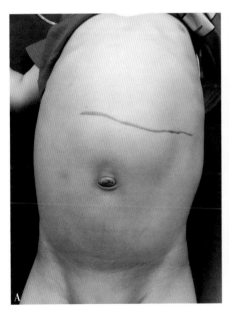
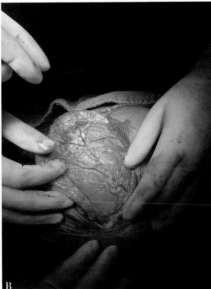
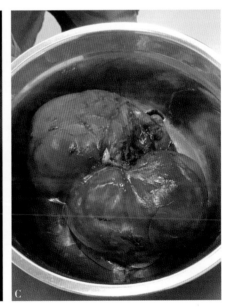

图 9-11-6-2
左肾母细胞瘤
A. 左肾母细胞瘤腹部；B. 左肾母细胞瘤术中；C. 左肾母细胞瘤标本。

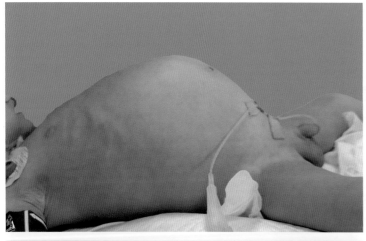

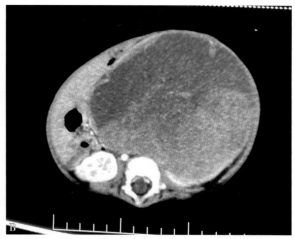

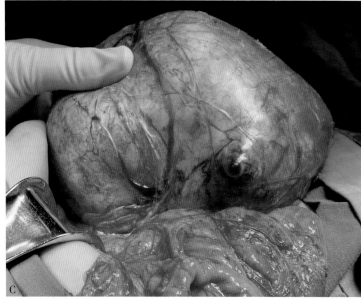

图 9-11-6-3
左肾母细胞瘤
A. 左肾母细胞瘤腹部；B. 左肾母细胞瘤 CT；C. 左肾母细胞瘤术中。

【鉴别诊断】

（1）神经母细胞瘤：肾上腺区神经母细胞瘤，因为位置较为相近，一般体格检查较难鉴别，需超声、CT及肿瘤标记物等协助鉴别。

（2）肾多房性囊肿：查体均为肾区占位，故需借助影像学检查鉴别。

（葛文亮　李　蕾　牛会忠　王朝龙）

第七节　泄殖腔外翻

泄殖腔外翻（cloacal exstrophy）又称膀胱肠裂，是一组表现为腹腔内器官（膀胱和肠道）外露为主的先天性腹壁缺陷及泌尿系统畸形。经常伴有生殖器（阴茎、阴蒂）的分裂畸形和肛门闭锁等。

如图 9-11-7-1 所示，患儿，女性，出生 1 天，出生后发现腹壁畸形，肛穴无肛门，腰骶部包块。检查见脏器经脐部膨出，膨出脏器中央为末端回肠外翻套叠，粪便经此处排出。两侧为对裂的膀胱，外翻的膀胱根部可见两侧输尿管开口，有尿液排出。外生殖器发育不良，肛穴无肛门。相关检查发现合并骨盆畸形，耻骨联合分离，脊髓脊膜膨出。

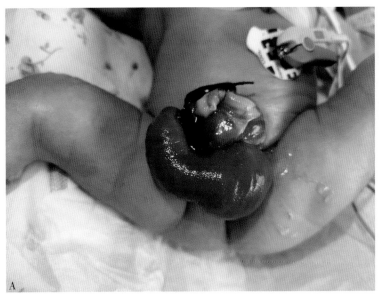
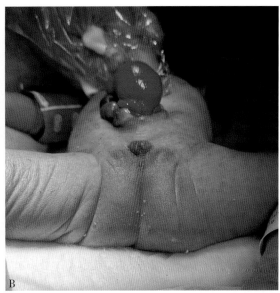

图 9-11-7-1
泄殖腔外翻
A. 泄殖腔外翻；B. 泄殖腔外翻伴肛门闭锁。

【鉴别诊断】

（1）腹壁发育畸形：脐膨出、腹裂、膀胱外翻等。

（2）肛门直肠畸形的其他类型：直肠前庭（舟状窝）瘘，一穴肛、肛门闭锁（无瘘）。

（王大佳）

第八节　腹主动脉粥样硬化伴双侧肾萎缩

腹主动脉粥样硬化伴双侧肾萎缩（abdominal aorta atherosclerosis with bilateral renal atrophy）见图 9-11-8-1，腹主动脉内膜粗糙，可见灰黄色斑块，部分略隆起，局部斑块破裂，可见溃疡形成；双肾体积减少，重量减轻，肾盂脂肪增生。

（张晓芳）

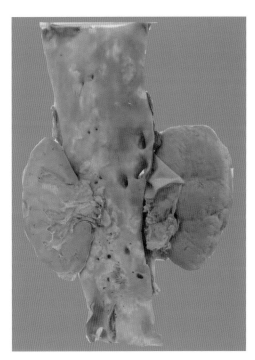

图 9-11-8-1
腹主动脉粥样硬化伴双肾萎缩

第十二章　腹膜后肿瘤

第一节　神经母细胞瘤

神经母细胞瘤（neuroblastoma）见图 9-12-1-1、图 9-12-1-2。

如图 9-12-1-1 所示，患儿，女性，2 岁，体检发现腹膜后肿物半个月，腹部查体未见异常，NSE 增高，强化 CT 可见左侧腹膜后脊柱旁肿物，不均匀强化，可见点状高密度影，手术切除后，病理提示为神经母细胞瘤。

如图 9-12-1-2 所示，患儿，女性，9 个月，发现腹部膨隆 1 周，查体见腹部膨隆明显，中上腹偏右，可触及较硬不规则肿物，表面不光滑，肿物固定，NSE 增高，强化 CT 可见腹膜后巨大不规则肿物，并见散在点状高密度影，肿物包绕腹膜后重要血管，穿刺活检病理诊断神经母细胞瘤。

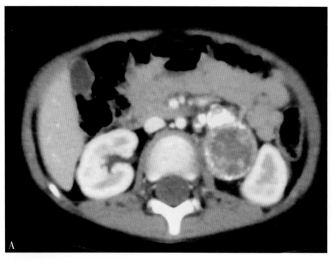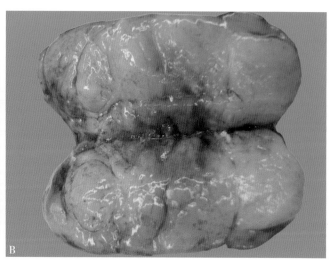

图 9-12-1-1
神经母细胞瘤
A. 左侧腹膜后神经母细胞瘤 CT；B. 左侧腹膜后神经母细胞瘤标本。

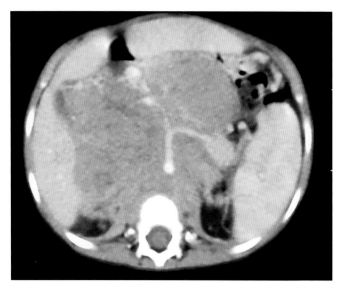

图 9-12-1-2
腹膜后神经母细胞瘤 CT

【鉴别诊断】

（1）肾母细胞瘤，多发生于肾脏来源，NSE 及儿茶酚胺代谢物不增高，影像学较容易鉴别。

（2）腹膜后畸胎瘤，多为囊实性混合性肿物，影像学可见骨骼、牙齿等大片状高密度影。腹膜后未成熟性畸胎瘤较为少见，多有 AFP、HCG 等肿瘤标志物的增高。

（3）肾上腺皮质癌，需与发生于肾上腺的神经母细胞瘤鉴别，典型的肾上腺癌多伴有糖皮质激素或雄激素分泌过多表现，NSE 及儿茶酚胺代谢物不增高。

（李　蕾）

第二节　腹膜后畸胎瘤

腹膜后畸胎瘤（retroperitoneal teratoma）见图 9-12-2-1。

如图 9-12-2-1 所示，患儿，男性，10 个月，发现腹部膨隆 1 周，查体见左腹部巨大肿物，越过中线，位置固定，质地偏软，CT 检查可见左侧腹膜后囊实性肿物，囊性为主，有钙化，越过中线，AFP 正常，术后病理提示为成熟性畸胎瘤。

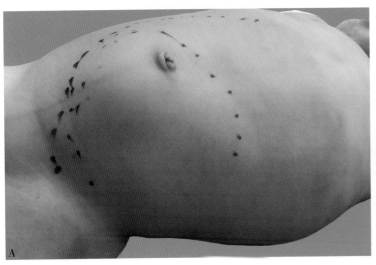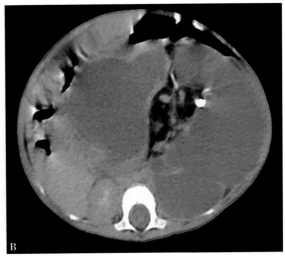

图 9-12-2-1
腹膜后畸胎瘤
A. 腹膜后畸胎瘤腹部外观；B. 左侧腹膜后畸胎瘤 CT。

如图 9-12-2-2 所示，患儿，女性，2 个月 27 天，腹胀 1 个月余。查体可见患儿腹部高度膨隆，腹胀明显，腹壁发亮。腹部 CT 可见腹膜后巨大占位性病变，增强扫描呈不均匀强化，术中探查可见腹膜后巨大畸胎瘤。

【鉴别诊断】

（1）腹膜后神经母细胞瘤：肿物多越过中线，为实性，质地较畸胎瘤硬，表面结节不平整，CT 可见散在细小钙化，儿茶酚胺代谢物及 NSE 增高。

（2）肾母细胞瘤，肿物实性，表面光滑，仅凭查体有时不易区分，但影像学检查较易明确诊断。

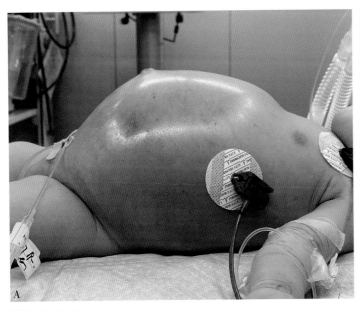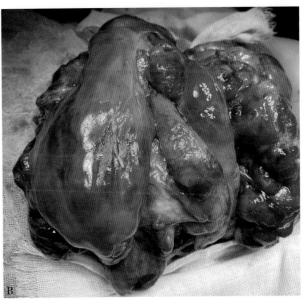

图 9-12-2-2
腹膜后畸胎瘤
A. 腹膜后畸胎瘤腹部外观；B. 腹膜后畸胎瘤术中。

（牛会忠　李　蕾　王朝龙）

第三节　横纹肌肉瘤

横纹肌肉瘤（rhabdomyosarcoma）是起源于横纹肌细胞或向横纹肌细胞分化的间叶细胞的一种恶性肿瘤，是儿童软组织肉瘤中最常见的一种。成人少发，男性多于女性。分三型，其中胚胎型横纹肌肉瘤，多发于8岁前儿童；腺泡型横纹肌肉瘤见于青春期男性；多型性横纹肌肉瘤常见于成人，也可见于儿童。好发于头颈、四肢、躯干、泌尿生殖道及腹膜后，依发病部位不同而有不同的临床表现。

如图9-12-3-1所示，患儿，男性，9岁，体检发现盆腔肿物1个月，腹部查体未见异常，肛门指检于盆腔左侧较硬肿物，位置固定，CT检查可见盆腔内左侧髂骨内侧不规则实性肿物，不均匀强化；三维重建显示肿物形状与盆腔血管关系。术后病理诊断横纹肌肉瘤。

【鉴别诊断】

根据发病部位不同，需要与该部位好发的其他实体肿瘤鉴别，有时手术前很难明确诊断，需病理诊断明确。

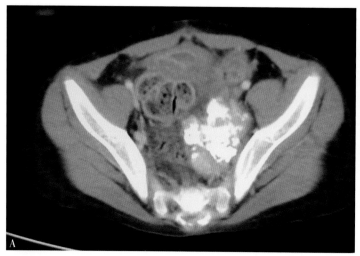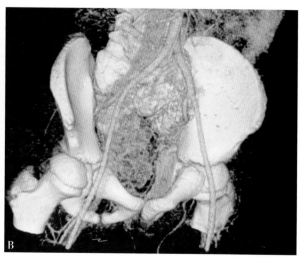

图 9-12-3-1
盆腔横纹肌肉瘤
A. 盆腔横纹肌肉瘤 CT；B. 盆腔横纹肌肉瘤 CT 三维重建。

（李　蕾）

第十三章　血管及其他

第一节　巴德－基亚里综合征

巴德－基亚里综合征（Budd-Chiari syndrome）又称布加综合征，由肝静脉或其开口以上的下腔静脉阻塞引起的以门静脉高压或门静脉和下腔静脉高压为特征的临床症候群。

临床表现主要有以下两个方面：①下腔静脉阻塞导致的下肢肿胀、胸腹壁静脉曲张，以及下肢肿胀和下肢皮肤颜色变深，即色素沉着，甚至可引起下肢静脉曲张或溃疡；②肝后型门静脉高压的表现：即肝静脉血不能回流的表现，临床上称为肝后型门静脉高压，主要是肝功能异常、肝硬化进入失代偿期的表现，如恶心、黄疸，后期则表现为大量腹水，腹胀，甚至食管胃底静脉曲张，最后破裂，引起呕血等。布加氏综合征属肝后型门静脉高压，常伴有下腔静脉的梗阻、曲张，血管造影既能明确诊断，又能分清类型，是检查的"金标准"。

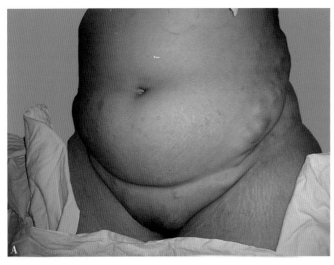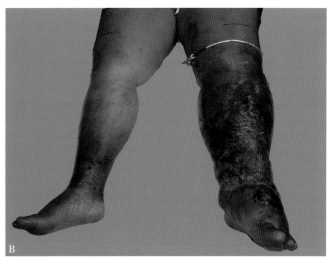

图 9-13-1-1
巴德－基亚里综合征
A. 胸腹壁静脉曲张、腹水；B. 下肢溃疡、静脉曲张。

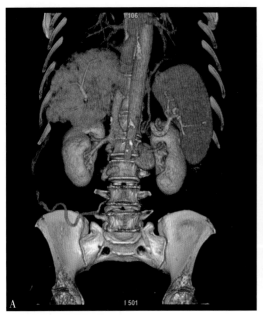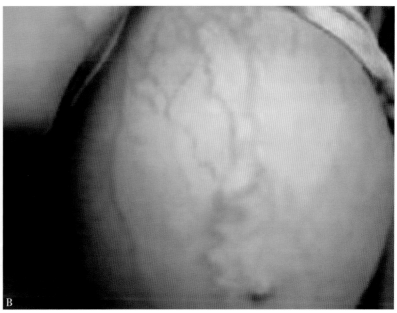

图 9-13-1-2
巴德－基亚里综合征
A. 下腔静脉 CTV 图像；B. 腹部膨隆、腹壁浅静脉怒张。

如图 9-13-1-1 所示，患者，女性，35 岁，腹胀 10 年，下肢溃疡 2 年。查体见轻度黄疸；肝硬化失代偿期腹水征，胸、腹侧壁静脉怒张，血流方向自下向上；双下肢水肿，小腿皮肤有棕褐色色素沉着。

如图 9-13-1-2 所示，患者，女性，68 岁，间断性腹胀伴下肢水肿 5 年余，下腔静脉 CTV 示肝段下腔静脉低密度影，考虑血栓形成并肝后段闭塞。肝硬化、腹水，侧支循环形成。腹部膨隆、腹壁浅静脉曲张。

【鉴别诊断】

（1）肝硬化：主要是肝炎后的肝硬化，这种是肝型的门静脉高压。布加氏综合征虽然与肝炎后肝硬化症状十分相似，但前者症状较重，而肝功能损害却往往较轻。肝炎是由病毒感染侵及肝脏，造成肝细胞损害，病毒检测可诊断。

（2）门脉系统疾病：门静脉系统的梗阻，门静脉的血栓等，是一种肝前型门静脉高压。

（张作鹏　鉴　涛）

957

第二节　门静脉血栓形成

门静脉血栓形成（portal vein thrombosis）见图 9-13-2-1，患者，男性，66 岁，腹部闷胀不适 10 余天。查体见腹部膨隆，无腹壁静脉曲张，腹壁柔软，右上腹压痛，无反跳痛，未触及包块。叩诊呈鼓音，移动性浊音阳性。门静脉 CTA 提示门静脉主支、肠系膜上静脉长节段充盈缺损，诊断为门静脉主支、肠系膜上静脉血栓形成。

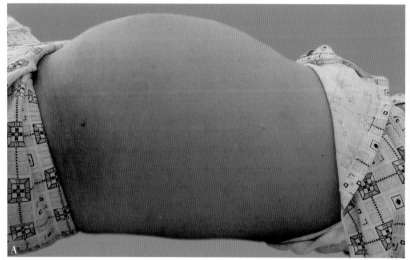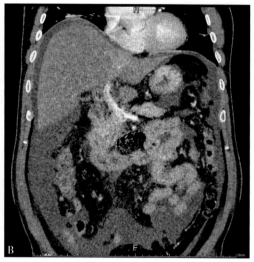

图 9-13-2-1
门静脉血栓形成
A. 腹部外观；B. 腹部 CTA。

【鉴别诊断】

（1）原发性肝癌：慢性病程，多为持续性肝区钝痛或胀痛，晚期可出现腹壁静脉曲张，腹水及恶病质。血清 AFP 增高，超声或 CT 可见肝内占位。

（2）腹主动脉瘤：可触及腹部搏动性包块。当动脉瘤破裂时表现剧烈的腹部、腰部疼痛、腹部搏动性包块、失血性休克。血管彩超或 CTA 可见腹主动脉瘤，腹腔大量积血、积液。

（黄小进）

第三节　髂静脉压迫综合征

髂静脉受压综合征（cockett syndrome）髂静脉受压和／或存在腔内异常粘连结构所引起的下肢和盆腔静脉回流障碍性疾病。髂静脉压迫不仅造成静脉回流障碍和下肢静脉高压，也是下肢静脉瓣膜功能不全和浅静脉曲张的原因之一，同时是继发髂－股静脉血栓的重要潜在因素。

如图 9-13-3-1 所示，患者，女性，55 岁，因"左下肢肿胀伴浅静脉曲张 5 年"入院。5 年前有"左下肢深静脉血栓形成"病史。彩超示：左侧髂静脉受压，Cockett 综合征可考虑。髂静脉造影可见左髂总静脉受压，有侧支；球囊扩张有切记迹。行髂静脉支架植入术，植入 12mm×100mm 支架后恢复血流，解除狭窄。

【鉴别诊断】

（1）原发性深静脉瓣膜功能不全：只有通过髂静脉造影排除髂静脉狭窄。

（2）原发性深静脉血栓形成：往往发病突然，不像髂总静脉受压综合征有长期下肢静脉回流障碍病史，后期才发生下肢深静脉血栓形成。可通过髂静脉造影明确诊断。

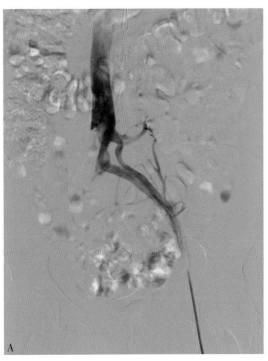
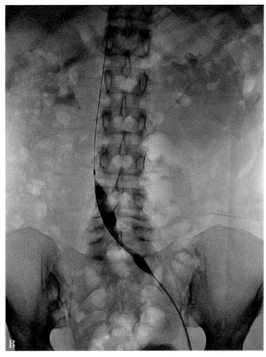

图 9-13-3-1
髂静脉受压综合征
A. 髂静脉造影图像；
B. 髂静脉球囊扩张图像。

（鉴　涛）

第四节　腹主动脉瘤破裂

腹主动脉瘤破裂（ruptured abdominal aortic aneurysm）见图 9-13-4-1，患者，男性，65 岁，腹部及腰背部剧烈疼痛 4 小时。查体见腹部稍膨隆，未见胃形、肠形，无腹壁静脉曲张，腹壁柔软，全腹压痛，无反跳痛，脐周可触及搏动性包块。腹部 CT 增强提示腹主动脉下段及左侧髂总动脉瘤，并局部主动脉夹层伴瘤栓形成。腹膜后间隙积液，积血。

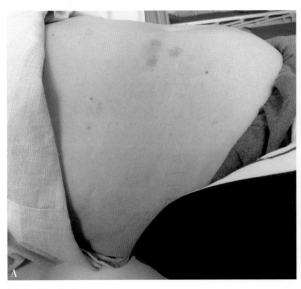
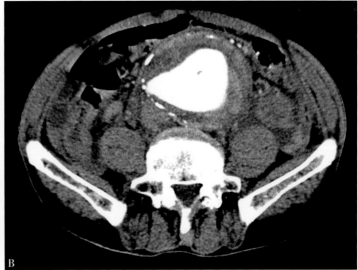

图 9-13-4-1
腹主动脉瘤破裂
A. 腹部外观；B. 腹部 CTA。

【鉴别诊断】

（1）腹部肿瘤：可触及腹部包块，但无搏动。腹部彩超或 CT 可明确肿块性质。

（2）急腹症：如肾绞痛、肠梗阻，会出现肾区腰背部剧烈的疼痛，疼痛比较局限，而腹主动脉瘤破裂除了腹部疼痛，腰部也会出现剧烈疼痛，还会伴随严重的失血性休克。腹部彩超或 CT 可进一步鉴别。

（黄小进）

第五节　腹主动脉瘤

腹主动脉瘤（abdominal aortic aneurysm）见图 9-13-5-1、图 9-13-5-2。

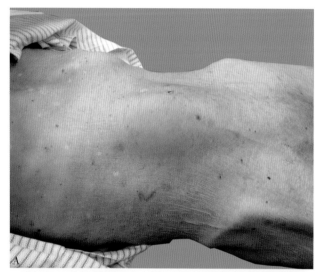

图 9-13-5-1
腹主动脉瘤
A. 腹部搏动性肿块；B. 术前主动脉 CTA（箭头指向腹主动脉）；
C. 术后主动脉 CTA（箭头指向腹主动脉）。

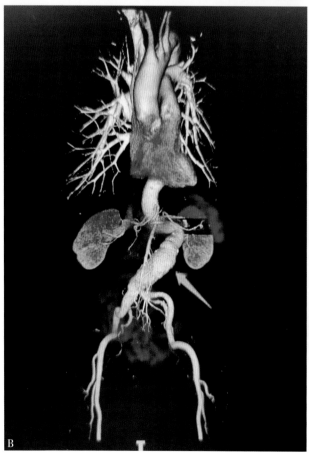

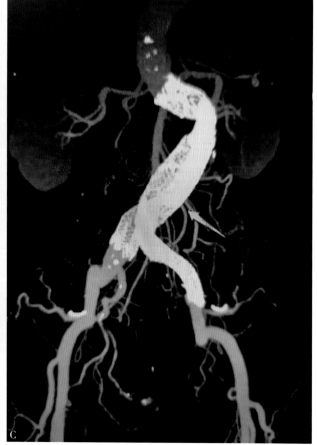

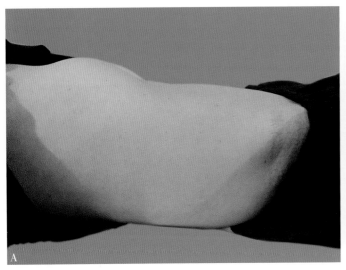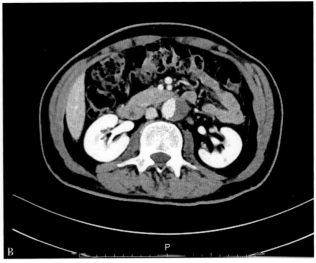

图 9-13-5-2
腹主动脉瘤
A. 腹部外观；B. 腹主动脉 CT 增强。

　　如图 9-13-5-1 所示，患者，男性，60 岁，发现腹部搏动性肿块 1 个月余，查体腹部可触及搏动性肿块。既往有高血压病史，术前主动脉 CTA 和造影提示腹主动脉呈瘤样扩张，术后造影和主动脉 CTA 可见覆膜支架完美贴合腹主动脉。

　　如图 9-13-5-2 所示，患者，男性，54 岁，发现腹部搏动性肿块半年余。查体腹平坦，脐上触及搏动性肿块。胸腹主动脉 CTA 提示：腹主动脉下段管径增粗，动脉壁增厚，其内可见扁丘状低密度影，内缘较光滑，长度约 64.0mm，其内可见低密度血栓，最厚处 1.8cm，增强扫描未见强化，CT 值约 35HU。诊断：腹主动脉下段动脉瘤并有壁内血肿。

【鉴别诊断】

　　（1）腹主动脉夹层：夹层动脉瘤也可表现为腹部搏动性肿块，夹层撕裂过程中可出血明显疼痛，累积到下肢动脉可表现为下肢缺血症状，CTA 可与之鉴别。

　　（2）胃肠道肿瘤：腹腔内肿瘤靠近腹主动脉也可表现为搏动性，表现为传导性搏动，非膨胀性搏动肿块，胃肠道症状比较明显，CTA 和肠镜可鉴别。

（萧剑彬　汪健祥　黄小进）

第六节　肠系膜上动脉夹层

　　肠系膜上动脉夹层（superior mesenteric artery dissection）见图 9-13-6-1，患者，男性，64 岁，脐周疼痛 2 天。查体见腹部稍膨隆，全腹轻压痛，脐周为重，无明显反跳痛，未触及包块。腹部 CTA 提示肠系膜上动脉边缘模糊，周围脂肪间隙密度增高，近端造影剂充盈管腔较细，狭窄远端局部管腔内可见线状低密度影，诊断为肠系膜上动脉近端夹层并夹层血肿。

【鉴别诊断】

　　（1）门静脉血栓形成：可发生于门静脉的任何一段，可造成门静脉阻塞，引起门静脉压力增高、肠管淤血，是导致肝外型门静脉高压症的主要疾病。门静脉彩超或 CTA 可见门静脉或肠系膜静脉或脾静脉血栓形成。

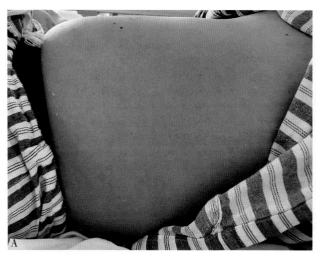
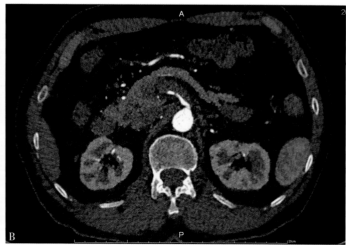

图 9-13-6-1
肠系膜上动脉夹层
A. 腹部外观；B. 腹部 CTA。

（2）腹主动脉瘤：可触及腹部搏动性包块。当动脉瘤破裂时表现剧烈的腹部、腰部疼痛、腹部搏动性包块、失血性休克。血管彩超或 CTA 可见腹主动脉瘤，腹腔大量积血、积液。

（黄小进）

第七节　肾动脉栓塞

肾动脉栓塞（thrombosis of renal artery）见图 9-13-7-1，患者，女性，47 岁，腰部疼痛 1 天。查体见腹膨隆，有压痛，无反跳痛及肌紧张，左肾区叩痛。腹主动脉 CT 增强提示：左肾动脉上极分支动脉远端未见显影，并见中心性充盈缺损，左肾可见斑片楔形密度减低区，边界清楚，增强扫描未见强化。诊断：左肾动脉上极分支远端栓塞，左肾部分梗死。

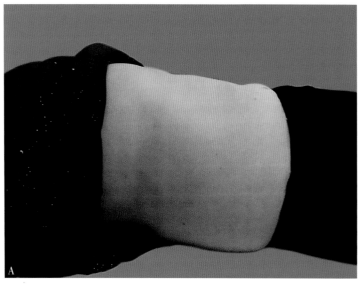
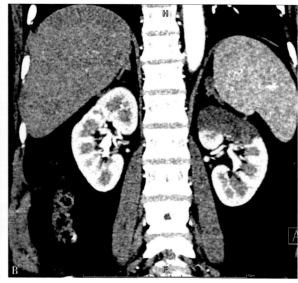

图 9-13-7-1
肾动脉栓塞
A. 腹部外观；B. 腹主动脉 CT 增强。

【鉴别诊断】

（1）消化道穿孔：通常表现为剧烈腹痛，呈刀割样痛，腹肌紧张、腹部压痛、反跳痛等腹膜炎体征，肠鸣音消失，叩诊肝浊音区缩小或消失，X 线检查可见膈下游离气体，腹部立位平片可协助诊断。

（2）肠系膜血管闭塞：既往多有心血管疾病和肢体血管栓塞史，表现为急性腹痛、程度剧烈，范围广，胃肠道症状强烈，恶心、呕吐、血水样便，选择性肠系膜上动脉造影可确诊。

（黄小进）

第八节　肾动脉狭窄

肾动脉狭窄（stenosis of renal artery）是由多种病因引起的一种肾血管狭窄或闭塞性疾病，临床上主要表现为肾血管性高血压和缺血性肾病。只要及时解除肾动脉狭窄或阻塞，病变血管重新通畅后，高血压可被治愈，肾功能减退可以逆转。

如图 9-13-8-1 所示，患者，男性，49 岁，主诉"发现血压升高 2 年"。肾动脉造影显示右肾动脉重度狭窄。肾动脉 CTA 显示右肾动脉起始段重度狭窄，左肾动脉起始段轻度狭窄。行肾动脉支架植入术，植入 6mm×18mm 肾动脉支架。

【鉴别诊断】

（1）肾动脉先天性发育不良：一般为肾动脉全程纤细伴肾发育不良。

（2）萎缩性肾盂肾炎：肾动脉主干无局限性狭窄，肾内动脉普遍细，并常相互靠拢或呈卷曲状，肾实质萎缩，伴外形不规则，无肾动脉狭窄后扩张及侧支循环表现。

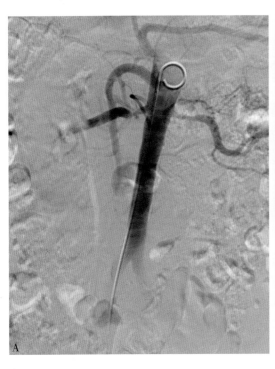
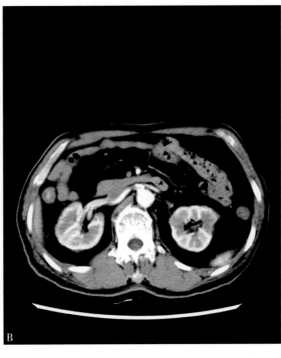

图 9-13-8-1
肾动脉狭窄
A. 肾动脉造影；
B. 肾动脉 CTA 断层。

（鉴　涛）

第九节　脾动脉瘤

脾动脉瘤（splenic artery aneurysm）是脾动脉扩张形成的动脉瘤。根据瘤体部位可分为 3 型：①瘤体位于脾动脉主干、距离脾脏＞5cm，为远离脾门型；②瘤体位于脾门处，为近脾门型；③介于两者之间者为中间型。绝大多数为单发。

如图 9-13-9-1 所示，患者，男性，65 岁，因"查体发现脾动脉瘤 1 天"入院。脾动脉 CTA 示脾动脉远端动脉瘤。行脾动脉瘤弹簧圈栓塞术治疗。

【鉴别诊断】

（1）胆囊炎：急性发作时右上腹发作性疼痛，并向右肩部放射，右上腹压痛，墨菲征阳性，彩超或 CT 可明确诊断。

（2）急性胰腺炎：急性胰腺炎主要症状为腹痛、恶心、呕吐、发热。重症患者可出现休克、高热，黄疸等症状，强化 CT 可明确诊断。

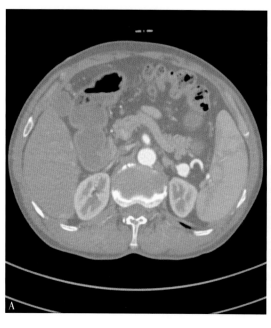 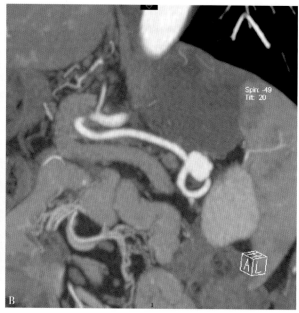

图 9-13-9-1
脾动脉瘤
A. 脾动脉瘤 CTA；
B. 脾动脉瘤 CTA 断层。

（鉴　涛）

第十节　家族性黏膜皮肤色素沉着胃肠道息肉病

波伊茨 - 耶格综合征（Peutz-Jeghers sydrome，PJS），又称家族性黏膜皮肤色素沉着胃肠道息肉病（familial mucocutaneous melanin pigmentation gastrointestinal polyposis）、黑斑息肉综合征（polyp and spot syndrome）、色素沉着息肉综合征。是一种以皮肤黏膜色素沉着和胃肠道多发性错构瘤性息肉为特征的常染色体显性遗传病。

如图 9-13-10-1 所示，患者，男性，14 岁，口唇及手掌、手指黑色素斑 12 年，结肠息肉 2 年，腹痛 2 个月。查体见患儿口唇及手掌、手指黑色素痣。结肠镜及术中可见结肠多发息肉。波伊茨 - 耶格综合征由荷兰医生 Peutz 于 1921 年首次报道；1949 年，美国医生 Jeghers 全面阐述其临床特点；1954 年，梅奥诊所将其命名为波伊茨 - 耶格综合征并沿用至今。PJS 是一种罕见的常染色体显性遗传病，常伴发胃肠道、生殖系统和其他器官的良性或恶性肿瘤，是一种肿瘤易感综合征。本病可发生于任何年龄，多见于儿童和青少年，无性别及种族差异。

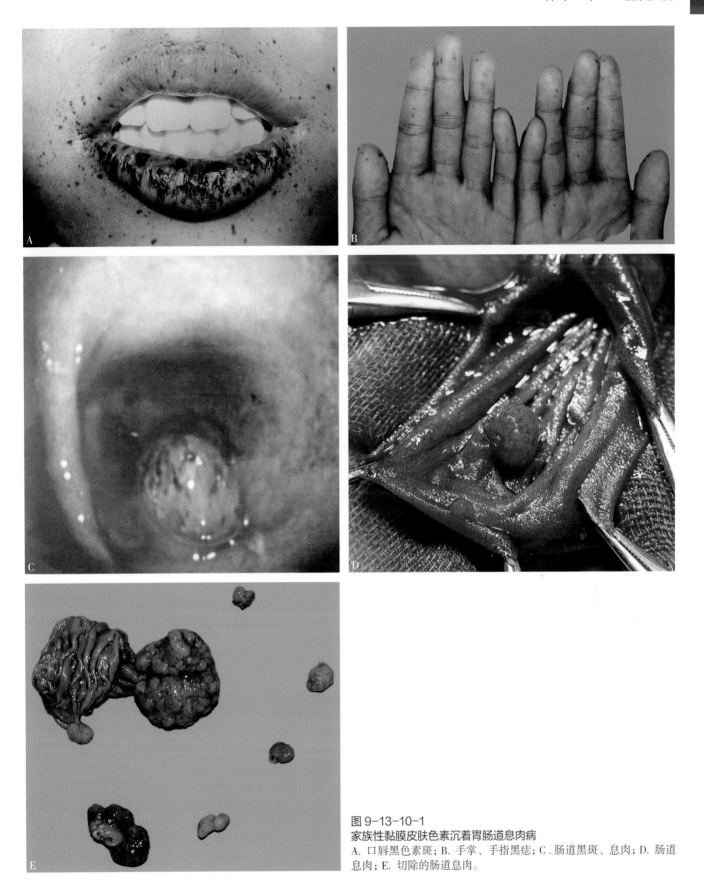

图 9-13-10-1
家族性黏膜皮肤色素沉着胃肠道息肉病
A. 口唇黑色素斑；B. 手掌、手指黑痣；C . 肠道黑斑、息肉；D. 肠道息肉；E. 切除的肠道息肉。

　　如图 9-13-10-2 所示，患者，男性，20 岁，腹部持续性胀痛 1 天。图中见患者色素沉着主要分布于口周、唇部尤其下唇、口腔黏膜、指趾端、手掌、足底等处，呈褐色或黑色小斑点，境界较清，簇聚不融合。胃镜及肠镜检查见胃十二指肠、结肠多发息肉。

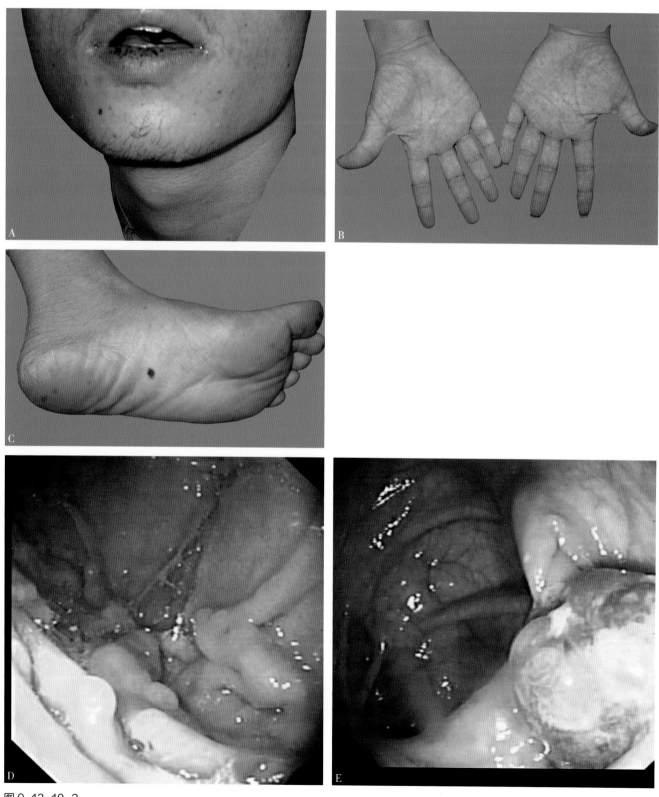

图 9-13-10-2
色素沉着息肉综合征
A. 口唇色素斑；B. 手掌、手指黑痣；C. 足底黑痣；D. 胃镜下见胃十二指肠多发息肉；E. 肠镜下见结肠多发息肉。

【鉴别诊断】

（1）幼年性息肉综合征：是一种罕见的以消化道多发性幼年性息肉为特征的常染色体显性遗传病，与 *SMAD4* 或 *BMPR1A* 基因的胚系突变有关，临床表现为肠道出血或贫血，但口唇及颊黏膜无皮肤黑色素沉积。

（2）遗传性混合息肉综合征：是一种以腺瘤性息肉和幼年性息肉混合存在为特征的常染色体显性遗传病，以结直肠多发性非典型息肉为特征，与 *BMPR1A* 的胚系突变有关。

（3）家族性腺瘤性息肉病：多 15 ~ 25 岁才出现症状。常见症状：腹部隐痛、腹泻、黏液血便或少量血便，偶有大量便血，多为间歇性，肛门下坠感。随着息肉逐渐增大、增多，症状加重。有些患者可出现肠套叠，出现腹痛、腹胀、恶心、呕吐等肠梗阻症状。由于长期腹泻、黏液血便。故可出现贫血、乏力、低蛋白血症等。如息肉癌变，患者大便次数增多，腹痛、血便或黏液血便等可进一步加重并出现消瘦等。胃镜及肠镜可协助诊断。

（蔡春泉　舒剑波　霍景山）

第 十 篇

生殖系统

第十篇　生殖系统

第一章　男性生殖系统

男性生殖器包括阴茎、阴囊、睾丸、附睾、精索及前列腺等。

第一节　尿道疾病

一、尿道下裂

尿道下裂（hypospadias）是男性生殖系统第二常见的先天性阴茎和尿道的畸形，表现为阴茎向腹侧弯曲，尿道外口不是在龟头的前端，而是在阴茎的腹侧面甚至在阴囊部。一般是，阴茎皮肤脱套后，再根据尿道外口位置判断畸形的严重性。根据术中阴茎弯曲矫正后并在人工起勃试验下尿道口的位置予以分型，包括前段型：阴茎头型、冠状沟型，中段型（阴茎体型），后段型，阴茎阴囊型（尿道口位于阴茎根部及阴囊之间）、阴囊型、会阴型。最严重的是尿道外口位于阴茎与肛门之间，叫会阴型，这时阴囊常分为二半，若再并发隐睾，则形如女性外阴。

如图 10-1-1-1 所示，患儿，男性，12 个月，发现阴茎异常、右侧阴囊空虚 1 年。图中见阴茎发育差，尿道外口异位于阴茎腹侧，伴阴茎下弯，包皮帽状堆积于阴茎头背侧，系带缺如，双侧睾丸大小，位置，质地正常。

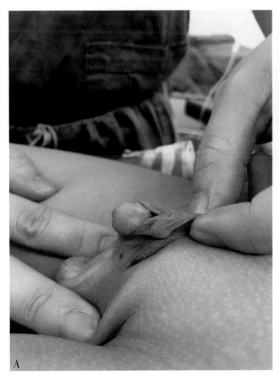
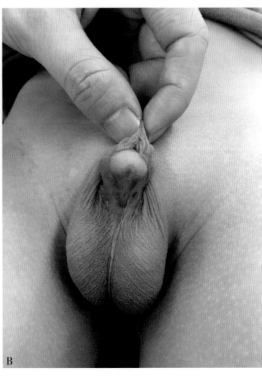

图 10-1-1-1
尿道下裂
A. 尿道下裂；
B. 尿道下裂。

如图 10-1-1-2 所示，患儿，男性，3 岁，发现阴茎异常 3 年。图中可见尿道口异位开口于阴茎阴囊交界处。阴茎根部尿道段缺失约 3cm。

如图 10-1-1-3 所示，患儿，男性，3 岁，图中可见尿道口异位开口于阴囊之间。

如图 10-1-1-4 所示，患儿为尿道下裂阴茎头型。

如图 10-1-1-5 所示，患儿，男性，1 岁，生后即见异位尿道开口。图片见人为暴露患儿阴茎呈幼稚型，尿道外口位于阴茎体腹侧，阴茎体背侧包皮帽状堆积。为阴茎体型尿道下裂。

如图 10-1-1-6 所示，患儿，男性，1 个月，生后即见异位尿道开口。图片见人为牵拉包皮后患儿阴茎呈幼稚型，阴茎向下弯曲，尿道外口位于阴茎根部，阴茎头腹侧包皮未在中线融合，呈 "V" 形缺损，包皮系带缺如。为阴茎根部尿道下裂。

如图 10-1-1-7 所示，患儿，男性，15 个月，生后即见异位尿道开口，伴阴囊异常分开。图片见人为暴露患儿阴茎呈幼稚型，尿道外口位于阴囊中间，阴囊分成两瓣，形如女性外阴。左侧阴囊轻度水肿，阴茎头腹侧包皮未在中线融合，呈 "V" 形缺损，包皮系带缺如。为阴囊型尿道下裂。

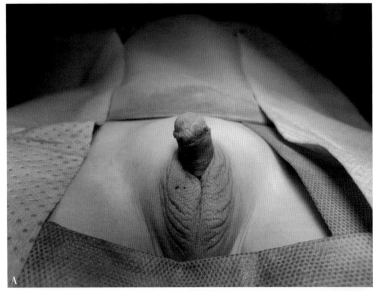

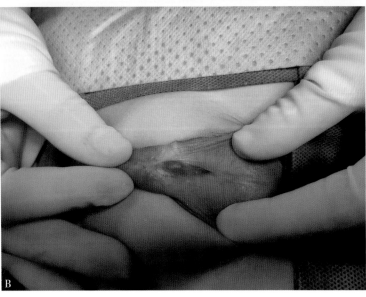

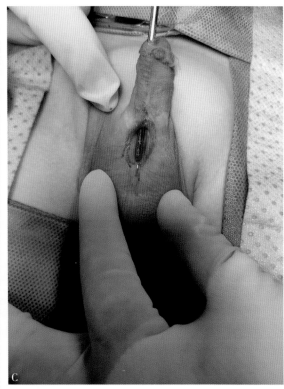

图 10-1-1-2
尿道下裂
A. 尿道下裂；B. 尿道下裂；C. 尿道下裂。

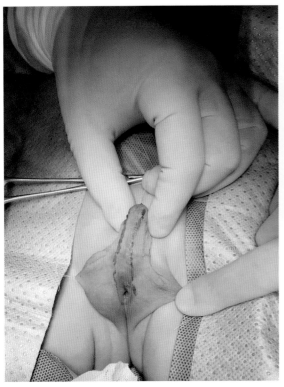

图 10-1-1-3
尿道下裂阴囊型

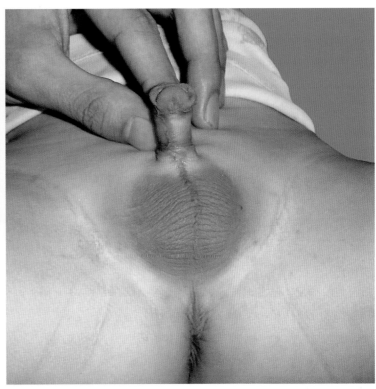

图 10-1-1-4
尿道下裂阴茎头型

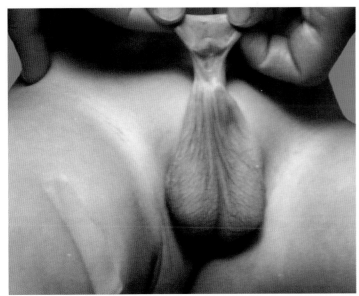

图 10-1-1-5
尿道下裂阴茎体型

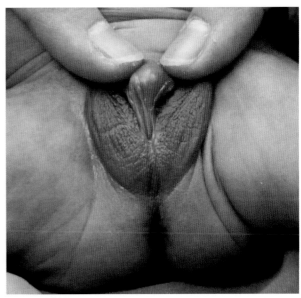

图 10-1-1-6
阴茎根部尿道下裂

【鉴别诊断】

（1）女性假两性畸形：由肾上腺皮质增生引起，外阴检查可见阴蒂增大如尿道下裂阴茎。染色体核型 46，XX，性染色质阳性，尿 17 酮、17 羟孕酮增高。

（2）真两性畸形：外观似尿道下裂合并隐睾，性腺检查可见体内兼有睾丸、卵巢两种性腺成分。

（蔡春泉 舒剑波 雷学峰 陈 超 葛文亮）

二、尿道上裂

尿道上裂（epispadias）是一种先天性阴茎和尿道的畸形，尿道外口不是在阴茎头的前端，而是在阴茎的背侧面。同时患者可合并阴茎或生殖器的其他畸形。

如图 10-1-1-8 所示，患儿，男性，8 岁，尿道外口发育异常 8 年，出生后曾合并膀胱外翻病史。图中见患儿阴茎背侧尿道上裂，双侧阴囊偏前，阴囊内未探及睾丸。

【鉴别诊断】

需要与阴茎发育异常及重复尿道等相鉴别。

（葛文亮）

三、重复尿道

重复尿道（duplication of urethra）是一种先天性阴茎和尿道的畸形，一般有两条尿道及尿道外口。

如图 10-1-1-9 所示，患儿，男性，5 岁，发现阴茎根部皮肤瘘口 5 年，瘘口偶有透明液体流出，无其他不适。查体阴茎背侧近根部可见一皮肤瘘口，瘘口近端阴茎背侧皮下可触及一条索，经瘘口造影可见窦道延伸至耻骨联合水平，未与尿道相通。术后病理考虑重复尿道。

【鉴别诊断】

尿道上裂，多合并阴茎阴囊外观异常，尿道口开口异常，临床较容易鉴别。需与输尿管异位开口鉴别，尤其女性。

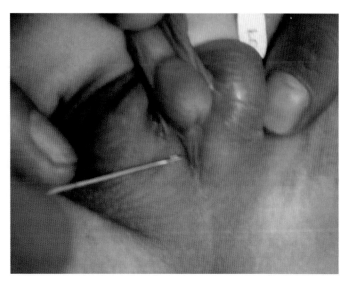

图 10-1-1-7
尿道下裂阴囊型

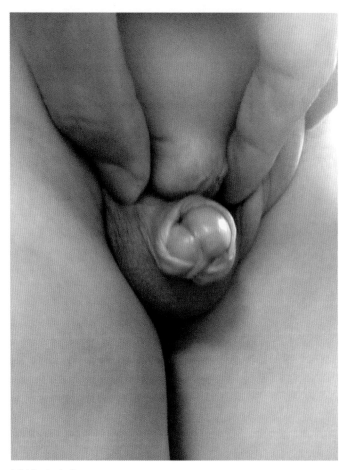

图 10-1-1-8
尿道上裂伴隐睾

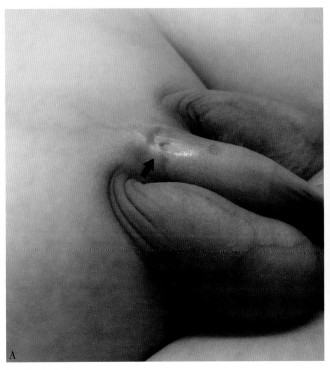
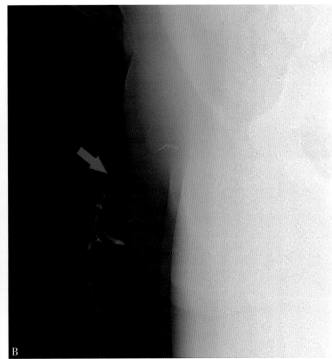

图 10-1-1-9
重复尿道
A. 重复尿道；B. 重复尿道造影。

（李　蕾）

第二节　阴茎肿瘤

一、阴茎癌

阴茎癌（penile cancer）见图 10-1-2-1 ～图 10-1-2-3。

如图 10-1-2-1 所示，患者，男性，36 岁，包皮环切术后 15 年，阴茎及会阴部皮肤溃烂 2 年。检查见阴茎体及尿道缺如。会阴部皮肤、皮下组织大面积坏死缺损，部分阴囊皮肤缺损，表面肿物突起，大量黄色分泌物，伴恶臭。病理检查提示为会阴部鳞状细胞癌，高 - 中分化。

如图 10-1-2-2 所示，患者，男性，81 岁，发现阴茎肿物 1 年。检查见阴茎龟头背侧中部至阴茎体中段皮肤缺损、糜烂、渗液，质地脆，易出血，包皮内板环状肿胀，阴茎体质硬。阴茎体及阴茎皮肤缩至阴阜下，内见大量黄色分泌物，挤压阴阜后见阴茎背侧皮肤溃烂边缘脓液流出。双侧腹股沟可扪及肿大淋巴结。手术切除后病理检查：阴茎鳞状细胞癌，高 - 中分化。右侧腹股沟淋巴结（10/13）及周边纤维脂肪组织均见癌。

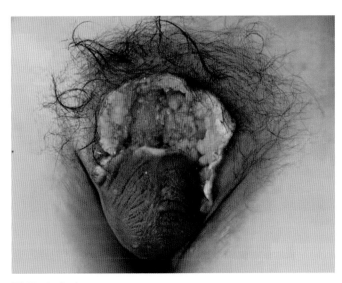

图 10-1-2-1
阴茎癌

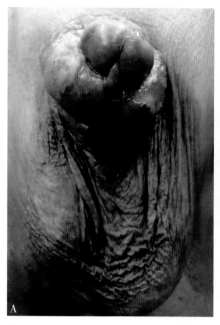
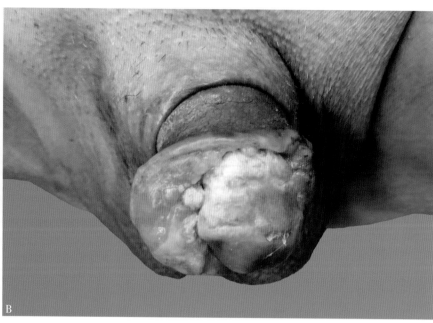

图 10-1-2-2
阴茎癌
A. 阴茎癌；B. 阴茎癌。

如图 10-1-2-3 所示，患者，男性，75 岁，阴茎肿物、糜烂 4 年。检查见阴茎龟头背侧至阴茎体皮肤缺损、糜烂、渗液及分泌物等。病理诊断阴茎鳞癌。

【鉴别诊断】

（1）阴茎结核：多有泌尿生殖系结核或结核病接触史。病理活检提示有结核病特征。

（2）阴茎尖锐湿疣：初起为淡红色小丘疹，渐增大多发，外形呈乳头样或蕈样，或菜花样突起，且易发生糜烂、渗出，增大亦较迅速。须组织活检鉴别。

（3）阴茎乳头状瘤：始为小的局部隆起，渐增大呈乳头状，有蒂或无蒂，呈红色或淡红色，质软，生长缓慢；继发感染者有恶臭分泌物，易误为阴茎癌。须活检明确诊断。

（4）阴茎角：慢性增殖性疾病。局部突起呈条状、柱状生长，灰褐色或黄色，边缘清楚，或干硬如羊角，

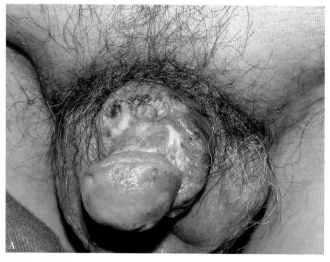
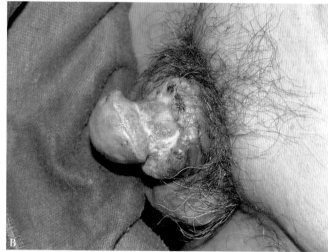

图 10-1-2-3
阴茎癌
A. 正面观；B. 侧面观。

或头缩尖锐。活检可明确诊断。

（5）阴茎硬结症：多为阴茎海绵体局部纤维结节，肿块硬度较癌肿差，境界不清，表面光滑，有一定移动度，增长缓慢，很少形成溃疡及腹股沟淋巴结肿大。

（钟羽翔　赵朋朋　徐战平　田中华）

二、乳房外佩吉特病

佩吉特病（Paget disease），又称湿疹样癌，始发于乳房。发生于乳房外其他部位者，称乳房外佩吉特病（extramammary Paget disease）。临床上表现为湿疹样皮损，组织病理以表皮内大而深染的异常细胞为特点的一种特殊类型皮肤肿瘤。组织病理学检查可以见到极为特殊的有空泡形成的Paget细胞。为始发于特殊部位如乳房或外生殖器的一种侵袭癌，多见于老年人，约有半数的患者有汗腺的累及。但也可以发生于其他富有大汗腺的区域，如腋窝、阴囊或肛周等部位。临床上以顽固性湿疹样皮损表现为特点，浸润性斑片，呈鲜红色糜烂面。瘙痒和烧灼感是常见症状，检查发现病灶高出皮肤，局部增厚，有硬结及皮肤表面脱屑，常有色素减退，类似白斑（图10-1-2-4～图10-1-2-8）。

如图10-1-2-4所示，患者，男性，73岁，阴囊阴茎部位红斑7年。阴茎根部、阴囊部红斑，表面糜烂、渗出、结痂。局部结节状增生。

如图10-1-2-5所示，患者，男性，58岁，生殖器红斑、伴瘙痒4年。曾诊断"湿疹"，外用药膏治疗未见好转。阴阜、阴茎根部、阴囊部红斑，表面呈湿疹样，伴糜烂、渗出、结痂。

如图10-1-2-6所示，患者，男性，70岁，生殖器部位红斑结节10年。阴阜、阴茎根部、阴囊部红斑、结节，表面糜烂、渗出、结痂，局部疣状增生隆起。

如图10-1-2-7所示，患者，男性，62岁，生殖器部位红斑结节4年，伴瘙痒。阴阜、阴茎根部、阴囊部红斑，局部增生呈结节状，表面少血渗出、结痂。

如图10-1-2-8所示，患者，男性，58岁，阴阜反复瘙痒增厚1年余。检查可见患者阴阜局部皮肤增厚，微红肿，表面色素点片状色素缺失。

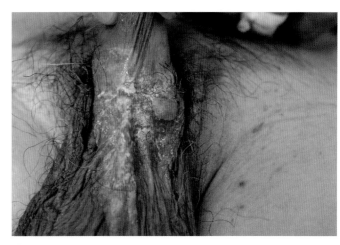

图10-1-2-4
男性阴茎阴囊部位乳房外佩吉特病

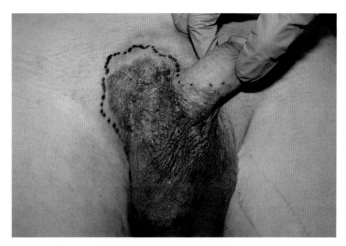

图10-1-2-5
男性生殖器部位乳房外佩吉特病

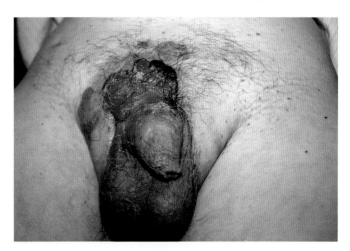

图10-1-2-6
男性生殖器部位乳房外佩吉特病

【鉴别诊断】

（1）湿疹：湿疹是由多种内外因素引起的真皮浅层及表皮炎症。急性期可有破溃渗出结痂，但经常规治疗可好转，病理检查可予鉴别。

（2）鲍恩病：鳞状细胞原位癌是表皮内鳞状细胞癌，主要位于曝光部位，发病缓慢，病理检查可予鉴别。

（姚春丽　杨　超）

第三节　阴茎发育异常

一、隐匿性阴茎

隐匿性阴茎（concealed penis, inconspicuous penis）见图 10-1-3-1 ~图 10-1-3-4。

如图 10-1-3-1 所示，患儿，男性，6 岁，出生后即发现阴茎外观短小，查体可见阴茎外观短小，呈锥形，阴茎腹侧包皮较短，大部阴茎体隐藏于耻骨联合皮下脂肪内，将其阴茎根部皮肤向后推，即可显示隐匿在皮下的阴茎。

如图 10-1-3-2 所示，患儿，男性，3 岁，发现阴茎发育异常 1 年。检查见男性儿童阴茎外观短小，包皮外口似"鸟嘴样"，龟头不能外露，阴茎皮肤和包皮腔空虚，用手向后推挤阴茎根的皮肤，可见部分阴茎体外露，松开后阴茎体迅速回缩。

如图 10-1-3-3 所示，患儿，男性，11 岁，发现阴茎外观短小 10 年余，患儿无其他不适表现，查体可见阴囊中缝皮肤与阴茎腹侧皮肤连为一体，

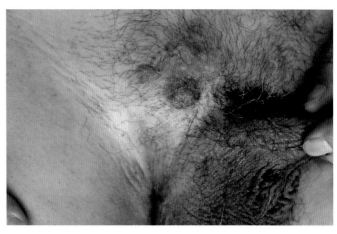

图 10-1-2-7
男性生殖器部位乳房外佩吉特病

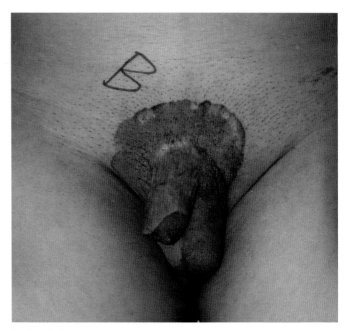

图 10-1-2-8
男性生殖器部位乳房外佩吉特病

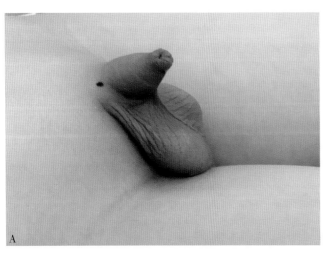

A

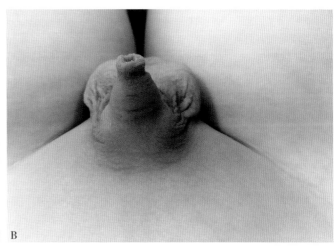

B

图 10-1-3-1
隐匿性阴茎
A. 隐匿性阴茎右侧面观；B. 隐匿性阴茎上面观。

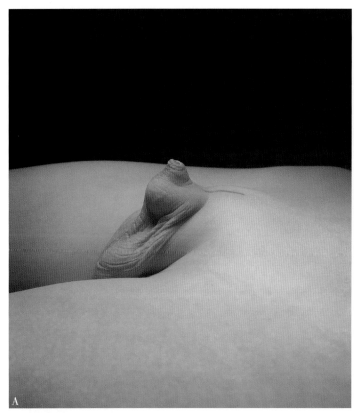

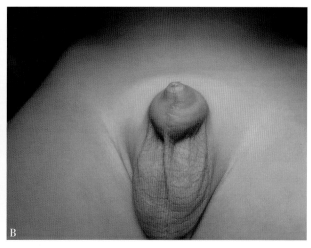

图 10-1-3-2
隐匿性阴茎
A. 隐匿性阴茎左侧面观；B. 隐匿性阴茎下面观。

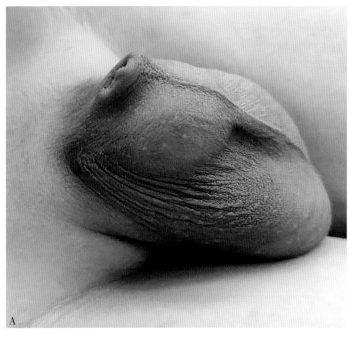

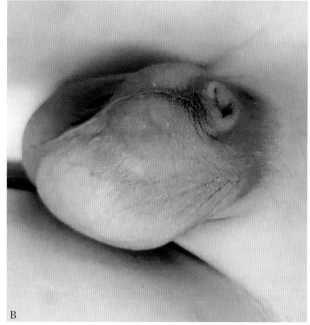

图 10-1-3-3
隐匿性阴茎
A. 隐匿性阴茎右侧面观；B. 隐匿性阴茎左侧面观。

彼此界限不清，包皮口小，包皮缺损较多，阴茎体蜷曲于包皮内。

　　如图 10-1-3-4 所示，患儿，男性，3 岁，生后发现阴茎短小，检查见患儿阴茎外观短小，呈小丘状突起约 1.5cm，包皮似"鸟喙样"包住阴茎，包皮和阴茎体分离，包皮腔空虚，合并包茎，阴囊和睾丸发育正常。隐匿性阴茎是阴茎皮肤没有正常附着于阴茎体，使阴茎隐匿于皮下的一种先天性畸形。

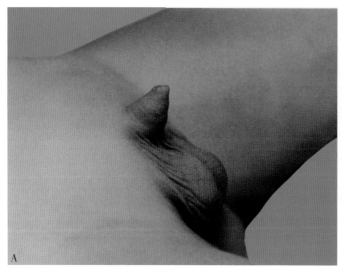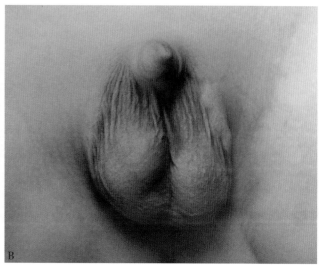

图 10-1-3-4
隐匿性阴茎
A. 侧面观；B. 正面观。

【鉴别诊断】

（1）包茎：阴茎长度正常，仅表现为包皮长，包皮口狭小，上翻包皮不能暴露尿道口及龟头。

（2）先天性小阴茎：系内分泌缺陷或染色体异常导致，临床可见阴茎体细小，勃起较少且勃起无力。先天性小阴茎是指阴茎伸展长度低于相同年龄或相同性发育状态人群平均值 2.5 个标准差以上者，部分伴有隐睾、尿道下裂等畸形，是由于下丘脑一垂体一性腺轴激素分泌异常造成的。

（3）瘢痕束缚阴茎：可见包皮环切术后切口皮肤瘢痕严重和伤口狭窄。

（葛文亮　李　蕾　蔡春泉　舒剑波）

二、重复阴茎

重复阴茎（diphallia）又称双阴茎（double penis/duplication of penis）。胚胎发育过程中由于特异环境或遗传因素影响而导致的先天性发育异常，两个阴茎多是并列的，常并发其他畸形如膀胱外翻、尿道上裂、尿道下裂，可分为分支阴茎（部分重复阴茎）和真性双阴茎（完全性重复阴茎）两种类型。临床上常表现为：排尿、性交及射精等障碍；常有两个左右并列或前后排列的阴茎，同时有两个尿道及尿道口和独立的海绵体组织；有时一阴茎在正常位置，而在其他部位发现另一阴茎，阴茎发育较小。

如图 10-1-3-5 所示，患儿，男性，2 个月，生后即见双阴茎。检查见自然状态下患儿双阴茎，阴茎呈幼稚型，矢状位前后分布，后者阴茎发育较小，两者被同一阴茎包皮包被，患儿存在两个尿道及尿道口。为典型矢状位前后排列的完全性重复阴茎。

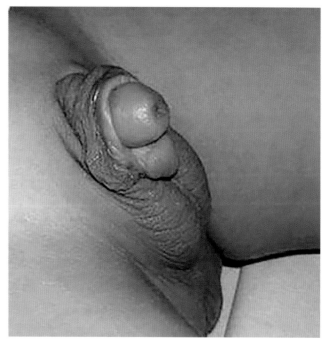

图 10-1-3-5
重复阴茎

【鉴别诊断】

膀胱外翻：是一种发育畸形疾病，外翻的膀胱可形成圆柱状的凸起，其形态和生殖器相似，有时难以区分，但生殖器通常有正常或者异常的排尿口，而单纯的膀胱外翻畸形无排尿口存在。

（蔡春泉　舒剑波）

三、先天性阴茎歪斜

先天性阴茎歪斜（congenital deviation of penis）见图 10-1-3-6。

如图 10-1-3-6 所示，体检见自然状态下，阴茎向左方歪斜；勃起时，歪斜更为明显，不能进行性交，存在便溺障碍。

（张涤生）

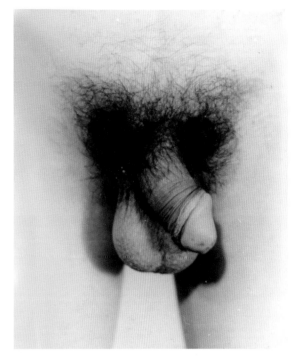

图 10-1-3-6
先天性阴茎歪斜

四、阴茎下弯

尿道下裂伴阴茎下弯（declination of penis）见图 10-1-3-7，患者，男性，16 岁，自幼发现尿道开口位置异常，幼年曾行尿道下裂修复术，现发现阴茎下弯明显，阴茎勃起时尤甚。体检发现尿道外口位于阴茎最远端龟头处，阴茎海绵体发育正常，但整个阴茎下弯约 40°。给予分期手术，一期通过阴茎腹侧纤维索带分离、切断腹侧尿道和阴茎背侧白膜纵切横缝纠直阴茎，二期对缺损前尿道进行 Duplay 尿道成形术。

【鉴别诊断】

（1）尿道上裂：可同时伴有阴茎上弯，患儿自幼发现尿道开口异常，尿道口可位于阴茎海绵体背侧，由尿道海绵体穿过两侧阴茎海绵体所致。术中需纠正阴茎上弯和错位的尿道，并成形缺损的前尿道。

（2）单纯性阴茎下弯：部分患儿阴茎下弯可单独发生，不伴有尿道下裂。该类患儿阴茎下弯程度较轻，可以自幼发现但尿道开口正常，不影响正常排尿，当男性第二性征发育出现阴茎勃起时，下弯更加明显。术中发现阴茎下弯主要由阴茎腹侧纤维索带或阴茎白膜背侧与腹侧发育不对称所致，尿道海绵体发育基本正常，不存在尿道缺损。

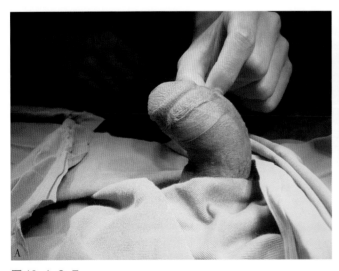
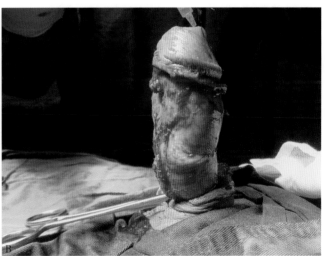

图 10-1-3-7
阴茎下弯
A. 尿道下裂伴阴茎下弯；B. 术中纠直阴茎。

（盛旭俊）

五、阴茎阴囊转位

阴茎阴囊转位（penoscrotal transposition）又称阴囊分裂或阴茎前阴囊，是一种罕见的不规则的外生殖器畸形，常伴有尿道下裂或阴茎下弯。根据阴茎阴囊的相对位置改变程度，分为不完全性和完全性转位，不完全性阴茎阴囊转位为阴茎位于两侧阴囊之间的中后部，阴囊中隔皮肤缝向两侧分开达阴茎根部两侧，可合并尿道下裂、阴茎短小、阴茎下弯等其他严重畸形。完全性阴茎阴囊转位表现为阴茎完全位于阴囊下方或后方，多伴有阴囊分裂，阴囊中缝变短。

如图 10-1-3-8 所示，患儿，男性，6 岁，出生后发现阴囊发育异常。图中见患儿阴囊向上移位，移到阴茎的上方，阴茎无明显弯曲，睾丸大小无明显异常。

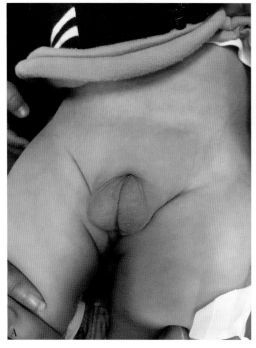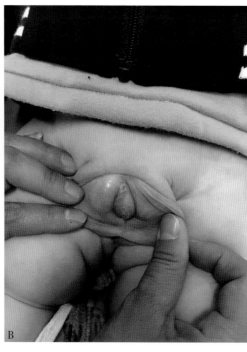

图 10-1-3-8
阴茎阴囊转位
A. 阴茎阴囊转位外观；
B. 分开阴囊后可见转位的阴茎。

如图 10-1-3-9 所示，患儿，男性，5 岁，生后发现阴茎位于阴囊中后。图片见患儿自然状态下阴茎异位于阴囊中后，阴茎根部位于对裂的阴囊中间，阴茎短小，阴茎向腹侧弯曲。

【鉴别诊断】

根据外观等检查，诊断相对较为简单，但常伴有尿道下裂和染色体及骶尾部发育异常。应注意详细检查。女性假两性畸形：多由先天性肾上腺增生所致，有相对正常或发育不全的女性内生殖器官、外生殖器，且第二性征发育呈现不同程度的男性化。该疾病染色体核型为 46，XX，性腺为卵巢。阴茎阴囊转位患儿在胎儿期或婴幼儿期分裂的两侧阴囊可酷似阴唇从而与两性畸形相混淆，可通过外生殖器检查、影像学检查及染色体核型测定进行鉴别。

（蔡春泉　葛文亮　舒剑波）

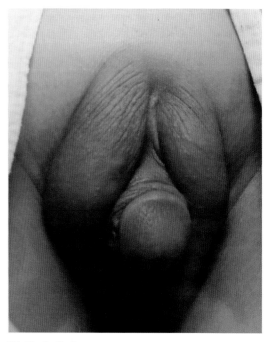

图 10-1-3-9
阴茎阴囊转位

六、先天性阴茎弯曲

先天性阴茎弯曲（congenital curvature of penis）见图 10-1-3-10。

如图 10-1-3-10 所示，患儿，男性，3 岁，生后发现阴茎弯曲。检查可见患儿阴茎侧曲，弯曲角度约为 90°。阴茎弯曲分为先天性阴茎弯曲及继发性阴茎弯曲。其中先天性阴茎弯曲特别是阴茎下弯常伴有尿道下裂或尿道上裂。若阴茎弯曲而尿道开口正常，尿道海绵体发育正常，为先天单纯性阴茎弯曲。继发性阴茎弯曲是由阴茎硬结症（PD）、创伤、感染以及皮肤硬化症等疾病引起，其中由 PD 引起者较为常见。目前临床上将阴茎弯曲分为 4 型，分别为皮肤型、筋膜型、阴茎海绵体发育不良型及尿道型。根据阴茎近端和远端的延长线夹角的大小，临床通常把阴茎弯曲的程度分为轻度、中度和重度，其中夹角＜ 30° 为轻度，夹角在 30°～60° 为中度，夹角＞ 60° 为重度。

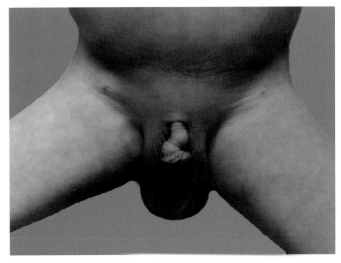

图 10-1-3-10
阴茎弯曲

【鉴别诊断】

小阴茎畸形：是指阴茎牵拉长度小于相同年龄、正常性发育状态人群的阴茎长度平均值 2.5 标准差，但解剖结构和外观形态正常，无阴茎弯曲、尿道下裂等表现，可通过外生殖器检查进行鉴别。

（蔡春泉　舒剑波）

七、先天性肾上腺皮质增生症

先天性肾上腺皮质增生症（congenital adrenal hyperplasia），又称肾上腺生殖器综合征。是一组因肾上腺皮质激素合成途径中酶缺陷引起的疾病，属于常染色体隐性遗传病。多数病例肾上腺分泌糖皮质激素、盐皮质激素不足而雄激素过多，故临床上出现不同程度的肾上腺皮质功能减退，伴有女孩男性化，而男孩则表现为性早熟。

如图 10-1-3-11 所示，患儿，男性，8 岁，男性假性性早熟。阴茎大，但睾丸发育较差。

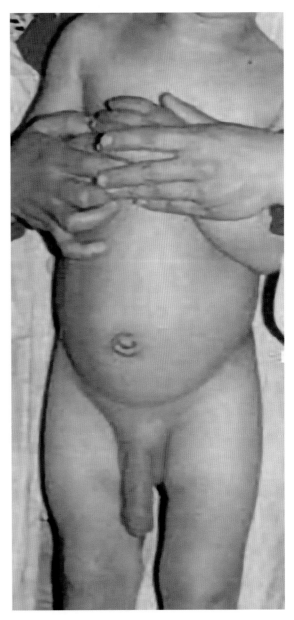

图 10-1-3-11
先天性肾上腺皮质增生症 III 型

第四节 阴茎再植

一、阴茎再植

阴茎再植（penile replantation）见图 10-1-4-1，阴茎断离后再植成功，其部分功能恢复。

（王福建 王 勇）

二、阴茎缺失

阴茎缺失（absence of penis）见图 10-1-4-2，烧伤后阴茎缺失，再造术前。

（杨 震）

第五节 包皮疾病

一、包茎

包茎（phimosis）即包皮长且包皮口过小，阴茎勃起或用手将包皮往下翻时，龟头和尿道口无法露出。

如图 10-1-5-1 所示，患儿，男性，7 岁，查体见患儿阴茎长度正常，包皮口较小，上翻包皮不能退缩，无法完全显露尿道口及龟头，表面皮肤正常，弹性好。

【鉴别诊断】

（1）包皮过长：为单纯包皮较长，上翻包皮可显露尿道口及龟头。

（2）隐匿性阴茎：阴茎外观短小，包皮呈鸟嘴状，阴茎皮肤不附着于阴茎体，阴茎挤压试验阳性。

（葛文亮）

二、包皮过长

包皮过长（redundant prepuce）是指包皮除覆盖龟头及阴茎外，有明显多余冗长的皮肤。

如图 10-1-5-2 所示，患儿，男性，6 岁，自幼包皮过长。图中见过长的包皮覆盖患者外生殖器远端，上翻后可显露龟头和尿道外口。

【鉴别诊断】

包茎：包皮过长伴包皮口狭小，不能上翻显露龟头。

（王 伟）

三、包皮嵌顿

包皮嵌顿（incarceration of prepuce）见图 10-1-5-3，患儿，男性，5 岁，因包茎就诊后，家长

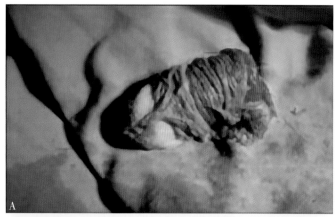

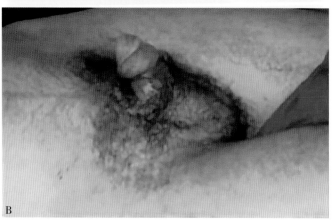

图 10-1-4-1
阴茎再植
A. 阴茎离断；B. 阴茎再植术后。

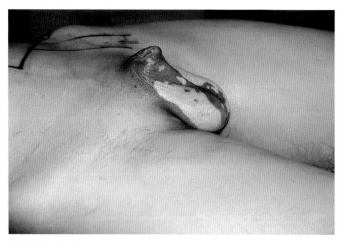

图 10-1-4-2
烧伤后阴茎缺失

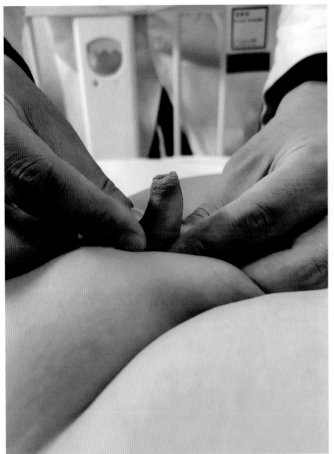

图 10-1-5-1
包茎

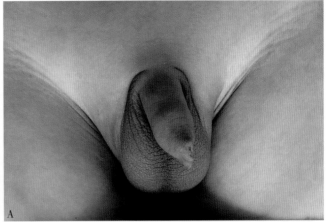

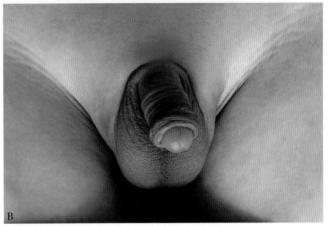

图 10-1-5-2
包皮过长
A. 包皮覆盖外生殖器远端；B. 包皮上翻后。

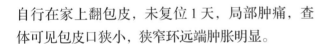

自行在家上翻包皮，未复位 1 天，局部肿痛，查体可见包皮口狭小，狭窄环远端肿胀明显。

【鉴别诊断】

包皮龟头炎：为包皮及龟头感染性疾病，局部肿胀，有脓性分泌物，但龟头多无显露及肿胀，临床较容易鉴别。

（王合锋）

四、包皮硬化萎缩性苔藓

包皮硬化萎缩性苔藓（lichen sclerosus et atrophicus of foreskin）见图 10-1-5-4、图 10-1-5-5。

如图 10-1-5-4 所示，患儿，男性，8 岁，发现包皮长 8 年，排尿困难伴疼痛 2 个月，查体可见包皮口狭小，包皮口可见环形增厚瘢痕组织，周边皮肤发白无弹性，显露阴茎头黏膜呈白色，似可见白色膜状物。

如图 10-1-5-5 所示，患儿，男性，8 岁，有包皮红肿感染病史，长期尿线细，排尿困难，瘢痕包茎，查体包皮瘢痕性狭窄，包皮不能上翻显

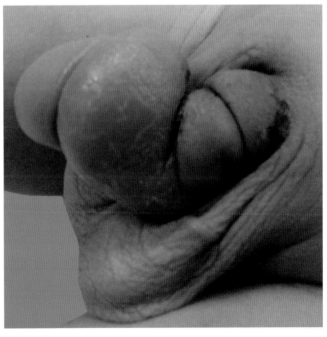

图 10-1-5-3
包皮嵌顿

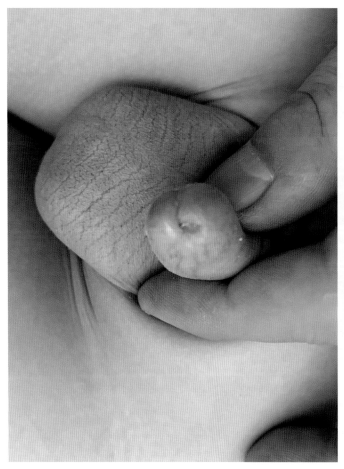

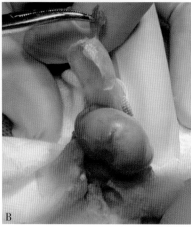

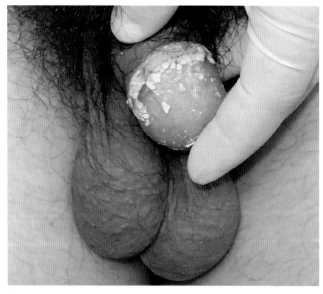

图 10-1-5-4
包皮硬化萎缩性苔藓外观

图 10-1-5-5
包皮硬化萎缩性苔藓
A. 包皮硬化萎缩性苔藓术前；
B. 包皮硬化萎缩性苔藓术中。

露尿道口，术中发现包皮与龟头中间被覆一层厚厚的纤维板。

【鉴别诊断】

（1）包茎：仅表现为包皮长，包皮口狭小，局部无异常瘢痕组织，显露龟头后，龟头外观正常。

（2）局限性硬皮病：表皮可萎缩变薄，但无基底细胞液化变性，无毛囊性角栓，真皮前层弹力纤维存在。

（李　蕾　王合锋）

五、包皮垢

包皮垢（smegma）见图 10-1-5-6，患者，男性，19 岁。龟头时有痒感。查体：上翻包皮见龟头粘满包皮垢。包皮垢形成是由于包茎包皮口狭窄或遮盖阴茎头的包皮不能上翻露出尿道口或阴茎头；或包皮过长，不注意将阴茎头包皮上翻清洗导致。应注意经常清洗，以防感染或形成包皮结石。

（霍景山　杨志寅）

图 10-1-5-6
包皮垢

第六节　阴囊及阴囊内容物疾病

一、隐睾

隐睾（cryptorchidism）亦称睾丸下降不全（incomplete testicular descent）。见图 10-1-6-1 ~图 10-1-6-4。

如图 10-1-6-1 所示，患儿，男性，12 个月，右侧阴囊空虚 1 年。查体见男性幼儿外阴，阴茎发育可，双侧阴囊发育不对称。左侧阴囊发育可，左侧睾丸位于对应侧阴囊内，大小，形态正常，质地可，无触痛。右侧阴囊空虚，发育差，右侧腹股沟区可触及睾丸样物。

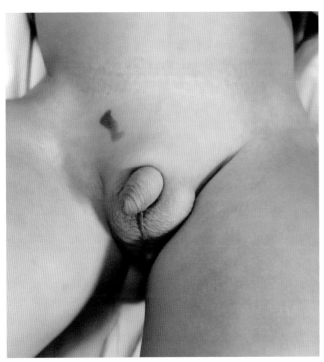

图 10-1-6-1
右侧隐睾

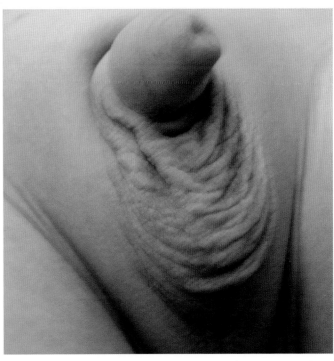

图 10-1-6-2
双侧隐睾

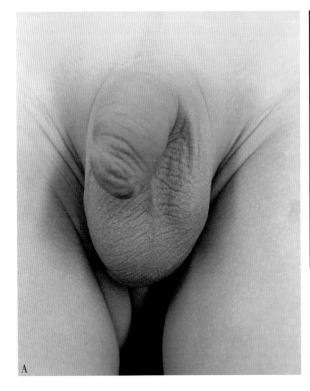

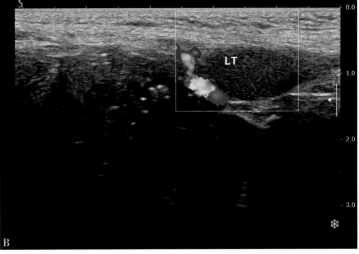

图 10-1-6-3
左侧隐睾
A. 左侧隐睾；B. 左侧隐睾超声。

如图 10-1-6-2 所示，患儿，男性，1 岁 3 个月，发现双侧阴囊空虚 1 年余，查体可见双侧阴囊发育不良，内不能触及睾丸，双侧腹股沟区可触及睾丸样肿物，牵拉不可降至阴囊内。

如图 10-1-6-3 所示，患儿，男性，2 岁 7 个月，发现左侧阴囊空虚 2 年余，查体可见左侧阴囊空虚，内不能触及睾丸，于左侧腹股沟外环口附近可触及左侧睾丸，牵拉可降至左侧阴囊根部，超声检查可见左侧腹股沟区睾丸样回声。

如图 10-1-6-4 所示，患儿，男性，7 个月，产后查体发现右侧阴囊内无睾丸，腹股沟区未触及睾丸样肿物，超声检查于右肾下极可探及睾丸样回声，术中可见腹腔内发育欠佳的右侧睾丸，位于右肾下极水平。

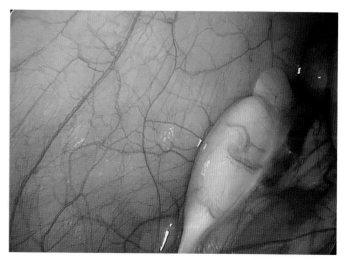

图 10-1-6-4
腹腔镜下腹腔内型隐睾术中

【鉴别诊断】

（1）滑动性睾丸：患侧触及睾丸向下推入阴囊内，推力撤除后睾丸复缩回腹股沟区，属于真性隐睾，需手术治疗。

（2）回缩性睾丸：患侧触及睾丸，拇指示指夹住睾丸牵入阴囊，撤除外力后睾丸可在阴囊停留 3 秒以上，可观察随诊。

（3）先天性睾丸缺如：对于腹股沟区不能扪及睾丸及检查不能探及睾丸的隐睾患儿，不能排除先天性睾丸缺如可能，需手术探查以明确。

（葛文亮　李　蕾）

二、睾丸扭转

睾丸扭转（testicular torsion）指睾丸（精索）沿其纵轴扭转，使睾丸血液供应受阻而造成睾丸的缺血性病变。如不及时治疗，睾丸会发生缺血坏死。

如图 10-1-6-5 所示，患儿，男性，3 岁，左侧下腹部及阴囊肿痛伴恶心 1 天，查体见左侧阴囊红肿，睾丸肿大，触痛明显，提睾反射消失，超声检查可见左侧睾丸肿大，回声不均匀，无血流信号，术中见左侧睾丸扭转为鞘膜内型，睾丸完全坏死。

如图 10-1-6-6 所示，患者，男性，12 岁，阴囊肿痛超过 36 小时。术中见左侧睾丸呈暗黑色，肿胀，睾丸缺血、坏死。左侧精索在鞘内顺时针旋转大于 360°，精索组织淤血呈暗黑色。将左侧睾丸复位后，左侧睾丸和精索仍呈暗黑色。

如图 10-1-6-7 所示，患者，男性，18 岁，突发左侧阴囊疼痛 10 小时。图中见左侧睾丸呈暗黑色，左侧精索在鞘膜内呈 180° 旋转，精索组织淤血呈暗黑色。将左侧睾丸复位后，左侧睾丸和精索仍呈暗黑色，显示睾丸坏死。与右侧正常睾丸、附睾呈明显对比。

【鉴别诊断】

（1）急性附睾炎：急性起病，阴囊肿痛，附睾增大伴触痛，B 超可协助诊断。

（2）病毒性睾丸炎：突发阴囊疼痛，睾丸肿胀压痛，B 超显示睾丸增大但血供丰富，有病原体接触史（如流行性腮腺炎病毒）。

（3）睾丸附件扭转：常见于学龄前儿童，表现为阴囊疼痛，皮肤轻度红肿。但有时仅凭查体很难区分，超声检查非常必要。

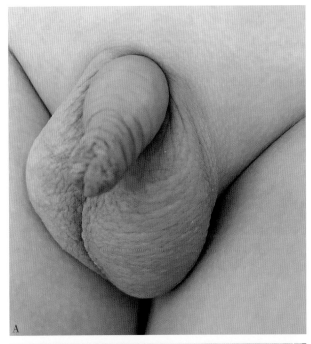

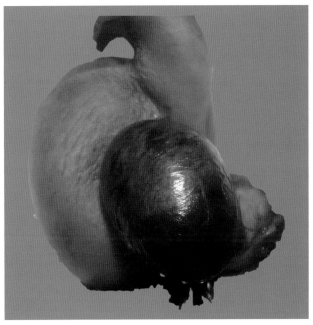

图 10-1-6-6
左侧睾丸扭转术中

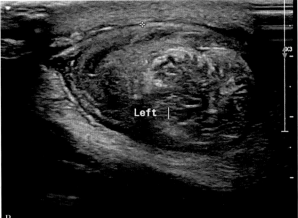

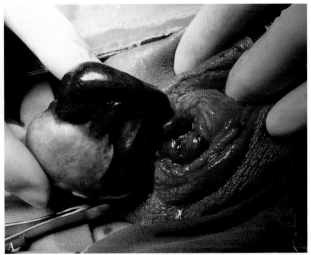

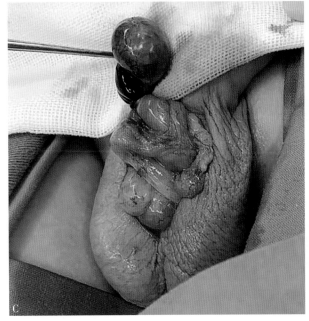

图 10-1-6-7
左侧睾丸扭转术中
A. 左侧睾丸扭转术中见睾丸暗黑色；B. 左侧睾丸扭转术中见睾丸坏死。

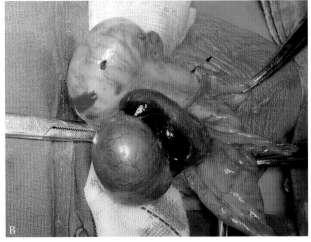

图 10-1-6-5
左侧睾丸扭转
A. 左侧睾丸扭转；B. 超声图像；C. 术中所见。

（李 蕾 王 伟 张问广）

三、睾丸附件扭转

睾丸附件扭转（testicular appendage torsion）可致急性缺血、坏死。睾丸本身无变化，仅于睾丸的上方或侧方扪及豌豆大小的痛性肿块。

睾丸附件是中肾旁管发育过程中的残留结构。中肾旁管又称副中肾管、米勒管（Müllerian duct）它无任何生理功能，其中大部分位于睾丸的上端，带蒂，呈游离状态，易发生扭转。睾丸附件扭转是小儿阴囊疼痛最常见的原因之一，由于其有时症状不明显，极易被误诊为急性附睾炎，症状较重者易误诊为睾丸扭转。

如图10-1-6-8所示，患儿，男性，10岁，突发右侧阴囊疼痛8小时，继而阴囊红肿、触痛。可在睾丸上极或附睾之间扪及触痛小结。约21%患者透过阴囊皮肤可见暗蓝色斑点，进行透光实验可见该处变暗，有小片状阴影，即"蓝斑症"。图为术中所见，睾丸附件扭转因缺血时间较长已发生坏死。

如图10-1-6-9所示，患儿，男性，5岁，左侧阴囊肿痛2天，无其他不适。查体可见左侧阴囊红肿，触诊睾丸鞘膜增大，局部触痛，术中见左侧睾丸外观形态正常，可见位于左侧附睾附近扭转坏死的附件。

【鉴别诊断】

（1）睾丸扭转：睾丸扭转无蓝斑症，彩色多普勒检查有助于两者鉴别。

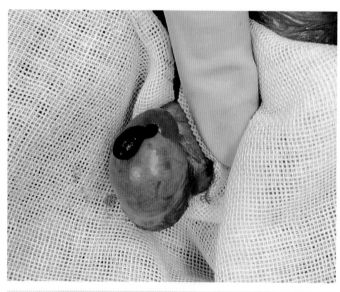

图 10-1-6-8
睾丸附件扭转

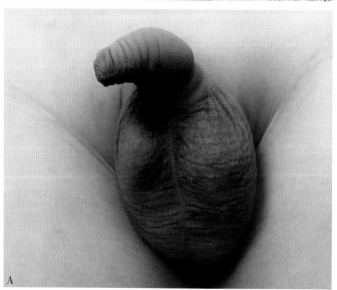

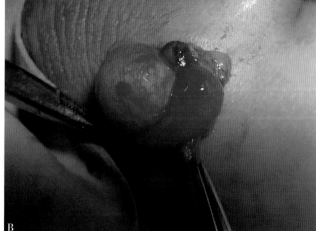

图 10-1-6-9
睾丸附件扭转
A. 左侧睾丸附件扭转外观；B. 左侧睾丸附件扭转术中。

（2）睾丸炎和附睾炎：睾丸炎多为流行性腮腺炎、伤寒、流感等导致。附睾炎多见于青春期及有下尿路梗阻的婴儿。都表现为阴囊疼痛，尿检可见白细胞或脓性细胞。

（苏　琳　李　蕾）

四、睾丸横过性异位

睾丸横过性异位（transverse testicular ectopia，TTE）见图 10-1-6-10，患儿，男性，2 岁，发现右侧阴囊空虚 1 年。检查右侧阴囊空虚，左侧阴囊内触及两枚睾丸。腹腔镜下见右侧精索血管及输精管经由膀胱前上方与左侧精索血管及输精管共同汇合于左侧内环口，一并进入左侧腹股沟。术中见左侧阴囊内两枚睾丸，为其手术睾丸复位。TTE 是一种罕见的先天畸形，常由于一侧隐睾及对侧腹股沟斜疝于术中发现被确诊。

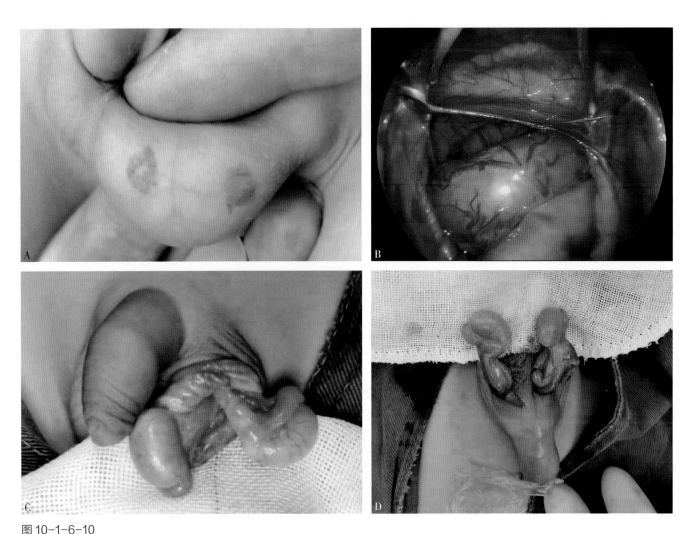

图 10-1-6-10
睾丸横过性异位
A. 左侧阴囊触及两枚睾丸；B. 腹腔镜下所见；C. 左侧阴囊内两枚睾丸；D. 术中睾丸复位后。

【鉴别诊断】

单侧隐睾：主要表现为患侧阴囊发育差，阴囊空虚，扪不到睾丸，B 超检查可助诊断。

（苏　琳）

五、精索鞘膜积液

精索鞘膜积液（funicular hydrocele）见图 10-1-6-11，患儿，男性，4 岁，发现右侧阴囊肿大半年，肿物活动后增大，平卧后减小，不能完全消失，查体可见右侧阴囊肿大，皮肤无红肿，阴囊内睾丸上方囊性肿物，挤压肿物稍缩小，透光试验阳性。

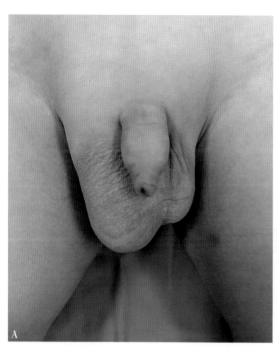

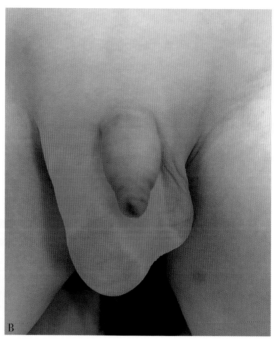

图 10-1-6-11
右侧精索鞘膜积液
A. 右侧精索鞘膜积液；
B. 透光试验阳性。

（李　蕾）

六、睾丸鞘膜积液

睾丸鞘膜积液（testicular hydrocele）见图 10-1-6-12、图 10-1-6-13。

如图 10-1-6-12 所示，患儿，男性，12 岁，右侧阴囊内包块 3 个月。图中所见患儿右侧阴囊内近右侧腹股沟外环口处可及 4cm×3cm 囊性包块，质地软，不可还纳回腹腔，透光试验（+），B 超可见右侧腹股沟外环口下方液性包块。

如图 10-1-6-13 所示，患者，男性，40 岁，左侧阴囊增大 2 年余。图中见左侧阴囊较右侧增大，表面光滑，无明显触痛，平卧或挤压不变小，透光试验阳性。

【鉴别诊断】

（1）腹股沟斜疝：多为腹股沟区可复性肿块，回纳后指压内环口患者站立时肿块不复现。

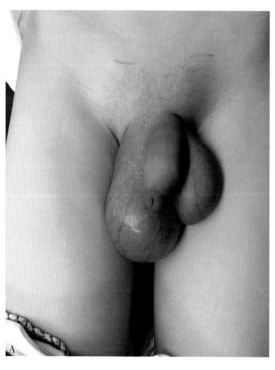

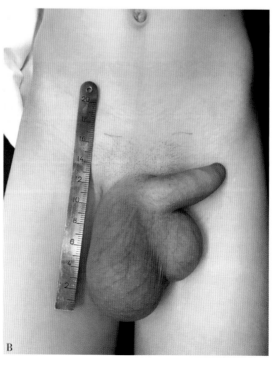

图 10-1-6-12
右侧睾丸鞘膜积液
A. 右侧睾丸鞘膜积液；
B. 右侧睾丸鞘膜积液。

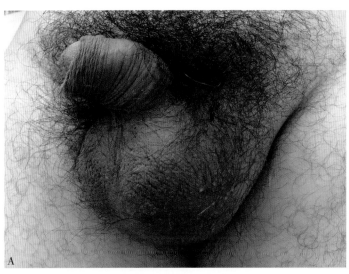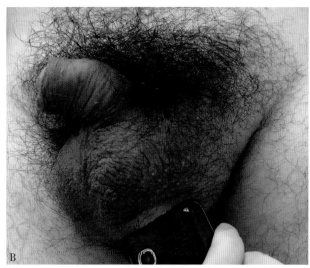

图 10-1-6-13
左侧睾丸鞘膜积液
A. 左侧睾丸鞘膜积液；B. 透光试验阳性。

（2）交通性鞘膜积液：多为小儿发病，表现为阴囊增大，但平卧或挤压后可变小。

（李　蕾　王　伟）

七、精索静脉曲张

精索静脉曲张（varicocele）见图 10-1-6-14、图 10-1-6-15。

如图 10-1-6-14 所示，患者，男性，25 岁，左侧阴囊坠胀不适 1 年余。站立位时左侧阴囊皮下可见曲张的蚯蚓状团块，平卧位后消失或减轻。

如图 10-1-6-15 所示，左侧精索静脉曲张，左侧阴囊皮下可见曲张的蚯蚓状团块（箭头方向）。

【鉴别诊断】

睾丸肿瘤：可扪及睾丸肿块，质硬，B 超可帮助诊断。

（王　伟　霍景山）

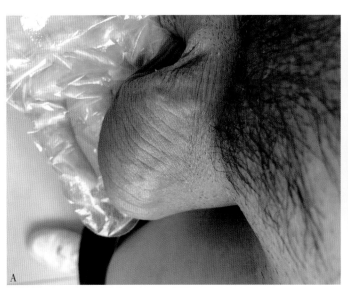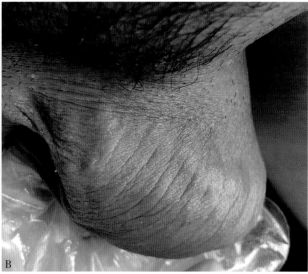

图 10-1-6-14
精索静脉曲张
A. 精索静脉曲张站立位；B. 精索静脉曲张平卧位。

八、阴囊水肿

阴囊水肿（scrotal edema）是男科常见病症之一，是指阴囊部位由于炎症或器质性疾病导致阴囊发生肿胀或疼痛的一种病症。分为原发性阴囊水肿和继发性阴囊水肿。其典型症状是阴囊外观肿胀，但两侧睾丸一般不肿大。

（一）原发性阴囊水肿

多是阴囊本身的疾病所引起，主要表现为阴囊局部的症状，如红肿、疼痛、下坠感，一般无全身症状，病情相对较轻。

（二）继发性阴囊水肿

多由全身性疾病或邻近组织器官感染所致，病情相对较重，可引起发热、淋巴结肿大、局部肿块、蛋白尿、血尿、乏力、纳差、全身水肿等一系列症状表现。

图 10-1-6-16 所示，患者，男性，75 岁，肝硬化低蛋白血症，阴囊肿胀 1 周。检查见阴囊外观呈球形肿胀明显，皮肤红肿热痛，但两侧睾丸无肿大。

图 10-1-6-17 所示，患儿，男性，8 岁，因全身浮肿、尿少 5 天就诊。患儿全身高度水肿，腹部膨隆，腹壁紫纹，并见阴囊及包皮严重充血水肿。诊断为肾病综合征。

【鉴别诊断】

腹股沟疝：最常见、典型者在腹股沟处发现隆起肿块，有的则位于会阴至阴囊部位。肿块多在哭闹、咳嗽、久站或剧烈运动后出现，但经平躺或休息后常会自然消失。

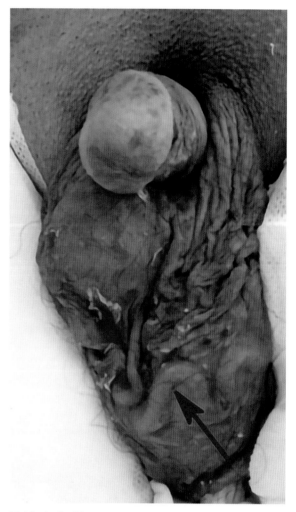

图 10-1-6-15
左侧精索静脉曲张

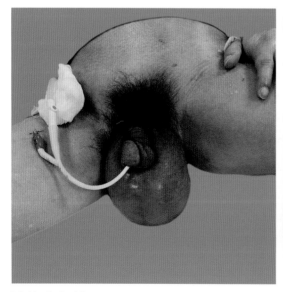

图 10-1-6-16
阴囊水肿

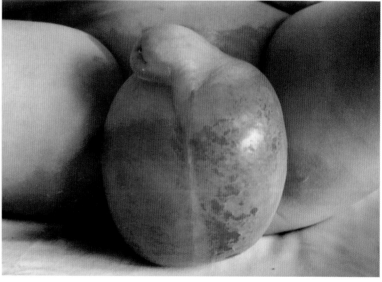

图 10-1-6-17
阴囊水肿（肾病综合征患儿）

（张作鹏　蔡春泉）

九、阴囊炎

阴囊炎（scrotitis）见图 10-1-6-18。该患者为核黄素缺乏症（riboflavin deficiency）伴阴囊炎。阴囊红肿、丘疹、水疱、糜烂、渗出、结痂等。

（田中华）

十、副阴囊

副阴囊（accessory scrotum）是指异位多余的阴囊，在先天性阴囊异常中发病率最低。多为泄殖腔外翻和重复外生殖器合并畸形，偶见于小儿生殖器正常者，大多位于会阴或腹股沟处，表现为异位的质软、基底部活动度尚可的类圆形肿块，有皮肤色素沉着及细小褶皱，外观及触感与正常阴囊皮肤组织无明显差别，副阴囊内一般无睾丸组织。

如图 10-1-6-19 所示，患儿，男性，1 岁，出生后发现会阴部皮肤外观异常并软组织肿块。检查见会阴部中间有呈圆锥形的较大软组织肿块，其两侧各有一无蒂小肿物，可见皮肤色素沉着及细小褶皱，外观与正常阴囊皮肤组织相近。阴茎、阴囊外观形态未见明显异常，双侧睾丸位置正常。

如图 10-1-6-20 所示，患儿，男性，6 个月，出生后发现阴部皮肤外观异常合并软组织肿块就诊。检查见会阴部中间有圆锥形较大软组织肿块，其左侧有一无蒂小肿物，其上有皮肤色素沉着及细小褶皱，外观与正常阴囊皮肤组织相近。阴茎、阴囊外观形态正常，双侧睾丸位置正常。

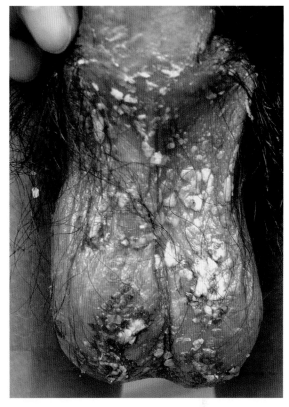

图 10-1-6-18
阴囊炎

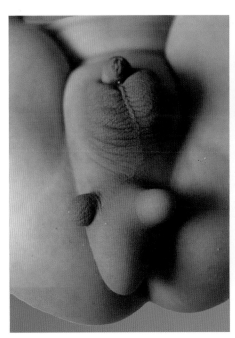

图 10-1-6-19
副阴囊

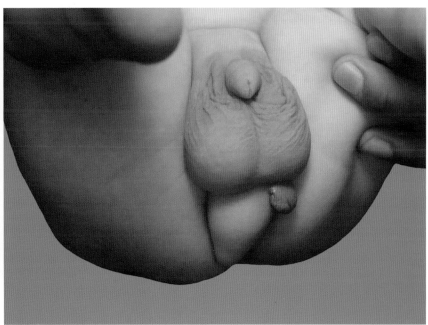

图 10-1-6-20
副阴囊

【鉴别诊断】

外阴肌上皮瘤样肿瘤：是一种发生于外阴的软组织肿瘤，临床罕见，肿瘤的临床表现不特异，大多表现为一个无痛性肿块，或偶有疼痛，肿瘤发生都位于表浅皮下组织，病理检查可以鉴别。

（蔡春泉　舒剑波）

第七节　两性畸形

两性畸形（hermaphroditism）即外生殖器表现为男、女两种性别的畸形，是胚胎发育期分化异常所导致的性别畸形，一般根据性染色体、染色质、性腺及外生殖器的不一致，可分型为真两性畸形和假两性畸形，后者包括女性假两性畸形与男性假两性畸形。临床上常表现为阴蒂肥大或者有阴茎，两侧阴唇有不同程度的融合；尿道下裂、大阴唇部似阴囊内有睾丸，第二性征可为女性或男性。引起两性畸形的疾病主要包括：先天性肾上腺皮质增生症、性腺发育不全的两性畸形、先天性发育异常、肾上腺肿瘤、雄激素抵抗等。结合患者病史，体格检查，性染色体、染色质检查等可以确诊。

如图 10-1-7-1 所示，患儿，男性，1 岁，生后即见外生殖器畸形。图见患儿术前、术中在人为暴露下外生殖器表现为男、女两种性别畸形，患儿阴囊发育不良，类似于大阴唇，阴茎呈幼稚型，位于阴囊中央。患儿术后自然状态下为男性外生殖器，阴囊融合，阴茎呈幼稚型，阴茎腹侧包皮可见一陈旧性手术瘢痕。该患儿为典型的两性畸形。

如图 10-1-7-2 所示，患儿为新生儿，生后外阴结构异常。检查见患儿外阴呈现两性表现，有阴囊，阴囊外形似大阴唇，无法分清阴茎或阴蒂结构。孕期羊水穿刺染色体核型为 46，XY。

如图 10-1-7-3 所示，患者，女性，31 岁，婚后不孕 6 年，闭经 5 年。外生殖器男性化、阴蒂肥大。血浆雄激素升高、17 羟孕酮水平升高。

【鉴别诊断】

（1）先天性睾丸发育不全：是男性不育中最常见的染色体异常疾病。其特点是睾丸小、无精子及尿中促性腺激素增高等。从外生殖器难以确

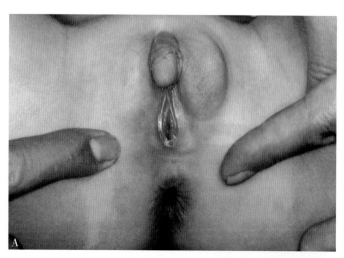
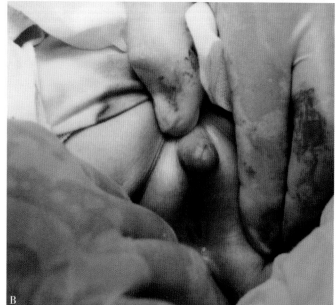
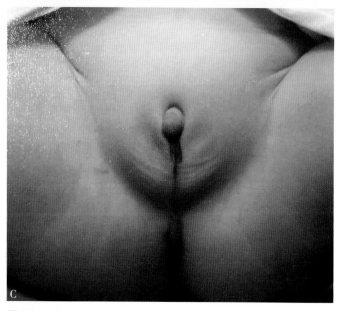

图 10-1-7-1
两性畸形
A. 两性畸形术前；B. 两性畸形术中；C. 两性畸形术后。

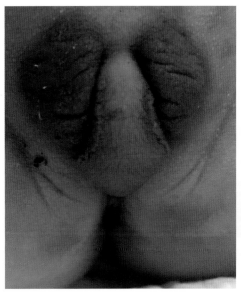

图 10-1-7-2
男性假两性畸形

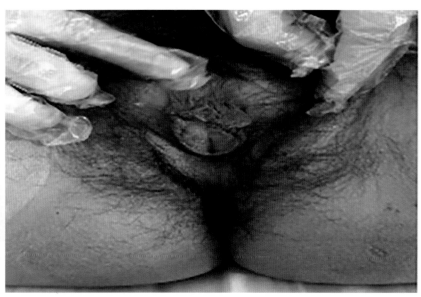

图 10-1-7-3
先天性肾上腺皮质增生症所致两性畸形

定性别，与真两性畸形表现相似。但染色体组型为 47，XXY，性腺活检只有睾丸组织，无卵巢组织。

（2）真两性畸形：体内同时存在卵巢和睾丸两种性腺组织的一组性发育异常疾病。

（3）雄激素抵抗综合征：X 连锁隐性遗传，可分为完全型及睾丸女性化和不完全型，雄激素结合试验异常。

（4）混合性性腺发育不良：其染色体核型为 45，XO/46，XY 嵌合体，性染色质阳性，外生殖器模棱两可，有不同程度的子宫、输卵管和阴道发育，女性有条索状的卵巢和发育不良的睾丸。

（蔡春泉 舒剑波 罗 雷 娄 燕 任路平 赵 航）

第八节 其他

一、固定型药疹

固定型药疹（fixed drug eruption）为药疹中较为常见的类型。特点为圆形皮疹，每次复发均固定在同一部位，药疹消退后有明显的色素沉着斑。临床特点：①一般在 3 周之内有明确的服药史。②典型皮损为圆形或椭圆形充血性红斑，色泽鲜艳或呈紫红色，表面可有水疱或大疱，发生于生殖器时常引起糜烂或溃疡。经过 10 余日红斑吸收，消退，残留紫褐色色素沉着斑片。每次复发均固定在同一部位，复发次数越多，色素沉着越明显，皮损数目可逐渐增多。③皮损可发于任何部位，好发于皮肤黏膜交界处，如口唇，外生殖器等部位。④自觉瘙痒，外生殖器部位者可有疼痛。

如图 10-1-8-1 所示，患者，男性，40 岁。龟头红肿、水疱 3 天，中度瘙痒。发病前 3 小时因"头痛"口服 2 片"去痛片"。3 年前有类似病史。

如图 10-1-8-2 所示，患者，男性，5 天前服头孢他啶，约几小时后龟头红肿、瘙痒。

如图 10-1-8-3 所示，患者，男性，无法确定药物名称。

如图 10-1-8-4 所示，患者，男性，31 岁，有类似病史 2 次，发病前用药不详。

（田中华）

二、血管角皮瘤

血管角皮瘤（angiokeratoma）分为肢端型、阴囊型、丘疹型、界限型和泛发型五型。典型皮损为紫红色或

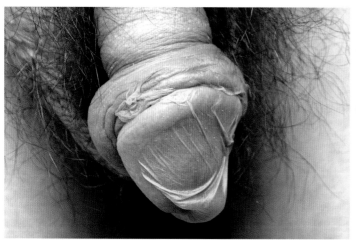

图 10-1-8-1
固定性药疹

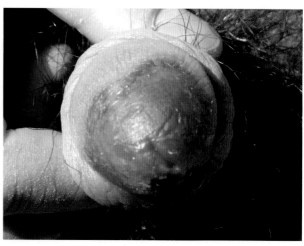

图 10-1-8-2
固定性药疹

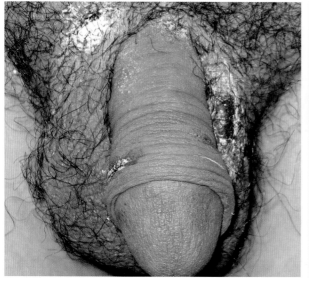

图 10-1-8-3
固定性药疹

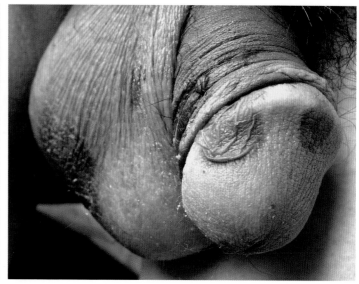

图 10-1-8-4
固定性药疹

暗紫色丘疹，直径 1～8mm 不等，表面粗糙或呈疣状。皮疹可分为单发，多发，成群及线状分布等不同类型。肢端型可伴冻疮，泛发型属脂质代谢病。组织病理示表皮角化亢进，棘层肥厚，真皮乳头层毛细血管增多、扩张，可被延伸的表皮突分隔。

如图 10-1-8-5 所示，患者，男性，37 岁，病史 3 年。诊断为阴囊血管角化瘤（angiokeratoma of scrotum），检查见阴囊暗紫色丘疹，表面粗糙或呈疣状。

如图 10-1-8-6 所示，患者，男性，35 岁，病史 2 年。诊断为外生殖器血管角化瘤（angiokeratoma of external genitalia），检查见龟头暗紫色丘疹，有的连在一起成簇。

（田中华）

三、硬化萎缩性苔藓

硬化萎缩性苔藓（lichen sclerosus et atrophicus）是一种病因未明的、皮肤黏膜慢性炎症性疾病。皮损表现多为境界清楚的白色硬化性丘疹，中央为黑色角栓，相互融合成瓷白色斑，晚期为白色萎缩斑，好发于外阴和躯干。

如图 10-1-8-7 所示，患者，男性，40 岁，尿道口及龟头瓷白色斑，病理诊断为硬化萎缩性苔藓。

（田中华）

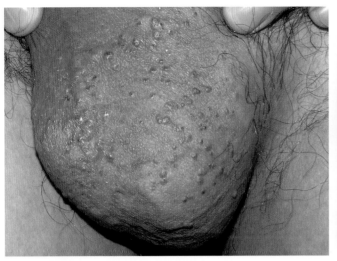

图 10-1-8-5
阴囊血管角化瘤

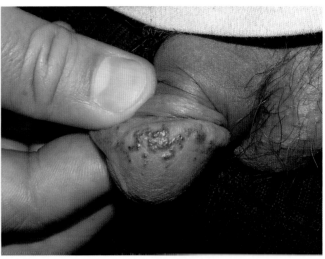

图 10-1-8-6
外生殖器血管角化瘤

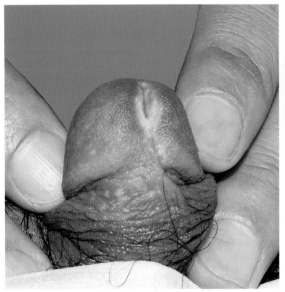

图 10-1-8-7
阴茎硬化萎缩性苔藓

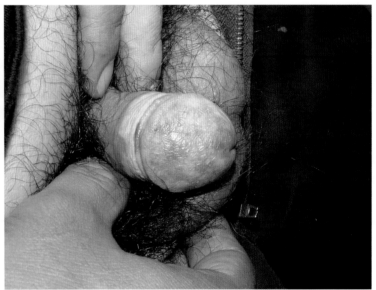

图 10-1-8-8
闭塞性干燥性龟头炎

四、闭塞性干燥性龟头炎

闭塞性干燥性龟头炎（balanitis xerotica obliterans）是男性外生殖器的一种皮肤黏膜疾病。病因未明，可能是各种原因引起的慢性龟头炎长期不愈，反复刺激所致。主要表现为龟头灰白斑伴有脱屑，局部苔藓样变。可伴有尿道外口狭窄，排尿费力、尿线变细等。

如图 10-1-8-8 所示，患者，男性，30 岁，龟头白斑伴脱屑 1 年。

（田中华）

五、阴茎珍珠状丘疹

阴茎珍珠状丘疹（pearly penile papules）在青春期时出现。无自觉症状。冠状沟可见珍珠状、白色、黄色或红色的半透明丘疹，圆锥状、球状或不规则形。单个丘疹约 1mm，沿冠状沟排列成一行到数行，丘疹互不融合，有时包绕整个冠状沟，偶尔也分布到龟头及系带上。

如图 10-1-8-9 所示，冠状沟见珍珠状、白色半透明丘疹。

（田中华）

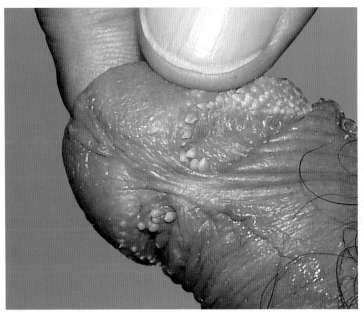

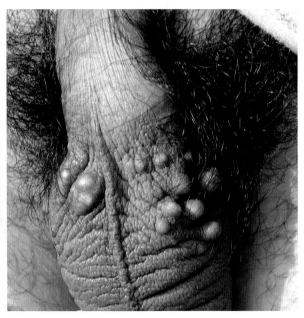

图 10-1-8-9
阴茎珍珠状丘疹

图 10-1-8-10
阴囊多发性脂囊瘤

六、多发性脂囊瘤

多发性脂囊瘤（steatocystoma multiplex）又称多发性皮脂囊肿。可能为皮样囊肿的一种类型。多在青春期后发病，亦可见于各年龄段。部分患者有家族史。好发于胸部、四肢屈侧、阴囊及腋窝。皮损为米粒至黄豆大的囊性结节，表面呈肤色或淡黄色，数目多。一般无自觉症状。病变发展缓慢，一般长期无变化。组织病理示囊肿位于真皮内，囊壁由数层上皮细胞组成，类似皮脂腺导管上皮或毛囊上皮，但无细胞间桥。并可见皮脂腺小叶附于囊壁或其周边。

如图 10-1-8-10 所示，阴囊可见数个绿豆粒至黄豆大囊性结节，表面呈皮色或淡黄色不等。

（田中华）

七、鲍恩样丘疹病

鲍恩样丘疹病（Bowenoid papulosis）是一种由人乳头状瘤病毒感染引起的外生殖器部位皮肤病。好发于性活跃人群，表现为散在褐色、黑褐色丘疹。绝大多数呈良性经过，可自行消退。临床特点：①青壮年好发；②皮损多发于男性的阴茎和龟头，女性的大小阴唇及肛周；③典型损害为多发的扁平丘疹，2~3mm，褐色或黑色，境界清楚，表面光亮或呈绒状；④皮疹常群集性或融合成网状；⑤无症状或轻度瘙痒；⑥病程慢性，部分患者皮损可自行消退，但可复发；⑦组织病理呈皮肤原位癌样改变。

如图 10-1-8-11 所示，患者，男性，25 岁，病史 2 年，龟头及冠状沟处可见多发的扁平丘疹，有的呈褐色或黑色。

如图 10-1-8-12 所示，患者，男性，50 岁，病史 3 个月，肛门和肛周可见多发的扁平丘疹，呈褐色或黑色。

（田中华）

八、会阴部错构瘤

会阴部错构瘤（hamartoma of perineum）见图 10-1-8-13，患儿，男性，2 个月，生后即发现会阴部肿物，查体可见肛门右缘及上缘与阴囊根部之间一肿物，外覆皮肤颜色正常，皮下触诊为脂肪组织。患儿合并右侧隐睾，超声及 MRI 检查提示会阴部外生软组织肿物，盆底及盆腔各脏器未见异常，术后病理诊断为错构瘤。

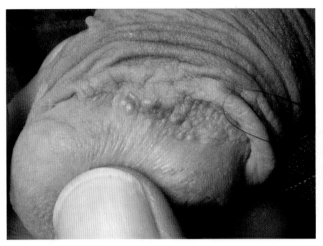

图 10-1-8-11
鲍恩样丘疹病

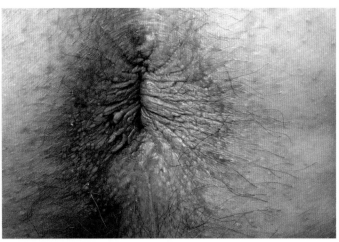

图 10-1-8-12
鲍恩样丘疹病（肛门）

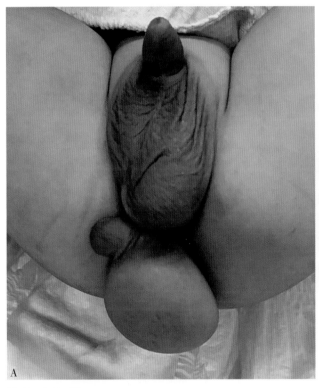

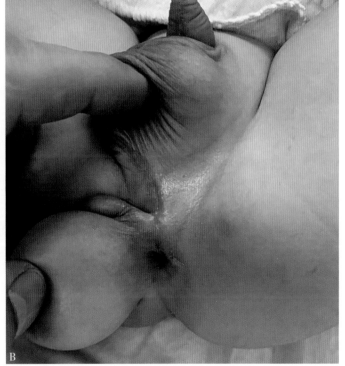

图 10-1-8-13
会阴部错构瘤伴隐睾
A. 会阴部错构瘤伴隐睾；B. 会阴部错构瘤伴隐睾。

【鉴别诊断】

（1）会阴部肠重复畸形：肿物为肠管样结构，可见肠黏膜等结构，一般体格检查即可鉴别。

（2）重复阴茎：有两个单独的阴茎及海绵体、尿道等结构，常伴有腰骶部脊柱畸形、肛门闭锁、阴囊分裂和膀胱重复等畸形，较容易鉴别。

（3）骶尾部畸胎瘤：骶尾部肿物，位于肛门后方，表面皮肤部分变薄，与正常皮肤外观不同，CT 等检查有典型的畸胎瘤表现。

（李　蕾）

第二章　女性生殖系统

第一节　女性生殖系统炎症

一、外阴阴道假丝酵母菌病

外阴阴道假丝酵母菌病（vulvovaginal candidiasis，VVC）是由假丝酵母菌引起的常见外阴阴道炎症。病原体当中80%～90%都是假丝酵母菌，属于机会致病菌，常见的诱因有妊娠、糖尿病，大量使用免疫抑制剂和广谱抗生素。

如图10-2-1-1所示，患者，女性，36岁。阴道瘙痒伴白带增多3天。阴道内可见大量豆腐渣样分泌物，阴道黏膜红肿，分泌物检查发现假丝酵母菌菌丝。

【鉴别诊断】

（1）滴虫性阴道炎：外阴瘙痒，阴道内可见稀薄泡沫样白带。分泌物检测可协助诊断。

（2）细菌性阴道病：分泌物稀薄，有鱼腥臭味。分泌物找到线索细胞可协助诊断。

（张　晶）

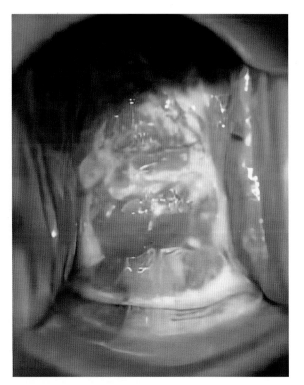

图10-2-1-1
外阴阴道假丝酵母菌病

二、滴虫性阴道炎

滴虫性阴道炎（trichomonas vaginitis）由阴道毛滴虫引起，是一种主要通过性行为传播的寄生虫疾病。

如图10-2-1-2所示，患者，女性，48岁，孕2产1。阴道瘙痒伴分泌物增多1周。宫颈呈草莓样，分泌物呈稀薄脓性，泡沫状，有异味。分泌物检测可见滴虫。

【鉴别诊断】

（1）外阴阴道假丝酵母菌病：外阴阴道瘙痒症状明显，阴道分泌物白色浓稠，呈豆渣样。外阴可见红斑、水肿。分泌物检测可协助诊断。

（2）细菌性阴道病：分泌物稀薄，有鱼腥臭味。分泌物找到线索细胞可协助诊断。

（王　宁　黄家珍）

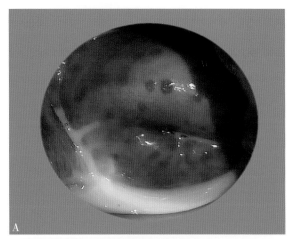

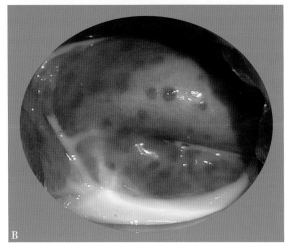

图10-2-1-2
滴虫性阴道炎
A、B. 宫颈外观呈草莓样。

三、老年性阴道炎

老年性阴道炎（senile vaginitis）是因卵巢功能衰退，雌激素水平降低，阴道壁萎缩，黏膜变薄，上皮细胞内糖原含量减少，阴道内pH增高，局部抵抗力降低，致使病菌入侵繁殖而引起的炎症，常见于绝经后的老年女性。此外，手术切除双侧卵巢、卵巢功能早衰、盆腔放疗后、长期闭经、长期哺乳等均可引发本病。

如图 10-2-1-3 所示，患者，女性，63 岁，孕 2 产 1。阴道分泌物增多 1 个月。妇科检查见阴道黏膜呈萎缩性改变，皱襞消失，上皮菲薄并变平滑，宫颈萎缩，阴道黏膜及宫颈充血，有小出血点。

【鉴别诊断】

（1）外阴阴道假丝酵母菌病：外阴阴道瘙痒症状明显，阴道分泌物白色浓稠，呈豆渣样。外阴可见红斑、水肿。分泌物检测可协助诊断。

（2）宫颈及阴道恶性肿瘤：常有阴道不规则流血或排液，局部组织活检可协助诊断。

（张　晶　王丹波）

四、细菌性阴道病

细菌性阴道病（bacterial vaginosis，BV）是阴道微生态环境内菌群与分泌物生化性质变化引起的常见阴道疾病。表现为正常阴道乳酸杆菌数量减少而代之以阴道加德纳菌等厌氧、兼性厌氧菌数量增加并伴随分泌物 pH 升高等生化成分变化的临床综合征。

如图 10-2-1-4 所示，患者，女性，35 岁，阴道分泌物增多伴外阴瘙痒 1 周。妇科检查见分泌物呈灰白色，均匀一致，并黏附于阴道壁，阴道黏膜无充血。白带常规检查：BV（＋）。

【鉴别诊断】

外阴阴道假丝酵母菌病：外阴阴道瘙痒症状明显，阴道分泌物白色浓稠，呈豆渣样。外阴可见红斑、水肿。分泌物检测可协助诊断。

（陈英汉）

五、前庭大腺囊肿

前庭大腺囊肿（Bartholin cyst）系因前庭大腺管阻塞，分泌物积聚而成。在急性炎症消退后腺管堵塞，分泌物不能排出，脓液逐渐转为清液而形成囊肿，腺腔内的黏液浓稠或先天性腺管狭窄排液不畅，也可形成囊肿。

如图 10-2-1-5 所示，患者，女性，42 岁。外阴坠胀 2 个月。检查见左侧大阴唇后部 4cm×5cm 大小囊肿，触之活动，无触痛。

【鉴别诊断】

（1）腹股沟疝：疝与腹股沟环相连，挤压时可以复位消失，咳嗽时感觉肿块冲击，向下屏气时肿块稍胀大，叩

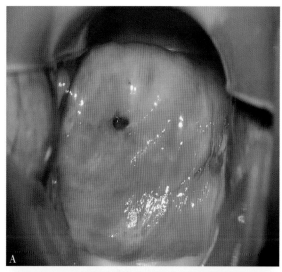
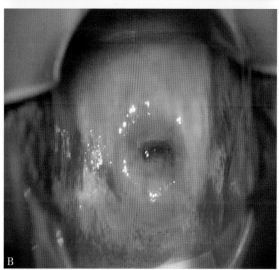

图 10-2-1-3
老年性阴道炎
A. 阴道黏膜展平，表面散在出血点；B. 宫颈萎缩，可见出血点。

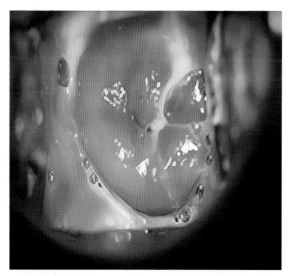

图 10-2-1-4
细菌性阴道病

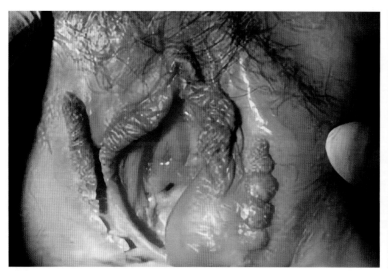

图 10-2-1-5
前庭大腺囊肿

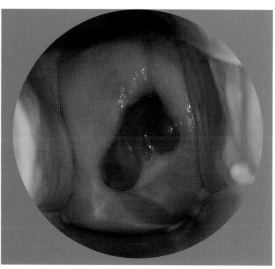

图 10-2-1-6
子宫颈息肉

之有鼓音，在过度用力时，常突然出现。

（2）子宫内膜异位囊肿：囊肿一般随着月经周期出现周期性疼痛，月经后疼痛消失，并且囊肿呈紫蓝色改变。

（陈英汉）

六、子宫颈炎症相关疾病

子宫颈炎（cervicitis）是妇科常见疾病之一，多见于育龄妇女，为宫颈受损伤和病原体侵袭所致，包括子宫颈阴道部炎症及子宫颈管黏膜炎症，以慢性炎症为多。慢性子宫颈炎有糜烂样改变（宫颈柱状上皮异位）、子宫颈肥大、子宫颈息肉、子宫颈腺囊肿和子宫颈外翻等多种表现。

（一）子宫颈息肉

子宫颈息肉（cervical polyp）是慢性宫颈炎表现的一种，在已婚妇女中比较多见。由于慢性炎症长期刺激，使宫颈管局部黏膜增生，因子宫有排除异物倾向，可使增生的黏膜逐渐自基底部向宫颈外口突出而形成。

如图 10-2-1-6 所示，患者，女性，45 岁。阴道血性分泌物 1 天。宫颈口可见长约 3cm 及 0.5cm 的红色息肉样赘生物。

【鉴别诊断】

（1）子宫颈恶性肿瘤：多有阴道不规则流血史，宫颈可见菜花样肿物，行宫颈活检病理可明确诊断。

（2）子宫颈腺囊肿：为腺管口堵塞，潴留形成囊肿。绝大多数是生理性变化。

（王 宁 黄家珍）

（二）子宫颈腺囊肿

子宫颈腺囊肿（Naboth cyst）又称纳博特囊肿，是慢性宫颈炎常见的一种表现。因腺管口阻塞，腺体分泌物引流受阻滞留而形成。

如图 10-2-1-7 所示，患者，女性，33 岁。阴道分泌物增多 10 天。子宫颈可见多发黄豆粒大的囊肿，下唇为重。

【鉴别诊断】

子宫颈恶性肿瘤：多有阴道不规则流血史，宫颈可见菜花样肿物，行病理检查可明确诊断。

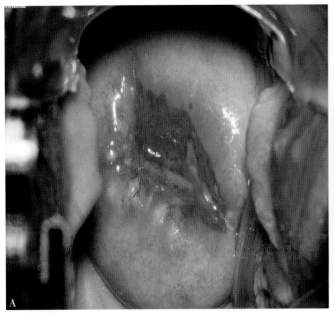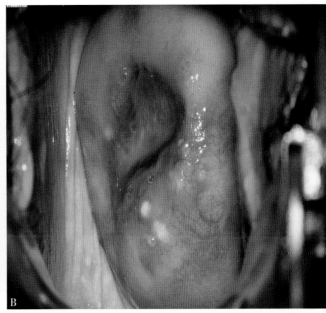

图 10-2-1-7
子宫颈腺囊肿
A、B. 宫颈外观。

（张　晶）

第二节　子宫内膜异位疾病

一、子宫内膜异位症

子宫内膜异位症（endometriosis）是具有生长功能的子宫内膜组织出现在子宫腔外的现象。

（一）直肠子宫内膜异位症

直肠子宫内膜异位症（colorectal endometriosis）见图 10-2-2-1，患者，女性，41 岁，孕 2 产 1，痛经伴经期大便性状改变 5 年，经期便血半年，不能接受长期药物治疗。盆腔增强 MRI 提示内异症病灶累及肠管；剖视肠管，见内异症病灶累及肠管全层，侵犯黏膜面，黏膜面可见多发紫蓝色结节，切开结节可见囊腔形成，内含巧克力样液体。

【鉴别诊断】

结直肠恶性肿瘤：常见恶性肿瘤之一，早期可无明显症状，随着病程进展可出现排便习惯改变、大便性状改变（变细、血便、黏液便等）、腹痛等症状，影像学检查或内镜检查有助于诊断。

（许　泓　杨思勤　欧阳婧）

（二）膀胱子宫内膜异位症

膀胱子宫内膜异位症（endometriosis of bladder）见图 10-2-2-2，患者，女性，33 岁，因经期尿痛伴血尿半年入院。行膀胱镜检查及腹腔镜探查手术可见异位子宫内膜累及膀胱全层。

【鉴别诊断】

（1）膀胱炎：多表现为尿频、尿急、尿痛。尿沉渣镜检可有白细胞增多，尿细菌培养多数可获得阳性结果。膀胱镜下可见黏膜充血、水肿、片状出血斑、浅表溃疡等，腹腔镜下膀胱外观可无明显异常。

（2）膀胱肿瘤：临床上以无痛肉眼血尿多见，多发生于中老年男性。病理可鉴别。

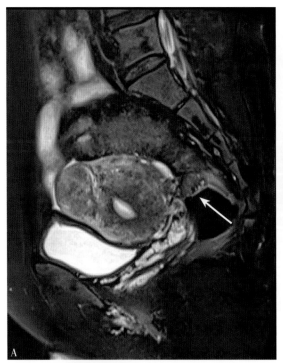
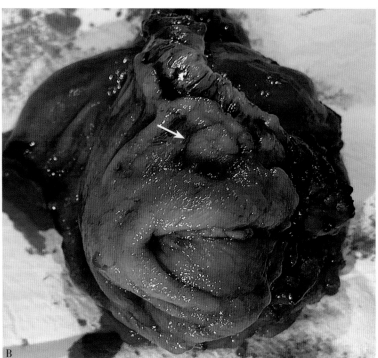
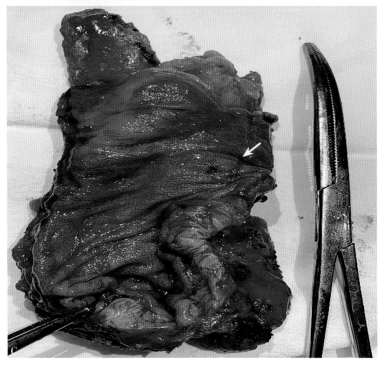

图 10-2-2-1
直肠子宫内膜异位症
A. MRI 增强图像（矢状位）；B. 直肠标本黏膜面；
C. 直肠标本浆膜面。

（白　晶　郭瑞霞　周应芳）

（三）卵巢型子宫内膜异位症

卵巢型子宫内膜异位症（ovarian endometriosis）分为微小病变型和典型病变型，后者俗称"卵巢巧克力囊肿"。

如图 10-2-2-3 所示，患者，女性，28 岁，孕 0 产 0。痛经进行性加重 4 年，超声发现双侧卵巢囊性包块，结合手术所见，包块大小约 6cm×5cm×5cm（左）、7cm×6cm×6cm（右），囊肿内密集光点漂浮，提示巧克力囊肿可能。术中探查见双卵巢囊肿，表面呈瓷白色或灰蓝色，与周围腹膜及肠管致密粘连，术中极易破裂，破裂后可见巧克力色黏稠囊液。

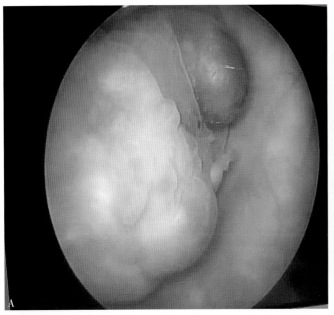 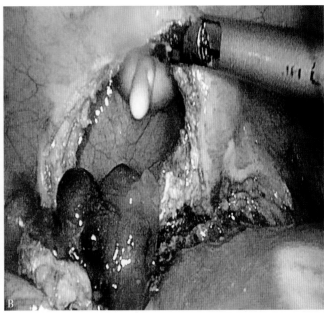

图 10-2-2-2
膀胱子宫内膜异位症
A. 膀胱镜下膀胱子宫内膜异位病灶；B. 腹腔镜下膀胱子宫内膜异位病灶。

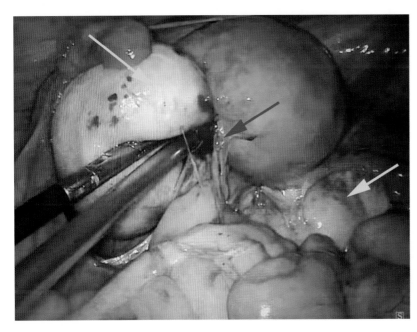

图 10-2-2-3
卵巢型子宫内膜异位症
黄色箭头所示为双侧卵巢巧克力囊肿；红色箭头所示为左侧卵巢囊肿与周围组织粘连，易破裂，流出巧克力样黏稠囊液。

【鉴别诊断】

（1）卵巢恶性肿瘤：早期卵巢恶性肿瘤通常无症状，晚期症状明显，可出现腹痛腹胀、纳差、消瘦等，进展较快，通过彩超或盆腔 CT 可协助诊断，常伴有肿瘤标志物 CA125、HE4 的升高，经剖腹探查或者腹腔镜手术可确诊。

（2）卵巢滤泡囊肿或黄体囊肿：常无症状，囊肿增大、破裂时可出现急腹症。多有体检时发现，多为单发，壁薄光滑，定期观察囊肿可自然消失。

（王　倩　郭瑞霞）

（四）腹膜型子宫内膜异位症

腹膜型子宫内膜异位症（peritoneal endometriosis），常出现在宫骶韧带、直肠子宫陷凹以及子宫后壁下端浆膜处。腹膜型内异症常与卵巢型内异症及深部内异症并存，或在其他妇科手术中偶然发现。可分为色素沉着型及无色素沉着型，前者呈蓝紫色或褐色结节，为典型病变；后者包括红色病变及白色病变，为内膜异位的早期病变，更具生长活性。

如图 10-2-2-4 所示，患者，女性，26 岁，进行性加重痛经 4 年，不孕 2 年，术中探查蓝紫色结节沿右侧骶韧带上行种植（图 10-2-2-4A），盆腔可见红色内异症病灶（图 10-2-2-4B）。

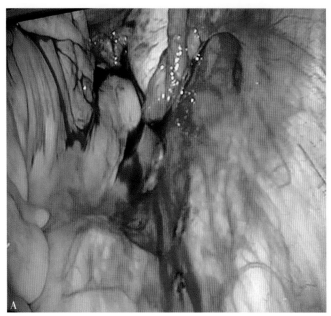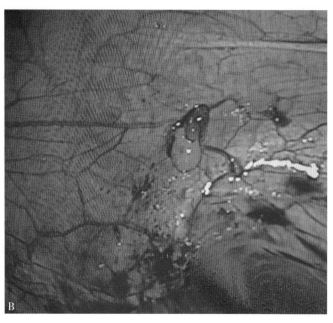

图 10-2-2-4
腹膜子宫内膜异位症
A. 右侧宫骶韧带上蓝紫色异位结节；B. 盆腔腹膜红色病变。

【鉴别诊断】

（1）盆腔炎性疾病：不规律的下腹疼痛，伴有发热，血白细胞、C- 反应蛋白及降钙素原升高，经抗生素治疗效果明显，多有急性或慢性盆腔感染病史。

（2）盆腔结核：多继发于肺结核，病变最常累及输卵管，在女性患者中主要表现为不孕、月经稀少或闭经，有时可出现腹胀、食欲不振、低热盗汗等全身症状。可经腹腔镜探查盆腔病灶活检确诊，以抗结核治疗为主。

（王 倩 郭瑞霞）

二、子宫腺肌病

子宫腺肌病（adenomyosis）是内在性子宫内膜异位症，为子宫内膜侵入子宫肌壁层，属于子宫内膜异位症的一种特殊型，子宫腺肌病可以和盆腔子宫内膜异位症同时存在。

如图 10-2-2-5 所示，患者，女性，38 岁，孕 1 产 1，继发性痛经进行性加重 2 年。妇科检查：子宫增大，呈球形，压痛。子宫直肠陷凹可及触痛结节。MRI：后壁肌层弥漫增厚，子宫腺肌病可能。

【鉴别诊断】

（1）子宫肌瘤：一般无痛经加重史，肌瘤包膜完整，超声检查见低回声，边界清晰。

（2）子宫肉瘤：生长迅速，病理检查可明确诊断。

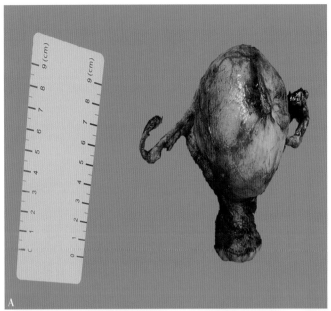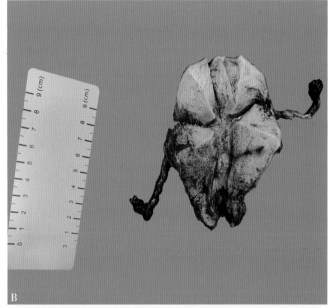

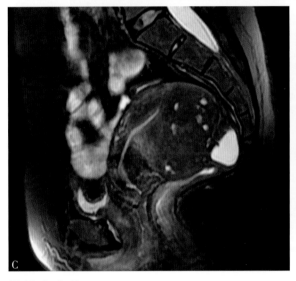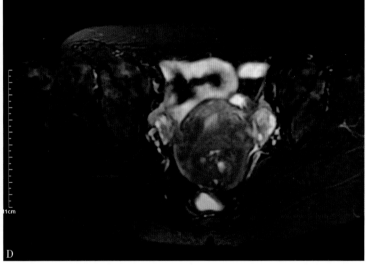

图 10-2-2-5
子宫腺肌病
A. 手术标本；B. 手术标本剖开；C. MRI T$_2$ 加权图像（矢状位）；D. MRI T$_2$ 加权图像（横截位）。

（王　宁　黄家珍）

第三节　女性生殖器发育异常

一、外生殖器发育异常

（一）处女膜闭锁

处女膜闭锁（atresia of hymen），又称无孔处女膜。系发育过程中，阴道末端的泌尿生殖窦组织未腔化所致。

如图 10-2-3-1 所示，患儿，女性，12 岁，腹痛一周，加重伴小便困难半天。图中所示处女膜向外膨出，表面略呈紫蓝色，无阴道开口，肛诊扪及阴道内球形包块顶直肠前壁突出。

【鉴别诊断】

（1）阴道闭锁：症状与处女膜闭锁相似，无阴道开口，但闭锁处黏膜表面色泽正常，亦不向外膨隆，肛诊阴道积血包块位置较处女膜闭锁高。

（2）先天性无阴道：几乎均合并先天性无子宫或仅有始基子宫，外阴发育正常，无阴道口或仅在阴道口处见一浅凹陷，约15%的患者合并泌尿道畸形。

（侯顺玉）

（二）尿生殖窦畸形

尿生殖窦畸形（urogenital sinus malformation）是指尿道和阴道在会阴部相通成为共同的泌尿生殖窦通道。由胚胎期尿生殖窦发育异常而引起的新生儿畸形，是女性假两性畸形中较为严重的类型。

如图10-2-3-2所示，患儿，女性，出生3天，产后发现外生殖器异常，有排尿，无其他不适表现。查体可见会阴部无正常尿道及阴道开口，仅可见会阴部一共同开口，阴蒂发育不明显，肛门外观正常。

【鉴别诊断】

（1）泄殖腔畸形：除会阴外观及尿道阴道异常外尚有先天性肛门闭锁表现，女孩表现为"一穴肛"，详细查体即可做出较为准确的判断。

（2）处女膜闭锁：表现为尿道开口正常，而阴道开口白色膜性膨出，伴有子宫积液。

（李 蕾）

（三）性发育幼稚病

性发育幼稚病（infantilism）是指丘脑－垂体－性腺内分泌轴出现病变，相应激素的分泌显著减少或缺乏，可导致性器官发育不全。主要有特纳综合征、体质性青春发育延迟等。

如图10-2-3-3所示，患者，女性，15岁，发现身高增长缓慢2年。第二性征发育不全：无乳房发育，无阴毛、腋毛生长，外生殖器为幼稚型。染色体核型为45，XO。

【鉴别诊断】

体质性青春发育延迟：男孩或女孩达到正常青春发育年龄仍未见第二性征发育，但最终都能自发进入青春期发育。

（任路平 赵 航）

二、阴道发育异常

（一）阴道闭锁

阴道闭锁（vagina atresia）为泌尿生殖窦未参与形成阴道下段所致。根据解剖学特点可将其分为：①阴道下段闭锁，也称为阴道Ⅰ型闭锁；②阴道完全闭锁，也称为阴道Ⅱ型闭锁。

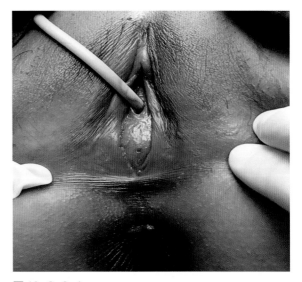

图10-2-3-1
处女膜闭锁

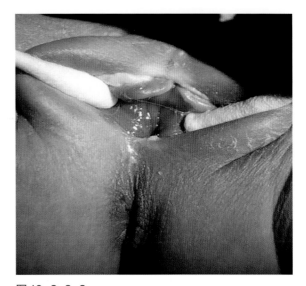

图10-2-3-2
尿生殖窦畸形外观

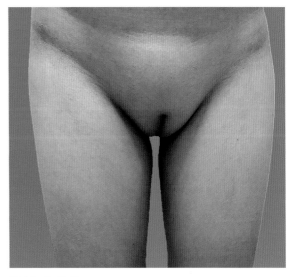

图10-2-3-3
特纳综合征

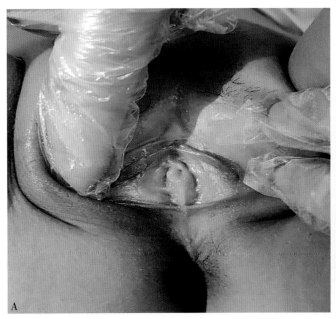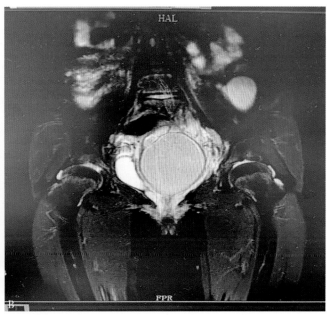

图 10-2-3-4
Ⅰ型阴道闭锁
A. 阴道下段闭锁外观；B. MRI T$_2$加权图像（冠状位）。

如图 10-2-3-4 所示，患儿，女性，11 岁，间断下腹痛 1 个月，加重 1 天。图中所示前庭见尿道口，未见阴道开口，无明显处女膜痕迹，未见紫蓝色膨隆，肛诊扪及向直肠凸出的阴道包块，约 5cm×5cm，张力大，包块下方距会阴体约 2cm。

【鉴别诊断】

（1）处女膜闭锁：患者有周期性下腹痛，腹痛症状较轻，阴道前庭可见正常的处女膜环，肛诊时可扪及阴道内囊性包块，包块下缘较阴道闭锁患者更低，部分患者处女膜向外膨出，呈紫蓝色表现。

（2）MRKH 综合征：幼年时多无症状，青春期第二性征发育正常，但无月经来潮，少数患者可出现周期性下腹痛，影像学检查可发现子宫、阴道发育异常，甚至泌尿系发育畸形。

（侯顺玉）

（二）阴道斜膈综合征

阴道斜膈综合征（oblique vaginal septum syndrome）患者存在双子宫、双宫颈及斜膈同侧肾脏的缺如。妇科检查可见宫颈及斜膈，斜膈上可伴或不伴有小孔，月经期斜膈膨隆，斜膈侧可扪及另一个宫颈，可扪及 2 个宫体。

如图 10-2-3-5 所示，患者，女性，43 岁，孕 4 产 1。同房后阴道出血 3 个月。妇科检查：单阴道，阴道可见纵隔，纵隔为阴道上 1/3，右侧宫颈隐见，左侧宫颈不可见，手指可探及左侧宫颈光滑。MRI：双子宫。左侧输卵管扩张可能，左卵巢囊肿。CT：左肾缺如；双子宫；阴道上端异常改变；宫腔积液。

【鉴别诊断】

阴道良性肿瘤：生长缓慢，病理可明确诊断。

（王　宁　黄家珍）

三、宫颈发育异常

宫颈机能不全（cervical incompetence）指宫颈解剖或功能缺陷，导致妊娠中晚期宫颈无痛性扩张，引起宫颈管缩短、宫颈口扩张，伴有羊膜囊膨出或破裂，而引起流产或早产。

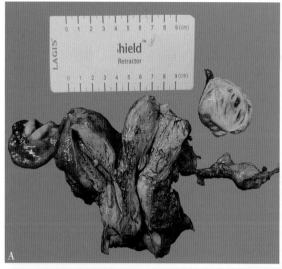
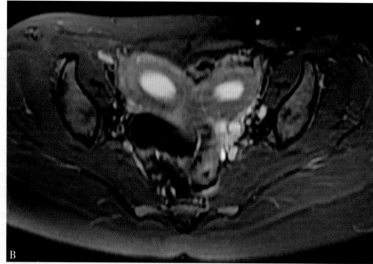
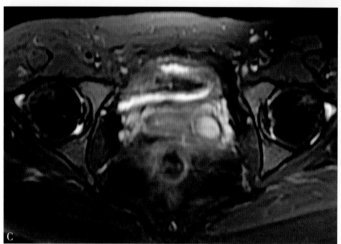
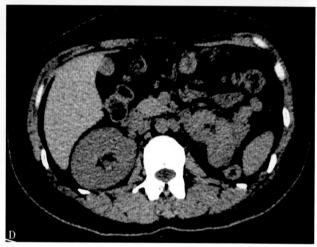

图 10-2-3-5
阴道斜膈综合征
A. 手术标本；B、C. MRI 增强图像（横截位）；D. CT 平扫图像。

如图 10-2-3-6 所示，患者，女性，32 岁，孕 5 个月，下腹坠胀 1 小时，腹部未及规律宫缩，既往孕 6 个月难免流产史，图中所示宫颈质软，完全展平，宫颈口扩张 4cm，内见羊膜囊膨出，透过羊膜囊可见胎儿双足。

【鉴别诊断】

难免流产：孕 28 周以内腹痛伴见红，腹部扪及明显宫缩，宫颈进行性缩短伴宫口扩张。

（侯顺玉）

四、子宫发育异常

子宫发育异常（uterine dysplasia）多因形成子宫段副中肾管发育及融合异常所致。纵隔子宫为最常见的子宫畸形。分为完全纵隔子宫和不全纵隔子宫。不对称性完全纵隔子宫（asymmetric

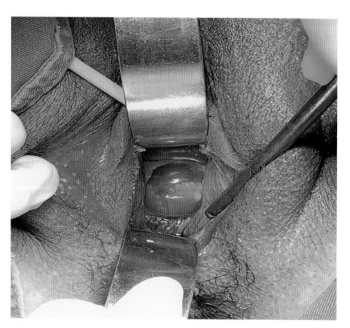

图 10-2-3-6
宫颈机能不全

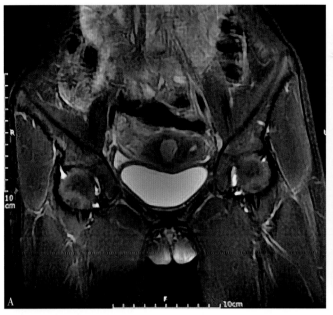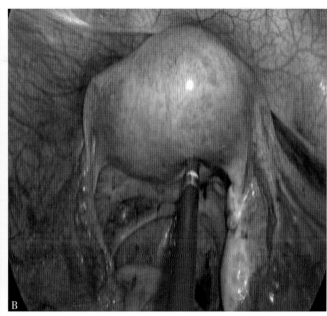

图 10-2-3-7
不对称性完全纵隔子宫
A. MRI 平扫图像（冠状位）；B. 腹腔镜下子宫外观。

septate uterus）又称罗伯特子宫（Robert uterus）。

　　如图 10-2-3-7 所示，患者，女性，14 岁，经期右下腹痛 3 个月余。腹盆部 MRI：子宫形态欠规整，见双宫腔结构，两侧宫腔不相通。宫腹腔镜探查：子宫正常大小，两侧子宫间似见间隔；宫颈管通畅，宫腔镜可顺利进入左侧宫腔，左侧输卵管开口可见，右侧宫腔不能进入，右侧输卵管开口不可见。

【鉴别诊断】

　　Ⅱ型残角子宫：残角子宫与单角子宫的宫底分开。Robert 子宫外表面正常或表面凹陷＜1cm，残角子宫表面凹陷常＞1cm。残角子宫常伴泌尿系发育异常，Robert 子宫泌尿系发育极少出现异常。

（沈　杨　丁　波　徐敬云）

第四节　女性生殖器官损伤性疾病

一、外阴及阴道损伤

（一）外阴骑跨伤

　　外阴骑跨伤（straddle injury of vulva）见图 10-2-4-1，患者，女性，43 岁，孕 2 产 1。外阴外伤后流血 3 小时。右侧大小阴唇充血，呈紫色。

【鉴别诊断】

　　外阴癌：外阴可见菜花样肿物，病理诊断可协助诊断。

（王　宁　黄家珍）

（二）会阴阴道裂伤

　　会阴阴道裂伤（colpoperineal laceration）主要为分娩时软产道的损伤。产力过强，产道扩张不充分，而会阴保护不力，胎头娩出过快，为裂伤常见的原因。

　　如图 10-2-4-2 所示，患者，女性，44 岁，孕 4 产 1。21 年前顺产一女婴，分娩过程中造成会阴裂伤，给

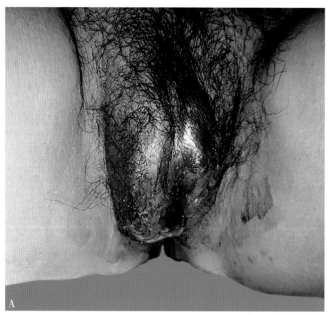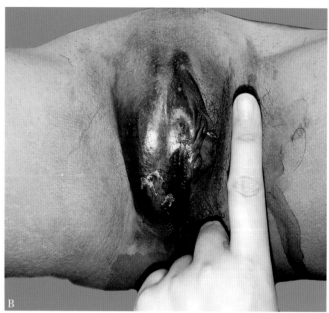

图 10-2-4-1
外阴骑跨伤
A. 外阴肿胀明显，呈紫黑色，有压痛；B. 外阴血肿，表面有破裂口。

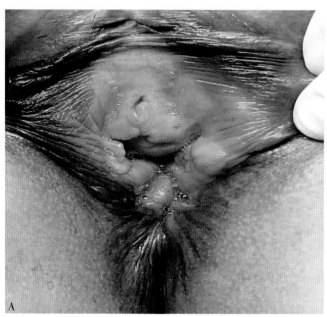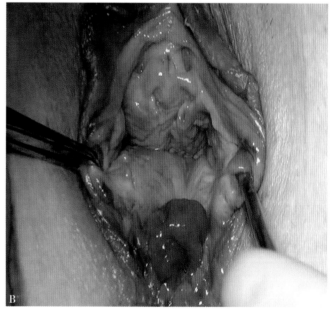

图 10-2-4-2
阴道Ⅲ度裂伤
A. 会阴体瘢痕，肛门星状结构消失；B. 直肠黏膜外翻。

予缝合，产后出现排便无法控制，未治疗。妇科查体：阴道后壁可见陈旧性瘢痕，会阴体及肛门星状结构消失，直肠黏膜外翻。肛门括约肌收缩力消失。

【鉴别诊断】

（1）直肠脱垂：主要是肛门周围肌肉松弛，张力降低引起，一般阴道壁无损伤，妇科检查可相鉴别。

（2）直肠阴道瘘：有相关手术史，妇科查体可见直肠与阴道间有明确的瘘口，一般肛门括约肌收缩力正常。

（王丹波　田　野）

二、子宫脱垂

子宫脱垂（uterine prolapse）是指子宫从正常位置沿阴道下降，宫颈外口达坐骨棘水平以下，甚至子宫全部脱出阴道口外。

如图 10-2-4-3 所示，患者，女性，65 岁，阴道脱出肿物两年，加重半年，图中所示宫颈及部分宫体脱出于阴道口外，宫颈长期摩擦呈糜烂样改变。

如图 10-2-4-4 所示，患者，女性，84 岁，孕 5 产 3，绝经 33 年。发现阴道脱出物 3 年，本例阴道前壁膨出－盆腔脏器脱垂定量（POP-Q）Ⅲ度，子宫脱垂 POP-Q Ⅲ度。

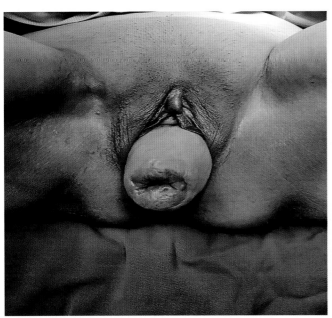

图 10-2-4-3
子宫脱垂

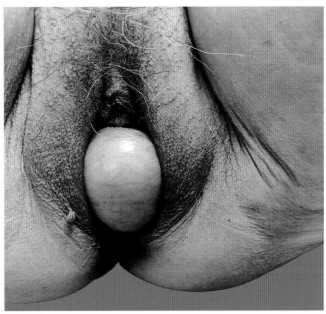

图 10-2-4-4
子宫脱垂伴阴道前壁脱垂

【鉴别诊断】

（1）阴道壁囊肿：囊性包块，边界清楚，位于阴道壁内，囊包表面不能见到宫颈样外观。

（2）子宫黏膜下肌瘤：多有月经过多病史，见宫颈外口红色质硬实性肿物，表面光滑。

（侯顺玉　王　宁　黄家珍）

三、阴道脱垂

（一）阴道穹窿脱垂

阴道穹窿脱垂（vault prolapse）是指子宫切除术后阴道顶端支持结构缺损。

如图 10-2-4-5 所示，患者，女性，58 岁，全子宫切除术后 8 年，阴道脱出肿物 2 年，图中所示患者向下用力屏气后阴道口脱出球形肿物，由阴道前后壁及阴道残端组成，上推肿物后内诊未见宫颈，无宫体感。

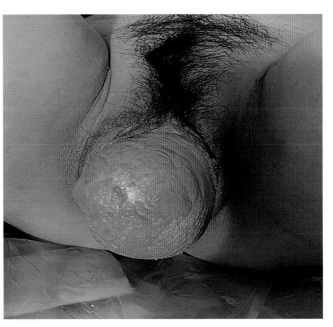

图 10-2-4-5
子宫切除术后阴道穹窿脱垂

1015

【鉴别诊断】

（1）阴道壁囊肿：囊性包块，边界清楚位于阴道壁内，内诊另见宫颈，并可扪及子宫位置形态。

（2）子宫内翻：子宫底部向子宫腔内陷入，子宫部分或全部翻出，产后子宫内翻多见，非产后子宫内翻罕见。B 超、MRI 可协助诊断。

（侯顺玉）

（二）阴道壁脱垂

阴道壁脱垂（colpoptosis）包括阴道前壁脱垂和阴道后壁脱垂，阴道前壁脱垂也即阴道前壁膨出，阴道内 2/3 膀胱区域脱出称为膀胱膨出（cystocele）。

如图 10-2-4-6 所示，患者，女性，68 岁，阴道脱垂肿物 6 年，加重半年。妇科查体见：患者用力屏气后见阴道前壁完全脱出，阴道后壁部分脱出，阴道皱襞消失，表面薄而亮，无破损。

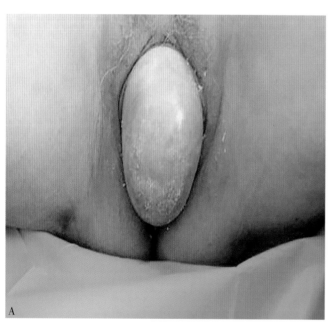
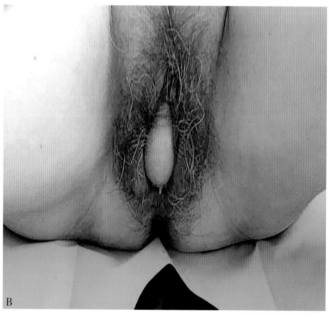

图 10-2-4-6
阴道壁脱垂
A. 用力屏气后；B. 静息状态下肿物还纳后。

【鉴别诊断】

（1）阴道壁肿物：阴道壁肿物在阴道内，固定、边界清楚。

（2）宫颈延长：双合诊检查阴道内宫颈虽长，但宫体在盆腔内，屏气并不下移。

（韩　雪　欧阳玲）

四、子宫损伤

（一）剖宫产瘢痕憩室

剖宫产瘢痕憩室（low-segment cesarean scar diverticulum）见图 10-2-4-7。

如图 10-2-4-7 所示，患者，女性，30 岁，剖宫产术后 3 年，月经淋漓不尽 8 个月，保守治疗无效，仍有生育要求。盆腔增强 MRI：颈管前壁裂隙，达浆膜下。宫腔镜：颈峡部剖宫产切口偏右侧憩室，内见新生血管。

【鉴别诊断】

月经失调：保守治疗有效，核磁共振或宫腔镜检查无裂隙改变。

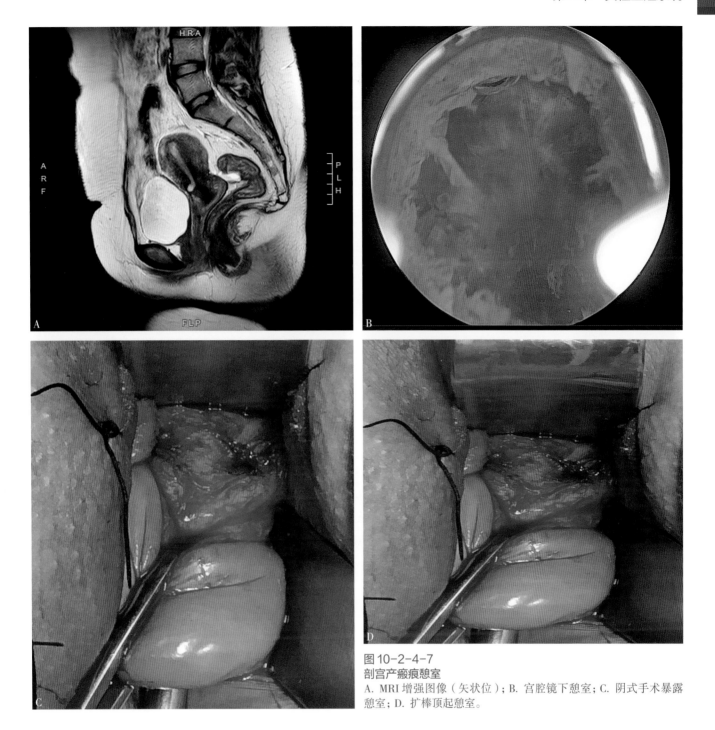

图 10-2-4-7
剖宫产瘢痕憩室
A. MRI 增强图像（矢状位）；B. 宫腔镜下憩室；C. 阴式手术暴露
憩室；D. 扩棒顶起憩室。

（王丹波　徐兴远）

（二）宫腔粘连

宫腔粘连（adhesion of uterine cavity）又称阿什曼综合征（Ashman syndrome），是多由宫腔手术操作或感染、放射等原因造成子宫内膜破坏引起子宫肌壁相互粘连而出现的一系列临床病变，多发现为周期性下腹痛、继发性闭经、经量减少或流产、不孕等。

如图 10-2-4-8 所示，患者，女性，27 岁，人流后月经量减少 2 个月。宫腔镜探查见宫腔形态失常，缩窄呈桶状宫腔，于宫腔底部可见少许内膜残留，双侧输卵管开口不可见。经宫腔镜手术分离粘连＋术后雌激素治疗，二次宫腔镜探查可见宫腔形态恢复正常。

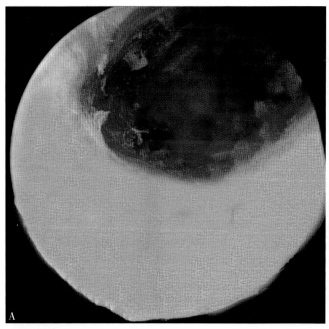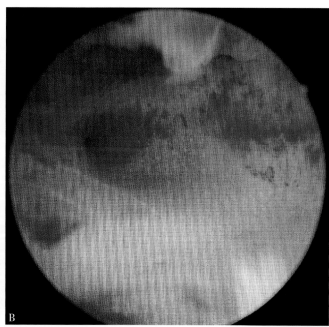

图 10-2-4-8
宫腔粘连
A. 缩窄呈桶状宫腔；B. 分离粘连后的右输卵管开口。

（王继东）

第五节　妊娠滋养细胞疾病

妊娠性滋养细胞疾病（gestational trophoblastic disease，GTD）指胚胎滋养细胞变性引起的疾病，按其增生的程度、绒毛的有无、侵蚀能力等分为葡萄胎、恶性葡萄胎和绒毛膜癌。

一、绒毛膜癌

绒毛膜癌（choriocarcinoma）可继发于葡萄胎妊娠，也可继发于非葡萄胎妊娠。恶性程度极高，发生转移早而广泛。随着诊断技术及化疗的发展，预后已得到极大改善。

如图 10-2-5-1 所示，患者，女性，54 岁，葡萄胎清宫术后 5 年，阴道不规则流血 2 个月。血 β- 人绒毛膜促性腺激素（β-HCG）：52 639IU/L，诊断绒癌 Ⅲ A 期（5 分），化疗 8 个疗程，血 β-HCG 降至 1.13IU/L。MRI：宫体左前壁可见混杂信号团块，大小约 4.1cm×3.2cm×2.8cm，轻度不均匀强化。行全子宫切除，术后见肿物位于宫底侵及深肌层。

【鉴别诊断】

侵蚀性葡萄胎：全部继发于葡萄胎妊娠，镜下可见水泡状组织侵入肌层，有绒毛结构及滋养细胞增生和异型性。

（张　新）

二、胎盘部位滋养细胞肿瘤

胎盘部位滋养细胞肿瘤（placental site trophoblastic tumor，PSTT）是来源于胎盘种植部位的一种特殊类型的中间型滋养细胞肿瘤。

如图 10-2-5-2、图 10-2-5-3 所示，患者，女性，28 岁，停经 7 个月，异常子宫出血 4 个月，发现 HCG 阳性 1 个月。腹腔镜检查见肿瘤弥漫性浸润至深肌层，达浆膜层。妇科检查阴道壁可见紫蓝色结节。MRI：宫腔内近肌层强度不均的肿物。

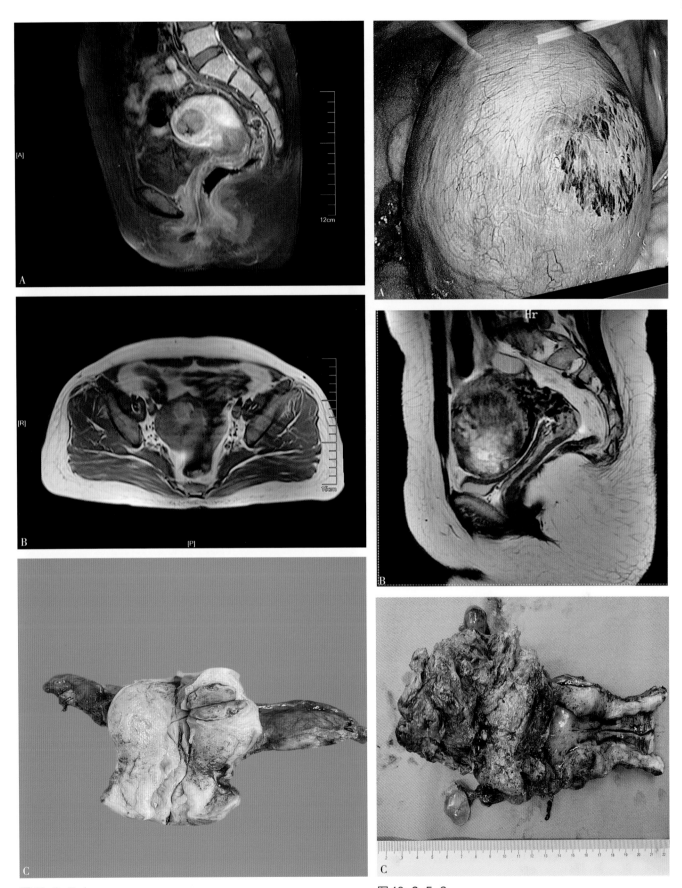

图 10-2-5-1
绒毛膜癌
A. 盆腔 MRI（矢状位）；B. 盆腔 MRI（横截位）；C. 术后标本。

图 10-2-5-2
胎盘部位滋养细胞肿瘤
A. 腹腔镜下大体观；B. 盆腔 MRI（矢状位）；C. 术后标本。

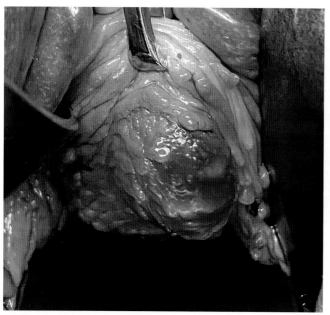
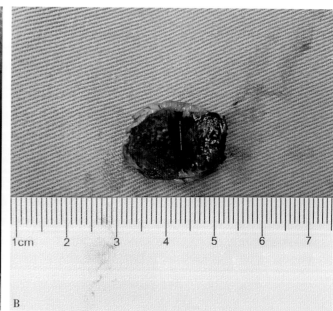

图 10-2-5-3
胎盘部位滋养细胞肿瘤阴道病灶
A. 阴道壁病灶；B. 阴道壁病灶术后标本。

【鉴别诊断】

（1）侵蚀性葡萄胎：全部继发于葡萄胎妊娠，镜下可见水泡状组织侵入肌层，有绒毛结构及滋养细胞增生和异型性。

（2）子宫肉瘤：来源于子宫肌层、肌层内结缔组织和内膜间质的恶性肿瘤，好发于老年妇女，生长迅速。组织病理学可鉴别。

（王　倩　郭瑞霞）

第六节　女性生殖系统肿瘤

一、外阴及阴道良性肿瘤

（一）外阴慢性单纯性苔癣

外阴慢性单纯性苔癣（lichen simplex chronicus）见图 10-2-6-1，患者，女性，48 岁，反复左侧外阴痒3 年，夜间为重。患者左侧大阴唇皮肤变厚、纹理粗糙，色素略减退。活检病理：表皮颗粒层及棘细胞层增厚，表面伴有角化过度，真皮浅层慢性炎细胞浸润。

【鉴别诊断】

接触性皮炎：可以是慢性病程，多有明确的接触致敏因素，皮损界限清楚。

（韩　璐）

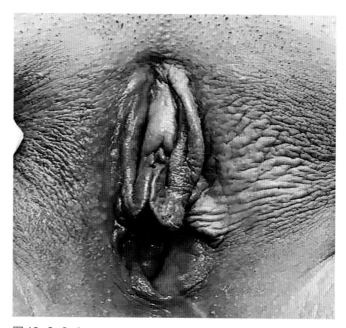

图 10-2-6-1
外阴慢性单纯性苔癣

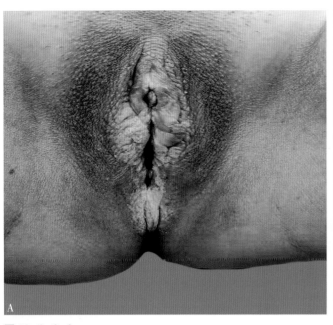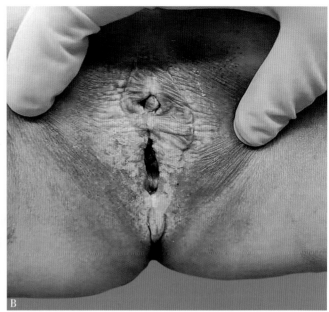

图 10-2-6-2
外阴硬化性苔藓
A、B. 外阴病变大体观。

（二）外阴硬化性苔藓

外阴硬化性苔藓（lichen sclerosus）主要特征为外阴、肛周皮肤变薄、色素减退呈白色病变，常表现为顽固性外阴瘙痒，夜间为著。

如图 10-2-6-2 所示，患者，女性，51 岁，外阴瘙痒 3 个月。妇科检查可见小阴唇色白，萎缩，局部皮肤粗糙、质硬。

【鉴别诊断】

外阴恶性肿瘤：可发生在外阴的皮肤、黏膜及其附件组织，可表现为多年外阴瘙痒并白斑或经久不愈的糜烂、外阴结节、湿疣及溃疡等，活检病理可鉴别。

（白 晶 郭瑞霞）

（三）外阴上皮样肉瘤

外阴上皮样肉瘤（vulvar epithelioid sarcoma）是一种组织来源不明且少见的软组织肿瘤，发生于外阴极为罕见，侵袭性较强，易发生早期转移及复发。最常见的初始症状为大阴唇出现一个生长缓慢、相对无痛的肿块，由于无痛性皮下结节的表现，常得不到及时治疗。

如图 10-2-6-3 所示，患者，女性，35 岁，孕 2 产 0。发现外阴肿物 4 个月，月经无改变。右侧大阴唇上方近中线处肿物，质硬，活动，表面光滑，突出皮肤表面，无红肿热痛、瘙痒等症状。MRI 提示实性肿物，其中血管丰富。

【鉴别诊断】

（1）外阴非肿瘤性疾病：早期症状不典型时，外阴囊肿等非肿瘤性疾病与上皮样肉瘤鉴别困难，可能出现临床误诊以致肿瘤快速进展，因此尽早活检是准确诊断的前提。

（2）外阴鳞癌：一般为溃疡状、菜花样结节，伴瘙痒等症状，需病理明确诊断。

（邹冬玲）

二、外阴及阴道恶性肿瘤

（一）外阴佩吉特病

外阴佩吉特病（vulvar Paget disease）是较为少见的一种外阴低度恶性肿瘤，绝大多数发生在绝经后的老年妇女，多发生于大阴唇和肛周。如图 10-2-6-4 所示，患者，女性，79 岁，外阴瘙痒 28 年。查体见双侧外阴皮肤片状湿疹样红斑，累及双侧大阴唇、小阴唇及肛周。

【鉴别诊断】

（1）外阴恶性黑色素瘤：病灶稍隆起，有色素沉着，多为棕褐色或紫蓝色，活检病理有助于鉴别。

（2）外阴鳞癌：经久不愈的外阴瘙痒和各种不同类型的肿物，如结节状、菜花状、溃疡状，活检病理有助于鉴别。

（侯顺玉）

（二）外阴鳞状细胞癌

外阴鳞状细胞癌（vulvar squamous cell carcinoma）主要发生于绝后妇女，年轻女性发病率有升高趋势。最常见的症状是外阴瘙痒、局部肿块或溃疡。合并感染或较晚期癌可出现疼痛、渗液和出血。

如图 10-2-6-5 所示，患者，女性，75 岁，"外阴白色病变"行外阴单纯切除术后 12 年，外阴病灶复发 4 个月。外阴处菜花样肿物 8cm×5cm，排便排尿功能正常。病理证实为鳞状细胞癌，高分化。

如图 10-2-6-6 所示，患者，女性，56 岁，绝经 18 年，自扪及外阴赘生物 5 个月余，外阴肿物渐增大，查体双侧大阴唇上半部分可见边缘清晰红色糜烂样改变，左侧大阴唇边缘灰黄，双侧大阴唇下半部分可见多处广泛灰黑糜烂溃疡样病灶，局部散在灰黑色质硬颗粒样肿物，局部色素减退，边缘不规则。活检病理诊断：符合外阴鳞状细胞癌。

【鉴别诊断】

外阴乳头瘤：外阴乳头瘤是一种病毒感染性疾病，其病原体是人乳头瘤病毒（HPV），多为单发，发生于外阴任何部位，以大阴唇及阴蒂多见。体积较小，菜花状或疣状，多无症状，切除病理活检即可鉴别。

（王丹波 韩 璐 田 野）

（三）外阴疣状癌

外阴疣状癌（verrucous carcinoma of vulva）是一种特殊的低度恶性鳞状细胞癌，属鳞状细胞癌的特殊亚型，其

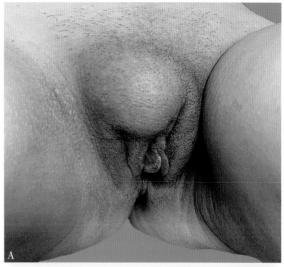

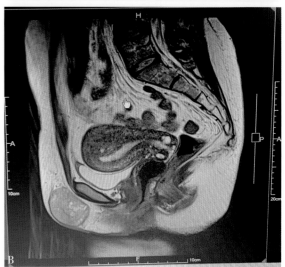

图 10-2-6-3
外阴上皮样肉瘤
A. 大体观；B. MRI 增强图像（矢状位）。

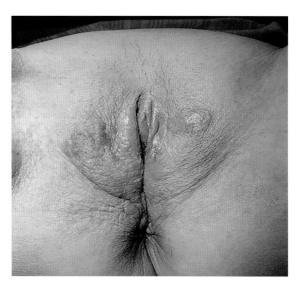

图 10-2-6-4
外阴 Paget 病

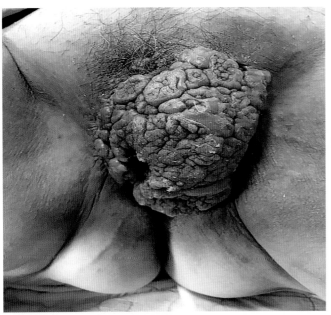

图 10-2-6-5
外阴复发性鳞状细胞癌

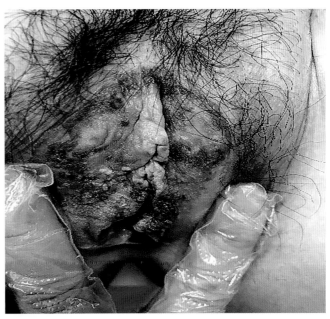

图 10-2-6-6
外阴鳞状细胞癌

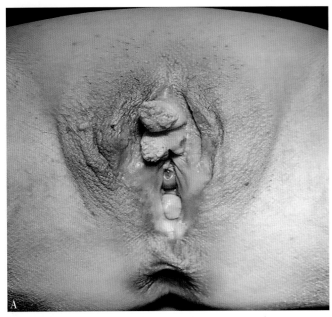

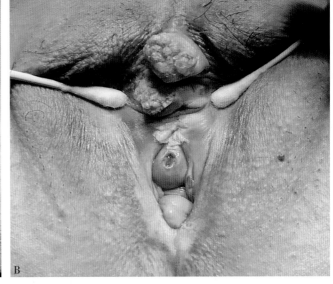

图 10-2-6-7
外阴疣状癌
A、B. 外阴疣状癌外观。

组织学分化良好，局部呈浸润性生长。

如图 10-2-6-7 所示，患者，女性，61 岁，外阴瘙痒伴外阴肿物 5 年余。图中所见为外阴阴蒂上方见两枚指状突起，直径分别约 1.5cm，表面白色角化，赘生物下方至尿道口之间皮肤白色角化改变。

【鉴别诊断】

外阴尖锐湿疣：外阴毛刺状、鸡冠状、菜花状突起，涂醋酸后可见境界清楚的发白区域，多与 HPV6、HPV11 感染等有关。

（侯顺玉）

（四）阴道恶性黑色素瘤

阴道恶性黑色素瘤（vaginal malignant melanoma）是来自于阴道黏膜的黑色素细胞，黑色素细胞是由胚胎的神经嵴细胞演变而来，3% 成年妇女的阴道黏膜可以发现黑色素细胞。生长快、容易血行扩散，早期远处转移。

如图 10-2-6-8 所示，患者，女性，55 岁，自行触及阴道肿物半年。查体可见阴道右侧壁近阴道外口 3cm×2cm 黑色质硬肿物，累及右侧阴道外口。MRI 见阴道偏右侧 T_2WI 稍高信号肿块，形态不规则，明显强化。

【鉴别诊断】

黏膜痣：痣生长缓慢。局部病损稳定，高出黏膜表面，光镜下可以区别二者。若痣出现色素沉着范围扩大、色素加深、表面有溃疡出血，应高度怀疑其恶变。

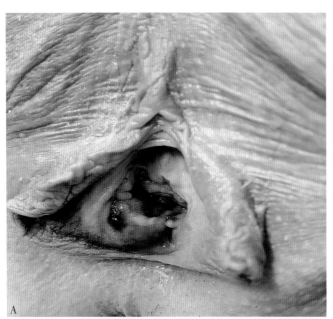

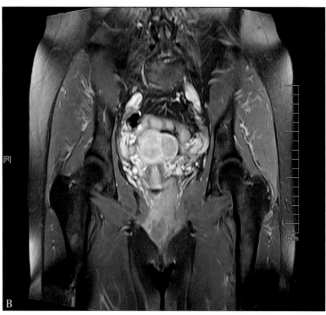

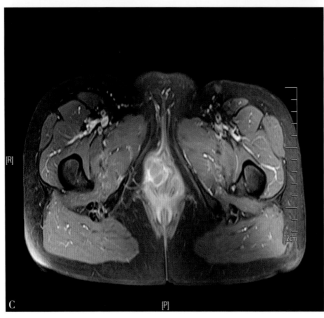

图 10-2-6-8
阴道恶性黑色素瘤
A. 大体观；B. MRI 增强图像（冠状位）；C. MRI 增强图像（横截位）。

（王丹波　任雪梅）

（五）阴道颗粒细胞瘤

阴道颗粒细胞瘤（vaginal granular cell tumor）见图 10-2-6-9。

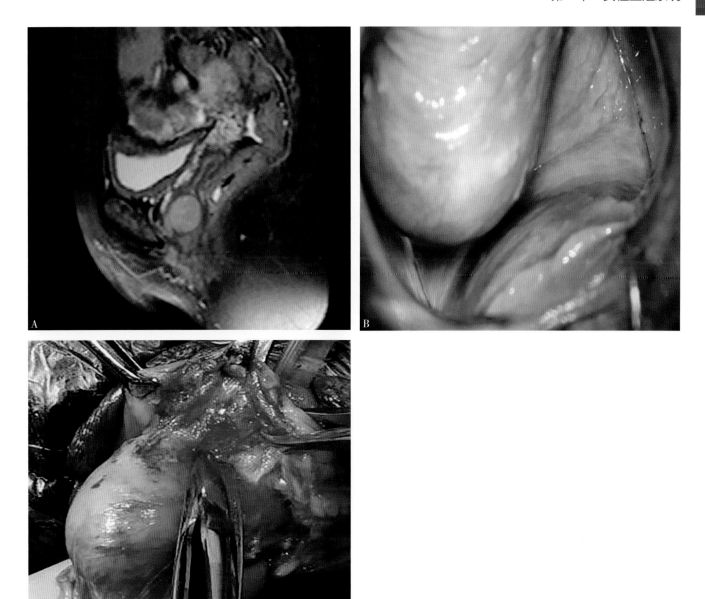

图 10-2-6-9
阴道颗粒细胞瘤
A. MRI 图像（矢状位）；B. 阴道镜所见；C. 肿物剥离术中。

　　如图 10-2-6-9 所示，患者，女性，48 岁，自觉阴道壁肿物 1 个月余。妇科查体见阴道壁发出一肿物，外表光滑，质偏硬，肿物蒂较宽。超声提示阴道壁实性肿物，边界清。盆腔 MRI 提示阴道壁类圆形包块，增强扫描明显强化。

【鉴别诊断】

　　（1）阴道囊肿：外表光滑，固定，触之有囊性感。囊肿的内容物多为水样，浆液性或乳白色液体。通过超声、MRI 可以鉴别。

　　（2）阴道鳞癌：有表面皮肤改变，伴溃疡和 / 或腹股沟淋巴结增大，通过病理检查可确诊。

（韩　雪　欧阳玲）

（六）阴道鳞状细胞癌

　　阴道鳞状细胞癌（vaginal squamous cell carcinoma）好发于高龄妇女，60 岁以上者约占 50%。阴道不规则出血，白带增多为主要症状，病情发展后可出现腰腹痛，二便困难等继发症状。病变多发生于阴道上 1/3 部位。早期病灶局限，呈结节，溃疡，乳头，菜花等形状肿块，晚期可出现全阴道、阴道旁及周围脏器，远处浸润及转移。

如图 10-2-6-10 所示，患者，女性，67 岁，阴道不规则流血 2 年。妇科查体见阴道后壁近穹窿处菜花样肿物约 3cm，宫颈轻度糜烂样。肿物活检病理：阴道壁鳞状细胞癌。术后病理：（阴道）乳头状鳞状细胞癌（高、中分化），慢性宫颈炎。

【鉴别诊断】

（1）宫颈癌：与阴道鳞癌类似，均表现为不规则的阴道出血、伴有阴道排液等，合并阴道受侵时易混淆，妇科检查发现病变在子宫颈，通过 MRI 及病理活检可以进行鉴别。

（2）阴道转移性绒癌：由子宫绒癌转移而来。阴道结节呈紫蓝色，质脆，易出血。有葡萄胎、流产、分娩等病史。妊娠试验阳性，病理检查可确诊。

（王丹波 田 野）

三、子宫颈鳞状上皮内病变

子宫颈鳞状上皮内病变（cervical squamous intraepithelial lesion，SIL）是与子宫颈浸润癌密切相关的一组子宫颈病变，常发生于 25～35 岁妇女。包括低级别子宫颈鳞状上皮内病变和高级别子宫颈鳞状上皮内病变。

（一）低级别子宫颈鳞状上皮内病变

低级别子宫颈鳞状上皮内病变（low cervical squamous intraepithelial lesion，LSIL）见图 10-2-6-11，患者，女性，25 岁，体检发现宫颈病变 1 周，高危型 HPV（+），液基薄层细胞检测（TCT）：ASCUS，宫颈活检病理：CIN1。

【鉴别诊断】

宫颈鳞状上皮反应性改变：一般无 HPV 感染史，反应性细胞常有海绵化（细胞间水肿），胞界清楚，核间隔规则。

（张 晶 田 野）

（二）高级别子宫颈鳞状上皮内病变

高级别子宫颈鳞状上皮内病变（high cervical squamous intraepithelial lesion，HSIL）包括 CIN3 期和大部分的 CIN2 期病变。

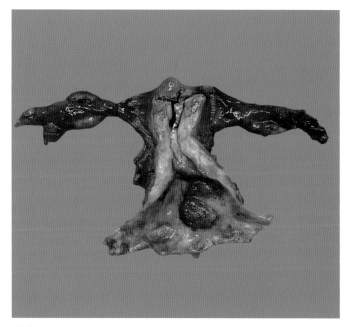

图 10-2-6-10
阴道鳞状细胞癌

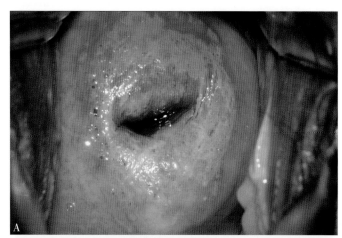

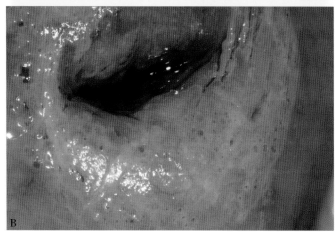

图 10-2-6-11
低级别子宫颈鳞状上皮内病变（CIN1）
A. 宫颈外观；B. 宫颈涂醋酸后。

如图 10-2-6-12 所示，患者，女性，31 岁，体检发现宫颈病变 3 日，HPV52、58（＋），TCT：ASCUS，阴道镜下见宫颈厚醋白上皮，点状血管及白色腺体，碘不着色。宫颈活检病理为：CIN2。

如图 10-2-6-13 所示，患者，女性，30 岁，接触性出血 2 个月，HPV33（＋），TCT：ASCUS，阴道镜下见宫颈厚醋白上皮，点状血管，碘不着色。宫颈活检病理为：CIN3 累及腺体。

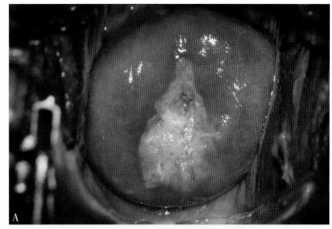

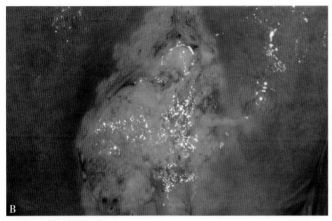

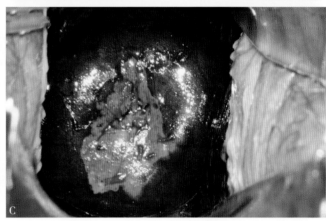

图 10-2-6-12
高级别子宫颈鳞状上皮内病变（CIN2）
A. 宫颈外观；B. 宫颈涂醋酸后；C. 宫颈涂碘后。

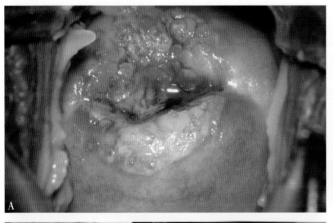

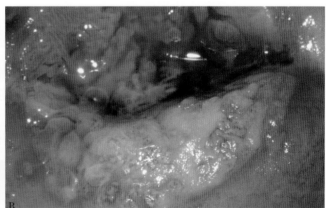

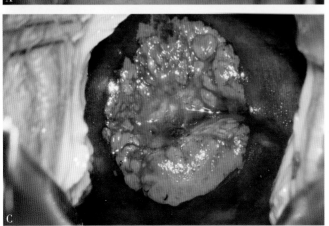

图 10-2-6-13
高级别子宫颈鳞状上皮内病变（CIN3）
A. 宫颈外观；B. 宫颈涂醋酸后；C. 宫颈涂碘后。

【鉴别诊断】

不成熟湿疣：细胞密度可较高，核质比增高，但核异型常不显著，表层有成熟趋势，最表层常有柱状上皮细胞。

（张 晶 田 野）

四、子宫颈恶性肿瘤

子宫颈癌（cervical cancer）是最常见的妇科恶性肿瘤。高发年龄为 50～55 岁。主要组织学类型是鳞癌，腺癌次之。99% 以上的子宫颈癌组织学发现有高危型 HPV 感染，其中 70% 与 HPV16 和 18 型有关。多个性伴侣、初次性生活＜16 岁、初产年龄小、多孕多产等也与子宫颈癌发生密切相关。由于子宫颈癌复查的普及，得以早期发现和治疗癌前病变，其发病率和病死率明显下降。

（一）子宫颈鳞状细胞癌

子宫颈鳞状细胞癌（cervical squamous cell carcinoma）占宫颈癌 75%～80%。巨检分为外生型、内生型、溃疡型、颈管型。

如图 10-2-6-14 所示，患者，女性，65 岁，孕 1 产 1，绝经后阴道不规则流血 1 年。妇科查体：宫颈菜花样肿物约 4cm，外突 2cm，触血（＋）。盆腔 MRI 提示宫颈肿物增强扫描不均匀强化，穹窿受累，累及左宫旁。宫颈活检：乳头状鳞癌。该患者为宫颈鳞癌ⅡB 期，行全程放疗＋同步化疗。

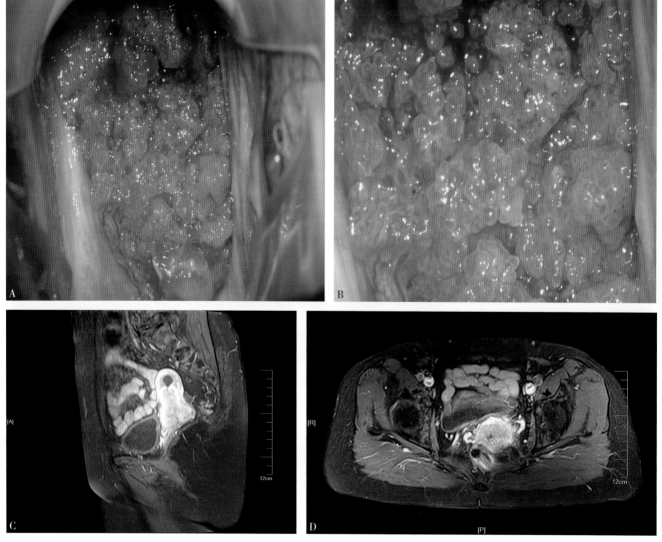

图 10-2-6-14
子宫颈鳞状细胞癌（外生型）
A. 宫颈外观；B. 宫颈外观；C. MRI 增强图像（矢状位）；D. MRI 增强图像（横截位）。

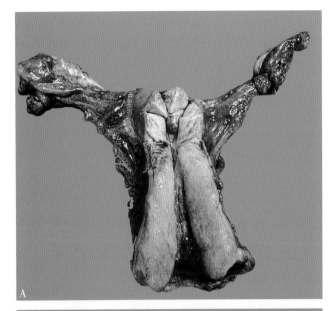

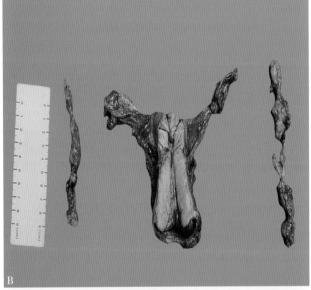

如图 10-2-6-15 所示，患者，女性，69 岁，孕 3 产 1。绝经后阴道流血 1 个月。妇科检查见：宫颈直径约 4cm；宫颈活检：鳞状细胞癌；CT：子宫颈增厚，符合宫颈癌征象。该患者宫颈癌 I B2 期，行 C 型广泛性子宫切除术＋盆腔淋巴结清扫术。

如图 10-2-6-16 所示，患者，女性，56 岁，孕 2 产 2。绝经 10 年，不规则阴道流血 1 年。宫颈病灶直径 3cm，溃疡样；CT：宫颈占位性病变，考虑宫颈癌。

【鉴别诊断】

（1）宫颈肌瘤：肌瘤表面光滑，病理检查可协助诊断。

（2）子宫内膜癌：有阴道不规则流血病史，子宫增大，MRI、分段诊刮取病理可鉴别。

（田　野　王　宁　张　晶　黄家珍）

（二）子宫颈腺癌

子宫颈腺癌（cervical adenocarcinoma）多数向颈管内生长，不易早期发现。其发生率仅次于子宫颈鳞癌。

如图 10-2-6-17 所示，患者，女性，47 岁，阴道不规则流血 6 个月。妇科查体：宫颈病灶直径 5cm，质脆，触血（＋）。

【鉴别诊断】

子宫内膜癌：有阴道不规则流血病史，子宫增大，通过 MRI、分段诊刮取病理可鉴别。

（张　晶）

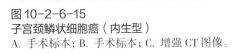

图 10-2-6-15
子宫颈鳞状细胞癌（内生型）
A. 手术标本；B. 手术标本；C. 增强 CT 图像。

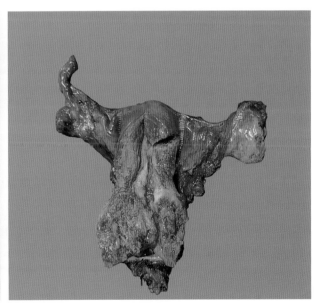

图 10-2-6-16
子宫颈鳞状细胞癌（溃疡型）

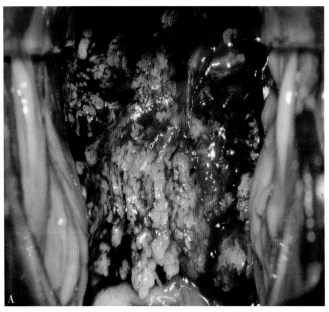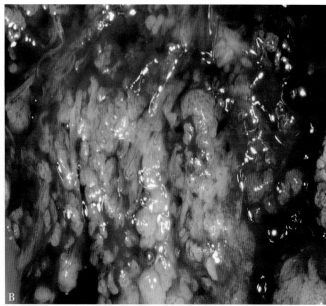

图 10-2-6-17
子宫颈腺癌
A. 宫颈外观；B. 肿瘤外观。

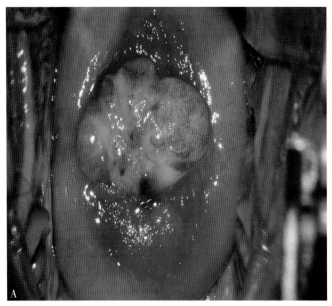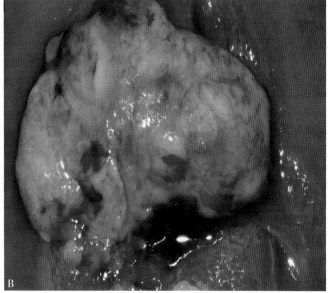

图 10-2-6-18
子宫颈小细胞癌
A. 宫颈外观；B. 肿瘤外观。

（三）子宫颈小细胞癌

　　子宫颈小细胞癌（small cell carcinoma of the cervix）属于神经内分泌癌的一种，其恶性程度极高，早期即可出现远处转移，且对放疗不敏感，因此预后极差。

　　如图 10-2-6-18 所示，患者，女性，20 岁，接触性出血 2 个月。妇科查体：宫颈病灶直径 1.5cm，质地略软，触血（ + ）。活检病理为宫颈小细胞癌。

【鉴别诊断】

　　黏膜下肌瘤：可脱出宫颈口，肌瘤质地一般较硬，形态规则，蒂位于颈管内，病理可鉴别。

（张　晶）

（四）子宫颈平滑肌肉瘤

子宫颈平滑肌肉瘤（leiomyosarcoma of the cervix）见图 10-2-6-19，患者，女性，57 岁，阴道不规则流血 3 周，伴阴道流液，下腹隐痛，腰痛。妇科检查：宫颈突出肿物 5cm。活检病理：宫颈恶性肿瘤考虑间叶源性。盆腔增强 CT：子宫体积明显增大，可见不均匀强化。

（张　新）

五、子宫平滑肌瘤

子宫平滑肌瘤（uterus myoma）是女性生殖器官最常见的良性肿瘤，常见于 30 ~ 50 岁妇女，主要是由子宫平滑肌细胞增生而成。

如图 10-2-6-20 所示，患者，女性，32 岁，未生育。腹部逐渐膨隆 2 年，月经无改变，尿频 1 年。MRI 见盆腔巨大实性为主囊实性肿物，考虑子宫来源。

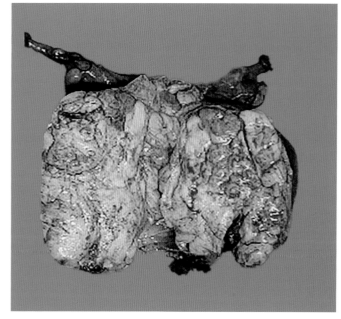

图 10-2-6-19
子宫颈平滑肌肉瘤

如图 10-2-6-21 所示，患者，女性，40 岁，已婚，月经规则，量多，致中度贫血，无明显痛经；发现盆腔包块十余年，经量增多 1 年；病理提示多发性子宫平滑肌瘤，其中一枚伴变性。MRI 提示多发性子宫肌瘤，位于浆膜下、肌壁间、黏膜下。

如图 10-2-6-22 所示，患者，女性，56 岁，因大便困难 2 个月。术中见宫颈形态失常，宫颈部可见一巨大实性肿物，直径约 20cm，剖探瘤体可见瘤体质地均匀，可见旋涡样结构。宫颈肌瘤是子宫肌瘤的一种特殊类型，肌瘤位于子宫颈处。

如图 10-2-6-23 所示，患者，女性，48 岁，发现子宫肌瘤 4 年余。妇科检查：子宫超过拳头大小，双附件未见异常。彩超：子宫多发肌瘤。术后病理：符合平滑肌瘤诊断，生长活跃。

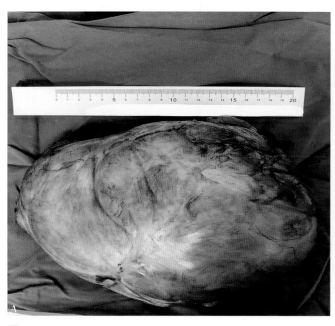

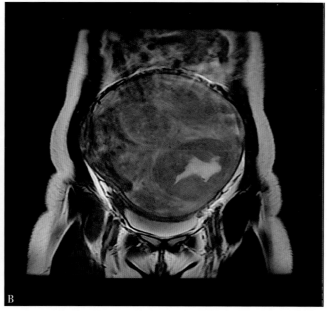

图 10-2-6-20
巨大单发子宫肌瘤
A. 手术切除肌瘤标本；B. MRI 增强图像（冠状位）。

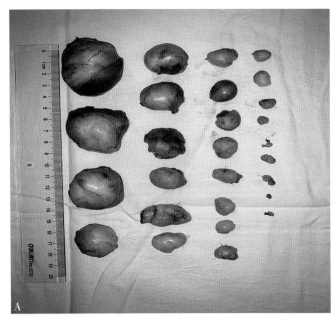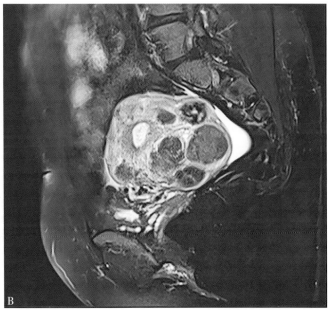

图 10-2-6-21
多发子宫肌瘤
A. 肌瘤标本；B. MRI 增强图像（矢状位）。

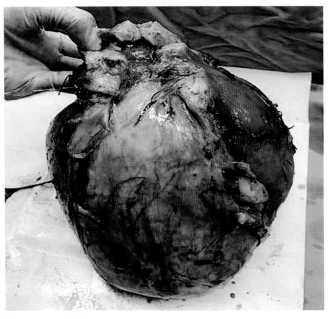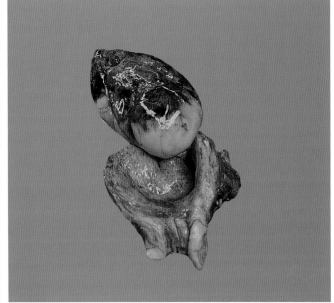

图 10-2-6-22
宫颈肌瘤

图 10-2-6-23
子宫黏膜下肌瘤

【鉴别诊断】

（1）妊娠子宫：肌瘤囊性变时质地较软，妊娠者有停经史及早孕反应，子宫随停经月份增大变软，借助尿或血 HCG 测定、超声检查可确诊。

（2）子宫肌腺病：有子宫增大、月经增多等。局限型子宫腺肌病类似子宫肌壁间肌瘤，质硬。但子宫肌腺病继发性痛经明显，子宫多呈均匀增大，较少超过 3 个月妊娠子宫大小。超声检查及外周血糖类抗原 125（CA125）检测有助于诊断。

（王丹波　许　泓　郭瑞霞　张　颐　张　新　田　野　杨思勤　欧阳婧　王　倩）

六、子宫内膜息肉

子宫内膜息肉（endometrial polyp）是子宫内膜局部过度增生所致，表现为突出于子宫腔内的单个或多个光滑肿物，蒂长短不一。可引起不规则阴道流血、不孕。

如图10-2-6-24所示，患者，女性，37岁，已婚，孕0产0。超声：子宫内膜回声不均匀，内见多个高回声区。宫腔镜下见宫腔内约1cm红色息肉。

如图10-2-6-25所示，患者，女性，77岁，未婚未育，绝经27年，阴道出血2个月余。图中所见为宫腔内巨大子宫内膜息肉，息肉为多发，分叶状，占据整个宫腔。

【鉴别诊断】

（1）子宫内膜癌：有异常子宫出血或绝经后出血症状，结合术前影像学检查，包括盆腔超声、盆腔MRI可辅助诊断，术后病理可明确诊断。

（2）子宫黏膜下肌瘤：圆形或椭圆形，超声检查多呈低回声。病理可明确诊断。

（王　宁　郭瑞霞　黄家珍　毛　萌）

七、子宫恶性肿瘤

（一）子宫内膜样腺癌

子宫内膜样腺癌（endometrioid adenocarcinoma）是发生于子宫内膜的上皮性恶性肿瘤，好发于围绝经期和绝经后女性。

如图10-2-6-26所示，患者，女性，68岁，孕3产1，绝经后阴道流血3天。MRI：宫腔内异常信号，内膜癌可能性大。CT：宫腔占位病变。内膜活检：腺癌。术后病理诊断：子宫内膜样腺癌，2级，侵犯浅肌层。

如图10-2-6-27所示，患者，女性，60岁，因"绝经10年，阴道流血1个月"入院。患者体型肥胖，合并高血压、糖尿病。术前当地医院诊刮病理提示子宫内膜腺癌。术中切除剖视子宫内膜全部为癌组织侵犯，可见糟脆组织布满宫腔，并凸向宫腔，伴有坏死、出血。

【鉴别诊断】

（1）内生型宫颈癌：宫颈管变粗、硬或呈桶状。分段诊刮及影像学检查可协助诊断。

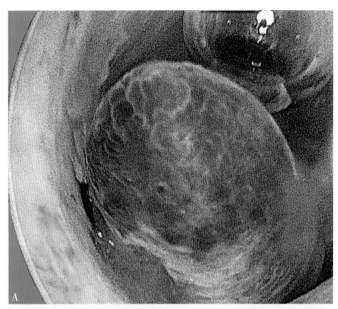
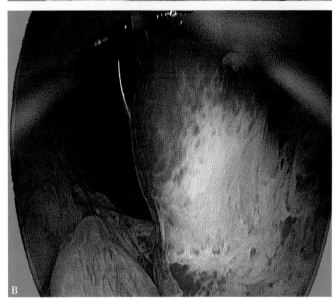

图10-2-6-24
子宫内膜息肉
A、B. 宫腔镜术中所见。

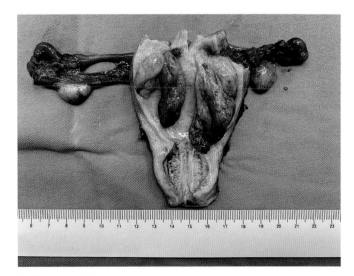

图10-2-6-25
巨大子宫内膜息肉

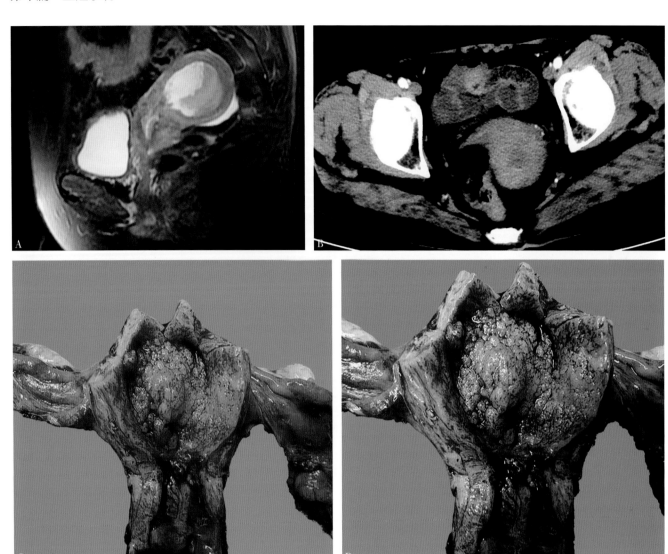

图 10-2-6-26
子宫内膜样腺癌
A. MRI 图像（矢状位）；B. CT 增强图像；C、D. 手术标本。

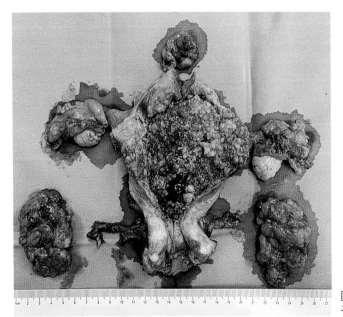

图 10-2-6-27
子宫内膜样腺癌

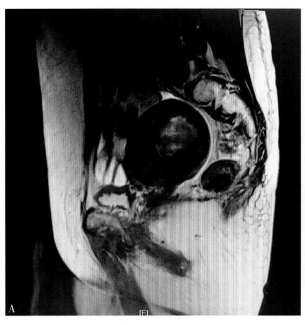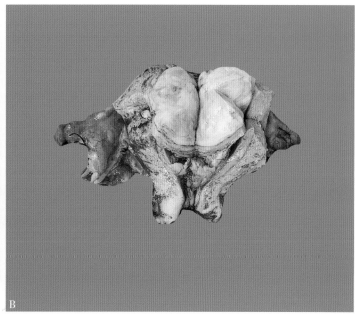

图 10-2-6-28
子宫内膜间质肉瘤
A. MRI 图像（矢状位）；B. 手术标本（前壁剖开）。

（2）子宫黏膜下肌瘤或内膜息肉：有月经过多或不规则阴道流血，可行超声检查、宫腔镜检查及诊断性刮宫以明确诊断。

（王 倩 郭瑞霞 王 宁 黄家珍）

（二）子宫内膜间质肉瘤

子宫内膜间质肉瘤（endometrial stromal sarcoma）见图 10-2-6-28，患者，女性，50 岁，绝经后阴道不规则流血 20 天，无腹痛腹胀。MRI：子宫后壁肿块，可疑恶性。宫腔镜见：后壁见壁间内突占位，宫底至宫颈内口，范围 4cm×2cm，表面不规则。分段诊刮病理：（宫腔内）恶性间叶组织肿瘤。术后病理：（子宫）符合内膜间质肉瘤。

【鉴别诊断】

子宫黏膜下肌瘤：肌瘤生长缓慢，包膜完整。可行 MRI、诊断性刮宫以明确诊断。

（张 新）

（三）子宫癌肉瘤

子宫癌肉瘤（carcinosarcoma of the uterus）是由恶性上皮成分（癌）和恶性间叶成分（肉瘤）组成的双相性混合性恶性肿瘤。约占子宫恶性肿瘤的 5%。大多发生于绝经后女性，伴有阴道出血。预后差，播散方式类似高级别子宫内膜癌。

如图 10-2-6-29 所示，患者，女性，44 岁，孕 2 产 0，阴道不规则流血 1 年，下腹疼痛 2 日。全腹 CT 平扫提示子宫体积增大，实质内可见低密度肿块影。诊刮病理：（子宫）恶性肿瘤。术中见子宫超手拳大小，表面光滑，剖开见颈管及内膜烂肉样及菜花样肿物充满整个宫腔，术后病理：（子宫）符合肉瘤诊断。

【鉴别诊断】

（1）内生型宫颈癌：宫颈管变粗、变硬或呈桶状。分段诊刮及影像学检查可协助诊断。

（2）子宫黏膜下肌瘤：有月经过多或不规则阴道流血，肿物一般边界清楚，形态规则，可行超声检查、宫腔镜检查以明确诊断。

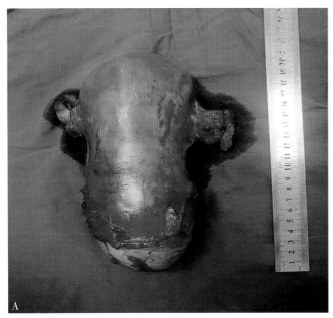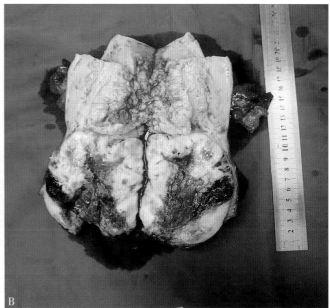

图 10-2-6-29
子宫癌肉瘤
A. 手术标本（外观）；B. 手术标本（前壁剖开）。

（于明新）

八、卵巢良性肿瘤

（一）卵巢滤泡囊肿

卵巢滤泡囊肿（follicular cyst of the ovary）见图 10-2-6-30。

如图 10-2-6-30 所示，患者，女性，10 岁，间断腹痛 10 天，腹部查体无明显阳性体征，CT 可见右侧盆腔附件区囊性占位，超声考虑右侧卵巢囊肿，血运良好，术中可见右侧卵巢囊性肿物，皮质受压变薄，囊液透明。术后病理为滤泡囊肿。

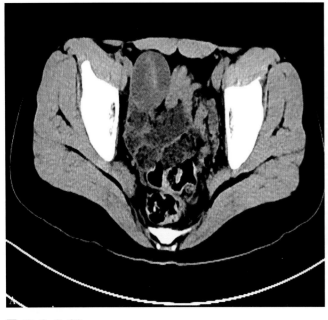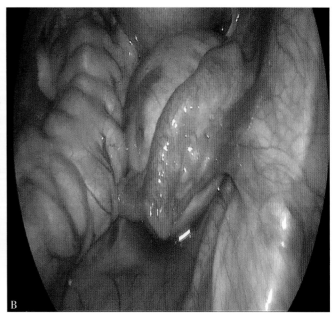

图 10-2-6-30
卵巢滤泡囊肿
A. CT 图像（横截位）；B. 右侧卵巢囊肿术中。

【鉴别诊断】

附件炎性肿物：常有盆腔感染史及手术史，肿物边界不清，需手术探查及术后病理以明确诊断。

（李 蕾）

（二）卵巢囊腺瘤

卵巢囊腺瘤（cystadenoma of the ovary）是由于被覆卵巢内壁的腺上皮细胞的增殖，形成多数大小不一的房室而形成。内容可有浆液、黏液、假黏液、胶质等多种物质。临床上多为卵巢浆液性囊腺瘤和卵巢黏液性囊腺瘤。

如图 10-2-6-31 所示，患者，女性，28 岁，孕 1 产 0。发现附件区肿物 7 天。子宫右后方可及直径约 8cm 囊性肿物，活动可，无压痛。超声：右附件区可见一无回声，9.0cm×7.8cm×7.4cm，囊腔内见少量分隔，内透声欠佳。MRI：右附件区囊性肿物。病理诊断：浆液性囊腺瘤。

【鉴别诊断】

（1）输卵管卵巢囊肿：多为炎性积液，常有盆腔炎病史。附件区肿物活动受限。

（2）卵巢黄体囊肿：直径一般小于 8cm，经过 2～3 个月的观察多可自行消退。

（王 宁 黄家珍）

（三）卵巢畸胎瘤

卵巢畸胎瘤（ovarian teratoma）为最常见的生殖细胞肿瘤，多数成熟、囊性，少未成熟、实性。成熟畸胎瘤（mature teratoma）又称为皮样囊肿（dermoid cyst）。

如图 10-2-6-32 所示，患儿，女性，7 岁，间断腹痛 3 个月，CT 检查可见盆腔内右侧附件区囊实性肿物，囊性为主，可见钙化，考虑右侧卵巢畸胎瘤，AFP、HCG 正常，手术切除标本可见右侧卵巢囊实性肿物，术后病理为成熟性畸胎瘤。

如图 10-2-6-33 所示，患者，女性，28 岁，孕 0 产 0。发现盆腔肿物 3 天。糖类抗原 199（CA199）283.51U/mL。妇科检查：子宫右后方可及肿物约 25cm×20cm×20cm，活动可。全腹增强 CT：盆腔内见巨大肿物，畸胎瘤可能性大，术后病理为成熟性畸胎瘤。

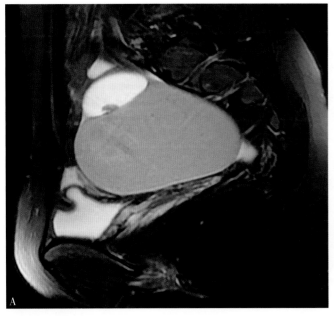
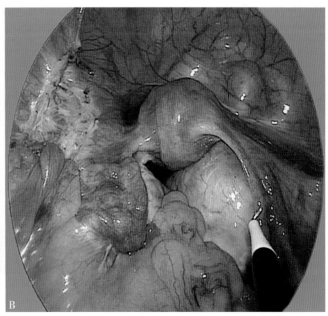

图 10-2-6-31
卵巢浆液性囊腺瘤
A. MRI 图像（矢状位）；B. 术中所见。

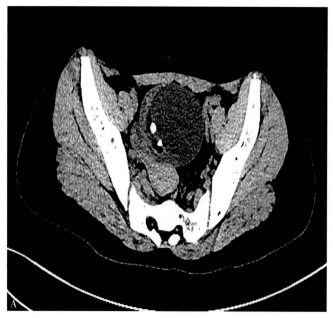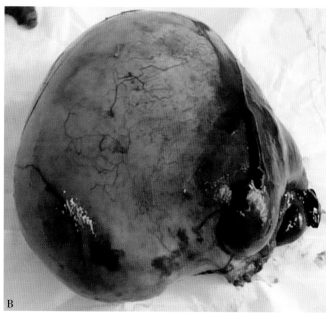

图 10-2-6-32

卵巢畸胎瘤

A. CT 图像（横截位）；B. 右侧卵巢畸胎瘤术后标本。

【鉴别诊断】

（1）卵巢单纯囊肿：影像学上为囊性肿物，囊壁较薄，内容透明液体，无钙化。

（2）卵巢恶性生殖细胞肿瘤：伴有 AFP 或 HCG 增高，有时与未成熟性畸胎瘤不易鉴别，需病理检查明确诊断。

（李　蕾　王　宁　黄家珍）

（四）卵巢钙化

卵巢钙化（ovarian calcification）是由于卵巢功能的减退、卵巢体积萎缩，出现的卵巢内钙盐沉积现象。常见于绝经后女性或卵巢囊肿剥除术后，无功能卵巢组织发生钙化。

如图 10-2-6-34 所示，患者，女性，35 岁，卵巢囊肿剥除术后半年，彩超发现右侧卵巢异常回声 3 个月。

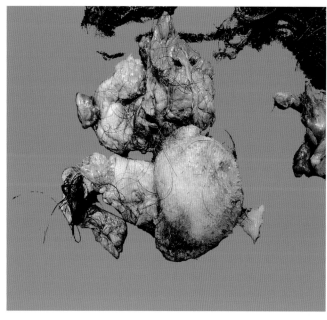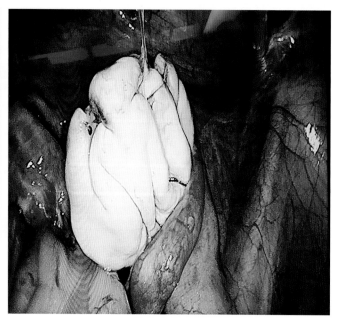

图 10-2-6-33

卵巢成熟型畸胎瘤

图 10-2-6-34

卵巢囊肿剥除术后无功能卵巢钙化

术中发现右侧卵巢色灰白、光滑、质硬，且无明显血供。

【鉴别诊断】

（1）卵巢纤维瘤：多见于中年妇女，病变常累及单侧卵巢，中等大小，实性，光滑，活动度好，是所有卵巢肿瘤中最为坚硬的一种，临床可出现腹痛、月经异常、梅格斯综合征等表现，可通过检测肿瘤标志物、彩超等进行鉴别。

（2）子宫浆膜下肌瘤：与子宫相连，可随子宫移动，蒂部细小、血供不足者可出现肌瘤钙化。通过子宫附件彩超检查可予以鉴别。

（王　倩　郭瑞霞）

（五）卵泡膜细胞瘤

卵泡膜细胞瘤（theca cell tumor）是发生于卵巢性索间质细胞的肿瘤，发病率较低，可分泌雌激素，故女性化症状显著。常合并子宫内膜增生过长甚至子宫内膜癌。

如图 10-2-6-35 所示，患者，女性，24 岁，未生育。腹胀 6 年，加重 1 年，术中见双侧卵巢超小儿头大分叶状实性肿物。增强 CT：腹盆腔多发大小不等囊实性肿块，增强后实性成分不均匀强化。三维重建图像更加清楚显示肿瘤与髂血管关系。

如图 10-2-6-36 所示，患者，女性，42 岁，腹痛伴排便困难 3 个月。手术切除腹部巨大肿物，大小约 15cm×12cm×10cm，大体呈白色，表面被覆浆膜、光滑，质韧，被膜下可见丰度血管。病理诊断卵泡膜细胞瘤。

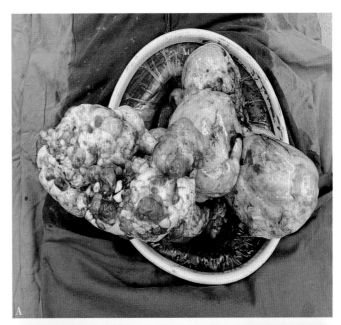

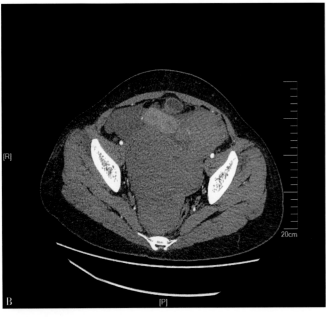

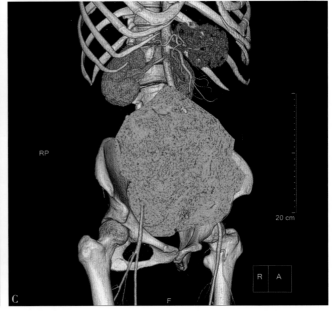

图 10-2-6-35
卵泡膜细胞瘤
A. 术中所见；B. CT 增强图像（横截位）；C. CTA 三维重建。

【鉴别诊断】

（1）卵巢纤维瘤：卵泡纤维瘤多发生于 40 岁中年妇女，一般体检发现，也可由于肿瘤扭转引起腹痛就诊，一半肿瘤可以合并腹腔积液，少数同时合并胸、腹腔积液，称为麦格综合征。

（2）子宫肌瘤：浆膜下肌瘤或肌瘤囊性变，容易与卵巢肿瘤混淆。肌瘤常为多发性，与子宫相连，检查时随宫体及宫颈移动。超声检查可协助鉴别。

（王丹波　任雪梅）

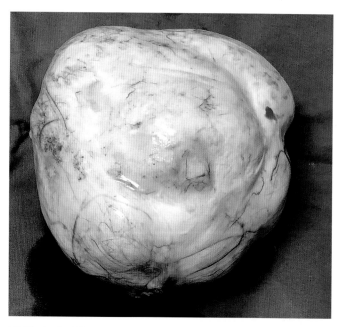

图 10-2-6-36
卵泡膜细胞瘤

九、卵巢交界性肿瘤

卵巢交界性肿瘤（borderline ovarian tumor，BOT）是生长方式和细胞学特征介于良恶性肿瘤之间的一种卵巢上皮性肿瘤，无损害性间质浸润，较相同分期恶性肿瘤预后好。

如图 10-2-6-37 所示，患者，女性，19 岁，因间断下腹疼痛 1 个月入院。术中探查可见卵巢肿瘤表面可见多发透明乳头状突起，呈簇状分布。

如图 10-2-6-38 所示，患者，女性，27 岁，未婚，否认性生活史。腹胀半年。查体：盆腹腔可及囊性巨大肿物，张力高。CT：盆腹腔巨大囊实性肿物，卵巢来源可能，交界性或低度恶性可能性大。子宫直肠陷凹腹膜不均匀增厚，腹盆腔大量积液。病理提示：双侧卵巢浆液性交界性肿瘤，伴微浸润。

【鉴别诊断】

（1）卵巢良性肿瘤：肿瘤增长缓慢，病史较长，多为单侧发病，活动度好，囊性，表面光滑，无腹腔积液，不伴有肿瘤标志物升高。

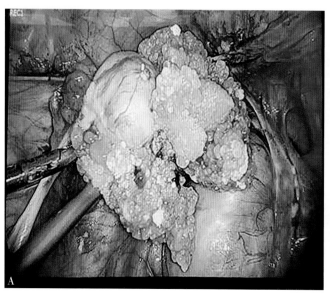

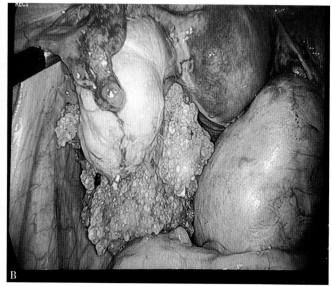

图 10-2-6-37
卵巢交界性肿瘤
A. 卵巢交界性肿瘤腹腔镜所见；B. 卵巢交界性肿瘤腹腔镜所见。

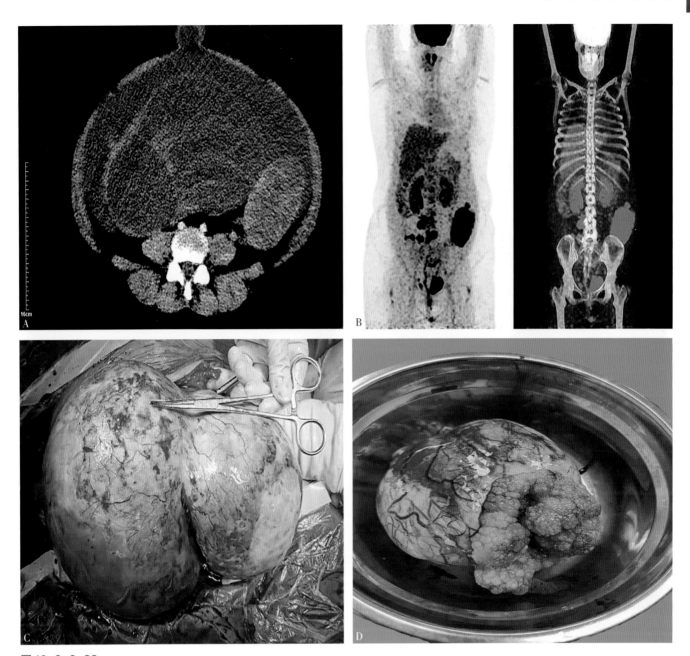

图 10-2-6-38
卵巢交界性肿瘤，伴微浸润
A. CT 影像；B. PET-CT 影像；C. 术中所见；D. 术后标本。

（2）卵巢恶性肿瘤：早期通常无症状，晚期可因肿瘤占位及恶性腹水而出现腹胀、腹部包括快及其他消化道症，部分患者可出现恶病质表现，可伴有肿瘤标志物升高。通过病理检查可鉴别。

（白 晶 王 宁 郭瑞霞 黄家珍）

十、卵巢恶性肿瘤

卵巢恶性肿瘤是女性生殖器官常见的恶性肿瘤之一，由于早期症状不明显，筛查的作用又有限，因此早期诊断比较困难，就诊时 60%～70% 已为晚期。病死率高居妇科癌症首位，是严重威胁妇女健康的最大疾患。卵巢恶性肿瘤按组织学类型主要分为上皮性肿瘤、生殖细胞肿瘤、性索-间质肿瘤、转移性肿瘤。

（一）卵巢浆液性囊腺癌

浆液性囊腺癌（serous cystadenocarcinoma）为最常见的卵巢上皮性恶性肿瘤，多为双侧，体积较大，可分为高级别和低级别浆液性腺癌两类，其中以高级别浆液性腺癌最为常见。

如图 10-2-6-39 所示，患者，女性，54 岁，腹胀 2 个月，加重 1 周，发现盆腔包块 5 天。查体盆腔可触

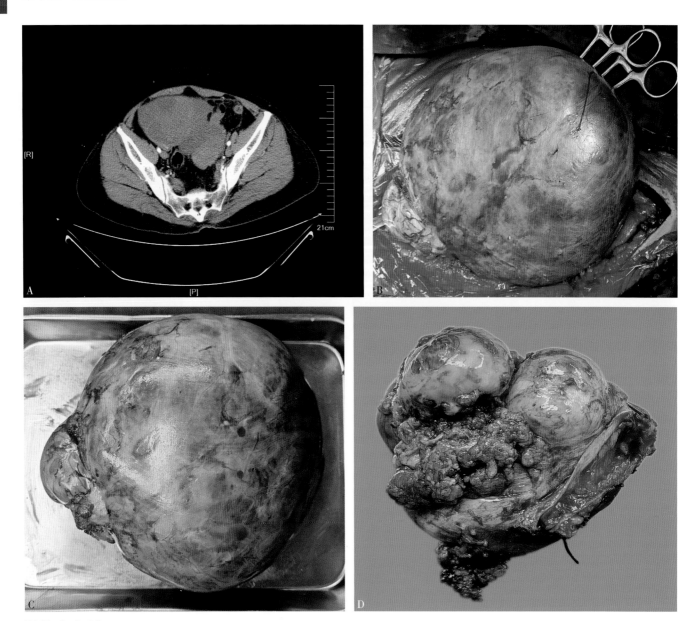

图 10-2-6-39
卵巢高级别浆液性腺癌
A. 增强 CT 图像；B. 术中所见；C. 术后标本（右卵巢肿瘤）；D. 术后标本（左卵巢肿瘤）。

及 15cm 质硬包块，CA125：592.6U/mL，人附睾蛋白 4（HE4）：535.2pmol/L，增强 CT：盆腔巨大囊实性肿块，约 14.1cm×9.2cm，实性成分轻中度强化。术中见右卵巢囊实性肿物约 15cm，左卵巢囊实性肿物约 10cm，表面呈菜花样。术后病理为卵巢高级别浆液性腺癌。

【鉴别诊断】

（1）子宫内膜异位症：常有进行性痛经、月经改变。超声、腹腔镜检查有助于鉴别。

（2）结核性腹膜炎：常有肺结核史，多发生于年轻、不孕妇女，伴月经稀少或闭经、低热、盗汗等全身症状；肿块位置高，叩诊时鼓音和浊音分界不清。影像学检查、病理有助于鉴别。

（王丹波 任雪梅）

（二）卵巢黏液性腺癌

卵巢黏液性腺癌（ovarian mucinous adenocarcinoma）是上皮性卵巢癌中相对少见的一种亚型，仅占 3%～5%。早期患者多数预后良好，5 年生存率 80%～90%。但晚期患者预后差，低于其他类型。常见于年轻女性，20～40岁居多，且常常表现为腹部巨大肿块，多为单侧，可能有疼痛感，还常伴有肿块压迫导致的尿路梗阻和肠梗阻等症状。癌胚抗原（CEA）是黏液性腺癌最有价值的血清肿瘤标记物。

如图10-2-6-40所示，患者，女性，46岁，无明显诱因腹胀1个月。查体盆腔可触及10cm质硬包块，化验CEA：109.5μg/L，彩超：右附件区大小约10.43cm×7.47cm囊实性回声区形态不规则，边界不清，内见丰富血流信号，术中见右卵巢囊实性肿物约10cm，多房，内含胶冻样黏液，腹盆腔充满胶冻样黏液。术后病理为卵巢高级别黏液性腺癌。

【鉴别诊断】

（1）消化道肿瘤：常有腹胀，排便改变等消化道症状，CT、胃肠镜检查有助于鉴别。

（2）腹膜假性黏液瘤：常有消化道黏液瘤手术史，腹部膨隆，腹腔内为大量胶冻样黏液腹水。影像学检查、病理检查有助于鉴别。

（于明新）

（三）卵巢透明细胞癌

卵巢透明细胞癌（ovarian clear cell carcinoma）占卵巢上皮性恶性肿瘤的5%～11%，好发于围绝经期妇女，恶性程度较高，病因未明，常伴发子宫内膜异位症，两者有相关性。

如图10-2-6-41所示，患者，女性，42岁，发现盆腔占位1个月。术前化验CA125：397.0U/mL，CT：盆腔内见巨大囊实性肿物，最大截面约15.84cm×9.67cm，CT值约28～51Hu，增强扫描囊性成分未见强化，实质成分明显不均匀性强化。术中见左卵巢分叶状肿物，一叶为囊性5cm×6cm，另一叶囊性5cm，第三叶为实性，直径6cm，囊内为巧克力样液体，直肠表面可见蓝紫色结节。术后病理为（左附件）卵巢透明细胞癌；卵巢子宫内膜异位症。

【鉴别诊断】

卵巢巧克力囊肿：常有月经期下腹痛，肿物一般为单房囊性，无实性成分。超声、影像检查有助于鉴别。

（王永鹏）

（四）卵巢颗粒细胞瘤

卵巢颗粒细胞瘤（granulosa cell tumor of the ovary）由性索的细胞组成。分为成人型和幼年型，成人型占颗粒细胞瘤的95%，为低度恶性肿瘤，可发生于任何年龄。肿瘤能分泌雌激素，多发单侧，圆形或椭圆形，预后较好。

如图10-2-6-42所示，患者，女性，41岁，发现盆腔

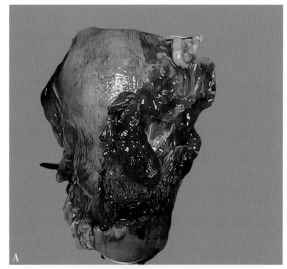
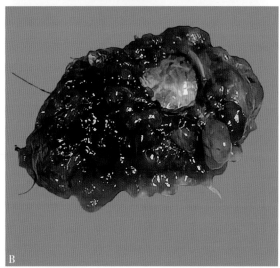
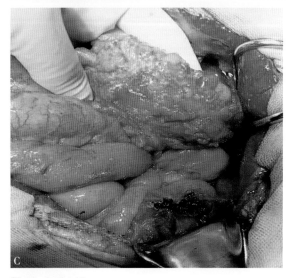

图10-2-6-40
卵巢黏液性腺癌
A. 右卵巢癌标本；B. 右卵巢癌标本（剖开）；C. 腹腔种植病灶。

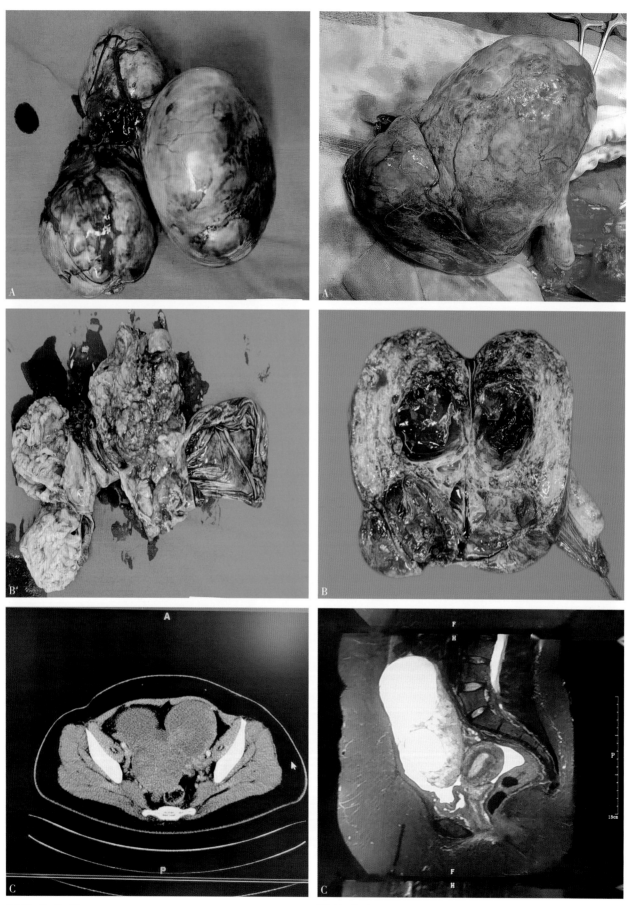

图 10-2-6-41
卵巢透明细胞癌
A. 左卵巢癌标本；B. 左卵巢癌标本（剖开）；C. 增强 CT 图像。

图 10-2-6-42
卵巢颗粒细胞瘤
A. 术中所见；B. 左侧卵巢颗粒细胞瘤标本；C. MRI 图像（矢状位）。

占位 23 天。术前化验：CA125 391.0U/mL，MRI：下腹及盆腔内巨大囊实性占位 17.3cm×12.3cm×7.8cm，实性部分 DWI 信号增高，增强后病变实性部分轻度强化。术中见左卵巢实性为主的囊实性肿物，肿瘤切面主要为黄色实性质硬成分，另 2 房为囊性。术后病理为（左附件）符合颗粒细胞瘤。

【鉴别诊断】

卵巢纤维瘤：单侧居多，中等大小，实性，有时可合并腹腔积液和 / 或胸腔积液，影像学及病理可与之鉴别。

（王永鹏）

（五）卵巢未成熟畸胎瘤

卵巢未成熟畸胎瘤（ovarian immature teratoma）为恶性生殖细胞肿瘤，病因不明，肿瘤由分化程度不同的未成熟胚胎组织构成，主要为原始神经组织。好发于青少年。肿瘤多为实性，其中可有囊性区域。多数未成熟畸胎瘤来自成熟分裂前生殖细胞的异常有丝分裂，或由于第一次成熟分裂的失败。临床上腹腔种植发生率高。采用术后辅助联合化疗方案治疗后，生存率从 10%～20% 提高到 95% 以上。

如图 10-2-6-43 所示，患者，女性，16 岁，未婚，下腹痛 2 个月，发现盆腔肿物 1 周，全腹 CT 提示：腹盆腔内见囊实性团块影，大小约为 7.7cm×5.9cm，中心见软组织密度影、点状钙化及小点状脂肪密度影，中心可见分隔。甲胎蛋白（AFP）> 1 210ng/mL。术中见：左附件一约 10cm×6cm 大小囊实性肿物，包膜完整，表面光滑。肿物多囊腔，囊内多发实性结节。术后病理为:（左卵巢）未成熟型囊性畸胎瘤。

【鉴别诊断】

（1）卵巢成熟性畸胎瘤：单侧居多，生长缓慢，以囊性为主，内含皮脂及毛发，CT 及病理可与之鉴别。

（2）卵巢巧克力囊肿：表现为圆形、类圆形囊肿型肿块，随月经周期变化。 血清 CA125 可升高，彩超、CT 及病理可相鉴别。

（于明新）

（六）卵黄囊瘤

卵黄囊瘤（yolk sac tumor）为卵巢恶性生殖细胞肿瘤，来源于胚外结构卵黄囊，又称内胚窦瘤

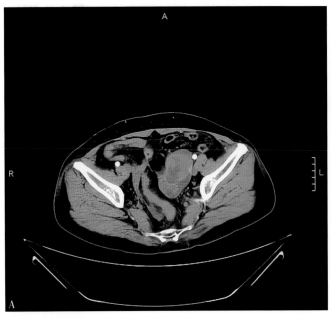
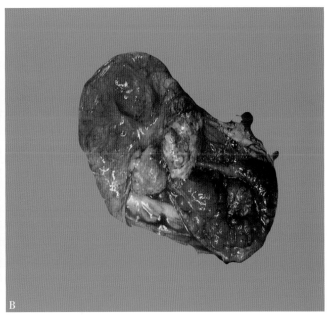

图 10-2-6-43
卵巢未成熟畸胎瘤
A. 增强 CT 图像；B. 手术标本。

（endodermal sinus tumor）。常见于儿童及年轻妇女。多为单侧，较大，圆形或卵圆形（图 10-2-6-44）。

如图 10-2-6-44 所示，患儿，女性，9 岁，发现下腹肿块 1 周，查体可见下腹部明显膨隆，局部可触及一较硬肿物，稍活动，无触痛。CT 冠状面可见下腹部盆腔内巨大实性肿物，密度不均匀考虑腹部实性占位，胸部及头颅 CT 未见异常，术前 AFP 明显增高；手术见右侧卵巢巨大肿物，累及右侧输卵管，腹膜后淋巴结无明显肿大，切除肿物，术后病理提示为右卵巢卵黄囊瘤。

【鉴别诊断】

（1）卵巢单纯囊肿：影像学上为囊性肿物，囊壁较薄，内容透明液体，无钙化。

（2）卵巢成熟性畸胎瘤：多为囊实性肿物，影像学可见不规则钙化，但未成熟性畸胎瘤有时与卵巢生殖细胞肿瘤在术前不易区分。

（李　蕾）

（七）卵巢转移性肿瘤

卵巢转移性肿瘤（metastatic tumor of the ovary）是指由其他器官或组织转移至卵巢形成的肿瘤，占卵巢肿瘤的 5%～10%。其中常见的卵巢转移性肿瘤是库肯勃瘤（Krukenberg tumor）。

如图 10-2-6-45 所示，患者，女性，41 岁，孕 1 产 1。胃癌术后 5 年，3 个月前发现盆腔包块，穿刺病理提示为低分化腺癌，符合胃种植转移。妇科检查：盆腔左侧可及直径约 12cm 肿物，质硬。MRI：盆腔见囊实性肿块影，大小约 9.7cm×8.8cm×6.0cm。术后病理诊断：左卵巢黏液腺癌，约 10% 为印戒细胞癌，考虑库肯勃氏瘤。

【鉴别诊断】

（1）黄体囊肿：肿瘤直径一般小于 8cm，经过 2～3 个月观察，多可自行消退。影像学检查可助于鉴别。

（2）卵巢原发恶性肿瘤：实性肿瘤，生长缓慢，一般无消化道恶性肿瘤病史，穿刺病理可协助诊断。

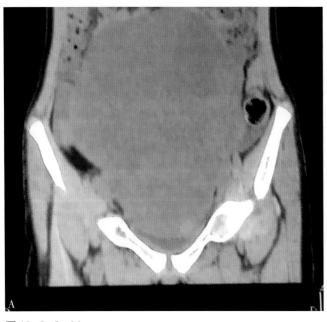
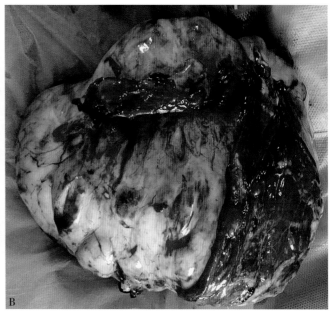

图 10-2-6-44
卵黄囊瘤
A. CT 图像；B. 右侧卵巢卵黄囊瘤标本。

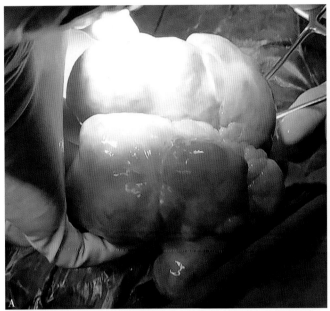
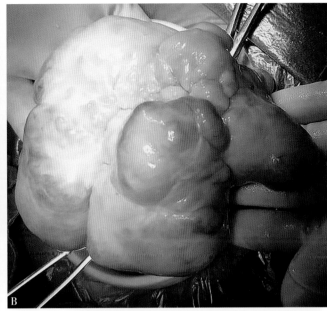
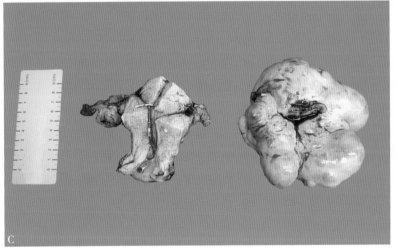
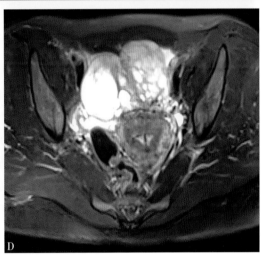

图 10-2-6-45
卵巢转移癌
A. 术中所见（左卵巢瘤）；B. 术中所见；C. 术后标本；D. MRI 图像（横截位）。

（王 宁 黄家珍）

十一、其他

（一）腹膜播散性平滑肌瘤

腹膜播散性平滑肌瘤（leiomyomatosis peritonealis disseminata）是一种罕见的良性病变，有恶变可能。

如图 10-2-6-46 所示，患者，女性，45 岁，经腹子宫肌瘤挖除术后 6 年，体检发现盆腔肿物 2 周。盆腔增强 MRI：局部与周围组织境界欠清，T$_1$WI 呈低信号，T$_2$WI 呈高低混杂信号，增强可见明显强化，信号类似正常平滑肌组织。腹腔镜：盆腔见多发肌性肿块，与子宫肌瘤类似。腹膜播散性平滑肌瘤治疗以手术为主，可考虑辅以促性腺激素释放激素激动剂（GnRH-α）或芳香化酶抑制剂，行子宫肌瘤剥除术时尽量避免肌瘤碎片残留。

【鉴别诊断】

（1）寄生性肌瘤：常会形成体积大的孤立性结节，播散性平滑肌瘤弥漫分布于腹膜，形成诸多结节。

（2）卵巢癌腹腔转移灶：病变形态不规则，容易坏死，密度常不均，常伴腹腔积液，播散性平滑肌瘤结节边界清晰，密度较均匀，少有腹腔积液。

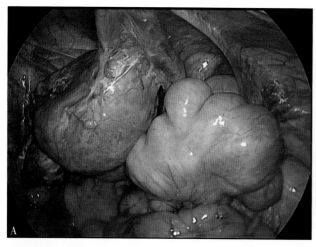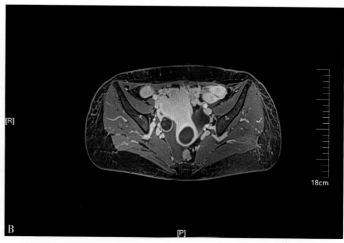

图 10-2-6-46
腹膜播散性平滑肌瘤
A. 术中所见；B. MRI 增强图像（横截位）。

（沈　杨　丁　波　徐敬云）

（二）腹膜假性黏液瘤

　　腹膜假性黏液瘤（pseudomyxoma peritonei，PMP）是发生在腹膜壁层、大网膜及肠壁浆膜面的低度恶性黏液性肿瘤。属少见病，误诊率较高。临床表现为腹部膨隆和腹腔内被大量胶冻样黏液腹水充填。发病年龄为40～70 岁，女性多见，女性的发病率为男性的 4 倍。

　　如图 10-2-6-47 所示，患者，女性，59 岁，阑尾黏液瘤术后 8 年，腹痛 1 年，加重 4 个月。增强 CT 提示腹腔弥漫肿物伴融合，肿物与邻近器官分界不清。术中见：腹盆腔充满囊实性肿物，广泛粘连，内为大量黏液，肝周、脾周、膈下、胃后壁广泛大块质硬含黏液囊实性肿物，肠管粘连成团，盆腹膜表面大小不一的黏液瘤。术后病理为：盆腹膜假性黏液瘤，结合病史符合阑尾黏液性肿瘤来源。

【鉴别诊断】

　　（1）结核性腹膜炎：有倦怠，发热、盗汗、腹胀和腹痛症状，实验室检查血沉加快，结核菌素试验阳性，腹腔镜可窥见腹膜、网膜、内脏表面有散在或集聚的灰白色结节，活组织检查可确诊。

　　（2）原发腹膜癌：有腹胀、腹痛、腹围增大的症状，血清 CA125 为阳性表达，腹腔穿刺活检可相鉴别。

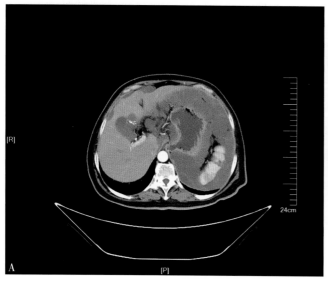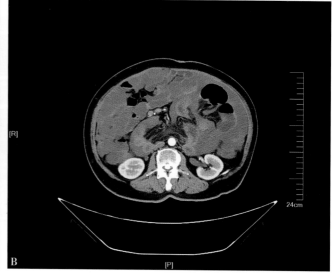

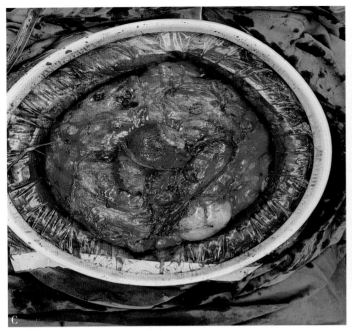

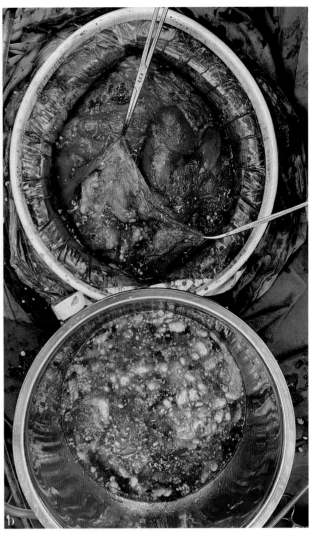

图 10-2-6-47
腹膜假性黏液瘤
A. CT 图像（肝周）；B. CT 图像（肠系膜）；C. 术中所见；D. 术中所见。

（王丹波　杨　卓）

（三）脂肪肉瘤

脂肪肉瘤（liposarcoma）是成人最常见的软组织肉瘤，也可见于青少年和儿童。脂肪肉瘤通常体积较大，一般为深在性、无痛性、逐渐长大的肿物，最常发生于下肢（如腘窝和大腿内侧）、腹膜后、肾周、肠系膜区以及肩部。在不同部位的发生率主要取决于该肿瘤的亚型，包括高分化脂肪肉瘤，去分化脂肪肉瘤，黏液样脂肪肉瘤等。

如图 10-2-6-48 所示，患者，女性，72 岁，尿频尿急 2 个月，腹胀 10 天。术中见盆腹腔巨大实性肿物，压迫症状明显。肿物表面脑回样，与周围组织（小肠、直肠系膜、大网膜、盆腹腔腹膜）粘连，表面大量增粗滋养细胞血管。PET-CT：腹盆腔巨大肿物，代谢不均匀增高，考虑右附件起源可能大，注意交界性黏液性囊腺瘤或囊腺癌。神经原特异烯醇酶：21.640ng/mL（参考值：0 ~ 16.3ng/mL），术后恢复正常 10.999ng/mL。术后病理：盆腔去分化脂肪肉瘤。

【鉴别诊断】

腹膜后畸胎瘤：分化较好的畸胎瘤，影像学检查表现为均匀的低密度病变，有时和高分化的脂肪肉瘤鉴别困难，多为囊性肿块，可伴有钙化。病理可明确诊断。

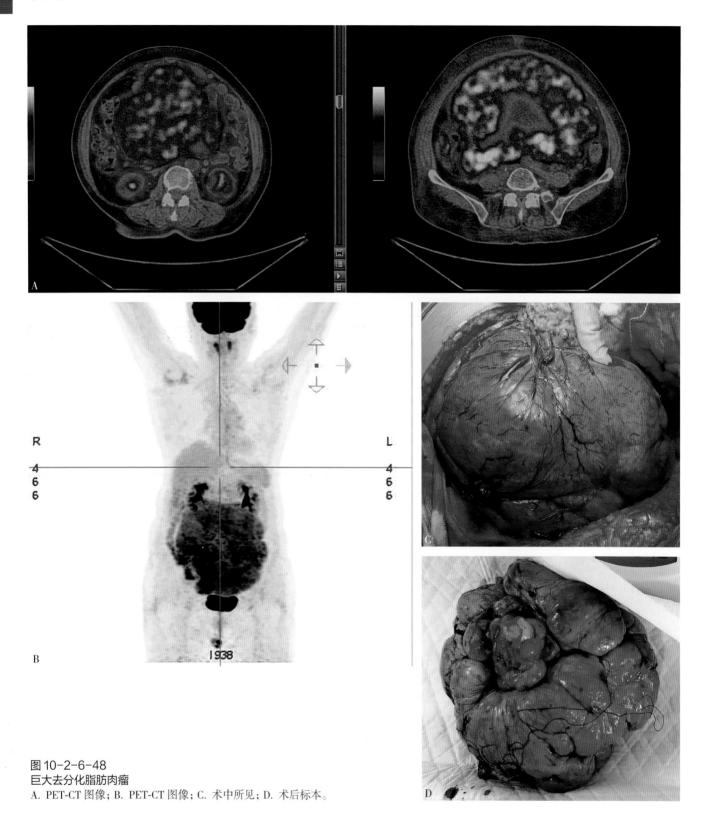

图 10-2-6-48
巨大去分化脂肪肉瘤
A. PET-CT 图像；B. PET-CT 图像；C. 术中所见；D. 术后标本。

（林　蓓）

十二、妇科急腹症

（一）卵巢黄体破裂

黄体破裂（rupture of corpus luteum）是妇科常见的急腹症之一，好发于 14～30 岁的年轻女性。

如图 10-2-6-49 所示，患者，女性，24 岁，孕 0 产 0，同房后下腹痛 8 小时。下腹膨隆，下腹压痛、

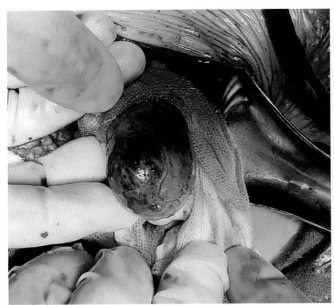

图 10-2-6-49
卵巢黄体破裂术中

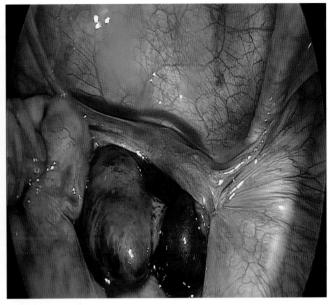

图 10-2-6-50
卵巢囊肿蒂扭转

反跳痛及肌紧张；查体附件区压痛，增厚，后穹窿穿刺可见不凝血。超声：右附件区混合回声，范围约 11.9cm×7.5cm。黄体破裂发生于黄体期，若黄体内有大量积液，外力作用易引起囊肿破裂出血。出血量少可考虑保守治疗，出血多合并休克患者，应积极抗休克同时手术治疗。该患者合并血小板无力症，入院时即出现休克征象，周身及肠管表面见出血点，积极手术、抗休克，输入血小板等治疗后好转。

【鉴别诊断】

异位妊娠：有停经史，可伴有腹痛及阴道流血，HCG 升高，影像学检查可见子宫外包块。

（王　宁　黄家珍）

（二）卵巢囊肿蒂扭转

卵巢囊肿蒂扭转（torsion of ovarian cyst）为常见的妇科急腹症，好发于瘤蒂较长、中等大、活动动度良好、重心偏一侧的肿瘤。

如图 10-2-6-50 所示，患儿，女性，9 岁，下腹疼痛伴恶心、呕吐 2 天，查体下腹部局限性腹膜炎体征，CT 检查可见盆腔右侧附件区密度不均匀占位影像。急诊手术治疗，术中可见右侧卵巢囊性肿物，右侧卵巢及输卵管扭转 540°，完全发黑坏死。

如图 10-2-6-51 所示，患者，女性，89 岁，下腹痛半年。腹腔镜探查见右侧卵巢囊肿直径约 5cm，蒂部扭转 4 周，囊肿表面缺血坏死；探查阑尾无异常。

如图 10-2-6-52 所示，患者，女性，18 岁，否认性生活史。下腹痛 2 天，加重 10 小时。下右附件区可及肿物直径约 5cm，张力高，触痛明显。超声：右附件区混合回声，4.6cm×3.7cm。术中见右卵巢囊肿蒂扭转，卵巢呈紫色。

【鉴别诊断】

（1）急性阑尾炎：多为转移性右下腹疼痛，伴发热等表现，腹痛多为渐进性发展，而卵巢囊肿扭转起病较急，查体阑尾炎压痛点多位于麦氏点周围，较卵巢扭转位置高。CT 及超声检查可协助鉴别。

（2）急性胃肠炎：卵巢囊肿扭转可伴有呕吐及排便次数增多等症状，一般胃肠炎无腹膜炎体征，而卵巢扭转腹膜炎体征出现较早，必要时可借助超声、CT 等检查协助。

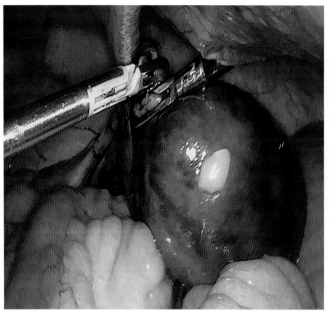

图 10-2-6-51
卵巢囊肿蒂扭转

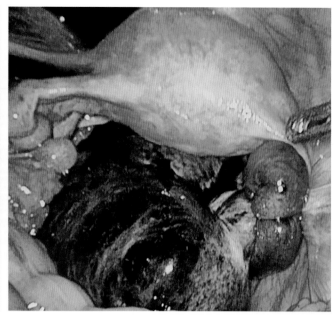

图 10-2-6-52
卵巢囊肿蒂扭转

（李　蕾　王继东　王　宁　黄家珍）

（三）异位妊娠

异位妊娠（ectopic pregnancy）是指受精卵在子宫腔外着床发育的异常妊娠过程，也称"宫外孕"。以输卵管妊娠最常见。

如图 10-2-6-53 所示，患者，女性，27 岁，孕 2 产 1。停经 52 天，阴道流血伴下腹痛 18 天。妇科检查可见血来自宫腔，患侧附件区压痛、增厚，后穹窿穿刺可见不凝血。HCG 1 829.95IU/mL，超声见右卵巢与子宫之间一混合回声光团，范围 2.6cm×2.1cm。

如图 10-2-6-54 所示，患者，女性，32 岁，右侧输卵管妊娠行右侧输卵管切除术后 7 个月，停经 37 天，腹痛 6 天，HCG 19 626.3IU/L，盆腔 B 超提示子宫内未见胚囊，宫体右侧角见混合回声，腹腔镜下见右侧输卵

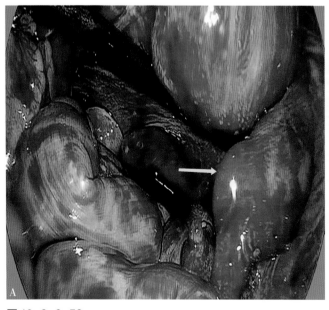

图 10-2-6-53
输卵管妊娠破裂
A. 术中所见；B. 术中所见破裂口。

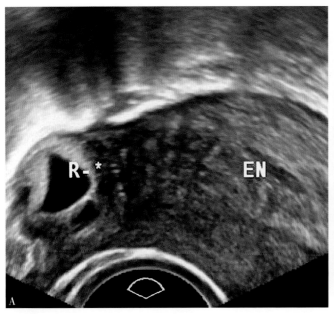
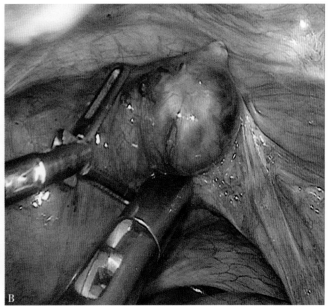

图 10-2-6-54
输卵管残端妊娠
A. 输卵管残端妊娠超声图像；B. 输卵管残端腹腔镜图像。

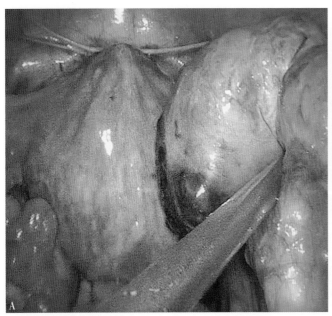
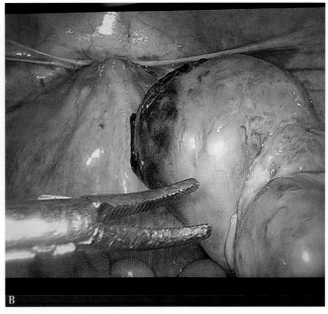

图 10-2-6-55
卵巢妊娠
A. 腹腔镜卵巢妊娠正面观；B. 腹腔镜卵巢妊娠侧面观。

管残端妊娠，术后病理诊断右输卵管残端妊娠。

如图 10-2-6-55 所示，患者，女性，29 岁，因"停经 49 天，下腹疼痛 3 天"入院。腹腔镜手术探查见患侧输卵管完全正常，并与卵巢分开；孕囊位于卵巢中；卵巢及孕囊通过卵巢固有韧带与子宫相连；孕囊壁为卵巢组织。

【鉴别诊断】

（1）急性输卵管炎：腹痛，伴白细胞升高，可伴有发热，HCG 可以协助诊断。

（2）卵巢囊肿蒂扭转：既往卵巢囊肿病史，活动后突发腹痛，伴有恶心、呕吐，HCG 化验可协助诊断。

（王　宁　许　泓　郭瑞霞　黄家珍　孙　峰　陈　澜　白　晶）

肛门及肛周疾病

第十一篇　肛门及肛周疾病

肛门为大肠的下段，肛管长约 3～4cm。肛门及肛周常见疾病有痔病、肛周脓肿、肛瘘、肛门湿疹、肛乳头瘤、肛乳头肥大、肛门疣病、肛门潮湿、肛裂等。

第一章　痔

目前认为痔（hemorrhoids）是肛垫（肛管血管垫）的支持结构、血管丛及动静脉吻合支发生的病理性改变或移位。临床上分为内痔、外痔、混合痔。

第一节　外痔

一般外痔分为 4 种类型：血栓性外痔、静脉曲张性外痔、炎性外痔、结缔组织性外痔。

一、血栓性外痔

血栓性外痔（thrombotic external hemorrhoid）的特点为痔核增生、肿大、突出、血栓形成，痔核呈紫色。

如图 11-1-1-1 所示，患者，男性，43 岁，肛门肿物、疼痛半个月，图中见肛缘圆形肿物，紫色，触痛明显，肿物位于齿线下，边界清楚，周围无红肿。

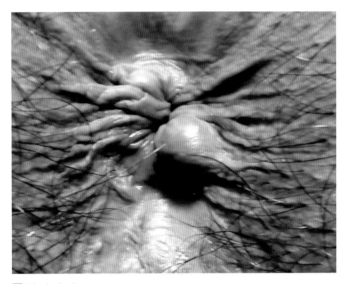

图 11-1-1-1
血栓性外痔

【鉴别诊断】

（1）肛周脓肿：较小的肛周脓肿也表现为肛门肿大隆起，其肿势为中心部位红肿隆起，周围肿硬，其红肿区与周围皮肤边界不清晰，不甚规则。血栓性外痔为肛周突起，其边界清楚、规则，为圆形或类圆形肿物，色紫暗。

（2）痔嵌顿：痔嵌顿也可继发性形成血栓，但其为痔脱出不能回纳导致回流障碍、水肿所致，一般为多个血栓，形状不规则，多伴有水肿，与血栓性外痔的皮肤突起有明显区别。

（王　帅）

二、静脉曲张性外痔

静脉曲张性外痔（variceal external hemorrhoid）是齿线以下痔外静脉丛曲张，在肛门缘形成圆形、椭圆形柔软肿块。如有水肿，则肿物变大、形态变得不规则。

如图 11-1-1-2 所示，患者，女性，23 岁，大便时肛门肿物突起 1 年，便后缓慢消退，无便血，检查见肛缘静脉丛扩张，暗红，局部紫红色，肿物主体位于齿线下，无糜烂、渗血。与内痔脱出的不同点是内痔脱出为肛内肿物脱出，静脉曲张性外痔是肛缘静脉丛的曲张，其肿物向上不超过齿线。

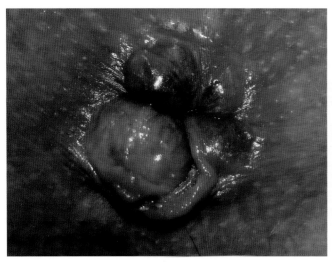

图 11-1-1-2
静脉曲张性外痔

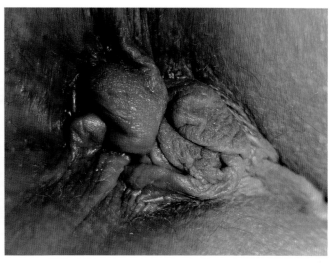

图 11-1-1-3
结缔组织性外痔

【鉴别诊断】

　　直肠脱垂：直肠脱垂为直肠黏膜或全层脱出肛门外，可见环状黏膜皱襞，而静脉曲张性外痔为静脉充血，其主体位于齿线下，多呈梅花状。

（王　帅）

三、结缔组织性外痔

　　结缔组织性外痔（connective tissue external hemorrhoid）又称赘皮痔，有结缔组织增生，痔内无曲张静脉，呈黄褐色或褐黑色，大小形状不等。有时只有一个，有时数个皮赘围绕肛门一周。

　　如图 11-1-1-3 所示，患者，女性，56 岁，肛门皮赘 10 余年，缓慢增大。检查见患者肛缘皮赘增生，不规则，无红肿。

【鉴别诊断】

　　混合痔：病变跨齿线上下，齿线上为黏膜，齿线下为皮肤病变，结缔组织外痔为赘皮改变，全部位于齿线下。

（王　帅）

第二节　内痔

　　环状内痔（circular internal hemorrhoid），多个内痔呈环状于齿线上绕肛管一周，黏膜松弛，静脉丛扩张。内痔体征主要特点为内痔区肛垫增生、向下移位、血管曲张。主要症状为大便时肿物脱出、滴血，严重的可喷血，一般无疼痛。

　　如图 11-1-2-1 所示，患者，女性，39 岁，大便时肛内肿物脱出、出血 3 年。检查见肿物呈环状脱出，主体位于齿线上，右前、右后、左中母痔区痔核较大，局部糜烂、渗血。

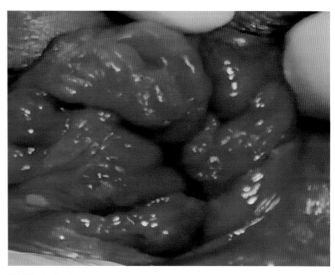

图 11-1-2-1
环状内痔

【鉴别诊断】

（1）直肠脱垂：直肠脱垂为直肠黏膜或全层脱出肛门外，可见环状黏膜皱襞，环状内痔为内痔区静脉充血，肛垫下移，二度以上内痔可脱出肛门外，但其多呈梅花状，无连续的环状黏膜皱襞。

（2）静脉曲张性外痔：静脉曲张性外痔是肛缘静脉丛的曲张，其肿物向上不超过齿线。

（王　帅）

第三节　混合痔

混合痔（mixed hemorrhoid）是指处在同一部位的直肠齿线上下静脉丛同时曲张、扩大、充血，相互沟通吻合，括约肌间沟变浅或消失，内痔部分与外痔部分所形成的一个整体。

如图 11-1-3-1 所示，患者，男性，46 岁，反复肛内肿物脱出、出血 2 年，平时肛缘有皮赘，大便时肿物增大，便后手助还纳，检查见痔核位于右后，黏膜外翻、充血、糜烂，局部血栓形成。主要特点为痔核跨越齿状线，具有为内外痔的共同特点。

如图 11-1-3-2 所示，反复肛内肿物脱出、出血 10 余年。检查见痔核呈环状脱出，跨齿线，黏膜外翻、糜烂、渗血。主要特点是痔组织呈环状，超过肛管 4/5 象限。

如图 11-1-3-3 所示，患者，男性，37 岁，反复肛门肿物脱出、出血 6 年，肿物不能还纳伴疼痛 6 天。检查见肛门痔核呈环状脱出，暗紫色，水肿、充血、糜烂，渗出，局部血栓形成，肿物跨齿线，质韧，触痛，触诊张力大。

【鉴别诊断】

（1）直肠息肉、腺瘤：直肠息肉、腺瘤位置较低或蒂部较长者可脱出肛门外，一般为单个肿物脱出，呈草莓状，类圆形，质软，活动好，一般无触压痛。

（2）直肠恶性肿瘤：腺瘤恶变或低位直肠癌未浸润黏膜下层前可脱出肛门外，质硬、形状不规则，活动较差，病理活检可鉴别。

（王　帅）

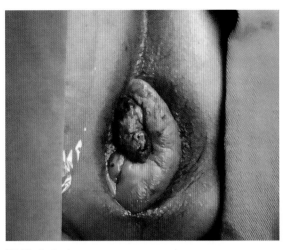

图 11-1-3-1
混合痔

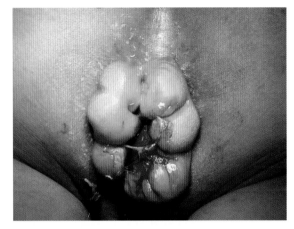

图 11-1-3-2
环状混合痔

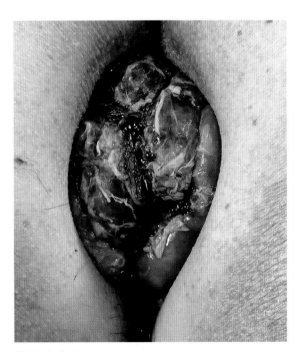

图 11-1-3-3
环状混合痔嵌顿

第二章 肛裂

肛裂（anal fissure）是消化道出口从齿状线到肛缘这段最窄的肛管组织表面裂开，形成小溃疡，方向与肛管纵轴平行，呈梭形或椭圆形，肛裂有急性和慢性之分，慢性肛裂常并发前哨痔、肛乳头肥大，称为肛裂三联征。

如图 11-2-0-1 所示，患者，男性，27 岁，反复大便时肛门疼痛 2 年，检查见肛门后中可见皮赘，向上可见溃疡性新鲜裂口，触痛，易出血，齿线位可见肛乳头增生。

【鉴别诊断】

肛门皮肤皲裂：可发生在肛管任何部位，其裂口表浅，仅见于皮下，常可见多处裂口同时存在，疼痛轻，出血少，无溃疡、前哨痔、肛乳头肥大等并发症，瘙痒症状明显。

（王　帅）

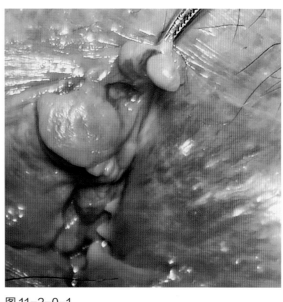

图 11-2-0-1
肛裂

第三章 肛门周围感染、肛瘘

第一节 肛周脓肿

肛周脓肿（perianal abscess）又称肛管直肠周围脓肿，是发生于肛门、肛管和直肠周围的急性化脓感染性疾病，属于细菌感染，是肛瘘的前身。肛周脓肿主要体征表现为肛门周围局部红肿、触痛，脓液较多时可触到波动感，肛门指诊可及肛管直肠饱满、张力大、压痛。

如图 11-3-1-1 所示，患者，男性，28 岁，肛门肿痛 5 天，检查见肛门左后红肿，范围约 4cm×3cm，指诊后中齿线位可及硬结，磁共振图像显示脓腔呈左侧半马蹄形，脓腔较大，提示内口位于后正中方向。

【鉴别诊断】

（1）肛旁脓肿：亦有局部红肿热痛表现，但距离肛门稍远，指诊病灶与肛管直肠没有关系，B超、磁共振可进一步鉴别。

（2）肛旁良性肿瘤：表现为肛旁肿物，膨胀性生长，无红肿、化脓的感染表现。

（王　帅　尹万斌）

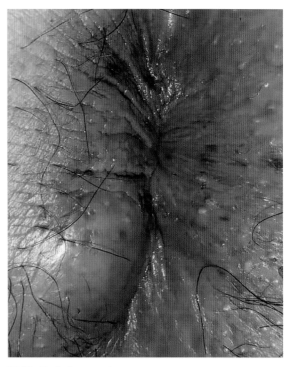

图 11-3-1-1
肛周脓肿

第二节 急性蜂窝织炎

急性蜂窝织炎（acute cellulitis）见图 11-3-2-1，患

者，男性，62 岁，腹会阴联合直肠癌根治术术后 2 个月，会阴部切口周围皮肤红、肿、热、痛 15 天。图 11-3-2-1 A 为患者就诊时状态，可见会阴部、双侧臀部及双大腿内侧大片皮肤红肿。与周围正常皮肤边界不清，病变中心部位可见白色坏死组织，表面附着污苔；图 11-3-2-1 B 为患者入院第 3 天行局部切开引流及清创，可见组织间界限不清，皮下、筋膜下、肌间隙及周围结缔组织充血坏死，周围见脓性分泌物；图 11-3-2-1 C 为入院第 8 天，经治疗后患者皮肤病变范围较前缩小，创面较前明显好转，创面深部露新鲜肉芽组织，表面少量脓性白色分泌物。

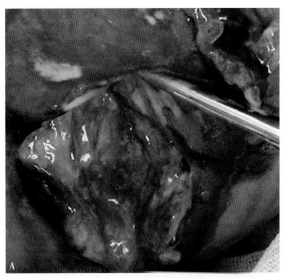

【鉴别诊断】

（1）丹毒：溶血性链球菌侵入皮肤及网状淋巴管引起的感染。局部表现为绛红色斑块，指压后退色，皮肤轻度水肿，边缘稍隆起，界线清晰。感染蔓延迅速，但不化脓，很少有组织坏死，易反复发作。

（2）坏死性筋膜炎：常为需氧菌和厌氧菌混合感染。发病急，全身症状重，而局部症状不明显。感染沿筋膜迅速蔓延，筋膜与皮下组织大量坏死。患者常有贫血、中毒性休克；皮肤可见溃疡、脓液稀薄，脓培养可有多种菌生长。产气性蜂窝织炎应与气性坏疽鉴别，后者病前创伤较重，常深及肌肉，伴有伤肢或躯体功能障碍；伤口分泌物有某种腥味，病原学检查可鉴别。

（张　睿）

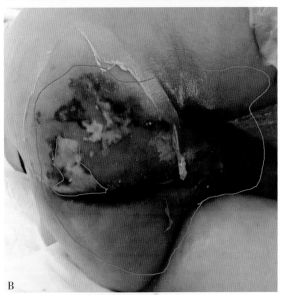

第三节　肛瘘

肛瘘（anal fistula）是肛门直肠瘘的简称，肛瘘与肛周脓肿是一个疾病的两个阶段，典型的肛瘘是一根通畅的完整的病理性管道，外口在肛缘外，内口在肛窦或在肛管、直肠壁。

肛瘘常见体征为肛周可见瘘口，触压后可见脓液溢出，瘘口周围可有红肿，指诊可及条索状物行向肛内，对应齿线或后中齿状线位置可及内口硬结。

如图 11-3-3-1 所示，患者，男性，31 岁，反复肛门肿痛、流脓半年，检查肛门一侧可见瘘口。指诊时可触及自外口通向肛内的条索物，后中齿线位可及内口硬结。

如图 11-3-3-2 所示，患儿，男性，4 个月，肛周反复红肿流脓 3 个月余，查体可见截石位 3 点，距肛缘 1.5cm 处局部皮肤红肿，高出皮面，局部可见瘘口，与肛门间皮下可触及较硬瘘管，按压皮肤破口有少量分泌物。

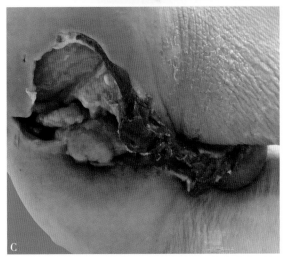

图 11-3-2-1
急性蜂窝织炎
A. 就诊时病灶外观；B. 切开引流、清创后；
C. 术后 5 天病灶外观。

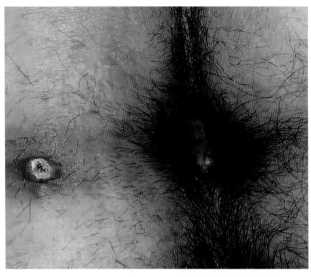

图 11-3-3-1
肛瘘

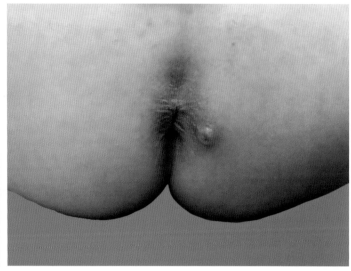

图 11-3-3-2
肛瘘外观

【鉴别诊断】

（1）肛周脓肿：急性起病，表现局部为局部红肿伴疼痛，红肿范围较大，局部波动感明显，临床较易鉴别。

（2）克罗恩病：克罗恩病可引起肛周破溃，临床需注意，多发生于大龄儿童，伴有其他全身及消化道症状。

（王　帅　李　蕾）

第四章　肛周坏死性筋膜炎

肛周坏死性筋膜炎（perianal necrotizing fasciitis）一种以广泛而迅速的皮下组织和筋膜坏死为特征的急性软组织感染。

如图 11-4-0-1 所示，患者，女性，56 岁，颅底肿瘤切除术后出现寒战、高热、肛周皮肤肿胀、瘀斑，进而出现张力性水疱，如图中所见，破溃后有恶臭的灰褐色稀薄液体。

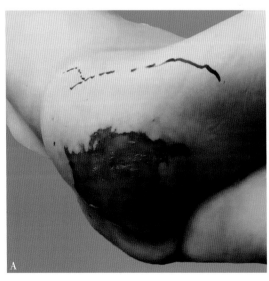

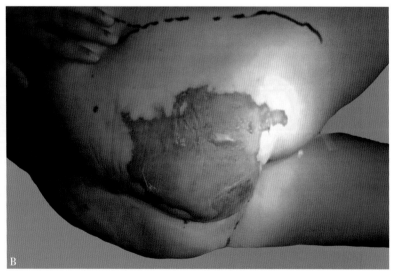

图 11-4-0-1
肛周坏死性筋膜炎
A. 坏死性筋膜炎导致表皮坏死；B. 坏死性筋膜炎导致皮肤水疱。

【鉴别诊断】

肛周脓肿：病变较局限，脓肿的部位和深浅不同，症状也有差异，位置较深，全身症状较重，而局部症状轻；位置较浅局部红肿热痛较明显，而全身症状较轻。

（张　成）

第五章　骶尾部藏毛窦

骶尾部藏毛窦（pilonidal sinus）是指发生于骶尾部含有毛发的窦道或囊肿。该病好发于 20～30 岁青年男性群体，肥胖及多毛体质者易发。主要体征：骶尾部后中可见有一个或多个凹陷性小孔，如并发感染可出现局部皮肤红肿，周围肿硬，常伴有瘢痕形成，挤压可见稀薄液体流出。

如图 11-5-0-1 所示，患者为青年男性，肥胖且毛发旺盛。反复骶尾部肿痛，流脓水半年。可见臀裂内多个凹陷性小孔，周围皮肤红肿，个别孔内脓性液体流出且形成瘢痕，磁共振示骶尾部皮下异常信号，窦道形成。切开组织内见毛发。

如图 11-5-0-2 所示，患者，男性，23 岁，骶尾部反复肿痛 6 个月。图中所见骶尾部皮肤上有多个细小开口。骶尾部 MRI 提示：骶尾部臀间裂偏左皮下见小囊性长 T_1 短 T_2 信号，边界较清。

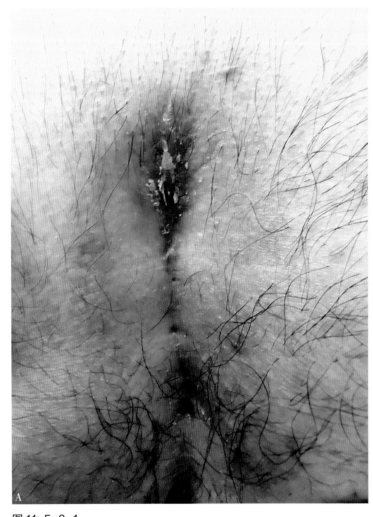

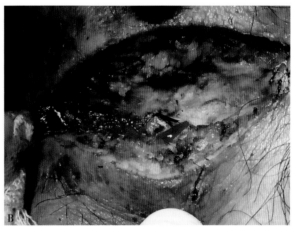

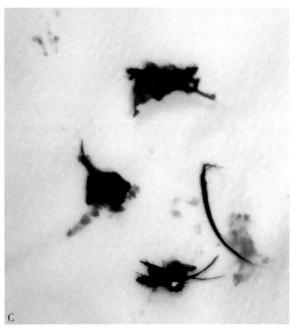

图 11-5-0-1
骶尾部藏毛窦
A. 骶尾部藏毛窦；B. 术中见毛发；C. 术后标本。

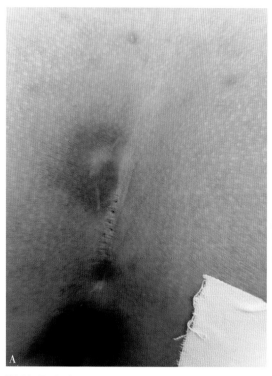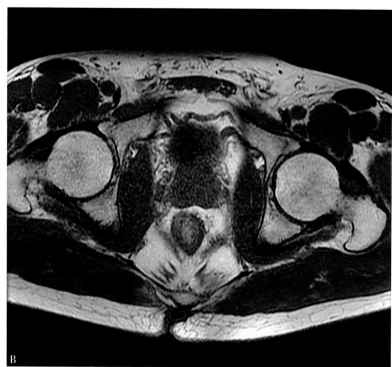

图 11-5-0-2

骶尾部藏毛窦

A. 骶尾部藏毛窦；B. 骶尾部 MRI。

【鉴别诊断】

（1）骶尾部畸胎瘤：先天性疾病，X 线摄片、CT 检查可见骶骨与直肠之间有肿块，内有不定形的散在钙化阴影。可见骨质或牙。

（2）化脓性汗腺炎：肛周及会阴可发生化脓性汗腺炎，溃破后可产生窦道，经常流脓、渗液，但其一般表浅，身体其他部位亦可有毛囊炎表现。

（3）肛瘘：多由肛腺感染引起，初起以肛门周围脓肿为常见。局部疼痛、红肿、硬结压痛明显、波动感阳性，全身感染症状多不明显，破溃后形成瘘管，多与肛门相通，有相应内口。

（王　帅　张　成）

第六章　直肠脱垂

直肠脱垂（rectal prolapse）是指直肠壁部分或全层向下移位，直肠黏膜下移，称黏膜脱垂或不完全脱垂；直肠壁全层下移称完全脱垂。主要体征为直肠脱出（排便或者腹压增加时），一般为柱状、牛角状脱出，腹压减小时肿物可自行回纳。直肠反复脱出可导致神经损伤产生肛门失禁，并有引发直肠溃疡、出血、狭窄和坏死的危险，需手术治疗。直肠脱垂分为三度：

Ⅰ度：为直肠壶腹内的肠套叠，即隐性直肠脱垂。排粪造影呈伞状阴影。

Ⅱ度：为直肠全层脱垂于肛门外，肛管位置正常，肛门括约肌功能正常，不伴有肛门失禁。

Ⅲ度：为直肠和部分乙状结肠及肛管脱出于肛门外，肛门括约肌功能受损，伴有肛门不全性或完全性失禁。

如图 11-6-0-1 所示，患者，女性，42 岁，反复肛门肿物脱出 10 余年。检查肛门可见直肠黏膜脱出，长约 6cm，表面呈同心圆形皱襞，光滑湿润，红色，直肠指诊肛管括约肌松弛，主要特点为肛门柱状肿物脱出，

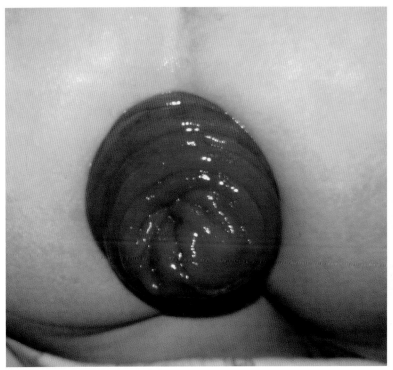

图 11-6-0-1
直肠脱垂（Ⅰ度）

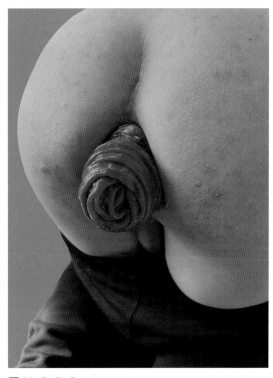

图 11-6-0-2
直肠脱垂（Ⅰ度）

可见环状黏膜皱襞。

如图 11-6-0-2 所示，患者，男性，21 岁，排便后肛门肿物脱出 6 年，发病初期排便后脱出直肠黏膜可自行回纳，之后随着脱出的直肠逐渐增多，每次便后需用手托回。

如图 11-6-0-3 所示，患者，男性，58 岁，既往"支气管扩张"多年，反复肛门肿物脱出 3 年，不能还纳 4 小时。肛门可见脱出直肠黏膜，长约 9cm，不能还纳，水肿明显，表面黏膜皱襞不明显，局部坏死。

如图 11-6-0-4 所示，患者，男性，41 岁，反复肛门肿物脱出 20 年。检查肛门可见脱出直肠黏膜，长约 18cm，水肿明显，表面黏膜皱襞不明显，局部坏死。

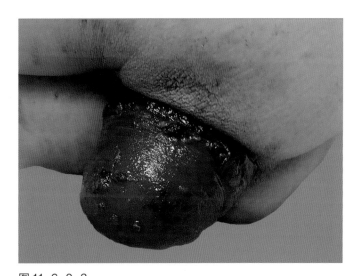

图 11-6-0-3
直肠脱垂（Ⅱ度）

如图 11-6-0-5 所示，患儿，男性，2 岁，平素有便秘病史，排便后红色肿物脱出，多可自行还纳，或用手推挤后复位，此次便后，肠管脱出较长，查体如图所见，血运尚可。

【鉴别诊断】

（1）痔脱出：脱出肿物较小，呈梅花状，可见黏膜外翻，但黏膜皱襞不连续，不呈环状。

（2）直肠息肉：低位带蒂息肉脱出肛门外，一般为局部肿物脱出，息肉为圆形、实质性，有蒂，可活动，多见于儿童。

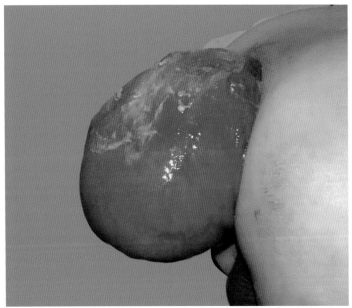

图 11-6-0-4
直肠脱垂（Ⅲ度）

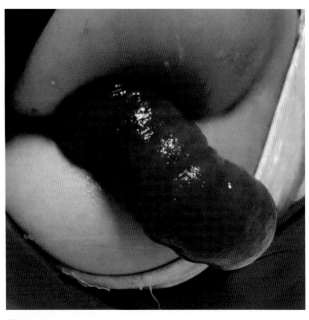

图 11-6-0-5
直肠脱垂（Ⅲ度）

（王　帅　张　成　王合锋）

第七章　肛乳头纤维瘤

肛乳头纤维瘤（anus papillary fibroma）指肛乳头在粪便、慢性炎症等因素的长期刺激下增大变硬，是肛门直肠常见的良性肿瘤之一。在齿线处可触及活动性硬节，肿物脱出可见肛门一带蒂肿物，常为灰白色，触之质韧，不易出血。

如图 11-7-0-1 所示，患者，女性，34 岁，反复肛内肿物脱出 1 年，便后肿物可自行还纳，图中所见带蒂肿物脱出肛门外，表面光滑，色淡红。

如图 11-7-0-2 所示，患者，女性，41 岁，反复肛门肿物脱出 2 年。图中见肛门肿物脱出，淡红色，局部灰白，带蒂，不规则分页，表面光滑。

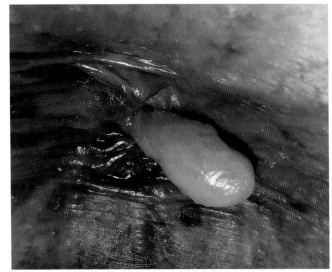

图 11-7-0-1
肛乳头纤维瘤

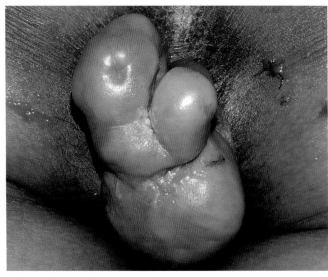

图 11-7-0-2
肛乳头纤维瘤

【鉴别诊断】

（1）直肠息肉：直肠息肉生长于直肠壁上，位于齿线上，表面呈肉红色，圆球形，表面组织为黏膜，多见于小儿。肛乳头纤维瘤肿物蒂部位于齿线，肿物规则，肿物较大时可分页。

（2）痔脱出：单个痔核脱出时脱出肿物较小，需与肛乳头纤维瘤脱出相鉴别，前者为痔核脱出，无蒂，多伴有黏膜外翻、充血、糜烂，触诊质软。后者带蒂、质韧。

（王　帅）

第八章　先天性肛门异常等

第一节　先天性肛门闭锁

先天性肛门闭锁（congenital anal atresia）见图 11-8-1-1 ~图 11-8-1-3。

如图 11-8-1-1 所示，患儿，男性，出生 1 天，生后不排便，发现无肛门。查体正常肛穴处无肛门开口，皮肤皱褶较明显，肛穴前方至阴囊中缝可见皮下瘘管，图 11-8-1-1 B 倒立位片示直肠盲端至肛穴皮肤距离较近，直肠盲端超过尾骨尖，考虑闭锁位置较低。

如图 11-8-1-2 所示，患儿，女性，出生 2 天，生后不排便，发现无肛门 2 天。查体正常肛穴处无肛门开口，倒立位片示直肠盲端至肛穴皮肤距离，直肠盲端超过尾骨尖，确定闭锁位置高低。

如图 11-8-1-3 所示，患儿，男性，出生后 2 天无胎便排出，查体可见肛穴处无正常肛门开口。

【鉴别诊断】

先天性巨结肠：有些先天性肛门闭锁直肠会阴瘘女性患儿，因皮肤瘘口较大，仅表现为腹胀及排便困难，仔细查体可见皮肤瘘口外观和正常肛门差别不大，但位置前移，临床容易混淆。

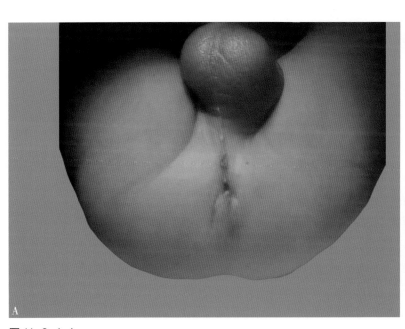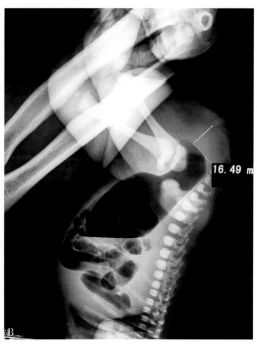

图 11-8-1-1
先天性肛门闭锁
A. 先天性肛门闭锁；B. 腹部倒立位片。

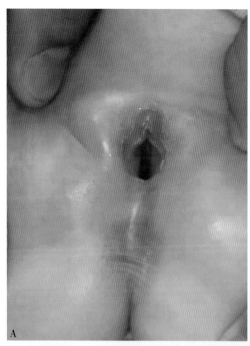

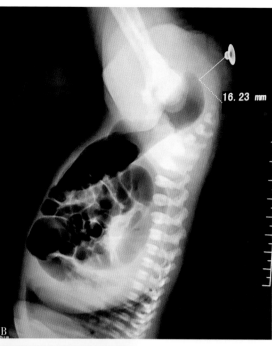

图 11-8-1-2
先天性肛门闭锁
A. 先天性肛门闭锁；
B. 腹部倒立位片。

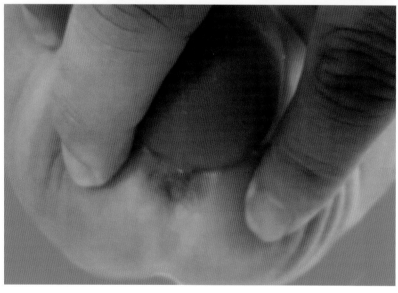

图 11-8-1-3
先天性肛门闭锁

（徐 华 王合锋）

第二节 肛门闭锁会阴瘘

肛门闭锁会阴瘘（anal atresia with perineal fistula）见图 11-8-2-1、图 11-8-2-2。

如图 11-8-2-1 所示，患儿，男性，出生 1 小时，出生后即发现肛门闭锁。查体可见患儿正常肛穴处无肛门开口，局部无色素沉着，哭闹无膨隆，肛穴至阴囊中缝可见皮下瘘管，刺激肛穴有轻微收缩反应，考虑先天性肛门闭锁直肠会阴瘘。

如图 11-8-2-2 所示，患儿，女性，新生儿，生后发现肛门闭锁。查体可见患儿肛门无正常开口，肛穴前方 0.5cm 处可见一瘘口，自瘘口有自主排便。

【鉴别诊断】

根据肛门外形，合并瘘管，初步诊断不困难，但确定畸形类型需进一步检查。如直肠盲端与皮肤间有一定

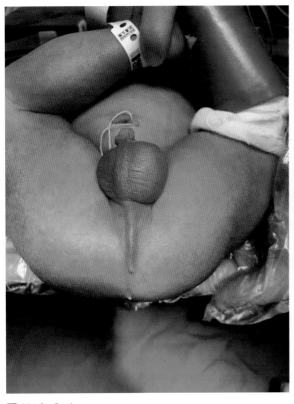
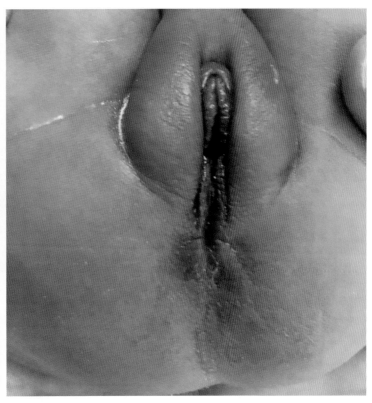

图 11-8-2-1
肛门闭锁会阴瘘

图 11-8-2-2
肛门闭锁会阴瘘

距离，指尖放在肛门痕迹处，当小儿哭闹时，若手指有冲击感，说明距离较近，否则为高位闭锁。如胎粪自处女膜内排出，则为阴道瘘。会阴和前庭瘘体检时可看到。直肠膀胱瘘和直肠尿道瘘，尿内有粪便。结合 X 线检查、瘘管造影、CT、MRI 检查可判断肛门闭锁类型。

（葛文亮　罗　雷　娄　燕）

第三节　肛门闭锁尿道瘘

肛门闭锁尿道瘘（anal atresia with urethral fistula）见图 11-8-3-1。

如图 11-8-3-1 所示，患儿，男性，出生 1 天，发现肛穴处无肛门 1 天。查体见正常肛穴处无肛门开口，皮肤皱褶不明显，在尿道外口有少量粪便排出，胎粪不与尿液混合，胎粪排出后尿液澄清。伴有恶心呕吐，呕吐物初含胆汁，以后为粪样物。腹部膨隆，可见腹壁肠蠕动，出现低位肠梗阻症状。

【鉴别诊断】

（1）直肠膀胱瘘：尿液内混有胎粪，尿液呈绿色，有时混杂气体。

（2）肛门闭锁无瘘：肛门闭锁位置较低者，肛门位置有薄膜覆盖，通过薄膜隐约可见胎粪存在，啼哭时隔膜向外膨出；闭锁位置较高者，在原正常肛门位置皮肤略有凹陷，婴儿啼哭时局部无膨出，用手指触摸无冲击感。

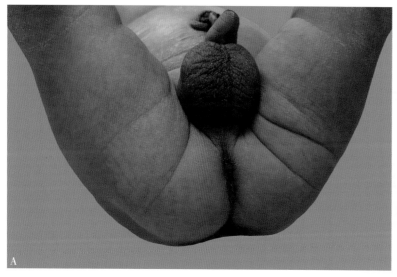

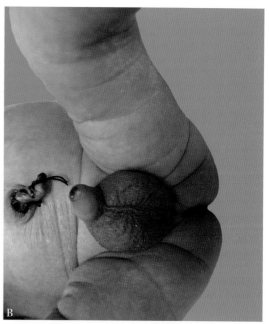

图 11-8-3-1
肛门闭锁直肠尿道瘘
A. 肛穴处无肛门，皮肤皱褶不明显；B. 可见尿道外口有胎粪排出。

（王大佳）

第四节　肛门闭锁前庭瘘

肛门闭锁前庭瘘（anal atresia with vestibular fistula）见图 11-8-4-1～图 11-8-4-2。

如图 11-8-4-1 所示，患儿，女性，3 个月，肛穴处无肛门，经前庭瘘口排便 3 个月。查体见正常肛穴处无肛门，阴道下方会阴前庭处见瘘口，瘘口相对宽大，瘘管短，可见大便自该处排出。

如图 11-8-4-2 所示，患儿，女性，出生 2 天，生后腹胀、呕吐 2 天。查体见眼裂增宽，通贯掌，腹胀明显，肛门会阴部查体如图所示，无肛门开口，无皮肤及会阴瘘口，正常肛穴处凹陷及皮肤皱褶均不明显，染色体检查证实为 21-三体综合征，诊断为无瘘型先天性肛门闭锁、21-三体综合征。

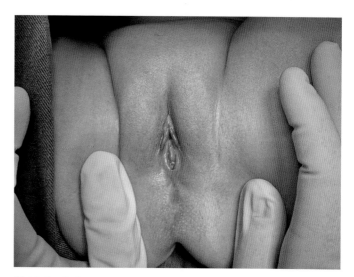

图 11-8-4-1
肛门闭锁前庭瘘

【鉴别诊断】

（1）直肠阴道瘘：有粪便从阴道流出，细小的瘘管造成排便困难。

（2）一穴肛：尿道阴道直肠共同开口于共同管。

（王大佳　李　蕾）

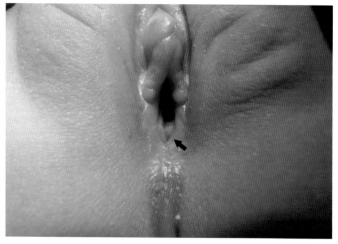

图 11-8-4-2
肛门闭锁前庭瘘

第九章　肛肠肿瘤

第一节　肛周癌

肛周癌（perianal cancer）见图 11-9-1-1，患者，男性，52 岁，肛周肿物伴疼痛 6 个月。检查肛周可见肿块伴破溃，质硬、触痛阳性。病理提示为肛周癌。

【鉴别诊断】

肛门湿疣：肛周皮肤珊瑚状、鸡冠状肿物，质脆，大小不一，分布不规律，其表面有细的颗粒。

（张　成）

第二节　肛门黑色素瘤

肛门黑色素瘤（anorectal malignant melanoma，AMM）见图 11-9-2-1。

如图 11-9-2-1 所示，患者，女性，50 岁，肛周疼痛不适 6 个月。查体见肛周鸽蛋大、形状不规则肿物，表面不平，表面光滑，肿物呈深黑色，部分淡红色，质地柔软，触之不易出血。病理示恶性黑色素瘤。

【鉴别诊断】

（1）结肠黑变病：为一种良性可逆性疾病，主要根据肠镜及病理进行诊断，肠镜见肠黏膜有不同程度的色素沉着，组织病理学检查发现黏膜固有层内有大量含有色素颗粒的巨噬细胞，黑色素染色阳性，铁染色阴性。

（2）肛周脓肿：为肛管直肠周围受到细菌侵袭所发生的急性或慢性化脓性炎症，多疼痛剧烈，肛门指诊可触及柔软、压痛、有波动的肿物，通过注射器可抽出脓液，肛周彩超、磁共振明确诊断。

（张　睿）

第三节　直肠黏膜恶性黑色素瘤

直肠黏膜恶性黑色素瘤（anorectal malignant melanoma，AMM）见图 11-9-3-1。

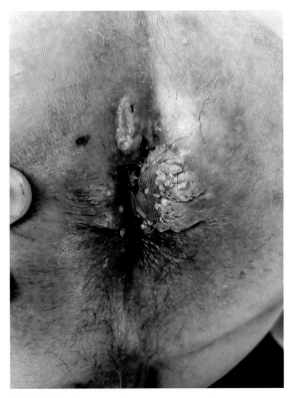

图 11-9-1-1
肛周癌

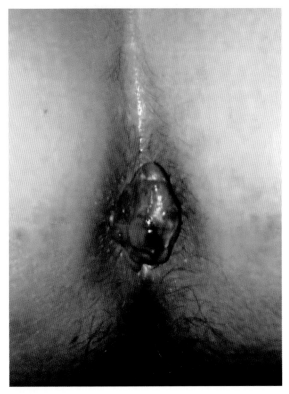

图 11-9-2-1
肛门黑色素瘤

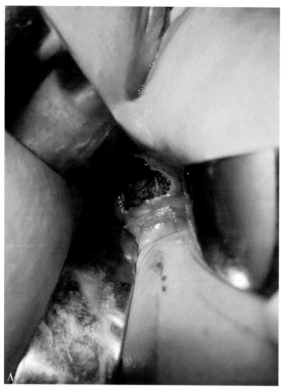
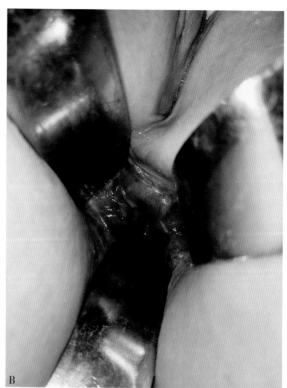
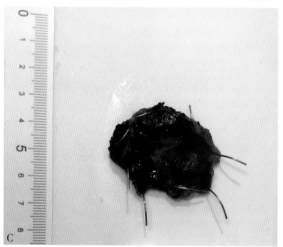

图 11-9-3-1
直肠黑色素瘤
A. 切除后创面；B. 切除前肿瘤形态；C. 切除后肿瘤大体标本。

如图 11-9-3-1 所示，患者，女性，49 岁，里急后重 3 个月。截石位下肛门镜检查：于齿状线上下见直肠左前壁环 1/3 周肿物，表面散在黑色素沉着。病理提示为黑色素瘤。

【鉴别诊断】

结肠黑变病：为一种良性可逆性疾病，主要根据肠镜及病理进行诊断，肠镜下肠黏膜有不同程度的色素沉着，组织病理学检查发现黏膜固有层内有大量含有色素颗粒的巨噬细胞，黑色素染色阳性，铁染色阴性。

（张　睿）

第四节　直肠恶性肿瘤腹部切口种植转移

直肠恶性肿瘤腹部切口种植转移（implantation and metastasis of rectal malignant tumor through abdominal incision）见图 11-9-4-1，患者，男性，52 岁，直肠癌术后切口迁延不愈 5 周。检查见腹部切口瘢痕 2 处肉芽

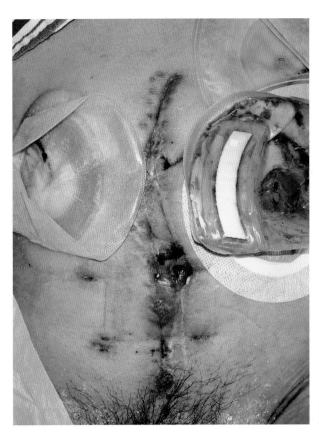

图 11-9-4-1
直肠恶性肿瘤腹部切口种植转移

样肿物，靠近造口处肿物表面糜烂，质软，触之易出血，下方肿物呈淡红色，表面光滑，可见其生长后呈分叶状。结合病史及病理，确诊为直肠腺癌切口种植转移。

【鉴别诊断】

切口感染肉芽肿：伤口感染肉芽肿是肉芽组织生长的一个过程。在愈合过程中，由于创口周围血运不佳，局部有炎症等因素导致肉芽肿的形成，肉芽组织出现增生或者水肿，影响伤口愈合，水肿比较明显。有时伤口感染形成肉芽肿，导致局部疼痛、肿胀、渗液。如果肉芽组织形成，说明伤口在逐渐愈合。

（张　睿）

第五节　直肠恶性肿瘤会阴部切口种植转移

直肠恶性肿瘤会阴部切口种植转移（implantation and metastasis of perineal incision in rectal malignant tumor）见图 11-9-5-1，患者，女性，57 岁，直肠癌麦氏术后 3 个月。检查见会阴部切口瘢痕多处肉芽样肿物，周围皮肤红肿，表面不洁，附着脓苔，大者约 3cm×2cm，肿物呈分叶状，质软，触之易出血。结合病史及病理，确诊为直肠腺癌切口种植转移。

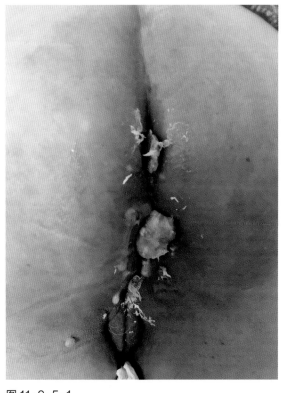

图 11-9-5-1
直肠恶性肿瘤会阴部切口种植转移

【鉴别诊断】

切口感染肉芽肿：伤口感染肉芽肿是肉芽组织生长的一个过程。在愈合过程中，由于创口周围血运不佳，局部有炎症等因素导致肉芽肿的形成，肉芽组织出现增生或者水肿，影响伤口愈合，水肿比较明显。有时伤口感染形成肉芽肿，导致局部疼痛、肿胀、渗液。如果肉芽组织形成，说明伤口在逐渐愈合。

（张 睿）

第六节 直肠间质瘤

直肠间质瘤（rectal stromal tumor）见图 11-9-6-1，患者，女性，49 岁，肛门坠胀、疼痛 2 个月，排便时加重。检查见直肠间质瘤脱出及经肛门完整切除状态，肿物拳头大小，表面污秽及苔样附着物，并见多处溃疡糜烂及活动性出血。

【鉴别诊断】

（1）直肠恶性肿瘤：浸润性生长，边界不清，通过肠镜、病理及直肠 MRI 可诊断直肠恶性肿瘤。

（2）肛周脓肿：为肛管直肠周围受到细菌侵袭所发生的急性或慢性化脓性炎症，多疼痛剧烈，肛门指诊可触及柔软、压痛、有波动的肿物，通过注射器可抽出脓液，相关检查可以协助诊断。

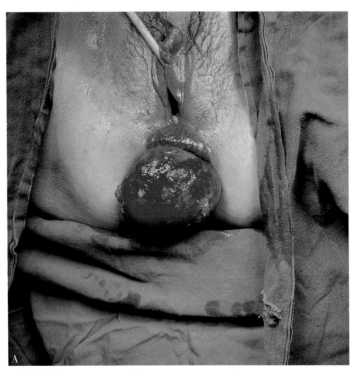
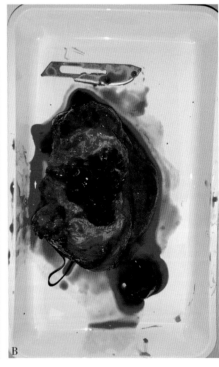

图 11-9-6-1
直肠间质瘤
A. 直肠间质瘤；
B. 大体标本。

（张 睿）

第七节 肛周佩吉特病

佩吉特病（Paget disease），又称湿疹样癌，多见于乳房、乳头部位。发生于乳房外其他部位者，称乳房外佩吉特病。

肛周佩吉特病又称肛门周围湿疹样癌，是一种极少见的上皮内腺癌，误诊率很高。本病好发于老年人，主要特点为边界清楚的湿疹样斑病变，部分患者可有菜花样肿物突起，伴有顽固性瘙痒，起病慢，病程长。

如图 11-9-7-1 所示，患者，男性，78 岁，肛门肿物伴有瘙痒 2 年余，无疼痛，无便血。检查肛周可见菜花样肿物，分页增生，质韧、偏硬，表面乳头状，与周围分界清，术后病理示肛门浸润性佩吉特病。

【鉴别诊断】

（1）肛周湿疹：外观与本病相似，但其发作呈间歇性，局部应用皮质类固醇可以缓解瘙痒症状，活检找不到佩吉特细胞。

（2）股癣：股癣蔓延到肛周，皮肤损害类似本病，抗真菌治疗有效，刮屑行镜检可以找到菌丝或孢子。

（王　帅）

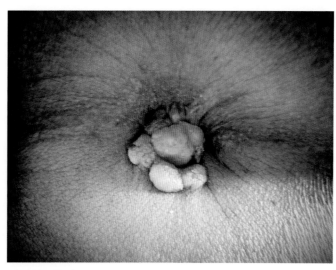

图 11-9-7-1
肛周佩吉特病

脊 柱

第十二篇　脊柱

第一章　脊柱侧凸

根据国际脊柱侧凸研究学会的定义，应用科布（Cobb）法测量站立正位X线片的脊柱侧方弯曲，测量上端椎上缘延长线的垂线与下端椎下缘延长线的垂线相交所形成的角，如果角度大于10°则定义为脊柱侧凸（scoliosis）。脊柱侧凸常伴有脊柱旋转、矢状面上前后凸改变、椎旁韧带肌肉的异常与肋骨骨盆畸形。

第一节　特发性脊柱侧凸

特发性脊柱侧凸（idiopathic scoliosis）是生长发育期病因不明的脊柱侧凸，约占全部脊柱侧凸的80%。特发性脊柱侧凸的分型目前大多采用Lenke分型（Lenke typing），Lenke分型是2001年由Lenke等人以脊柱冠状面、矢状面、轴位三维因素为基础提出的临床分型，被广泛应用于指导特发性脊柱侧凸的手术治疗。

一、特发性脊柱侧凸的Lenke分型

特发性脊柱侧凸的Lenke分型见表12-1-1-1。

表 12-1-1-1　特发性脊柱侧凸的 Lenke 分型

Lenke 分型	上胸弯	主胸弯	胸腰弯/腰弯	弯型
1	NS	S	NS	单胸弯
2	S	S	NS	双胸弯
3	NS	S	S	双主弯（胸弯＞腰弯）
4	S	S	S	三主弯
5	NS	NS	S	单腰弯
6	NS	S	S	双主弯（腰弯＞胸弯）

NS：非结构性；S：结构性。

（一）Lenke 1 型

如图12-1-1-1所示，患者，女性，14岁。全脊柱X线片提示患者胸右弯Cobb角45°，腰左弯Cobb角28°。

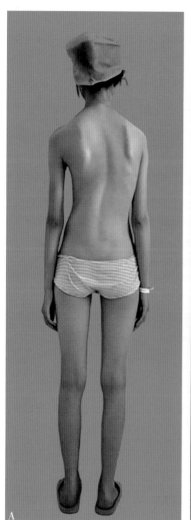

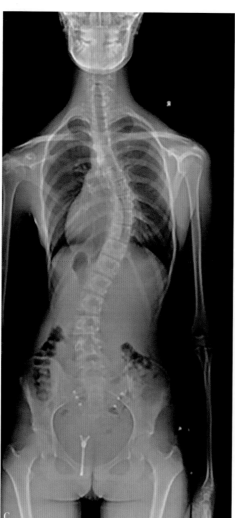

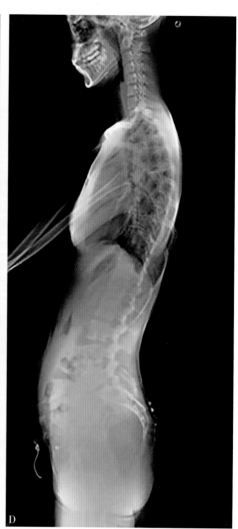

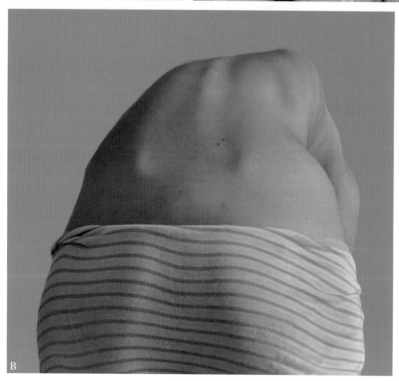

图 12-1-1-1
Lenke 1 型
A. 站立位外观；B. 弯腰位外观；C. 全脊柱 X 线正位片；D. 全脊柱 X 线侧位片。

（二）Lenke 2 型

如图 12-1-1-2 所示，患者，女性，13 岁。全脊柱 X 线片提示患者上胸左弯 Cobb 角 42°，胸右弯 Cobb 角 47°，腰左弯 Cobb 角 24°。

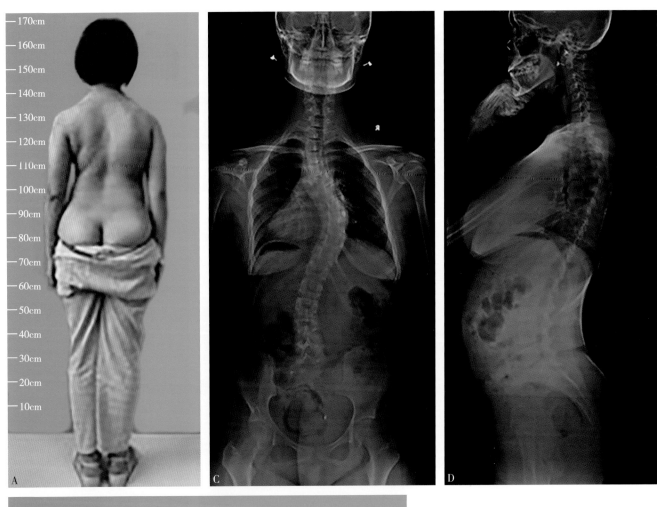

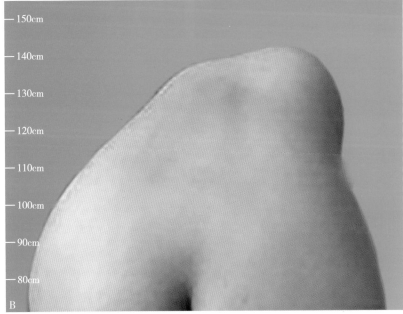

图 12-1-1-2
Lenke 2 型
A. 站立位外观；B. 弯腰位外观；C. 全脊柱 X 线正位片；D. 全脊柱 X 线侧位片。

（三）Lenke 3 型

如图 12-1-1-3 所示，患者，女性，13 岁。全脊柱 X 线片提示患者上胸右弯 Cobb 角 16°，胸左弯 Cobb 角 50°，胸腰右弯 Cobb 角 43°。

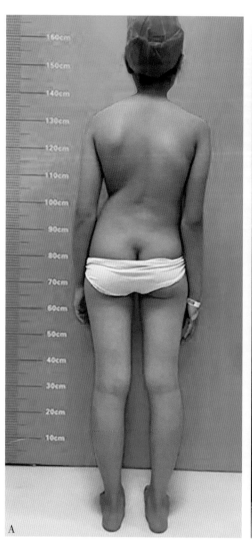
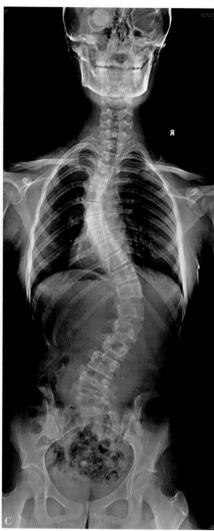
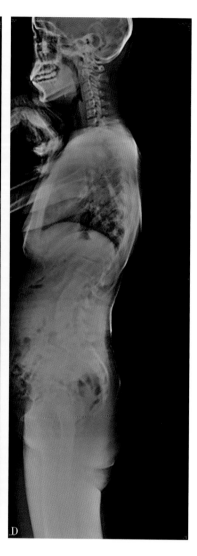
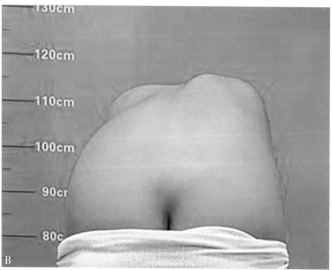

图 12-1-1-3
Lenke 3 型
A. 站立位外观；B. 弯腰位外观；C. 全脊柱 X 线正位片；D. 全脊柱 X 线侧位片。

如图 12-1-1-4 所示，患者，女性，15 岁。全脊柱 X 线片提示患者上胸左弯 Cobb 角 18°，胸右弯 Cobb 角 48°，腰左弯 Cobb 角 42°。

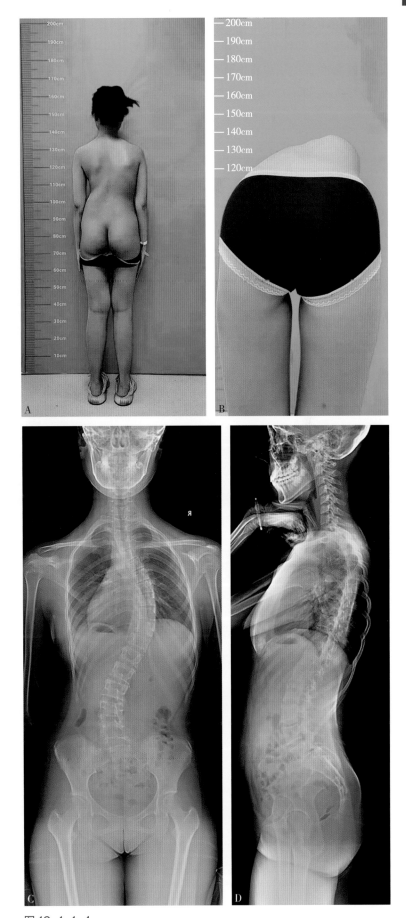

图 12-1-1-4
Lenke 3 型患者
A. 站立位外观；B. 弯腰位外观；C. 全脊柱 X 线正位片；D. 全脊柱 X 线侧位片。

（四）Lenke 4 型

　　如图 12-1-1-5 所示，患者，男性，15 岁。全脊柱 X 线片提示患者上胸左弯 Cobb 角 45°，胸右弯 Cobb 角 65°，腰左弯 Cobb 角 46°。

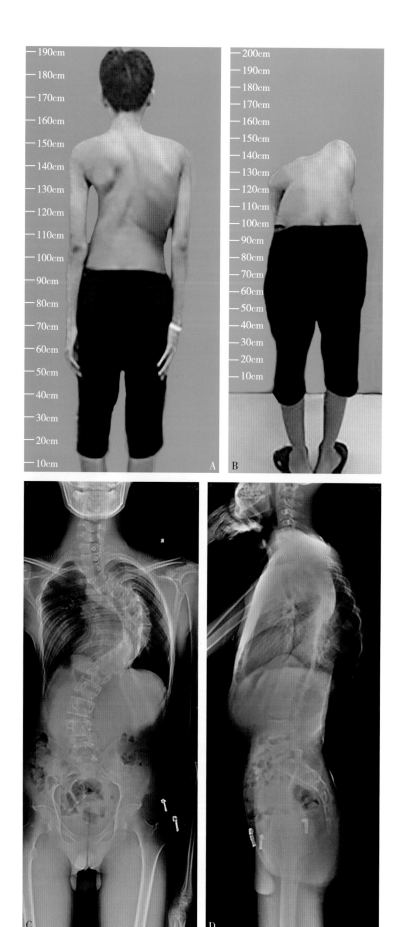

图 12-1-1-5

Lenke 4 型患者

A. 站立位外观；B. 弯腰位外观；C. 全脊柱 X 线正位片；D. 全脊柱 X 线侧位片。

（五）Lenke 5 型

如图 12-1-1-6 所示，患者，女性，13 岁。全脊柱 X 线片提示患者胸腰左弯 Cobb 角 46°。

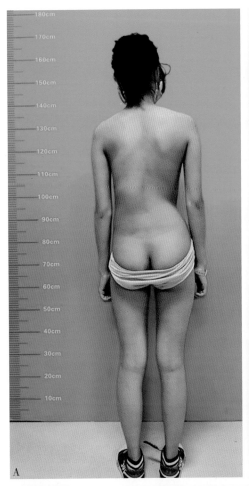
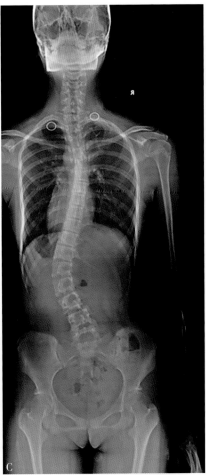
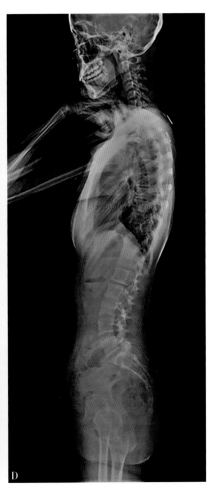
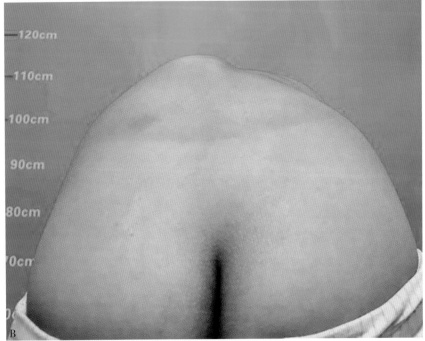

图 12-1-1-6
Lenke 5 型患者
A. 站立位外观；B. 弯腰位外观；C. 全脊柱 X 线正位片；D. 全脊柱 X 线侧位片。

（六）Lenke 6 型

如图 12-1-1-7 所示，患者，男性，15 岁。全脊柱 X 线片提示患者胸右弯 Cobb 角 38°，腰左弯 Cobb 角 47°。

【鉴别诊断】

脊髓空洞症合并脊柱侧凸：临床表现与特发性脊柱侧凸相似，但此类患者发病更早，男性多于女性，胸弯多于腰弯，后凸型更多见，侧凸弧度变化不均匀，进展快，MRI 可见脊髓空洞。

二、早发性脊柱侧凸

早发性脊柱侧凸（early onset scoliosis，EOS）指 5 岁之前因各种原因导致的脊柱侧凸畸形。根据国际脊柱侧凸学会的诊断标准，10 岁之前的脊柱侧凸，包括婴幼儿型特发性脊柱侧凸、神经肌肉型脊柱侧凸，以及其他类型的脊柱侧凸都属于 EOS。EOS 一般需要在生长高峰期结束前采用生长棒治疗，在保持脊柱生长的同时控制脊柱侧凸的进展。

如图 12-1-1-8 所示，患儿，女性，11 岁。全脊柱 X 线片提示患者上胸左弯 Cobb 角 15°，胸右弯 Cobb 角 64°，腰左弯 Cobb 角 30°。

【鉴别诊断】

（1）先天性脊柱侧凸：多因脊柱胚胎发育异常所致，发病较早，大部分在婴幼儿期被发现，并且在生长发育过程中侧弯进展速度快，影像学检查可见分节不

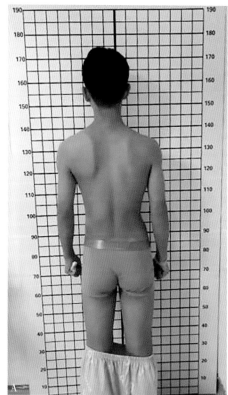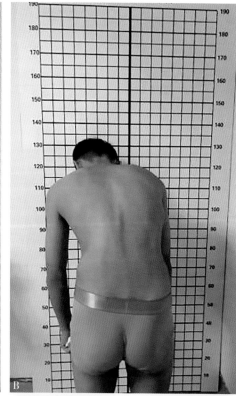
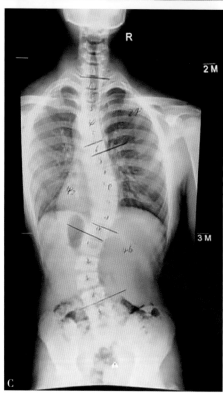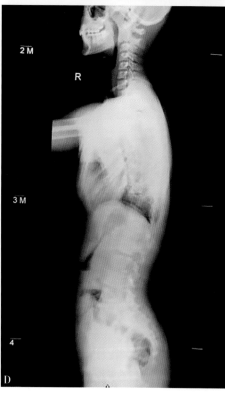

图 12-1-1-7
Lenke 6 型患者
A. 站立位外观；B. 弯腰位外观；C. 全脊柱 X 线正位片；D. 全脊柱 X 线侧位片。

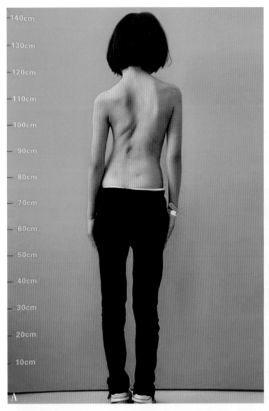

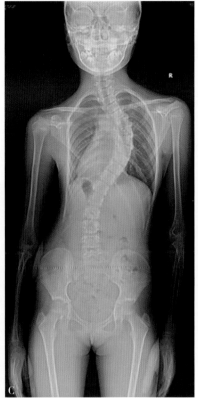

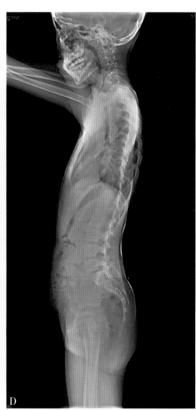

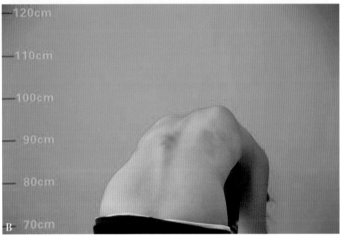

图 12-1-1-8
早发性脊柱侧凸
A. 站立位外观；B. 弯腰位外观；
C. 全脊柱 X 线正位片；D. 全脊柱 X 线侧位片。

全、半椎体等骨性结构异常。

（2）非结构性脊柱侧凸：这类侧凸可由姿态不正、神经根刺激、下肢不等长等因素所致，如能早期去除原始病因，侧凸常可自行消除。

（袁　硕　孟纯阳　王国栋　孙建民）

第二节　先天性脊柱侧凸

先天性脊柱侧凸（congenital scoliosis，CS）是指在胚胎发育过程中，椎体形成障碍、分节障碍或两者共同存在所致的先天性脊柱畸形。CS 多发生在胸腰段或腰骶段，侧弯出现早，发展快，一般 3～4 岁的患者就可有较显著的畸形，通常伴发其他系统的畸形（肾脏、心脏或神经系统畸形）。

1968 年，Winter 等人综合分析了 CS 椎体畸形的类型、发病节段、年龄等因素，并结合各种畸形的自然预后提出了 Winter 分型（Winter typing），得到广大学者的认同。根据 Winter 分型，CS 可分为三型：①Ⅰ型，椎体形成障碍，如半椎体、楔形椎、蝴蝶椎等；②Ⅱ型，椎体分节不良，包括双侧单节段分节不良，双侧多节段分节不良，单侧多节段分节不良等；③Ⅲ型，混合型，同时存在形成障碍与分节不良。

一、先天性脊柱侧凸Ⅰ型

椎体形成障碍，包括楔形椎和半椎体等。

如图 12-1-2-1 所示，患者，女性，16 岁，脊柱 X 线片提示腰右弯 Cobb 角 50°。X 线片及 3D 打印模型均提示腰骶部半椎体畸形。

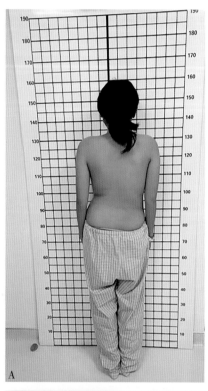
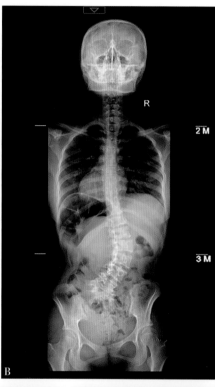
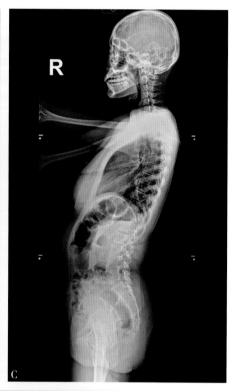
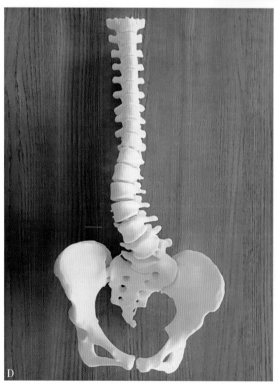
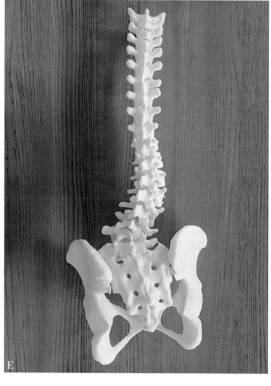

图 12-1-2-1
CS 椎体形成障碍
A. 站立位外观；
B. 脊柱 X 线正位片；
C. 脊柱 X 线侧位片；
D. 3D 打印模型前面观；
E. 3D 打印模型后面观。

如图 12-1-2-2 所示，患儿，男性，8 岁，脊柱 X 线片提示胸左弯 Cobb 角 20°，腰右弯 Cobb 角 20°。X 线片及 CT 三维重建均提示腰椎半椎体畸形。

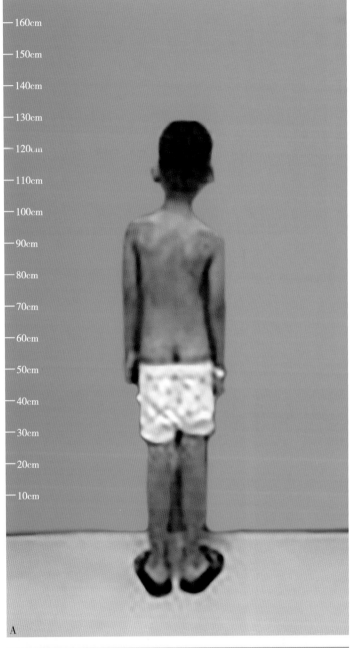

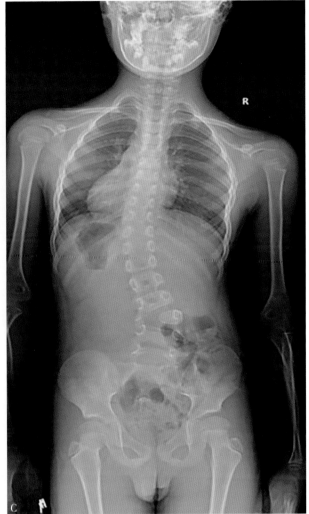

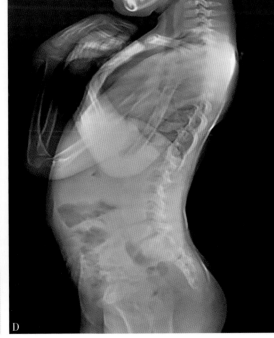

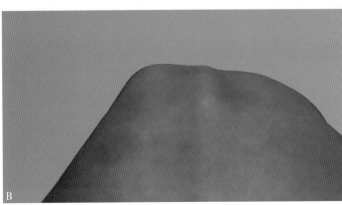

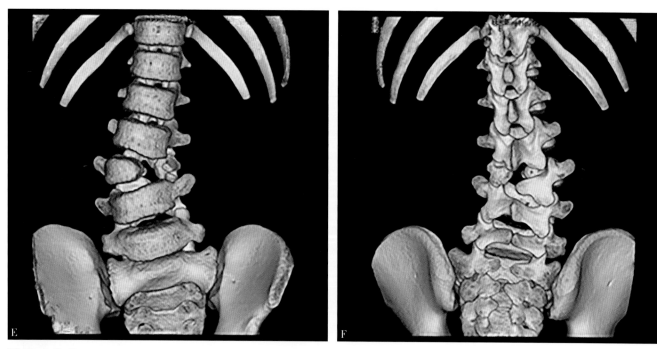

图 12-1-2-2
CS 椎体形成障碍
A. 站立位外观；B. 弯腰位外观；C. 脊柱 X 线正位片；D. 脊柱 X 线侧位片；E. CT 三维重建前面观；F. CT 三维重建后面观。

如图 12-1-2-3 所示，患儿，男性，5 岁，脊柱 X 线片提示胸腰右弯 Cobb 角 50°。X 线片及 CT 均提示胸 12 半椎体畸形。

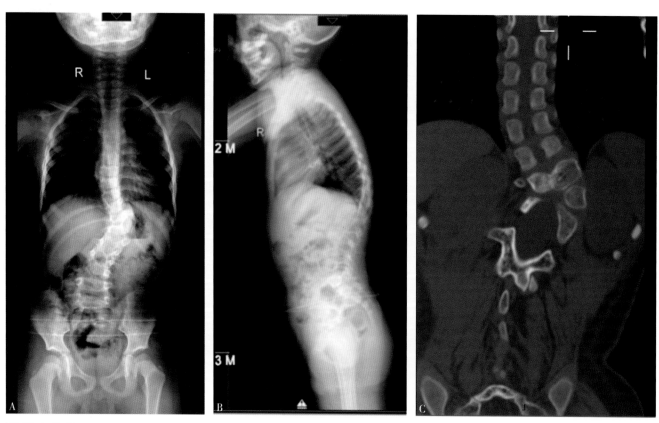

图 12-1-2-3
CS 椎体形成障碍
A. 站立位全脊柱 X 线正位片；B. 站立位全脊柱 X 线侧位片；C. 脊柱 CT 冠状位平扫。

二、先天性脊柱侧凸Ⅱ型

椎体分节不良，表现为两个椎体间被异常的骨性结构所连接，如果是单侧的骨性结构连接，则可导致连接对侧椎体的单侧生长。

如图 12-1-2-4 所示，患者，女性，15 岁，脊柱 X 线片提示上胸左弯 Cobb 角 70°，胸右弯 Cobb 角 82°，腰左弯 Cobb 角 19°。X 线片及 CT 三维重建均提示多节段胸椎融合。

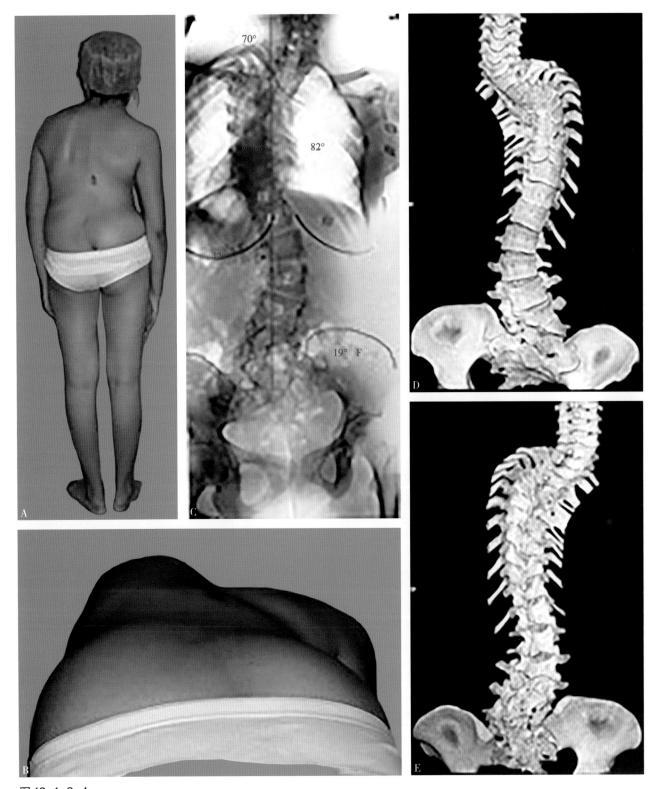

图 12-1-2-4
CS 椎体分节不良
A. 站立位外观；B. 弯腰位外观；C. 脊柱 X 线正位片；D. CT 三维重建前面观；E. CT 三维重建后面观。

三、先天性脊柱侧凸Ⅲ型

混合型，即同时存在椎体形成障碍与分节不良。

如图 12-1-2-5 所示，患者，男性，15 岁，脊柱 X 线片提示胸腰左弯 Cobb 角 110°，后凸 Cobb 角 96°，多发椎体发育异常。

如图 12-1-2-6 所示，患者，女性，13 岁，脊柱 X 线片提示上胸右弯 Cobb 角 40°，胸左弯 Cobb 角 105°，腰右弯 Cobb 角 25°。X 线片及三维重建提示多节段胸椎发育异常。

【鉴别诊断】

（1）神经肌肉性脊柱侧凸：由于神经和肌肉方面的疾病导致肌肉力量不平衡，特别是脊柱旁肌左右不对称所造成的侧弯，最常见的原因包括小儿麻痹后遗症、大脑痉挛性瘫痪、进行性肌肉萎缩等。脊柱侧凸形态呈"大 C"形，多出现躯干失平衡。

（2）神经纤维瘤病合并脊柱侧凸：神经纤维瘤病是常染色体显性遗传病，伴随皮肤多发的牛奶咖啡斑，10%～30%的患者伴发脊柱侧凸，特点是畸形持续进展，甚至术后仍可进展，假关节发生率高，往往需要多次植骨融合。

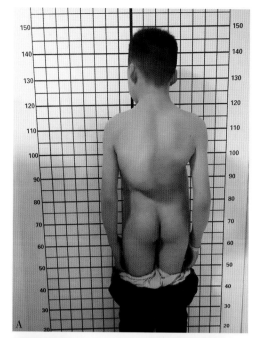
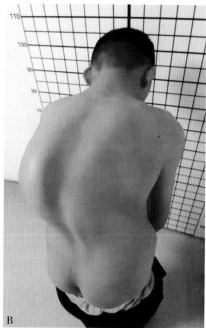
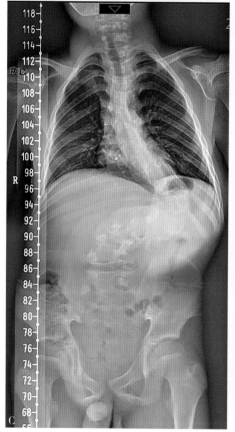
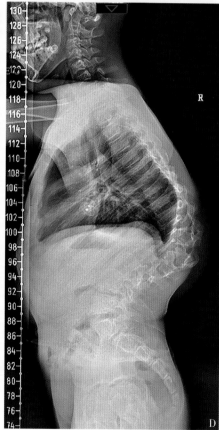

图 12-1-2-5
CS 混合型
A. 站立位外观；B. 弯腰位外观；C. 站立位全脊柱 X 线正位片；D. 站立位全脊柱 X 线侧位片。

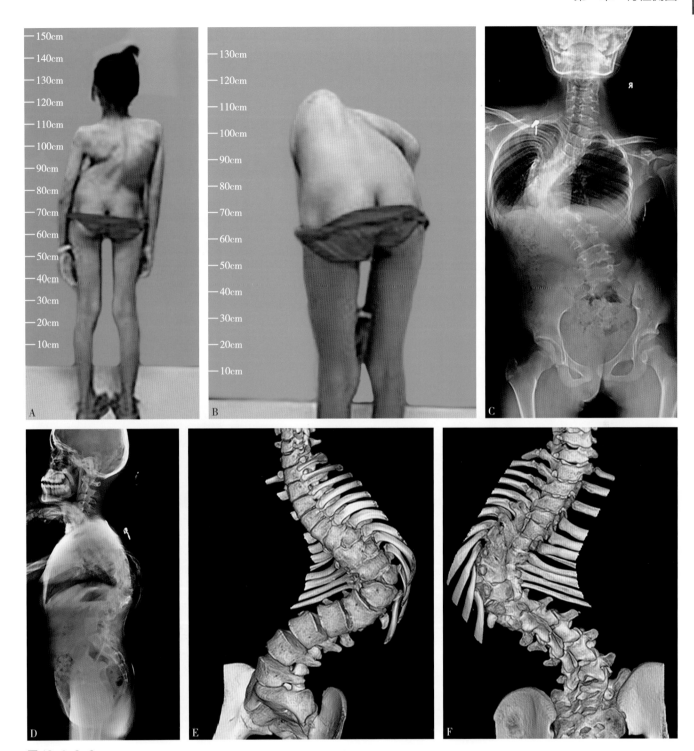

图 12-1-2-6

CS 混合型

A. 站立位外观；B. 弯腰位外观；C. 脊柱 X 线正位片；D. 脊柱 X 线侧位片；E. CT 三维重建前面观；F. CT 三维重建后面观。

（袁　硕　孟纯阳　王国栋　孙建民）

第三节　综合征类型脊柱侧凸

一、脊髓空洞症 /Chiari 畸形伴脊柱侧凸

脊髓空洞症（syringomyelia）是一种慢性、进行性的脊髓变性疾病，以脊髓内充满液体的异常空洞为特征

性表现。Chiari 畸形是胚胎后期脑先天性发育异常所致。脊髓空洞症 /Chiari 畸形患者的首诊原因常常并非神经系统症状，而是脊柱侧凸畸形。脊髓空洞症 /Chiari 畸形导致脊柱侧凸的可能机制包括脊髓内反射异常、本体感觉传导通路损害、姿势平衡功能障碍等。据统计，40%～60% 的脊髓空洞症 /Chiari 畸形患者伴发脊柱侧凸，脊髓空洞症 /Chiari 畸形为脊柱侧凸患者的矫形治疗带来了极大挑战。

　　如图 12-1-3-1 所示，患者，女性，16 岁，脊柱 X 线片提示腰右弯 Cobb 角 70°，MR 提示脊髓内异常空洞。

二、马方综合征伴脊柱侧凸

　　马方综合征（Marfan syndrome）是一种常染色体显性遗传性结缔组织病，患病特征为手指、脚趾、四肢

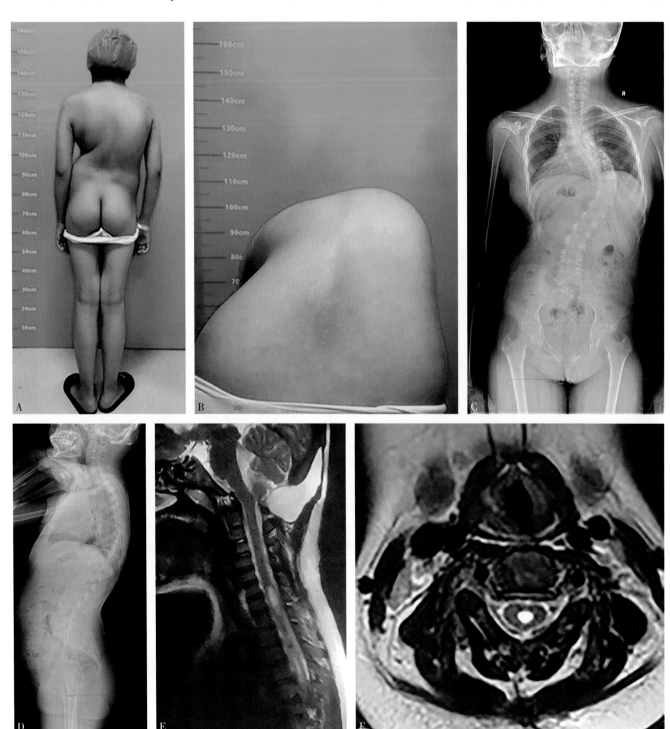

图 12-1-3-1
脊髓空洞症 /Chiari 畸形伴脊柱侧凸
A. 站立位外观；B. 弯腰位外观；C. 脊柱 X 线正位片；D. 脊柱 X 线侧位片；E. MR 矢状面；F. MR 横断面。

细长不均匀，该病可影响包括眼部、心血管系统及骨骼肌肉系统在内的全身结缔组织。马方综合征患者的脊柱侧凸发生率为 40% ~ 75%，特点是患者侧凸严重，伴有疼痛及功能障碍，临床上可表现为瘦长体型、细长指 / 趾、韧带松弛、晶状体脱位、主动脉瓣关闭不全等。

如图 12-1-3-2 所示，患者，男性，15 岁，脊柱 X 线片提示胸右弯 Cobb 角 50°。患者肢体奇长且细，蜘蛛样手指。

三、神经纤维瘤病 I 型伴脊柱侧凸

神经纤维瘤病 I 型（neurofibromatosis type I，NF I）是一种良性的周围神经疾病，属于常染色体显性遗传病。其组织学上起源于周围神经鞘神经内膜的结缔组织。

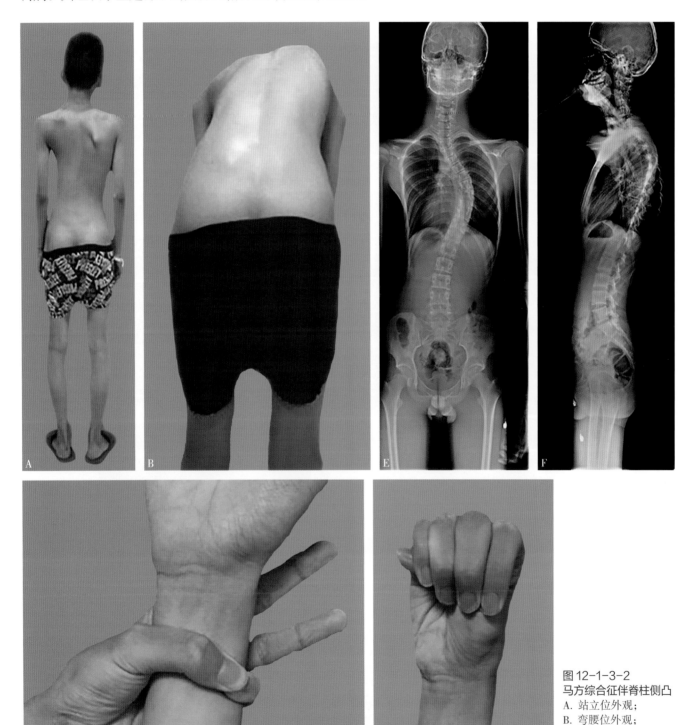

图 12-1-3-2
马方综合征伴脊柱侧凸
A. 站立位外观；
B. 弯腰位外观；
C. 手部外观；
D. 蜘蛛样手指；
E. 脊柱 X 线正位片；
F. 脊柱 X 线侧位片。

由于基因表达异常，患者体内的神经纤维瘤蛋白质水平降低，导致包括骨骼在内的多个系统受累，脊柱侧凸是最常见的局部骨骼异常改变（图 12-1-3-3）。神经纤维瘤病Ⅰ型引起的脊柱侧凸畸形进展迅速，矫形手术是目前唯一有效的治疗方法。手术切除压迫神经组织的骨性结构或肿瘤，并重建脊柱稳定性是提高患者生活质量的关键。但是，神经纤维瘤病Ⅰ型伴脊柱侧凸的患者常合并椎体发育不良、骨密度减低、心肺功能不全等，导致手术风险高、治疗风险大。

如图 12-1-3-3 所示，患者，女性，14 岁，脊柱 X 线片提示胸右弯 Cobb 角 35°，胸腰左弯 Cobb 角 35°，CT 横断面显示右侧肋椎关节脱位进入椎管。

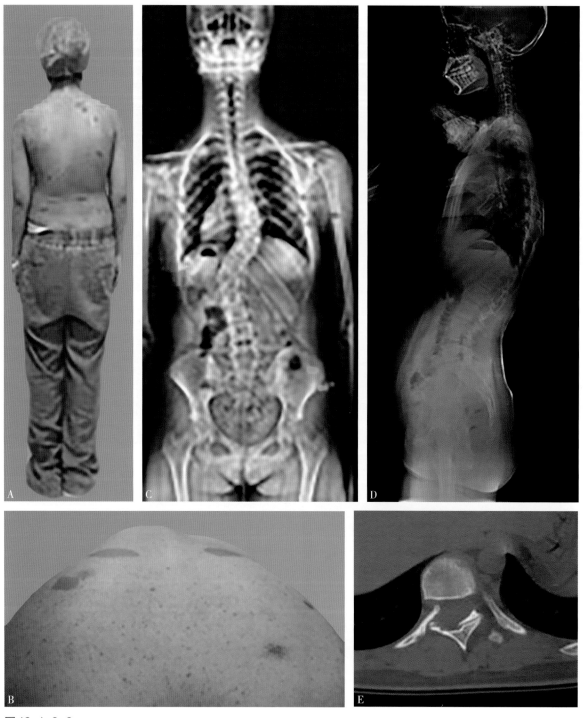

图 12-1-3-3
神经纤维瘤病Ⅰ型伴脊柱侧凸
A. 站立位外观；B. 弯腰位外观；C. 脊柱 X 线正位片；D. 脊柱 X 线侧位片；E. CT 横断面。

四、脑瘫伴脊柱侧凸

脑瘫（cerebral palsy），全称脑性瘫痪，是指婴儿从出生前到出生后1个月内脑发育早期，由于颅内病变导致的非进行性脑损伤综合征。脑瘫主要的临床表现为中枢性运动障碍以及姿势异常，还可伴有智力低下、癫痫、感知觉障碍、语言障碍及精神行为异常等，是引起小儿运动残疾的主要疾病之一。

脑瘫伴脊柱侧凸的患者常常在出现神经系统症状后才就诊，并且脊柱侧凸的畸形程度与神经系统症状明显相关。

如图 12-1-3-4 所示，患者，男性，16 岁，脊柱 X 线片提示胸右弯 Cobb 角 58°。CT 三维重建提示脊柱侧凸畸形。

（袁　硕　孟纯阳　王国栋　孙建民）

第四节　舒尔曼病

舒尔曼病（Scheuermann disease）是椎体上下骺板缺血后软骨板发育障碍所导致的脊柱后凸畸形。舒尔曼病是青少年脊柱后凸最常见的原因，具有家族倾向，多在 8～12 岁发病，随着青春期生长发育的加快逐渐出现典型的临床症状，表现为脊柱后凸畸形、腰部肌肉容易疲劳而导致腰背疼痛，也可能出现神经受损的临床症状。

由于各种原因，骺板血供减少导致软骨板变薄、破裂，髓核经裂隙突入椎体而形成施莫尔结节（Schmorl nodules），是舒尔曼病重要的影像学表现。目前，舒尔曼病多采用的诊断标准为：在全脊柱矢状位 X 线片上，胸段脊柱至少有 3 个相邻椎体有 5° 及以上的楔形变。骨质疏松、坐姿不良等原因可导致舒尔曼病患者出现脊柱侧凸。

如图 12-1-4-1 所示，患者，男性，16 岁，脊柱 X 线片提示胸腰右弯

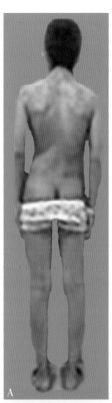
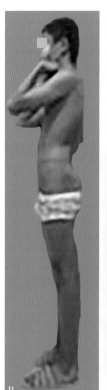
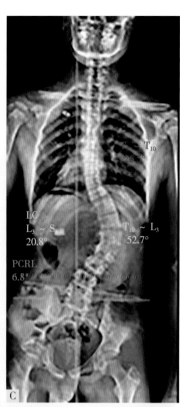
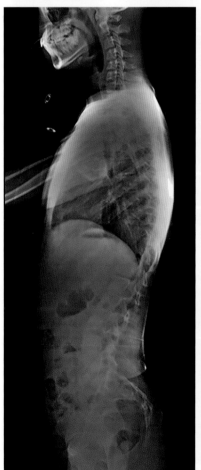
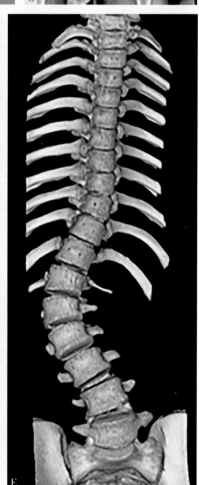

图 12-1-3-4
脑瘫伴脊柱侧凸
A. 站立位后面观；B. 站立位侧面观；C. 脊柱 X 线正位片；D. 脊柱 X 线侧位片；
E. CT 三维重建前面观。

Cobb 角 18°，后凸 Cobb 角 65°，CT 矢状面提示连续 3 节椎体楔形变。

【鉴别诊断】

（1）椎体终板骨软骨炎：此病为椎体终板软骨的无菌性炎症，影像学上软骨终板模糊、变薄、可累及软骨下骨。

（2）腰椎小关节病：影像学表现为腰椎小关节间隙变窄、增生等退变。

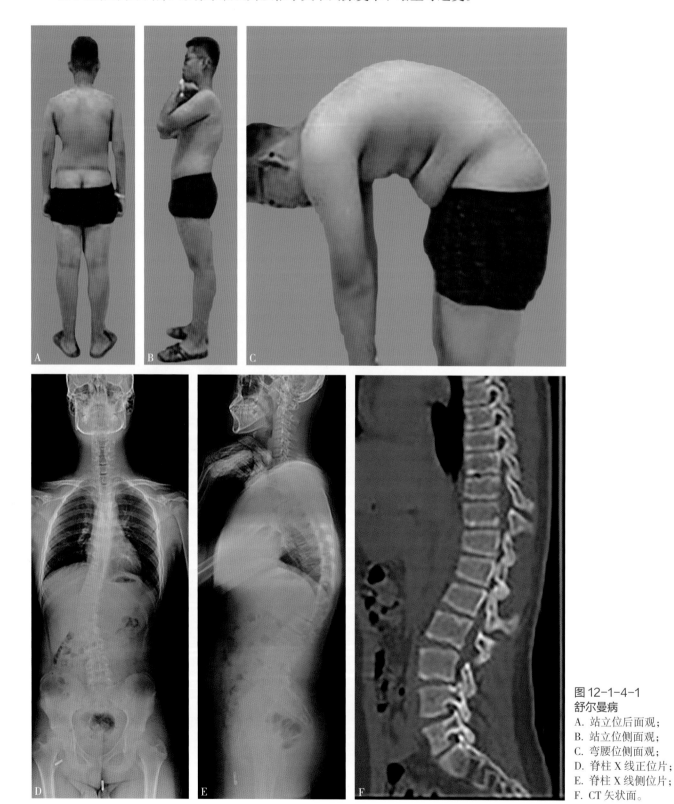

图 12-1-4-1
舒尔曼病
A. 站立位后面观；
B. 站立位侧面观；
C. 弯腰位侧面观；
D. 脊柱 X 线正位片；
E. 脊柱 X 线侧位片；
F. CT 矢状面。

（王国栋　孙建民）

第五节　成人脊柱侧凸

一、成人特发性脊柱侧凸

　　成人特发性脊柱侧凸，由青少年特发性脊柱侧凸迁延而来，或骨骼发育成熟之后出现，并在成年期进一步加重，出现与青少年特发性脊柱侧凸不同的形态学改变。成人特发性脊柱侧凸通常比青少年特发性脊柱侧凸更为僵硬，其畸形矫正率为 35% ~ 50%，主要临床表现为胸/腰椎侧凸，以及椎管狭窄导致的根性症状。

　　除了保守治疗与传统的脊柱矫形手术外，越来越多的微创脊柱手术，例如，经多裂肌间隙入路微创手术、经腹膜后腰段小切口微创矫形手术等被应用于治疗成人特发性脊柱侧凸并取得了满意的疗效。

　　如图 12-1-5-1 所示，患者，女性，43 岁，脊柱 X 线片提示胸右弯 Cobb 角 60°，腰左弯 Cobb 角 60°。

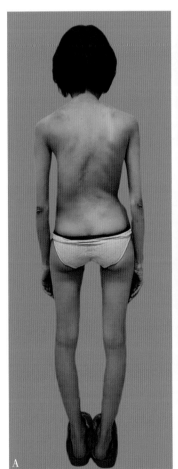
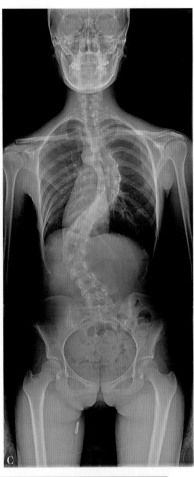
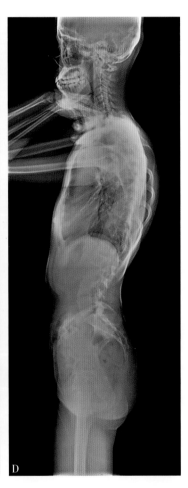
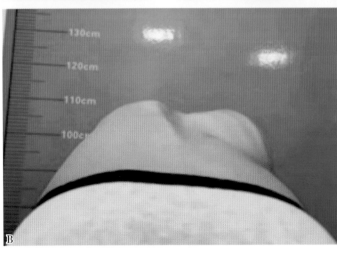

图 12-1-5-1
成人特发性脊柱侧凸
A. 站立位外观；
B. 弯腰位外观；
C. 脊柱 X 线正位片；
D. 脊柱 X 线侧位片。

二、退变性脊柱侧凸

成人退变性脊柱侧凸是成年后由于椎体、椎间盘、关节突关节等退变而出现的脊柱冠状面 Cobb 角 > 10° 的脊柱畸形。除了冠状面的移位和成角，成人退变性脊柱侧凸还可表现为矢状面的椎体滑脱及旋转移位。由于人口老龄化，成人退变性脊柱侧凸的发病率日益增加。成人退变性脊柱侧凸主要累及胸腰段/腰段，常见的临床表现为持续性腰背部疼痛、间歇性跛行，随着病情的进展，可出现脊柱滑脱、椎管狭窄以及明显的侧凸。

如图 12-1-5-2 所示，患者，女性，62 岁，脊柱 X 线片提示腰左弯 Cobb 角 45°，后凸 Cobb 角 60°。

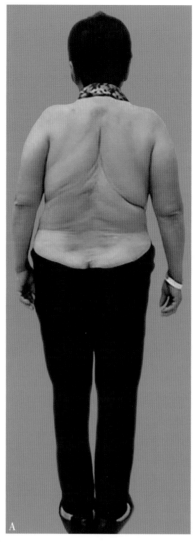
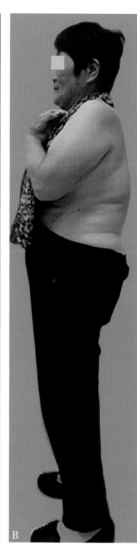

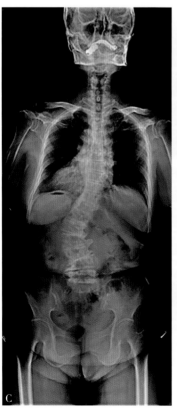
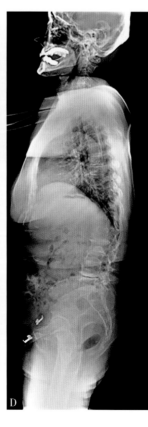

图 12-1-5-2
退变性脊柱侧凸
A. 站立位背面观；
B. 站立位侧面观；
C. 脊柱 X 线正位片；
D. 脊柱 X 线侧位片。

如图 12-1-5-3 所示，患者，女性，65 岁，脊柱 X 线片提示胸右弯 Cobb 角 55°。

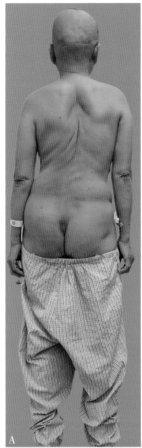
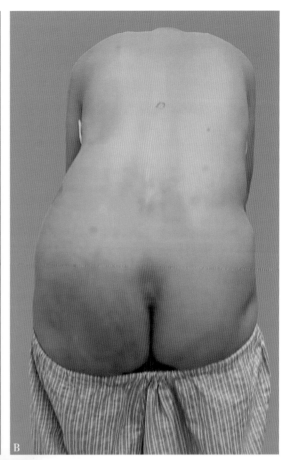

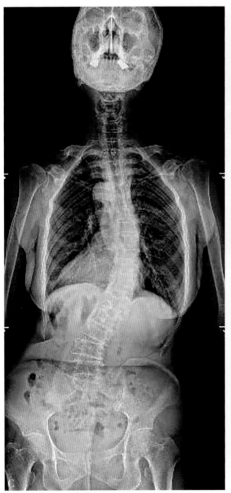
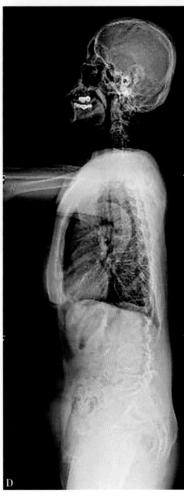

图 12-1-5-3
退变性胸腰椎侧后凸
A. 站立位外观；
B. 弯腰位外观；
C. 脊柱 X 线正位片；
D. 脊柱 X 线侧位片。

（王国栋 孙建民 袁 硕 孟纯阳）

第二章　脊柱肿瘤

脊柱肿瘤（spinal tumor）是对脊柱来源肿瘤的总称，大致可分为原发性脊柱肿瘤和转移性脊柱肿瘤两类。原发性脊柱肿瘤始发于脊柱的骨、软骨、神经或韧带结构；转移性脊柱肿瘤是由邻近部位的肿瘤长入脊柱或远隔部位的肿瘤转移至脊柱而形成的继发肿瘤。目前，随着人口老龄化的发展，转移性脊柱肿瘤所占的比例逐渐增加。

第一节　转移性骨肿瘤

转移性骨肿瘤（metastatic tumor of bone），又称骨转移瘤，是指原发于骨外器官或组织的恶性肿瘤，通过血液循环或淋巴系统转移至骨骼而形成的继发肿瘤。骨转移瘤的原发病灶以乳腺癌、肺癌、前列腺癌及肾癌等恶性肿瘤最为常见，好发年龄 40 ~ 60 岁，男性多于女性，约为 3 : 1。

脊柱是骨转移瘤最好发的部位，其中，以胸腰椎最常见，颈椎、骶椎次之。转移瘤多数侵犯椎体及椎弓，早期多无症状，当肿瘤侵及神经根、脊髓或脊髓前血管，产生病理性骨折或癌性脊膜炎时，出现临床症状。常见的临床症状包括疼痛、脊柱失稳、神经根压迫症状等。

一、胸椎转移瘤全脊椎切除重建术（Enbloc）

如图 12-2-1-1 所示，患者，男性，69 岁，因背部进行性疼痛 1 个月就诊。半年前行甲状腺癌手术。影像学资料显示 T_9 椎体及左侧椎弓根受侵蚀，呈溶骨性破坏。

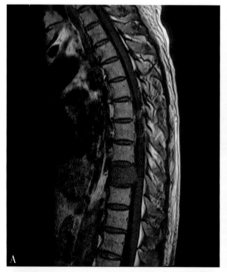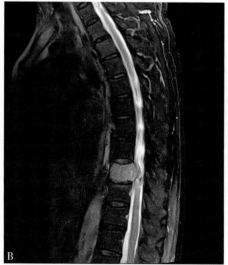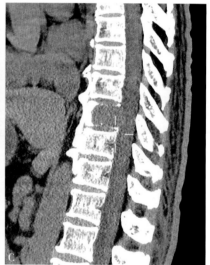

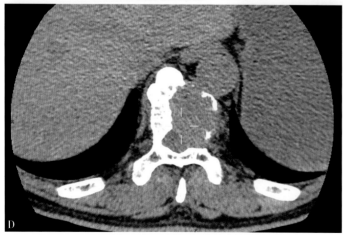

图 12-2-1-1
胸椎转移瘤全脊椎切除重建术（Enbloc）
A. MR 影像（T_1WI）；B. MR 影像（T_2WI）；
C. CT 矢状面；D. CT 横断面。

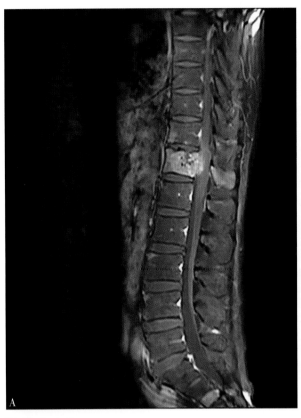
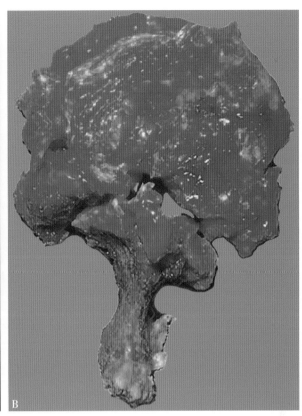

图 12-2-1-2
胸椎转移瘤全脊椎切除重建术（Enbloc）
A. MR 影像（T_1WI）；B. 胸椎转移瘤切除术后大体照片。

　　如图 12-2-1-2 所示，患者，男性，57 岁，肾癌 T_{12} 椎体转移。MRI 提示 T_{12} 椎体及附件信号改变，考虑转移癌。术中完整切除 T_{12} 全脊椎，见椎体及附件局部骨质破坏。

二、腰椎转移瘤全脊椎切除重建术（Enbloc）

　　如图 12-2-1-3 所示，患者，女性，42 岁，因腰背部疼痛、活动受限 8 天就诊，既往 3 年前因右乳腺癌在当地医院行手术治疗。影像学显示 L_1 椎体呈混合性（溶骨与成骨）征象，双侧椎弓根部分受侵蚀。

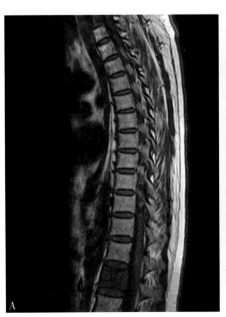
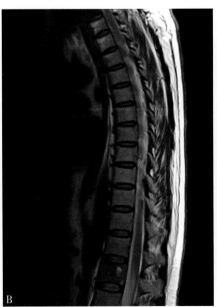
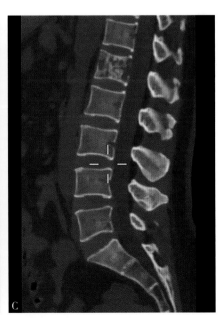

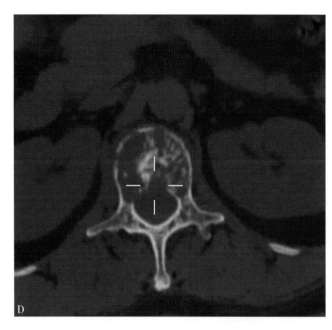

图 12-2-1-3
腰椎转移瘤全脊椎切除重建术
A. MR 影像（T₁WI）；
B. MR 影像（T₂WI）；
C. CT 矢状面；
D. CT 横断面。

【鉴别诊断】

（1）骨质疏松性椎体压缩骨折：患者多为老年人，可无明确的外伤史，骨折以后也有可能会出现局部疼痛，以体位变动后腰背疼痛加重为典型临床表现；MRI 及局部活检等有利于二者之间的鉴别诊断。影像学主要表现为椎体前、中柱高度丢失。骨密度检查可资鉴别。

（2）脊椎良性肿瘤：多无肿瘤病史而因体检发现居多，生长缓慢，疼痛轻。影像学多表现为慢性骨破坏性的膨胀性改变，极少累及椎弓，局部活检可鉴别。

第二节　硬膜下神经鞘瘤

硬膜下神经鞘瘤（subdural neurilemmoma）是指发生于硬脊膜下、脊髓外的肿瘤病变。硬膜下神经鞘瘤起源于神经膜细胞，多为单发，可发生于各段椎管，发病年龄多在 40～60 岁，男女发病率无显著差异。此类肿瘤通常生长较缓慢，病程较长，临床主要表现为受累神经根性症状，MRI 是主要的诊断方法。

如图 12-2-2-1 所示，患者，男性，55 岁，因腰部及左下肢疼痛 2 周就诊。影像学显示 L_2 水平硬膜下椭圆形肿物，呈长 T_1 长 T_2 信号，边界清楚。术后病理诊断为神经鞘瘤。

【鉴别诊断】

（1）梨状肌综合征：髋关节过度内、外旋或外展，可损伤梨状肌，产生臀后部及大腿后侧疼痛。由于坐骨神经与梨状肌关系密切，梨状肌有变异，或局部瘢痕压迫、粘连等，可引起坐骨神经痛症状，疼痛可放射至患侧整个下肢。

（2）血管闭塞性脉管炎：又称 Buerger 病，是以肢体中小动脉栓塞为主的慢性和节段性血管疾病，常累及伴行静脉，血栓较常见。发病以 20～45 岁男性为主（占 95% 以上），患者大多有长期吸烟史及不同程度的缺血性症状。

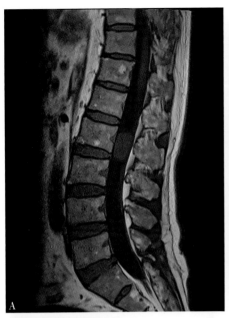
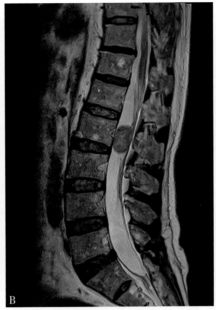
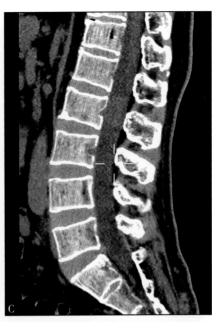
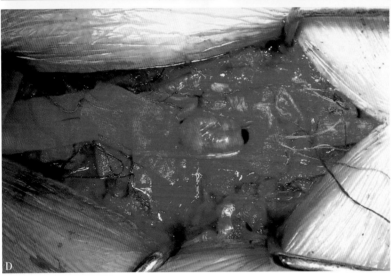
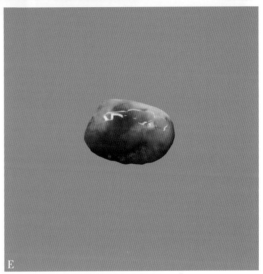

图 12-2-2-1

腰椎管内硬膜下神经鞘瘤

A. MR 影像（T₁WI）；B. MR 影像（T₂WI）；C. CT 矢状面；D. 术中照片；E. 瘤体大体照片。

第三节 骶管囊肿

骶管囊肿（sacral canal cyst）是指发生于骶管内的囊性病变，包括神经束膜囊肿、脊膜囊肿、脊膜憩室、蛛网膜囊肿等多种类型。骶管囊肿的致病因素目前尚不明确，一般认为与硬脊膜的先天性发育异常、后天继发性创伤、神经根鞘炎等因素有关。根据囊肿内是否有神经纤维或细胞，可将骶管囊肿分为单纯型和神经根型两类。临床症状以骶管内神经受压表现为主，包括腰骶部、肛周、会阴的疼痛与麻木，尿无力、尿潴留等小便功能障碍，排便无力、便秘等大便功能障碍等。

如图 12-2-3-1 所示，患者，女性，65 岁，因大便不尽感 7 个月余，加重伴尿频半个月余就诊。影像学显示囊肿呈长条状囊袋形、卵圆形和不规则形，囊液信号与脑脊液信号相似，T₁WI 呈低信号，T₂WI 呈高信号。病理切片结果显示为囊肿。

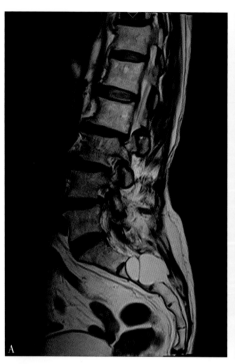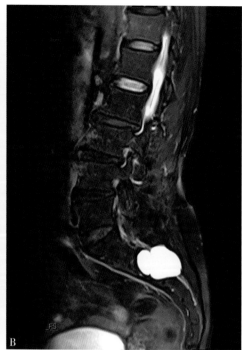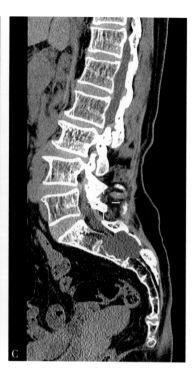

图 12-2-3-1
骶管囊肿
A. MR 影像（T$_1$WI）；B. MR 影像（T$_2$WI）；C. CT 矢状面。

【鉴别诊断】

（1）腰肌劳损：患者多有长期坐、立或受凉病史，常无腰背部外伤史，可表现为腰背部疼痛，椎旁局部压痛、叩痛，不向双下肢放射，双下肢肌力、感觉正常，经卧床休息、理疗、热敷等保守治疗后症状可缓解。

（2）腰椎结核：患者多有结核病接触史，主要表现为乏力、盗汗、腰部持续性钝痛、腰椎强直、屈伸活动受限等，腰椎 CT 检查可见腰椎骨质局部破坏性改变，椎旁软组织阴影，实验室检查血沉异常。

第四节　椎管内脊膜囊肿

椎管内脊膜囊肿（intraspinal dural cyst）为先天性硬膜憩室或先天性硬膜缺陷等原因所致的椎管内占位性疾病，占全部椎管内占位性疾病的 1%～3%。临床上较少见，随着 MRI 的广泛应用，其发现率约为 4.6%。椎管内硬脊膜囊肿好发于胸段，病因不明，常见的症状有感觉运动障碍，如疼痛、麻木、乏力等，还可出现大小便功能障碍或性功能障碍。对于无症状患者，随访观察并定期进行临床及影像学评估；对于症状性椎管内硬脊膜囊肿的患者，应考虑手术治疗。

如图 12-2-4-1 所示，患者，女性，53 岁，胸椎管内硬脊膜囊肿。图中所见胸椎 MRI 提示椎管内硬膜外长条形囊肿压迫脊髓，囊液信号与脑脊液信号相似。术中可见椎管内白色囊性肿物位于硬膜背侧，局部与硬膜囊相连。

【鉴别诊断】

（1）硬脊膜外脓肿：起病急，多有化脓性感染病史，伴发热，血 WBC 增高，ESR 增快等，查体可见病变部位棘突有明显压痛。

（2）椎管内脂肪瘤：与周围组织界限清楚，包膜完整光滑，病理结果可资鉴别。

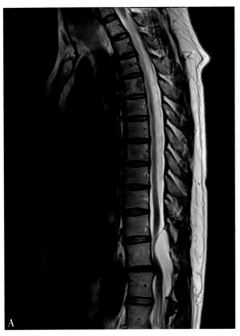
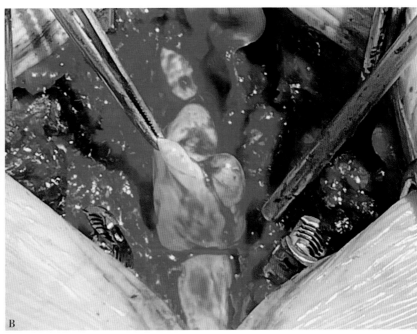

图 12-2-4-1
椎管内脊膜囊肿
A. MR 影像（T$_2$WI）；B. 术中照片。

（袁　硕　孟纯阳　岳　斌　郑炳鑫）

第五节　脊髓脊膜膨出

脊髓脊膜膨出（meningomyelocele）为脊髓、脊膜等椎管内结构经椎管骨质缺损处膨出的一类神经管畸形，发病率为 0.1% ~ 1%。临床表现为局部包块、脊髓神经功能损害、压迫症状及感染等。早期手术治疗对改善脊髓脊膜膨出患者的神经功能具有积极意义。

如图 12-2-5-1 所示，患儿，男性，出生 3 天，生后发现腰部正中囊性肿物，顶部无皮肤覆盖，可见外露囊壁，内容液体透明，按压肿物时可触及前囟波动感。双下肢活动基本正常，排便及控尿检查基本正常，MRI检查可见腰椎椎板部分缺损，脊髓膨出。

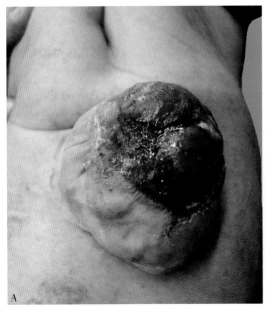
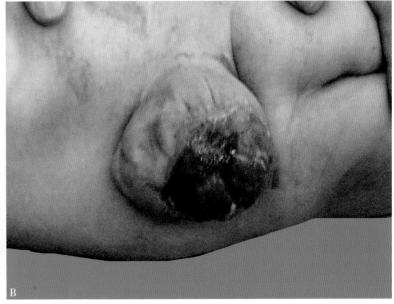

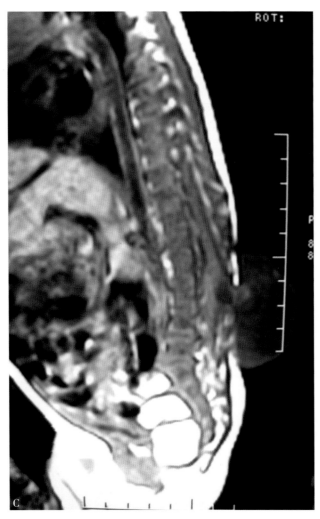

图12-2-5-1
脊髓脊膜膨出
A. 正面观；B. 侧面观；C. MR 影像（T_1WI）。

【鉴别诊断】

骶尾部畸胎瘤：对于骶尾椎脊髓脊膜膨出并脂肪瘤的病例需注意与骶尾部畸胎瘤相鉴别，骶尾部畸胎瘤直肠指检可在直肠后骶前触及肿物，MRI 可协助鉴别。

（李　蕾）

第六节　骶尾部畸胎瘤

骶尾部畸胎瘤（sacrococcygeal teratoma，SCT）是由三种原始胚胎层（内胚层、中胚层、外胚层）的胚细胞异常发育所形成的肿瘤，多见于新生儿或婴儿，成人罕见，发病率在活产婴儿中为 1/（20 000 ~ 40 000）。SCT 好发于身体的中线及两侧，如骶尾部、腹膜后、纵隔，可表现为实性肿瘤或囊实性混合性肿瘤。随着病情的进展，可伴发其他系统或器官的畸形，包括泌尿生殖系统畸形、心血管系统畸形等。

如图 12-2-6-1 所示，患儿，男性，出生 10 天，出生后发现骶尾部巨大包块 10 天。图中见骶尾部巨大囊实性包块，尾椎向后推挤，肛门受压狭小。

如图 12-2-6-2 所示，患儿，男性，出生 5 天，产前超声即发现骶尾部囊实性肿物，产后查体见骶尾部巨大肿物，外突性生长，表面皮肤菲薄发亮，肛门位置受压偏移。肛门指检直肠后骶前可触及肿物，MRI 及超声检查可见骶尾部囊实性肿物，术后病理为成熟性畸胎瘤。

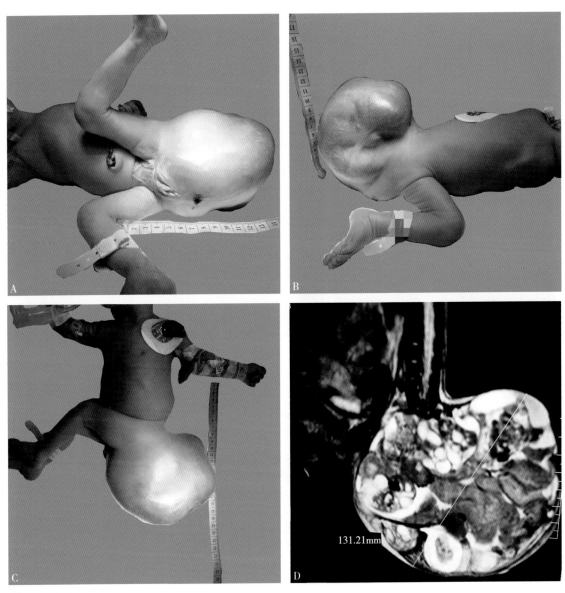

图 12-2-6-1
骶尾部畸胎瘤
A. 腹侧观；B. 背侧观；C. 侧面观；D. MR 影像（T_1WI）。

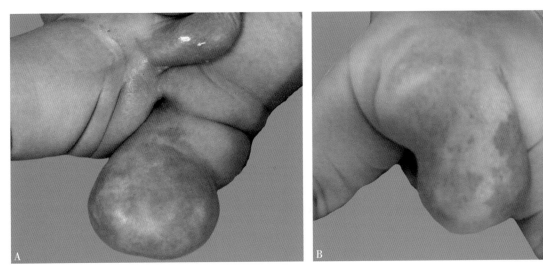

图 12-2-6-2
骶尾部畸胎瘤
A. 骶尾部畸胎瘤腹侧观；B. 骶尾部畸胎瘤背侧观。

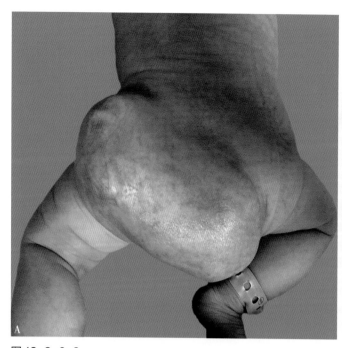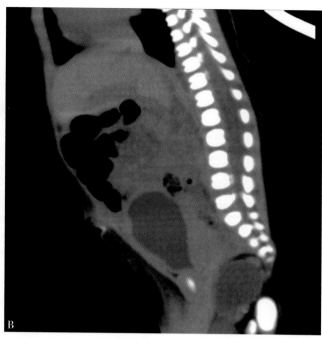

图 12-2-6-3
骶尾部畸胎瘤
A. 背面观；B. MR 影像（T$_1$WI）。

图 12-2-6-3 所示，患儿，女性，出生 1 天，出生后发现骶尾部肿块。图中见骶尾部囊实性包块，肛查在直肠侧壁（10 点钟方向）可扪及肿块，骶尾部 MR 提示臀部、骶尾部及盆腔内巨大混杂信号影。

【鉴别诊断】

（1）脊髓脊膜膨出：腰骶部较多见，包块为囊性，MRI 检查可见椎体有缺损，包块和椎管相通。

（2）成神经细胞瘤：神经内分泌肿瘤的一种，恶性程度较高，可发生于交感神经链的任何部位，最常发生的部位是肾上腺髓质。多见于 2～3 岁儿童，有骨质破坏的影像学表现。

（徐　华　周崇高）

第三章　颈椎疾患

颈椎疾患由颈椎骨与周围软组织病变所致，常见的颈椎疾患包括颈椎间盘突出症、颈椎后纵韧带骨化症、颈椎先天畸形、颈椎骨折与脱位、颈部肿瘤、颈椎结核、颈部软组织损伤等。

第一节　脊髓型颈椎病

脊髓型颈椎病（cervical spondylotic myelopathy）是由于颈椎退变结构压迫脊髓或供应脊髓的血管而出现一系列症状，包括四肢感觉、运动、反射以及二便功能障碍的综合征，为颈椎病最严重的类型，占全部颈椎病的 10%～15%。

如图 12-3-1-1 所示，患者，男性，82 岁，因四肢麻木无力、伴步态不稳 1 个月入院。影像学资料显示颈椎多节段椎间盘突出，椎管狭窄，脊髓受压变性。

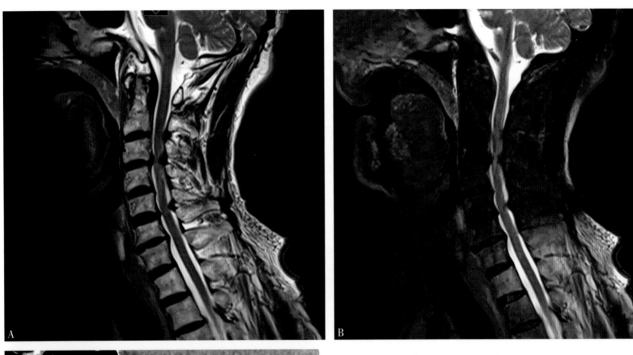

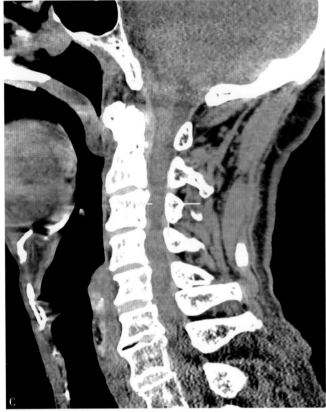

图 12-3-1-1
脊髓型颈椎病
A. MR 影像（T$_2$WI）；B. MR 影像（T$_2$WI FS）；C. CT 矢状面。

【鉴别诊断】

（1）侧索硬化症：多发生于 40 岁左右，发病突然，病情进展迅速，常以肌无力改变为主要症状，一般无感觉障碍，肌萎缩以手内在肌明显，并由远端向近端发展，出现肩部和颈部肌肉萎缩，而颈椎病罕有肩部肌萎缩。

（2）脊髓空洞症：为脊髓慢性退行性变，多见于青壮年，患者可出现感觉分离现象；影像学可表现为脊髓内空洞形成，白质减少，胶质增生。

（袁　硕　孟纯阳）

第二节　神经根型颈椎病

神经根型颈椎病（cervical spondylotic radiculopathy，CSR）是由于突出的椎间盘髓核组织、增生的钩椎关节赘生物等压迫相应的神经根而引起的神经根性刺激症状，为最常见的颈椎病类型。临床表现为与受累神经支配区域相一致的放射性疼痛与感觉障碍；神经支配区的肌力减弱，常伴有肌电图改变。

如图 12-3-2-1 所示，患者，男性，49 岁，因颈肩部及右上肢疼痛、麻木 2 周就诊。影像学检查显示 $C_{5\sim6}$、$C_{6\sim7}$ 椎间盘右后突出，右侧神经根受压。

如图 12-3-2-2 所示，患者，男性，54 岁，因颈肩部及右上肢疼痛、麻木 3 个月余就诊。影像学检查显示 $C_{6\sim7}$ 椎间盘右后突出，右侧神经根受压。

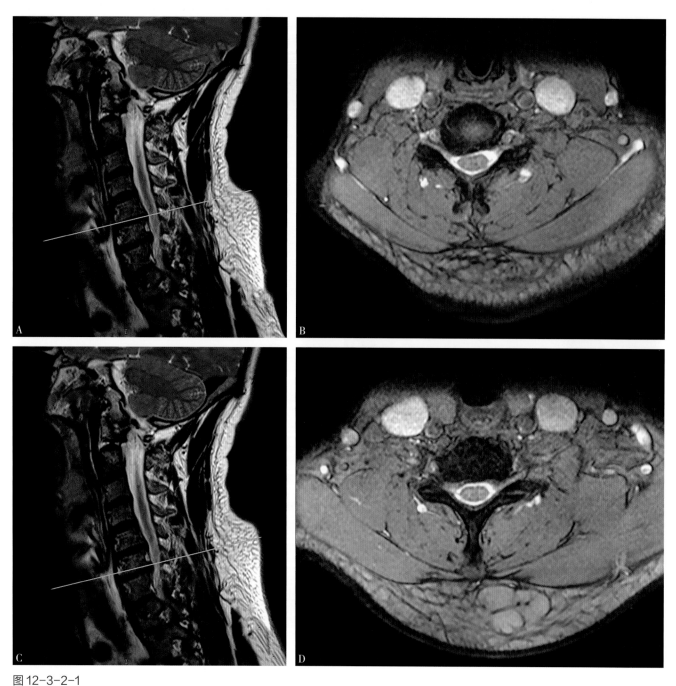

图 12-3-2-1
神经根型颈椎病
A. MR 影像（$C_{5\sim6}$椎间盘）；B. MR 影像（$C_{5\sim6}$椎间盘）；C. MR 影像（$C_{6\sim7}$椎间盘）；D. MR 影像（$C_{6\sim7}$椎间盘）。

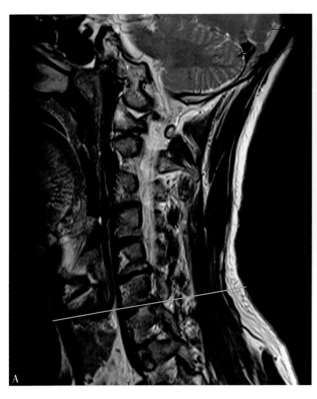

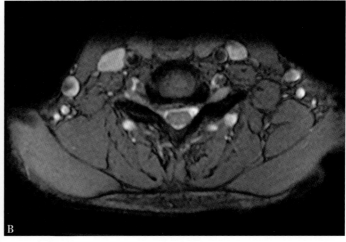

图 12-3-2-2
神经根型颈椎病
A、B. MR 影像（$C_{6~7}$椎间盘）。

【鉴别诊断】

（1）脊髓肿瘤：表现为受压迫平面以下的感觉减退及运动障碍，X 线片显示椎间孔增大、椎管扩大、椎体或椎弓破坏及椎旁软组织影，MRI 检查可较清楚地显示肿瘤及其周围结构。

（2）肩周炎，又称为"五十肩"，好发于 50 岁左右的中老年人，是肩部周围肌肉、肌腱、滑囊、关节囊等软组织的慢性炎症性病变，疼痛常局限于肩关节周围，肩关节活动受限明显，无麻木、肌力减退等症状，压头试验、臂丛牵拉试验阴性。

（袁　硕　孟纯阳）

第三节　颈椎骨折脱位

颈椎骨折脱位（fracture dislocation of the cervical spine）是指颈椎椎体的完整性或连续性中断，或椎体之间的关节面失去正常咬合序列关系的情况。这种典型的完全性损伤在临床上并不少见，且多伴有脊髓损伤，好发于 $C_{4~5}$、$C_{5~6}$ 及 $C_{6~7}$ 三个颈椎节段，为颈椎损伤中的严重型。颈椎骨折脱位的症状多且较严重，主要表现为颈部疼痛、活动障碍，一般均有不同程度的瘫痪体征。

如图 12-3-3-1 所示，患者，男性，49 岁，因摔伤后颈部疼痛伴四肢麻木、无力 8 小时就诊。影像学检查显示 $C_7 \sim T_1$ 椎骨折脱位，C_6、C_7 椎板骨折，颈髓受压并信号异常。

【鉴别诊断】

（1）颈椎肿瘤：一般无明确外伤史，临床表现以四肢麻木疼痛及四肢瘫痪为主，通过 MR 检查可鉴别。

（2）脊髓炎：发病前 12 周左右，患者往往有感冒、腹泻等感染性疾病诱因，表现为急性期肢体进行性瘫痪加重，无明确外伤史，无骨折、脱位等影像学征象。

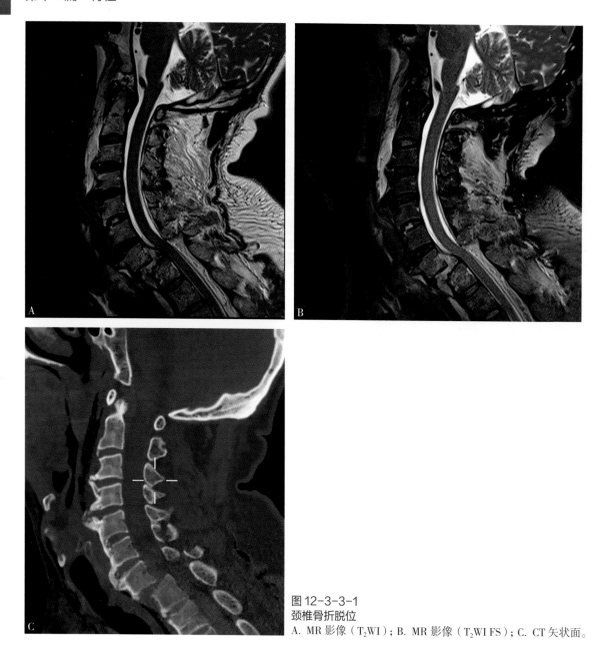

图 12-3-3-1
颈椎骨折脱位
A. MR 影像（T_2WI）；B. MR 影像（T_2WI FS）；C. CT 矢状面。

（袁　硕　孟纯阳）

第四节　强直性脊柱炎合并颈椎骨折脱位

强直性脊柱炎（ankylosing spondylitis，AS）属于累及结缔组织的血清阴性脊柱关节病，以累及脊柱为主，并不同程度地累及骶髂关节与周围关节的慢性进行性炎性疾病，也可累及其他组织，如心脏、眼部、肺部等。病因尚未完全阐明，与遗传、感染、免疫等因素有关，遗传有人类白细胞抗原 B27（human leukocyfe antigen-B27，HLA-B27）基因的个体易发病。

该类患者大多表现为多年的强直性脊柱炎病史，迁延不愈发展为颈椎炎，表现为颈椎部疼痛，沿颈部向头部、臂部放射。颈部肌肉开始时痉挛，随后逐渐萎缩，病变进展可发展至颈胸椎后凸畸形，头颈部屈伸活动显著受限，常固定于前屈位，严重者不能抬头平视。

如图 12-3-4-1 所示，患者，男性，59 岁，因外伤后颈部疼痛，四肢活动受限 3 天就诊。20 岁时诊断为强直性脊柱炎，未正规治疗，脊柱活动及驼背逐渐加重。影像学检查显示 $C_{6\sim7}$ 椎骨折脱位（Ⅱ°），脊椎呈竹节样改变。

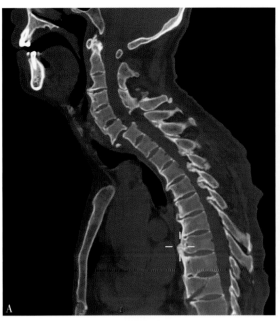
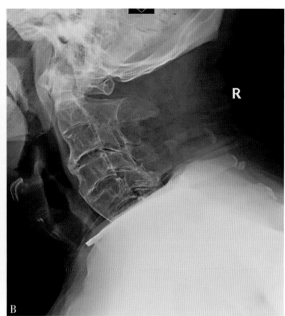

图 12-3-4-1
强直性脊柱炎合并颈椎骨折脱位
A. CT 矢状位；B. X 线侧位片。

如图 12-3-4-2 所示，患者，男性，56 岁，因砸伤后颈部疼痛伴肢体麻木无力 33 天就诊。既往"强直性脊柱炎"数十年，平素脊柱活动度差、驼背、颈部屈曲畸形。影像学检查显示 C$_{5~6}$ 椎骨折脱位（Ⅱ°），脊椎呈竹节样改变。

【鉴别诊断】

（1）结核性脊椎炎：有午后低热、夜间盗汗等结核病典型症状，脊椎边缘模糊不清，椎间隙变窄，前楔形变，无韧带钙化，部分病例 CT 和 MRI 可见脊椎旁结核脓肿和髂窝脓肿阴影，骶髂关节常为单侧受累，活动期血沉异常增高。

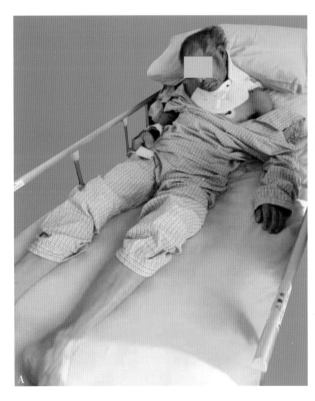
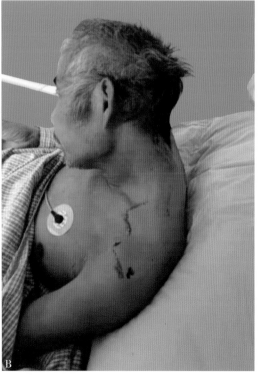

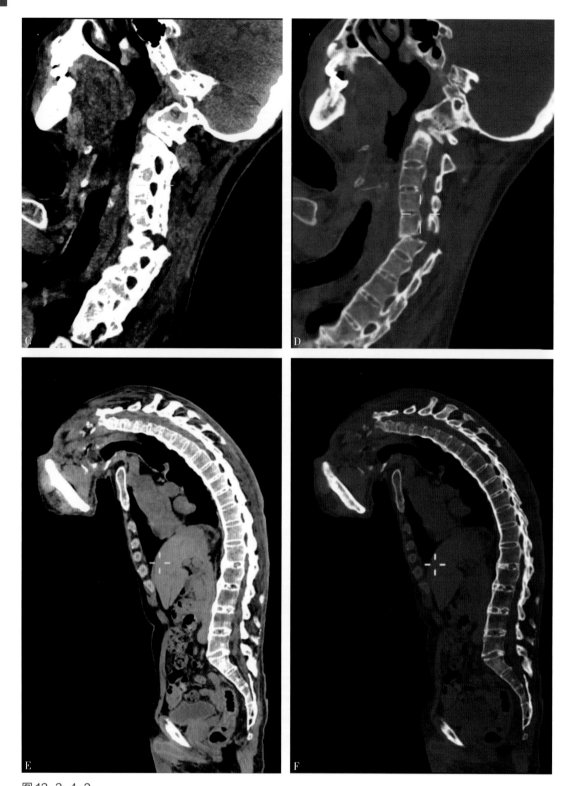

图 12-3-4-2
强直性脊柱炎合并颈椎骨折脱位
A. 大体观；B. 侧面观；C. 颈椎 CT 矢状位增强扫描；D. 颈椎 CT 矢状位；E. 脊柱 CT 矢状位增强扫描；F. 脊柱 CT 矢状位。

（2）类风湿关节炎：女性多见，多有晨僵表现。通常先侵犯手足小关节，且呈双侧对称性，骶髂关节一般不受累，如侵犯脊柱，多只侵犯颈椎，且无椎旁韧带钙化，有类风湿皮下结节，血清 RF 常阳性，HLA-B27 抗原常阴性。

（袁　硕　孟纯阳）

第四章　胸椎疾患

胸椎疾患是由于胸椎退行性增生、创伤、感染等病因导致的一系列疾病，包括胸椎管发育性和继发性狭窄、胸椎间盘突出、胸椎骨折脱位、胸椎关节紊乱、胸椎肌肉劳损、胸椎黄韧带骨化、胸椎后纵韧带骨化症、筋膜嵌顿等。

第一节　胸椎管狭窄症

胸椎管狭窄症（thoracic spinal stenosis，TSS）是胸椎管有效容积减小，继发脊髓或神经根受压而产生的一系列胸髓压迫综合征。病理因素包括发育性胸椎管狭窄、胸椎椎管内后纵韧带骨化、黄韧带骨化、胸椎间盘突出等。本病好发于 50 岁以上的中老年患者。双下肢麻木无力、行走渐进性困难及大小便功能障碍是本病的主要临床症状。

如图 12-4-1-1 所示，患者，女性，53 岁，因背部疼痛、双下肢麻木 1 个月就诊。影像学检查显示 T$_{10 \sim 11}$

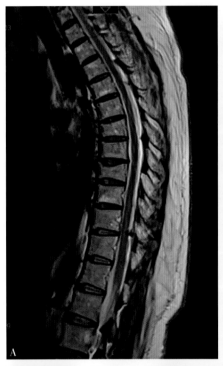
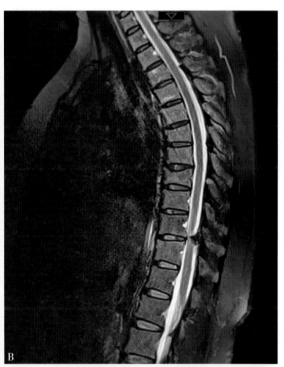
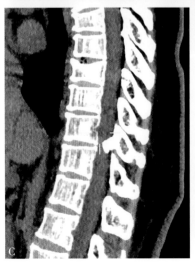
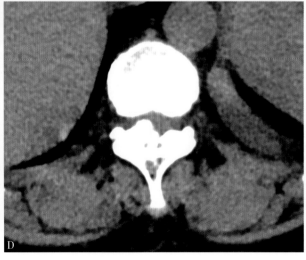

图 12-4-1-1
胸椎管狭窄症
A. MR 影像（T$_2$WI）；
B. MR 影像（T$_2$WI FS）；
C. CT 矢状面；
D. CT 横断面。

水平黄韧带钙化，椎管狭窄，脊髓受压变性。

如图 12-4-1-2 所示，患者，女性，54 岁，因腰痛并双下肢麻木乏力、步态不稳 2 周就诊。MR 显示脊髓受压变性（图 12-4-1-2 A，图 12-4-1-2 B），CT 显示 T$_{11\sim12}$ 水平黄韧带钙化，椎管狭窄（图 12-4-1-2 C，图 12-4-1-2 D）。

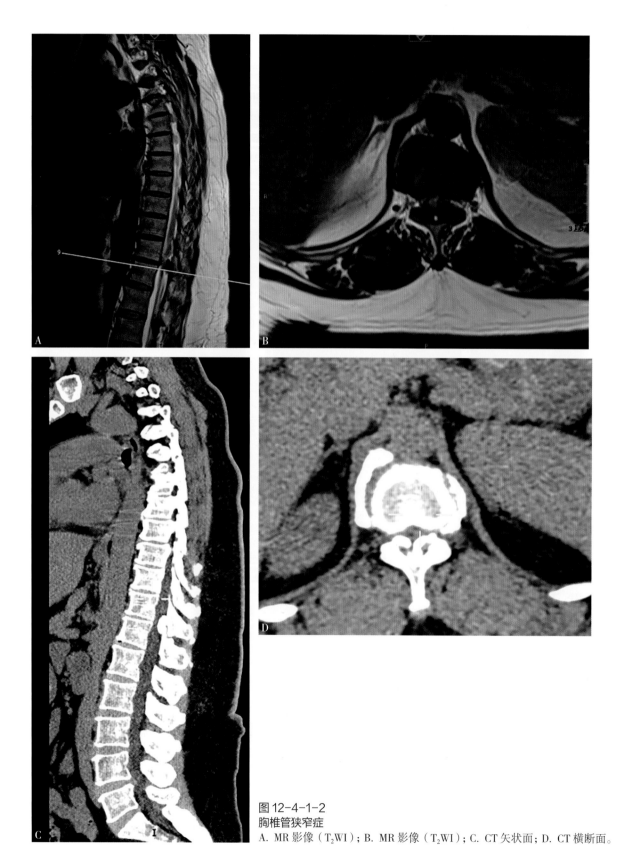

图 12-4-1-2
胸椎管狭窄症
A. MR 影像（T$_2$WI）；B. MR 影像（T$_2$WI）；C. CT 矢状面；D. CT 横断面。

【鉴别诊断】

（1）胸椎结核：患者多有消瘦、低热、盗汗及血沉增快等表现，并且多有结核病史。脊柱 X 线片和 CT 检查可见椎体破坏、椎间隙变狭窄和椎旁脓肿的阴影，活动期血沉异常增高。

（2）胸椎转移性肿瘤：多有胸背疼痛表现，表现为静息痛和夜间加重，胸椎转移性肿瘤患者常有肿瘤病史和手术史，全身状况差，X 线片显示椎体破坏，影像学检查可找到肿瘤原发灶；胸椎管内良性肿瘤患者的脑脊液蛋白含量明显增高，X 线片无明显退行性征象，可见椎弓根变薄、距离增宽、椎间孔增大等椎管内占位征象，造影检查可见髓内肿瘤呈杯口状改变。

（袁　硕　孟纯阳）

第二节　胸椎骨折脱位

胸椎骨折脱位（fracture dislocation of the thoracic spine）是指胸椎遭受过度暴力而骨折和脊柱正常序列改变，并且这种损伤同时破坏脊柱前中柱甚至后柱的稳定性，常伴有神经损伤。

如图 12-4-2-1 所示，患者，男性，52 岁，因外伤后下肢活动不能 2 天就诊。影像学 X 线片检查显示 $T_{11\sim12}$ 骨折并Ⅲ°脱位，CT 显示椎管内骨性占位明显，MRI 显示胸髓损伤严重。

【鉴别诊断】

胸椎椎体血管瘤：常见于中段胸椎，脊髓受压较少见，一般无临床症状，CT 检查显示病灶多呈栅栏样改变，病理学检查可见大量增生的毛细血管及扩张的血窦。

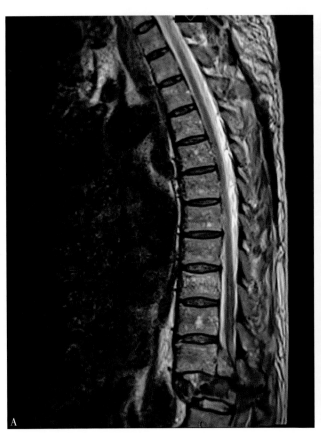
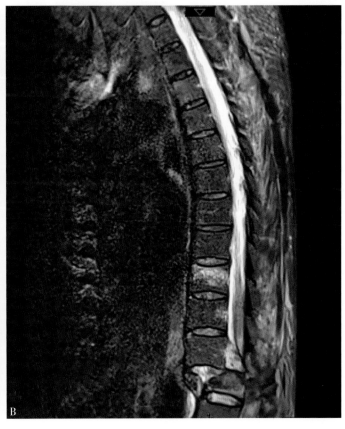

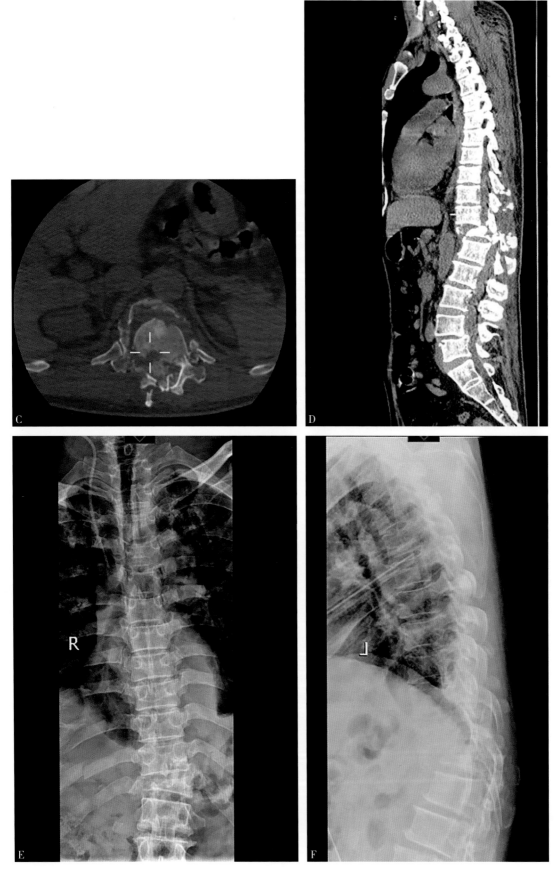

图 12-4-2-1

胸椎骨折脱位

A. MR 影像（T₂WI）；B. MR 影像（T₂WI FS）；C. CT 横断面；D. CT 矢状面；E. X 线正位片；F. X 线侧位片。

（袁　硕　孟纯阳）

第三节　强直性脊柱炎合并胸椎骨折脱位

患者常有罹患强直性脊柱炎病史，强直性脊柱炎发病早期通常进展缓慢，从骶髂关节开始逐渐向上蔓延至脊柱的关节、关节突及附近的韧带，亦可侵犯邻近的大关节，导致纤维性或骨性强直与畸形。当强直性脊柱炎累及胸椎时，表现为背痛、前胸和侧胸痛。X线片可见胸椎间盘间隙钙化，纤维环和前纵韧带钙化、骨化、韧带骨赘形成，使相邻椎体联合，形成椎体间骨桥，呈现出特征性的竹节样改变。由于强直性脊柱炎患者多伴有骨质疏松等危险因素，因此，该类患者即便是轻微外伤也可导致胸椎骨折脱位。

如图 12-4-3-1 所示，患者，男性，53 岁，因砸伤后腰背部疼痛、翻身活动受限 3 天就诊。影像学检查显示 $T_{11\sim12}$ 骨折并 I°脱位，椎管内无占位。

【鉴别诊断】

结核性脊柱炎：脊椎边缘模糊不清，椎间隙变窄，前楔形变，无韧带钙化，有时有脊椎旁结核脓肿阴影存在，骶髂关节为单侧受累，X线检查可资鉴别，活动期血沉异常增高。

（袁　硕　孟纯阳）

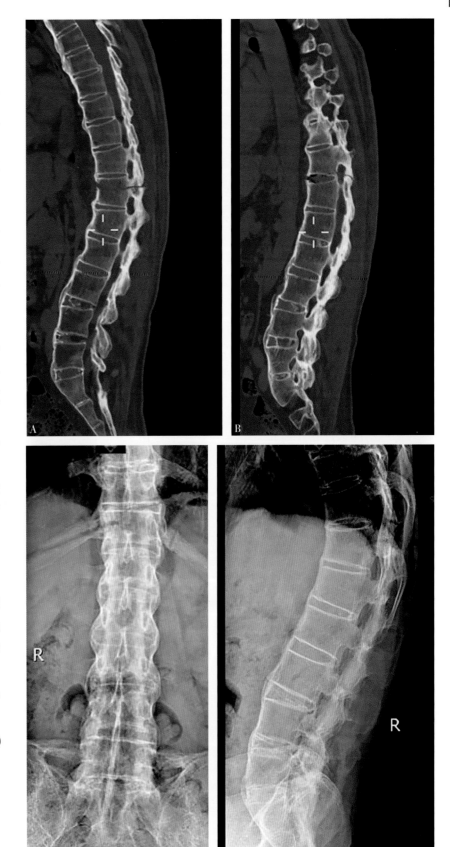

图 12-4-3-1
强直性脊柱炎合并胸椎骨折脱位
A. CT 矢状位平面 1；B. CT 矢状位平面 2；C. X 线正位片；D. X 线侧位片。

第四节　胸椎陈旧性骨折畸形愈合并后凸畸形

胸椎骨折尤其是胸椎爆裂性骨折，未及时处理或处理不当会导致病变节段发展为胸椎陈旧性骨折畸形愈合并后凸畸形，引起胸背部慢性疼痛，严重者出现相应的神经功能障碍。

如图 12-4-4-1 所示，患者，女性，43 岁，因摔伤后腰背部疼痛、进行性驼背半年余就诊。影像学检查显示 T_{10} 椎体骨折畸形愈合，脊柱角状后凸明显，后凸角度约 Cobb 角 60°。

【鉴别诊断】

（1）胸椎原发或者转移性骨肿瘤：患者腰背痛有静息痛、夜间疼痛加剧等特点，一般无外伤史，MR 和 CT 可资鉴别。

（2）舒尔曼病：多在青春发育期发病或进展，后凸畸形多为平滑的弧形，明显区别于胸椎陈旧性骨折导致的脊柱角状后凸。影像学 X 线平片和 CT 显示至少连续三个椎体楔形变。

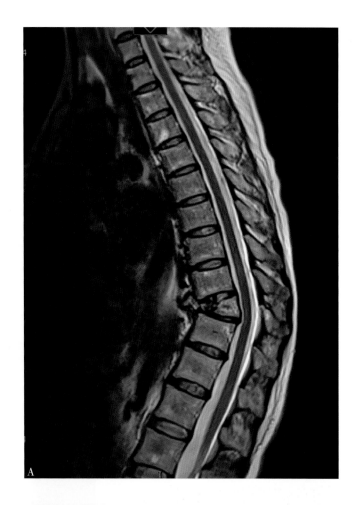

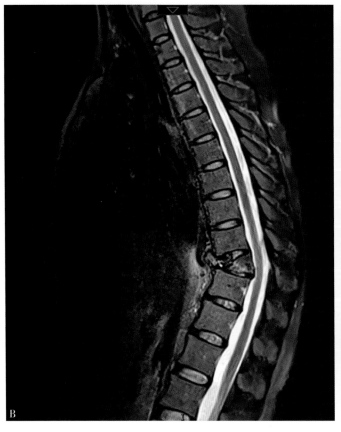

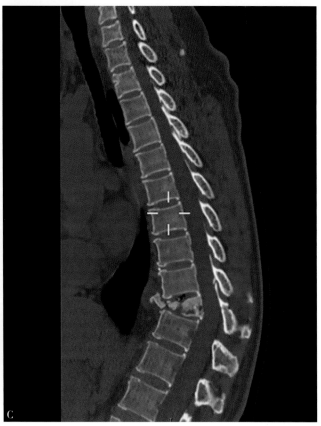

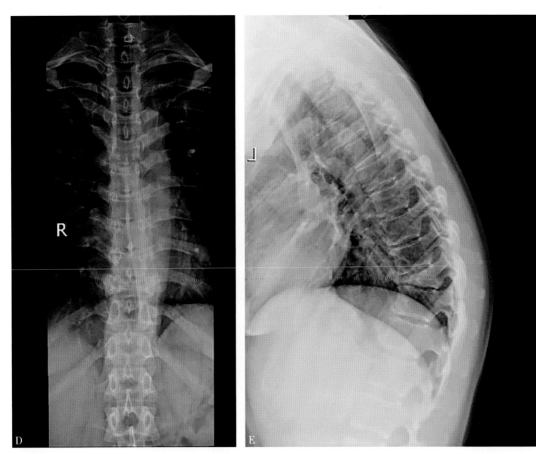

图 12-4-4-1
胸椎陈旧性骨折畸形愈合并后凸畸形
A. MR 影像（T_2WI）；B. MR 影像（T_2WI FS）；C. CT 矢状面；D. X 线正位片；E. X 线侧位片。

（袁　硕　孟纯阳）

第五节　弥漫性特发性骨肥厚症

弥漫性特发性骨肥厚症（diffuse idiopathic skeletal hyperostosis，DISH），又称弥漫性特发性骨肥大或 Forestier 病，是一类以肌腱附着点炎及相应的韧带出现骨化、钙化并在骨骼附着部有新骨形成为主要表现的骨病。发病部位主要累及脊柱、骨盆等。DISH 主要表现为胸腰段及颈胸段脊柱前方和后外侧韧带骨化，伴有椎体前方皮质骨肥厚，甚至有类似云样的阴影出现在椎间隙前方。除了脊柱僵硬外，DISH 常无典型的临床症状。

如图 12-4-5-1 所示，患者，女性，53 岁，因外伤后胸背部疼痛伴双下肢活动丧失、大小便失禁 8 小时入院。影像学资料显示胸椎多节段椎体前缘、后纵韧带、黄韧带骨化，$T_{8～9}$ 骨折并脱位，胸髓受压、信号异常。

【鉴别诊断】

（1）强直性脊柱炎：强直性脊柱炎多见于青年男性，病变多自两侧骶髂关节开始蔓延，逐渐侵及腰椎和胸椎，部分病例有阴雨天和受凉腰背痛加重、脊柱活动度降低，逐渐发展为脊柱强直，影像学检查可见脊柱竹节样改变。

（2）脊柱退行性骨关节病：常累及下颈椎及腰骶椎等活动性较大的脊柱节段的上下关节突关节，受累的退行性骨关节病的椎体边缘增生、硬化，椎间隙狭窄，无广泛的前纵韧带钙化。脊柱退行性骨关节病与 DISH 可并存。

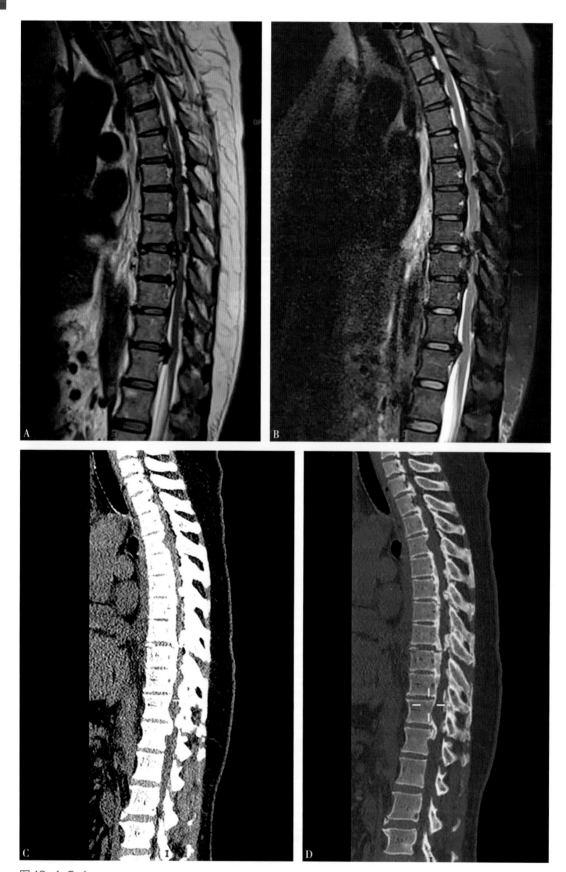

图 12-4-5-1
弥漫性特发性骨肥厚症
A. MR 影像（T₂WI）；B. MR 影像（T₂WI FS）；C. 脊柱 CT 矢状位增强扫描；D. 脊柱 CT 矢状位。

（袁　硕　孟纯阳）

第五章　腰椎疾患

腰椎疾患是一系列疾病的总称，主要包括腰椎间盘突出症、腰椎管狭窄症、腰椎失稳、腰椎滑脱等腰椎退行性疾病；腰椎结核、腰椎布氏病、腰椎化脓性感染等腰椎感染性疾病；原发性腰椎肿瘤、骨转移瘤等腰椎肿瘤；强直性脊柱炎等腰椎炎性疾病；以及外伤引起的腰椎骨折脱位等。腰椎疾患常见的症状包括腰痛、腰部活动受限、下肢放射性疼痛或麻木、间歇性跛行等。其中，腰痛是腰椎疾病最常见的症状。

第一节　腰椎间盘突出症

腰椎间盘突出症（lumbar disc herniation，LDH）是指各种原因导致的腰椎间盘纤维环部分或全部破裂，髓核组织从破裂口向后突出，刺激或压迫神经根、马尾神经所表现的一系列临床综合征。LDH 是骨科的常见病，是引起腰腿痛的最常见原因，好发于 20 ～ 50 岁的青壮年人群。

如图 12-5-1-1 所示，患者，女性，17 岁，因腰痛伴左下肢疼痛、麻木 5 个月，加重 7 天就诊。影像学检查显示 $L_{4～5}$ 椎间盘左后突出，L_5 神经根受压。

【鉴别诊断】

（1）腰背肌筋膜炎：好发于中年人，多因长期久坐久站肌肉过度劳累起病，疼痛常因寒冷和较长时间不活动而加重，也与天气变化、姿势等因素有关。局部理疗和佩戴腰围常有助于减轻腰痛症状。

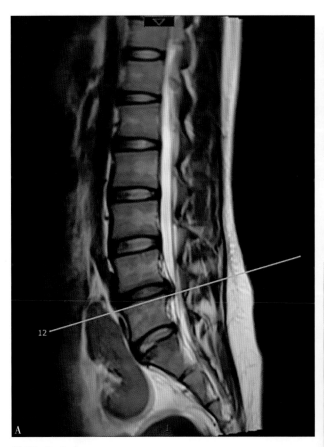
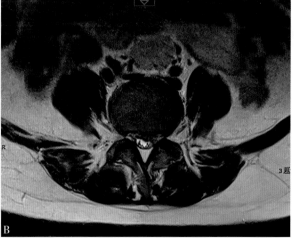
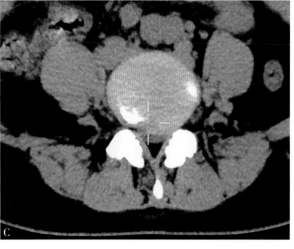

图 12-5-1-1
腰椎间盘突出症
A. MR 影像（矢状面，T_2WI）；B. MR 影像（横断面，T_2WI）；
C. CT 横断面。

（2）腰椎关节突关节综合征：此种腰痛和下肢痛多见于中年女性，无明显外伤史，轻微腰部动作即引起突发腰痛和下肢痛，发作时腰部活动困难，腰背部椎旁可以扪及固定压痛点，多无下肢间歇性跛行。一般 2～3 周恢复正常，影像学检查无特殊征象。

（袁　硕　孟纯阳）

第二节　腰椎滑脱症

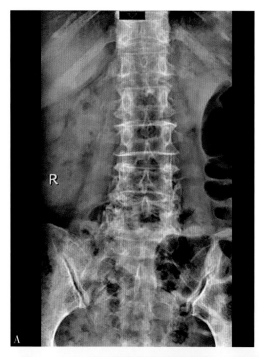

腰椎滑脱症（lumbar spondylolisthesis）是由于先天性骨骼发育异常、疲劳骨折、创伤等原因，导致腰椎相邻两椎骨之间出现相对位置的滑移而出现的系列腰腿疼痛症状。腰椎滑脱症患者的主要临床表现为腰痛和下肢放射性疼痛，严重合并椎管继发狭窄者可出现间歇性跛行。

如图 12-5-2-1 所示，患者，女性，65 岁，因腰痛并右下肢疼痛 2 年，加重 2 个月就诊。影像学检查显示 L_4 椎体前 I°滑脱，$L_{4\sim5}$ 椎间盘后突出，椎管狭窄。

【鉴别诊断】

（1）梨状肌综合征：髋关节过度内外旋或外展，可损伤梨状肌，导致臀后部及大腿后侧疼痛。由于坐骨神经与梨状肌关系密切，当梨状肌发生变异，或梨状肌局部瘢痕压迫、粘连时，可引起坐骨神经痛症状，疼痛可放射至整个下肢。

（2）腰椎肿瘤：患者早期主要表现为腰部疼痛，病灶侵犯

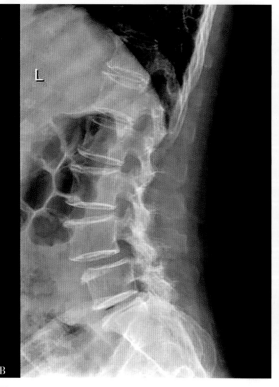

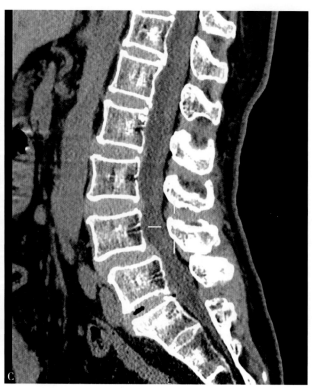

图 12-5-2-1
腰椎滑脱症
A. X 线正位片；B. X 线侧位片；C. CT 矢状面。

累及神经根时才导致下肢持续性疼痛、并渐进性加重，疼痛特点为静息痛和夜间疼痛加剧，活动及体位改变时疼痛无明显缓解，腰椎 CT 及 MR 检查可见腰椎局部占位性病变。

（袁　硕　孟纯阳）

第三节　腰椎弓峡部崩裂

腰椎弓峡部崩裂（lumbar spondylolysis）是椎弓上下关节突之间骨质缺损，是引起下腰痛常见的疾病，是引起腰椎滑脱的潜在因素。腰椎弓峡部崩裂好发于 L_5 峡部，可发生于椎弓的一侧或两侧，发病率为 3%～10%，多见于青壮年及重体力劳动者，是比较常见的脊柱疾患，大多患者无明显外伤史。由于充填峡部缺损的瘢痕组织刺激或压迫神经以及脊柱不稳，临床上患者常以腰痛、下肢麻木等临床症状就诊。

如图 12-5-3-1 所示，患者，女性，53 岁，因腰痛并双下肢活动受限 1 个月，加重 2 周就诊。影像学检查显示双侧 L_5 椎弓崩裂，腰 5 椎体前 II°滑脱，L_5～S_1 椎间盘后突出，椎管狭窄。

【鉴别诊断】

（1）腰椎管狭窄症：典型症状有行走下肢沉重感和间歇性跛行，安静休息、骑自行车等弯腰动作无症状，影像学 CT 和 MRI 检查显示椎管狭窄。

（2）腰椎结核：既往多有结核病史和结核病患者密切接触史，最常见的症状是腰痛，有神经损害时可出现下肢疼痛，拾物试验阳性，影像学检查显示骨质破坏、死骨形成，部分患者可见腰大肌冷脓肿，活动期血沉异常值高。

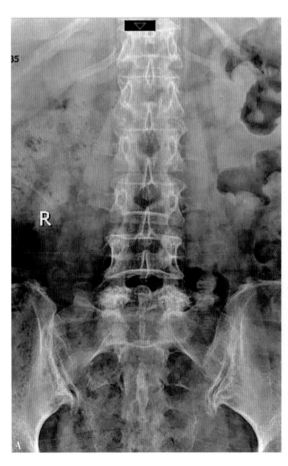
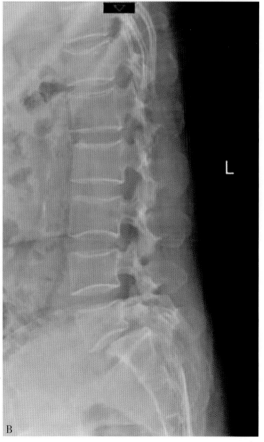

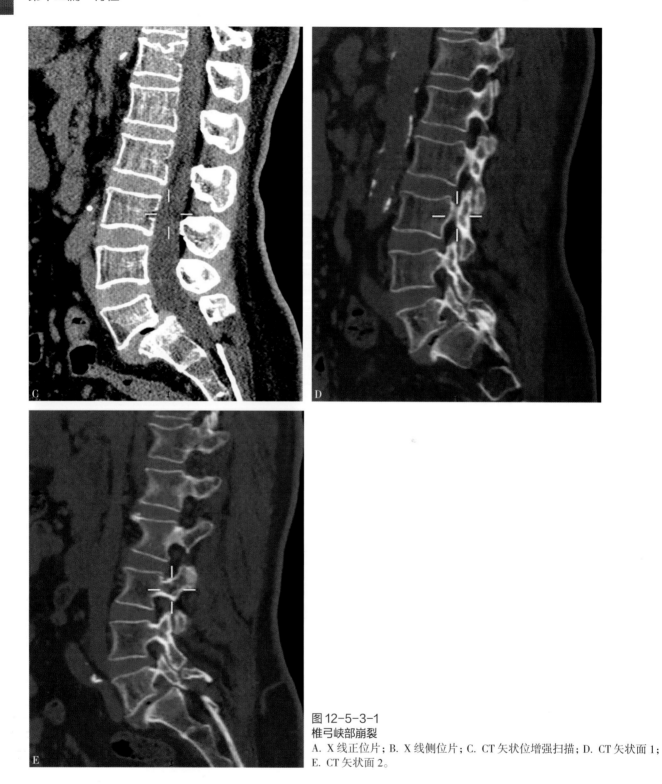

图 12-5-3-1
椎弓峡部崩裂
A. X 线正位片；B. X 线侧位片；C. CT 矢状位增强扫描；D. CT 矢状面 1；
E. CT 矢状面 2。

（袁　硕　孟纯阳）

第六章　其他

第一节　神经纤维瘤病Ⅰ型

神经纤维瘤病Ⅰ型（neurofibromatosis type Ⅰ，NFⅠ）是以多发、散在分布的皮肤牛奶咖啡斑和神经纤维瘤为主要临床表现，常伴有包括脊柱侧凸在内的局部骨骼异常改变，可合并的神经系统肿瘤包括视神经胶质瘤、毛细胞型星形细胞瘤、良性外周神经纤维瘤、恶性神经鞘瘤等。

如图 12-6-1-1 所示，患者，男性，14 岁，因"自幼躯干歪斜"就诊。大体照片及影像学检查显示患者外观高低肩、剃刀背、骨盆歪斜、皮肤牛奶咖啡斑；脊柱侧凸明显，双下肢不等长。

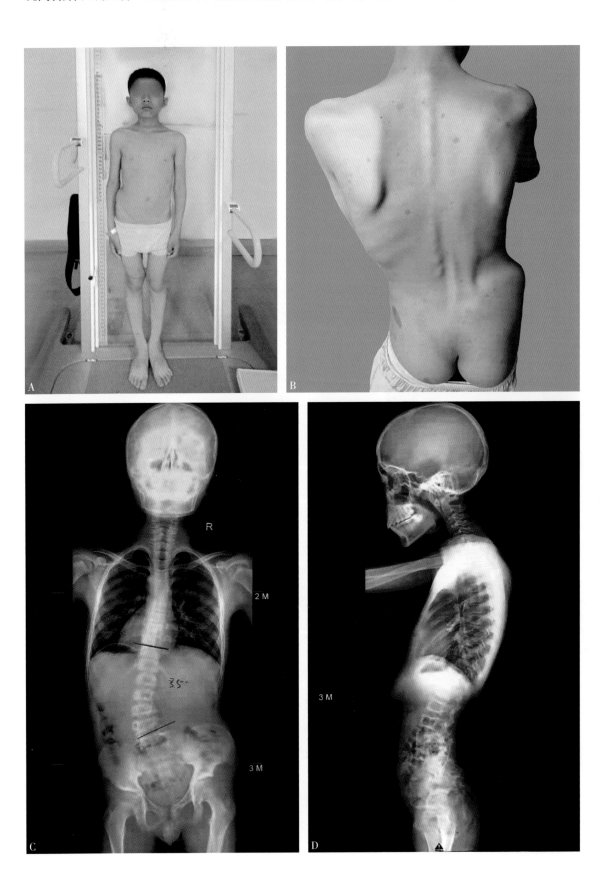

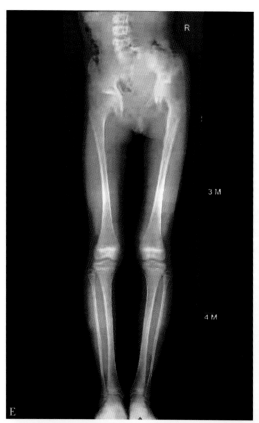

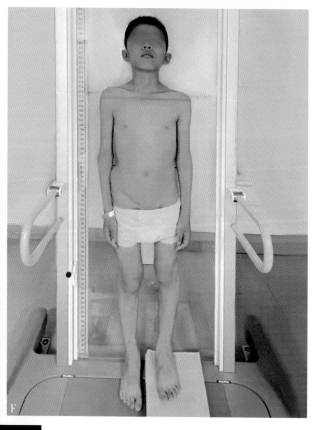

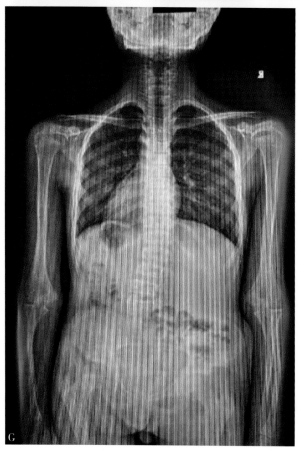

图 12-6-1-1
神经纤维瘤病 I 型
A. 站立位正面观；B. 站立位背面观；C. 全脊柱 X 线正位片；
D. 全脊柱 X 线侧位片；E. 双下肢全长 X 线片；F. 站立位正面观
（左下肢垫高 4cm）；G. 全脊柱 X 线正位片（左下肢垫高 4cm）。

【鉴别诊断】

（1）结节性硬化：是一种常染色体显性遗传的神经皮肤综合征，可导致皮肤损害与神经系统损害。皮肤损害包括口鼻三角区对称性蝶形分布的皮脂腺瘤、叶状白斑、鲨鱼皮斑，也可见牛奶咖啡斑；神经系统损害以颅内结节性钙化灶为特征性表现。

（2）麦丘恩-奥尔布赖特综合征：罕见的先天性疾病，主要表现为骨纤维发育不良、内分泌功能障碍及皮肤牛奶咖啡样色素斑，一般不累及神经系统。实验室检查可见碱性磷酸酶增高，影像学 X 线片和 CT 检查可见骨皮质变薄，患者一般智力正常，易发生病理性骨折。

（袁　硕　孟纯阳）

第二节　脊髓栓系综合征

脊髓栓系综合征（tethered cord syndrome，TCS）是指脊髓末端在一系列因素作用下被栓系在骶尾部的非弹性结构上，从而使脊髓受到牵拉，生理性移动范围缩小，引起背部或下肢疼痛、麻木、无力、骶尾部皮肤形态学改变、大小便功能障碍、足部畸形等一系列症状的综合征。TCS 是一种渐进性进展的神经发育障碍性疾病，其病理生理主要涉及终丝的弹性丧失和脊髓的牵拉，常

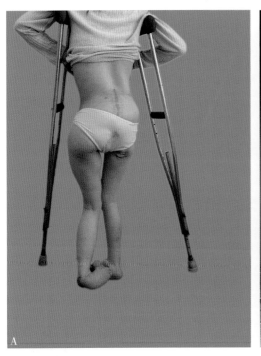
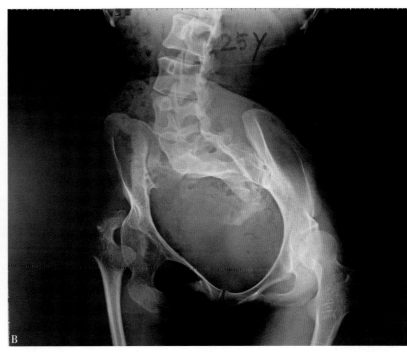

图 12-6-2-1
脊髓栓系综合征
A. 站立位背面观；B. 骨盆 X 线片。

导致脊髓圆锥（末端脊髓）低位（低于 L_2 椎体水平）。

  如图 12-6-2-1 所示，患者，女性，25 岁，脊髓栓系综合征后遗足踝畸形。可见患者脊柱侧弯，骨盆倾斜，髋关节挛缩畸形，下肢力线改变，双足马蹄内翻足、以足背和外踝着地受力。骨盆 X 线提示腰椎椎体旋转侧弯，右侧髋关节脱位。

【鉴别诊断】

  （1）腰椎管内肿瘤：腰椎管内肿瘤可刺激和压迫神经根，引起腰部及双下肢的疼痛等症状；也可以压迫马尾神经，引起马尾综合征。临床上，腰椎管内肿瘤具有以下特点：腰痛呈持续性，夜间尤甚，往往需镇痛剂方能入睡；脊髓造影及 MRI 检查可见占位性病变。

  （2）腰椎间盘突出症：腰椎间盘纤维环破裂后髓核突出压迫神经根或脊髓，而造成疼痛和神经功能障碍为主要表现的疾病，MRI 等影像学检查可辅助鉴别，直腿抬高试验阳性，一般无肢体的显著畸形。

（秦泗河 岳 斌）

第三节 小儿麻痹症致脊柱侧凸

  小儿麻痹症（infantile paralysis）是由脊髓灰质炎病毒引起的一种急性传染病。小儿麻痹症好发于 1 ~ 6 岁的儿童，临床表现主要有发热、咽痛和肢体疼痛，部分患者可发生弛缓性麻痹或瘫痪后遗症。脊髓灰质炎病毒主要侵犯中枢神经系统的运动神经细胞，以脊髓前角运动神经元损害为主，严重者受累肌肉出现萎缩，神经功能不能恢复，造成受累肢体畸形，如脊柱侧凸。

  如图 12-6-3-1 所示，患儿，男性，5 岁，小儿麻痹症致脊柱侧凸。患者既往有小儿麻痹症病史，查体可见胸腰段脊柱畸形，X 线可见脊柱侧凸畸形。

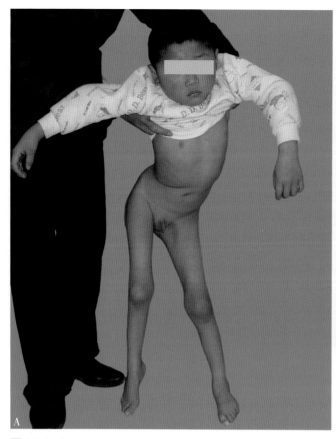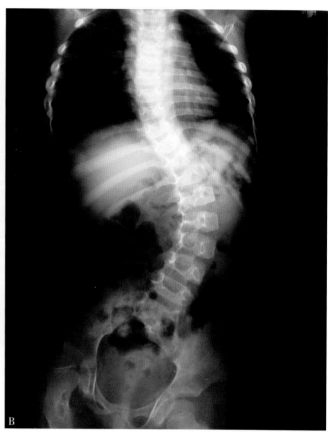

图 12-6-3-1
小儿麻痹症致脊柱侧凸
A. 站立位正面观；B. 全脊柱 X 线正位片。

【鉴别诊断】

（1）特发性脊柱侧凸：病因不明，查体及影像学检查可见脊柱侧凸或伴旋转畸形，临床可表现为进展性脊柱侧凸。

（2）假性瘫痪：因骨折、关节炎、维生素 C 缺乏、心理因素等导致的肢体活动受限，去除病因后，瘫痪可自行消失。

（秦泗河　任翀旻）

第四节　强直性脊柱炎伴驼背畸形

强直性脊柱炎伴驼背畸形（ankylosing spondylitis with humpback deformity）强直性脊柱炎会引起疼痛，尤其是夜间痛比较明显，患者往往选择屈膝、胸位，通过驼背的弯腰动作减轻疼痛，是一种保护性的反应。当 AS 累及胸椎时，会导致肋椎关节、胸锁关节以及后方的肌肉、韧带发生炎性改变，出现纤维化，进而导致关节融合、固定，出现驼背畸形（图 12-6-4-1）。驼背畸形对患者产生沉重的心理负担，并可导致相应的区域疼痛，常向脊柱两旁放射，畸形严重者还可能出现继发性心肺功能障碍。

如图 12-6-4-1 所示，患者，男性，27 岁，强直性脊柱炎伴驼背畸形。患者胸背部后凸畸形，无法直立，双目不能平视。X 线提示椎间隙变窄钙化，纤维环和前纵韧带钙化、韧带骨赘形成，相邻椎体彼此连合成一体，呈竹节样改变。

【鉴别诊断】

（1）先天性脊柱后凸畸形：患者在青少年时期即可发现后凸畸形，影像学提示有椎体前方分节障碍或是椎

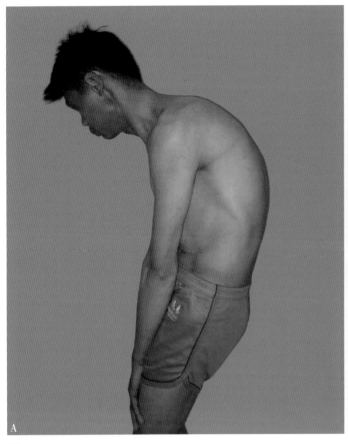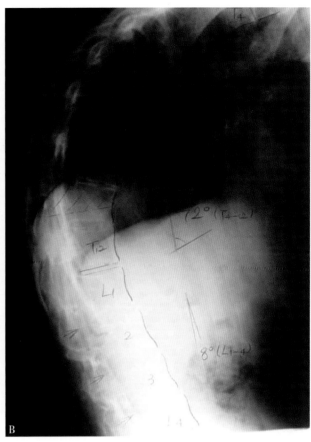

图 12-6-4-1
强直性脊柱炎伴驼背畸形
A. 侧面观；B. X 线侧位片。

体形成障碍等发育性问题。

（2）结核性后凸畸形：多有结核病史，外观呈角状后凸畸形，影像学检查示脊柱边缘模糊不清，椎间隙变窄，脊柱骨质破坏，前柱塌陷，有时可发现脊柱旁结核脓肿阴影，骶髂关节以单侧受累多见。

（秦泗河　任翀旻）

第五节　眼性斜颈

眼性斜颈（ocular torticollis，OT）是由于眼部神经或眼外肌先天性发育异常或者后天性麻痹，为避免复视、双眼视物不平行而采取头偏向一侧的疾病。患者多表现为斜颈、下颌内收、歪头视物等临床表现。通常患者颈部本身没有器质性病变。

如图 12-6-5-1 所示，患者，男性，71 岁，5 年前行白内障手术，术后强迫头部歪斜视物，颈部逐渐歪斜。影像学检查未见颈椎器质性结构异常。

【鉴别诊断】

（1）肌性斜颈（myogenic torticollis，MT）：是由于一侧胸锁乳突肌病变导致紧张痉挛而出现斜颈表现的临床疾病，患者常伴有颈部活动受限、面部不对称畸形等临床表现。歪头试验、眼科专科检查、超声检查有助于两者的鉴别诊断。

（2）骨性斜颈：又名短颈综合征，由颈椎骨骼畸形等病因导致，表现为出生后即出现斜颈，同时可伴发短颈等症状。

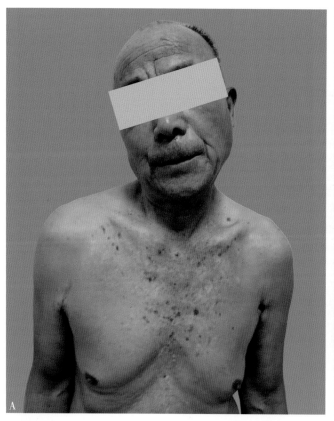 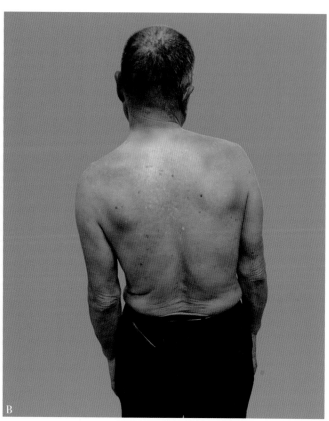

图 12-6-5-1

眼性斜颈

A. 眼源性斜颈外观照片（前面）；B. 眼源性斜颈外观照片（后面）。

（袁　硕　孟纯阳）

第六节　脑积水并发脊柱畸形

脑积水（hydrocephalus）是脑脊液生成或循环吸收障碍而导致脑脊液在脑室系统及蛛网膜下腔内聚积增多，从而继发颅压增高、脑室扩大的神经系统疾病，其发病机制十分复杂，可发生于儿童和各个年龄段的成人。脑积水并发脊柱畸形，往往呈现与特发性脊柱侧弯显著异常的弯形。

如图 12-6-6-1 所示，患者，女性，59 岁，9 年前因"脑积水"行"脑室腹腔分流术"。患者自幼脊柱畸形，近年逐渐加重。全脊柱 X 线片提示腰左弯 Cobb 角 30°，矢状面呈现异常颈椎后凸、胸椎前凸、腰椎后凸畸形。

【鉴别诊断】

（1）脑萎缩：一般在 50 岁以后发病，症状发展缓慢，达数年之久。CT 检查可见脑室轻度扩大，脑沟回明显增宽，但不累及第四脑室。MRI 检查可见脑室及蛛网膜下腔扩大。

（2）脑发育不全：是常见的大脑发育障碍疾病，患者头较正常同龄人小，无颅内压增高，有神经功能及智力发育障碍。

（袁　硕　孟纯阳）

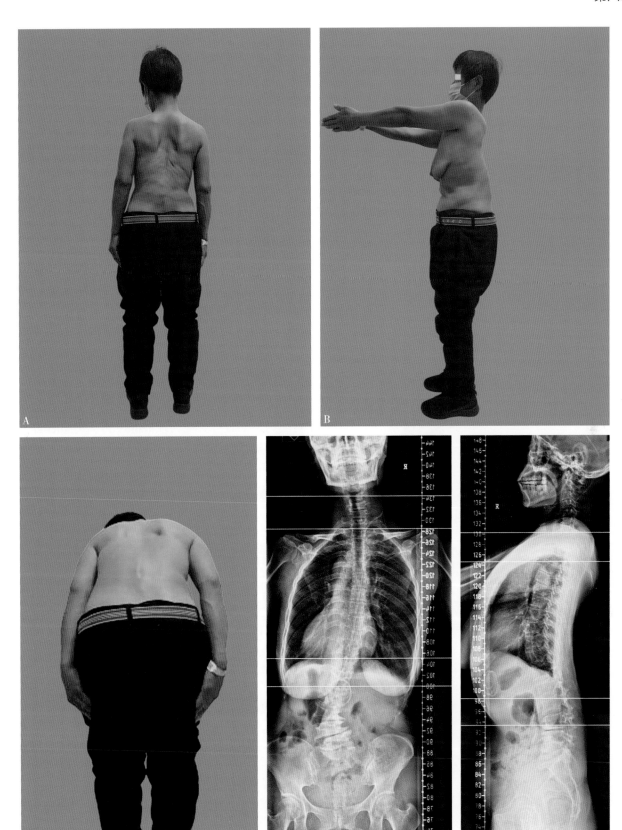

图 12-6-6-1
脑积水并发脊柱畸形
A. 站立位背面观；B. 站立位侧面观；C. 弯腰位外观；D. 全脊柱 X 线正位片；E. 全脊柱 X 线侧位片。

第七节　克利佩尔－费尔综合征

克利佩尔－费尔综合征（Klippel-Feil syndrome，KFS），又称先天性短颈综合征、颈椎融合畸形（cervical vertebrae synostosis）等，以短颈、低发际和颈部的运动受限等为主要特征的先天畸形。大多数病例中，颈椎节数的数量少于正常人、形态异常；某些病例中，在颈部缺乏颈椎分节，有2个及以上颈椎相互融合在一起。这种畸形可与其他畸形相伴随。属常染色体显性遗传，女性占多数。因1912年Klippel和Feil的报道而得名。

如图12-6-7-1所示，患儿，男性，15岁，颈部粗短、后发际低平15年。图片见患儿颈部短粗、后发际低平，并发脊髓藏毛窦，CT显示C_3和C_4椎体融合畸形。

【鉴别诊断】

（1）强直性脊柱炎：是一种病因不明的慢性自身免疫性疾病，以骶髂关节和脊柱肌肉肌腱附着点炎症为主要病理特征，当病变累及到颈椎时可表现为颈椎部疼痛、头部活动受限，严重者可引起颈胸椎后凸畸形。除此之外，本病还有晨僵、活动后缓解、HLA-B27阳性、对非甾体抗炎药敏感等表现，X线、CT等影像学检查可帮助诊断。

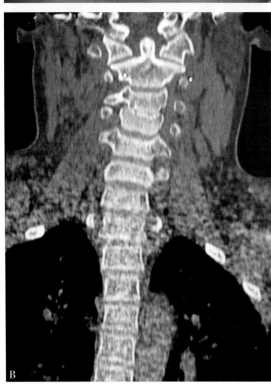
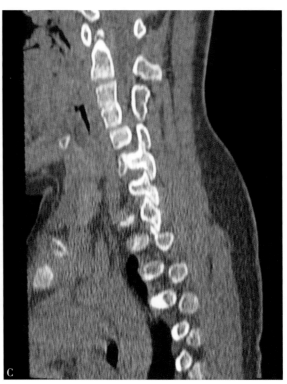

图12-6-7-1
克利佩尔－费尔综合征
A. 克利佩尔－费尔综合征外观；B. 颈椎CT冠状面；C. 颈椎CT矢状面。

（2）幼年特发性关节炎：病因尚不明确，可能与易感人群的异常免疫反应有关，本病常累及大关节，如膝、踝、肘等，再逐步累及小关节。当累及颈椎关节时可引起颈部活动受限和 / 或颈部疼痛，但本病常伴有高热、皮疹、肝脾肿大等症状。

（蔡春泉　舒剑波）

第 十 三 篇

四 肢

第十三篇　四肢

第一章　上肢与关节

第一节　上肢肢体疾病

一、上肢巨大皮肤神经纤维瘤

上肢巨大皮肤神经纤维瘤（cutaneous neurofibromatosis of the upper limb）在临床上罕见，病变累及整个肢体，形成局灶性巨肢症，组织学上常含有丛状神经纤维瘤成分。

如图 13-1-1-1 所示，患者，女性，29 岁，发现左上肢肿物并进行性增大 29 年。查体：左上肢伸侧肿物，上自三角肌止点，下至左前臂外侧上 1/3，面积约 35cm×20cm，色暗红，质软，边界欠清，肿物皮肤皱褶，正常肤温，感触觉存在；左腋窝外侧壁外缘与左肩胛骨外侧缘之间可及肿物，大小约 3cm×2.5cm，界欠清，质韧，不均匀感，有触痛，局部皮肤浅薄。胸背部可见多发皮肤牛奶咖啡斑，形状不一，边缘不齐，大小不等的肿物凸出皮面。

【鉴别诊断】

结节性硬化症：又称 Bourneville 病。是一种常染色体显性遗传的神经皮肤综合征。可出现脑、皮肤、周围神经、肾等多器官受累，临床特征是面部皮脂腺瘤、癫痫发作和智能减退。

（霍景山）

二、烧伤后肘关节蹼状瘢痕挛缩畸形

烧伤后肘关节蹼状瘢痕挛缩畸形（webbed scar contracture deformity of elbow joint after burn）是皮肤受到各种类型的物理或化学性损伤、各种病变、感染或手术并发症等因素，累及真皮乳头层后遗留的痕迹，大小、深浅不一，也是组织修复愈合的最终结果。根据瘢痕的临床特征分为增殖性瘢痕、瘢痕疙瘩、挛缩性瘢痕、萎缩性瘢痕、成熟瘢痕、瘢痕癌等（图 13-1-1-2）。

如图 13-1-1-2 所示，患者，男性，47 岁，烧伤修复术后左肩关节及肘关节活动受限一年。查体见左上肢环形及腹部大片皮肤烧伤植皮后瘢痕愈合，表面凹凸不平，质硬，皮肤收缩、牵拉，左肩腋前线处皮肤牵拉形成蹼状外观，肘部瘢痕挛缩，呈皱襞状，关节屈曲，无法伸直。

【鉴别诊断】

瘢痕疙瘩：瘢痕增殖变化超过受伤范围，病程进展缓慢，持续增大，很少见自行回缩。

（杨　超）

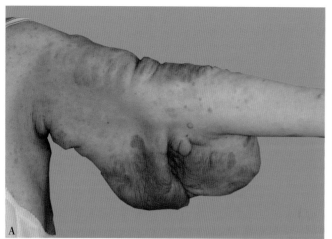

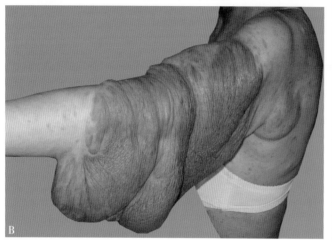

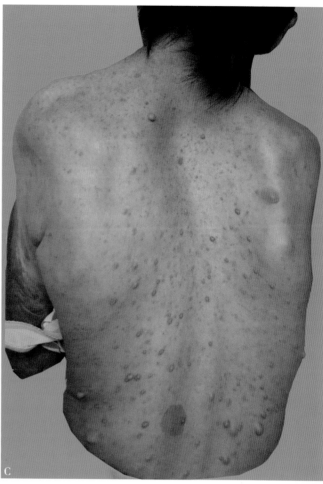

图 13-1-1-1

上肢巨大皮肤神经纤维瘤

A. 左上肢正面观；B. 左前斜后面观；C. 身体背部观。

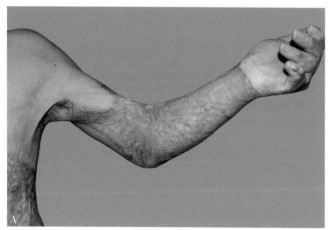

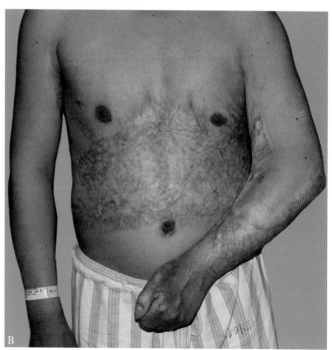

图 13-1-1-2

烧伤后肘关节蹼状瘢痕挛缩畸形

A. 左上肢前面观；B. 左上肢背面及前胸部。

三、翼状肩胛

翼状肩胛（winged scapula）是由于前锯肌和斜方肌麻痹、无力，肩胛骨失去贴胸的作用力，当上臂运动使肩胛骨旋转时，它就出现因脊柱缘失去牵拉而翘起，形成似蟋蟀翅膀样的畸形（图 13-1-1-3）。

如图 13-1-1-3 所示，患者，男性，20 岁，上肢上举活动受限 3 年。查体见上肢下垂时肩胛下角略翘起，畸形不明显，抬起双上肢时肩胛骨离开胸壁，呈翼状，且两上肢不能完全上抬。

如图 13-1-1-4 所示，患者，青年男性，前锯肌瘫痪，翼状肩胛。查体见两手推墙支撑时，双侧肩胛骨内侧缘翘起而呈现翼状畸形，双侧上臂上举受限，不能过头。

【鉴别诊断】

（1）急性或亚急性肌萎缩：一般为神经源性萎缩，其发生的速度与神经损害的速度和程度有关。急性起病时肌萎缩发生于瘫痪之后，神经痛性肌萎缩早期表现为肩胛附近的剧烈疼痛，继之在肩胛附近很快出现肌张力降低、瘫痪及肌肉萎缩。

（2）局限性肌萎缩：以局部的肌肉或肌群为主的萎缩，常由各种单神经炎或损伤所致，一般伴有该神经支配相应的感觉区障碍，病变部位可根据其解剖定位，常见的病因有单神经炎、腕管综合征、臂丛神经损伤、神经纤维瘤等。

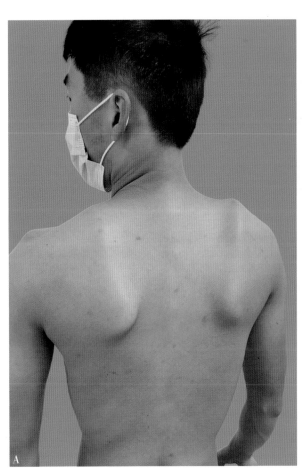

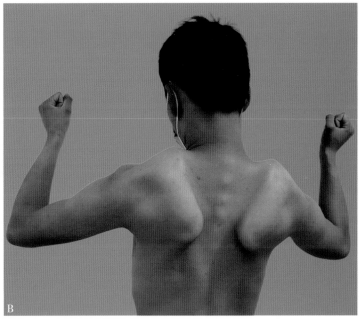

图 13-1-1-3
翼状肩胛
A. 上肢下垂状态；
B. 上肢抬起后肩胛骨翘起。

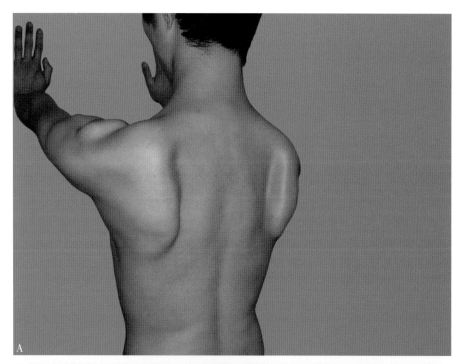

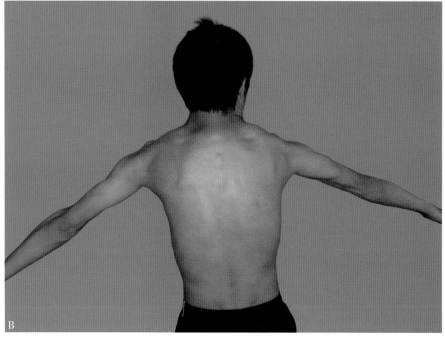

图 13-1-1-4
翼状肩胛
A. 上肢前屈时肩胛骨翘起；
B. 上肢外展无力。

（吴　彬　孟纯阳　秦泗河　岳　斌）

四、骨髓炎后遗症尺骨或桡骨缺如

骨髓炎后遗症尺骨或桡骨缺如（osteomyelitis: absence of ulna or radius）是尺骨、桡骨骨髓炎引起的骨质发育障碍、缺失，有局部发热及局部红肿病史，尺骨发育受限可致桡骨头脱位，但无其他伴发畸形。

如图 13-1-1-5 所示，患儿，男性，11 岁，右前臂骨髓炎后尺骨缺如。X 线片上可见右尺骨仅为一条细长的软骨性纤维带实质阴影，桡骨头脱位，桡骨正常弯曲弧度增大，向外侧突出，腕掌尺侧列骨融合成一片。患儿前臂细小、短缩并向尺侧倾斜，桡骨头脱位，前臂旋转功能受限，腕、肘关节功能无碍。

如图 13-1-1-6 所示，患儿，男性，12 岁，左前臂骨髓炎后桡骨缺如。查体可见：左前臂短缩，较对侧短缩 8cm，左腕部桡侧偏斜，X 线片上可见桡骨缺失，仅残留部分小骨质影，腕关节脱位，桡侧偏斜。尺骨发育迟缓，较对侧短缩。

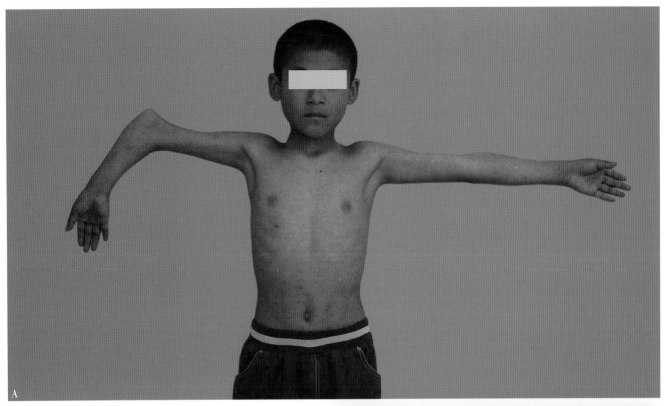

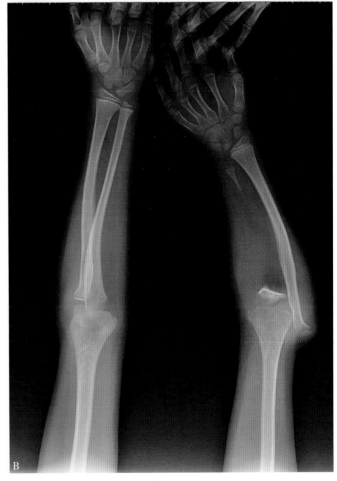

【鉴别诊断】

先天性尺骨缺如：又称尺骨棒状手，是一种尺骨部分或完全缺如的肢体缺陷，目前发病原因不明，先天性尺骨缺如往往出生后便可有相应症状及影像学表现，无发热及局部红肿史。

（秦泗河 岳 斌 吴 彬 孟纯阳）

五、先天性桡骨缺如

先天性桡骨缺如（congenital absence of the radius）是一种少见的先天性畸形，在上肢畸形中相对常见，其发病原因仍不清楚，以男性较多见，临床上主要表现为前臂短缩、腕关节桡偏以及拇指发育不全等。

如图 13-1-1-7 所示，患儿，女性，12 岁，左侧先天性桡骨缺如。查体可见：左前臂短缩，较对侧短缩 7cm，左腕部桡侧偏斜，拇指发育不全，X 线片上可见桡骨缺失，尺骨弯曲，向桡侧偏斜。

【鉴别诊断】

骨髓炎后遗症桡骨缺如：患儿有前臂感染病史，有发热及局部红肿病史，出生后多正常，骨髓炎治疗后期遗留桡骨缺如的影像学表现。

图 13-1-1-5
骨髓炎后遗症尺骨缺如
A. 右侧肢体畸形；
B. X 线尺骨缺如。

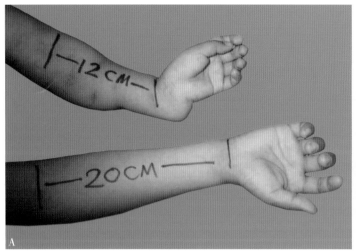

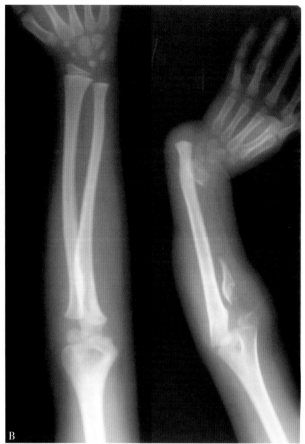

图 13-1-1-6
骨髓炎后遗症桡骨缺如
A. 左前臂短缩畸形；
B. X 线左桡骨缺如。

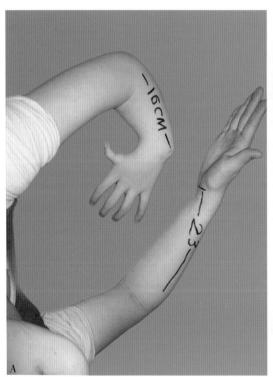

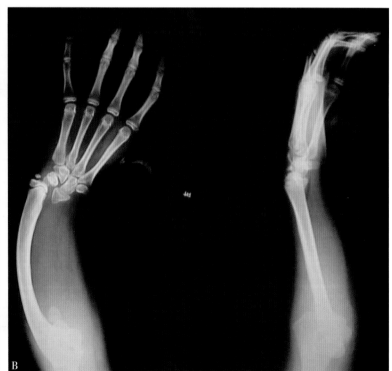

图 13-1-1-7
先天性桡骨缺如
A. 左前臂弯曲短缩畸形；
B. X 线显示左桡骨缺如、尺骨弯曲。

六、小儿麻痹后遗症

小儿麻痹后遗症（poliomyelitis sequelae）是由于脊髓灰质炎病毒感染导致的一种运动障碍性疾病，主要损伤脊髓前角运动细胞，临床上主要表现为：肌肉功能的不平衡，肌肉、筋膜的变性挛缩，骨骼发育畸形等，外在表现为骨骼发育受阻、肢体畸形等临床症状。

如图 13-1-1-8 所示，患儿，男性，12 岁，小儿麻痹后遗症上肢畸形，左上肢三角肌、屈肘肌完全瘫痪，肌肉萎缩，胸大肌肌力 4 级。

如图 13-1-1-9 所示，患者，女性，15 岁，小儿麻痹后遗上肢畸形。右上肢三角肌萎缩，瘫痪，方肩畸形，右肱二头肌肌肉萎缩、瘫痪。左侧肩关节、上肢形态正常。

如图 13-1-1-10 所示，患者，女性，20 岁，脊髓灰质炎后遗上肢畸形。左上肢三角肌、上臂肌肉、前臂肌肉及指肌全部萎缩、瘫痪。

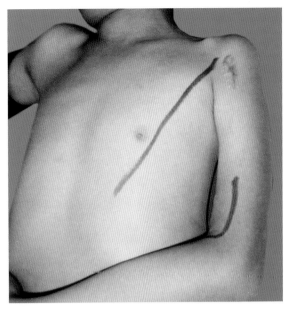

图 13-1-1-8
小儿麻痹后遗症（上肢畸形）

【鉴别诊断】

肩关节脱位：一般有外伤病史，肩关节疼痛，弹性固定，方肩畸形，杜加斯征阳性。

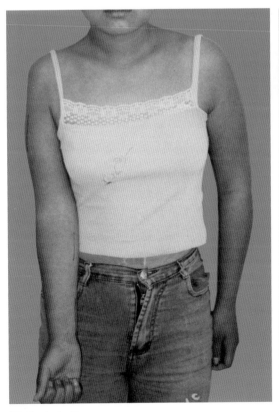

图 13-1-1-9
小儿麻痹后遗症（上肢畸形）

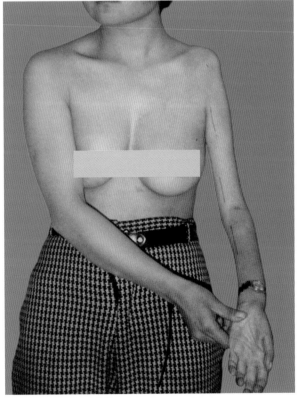

图 13-1-1-10
小儿麻痹后遗症（上肢畸形）

（秦泗河 吴 彬 孟纯阳）

1147

七、肱二头肌长头肌腱断裂

肱二头肌长头肌腱断裂（rupture of long head of biceps brachii muscle）多见于老年人，主要是肱二头肌肌腱慢性炎症形成后，结节间沟处发生退变引起肌腱断裂或突然用力引起的肌腱断裂，上臂中部前方有一包块，一般症状不明显。

如图 13-1-1-11 所示，患者，男性，61 岁，发现左上臂包块 3 周。3 周前突然用力后感疼痛，当时未在意，查体见左上臂中部用力时局部隆起，张力减低，从侧面看更为明显。

【鉴别诊断】

（1）上臂脂肪瘤：表现局部皮下包块，质软，无压痛，边界清，不随肢体用力改变而改变，彩超检查局部可见高回声包块。

（2）肱骨骨肿瘤：表现为上臂质硬包块，固定，无活动度，X 线检查可见骨质异常改变。

（吴　彬　孟纯阳）

第二节　上肢关节疾病

一、肘管综合征

肘管综合征（cubital tunnel syndrome）主要以尺神经在肘管内受压为主要表现，引起肘管综合征的常见疾病有：肘关节骨性关节炎、类风湿关节炎、创伤性关节炎、肘外翻畸形、肘部骨折畸形愈合、肘管内的血管瘤、腱鞘囊肿等。

如图 13-1-2-1 所示，患者，男性，55 岁，左手无力伴尺侧麻木 6 个月。检查见为爪形手畸形，骨间背侧肌肉萎缩，虎口区凹陷，X 线提示：肘关节退变，周围骨质增生明显。

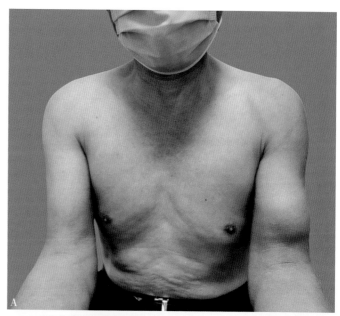
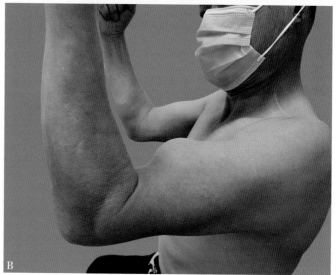

图 13-1-1-11
肱二头肌长头肌腱断裂
A. 正面观见左上臂局部隆起；
B. 侧面观见左上臂前方包块。

【鉴别诊断】

（1）神经根型颈椎病：此病因椎间孔狭窄而发生经神经刺激症状，以手尺侧麻木乏力为主要表现，这与肘管综合征有相似之处，主要区别在于颈椎病时肘管区无异常发现。

（2）尺神经鞘瘤：肘部尺神经鞘瘤与肘管综合征有同样的表现，检查时多可扪及尺神经结节，按压麻痛，向前臂尺侧及小指放射。

（吴　彬　孟纯阳）

二、肩锁关节脱位

肩锁关节脱位（acromioclavicular joint dislocation）多由创伤引起，肩部受到外力导致肩锁关节囊和喙锁韧带撕裂，锁骨远端上翘，按下锁骨的外三分之一有弹钢琴的感觉，称琴键征阳性，是肩锁关节脱位的典型体征。

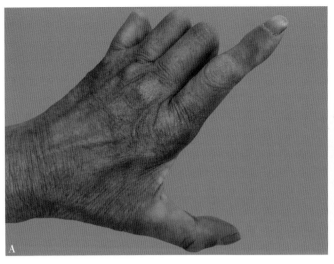
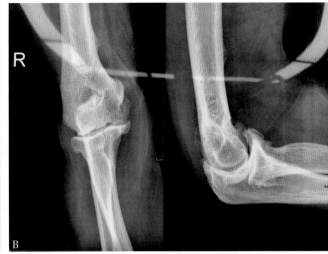

图 13-1-2-1
肘管综合征
A. 爪形手畸形、骨间肌萎缩；B. 肘关节 X 线示退变增生。

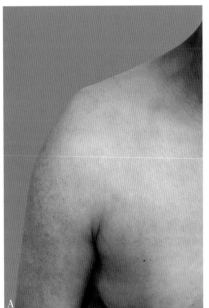
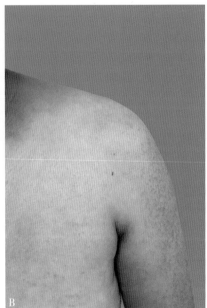
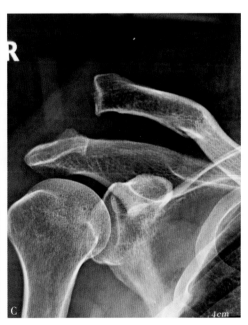

图 13-1-2-2
肩锁关节脱位
A. 右侧锁骨远端上翘；B. 左侧正常肩部；C. X 线示右肩锁关节脱位。

如图 13-1-2-2 所示，患者，男性，50 岁，右肩部外伤后疼痛 6 个月。检查见右锁骨远端上翘，琴键征阳性，左肩正常，无包块及高起，X 线提示：右肩锁关节脱位、锁骨远端翘起。

【鉴别诊断】

（1）肩关节脱位：伤肩肿胀，疼痛，主动和被动活动受限，患肢弹性固定于轻度外展位，常以健手托患臂，头和躯干向患侧倾斜，三角肌塌陷，呈方肩畸形，关节盂空虚，搭肩试验阳性。

（2）锁骨远端骨折：多为肩部严重外伤，锁骨外侧上翘，肿胀、畸形明显，患肢不敢活动，患者常用健肢托住患肢肘部靠于胸前，有移位的骨折可触及骨折断端及骨擦音，X 线检查可发现锁骨外侧端与肩峰端完全分离，锁骨向上移位明显。

（吴 彬 孟纯阳）

三、肘内翻畸形

肘内翻畸形（cubitus varus）是由于先天或后天因素造成尺骨轴线向内侧偏移，携物角＜0°，称为肘内翻。

如图13-1-2-3所示，患儿，男性，5岁，肱骨髁上骨折病史，形成35°肘内翻畸形。肘关节伸直位时内翻角明显增大，肘后三角关系改变，外髁与鹰嘴之间的距离加宽。X线检查可见尺桡骨轴线向内侧偏倚，肘关节内翻成角，畸形度数约35°。

【鉴别诊断】

肘关节脱位：肘关节肿痛，关节置于半屈曲状，伸屈活动受限。如肘后脱位，则肘后方空虚，鹰嘴部向后明显突出；侧方脱位，肘部呈现肘内翻或外翻畸形。X线检查可见肘关节匹配关系改变。

（秦泗河　岳　斌　吴　彬　孟纯阳）

四、先天性肘关节屈曲挛缩畸形

先天性肘关节屈曲挛缩畸形（congenital elbow flexion contracture）临床上罕见，系非感染性或外伤后而致的先天性疾患，前臂多呈上举姿势，肘关节不能伸屈活动。

如图13-1-2-4所示，患儿，男性，8岁，双侧先天性肘关节屈曲挛缩畸形。该患儿肘部发育异常，导致肘部肌肉瘫痪，肘关节不能屈曲，前臂呈伸直上举状态，上肢不能做屈曲前臂的生活动作，不能洗脸、吃饭等。X线片可见肘关节发育畸形，呈屈曲状态，尺骨鹰嘴发育异常。

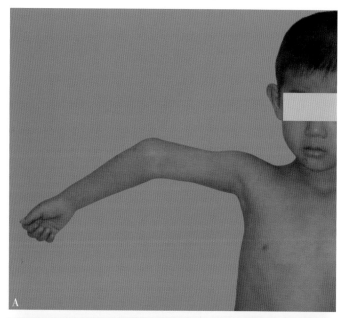
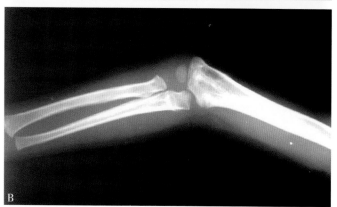

图13-1-2-3
肘内翻畸形
A. 右上肢前面观；B. X线示陈旧性肱骨髁上骨折。

【鉴别诊断】

肘关节僵硬：多见于成年人，有肘关节外伤病史，查体可见肘关节屈伸活动受限，旋转活动多不受限。X线检查可见肘关节外伤及周围异位骨化表现。

（秦泗河　岳　斌　吴　彬）

五、先天性桡尺骨连结

先天性桡尺骨连结（congenital radioulnar synostosis）又称先天性桡尺骨上端骨性融合。可单侧发病，也可双侧，临床表现患侧上肢活动受限，主要表现为前臂旋后功能受限。如握笔或端碗吃饭受限，常借助肩关节来完成。影像学表现为尺桡骨上段骨性融合。

如图13-1-2-5所示，患儿，女性，4岁，右前臂活动受限3年。右侧前臂旋后功能受限，拿筷子、抬碗吃饭受限。X线片示右侧尺桡骨上段骨性连结融合。

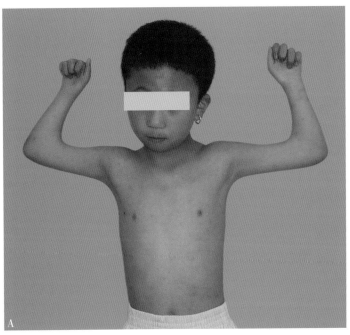
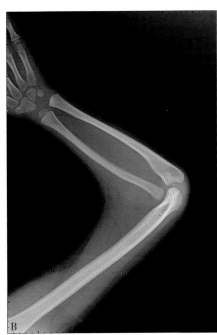

图 13-1-2-4
先天性肘关节屈曲挛缩畸形
A. 双肘屈曲挛缩；B. 肘关节发育畸形。

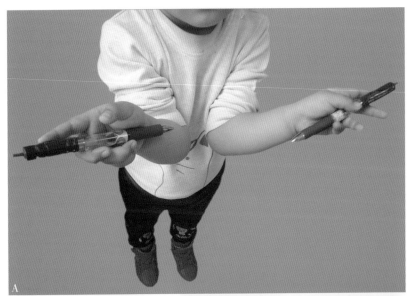

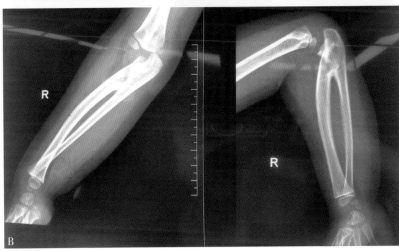

图 13-1-2-5
先天性桡尺骨连结
A. 双侧前臂旋后照；
B. X 线片见桡尺关节融合。

1151

【鉴别诊断】

肘关节僵硬：多见于成年人，有肘关节外伤病史，查体可见肘关节屈伸活动受限，旋转活动多不受限。X线检查可见肘关节外伤及周围异位骨化表现。

（张问广）

六、肘关节僵硬

肘关节僵硬（stiffness of elbow joint）是肘关节创伤后常见并发症之一，是因创伤引起的肘关节活动丧失或严重伸屈受限的总称。肘关节对创伤十分敏感，极易发生创伤后功能障碍。

如图 13-1-2-6 所示，患者，男性，16 岁，左肱骨髁上骨折后遗肘关节伸肘障碍，查体可见肘关节固定于伸肘 45° 位，屈伸活动度 20°，X 线位最大伸肘位关节的侧位片。

【鉴别诊断】

根据既往病史及查体所见，可以明确诊断。

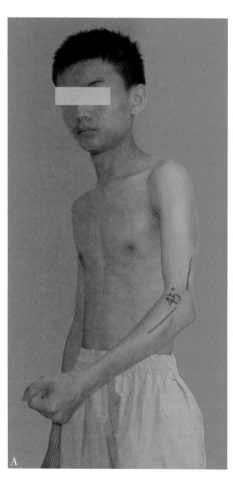
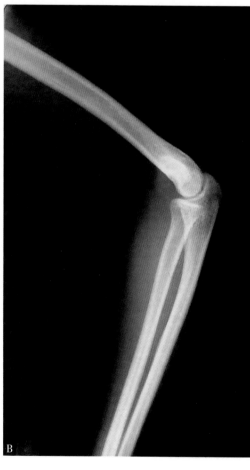

图 13-1-2-6
左肘关节僵硬
A. 左肘关节固定在伸直 45° 位；
B. 最大伸肘位 X 线检查。

（秦泗河 吴 彬 孟纯阳）

第三节 上肢骨肿瘤

一、骨软骨瘤病

骨软骨瘤病（osteochondromatosis）是一种以多发性、外生骨疣为特征的常染色体显性遗传病，多累及软骨化骨，往往会形成多发性骨性包块的典型体征。

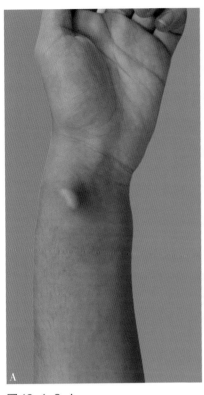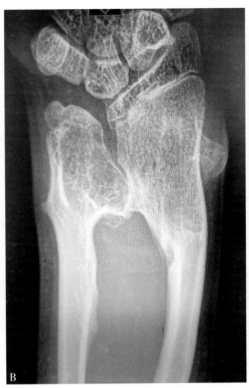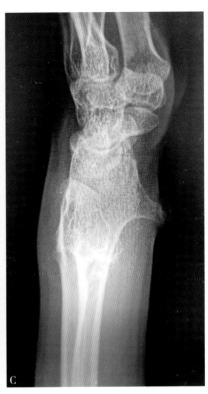

图 13-1-3-1
骨软骨瘤病
A. 腕掌侧局部突起；B. 腕关节正位片；C. 腕关节侧位片。

如图 13-1-3-1 所示，患者，男性，16 岁，发现全身多处皮肤隆起 2 年。大体照见左腕部掌侧骨疣，突出于皮肤表面，腕关节畸形。X 线检查见桡骨远端、尺骨远端骨性突起，骨质结构紊乱。

【鉴别诊断】

（1）单发性骨软骨瘤：发生在骨表面的骨性突起，常见于儿童及青少年，男性多见，单发，局部突起，疼痛轻微或完全无症状。

（2）软骨肉瘤：是一种起源于软骨细胞的恶性肿瘤，是常见的恶性骨肿瘤之一，中年发病较多，进展性疼痛是本病的典型症状，以外科手术治疗为主。

（吴　彬　孟纯阳）

二、单发性骨软骨瘤

单发性骨软骨瘤（solitary osteochondroma）是临床常见的良性骨肿瘤之一，又称外生骨疣，单发性骨软骨瘤多发生于四肢长骨的干骺端，常见于膝周和肩周干骺端，脊柱及肩胛骨少见。

如图 13-1-3-2 所示，患者，男性，68 岁，发现左肩部上方隆起 10 年。图中左肩胛骨 X 线示左肩胛体上缘处高密度影，边界清晰，三维 CT 检查是肩胛骨内上角骨性突起，边缘清晰，术中大体照所见肩胛骨上方内侧骨突起，宽基底，突出于皮肤表面。术后 X 线检查所见肩胛骨处骨性肿物消失。

【鉴别诊断】

软骨肉瘤：是常见的恶性骨肿瘤之一，进展性疼痛是本部的典型症状，有原发和继发性两种，原发性软骨肉瘤多见于 40 ~ 60 岁，继发性软肉瘤高发于 25 ~ 45 岁。

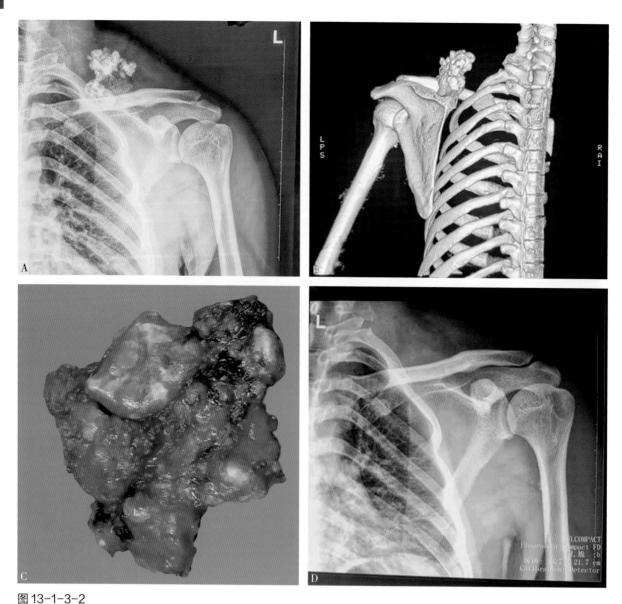

图 13-1-3-2
肩胛骨骨软骨瘤
A. 术前肩胛骨正位片；B. 肩胛骨三维 CT；C. 术中大体照片；D. 术后肩胛骨正位片。

（吴　彬　孟纯阳）

三、骨肉瘤

骨肉瘤（osteosarcoma）多见于 10～20 岁青少年，好发于长骨干骺端，疼痛和肿胀是主要症状。查体通常可以见到局部疼痛性肿块，肿块较大时，可能出现表面静脉怒张，部分患者可以出现病理性骨折。

如图 13-1-3-3 所示，患儿，女性，6 岁，3 个月余前因摔倒致右上臂肿胀、疼痛，就诊于当地医院，行右上臂 X 线正位片示右肱骨骨质破坏明显。行 MR/CT 检查示：右侧肱骨溶骨性、成骨性骨质破坏，并累及周围软组织。手术切除后行假体置换。

【鉴别诊断】

（1）软骨肉瘤：好发于中老年，软骨来源，病理学穿刺及 PET-CT 全身扫描可以鉴别。

（2）尤因肉瘤：好发于 10～20 岁青少年，小圆细胞恶性肿瘤，大多数好发于四肢骨。病理学穿刺及 PET-CT 全身扫描可以鉴别。

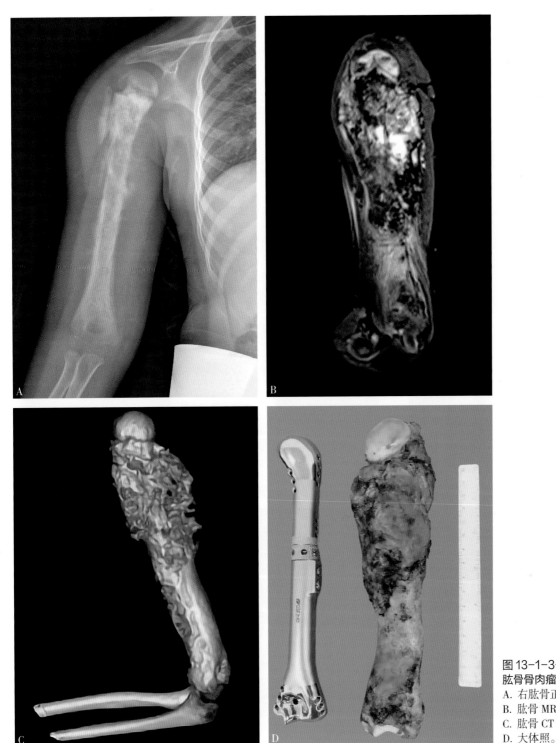

图 13-1-3-3
肱骨骨肉瘤
A. 右肱骨正位 X 线；
B. 肱骨 MR；
C. 肱骨 CT 三维重建；
D. 大体照。

（岳 斌 闫 鹏）

四、骨转移瘤

骨转移瘤（bone metastasis）发生率是骨原发恶性肿瘤的 35～40 倍。癌症骨转移是癌性疼痛的主要原因之一，它所造成的病理性骨折、脊髓压迫、高钙血症和骨髓衰竭等并发症，严重影响了癌症患者的生存质量。转移性骨肿瘤主要症状是疼痛、肿胀、病理性骨折和脊髓压迫。

如图 13-1-3-4 所示，患者，男性，45 岁。无明显诱因左侧肘部疼痛 3 个月余，既往有肝癌、肺转移癌病史。左前臂 X 线及 CT 三维重建检查可见左侧桡骨近端溶骨性骨质破坏明显。手术切除病变组织可见肿瘤明显破坏桡骨头。

如图 13-1-3-5 所示，患者，女性，66 岁。1 年半前因查体发现肺癌，行左肺癌手术治疗。20 天前因拖地致左肱骨骨折，左肱骨 X 线、CT 平扫示左肱骨骨折，合并占位并局部骨质密度改变。术中见肱骨干局部骨质破坏，行瘤段切除，假体重建。

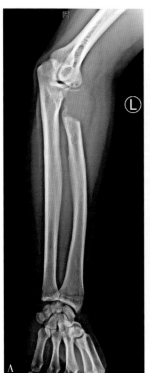
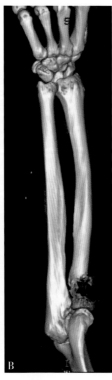
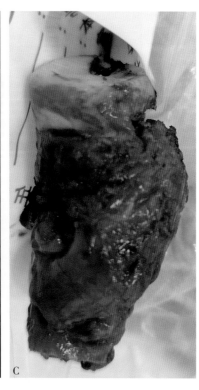

图 13-1-3-4
桡骨骨转移瘤
A. 尺桡骨正位 X 线；
B. 尺桡骨 CT 三维重建；
C. 切除后大体照。

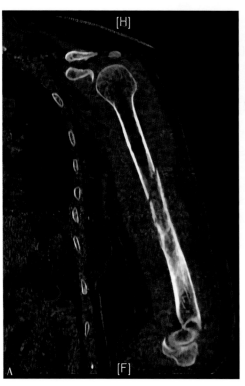
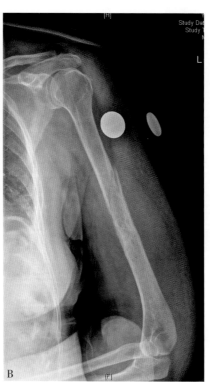
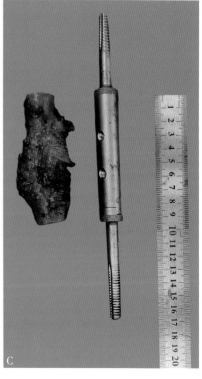

图 13-1-3-5
肱骨骨转移瘤
A. 肱骨 CT 平扫；B. 肱骨 X 线；C. 切除后大体照。

（岳　斌　闫　鹏）

第二章　手

第一节　多指并指

　　多指畸形（polydactylia）是一种常见的先天性畸形，除正常手指以外还有赘生的手指或单纯赘生的软组织，分为轴前型、轴后型及中央型。其中轴前型多指根据骨骼异常程度分为七型（Ⅰ～Ⅶ型）：Ⅰ型为远节指骨分叉，Ⅱ型为远节指骨完全重复，Ⅲ型为近节指骨分叉，Ⅳ型为近节指骨完全重复，Ⅴ型为掌骨分叉，Ⅵ型为掌骨完全重复，Ⅶ型为包含三节指骨成分。部分患者具有家族遗传史，畸形严重会影响到手的外观和功能，同时还会影响到患者的心理发育，目前手术是唯一的治疗方法，目前一般认为1～2岁是进行手术治疗的最佳时机。

　　如图13-2-1-1所示，患者，男性，出生后见左手拇指多指畸形。该患者无X线片，如远节指骨分叉，分型为Ⅰ型，如末节指骨完全重复，则分型为Ⅱ型多指。

　　如图13-2-1-2所示，患儿，女性，3岁，出生后见双手多指并指畸形。无家族史，双手拇指多指畸形为Wassel分类中的Ⅳ型，右手轴后型小指多指，左手环小指并指畸形。

　　如图13-2-1-3所示，患儿，男性，10岁，出生后见右拇指重复拇指畸形。拇指与重复拇指共用掌指关节，分型为Ⅳ型。

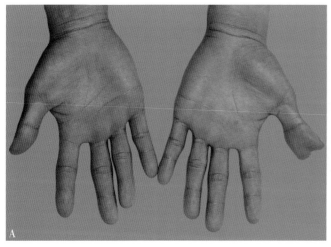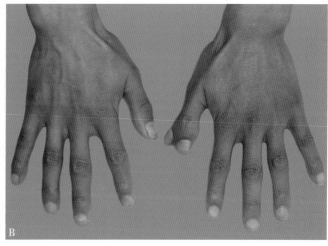

图13-2-1-1
左拇指多指畸形
A. 左拇指多指掌侧观；B. 左拇指多指背侧观。

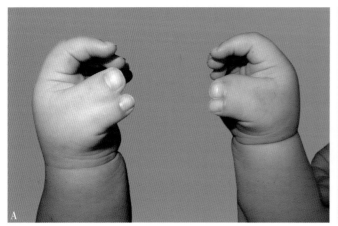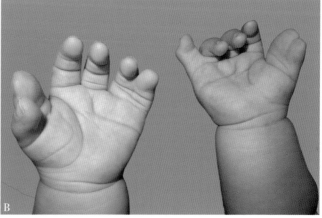

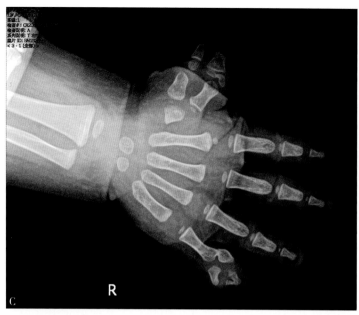
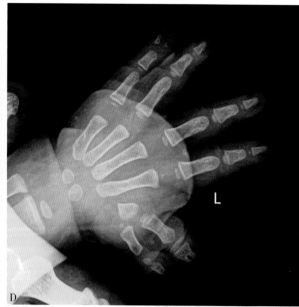

图 13-2-1-2
双手多指并指畸形
A. 双手多指并指拇指背侧观；B. 双手多指并指掌侧观；C. 右手 X 线片；D. 左手 X 线片。

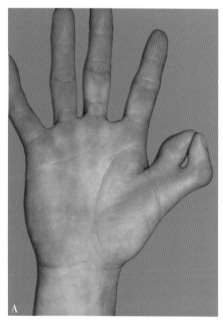
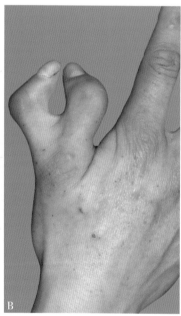
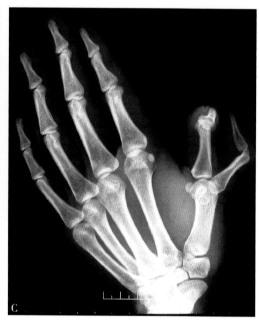

图 13-2-1-3
右手拇指多指畸形（Ⅳ型）
A. 右手拇指多指畸形掌侧观；B. 右手拇指多指畸形背侧观；C. 右手拇指多指畸形 X 线片。

如图 13-2-1-4 所示，患儿，男性，7 岁，出生后见左拇指多指畸形。左手拇指多指并指畸形，并有独立指甲，拇指的 2 节指骨均明显畸形，分型为Ⅳ型。

如图 13-2-1-5 所示，患者，男性，17 岁，出生后家人发现在右手拇指桡侧多指，17 年来随年龄增长而长大。右手桡侧多指畸形，指体呈屈曲畸形状态，拇指稍向尺侧偏斜。X 线片提示右手第一掌骨远端异常骨性增生，多指畸形，其余手指未见异常。分型为 V 型多指。

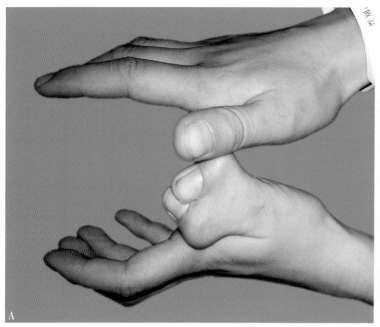

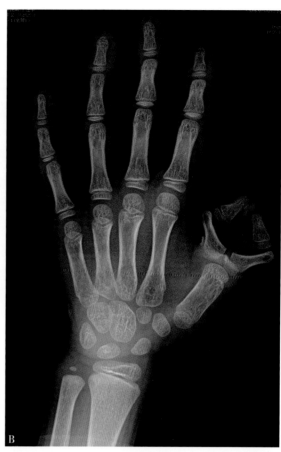

图 13-2-1-4
左拇指多指畸形（Ⅳ型）
A. 左拇指多指畸形；B. 左拇指多指畸形 X 线片。

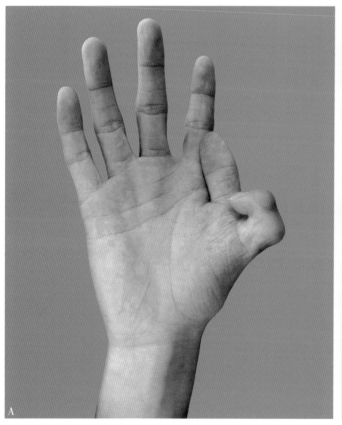

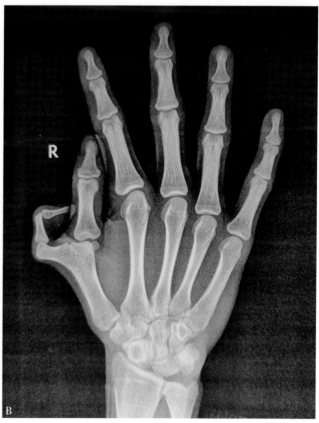

图 13-2-1-5
右拇指多指畸形（Ⅴ型）
A. 右拇指多指畸形外观；B. 右拇指多指畸形 X 线片。

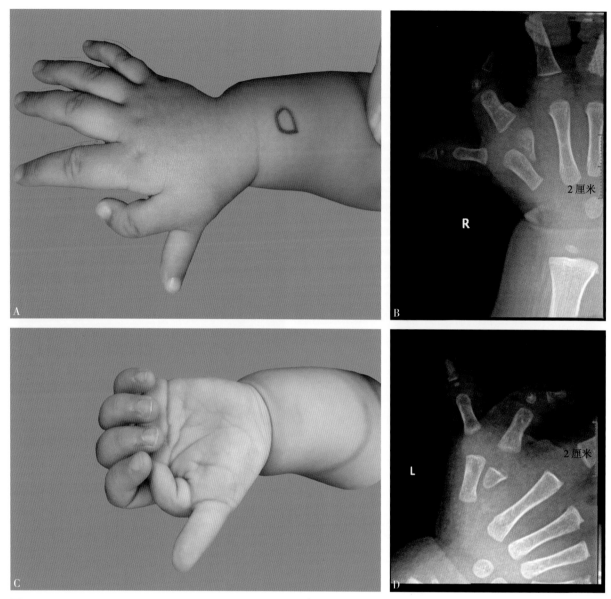

图 13-2-1-6
双手拇指多指畸形（Ⅵ型）
A. 右拇指多指畸形外观；B. 右手 X 线片；C. 左拇指多指畸形外观；D. 左手 X 线片。

如图 13-2-1-6 所示，患儿，男性，10 个月，出生后见双手拇指多指畸形。X 线片上可见第 1 掌骨尺侧多余掌骨，分型为Ⅵ型多指。

如图 13-2-1-7 所示，患儿，女性，1.5 岁，出生后见右手多指畸形。X 线片可见第 1 掌骨桡侧多余掌骨，分型为Ⅵ型多指。

如图 13-2-1-8 所示，患儿，女性，2 岁，出生后见左拇指多指畸形。拇指及赘生指均为三节指骨畸形，分型为Ⅶ型。

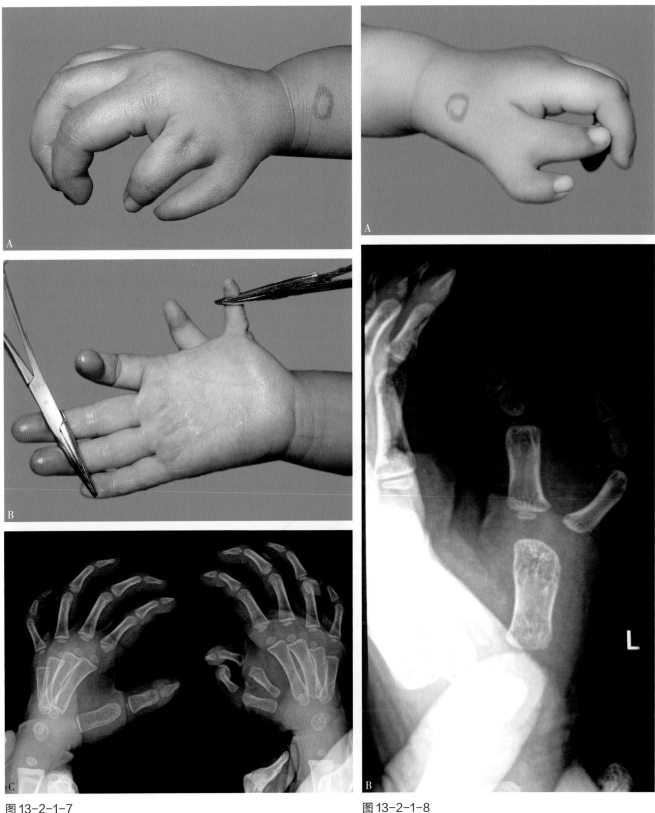

图 13-2-1-7
右手拇指多指畸形（Ⅵ型）
A. 右手拇指多指畸形背侧观；
B. 右手拇指多指畸形掌侧观；
C. 右手拇指多指畸形 X 线片。

图 13-2-1-8
左手拇指多指畸形（Ⅶ型）
A. 左手拇指多指畸形外观；
B. 左手拇指多指畸形 X 线片。

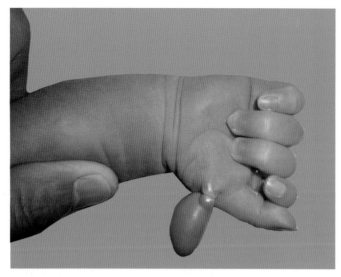

图 13-2-1-9
右拇指漂浮指畸形外观

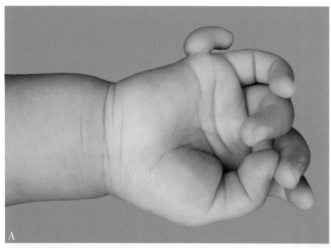

如图 13-2-1-9 所示，患儿，女性，1 岁，出生后见右手多指并指畸形。拇指赘生指呈漂浮样，其蒂部细小。

如图 13-2-1-10 所示，患儿，女性，2 岁，出生后见右手尺侧多指畸形。右手尺侧多指，多指发育不良，呈漂浮样，其余手指功能正常，特别是小指功能不受影响，分型为轴后型小指多指。

【鉴别诊断】

（1）并指畸形：是指五指中有两个及以上手指相互粘在一起，没有独立分开的一种先天性异常。

（2）骨性并指：无多余的指骨或掌骨，只是指骨或掌骨发育时未能分开，X 线片或三维 CT 可见骨性增粗完全未能分开或部分未能分开，可以鉴别。

（孟纯阳　魏本磊　韩清鋆　杨　颇）

图 13-2-1-10
右手小指漂浮指畸形
A. 右手小指漂浮指畸形观；B. 右手小指漂浮指 X 线片。

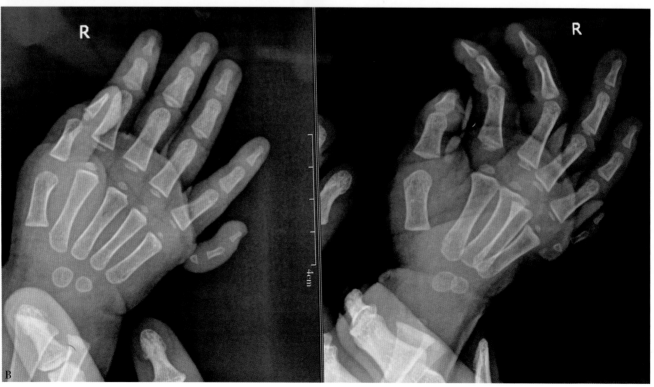

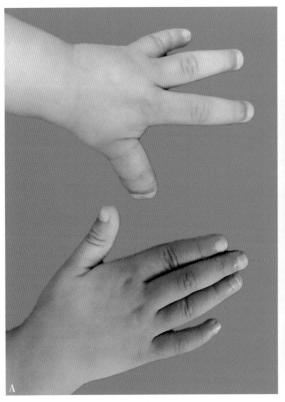
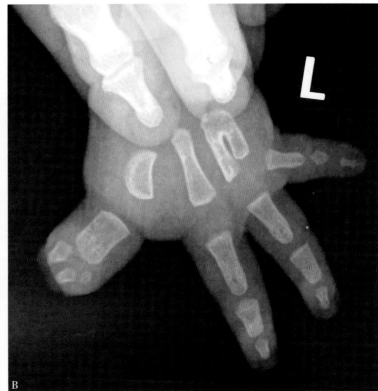

图 13-2-2-1
中央列手发育不良（Manske 和 Halikis Ⅰ 型）
A. 中央列手发育不良外观；
B. 中央列手发育不良 X 线片。

第二节 分裂手

分裂手（split hand）亦是先天性裂手和裂足（congenital cleft hand and cleft foot）的手部表现。在胚胎发育期由于手部中央骨骼和 / 或软组织即中央纵列发育不良，具有明显的遗传特征，典型的分裂手中指缺如伴有第 3 掌骨发育不良，一般发生在双侧，双足亦可受累及，常合并并指、指间关节屈曲挛缩畸形、手指偏斜畸形、掌指关节融合畸形等。

如图 13-2-2-1 所示，患儿，男性，2 岁，左拇指多指、示指缺损畸形自幼。左手中央列发育不良，虎口间隙不狭窄，虎口正常，合并拇指多指畸形，该患者按照 Manske 和 Halikis 分型为 Ⅰ 型，示指序列纵向缺失。

如图 13-2-2-2 所示，患儿，男性，13 岁，双手典型分裂手畸形自幼，无明显家族遗传倾向。双手中央列手发育畸

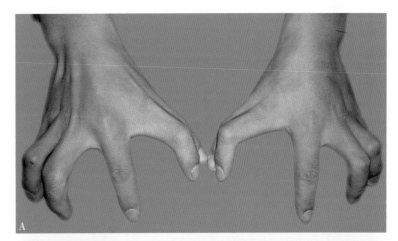
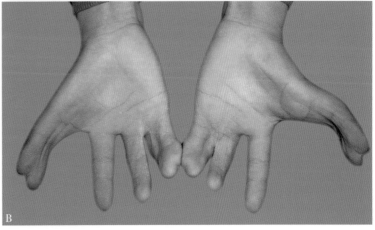

图 13-2-2-2
双手中央列手发育不良（Manske 和 Halikis Ⅲ 型）
A. 中央列手发育不良背侧外观；B. 中央列手发育不良掌侧外观。

形，拇指示指并指畸形，小指多指并指畸形，虎口间隙关闭，按照 Manske 和 Halikis 分型为Ⅲ型。

如图 13-2-2-3 所示，患儿，男性，4 岁，双手典型分裂手畸形自幼。双手中央列手发育畸形即分裂手畸形，虎口间隙与裂口融合，该患者为典型的分裂手畸形，按照 Manske 和 Halikis 分型为Ⅳ型，中央列手指纵向缺失。

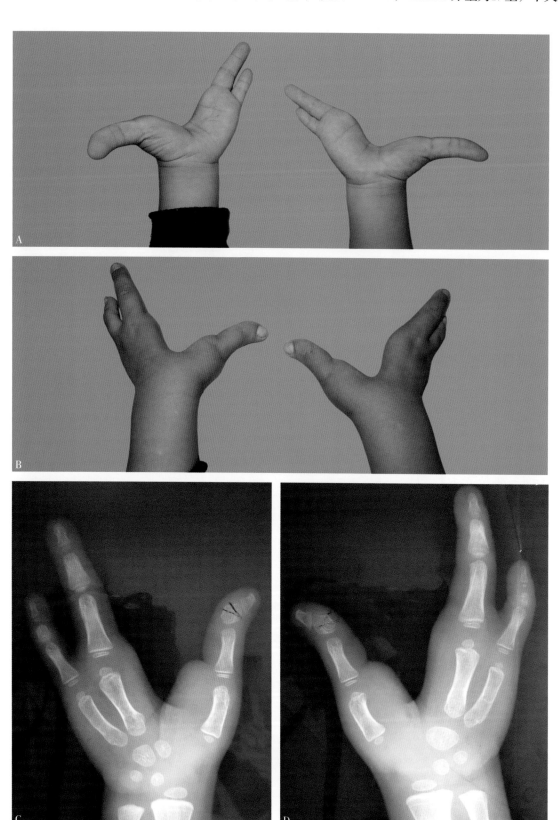

图 13-2-2-3
双手典型裂手畸形（Manske 和 Halikis Ⅳ型）
A. 典型裂手畸形掌侧外观；B. 典型裂手畸形背侧外观；C. 左手 X 线片；D. 右手 X 线片。

　　如图 13-2-2-4 所示，患儿，女性，5 岁，双手双足畸形自幼。其祖父有类似畸形，为常染色体显性遗传。是典型的先天性裂手和裂足，双手、双足分裂畸形，该患者桡侧发育不良，特别是拇指，只有尺侧手指系列，虎口间隙缺损。

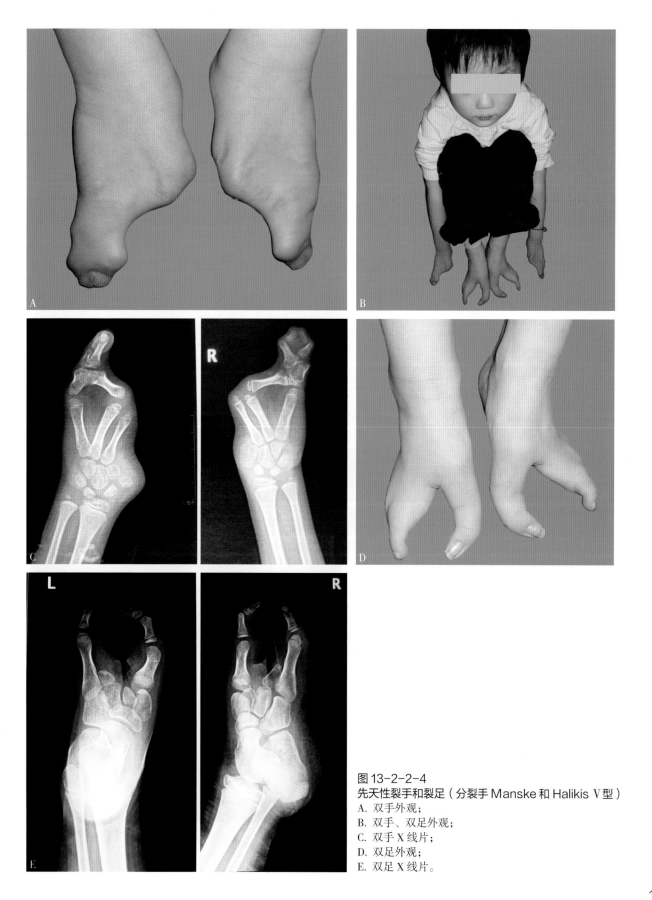

图 13-2-2-4
先天性裂手和裂足（分裂手 Manske 和 Halikis V 型）
A. 双手外观；
B. 双手、双足外观；
C. 双手 X 线片；
D. 双足外观；
E. 双足 X 线片。

【鉴别诊断】

（1）缩窄环综合征：又称羊膜破裂综合征，特点是肢体或手指存在部分或完全的环形缩窄带，可导致尖头并指、末端缺损或先天性截肢/指，缩窄带远侧水肿，是手指横向缺损的一种。

（2）骨性并指：无多余的指骨或掌骨，只是指骨或掌骨发育时未能分开，X线片或三维CT可见骨性增粗完全未能分开或部分未能分开，可以明确鉴别。

（魏本磊　孟纯阳　韩清銮）

第三节　桡侧半肢畸形

桡侧半肢畸形（radial hemimelia）又称先天性桡骨缺如。是较为常见的上肢畸形，发病原因不清，可能与遗传及环境因素有关，临床表现为前臂短缩、腕关节桡偏畸形、拇指发育不全等。

如图13-2-3-1所示，患儿，女性，12岁，左前臂畸形自幼，左拇指发育不良，前臂短小，较对侧约短7cm，腕关节桡偏畸形，严重影响功能，左桡骨远近端均缺损，属于改良Bayne分型中的4型。

如图13-2-3-2所示，患者，男性，17岁，腕关节畸形17年。患者前臂短缩、桡侧软组织严重挛缩，腕关节严重桡偏及拇指发育不全，X光片示右尺骨短缩增粗，手部向桡侧偏斜，合并舟骨、大多角骨、第一掌骨和拇指骨缺如。

如图13-2-3-3所示，患儿，男性，12岁，左桡骨骨髓炎后遗留发育不良，左拇指发育无不良，前臂短小，较对侧约短8cm，腕关节桡偏畸形，腕关节所在处严重影响功能，左桡骨远近端均缺损，属于改良Bayne分型中的4型。

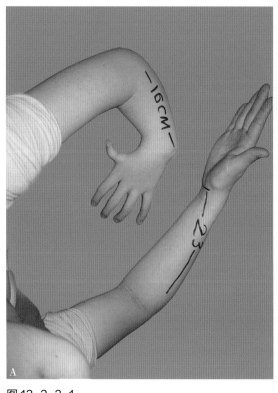
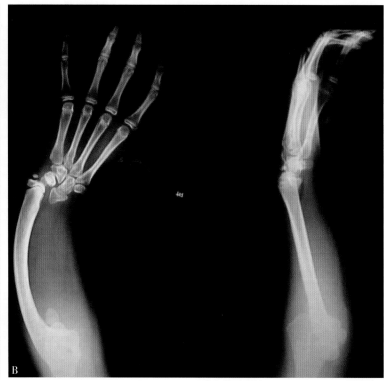

图13-2-3-1
左轴旁桡侧半肢畸形
A. 左桡侧序列发育不良；B. 左桡侧序列发育不良X线（桡骨缺如）。

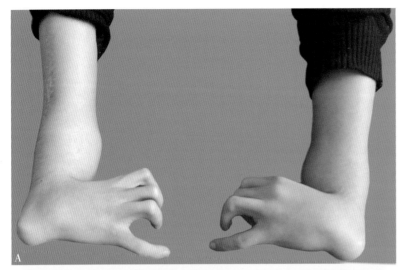

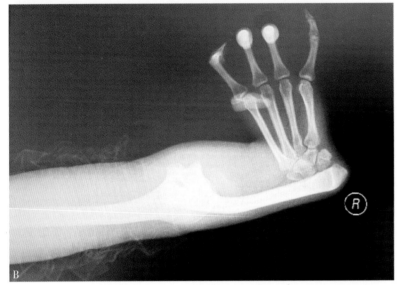

图 13-2-3-2
轴旁桡侧半肢畸形
A. 双轴旁桡侧半肢畸；
B. 双轴旁桡侧半肢畸形右侧 X 线片。

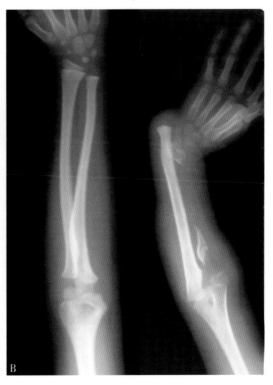

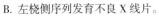

图 13-2-3-3
左桡骨骨髓炎后遗留发育不良
A. 左桡侧序列发育不良；
B. 左桡侧序列发育不良 X 线片。

【鉴别诊断】

（1）桡骨缺如–血小板减少综合征：属常染色体隐性遗传性疾病，也有桡骨缺失的一系列表现，但有紫癜或血性腹泻，血象检查异常，白细胞可大于 35×10^9/L，50% 的患者可见嗜酸性粒细胞增多，骨髓检查可见髓系增生。

（2）心血管–肢体综合征：为常染色体显性遗传性疾病，肢体也有畸形，但常为单侧，超声可见心脏复杂畸形表现。

（3）波伦综合征（Poland syndrome）：手发育短小并出现并指，或出现上肢发育短小，合并胸大肌、肋骨或胸小肌缺如。

（秦泗河　郭树章）

第四节　短指畸形

短指畸形（brachydactylia）散发发病，既有发育低下的特点，亦有分化障碍及形成障碍的特点，轻者为中节指骨短小，较重者为中央列缺失，甚至整个手缺失，分为三指节型、两指节型、单指节型、无指节型、无掌骨型、无腕骨型、先天性前臂截肢型等 7 型。

如图 13-2-4-1 所示，患儿，男性，3 岁，右手较左手明显发育短小并出现并指畸形自幼。右手发育短小并出现并指畸形，每节指骨及掌骨均有，只是短小，中环指并指已经行分指手术治疗，可见手术瘢痕，分型为 1 型。

如图 13-2-4-2 所示，患儿，男性，11 岁，右手较左手明显发育短小并出现胸大肌缺如畸形自幼。右手发育短小并出现胸大肌缺如，为波伦综合征（Poland syndrome）。右手拇指一节指骨，食、中、环指两节指骨，分型属于短指并指畸形中的 2 型。

如图 13-2-4-3 所示，患儿，男性，7 岁，右手较左手明显发育短小并出现手指缺失畸形自幼。右手发育短小并 2、3、4 手指缺失，环指可见肉球状，短指并指畸形分型为 4 型。

如图 13-2-4-4 所示，患儿，男性，4 岁，右手较左手明显发育短小并手指缺失畸形自幼。右手中指或环指缺失，除外拇指，其余手指均发育短小，分型为 5 型。

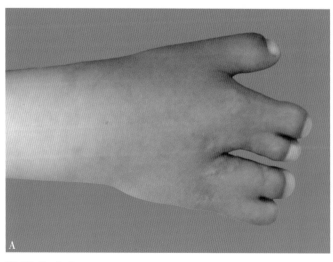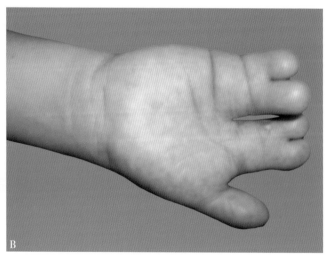

图 13-2-4-1
右手短指并指畸形（1 型）
A. 右手短指并指畸形背侧观；B. 右手短指并指畸形掌侧观。

【鉴别诊断】

（1）羊膜带综合征（amniotic band syndrome）：又称缩窄环综合征，特点是肢体或手指存在部分或完全的环形缩窄带，可导致尖头并指、末端缺损或先天性截肢/指，缩窄带远侧水肿，是手指横向缺损的一种。

（2）骨性并指：无多余的指骨或掌骨，只是指骨或掌骨发育时未能分开，X线或三维CT可见骨性增粗完全未能分开或部分未能分开，可以明确鉴别。

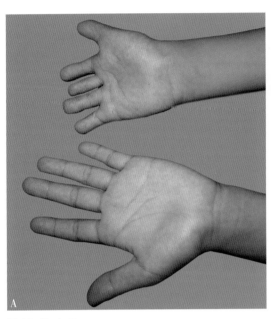
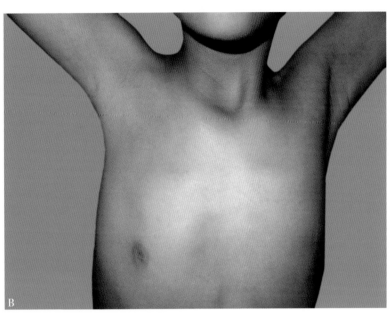

图 13-2-4-2
波伦综合征
A. 右手短指并指畸形掌侧外观；B. 右侧胸大肌缺如。

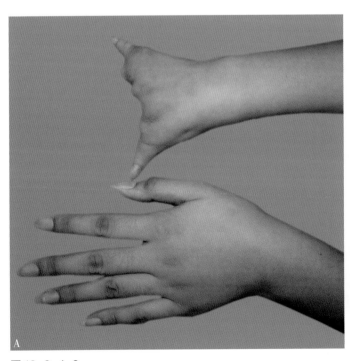
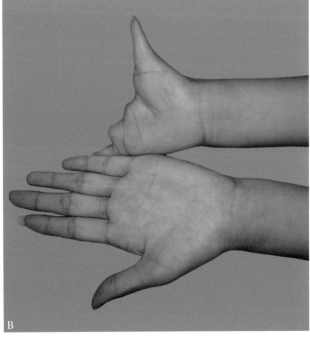

图 13-2-4-3
右手短指并指畸形（4 型）
A. 右手短指并指畸形背侧外观；B. 右手短指并指畸形掌侧外观。

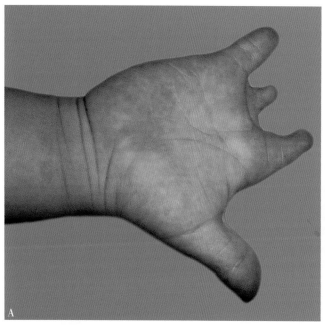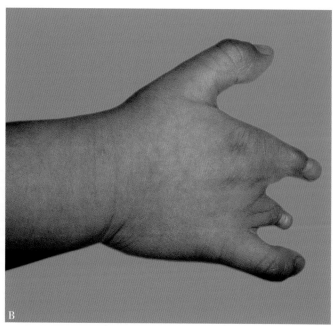

图 13-2-4-4
右手短指并指畸形（5 型）
A. 右手短指并指畸形掌侧外观；B. 右手短指并指畸形背侧外观。

（魏本磊　韩清銮　孟纯阳）

第五节　巨指畸形

巨指畸形（macrodactylia）是手指不成比例增大的畸形，受累指的软组织及骨骼均可弥漫性增大，分为脂肪纤维瘤病性巨指、神经纤维瘤病性巨指、骨肥大性巨指、偏身肥大性巨指。

如图 13-2-5-1 所示，患者，男性，21 岁，右手中指粗大畸形 17 年余。右手中指粗大畸形，指骨及软组织弥漫性增大，切开后见双侧指神经粗大畸形。

如图 13-2-5-2 所示，患者，男性，51 岁，双手多指粗大畸形。指骨及软组织弥漫性增大，左手相邻两个巨指在相互背离的方向偏斜，手功能逐渐部分丧失。

如图 13-2-5-3 所示，患儿，女性，8 岁，出生后发现左手指及右足趾异常增大，随生长发育亦逐年变大。图示左手环指、小指，特别是环指异常增大。右足第 1～3 趾异常增大，其余各趾亦显发育不良。

如图 13-2-5-4 所示，患者，女性，14 岁，右上肢先天性巨大，右手为显著，指骨及软组织弥漫性增大。

【鉴别诊断】

（1）羊膜带综合征：又称缩窄环综合征，特点是肢体或手指存在部分或完全的环形缩窄带，可导致尖头并指、末端缺损或先天性截肢/指，缩窄带远侧水肿，是手指横向缺损的一种。出现近节基底部环形束带后远端水肿，需要与巨指症鉴别。

（2）骨性并指：无多余的指骨或掌骨，只是指骨或掌骨发育时未能分开，X 线或三维 CT 可见骨性增粗完全未能分开或部分未能分开，可以明确鉴别。

（魏本磊　韩清銮　郭树章　秦泗河）

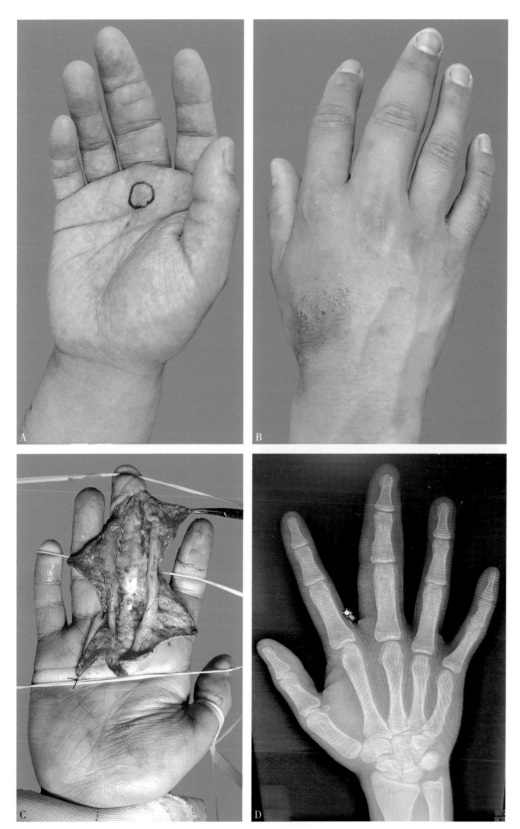

图 13-2-5-1
右手中指巨指症
A. 右手中指巨指症掌侧外观；B. 巨指症背侧外观；C. 巨指症切开见粗大神经；D. X 线片。

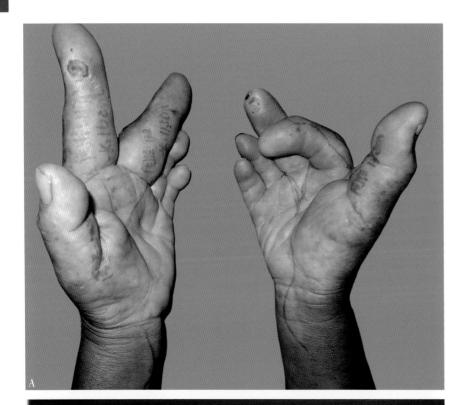

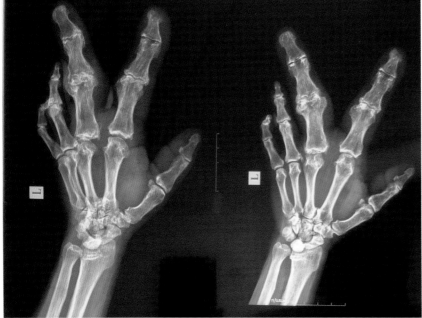

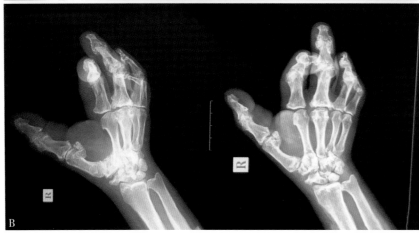

图 13-2-5-2
双手巨指畸形，左手相邻巨指背离方向偏斜
A. 双手巨指症；
B. 双手巨指症 X 线片。

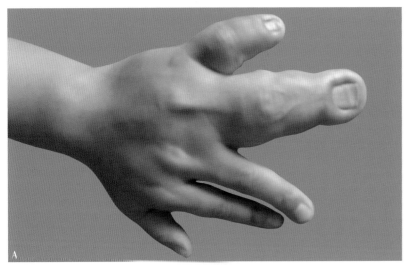
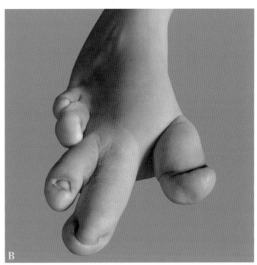

图 13-2-5-3
巨指 / 趾
A. 左手巨指；B. 右足巨趾。

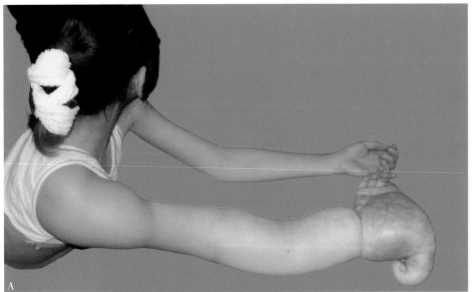

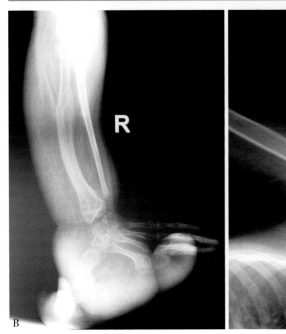
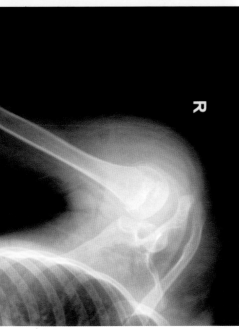

图 13-2-5-4
右上肢巨肢症
A. 右上肢巨肢症；
B. 右上肢巨肢症 X 线片。

第六节 骨及软组织肿瘤

一、脂肪瘤

脂肪瘤（lipoma）是一种良性肿瘤，生长在皮下和肌肉之间最多，其包块呈实性、无压痛、不透光，生长缓慢，边界清楚，质地软，像橡皮，紧邻的血管神经易出现压迫症状，此时需要手术切除。

如图 13-2-6-1 所示，患者，女性，46 岁，左前臂肿物并手指麻木、无力 1 年余。左前臂巨大脂肪瘤，脂肪瘤压迫正中神经，出现正中神经受压表现。

【鉴别诊断】

（1）腱鞘巨细胞瘤：又称局灶结节性滑膜炎、纤维性黄色瘤、色素沉着性绒毛结节性腱鞘炎等，临床表现为实性结节，无压痛，生长缓慢，可出现压迫症状，X 线片上表现为软组织阴影，可对骨骼造成压迹，需要手术边缘性切除，其复发率为 5%～50%。

（2）腱鞘囊肿：最常见的软组织肿瘤，囊肿内含有黏液，通常附着在邻近的关节囊、肌腱或腱鞘，好发年龄在 20～40 岁，女性多见，常为单发，透光性好，抽吸可见黏稠无色液体，呈胶冻样，往往因肿块影响外观、压迫症状、疼痛、无力等就诊，可保守治疗，保守治疗无效，考虑手术切除，目前关节镜下手术切除因手术效果与开放性手术相似，备受青睐。

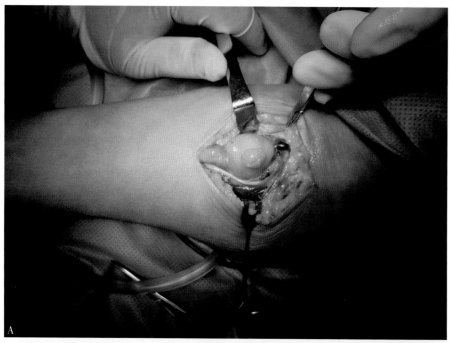

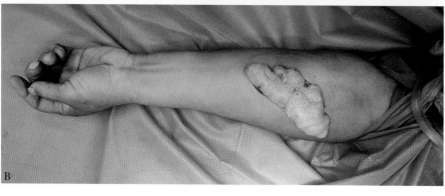

图 13-2-6-1
左前臂脂肪瘤
A. 左前臂脂肪瘤部分暴露；
B. 左前臂脂肪瘤完全切除后。

（魏本磊　孟纯阳　韩清銮）

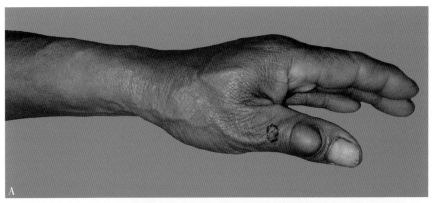
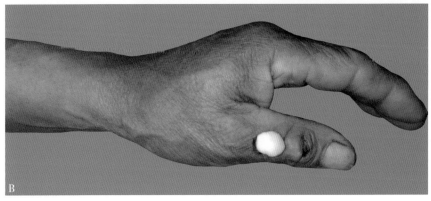

图 13-2-6-2
左拇指表皮包涵囊肿
A. 左拇指表皮包涵囊肿外观；
B. 左拇指表皮包涵囊肿切除后所见。

二、表皮包涵囊肿

表皮包涵囊肿（epidermal inclusion cyst）是因创伤将表皮细胞植入皮下软组织或骨骼内导致表皮包涵囊肿，一般无痛，少有红肿、疼痛，好发于拇指及中指末节。

如图 13-2-6-2 所示，患者，男性，65 岁，左拇指外伤 10 余年，肿物 4 年余。左拇指外伤史多年，出现痛性肿物，切除后见表皮包涵囊肿。

【鉴别诊断】

（1）腱鞘巨细胞瘤：又称局灶结节性滑膜炎、纤维性黄色瘤、色素沉着性绒毛结节性腱鞘炎等，临床表现为实性结节，无压痛，生长缓慢，可出现压迫症状，X 线片上表现为软组织阴影，可对骨骼造成压迹，需要手术边缘性切除，其复发率为 5%~50%。

（2）腱鞘囊肿：最常见的软组织肿瘤，囊肿内含有黏液，通常附着在邻近的关节囊、肌腱或腱鞘，好发于 20~40 岁，女性多见，常为单发，透光性好，抽吸可见黏稠无色液体，呈胶冻样，往往因肿块影响外观、压迫症状、疼痛、无力等就诊，可保守治疗，保守治疗失败，可考虑手术切除，目前关节镜下手术切除因手术效果与开放性手术相似，备受青睐。

（魏本磊　孟纯阳　韩清銮）

三、腱鞘囊肿

腱鞘囊肿（ganglion cyst）为最常见的手部软组织肿瘤，好发于 20~40 岁人群，多因肿块、疼痛、无力就诊。有的突然出现，有的缓慢生长，有的休息后缩小，活动后增大，有的破裂，自发消失，出现症状后需要手术切除根部或基底部，否则易复发。

如图 13-2-6-3 所示，患者，男性，25 岁，左腕部背侧肿物 2 年余，活动后疼痛 3 个月余。左腕部背侧隆起，质地韧，活动度好，边界清。术中见来自腕关节内的透光性好的肿物，内有透明液体。

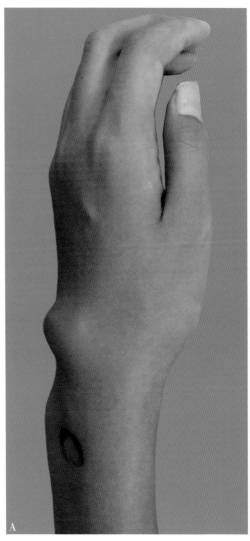
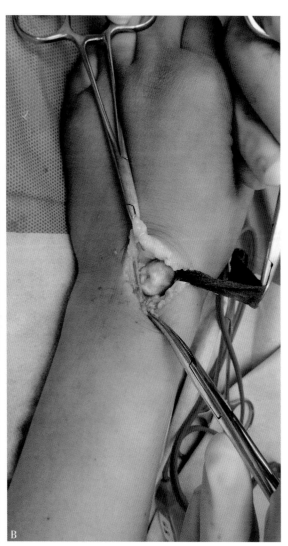

图 13-2-6-3
左腕部背侧腱鞘囊肿
A. 左腕部背侧腱鞘囊肿外观；
B. 左腕部背侧腱鞘囊肿切开后所见。

【鉴别诊断】

腱鞘巨细胞瘤：又称局灶结节性滑膜炎、纤维性黄色瘤、色素沉着性绒毛结节性腱鞘炎等，临床表现为实性结节，无压痛，生长缓慢，可出现压迫症状，X 线片上表现为软组织阴影，可对骨骼造成压迹，需要手术切除，其复发率为 5% ~ 50%。

（魏本磊　孟纯阳　韩清銮）

四、弥漫性腱鞘巨细胞瘤

弥漫性腱鞘巨细胞瘤（diffuse type tenosynovial giant cell tumor）在手部常见软组织肿瘤中占第 2 位，为实性结节，无压痛，生长缓慢，不透光，多生长在手掌侧，会有指神经压迫症状，可造成骨骼压迹。

如图 13-2-6-4 所示，患者，女性，35 岁，左手中指肿物 1 年余，疼痛麻木不适半年。左手中指肿物，切开后见肿物弥漫性生长，为淡黄色，包绕肌腱，部分浸润骨骼，骨骼明显受累，指固有神经明显受压迫。

【鉴别诊断】

腱鞘囊肿：最常见的软组织肿瘤，囊肿内含有黏液，通常附着在邻近的关节囊、肌腱或腱鞘，好发于

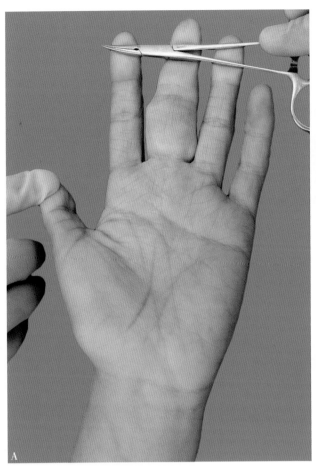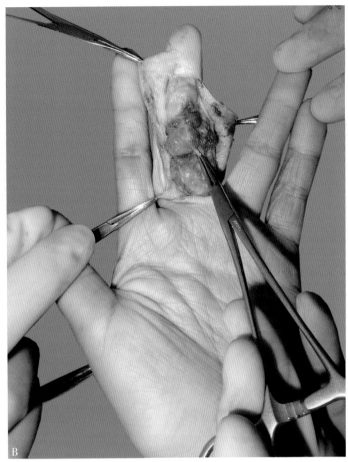

图 13-2-6-4
左中指腱鞘巨细胞瘤
A. 左中指腱鞘巨细胞瘤外观；B. 腱鞘巨细胞瘤术中所见。

20 ~ 40 岁，女性多见，常为单发，透光性好，抽吸可见黏稠无色液体，呈胶冻样，往往因肿块影响外观、压迫症状、疼痛、无力等就诊，可保守治疗，如果保守治疗失败，可考虑手术切除，目前关节镜下手术切除因手术效果与开放性手术相似，备受青睐。

（魏本磊　孟纯阳　韩清銮）

五、血管球瘤

　　血管球瘤（glomus tumor）是一种良性错构瘤，具有血管球器的所有细胞，典型的血管球留是疼痛性皮下结节，大多数位于甲下，表现为剧烈的切割样疼痛，冷刺激或轻微碰触便可出现症状，分为孤立型、多发疼痛型、多发无痛型。

　　如图 13-2-6-5 所示，患者，女性，34 岁，左手拇指痛性肿物 2 年余，指甲变色半年。左拇指甲下痛性肿物，拔甲后切除肿物，见肿物源自甲基质，骨质受压。

【鉴别诊断】

　　（1）腱鞘巨细胞瘤：又称局灶结节性滑膜炎、纤维性黄色瘤、色素沉着性绒毛结节性腱鞘炎等，临床表现为实性结节，无压痛，生长缓慢，可出现压迫症状，X 线片上表现为软组织阴影，可对骨骼造成压迹，需要手术边缘性切除，复发率为 5% ~ 50%。

　　（2）腱鞘囊肿：最常见的软组织肿瘤，囊肿内含有黏液，通常附着在邻近的关节囊、肌腱或腱鞘，好发于

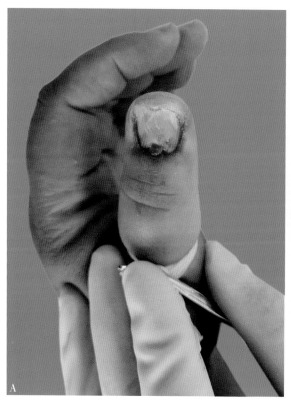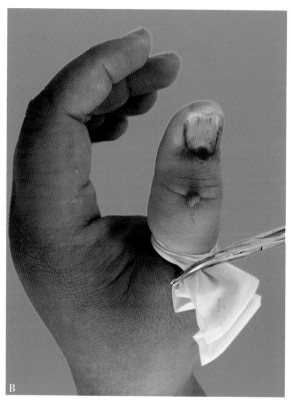

图 13-2-6-5
左拇指血管球瘤
A. 左拇指血管球瘤外观表现；B. 左拇指血管球瘤切除后所见。

20～40 岁，女性多见，常为单发，透光性好，抽吸可见黏稠无色液体，呈胶冻样，往往因肿块影响外观、压迫症状、疼痛、无力等就诊，可保守治疗，保守治疗失败，可考虑手术切除，目前关节镜下手术切除因手术效果与开放性手术相似，备受青睐。

（魏本磊　孟纯阳　韩清銮）

六、骨巨细胞瘤

骨巨细胞瘤（giant cell tumor of the bone）为良性病变，但有局部侵袭性，临床表现病变部位疼痛、肿胀，病理性骨折，X 线上表现为溶骨性病变，无基质，边界不清，骨皮质扩张、破坏和软组织浸润。

如图 13-2-6-6 所示，患者，男性，78 岁，右腕尺侧疼痛 8 年余。右腕尺侧疼痛，X 线片提示尺骨头呈肥皂泡样改变，考虑骨巨细胞瘤。结合年龄，行尺骨小头切除术，见骨质破坏明显。

【鉴别诊断】

（1）孤立性骨囊肿：多发于骨骺未愈合前的干骺端，呈对称性膨胀，分隔较少，好发于青少年，可鉴别。

（2）软骨母细胞瘤：骨溶解区内出现一薄层骨质肥厚边缘所形成的较为清晰的界限，还可出现肿瘤内钙化或骨化图像，影像学检查可鉴别诊断。

（魏本磊　孟纯阳　韩清銮）

七、神经纤维瘤

神经纤维瘤（neurofibromas）是一种来自神经小束（fasciculi）的良性神经肿瘤，手术切除时需要借助显微镜或放大镜，有的神经束在肿瘤内，可能需要切断后重新吻合，出现神经功能障碍的概率高。

如图 13-2-6-7 所示，患者，男性，28 岁，左前臂肿物 1 年余，手麻木不适 5 个月。左前臂肿物并麻木不适，碰触后麻木加重，切开后见桡神经浅支肿瘤，累及神经纤维束，术后病理神经纤维瘤。

【鉴别诊断】

（1）淋巴管瘤：表面常有透明小颗粒突出，且都无皮肤黑色素沉着，可以通过淋巴管穿刺和组织病理鉴别，穿刺后可有淋巴液流出，组织病理为大小不一的淋巴管腔，充满淋巴液。

（2）腱鞘囊肿：最常见的软组织肿瘤，囊肿内含有黏液，通常附着在邻近的关节囊、肌腱或腱鞘，常为单发，透光性好，抽吸可见黏稠无色液体，呈胶冻样，往往因肿块影响外观、压迫症状、疼痛、无力等就诊。

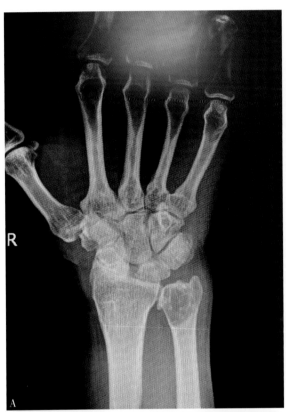

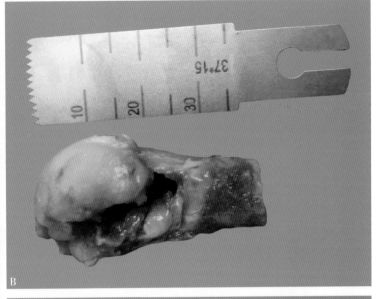

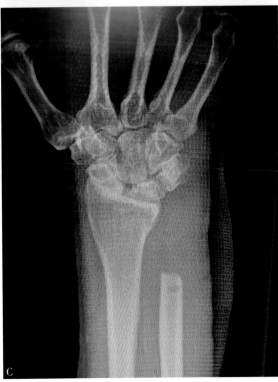

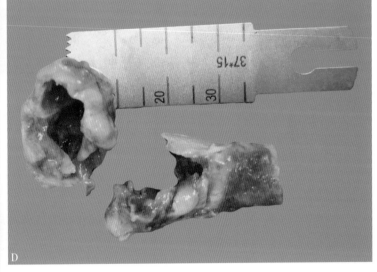

图 13-2-6-6
右尺骨小头骨巨细胞瘤
A. 右尺骨小头骨肿瘤；
B. 骨肿瘤切除后大体标本；
C. 右尺骨小头切除后 X 线片；
D. 标本切开后见骨质破坏情况。

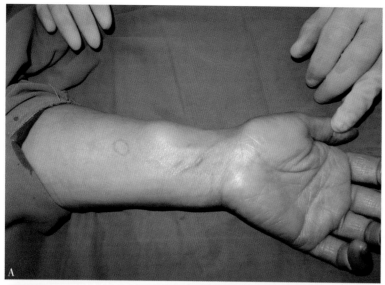

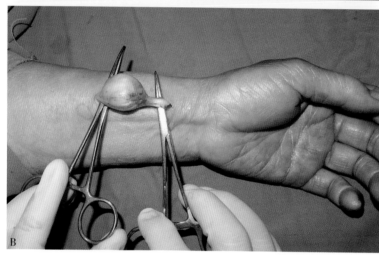

图 13-2-6-7
左前臂神经纤维瘤
A. 左前臂神经纤维瘤外观；
B. 左前臂神经纤维瘤切开后。

（韩清銮　魏本磊）

第七节　手及腕部骨折

一、锤状指

锤状指（mallet finger）是指手指末节主动伸直受限，可被动伸直，常见原因为手指终腱断裂、终腱自末节指骨撕脱、末节指骨基底部骨折，根据其成因可行终腱修复、止点重建、末节指骨骨折复位内固定等手术方式。

如图 13-2-7-1 所示，患者，男性，39 岁，右手小指外伤后伸直受限 10 年余，环指外伤后伸直受限 8 天。8 天前环指伸直位受伤，开始疼痛并活动受限，其后逐渐出现屈曲畸形加重。右手环指伸直受伤，伸指肌腱腱止点撕脱骨折（Mallet 骨折），可见明显小骨折块，手指末节主动伸直受限，屈曲状。石黑法手术治疗，Mallet 骨折复位良好；小指陈旧性锤状指，活动后出现疼痛伴有伸直受限。

如图 13-2-7-2 所示，患者，男性，26 岁，打篮球时环指受撞击致末节伸直受限。环指末节屈曲畸形，主动伸直功能消失，而被动活动正常。

【鉴别诊断】

肌腱粘连：有外伤史，肌腱与周围组织发生粘连，手指可屈曲状，伸直、屈曲均受限，主动、被动活动均明显受限，可很好的鉴别。

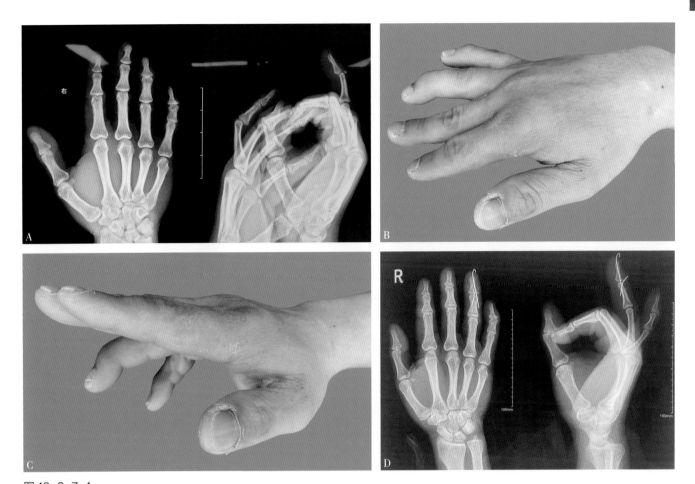

图 13-2-7-1

右环指伸指肌腱终腱止点处撕脱骨折，小指陈旧性锤状指

A. 右环指末节基底部撕脱骨折；B. 右环指锤状指畸形背面观；C. 右环指锤状指畸形侧面观；D. 右环指撕脱骨折固定后。

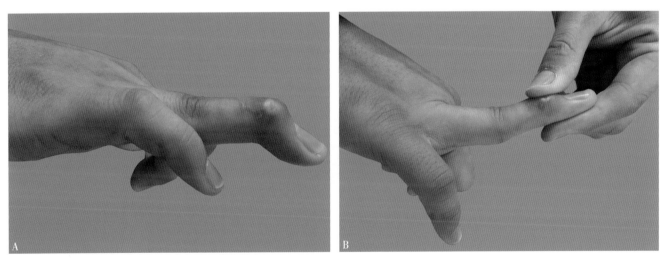

图 13-2-7-2

外伤所致右环指锤状指

A. 右环指锤状指；B. 可被动伸直环指。

（魏本磊　韩清銮　郭树章）

二、指骨骨折

指骨骨折（phalangeal fractures of fingers）是指骨的连续性及完整性中断，较为特殊的类型为指骨骨折伴有周围软组织损伤，处理骨折同时需要注意软组织损伤情况。

如图 13-2-7-3 所示，患者，男性，44 岁，右手外伤后疼痛、活动受限 3 天。右手环指外伤 3 天，查体环

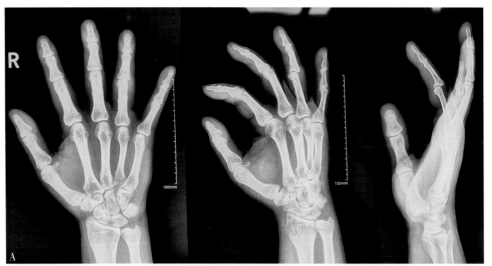

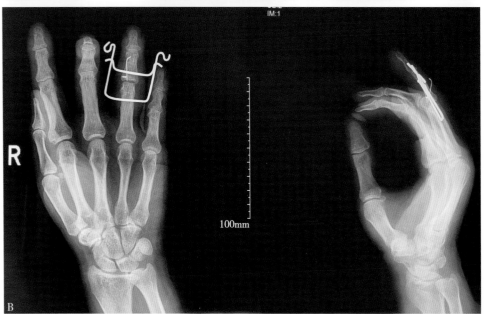

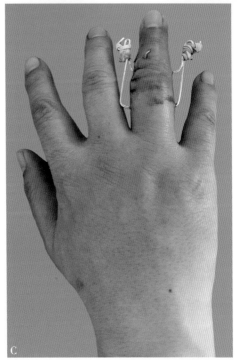

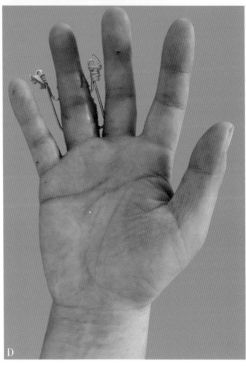

图 13-2-7-3
右环指中节指骨基底部 Pilon 骨折伴有侧副韧带完全断裂
A. 右环指中节指骨基底部 Pilon 骨折；
B. 固定术后 X 线片；
C. 术后背侧观；
D. 术后掌侧观。

指肿胀，皮下淤血，近指间关节压痛明显，弹性固定，尺偏畸形，活动关节后出现明显尺偏并松弛。X 线片提示环指中节基底部 Pilon 骨折，手术中见侧副韧带完全断裂。

【鉴别诊断】

病理性骨折：人体骨骼因为局部病变或全身性疾病，使得骨密度降低，在轻微的外力或没有外力的作用下发生的骨折。

（魏本磊　孟纯阳　韩清銮）

三、柯莱斯骨折

柯莱斯骨折（Colles fracture）又称科利斯骨折，曾称克雷氏骨折，是发生于桡骨远端的背侧移位骨折。常见于肘关节伸直，前臂旋前，腕关节背伸，手掌着地受伤，桡骨远端骨折向桡背侧移位。

如图 13-2-7-4 所示，患者，女性，60 岁，摔伤致左腕关节肿痛 1 小时。腕部远端向背侧及桡侧移位，正位看为枪刺刀畸形，侧位看为餐叉畸形。多为摔倒时手掌撑地所致，老年女性多见，绝大部分可经手法复位。

【鉴别诊断】

史密斯骨折（Smith fracture）：受伤时一般为手背着地，向掌侧及尺侧移位，与克雷氏骨折相反，也称反克雷氏骨折。

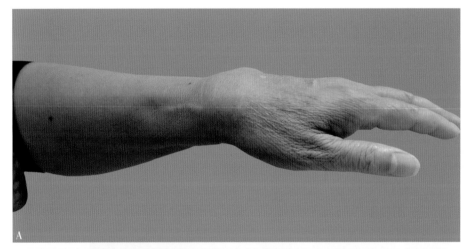

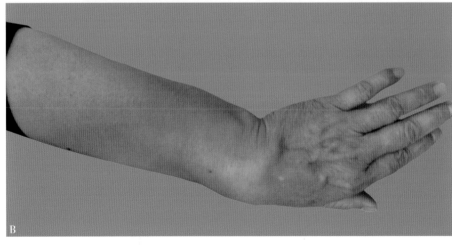

图 13-2-7-4
左柯莱斯骨折
A. 左腕餐叉畸形；
B. 左腕枪刺刀畸形。

（郭树章）

第八节 皮肤及软组织缺损

一、指端缺损

指端缺损（defect of finger tip）是手指末端皮肤软组织、甲床部分或全部缺损，指骨外露，需要行皮瓣修复或残端修整处理。

如图 13-2-8-1 所示，患者，男性，28 岁，左手外伤后疼痛、流血、活动受限 3 小时来诊。左手机器挤压伤后急症入院，查体小指末节皮肤及甲床挫烂并缺损，末节指骨骨折并外露。

【鉴别诊断】

（1）完全离断伤：离断指/肢体无任何组织相连接，或有损伤及挫烂组织相连接，在清创时需要去除该部分相连的组织。

（2）不全离断伤：指/肢体有骨折或关节脱位，皮肤相连少于 1/8，软组织相连少于 1/4，不吻合血管指/肢体不足以成活。

（魏本磊 孟纯阳 韩清銮）

二、近指间关节处皮肤缺损

近指间关节处皮肤缺损（skin defect）见图 13-2-8-2，患者，男性，33 岁，右手外伤后疼痛、流血 2 小时来诊。右手机器挤压伤示指近指间关节桡侧皮肤缺损，指骨及关节外露。急症行清创后游离腕横纹皮瓣修复。

【鉴别诊断】

（1）完全离断伤：离断指/肢体无任何组织相连接，或有损伤及挫烂组织相连接，在清创时需要去除该部分相连的组织。

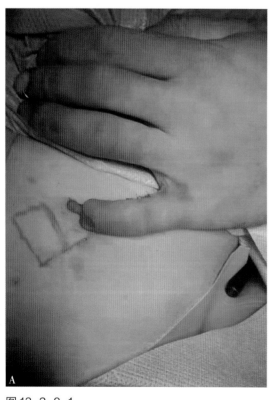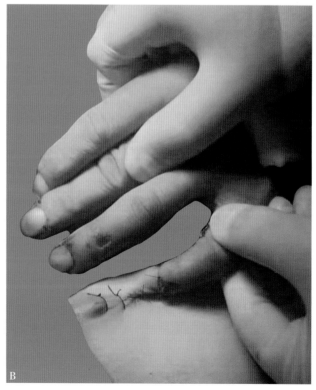

图 13-2-8-1
左小指指端缺损
A. 左小指末节皮肤及甲床缺损；B. 左小指指腹部任意皮瓣成形术后。

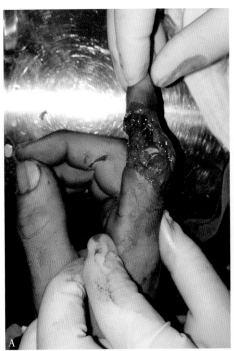
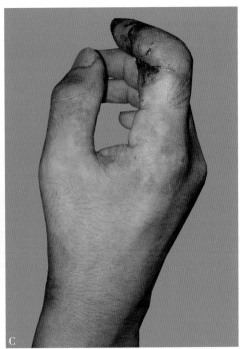
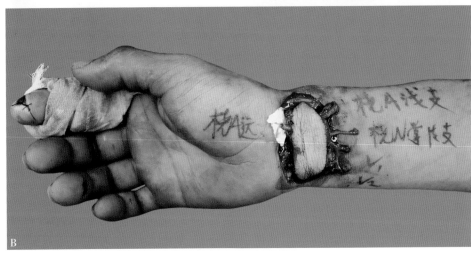

图 13-2-8-2
右手示指皮肤缺损行游离腕横纹皮瓣修复
A. 右手示指皮肤缺损;
B. 切取游离皮瓣;
C. 皮瓣修复后。

（2）不全离断伤：指/肢体有骨折或关节脱位，皮肤相连少于 1/8，软组织相连少于 1/4，不吻合血管不足以成活。

（魏本磊 孟纯阳 韩清銮）

三、手腕处皮肤缺损

手腕处皮肤缺损（skin defect）见图 13-2-8-3，患者，男性，45 岁，左手外伤后疼痛、流血 1 小时来诊。左腕部机器挤压伤后桡背侧皮肤缺损，腕骨及肌腱外露。一期行清创后 VSD 治疗，二期行带蒂腕横纹皮瓣修复。

【鉴别诊断】

（1）完全离断伤：离断指/肢体无任何组织相连接，或有损伤及挫烂组织相连接，在清创时需要去除该部分相连的组织。

（2）不全离断伤：指/肢体有骨折或关节脱位，皮肤相连少于 1/8，软组织相连少于 1/4，不吻合血管不足以成活。

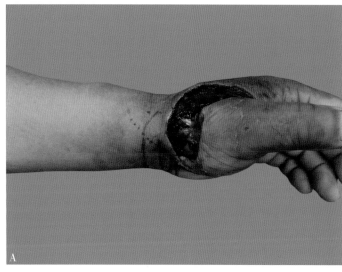
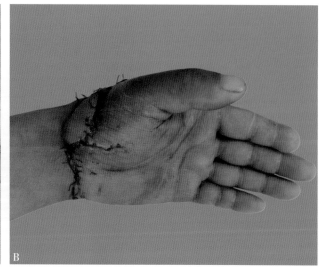

图 13-2-8-3

左腕关节皮肤缺损带蒂腕横纹皮瓣修复

A. 左腕关节皮肤缺损；B. 左腕关节处行带蒂腕横纹修复后。

（魏本磊　孟纯阳　韩清銮）

四、肘关节处皮肤缺损

肘关节处皮肤缺损见图 13-2-8-4，患者，男性，65 岁，右肘关节复发性肿物 2 年。右肘关节肿物 2 年，局部切除后病理提示未分化肉瘤，1 年后复发，现给予扩大切除，肿瘤切除后肘关节外露，以臂外侧皮瓣修复创面。

【鉴别诊断】

骨肉瘤：最常见的为经典型骨肉瘤，占所有骨肉瘤的 80%，属于原发于髓腔内的高度恶性肿瘤，常经血行转移至肺脏。

（魏本磊　孟纯阳　韩清銮）

五、远指间关节背侧皮肤缺损

远指间关节背侧皮肤缺损（skin defect）见图 13-2-8-5，患者，男性，50 岁，右手外伤后疼痛、流血 6 小时来诊。右手砸伤后示指缺损，已经给予残修，中指远指间关节背侧皮肤缺损，伸指肌腱终腱外露，行环指筋膜蒂皮瓣修复。

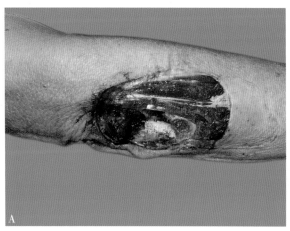
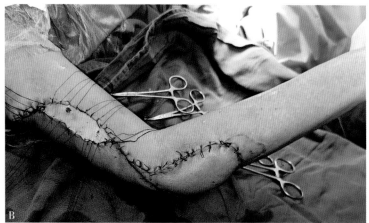

图 13-2-8-4

右肘关节未分化肉瘤扩大切除后皮肤缺损行上臂外侧皮瓣修复

A. 右肘关节皮肤缺损；B. 右肘关节皮肤缺损行上臂外侧皮瓣修复。

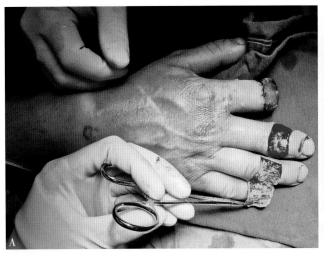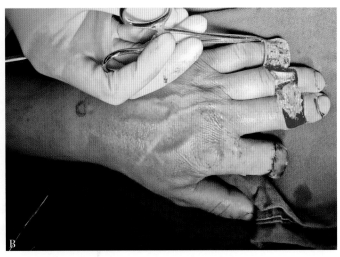

图 13-2-8-5
右手中指远指间关节背侧皮肤缺损
A. 右手中指远指间关节背侧皮肤缺损；B. 邻指筋膜蒂皮瓣修复。

【鉴别诊断】

（1）完全离断伤：离断指／肢体无任何组织相连接，或有损伤及挫烂组织相连接，在清创时需要去除该部分相连的组织。

（2）不全离断伤：指／肢体有骨折或关节脱位，皮肤相连少于 1/8，软组织相连少于 1/4，不吻合血管不足以成活。

（魏本磊 孟纯阳 韩清銮）

第九节 瘢痕挛缩

瘢痕挛缩（cicatricial contracture）损伤或炎性病变后由于瘢痕组织增生而产生的组织挛缩的现象，发生在关节处的可造成关节僵硬、强直、畸形等。

如图 13-2-9-1 所示，患者，女性，47 岁，5 年前因烧烫伤后出现皮肤瘢痕挛缩，肘关节、腕关节、掌指关节及指间关节逐渐出现伸直受限，屈曲状瘢痕挛缩，畸形明显。

如图 13-2-9-2 所示，患者，男性，35 岁，2 年前因切割伤致右手示指及手掌多处皮肤软组织破损，当时给予清创缝合术，术后逐渐出现示指伸直受限。检查见明显瘢痕形成，示指屈曲位，对此类瘢痕可行手术"Z"字松解术。

如图 13-2-9-3 所示，患者，女性，45 岁，右手被机械绞伤后手指手腕活动受限畸形 20 年。检查见右手中环小指指间关节呈屈曲畸形，不能主动背伸。手掌、腕部及前臂可见瘢痕形成，畸形明显。指端血循环正常。

【鉴别诊断】

（1）屈肌腱断裂术后伸直受限：有肌腱断裂清创吻合手术史。二者可同时存在。

（2）先天性缩带综合征：一般出生后即有缩窄带形成，并随年龄增长而日趋明显，影响组织正常发育。

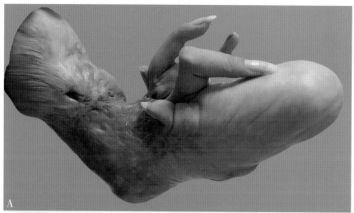

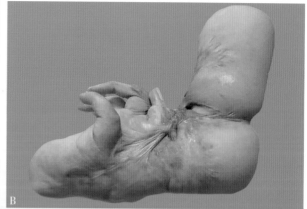

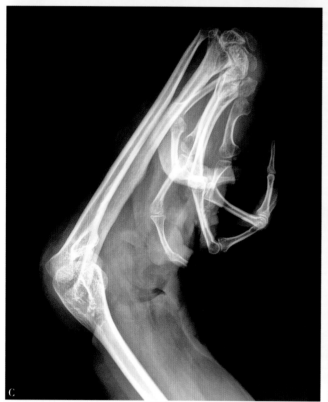

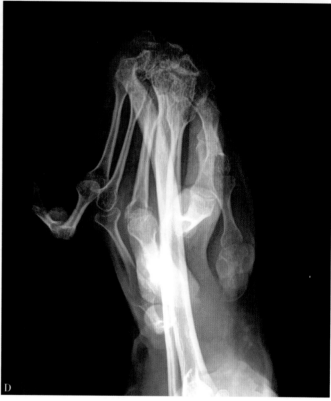

图 13-2-9-1

烧伤后上肢瘢痕挛缩畸形

A. 烧伤后上肢畸形内侧面观；B. 外侧面观；C. 侧位 X 线片；D. 正位 X 线片。

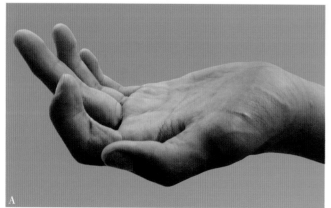

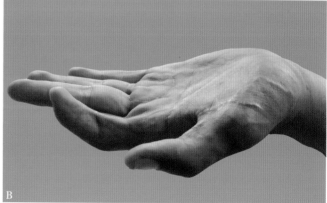

图 13-2-9-2

外伤后示指瘢痕挛缩

A. 外伤后左示指瘢痕挛缩屈曲畸形；B. 外伤后左示指线性瘢痕。

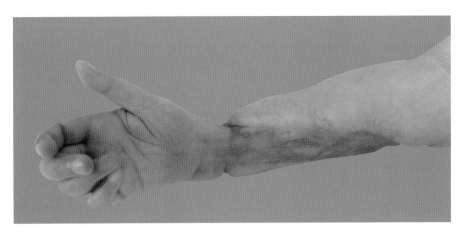

图 13-2-9-3
外伤后瘢痕挛缩畸形

（韩清銮　魏本磊　郭树章　杨　颀）

第十节　缺血性肌挛缩

缺血性肌挛缩（ischemic contracture）常见于骨筋膜室综合征、骨折晚期并发症，肢体肌群缺血而坏死，导致机化，形成瘢痕组织并逐渐挛缩而形成的畸形。

如图 13-2-10-1 所示，患者，男性，22 岁，右前臂骨折后手部逐渐变形，功能受限 1 年。检查见右手呈屈曲状态，手指屈曲畸形，不能背伸，主动被动活动均受限，手部骨间肌和虎口肌萎缩，指端血循环正常。

【鉴别诊断】
肘管综合征：是尺神经在肘部受卡压引起的手部麻木和肌萎缩症状，主动活动肌力减弱，但手指各关节被动活动正常。

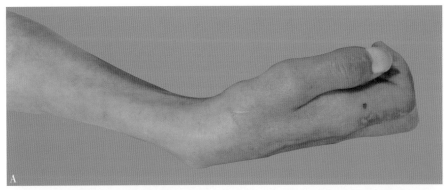

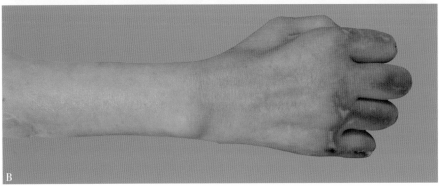

图 13-2-10-1
缺血性肌挛缩
A. 右前臂、手肌肉萎缩，屈曲畸形；
B. 右手骨间肌萎缩。

（杨　颀）

第十一节 手及腕部感染

一、手腕感染

手腕感染见图 13-2-11-1，患者，男性，54 岁，右腕部玉米机挤压伤后流脓流液 20 余天。伤后在当地医院清创缝合，术后 8 天出现皮肤坏死，局部流脓、流液，伤口分泌物培养出耐甲氧西林金黄色葡萄球菌和大肠埃希菌，多次清创后皮肤缺损，腕骨因感染骨髓炎大部分吸收缺损，给予游离股前外侧分叶皮瓣修复。

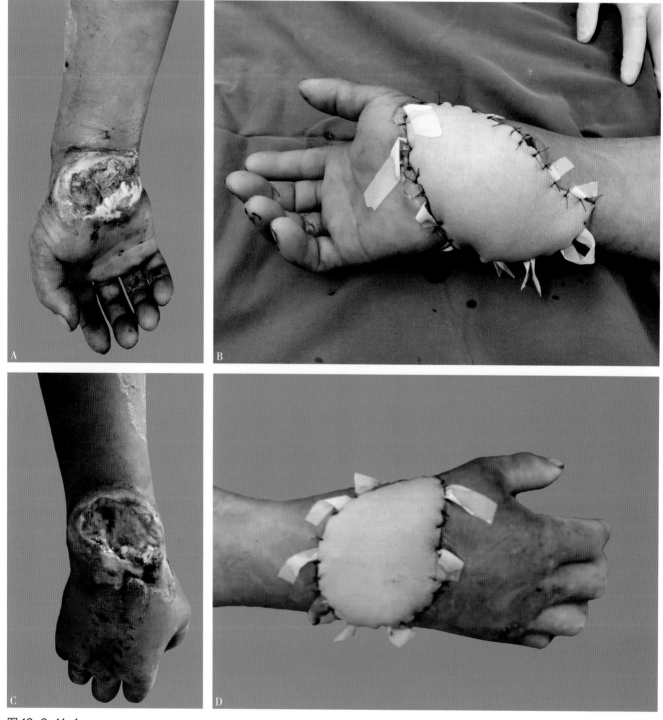

图 13-2-11-1
右腕关节感染行游离股前外侧分叶皮瓣修复
A. 右手腕感染后掌侧皮肤缺损；B. 掌侧皮瓣修复后；C. 背侧皮肤缺损；D. 背侧皮瓣修复后。

【鉴别诊断】

痈：由金黄色葡萄球菌引起的多个邻近毛囊的深部感染，发生于抵抗力低下者，如糖尿病、肥胖、不良卫生习惯以及免疫缺陷状态等。痈好发颈部、背部、肩部，也好发于皮肤表面，有其他部位感染病灶的人比普通人更易发生。

（魏本磊　孟纯阳　韩清銮）

二、甲沟炎

甲沟炎（paronychia）见图13-2-11-2，患者，女性，42岁，右手示指远侧指间关节甲根处出现红肿疼痛2天。右手示指远侧指间关节甲根处有一面积约2cm×3cm的皮肤红肿，局部压痛明显，肿胀最明显处波动感明显。其余手指未见异常。

【鉴别诊断】

化脓性关节炎：是一种较常见的手部感染性疾病，其特征是病变关节周围红肿明显，脓液较多时可有波动感，关节功能活动受限明显，活动时加重。

（杨　颋）

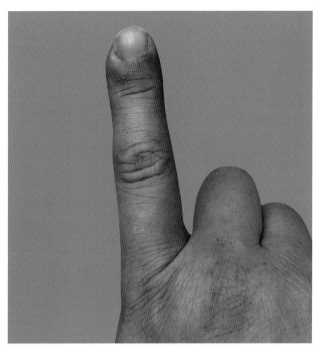

图13-2-11-2
右示指甲沟炎

三、化脓性关节炎

化脓性关节炎（suppurative arthritis）见图13-2-11-3，患者，男性，28岁，右手中指远侧指间关节背侧出现红肿疼痛4天。右手中指远侧指间关节背侧处有一面积约2cm×2cm的皮肤红肿，局部压痛明显，肿胀最明显处波动感明显，指间关节活动受限。其余手指未见异常。

【鉴别诊断】

甲沟炎：指甲周围软组织的化脓感染，是细菌通过指甲旁的皮肤破损至皮下并生长繁殖引起。也可由于刺伤，撕剥肉刺或修剪指甲过深等损伤引起。

（杨　颋）

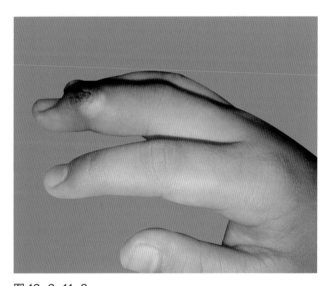

图13-2-11-3
右手中指化脓性关节炎

第十二节　周围神经损伤

一、肘管综合征

尺神经在尺神经沟内由各种原因引起的受压迫，称为肘管综合征（cubital tunnel syndrome），常见临床表现为环指、小指麻木，握持不灵活，手内在肌萎缩，爪形手等。

如图13-2-12-1所示，患者，男性，56岁，双手尺侧麻木5年，握持无力1年余。双手骨间肌萎缩，尤其是第一骨间背侧肌，环指、小指呈爪状畸形，手术探查见尺神经在肘管处卡压，神经可有变性。

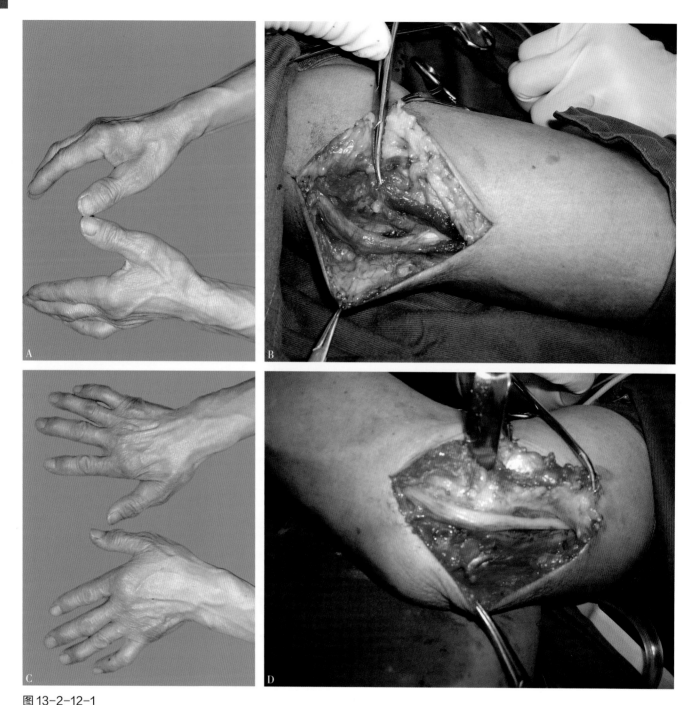

图 13-2-12-1
双肘管综合征
A. 双手第一骨间背侧肌萎缩；B. 左肘管尺神经卡压；C. 双手爪形手畸形；D. 尺神经卡压。

【鉴别诊断】

（1）胸廓出口综合征：Adson 试验阳性，症状以针刺样和烧灼样疼痛开始，疼痛范围广泛可达腋下、前臂内侧及手掌。上肢外展、外旋运动均可使疼痛加重，手臂内收和屈肘时可使疼痛减轻。

（2）神经根型颈椎病：屈颈试验阳性、臂丛牵拉试验阳性，出现颈肩部疼痛及上肢放射性疼痛、麻木，颈椎棘突旁有压痛、伸屈肘关节不能使症状加重、肘管部 Tinel 征阴性。

（3）神经鞘膜瘤：肘部尺神经鞘膜瘤与肘管综合征有同样的表现，检查时多可触摸到节段性增粗的尺神经，Tinel 征阳性，而无肘部骨关节病变。有时鉴别困难，需在手术中或经病理检查来明确诊断。

（魏本磊　孟纯阳　韩清銮）

二、尺神经损伤

尺神经损伤（ulnar nerve injury）见图13-2-12-2、图13-2-12-3。

如图13-2-12-2所示，患者，男性，27岁，右肘外伤后小指麻木、无力3个月余。右肘部刺伤史，右手骨间肌萎缩，尤其是第一骨间背侧肌，分指合指不能，手术探查见尺神经在肘部完全断裂。

如图13-2-12-3所示，患者，男性，17岁，左肘外伤后小指麻木、无力3个月余。左肘部刺伤史，左手骨间肌萎缩，尤其是第一骨间背侧肌，爪形手畸形明显，手术探查见尺神经在肘部完全断裂，断端形成神经瘤。

【鉴别诊断】

（1）胸廓出口综合征：Adson试验阳性症状以针刺样和烧灼样疼痛开始，疼痛范围广泛，可达腋下、前臂内侧及手掌。上肢外展、外旋运动均可使疼痛加重，手臂内收和屈肘时可使疼痛减轻。

（2）神经根型颈椎病：屈颈试验阳性、臂丛牵拉试验阳性，出现项强、颈椎棘突旁有压痛、伸屈肘关节不能使症状加重、肘管部Tinel征阴性，可与肘管综合征相鉴别。

（3）神经鞘膜瘤：肘部尺神经鞘膜瘤与肘管综合征有同样的表现，检查时多可触摸到节段性增粗的尺神经，Tinel征阳性，而无肘部骨关节病变。有时鉴别困难，需在手术中或经病理检查来明确诊断。

（魏本磊　孟纯阳　韩清銮）

三、腕管综合征

腕管综合征（carpal tunnel syndrome）是由于腕管内压力增高导致正中神经受卡压，女性发病率高于男性，表现为正中神经在手部支配区麻木不适，桡侧三个半手指麻木，劳累或过度屈伸腕关节后加重，可有夜间麻醒史，大鱼际萎缩，拇指对指、对掌功能障碍等。

如图13-2-12-4所示，患者，男性，56岁，左手桡侧麻木不适2年余。左手大鱼际肌萎缩，对指功能稍差，桡侧三个半手指麻木不适，伸屈手腕后麻木明显加重，切开后见屈指肌腱腱腹过长，占据过多，腕管容积减少。

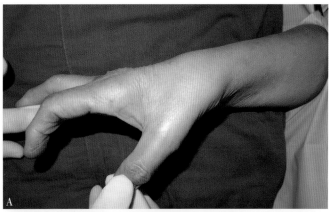
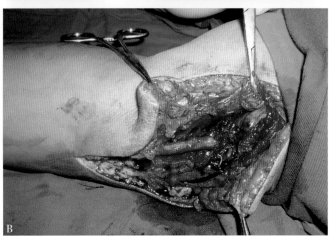
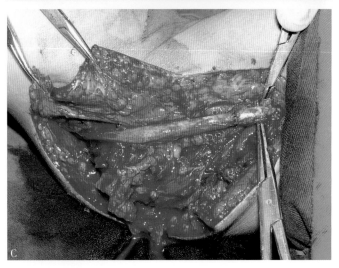

图13-2-12-2
右侧尺神经断裂
A. 右手骨间肌萎缩分指、合指不能；
B. 右侧尺神经断裂；
C. 右侧尺神经断裂修复后。

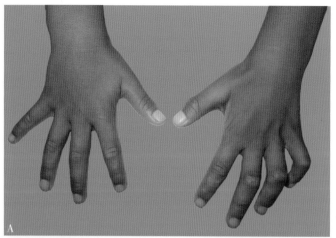

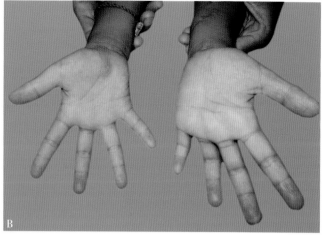

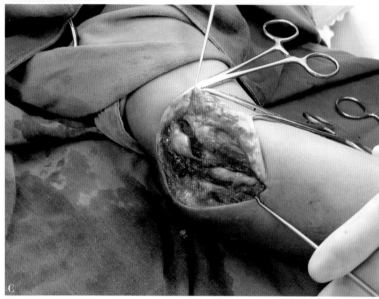

图 13-2-12-3
左侧尺神经断裂
A. 左手骨间肌萎缩、爪形手背侧观；
B. 掌侧观；
C. 左肘尺神经断裂并尺神经断端神经瘤。

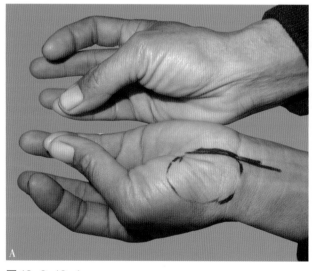

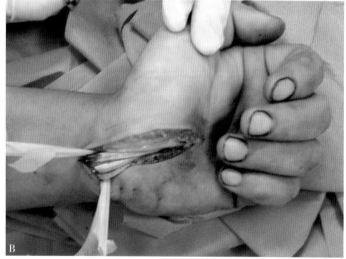

图 13-2-12-4
左腕管综合征
A. 左手大鱼际肌萎缩、对指稍差；
B. 左腕管内见屈指肌腱腱腹过长。

如图 13-2-12-5 所示，患者，女性，44 岁，左手桡侧麻木不适 5 年余。左手大鱼际肌萎缩，桡侧三个半手指麻木不适，切开后见正中神经在腕管卡压明显，正中神经分为 2 束，腕管容积减少。

如图 13-2-12-6 所示，患者，男性，32 岁，右手桡侧麻木不适 3 年余。右手大鱼际肌萎缩，桡侧三个半手指麻木不适，切开见腕管内腱鞘囊肿，腕管容积减少，卡压正中神经。

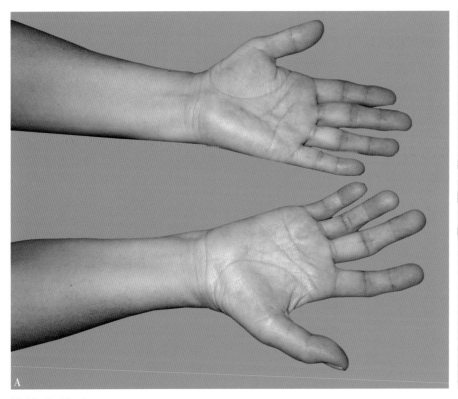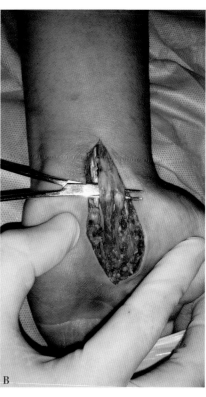

图 13-2-12-5
左腕管综合征
A. 左手大鱼际肌萎缩；B. 切开见正中神经分为 2 束。

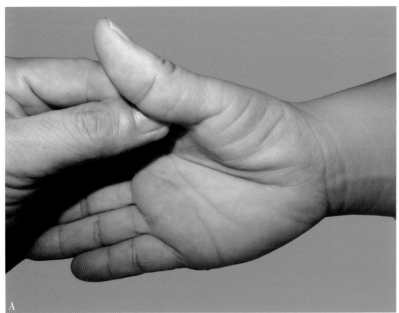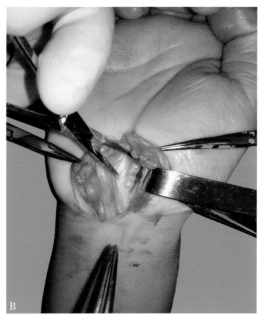

图 13-2-12-6
右腕管综合征
A. 右手大鱼际肌萎缩；B. 切开见腕管内腱鞘囊肿。

【鉴别诊断】

（1）神经根型颈椎病：由于神经根受压引起的麻木区不单在手指，前臂也有感觉减退区。运动、腱反射也出现某一神经根受压的变化，但屈腕试验与腕叩诊试验（Tinel 征）为阴性。

（2）肘管综合征：手背尺侧、小鱼际、小指及环指尺侧皮肤感觉异常首先发生，通常为麻木和刺痛，可出现小指对掌无力以及手指收、展不灵活。

（3）旋后肌综合征：以前臂屈伸障碍为主要表现，通常表现为桡神经深支支配的肌肉不完全性麻痹，包括拇指外展、伸直障碍等。

（魏本磊　孟纯阳　韩清銮）

四、臂丛神经损伤

臂丛神经损伤（brachial plexus injury）分为上、下、全臂丛神经损伤。上臂丛神经损伤因冈上肌、冈下肌、三角肌、小圆肌、肱二头肌麻痹表现为肩外展和屈肘功能障碍。下臂丛神经损伤表现为尺神经支配肌肉麻痹及部分正中神经和桡神经功能障碍。单独 C_7 神经根或中干损伤少见，常合并上干或下干损伤。全臂丛神经损伤表现为整个上肢肌呈弛缓性麻痹。若臂丛神经为根性撕脱伤，可出现霍纳综合征（Horner syndrome），即患侧眼睑下垂、眼裂变窄、瞳孔缩小、额面部无汗等。

如图 13-2-12-7 所示，患者，男性，42 岁，右上肢外伤后活动受限 3 个半月。右上肢牵拉伤，伤后肩外展、屈肘不能，肌力均为 1 级。

如图 13-2-12-8 所示，患者，男性，43 岁，右肩外伤后活动受限 3 个月余。右肩关节方肩畸形，三角肌萎缩，肩关节外展受限。

如图 13-2-12-9 所示，患者，女性，36 岁，右颈部疼痛、右手麻木、无力 4 个月余。右上肢麻木、疼痛，MRI 检查提示臂丛神经囊肿，术中见臂丛神经囊肿。

【鉴别诊断】

（1）神经根型颈椎病：由于神经根受压引起的麻木区不单在手指，前臂也有感觉减退区。运动、腱反射也出现某一神经根受压的变化，但屈腕试验与腕叩诊试验（Tinel 征）为阴性。

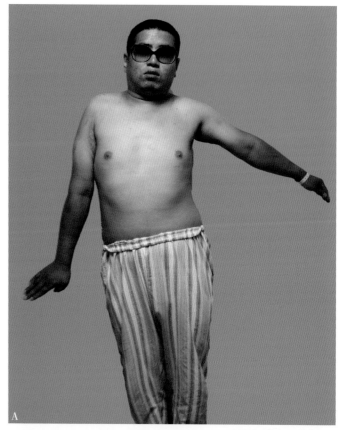

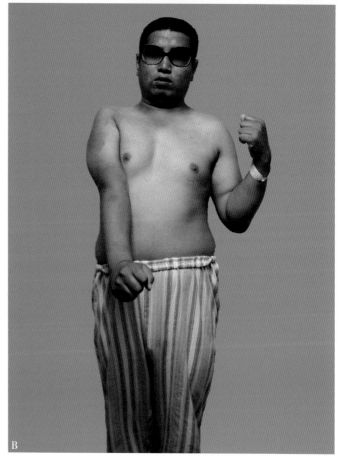

图 13-2-12-7
右上臂丛神经损伤
A. 右肩外展不能；B. 右肩肘屈曲不能。

（2）肘管综合征：手背尺侧、小鱼际、小指及环指尺侧皮肤感觉异常首先发生，通常为麻木和刺痛，可出现小指对掌无力以及手指收、展不灵活。

（3）旋后肌综合征：以前臂屈伸障碍为主要表现，通常表现为桡神经深支支配的肌肉不完全性麻痹，包括拇指外展、伸直障碍等。

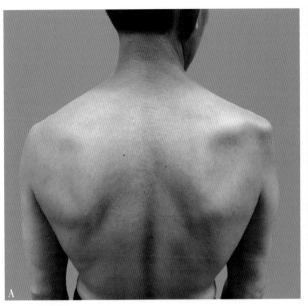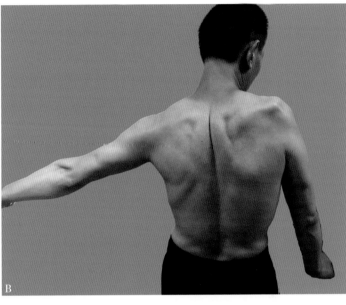

图 13-2-12-8
右腋神经损伤
A. 右方肩畸形；B. 右肩关节外展、肘关节屈曲受限。

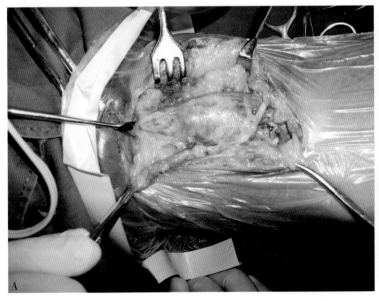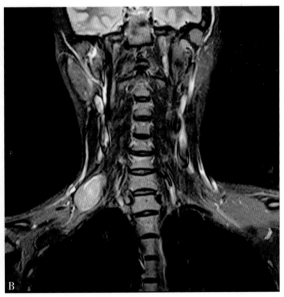

图 13-2-12-9
右臂丛神经囊肿
A. 右臂丛神经囊肿切开后所见；B. 右臂丛神经囊肿 MRI。

（魏本磊　孟纯阳　韩清銮）

第三章 下肢与关节

第一节 下肢肢体疾病

一、小儿麻痹后遗症

小儿麻痹后遗症（poliomyelitis sequelae）是由于脊髓灰质炎病毒感染导致的一种运动障碍性疾病，主要损伤脊髓前角运动细胞，临床上主要表现为：肌肉功能的不平衡，肌肉、筋膜的变性挛缩，骨骼发育畸形等，外在表现为马蹄内翻足畸形、髋关节屈曲畸形、脊柱侧凸、膝关节反屈畸形等。

如图13-3-1-1所示，患者，男性，61岁，自幼出现行走步态异常、无力。检查见为右下肢变细，肌肉萎缩，右小腿为重，右前足翻转畸形，站立时以右足背着地，跛行，步态蹒跚。

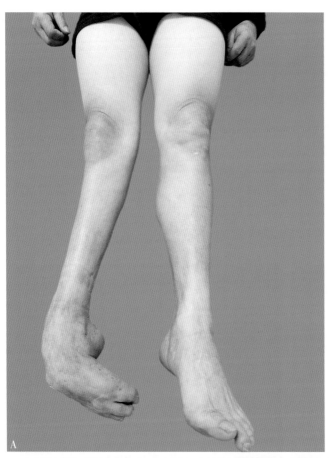
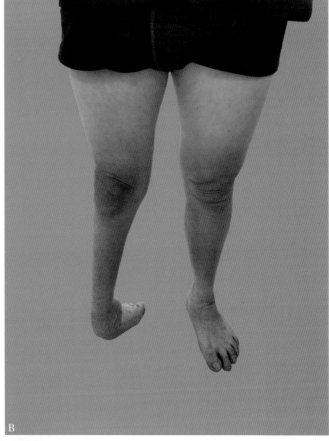
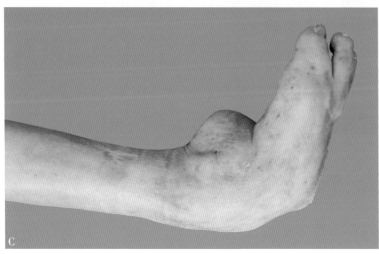

图13-3-1-1
小儿麻痹症后遗症
A. 右下肢肌肉萎缩；B. 站立右足翻转；C. 右足踝跖屈畸形。

　　如图 13-3-1-2 所示，患者，女性，14 岁，小儿麻痹症下肢畸形，检查见左膝关节反屈畸形，右髋关节脱位畸形；X 线见骨盆倾斜，右髋关节股骨头从髋臼脱出，骨盆向左侧倾斜，力线关系改变；膝关节可见过伸、反屈畸形。

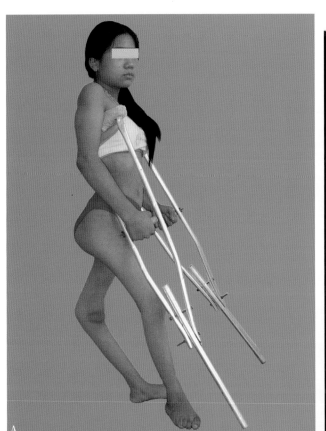

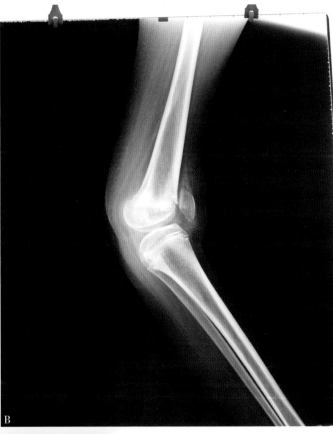

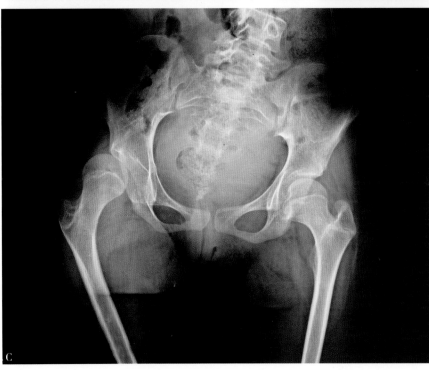

图 13-3-1-2
小儿麻痹症（下肢畸形）
A. 左下肢反屈；B. X 线示左膝关节反屈；
C. 骨盆倾斜髋关节脱位。

如图 13-3-1-3 所示，患者，女性，17 岁，儿麻双膝反屈畸形。小儿麻痹症致膝关节畸形，查体见膝关节过伸、反屈，X 线见双膝关节反向屈曲畸形。

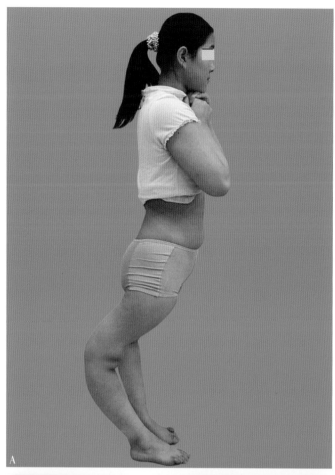

图 13-3-1-3
小儿麻痹症（下肢畸形）
A. 双下肢反屈；B、C. X 线示双膝关节反屈。

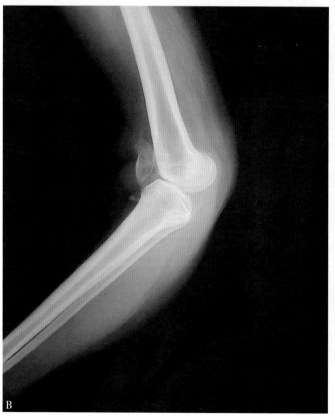

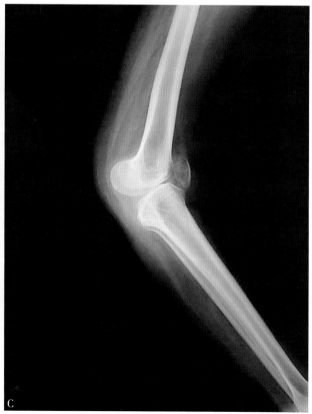

如图 13-3-1-4 所示，患者，男性，13 岁，小儿麻痹症致双下肢畸形（双下肢连枷腿），检查见双下肢发育迟缓，肌肉萎缩，双下肢缩短，膝关节外翻，右膝明显；X 线见双侧髋关节发育异常，股骨头畸形，骨盆一侧倾斜，股骨干发育迟缓，萎缩变细；右髋关节外旋，颈干角改变。

如图 13-3-1-5 所示，患者，女性，14 岁，小儿麻痹后遗症，右髋关节外展，左屈髋畸形。检查见左侧髋关节畸形改变，屈曲挛缩，下肢萎缩，膝关节屈曲位，左髋关节活动受限；右髋关节外展、背伸位；双下肢不对称。

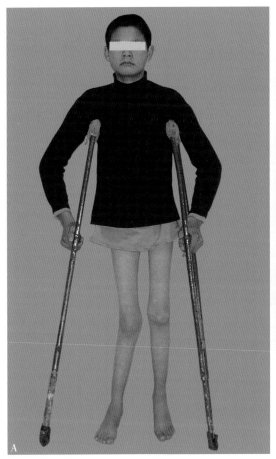

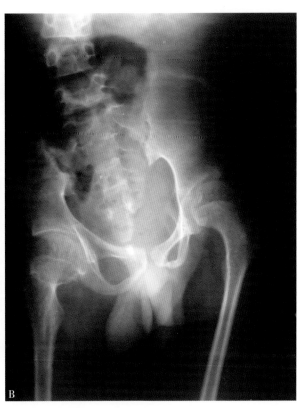

图 13-3-1-4
小儿麻痹症（双下肢连枷腿）
A. 站立位正面观；B. 骨盆正位。

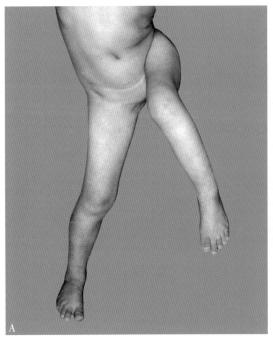

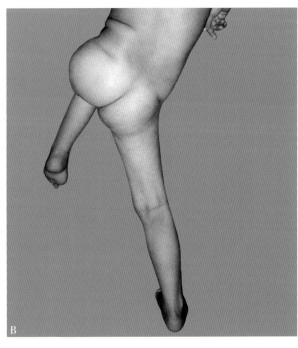

图 13-3-1-5
小儿麻痹症后遗症左髋畸形
A. 站立位正面观；
B. 站立位背面观。

如图 13-3-1-6 所示，患者，女性，19 岁，小儿麻痹症后导致左髋关节脱位，X 线可见左侧股骨头向上脱位，脱出髋臼位置形成假髋臼，术后见结构植骨造盖，股骨截骨矫形改变。

如图 13-3-1-7 所示，患者，女性，24 岁，小儿麻痹症后遗症，骨盆倾斜，检查见骨盆倾斜，右髋部上移，双下肢不等长，X 线提示骨盆倾斜，双侧髋关节发育异常，下肢旋转畸形。

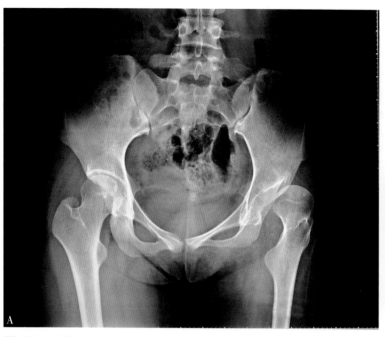
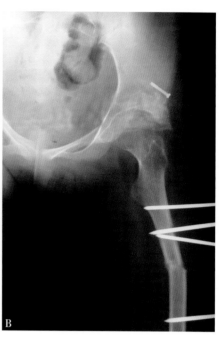

图 13-3-1-6
小儿麻痹症后遗症左髋关节前脱位
A. 术前骨盆正位片；B. 矫正后髋关节正位。

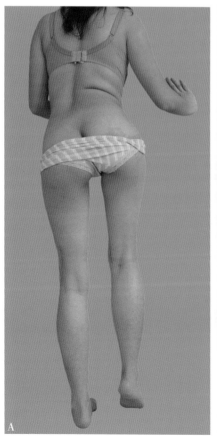
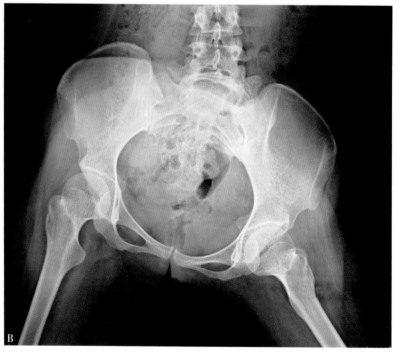

图 13-3-1-7
小儿麻痹症后遗症（骨盆倾斜）
A. 站立位背面观；B. 骨盆正位片。

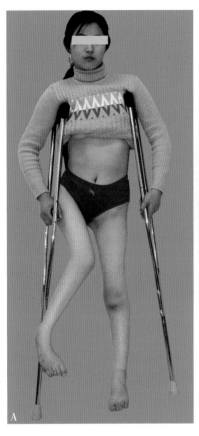
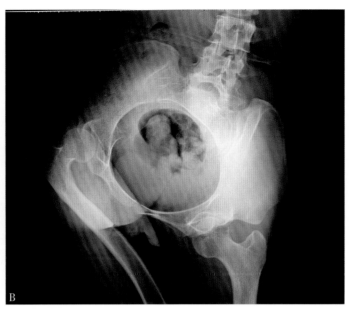

图 13-3-1-8
小儿麻痹症后遗症（骨盆倾斜）
A. 站立位前面观；B. 骨盆正位片。

如图 13-3-1-8 所示，患者，女性，19 岁，小儿麻痹症致右髋关节畸形、骨盆倾斜，检查见双下肢不对称表现，右下肢发育异常，肌肉萎缩，屈曲畸形；X 线检查见骨盆倾斜，右髋关节解剖异常，右股骨畸形，颈干角变小，股骨干部屈曲，左髋关节半脱位改变。

【鉴别诊断】

（1）吉兰－巴雷综合征：本病周围神经和神经根的脱髓鞘病变及小血管炎性细胞浸润为病理特点的自身免疫性周围神经病，临床表现为急性对称性弛缓性肢体瘫痪。

（2）周围神经损伤：外伤后出现下肢无力、感觉减弱，肌肉逐渐萎缩，无足部畸形表现。

（3）先天性髋关节脱位：发育性的髋关节发育不良，或者脱位，表现为髋关节的发育不良，髋关节的脱位和半脱位。很少伴有股骨弯曲畸形。

（吴 彬 秦泗河 孟纯阳 岳 斌）

二、腓总神经损伤

腓总神经损伤（common peroneal nerve injury）以小腿前外侧伸肌群麻痹，足背伸无力或完全缺失背伸功能障碍为主要临床表现，严重影响患者的日常生活。

如图 13-3-1-9 所示，患者，男性，41 岁，左足背伸活动障碍并足背麻木 1 个月。查体所见：足下垂，背伸功能障碍，所有足趾背伸活动障碍，第 1、2 趾间感觉功能缺失。

【鉴别诊断】

（1）腓骨肌萎缩症：是一种最常见的家族性周围神经病，儿童或青少年发病，慢性进行性腓骨肌萎缩，症状和体征比较对称，多数患者有家族史，以腓骨肌萎缩为主要临床特征。

（2）腓总神经卡压症：指腓总神经在腓骨颈处受压而引起的一系列症状，是下肢常见的一种周围神经卡压，主要表现为小腿无力、足下垂、麻木。

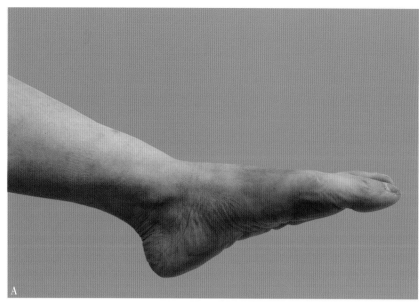
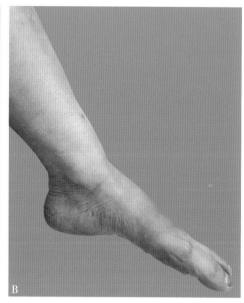

图 13-3-1-9
腓总神经损伤足下垂
A. 侧面观；B. 前内侧面观。

（吴　彬　孟纯阳）

三、股骨短缩畸形

股骨短缩畸形（developmental shortening of femur）为肢体短缩畸形的一部分，可能为单侧，也可为双侧，并伴有其他严重异常，如上肢或股骨畸形，以及脊柱裂等，预后差。依据临床表现和 X 线片可确诊。

如图 13-3-1-10 所示，患者，男性，23 岁，左侧股骨发育性短缩畸形，可见左下肢轻度外翻，躯干向左侧轻度倾斜。X 线可见明显左股骨短缩，骨盆倾斜明显（图 13-3-1-10 B）。

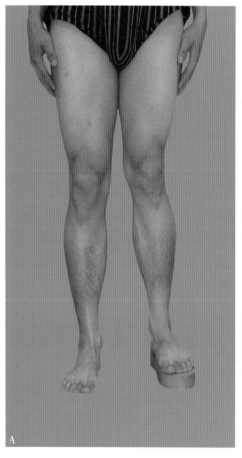
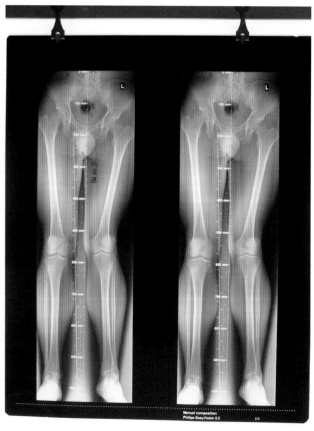

图 13-3-1-10
股骨发育性短缩畸形
A. 左股骨短缩；
B. X 线示左股骨短缩。

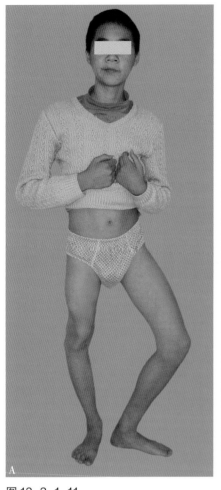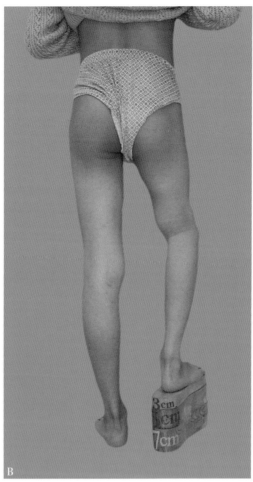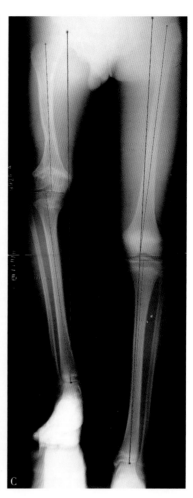

图 13-3-1-11
股骨外伤性短缩畸形
A. 前面观；B. 背面观；C. 双下肢全长 X 线。

如图 13-3-1-11 所示，男性 13 岁，因幼年损伤致右大腿重度短缩畸形。检查见双下肢不等长，右下肢缩短，发育异常，可见术前右下肢垫高 16cm 可达到双下肢等长。全下肢 X 线可见右股骨明显缩短畸形，双下肢不等长。

【鉴别诊断】

结合临床体征及包含骨盆的双下肢全长片可以明确诊断。

（秦泗河　郑炳鑫　吴　彬　孟纯阳）

四、胫骨骨折畸形愈合

胫骨骨折畸形愈合（tibia fracture malunion）是指创伤或手术后肢体弯曲或长度改变，存在成角、旋转或重叠畸形。下肢畸形导致疼痛、跛行及髋、膝、踝关节负重的改变而导致创伤性关节炎。

如图 13-3-1-12 所示，患者，男性，56 岁，左小腿外伤并小腿畸形 3 年。检查见左小腿向前、向内成角畸形，X 线检查可见胫骨骨折已愈合，向前、向内成角。

【鉴别诊断】

（1）骨折不愈合：表现为局部成角、畸形，存在反常活动。X 线检查可见骨折断端仍有骨折线，断端硬化，髓腔封闭。

（2）先天性畸形：表现为肢体成角畸形，行走步态异常，X 线检查见无骨折表现，骨质成角改变。

1205

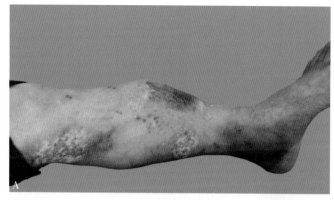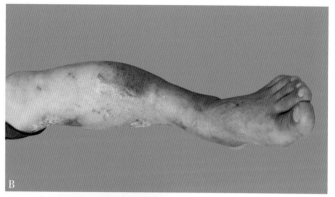

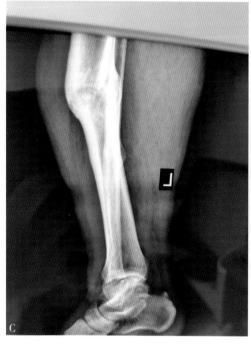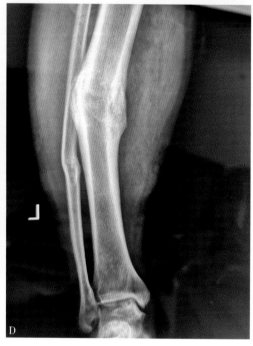

图13-3-1-12

胫骨骨折畸形愈合

A. 左小腿内侧面观；B. 小腿正面观；C. 左胫腓骨侧位片；D. 左胫腓骨正位片。

（吴　彬　孟纯阳）

五、成骨不全症

成骨不全（osteogenesis imperfecta）又称"脆骨病"、瓷娃娃、原发性骨脆症等。患儿易发骨折，轻微的碰撞，也会造成严重的骨折，是一种罕见遗传性骨疾病。病因不明，病变主要是胶原纤维不足，结构不正常，全身性结缔组织疾病。

如图13-3-1-13所示，患儿，女性，7岁，自幼身材发育矮小，双下肢畸形。检查见为患儿身材矮小，鸡胸，骨盆扁平，双下肢畸形，右股部肌肉萎缩、变细、成角畸形，右小腿远端向后成角，X线示双侧股骨、胫骨严重骨质疏松，成角畸形。

如图13-3-1-14所示，患者，女性，27岁，自幼生长缓慢，下肢畸形。检查见患者身材矮小，身高127cm，双下肢畸形，右下肢变细，左小腿向后成角畸形明显，X线检查示：双侧股骨、胫腓骨骨干变细、弯曲、成角畸形。

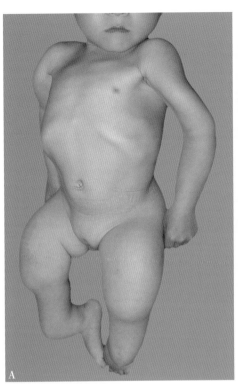

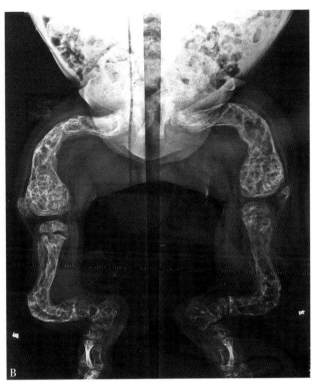

图 13-3-1-13
成骨不全
A. 骨盆扁平、双下肢畸形；B. X 线示下肢重度骨质疏松、并畸形。

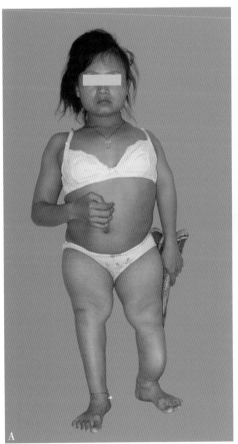

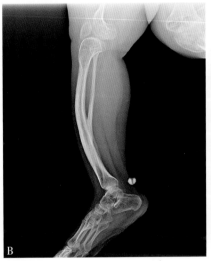

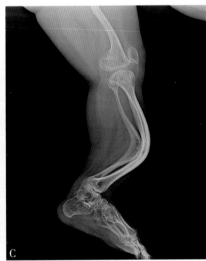

图 13-3-1-14
成骨不全症
A. 身材矮小，双下肢畸形；
B、C. X 线显示胫腓骨、股骨骨干变细，弯曲畸形。

如图 13-3-1-15 所示，患儿，男性，8 岁，患有成骨不全，双巩膜蓝染。

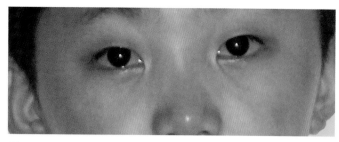

图 13-3-1-15
成骨不全（双巩膜蓝染）

【鉴别诊断】

（1）维生素 C 缺乏症：也称为坏血病，多见于婴幼儿，也可见于年长儿或成人，早期表现易激惹、厌食、体重不增、面色苍白、倦怠无力，骨骼症状主要表现为长骨骨膜下出血或骨干骺端脱位可引起患肢疼痛。

（2）维生素 D 缺乏性佝偻病：又称骨软化症、骨矿化不足，为新形成的骨基质钙化障碍，是以维生素 D 缺乏导致钙、磷代谢紊乱和临床以骨骼的钙化障碍为主要特征的疾病，临床主要表现为骨骼发育异常、肌肉松弛及非特异性精神神经症状。

（秦泗河　李天友　吴　彬　孟纯阳）

六、胫腓骨开放性骨折

胫腓骨开放性骨折（open fracture of tibia and fibular）是指胫腓骨骨质连续性中断，Ⅰ 度骨折时，断端与外界相通，皮肤裂伤口通常小于 1cm。

如图 13-3-1-16 所示，患者，男性，26 岁，小腿外伤后疼痛、流血、畸形 3 小时。检查见右小腿远端向内成角畸形，外侧有一约 1cm 裂伤口，X 线检查可见胫腓骨远端骨折，轻度移位。

【鉴别诊断】

（1）病理性骨折：在原有骨骼疾病的基础上轻微的暴力导致的骨折，X 线检查可见骨质密度改变。

（2）骨折合并血管神经损伤：骨折后肢体远端皮肤苍白，皮温降低，足趾感觉、活动障碍，足背动脉搏动不可触及。

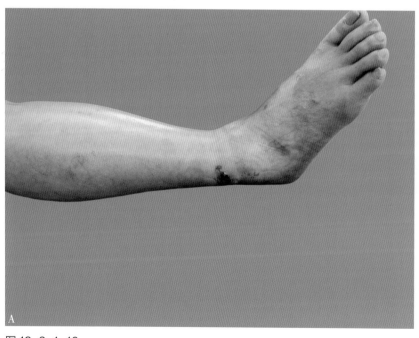

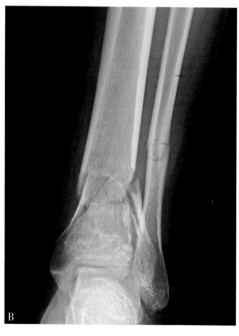

图 13-3-1-16
胫腓骨开放性骨折
A. 小腿远端外侧约 1cm 伤口；B. X 线踝关节正位。

（吴　彬　孟纯阳）

七、胫骨骨髓炎及后遗症

（一）胫骨骨髓炎

胫骨骨髓炎（osteomyelitis of tibia）是一种骨的感染性疾病，主要由于化脓性细菌感染所导致，比较常见的是金黄色葡萄球菌，也可由需氧或厌氧菌、分枝杆菌及真菌引起。骨髓炎好发于长骨，儿童最常见部位为血供良好的长骨，如胫骨或股骨的干骺端。

如图13-3-1-17所示，患者，男性，56岁，左小腿骨折术后半年，局部流脓3个月。检查见左小腿颜色发暗，溃疡，破溃，内侧有一窦道，X线检查可见胫腓骨内固定术后，胫骨中段前方骨密度降低。

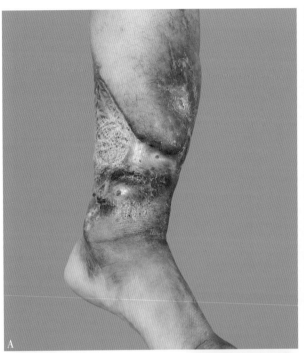
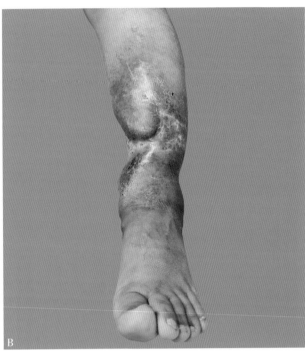
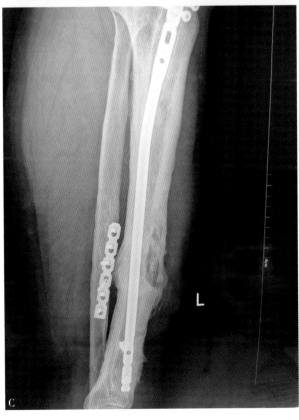

图 13-3-1-7
胫骨骨髓炎
A. 小腿内侧面；
B. 小腿前侧面；
C. 胫腓骨 X 线见局部死骨形成。

（二）胫骨骨髓炎后遗症

胫骨骨髓炎后遗症（sequela of tibial osteomyelitis）胫骨骨髓炎缺乏及时治疗和治疗不当，病情发展可并发短缩畸形、关节强直等，婴幼儿还可引发全身感染而死亡。

如图13-3-1-18所示，患者，男性，20岁，左胫骨骨髓炎后出现明显胫骨短缩畸形。由于骨骺板破坏，影响发育，导致肢体短缩，骨骺板一侧受破坏，发育不对称，使膝关节呈内翻畸形。

如图13-3-1-19所示，患者，男性，25岁，左胫骨骨髓炎后遗症，小腿短缩畸形。检查见为左小腿短缩弯曲畸形，双下肢不等长。左胫腓骨X线片提示左侧胫骨中段骨质缺如，胫骨内翻，邻近髓腔变窄变细，腓骨弯曲增粗。

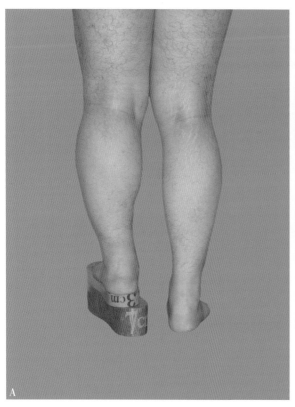

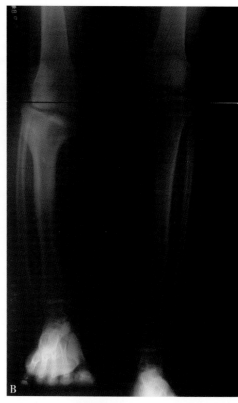

图13-3-1-18
胫骨骨髓炎后遗症（小腿短缩）
A. 左小腿短缩；
B. 胫腓骨X线。

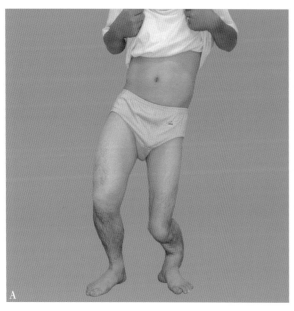

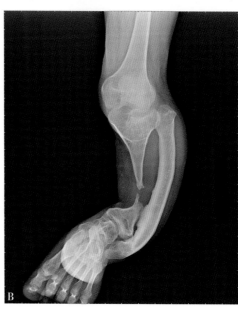

图13-3-1-19
胫骨骨髓炎后遗症（小腿畸形）
A. 左小腿成角短缩畸形；
B. 胫骨缺如、腓骨成角。

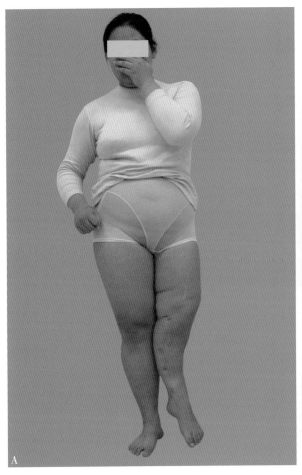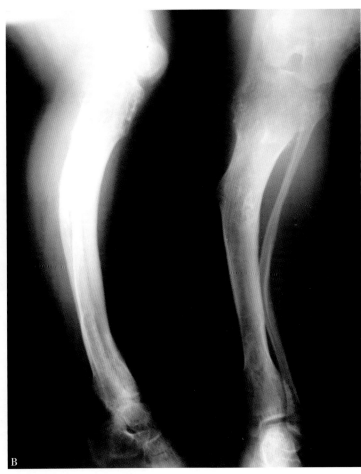

图 13-3-1-20
胫骨骨髓炎后遗症（小腿畸形）
A. 左小腿短缩屈曲；B. 胫骨内翻、腓骨弯曲。

如图 13-3-1-20 所示，患者，女性，14 岁，幼年骨髓炎致左下肢及膝关节多发性畸形。检查见左小腿短缩弯曲畸形，双下肢不等长。左胫腓骨 X 线片提示胫骨内翻，腓骨弯曲，髓腔变窄变细。

如图 13-3-1-21 所示，患儿，女性，12 岁，右胫骨幼年化脓性感染后遗留膝关节严重复合畸形，膝关节外翻伴外旋畸形。检查见为右膝关节明显外旋、外翻畸形，双下肢不等长。X 线片提示右膝关节外旋、外翻畸形，膝关节间隙狭窄。

【鉴别诊断】

（1）骨肉瘤：通常好发于青少年，大部分发生在偏干骨骺部；骨破坏、骨膜反应的范围比较局限，X 线征象考德曼三角是该病特征性的表现。

（2）尤因肉瘤：常常与骨髓炎难以鉴别，尤因肉瘤发病部位在四肢骨的骨干部，有时有剧痛，X 线上早期以骨膜反应为主，诊断困难。骨膜反应与骨髓炎相比，较规则，葱皮状骨膜反应是特征性表现。

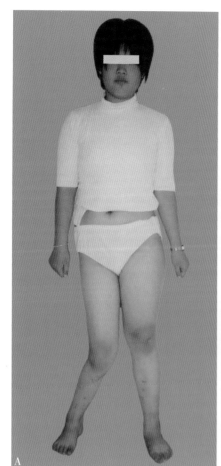

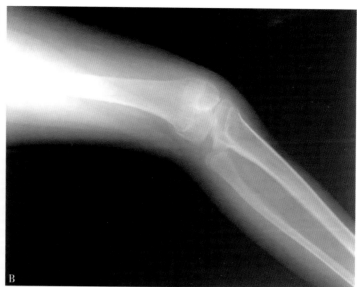

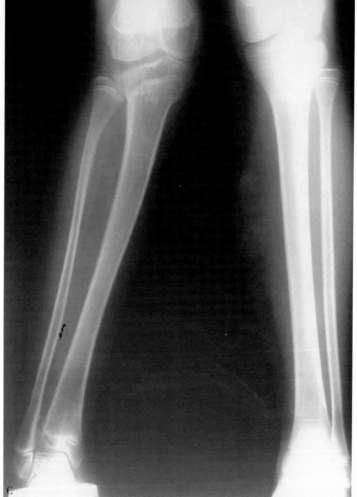

图 13-3-1-21
骨髓炎后遗症（膝关节外翻畸形）
A. 右膝外翻畸形；
B. 膝关节侧位片；
C. 膝关节正位片。

（吴　彬　秦泗河　孟纯阳　郑炳鑫　任翀旻）

八、臀部神经纤维瘤

臀部神经纤维瘤（cutaneous neurofibromatosis of the buttocks）为常染色体显性遗传病，是基因缺陷使神经嵴细胞发育异常导致多系统损害，主要特征为皮肤牛奶咖啡斑和周围神经多发性神经纤维瘤。

如图 13-3-1-22 所示，患者，女性，17 岁，右臀、大腿上段肿物，伴皮肤色素沉着 17 年。检查见右臀部、右大腿上段有一 15cm×20cm 肿物，肿物基底部呈弥漫性，质韧，局部皮肤皱褶、皱缩，周围皮肤见散在结节状突起，伴多处糜烂，局部皮肤色素沉着。术后病理为皮肤神经纤维瘤病。

如图 13-3-1-23 所示，患者，男性，35 岁，发现右臀部肿物 30 余年，肿物增大 1 周。检查见右臀部一突出圆形包块，大小约 25cm×30cm，色暗，周围无红肿，质韧，肤温稍高，顶部见一约 5cm×4cm 的溃疡面，无渗液，表面无结节感，光滑，边界清晰，活动度尚好，无液性波动感。全身广泛分布有不规则的牛奶咖啡斑。术后病理为皮肤神经纤维瘤。

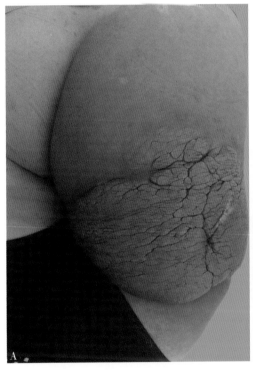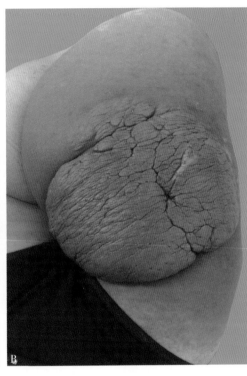

图 13-3-1-22
臀部神经纤维瘤
A. 臀部后方正面观；
B. 臀部后方侧面观。

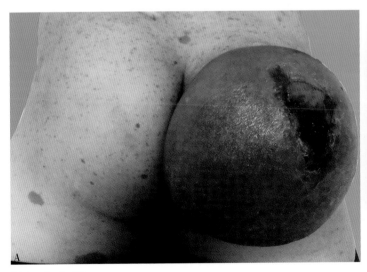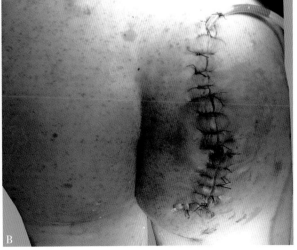

图 13-3-1-23
臀部神经纤维瘤
A. 臀部后方肿物切除术前；B. 臀部后方肿物切除术后。

【鉴别诊断】

结节性硬化症（TSC）又称 Bourneville 病，是一种常染色体显性遗传的神经皮肤综合征。可出现脑、皮肤、周围神经、肾等多器官受累，临床特征是面部皮脂腺瘤、癫痫发作和智力减退。

（霍景山）

九、臀部巨大皮脂腺囊肿

臀部巨大皮脂腺囊肿（giant sebaceous cyst of buttock）俗称"粉瘤"，主要由于皮脂腺排泄管阻塞，皮脂腺囊状上皮被逐渐增多的内容物膨胀所形成潴留性囊肿。其特点为缓慢增长的良性病变。皮脂腺囊肿突出于皮肤表面，一般无自觉症状，如继发感染时可有疼痛、化脓。肿物呈球形，单发或多发，大小不等，小者数毫米，大者近 10cm。

如图 13-3-1-24 所示，患者，男性，65 岁，发现臀部右侧肿物 10 余年。检查见臀部右侧扪及肿物大小约 10cm×7cm，质软，轻压痛，边缘清，表面光滑，活动度好，肿物与皮肤粘连，皮肤呈浅紫色。术后病理检查示皮脂腺囊肿。

【鉴别诊断】

（1）臀部脂肪瘤：生长缓慢，质地柔软，边界清楚，呈分叶状，活动度好，活动时可引起皮肤凹陷，与皮肤无明显粘连。增大的脂肪瘤压迫坐骨神经导致大腿后部、小腿后外侧和足部疼痛，疼痛剧烈者可呈特有的姿势；腰部屈曲、屈膝、脚尖着地。

（2）臀部脓肿：具有红、肿、热、痛及波动感等脓肿的症状。脓肿表面组织可有水肿和明显的局部压痛，伴有全身中毒症状。血常规检查及 B 超可诊断。

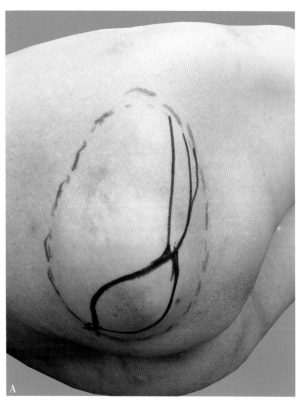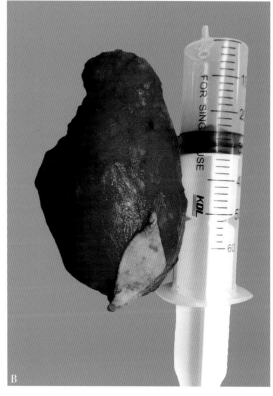

图 13-3-1-24
臀部神经纤维瘤
A. 臀部侧面；B. 术中肿物切除照。

（霍景山）

十、骨骺损伤性下肢短缩畸形

骨骺损伤除有一般骨折的并发症外，更重要的特有的并发症是可导致骨骼生长功能障碍，肢体短缩畸形。其预后与受伤年龄、该骺板生长潜力和累及范围有关，发病年龄小、生长潜力大的骨骺受损，一旦发生，致畸程度严重。

如图 13-3-1-25 所示，患儿，男性，12 岁，右股骨骨折后遗骨骺损伤性下肢短缩畸形。检查见右下肢短缩畸形，双下肢不等长。双下肢 X 线提示右股骨中下段短缩畸形。

【鉴别诊断】

股骨骨髓炎：化脓性关节炎侵犯骨骺可发展为股骨骨骺骨髓炎，导致骨骺停止生长发育，发生畸形，多有全身或局部的炎症表现，病灶有脓液，细菌培养阳性。

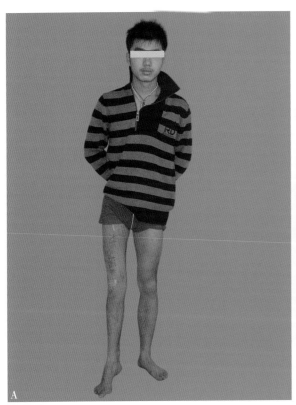 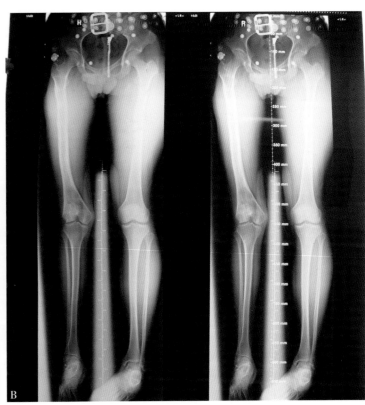

图 13-3-1-25
骨骺损伤性下肢短缩畸形
A. 右股部短缩；B. X 线示右股骨短缩。

（秦泗河　郑炳鑫）

十一、假肥大型肌营养不良

假肥大型肌营养不良（pseudohypertrophic muscular dystrophy）是发生在学龄前和学龄期的进行性肌营养不良症。又称 Duchenne 或 Becher 肌营养不良。是小儿时期常见的遗传性肌病。表现进行性肌无力和运动功能倒退，小腿肌出现假性肥厚增粗，严重者波及呼吸肌可危及生命。

如图 13-3-1-26 所示，患儿，男性，8 岁，双侧下肢渐进性无力，活动受限 4 年。患者双侧腓肠肌肥厚、增粗，右侧为重，小腿肌肉发硬，下蹲后再站立受限。

【鉴别诊断】

（1）少年型脊髓性肌萎缩：最初仅表现下肢近端肌无力，进展缓慢。肌电图有大量失神经电位，两者鉴别不困难。

（2）肌张力低下型脑性瘫痪：婴儿期既有肌无力症状，血清 CK 不增高，无假性肌肥大，可与进行性肌营养不良鉴别。

（张问广）

十二、臀肌挛缩症

臀肌挛缩症（contraction of gluteal muscles）是多种原因引起的臀肌及其筋膜纤维变性、挛缩，引起髋关节屈曲功能受限，多呈八字步态。X 线可见少数骨盆及髋关节有继发改变，如髋关节半脱位等。

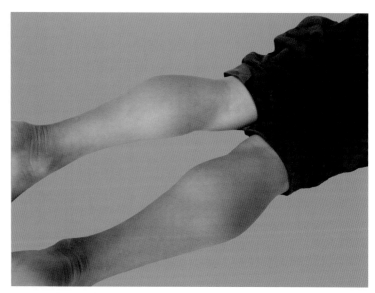

图 13-3-1-26
双侧腓肠肌假肥大型肌营养不良

如图 13-3-1-27 所示，患者，女性，18岁，左臀肌挛缩症，检查见髋关节畸形，下肢不等长，呈特有步态。

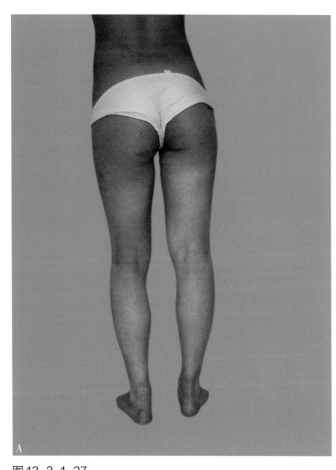
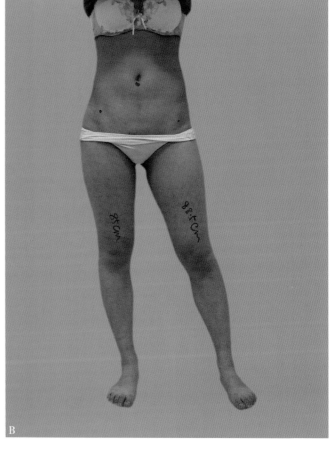

图 13-3-1-27
臀肌挛缩症
A. 骨盆后面观；B. 骨盆前面观。

　　如图 13-3-1-28 所示，患者，男性，14 岁，双侧重度臀肌挛缩症，双髋外展位才能下蹲。大体观可见臀肌萎缩，髋关节功能受限、出现特有步态。影像学可见髋关节位置解剖关系出现改变，CE 角增大，颈干角增大，股骨头指数下降。

　　如图 13-3-1-29 所示，患者，女性，14 岁，双重度臀肌挛缩症。检查可见臀肌萎缩，髋关节出现特有体态。影像学见髋关节位置解剖关系出现改变，股骨头发育异常，颈干角形态改变，股骨头指数下降，髋臼发育异常。

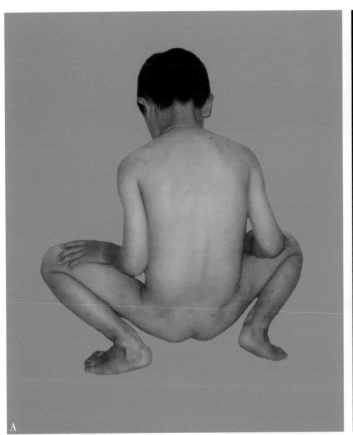

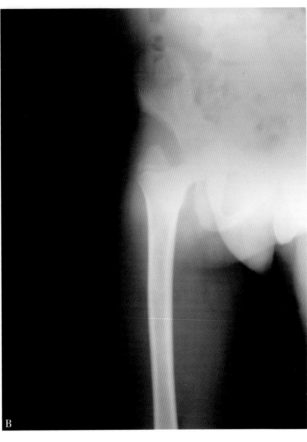

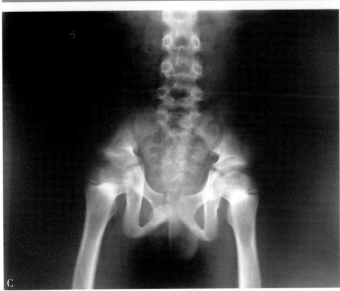

图 13-3-1-28
臀肌挛缩症
A. 髋关节外展后下蹲；
B. 股骨颈颈干角增大；
C. 骨盆正位片。

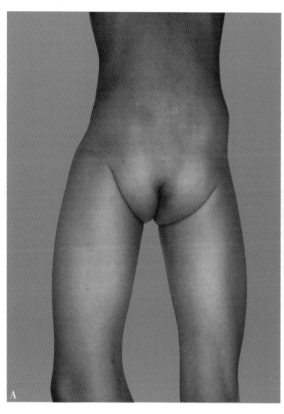

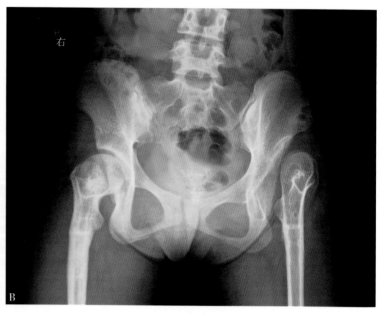

图 13-3-1-29

臀肌挛缩症

A. 臀部后面观；B. 骨盆正位片。

【鉴别诊断】

（1）先天性髋关节发育不良：常出现髂腰肌紧张、挛缩，压迫髋臼的入口；股骨头颈变形，股骨颈短，股骨颈前倾角增大；髋臼变形，主要有髋臼窝浅小，呈三角形，髋臼指数增大，关节盂唇内卷；关节软骨变性等。常伴髋关节脱位。

（2）佝偻病：因体内维生素 D 不足，引起钙、磷代谢紊乱，产生的一种以骨骼病变为特征的全身疾病，可出现骨弯曲、畸形。

（秦泗河　岳　斌　吴　彬）

十三、骨纤维异常增殖症

骨纤维异常增殖症（fibrous dysplasia of bone）是一种病因不明、缓慢进展的自限性良性骨纤维组织疾病。正常骨组织被吸收，而代之以均质梭形细胞的纤维组织和发育不良的网状骨小梁，可能系网状骨未成熟或骨成熟停滞或构成骨的间质分化不良所致。

如图 13-3-1-30 所示，患儿，女性，9 岁半，左股骨骨纤维异常增殖症。检查见左下肢较对侧明显短缩，左侧股骨近端明显内翻畸形。股骨 X 线片提示左侧股骨近端骨质呈磨损玻璃样改变，骨皮质变薄，左髋关节内翻弯曲畸形，形似"牧羊人手杖"。

【鉴别诊断】

（1）骨囊肿：边缘硬化多较轻，内无絮状骨化影，CT 扫描呈液性密度，MRI 为长 T_1 长 T_2 的液体信号，增强扫描多无强化。

（2）骨巨细胞瘤：常常侵犯长骨造成偏心性溶骨性破坏，局部多膨胀明显，内有皂泡征，边缘缺少硬化和病灶内骨化影。

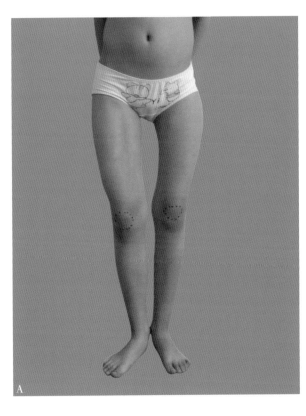

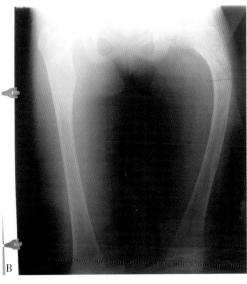

图 13-3-1-30
骨纤维异常增殖症
A. 左股部畸形；B. 双股骨正位片。

（秦泗河　郑炳鑫　孟纯阳）

十四、先天性腓骨缺如

先天性腓骨缺如（congenital fibular hemimelia）亦称腓侧半肢畸形、先天性腓骨缺损、轴旁腓侧半肢畸形、腓骨未发育或发育不全，是最常见的长骨缺损。依据临床表现和典型的 X 线片可以确诊。

如图 13-3-1-31 所示，患儿，男性，5 岁，右下肢显著短于左下肢，同时并发足下垂、足外翻、肢体不等长等并发症。X 线检查可见腓骨缺如，胫骨短缩。

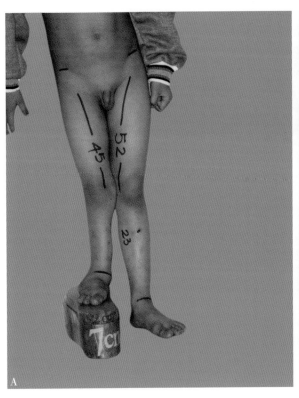

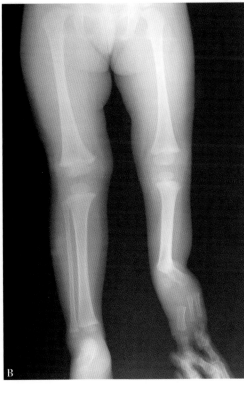

图 13-3-1-31
先天性腓骨缺如
A. 右下肢短缩；
B. X 线示右腓骨缺如。

【鉴别诊断】

小儿麻痹症致下肢畸形：严重者受累肌肉出现萎缩，神经功能不能恢复，造成受累肢体畸形。常伴小儿麻痹症病史。

（秦泗河　任种旻　岳　斌　孟纯阳）

十五、佝偻病性小腿内翻畸形

佝偻病性小腿内翻畸形（crus varus deformity after rickets）是因体内维生素 D 不足使成熟骨钙化不全，产生的一种以骨骼变形为特征的全身疾病，残留不同程度的骨骼畸形，如"O 型腿""X 型腿"、鸡胸等。无任何临床症状，血生化正常，X 线检查骨骼弯曲、力线改变。

如图 13-3-1-32 所示，患儿，男性，9 岁，低血磷抗维生素 D 佝偻病。因钙磷代谢障碍出现的骨发育异常，可见小腿内翻。X 线可见双侧胫腓骨骨干弯曲，内翻畸形。

【鉴别诊断】

股骨纤维结构不良：股骨 X 线片提示股骨骨质呈磨损玻璃样改变，骨皮质变薄，髋关节内翻弯曲畸形，形似"牧羊人手杖"。

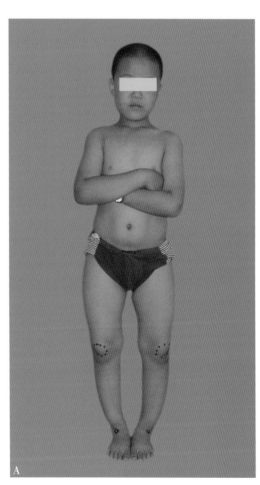
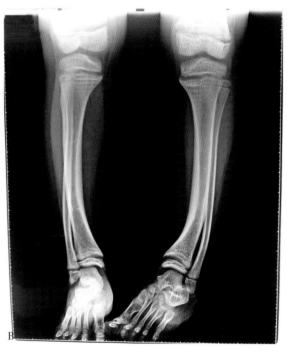

图 13-3-1-32
佝偻病性小腿内翻畸形
A. 双小腿内翻；B. X 线示双胫骨内翻。

（秦泗河　任种旻　吴　彬　孟纯阳）

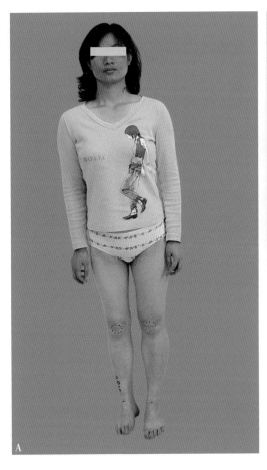

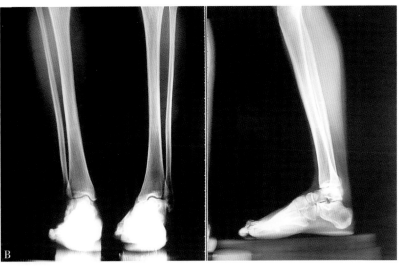

图 13-3-1-33
右小腿扭转畸形
A. 右小腿外旋扭转；B. X 线示右胫骨扭转。

十六、右小腿扭转畸形

右小腿扭转畸形（torsion deformity of lower leg）指胫骨长轴上出现非生理程度旋转。此类疾病病情隐匿，往往容易被忽视，常规的 X 线 /CT 平扫也难以评估，因此诊断依赖胫骨全长 CT 测量以及体格检查。从短期来看，扭转畸形主要是影响膝关节外形和引起膝前痛，从长期来看，扭转畸形容易引起髌股关节不稳、相关疾患并加速膝骨关节炎的进展。

如图 13-3-1-33 所示，患者，女性，28 岁，右小腿扭转畸形。站立位显示该患者存在肉眼可见的右侧髌骨内移，其 X 线结果提示存在明显的胫骨长轴旋转。

【鉴别诊断】

结合临床体征及双下肢 X 线片可以明确诊断。

（秦四河　郑炳鑫　吴　彬）

十七、先天性半侧肥大症

先天性半侧肥大症（congenital hemilimb hypertrophy）患者常表现为整个身体的一侧增大畸形，但是身体每一侧组织器官结构正常。患肢肢体周径比健侧粗大，骨骼和骨化中心发育也快。临床特点是双下肢不等长，行走跛行，骨盆倾斜和脊柱侧凸。有近 10%～15% 的患者智力发育差，有 50% 的患者伴有并指、多指、多乳头、先天性心脏病等。

如图 13-3-1-34 所示，患者，女性，24 岁，先天性右下肢肥大症。表现为智力发育差、躯干两侧不对称，右侧下肢较对侧增粗、跛行。X 线检查右侧膝部、足部 X 线较对侧增大。

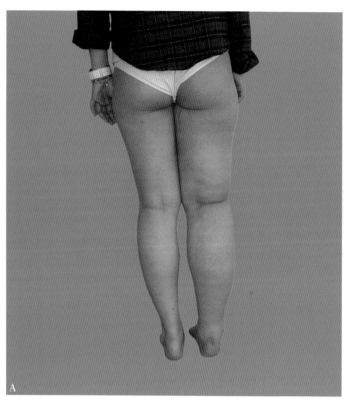

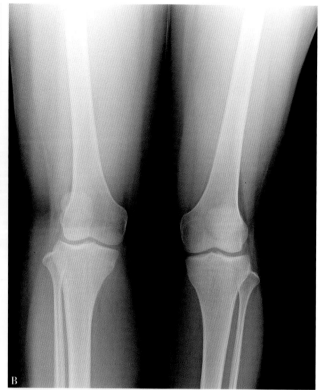

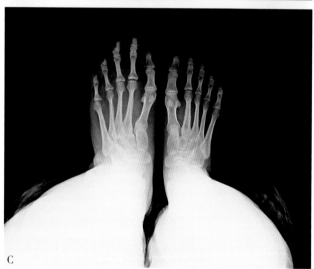

图 13-3-1-34
先天性右侧下肢肥大
A. 双下肢后面观；B. 双膝正位 X 线；C. 双足正位 X 线。

【鉴别诊断】

继发性一侧肢体肥大：在原发疾病的基础上导致一侧肢体肥大，多因血管、淋巴系统病变所引起，如下肢深静脉血栓、淋巴水肿、橡皮肿等。

（秦四河　岳　斌　孟纯阳）

十八、进行性骨化性肌炎

进行性骨化性肌炎（myositis ossificans progressiva）又称进行性骨化性纤维结构不良（fibrodysplasia ossificans progressiva）是一种发生于骨外肌肉、肌腱和韧带的进行性纤维化、钙化和骨化，最终导致严重功能障碍的罕见病。

如图 13-3-1-35 所示，患儿，女性，6 岁，体形消瘦，前胸及后背部皮下可见明显多发性骨化结节，触摸质硬，大小不一。

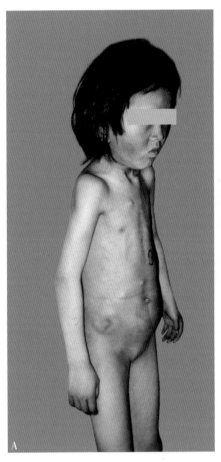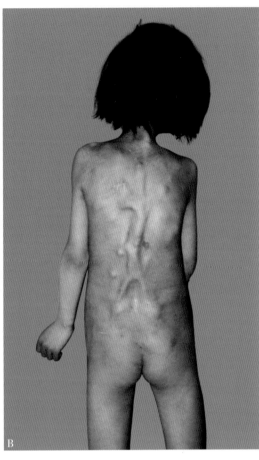

图 13-3-1-35
进行性骨化性肌炎
A. 侧面观；B. 背面观。

（秦泗河 郑炳鑫 吴 彬）

十九、进行性肌营养不良

进行性肌营养不良（progressive muscular dystrophy）是指一组以骨骼肌进行性无力萎缩为主要临床表现的疾病，呈慢性进行性发病，多起病于儿童及青少年期。临床特征是四肢近端肌肉缓慢出现进行性无力和萎缩，多从近端开始，呈对称性，由于萎缩肌肉的特征性分布而表现肌病面容，翼状肩及鸭步，常与假性肥大并存。

如图 13-3-1-36 所示，患儿，男性，11 岁，进行性肌营养不良，检查见患者背部肌肉萎缩，翼状肩胛，站立时双腿分开才能获得稳定站立，双侧腓肠肌明显肥大。

【鉴别诊断】

（1）少年型脊肌萎缩症：早年起病者需与此病鉴别，该病表现为下肢近端力弱，站立时腹部前凸，行走时似鸭步，与 DMD 临床表现相似。但肌电图呈典型的神经源性改变，血清 CK 正常或轻度增高，肌肉活检病理为神经源性损害有助于鉴别。

（2）亚急性或慢性多发性肌炎：成年人对称性肢体近端无力，血清肌酶升高，是慢性多发性肌炎和 LGMD 的共同特征，但前者没有家族遗传史，病情进展较快，多有肌痛，肌肉病理符合肌炎改变，用皮质类固醇激素或免疫抑制剂治疗有效，不难鉴别。

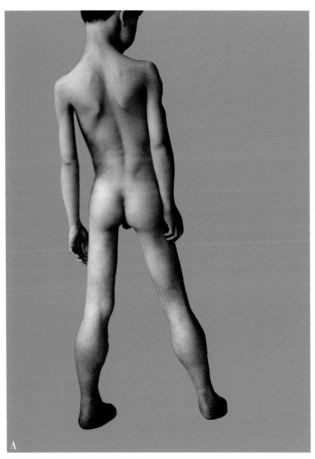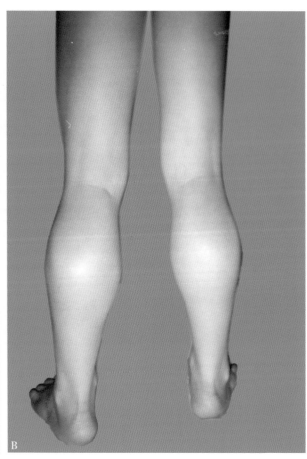

图 13-3-1-36
进行性肌营养不良
A. 身体背面观；B. 小腿背面观。

（秦泗河　岳　斌　孟纯阳）

第二节　下肢关节疾病

一、骨盆倾斜

　　骨盆倾斜（pelvic tilt）是由于外伤、发育等原因导致的骨盆变形，骨盆两侧不对称。表现为两侧髂棘间距不等，双下肢不等长，行走跛行，相差 5cm 以上者为重度，需要矫形处理。

　　如图 13-3-2-1 所示，患儿，男性，10 岁，脊柱裂继发骨盆倾斜，下腰部出现明显肿物，骶骨发育畸形，继发骨盆倾斜及双下肢不等长畸形，代偿性出现脊柱侧凸畸形。该患者出现明显的骨盆倾斜、脊柱侧凸畸形，需要考虑进行手术矫正治疗。

【鉴别诊断】

　　结合病史、临床体征及骨盆的 X 线片可以明确诊断。

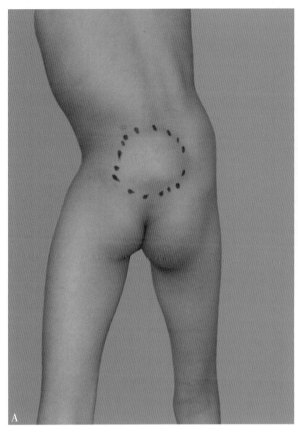

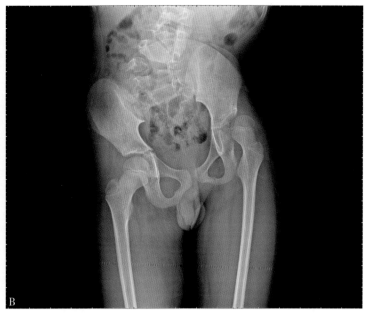

图 13-3-2-1
骨盆倾斜
A. 身体背面观；B. 骨盆正位 X 线。

（秦泗河　吴　彬）

二、发育性髋关节发育不良

　　发育性髋关节发育不良（developmental dysplasia of the hip，DDH）又称发育性髋关节脱位，是儿童骨科最常见的髋关节疾病，发病率在 1‰ 左右，女孩的发病率是男孩的 6 倍左右，左侧约为右侧的 2 倍，双侧约占 35%。

　　如图 13-3-2-2 所示，患儿，男性，11 岁，出现右侧先天性髋臼发育不良、髋关节半脱位，骨盆倾斜，X 线检查可见骨盆倾斜，髋关节半脱位，同时呈现脊柱侧凸畸形。

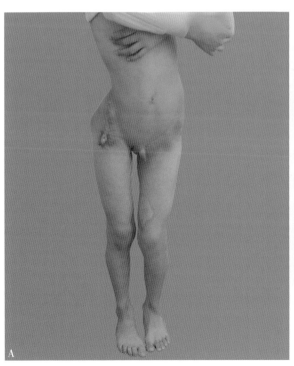

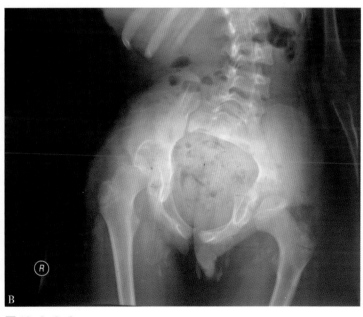

图 13-3-2-2
发育性髋关节发育不良
A. 身体正面观；B. 骨盆正位 X 线。

如图 13-3-2-3 所示，患者，女性，17 岁，骨盆正位 X 线片可见左侧髋臼发育异常，左侧股骨头脱位明显，骨盆出现代偿性倾斜。

【鉴别诊断】

化脓性髋关节炎合并髋关节脱位：以往有高烧、疼痛、髋关节活动障碍等病史，查体见髋关节活动受限，行走跛行，X 线可以有股骨头及髋臼骨质破坏的征象。

（秦泗河　孟纯阳）

三、髋关节脱位

髋关节脱位（dislocation of hip joint）由于发育性及外伤性所致，股骨头与髋臼的匹配关系改变，股骨头脱出位于 Nelaton 线之后者为后脱位，位于其前者为前脱位。

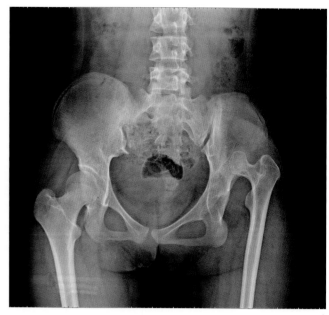

图 13-3-2-3
发育性髋关节发育不良

如图 13-3-2-4 所示，患儿，男性，7 岁，左大腿血管瘤伴髋关节脱位，检查见左大腿近端后方皮肤改变，色素沉着，体表可见浮于体表散在疱创样肿瘤，左髋关节脱位畸形。骨盆正位片可见骨盆倾斜，股骨头上脱位，髋臼变形。

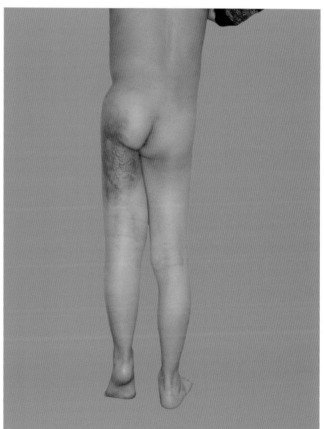

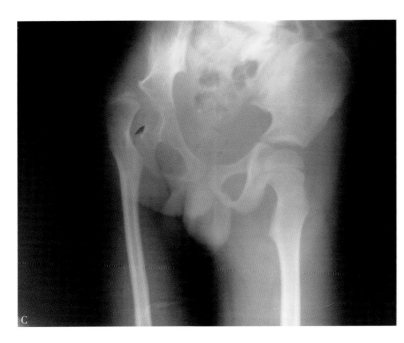

图 13-3-2-4
髋关节脱位
A. 身体正面观；B. 身体背面观；C. 骨盆正位 X 线。

如图 13-3-2-5 所示，患者，男性，13 岁，左髋关节脱位，左下肢缩短畸形；骨盆 X 线可见左股骨头坏死，股骨头密度改变，死骨形成，股骨头畸形，股骨颈干角变小，骨盆倾斜。

【鉴别诊断】

发育性髋关节脱位：表现为髋关节的发育不良，髋臼对股骨头的包容不够，并发髋关节脱位和半脱位，很少伴有股骨弯曲畸形。

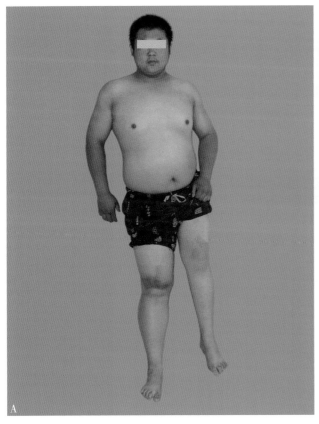

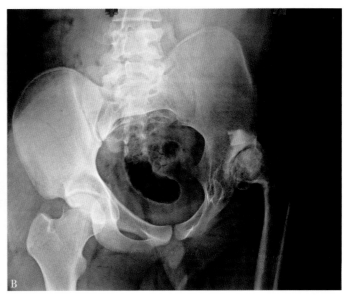

图 13-3-2-5
左髋关节脱位
A. 身体正面观；B. 骨盆正位 X 线。

（秦泗河 任翀旻 吴 彬）

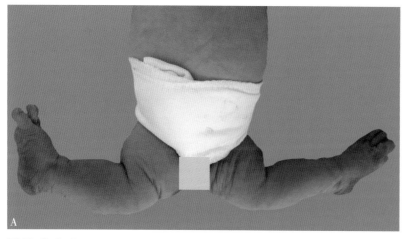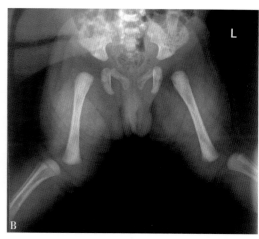

图 13-3-2-6
先天性膝关节脱位
A. 平卧位示膝关节外侧脱位；B. X 线片示膝关节不匹配。

四、先天性膝关节脱位

先天性膝关节脱位（congenital knee dislocation）又称先天性膝关节反曲。为胫骨向前脱位，出生后可见单侧或双侧膝关节反曲、过伸，甚至小腿折回足趾可贴到面部。股四头肌腱和髂胫束短缩，腘绳肌发育缺陷。膝关节仲直受限，可合并先天性髋关节脱位和或马蹄内翻足。

如图 13-3-2-6 所示，患儿，女性，出生 1 天。出生后见双侧下肢反向身体近端，双侧膝关节反曲，被动伸直受限，X 线示股骨及胫骨匹配关系改变。

【鉴别诊断】

多关节挛缩症：常多关节受累，四肢较僵硬，皮下脂肪少等。

（张问广）

五、膝关节肿大

膝关节肿大（enlargement of knee joint）是指膝关节受各种病因刺激，滑膜损伤产生的炎症反应，可引起膝关节充血、水肿、渗出、滑膜增生。主要表现为膝关节肿胀、疼痛，正常外形消失，活动受限等。常见的病因有外伤、类风湿关节炎、骨关节炎、化脓性关节炎等。

如图 13-3-2-7 所示，患者，女性，67 岁，双膝关节肿大，既往有类风湿关节炎病史 20 年，检查见患者双膝关节及周围组织弥漫性肿胀，浮髌征阳性，伴屈伸功能受限。

【鉴别诊断】

（1）膝关节骨关节炎：早期没有明显症状，随着病情发展主要表现为膝关节深部疼痛、关节僵硬、麻木、肿胀等，可见膝关节骨性膨大，常有明显的骨擦音，膝关节"绞锁感"。

（2）膝关节结核：早期表现膝关节肿胀和积液，后期则全关节结核，脓液积聚，寒

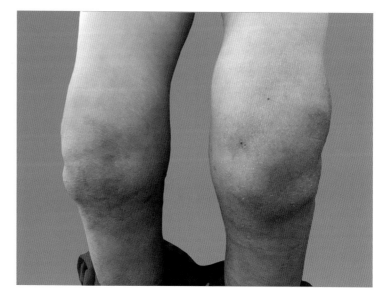

图 13-3-2-7
双侧膝关节肿大

性脓肿，功能受限。多继发于肺结核，常伴有体重减轻、低热及乏力等全身症状。结核菌素实验、X 线、CT 等检查可帮助诊断。

（覃 泱）

六、膝关节僵硬

膝关节僵硬（stiffness of knee joint）是下肢骨折的常见并发症或后遗症，膝关节功能严重受限或丧失。本病是多种原因所致的膝关节功能障碍，由于膝关节可能僵硬于屈曲、屈曲外旋、外翻位，或处于完全伸直位，故又分为屈曲性僵硬和伸直性僵硬。

如图 13-3-2-8 所示，患者，女性，36 岁，外伤后出现膝关节僵直，膝关节屈曲功能严重受限。患者双下肢呈被动体位，轻度屈曲、外旋、外翻位，伸直、屈曲活动受限，X 线可见膝关节间隙变窄或消失。

【鉴别诊断】

结合病史、临床体征及膝关节的 X 线片可以明确诊断。

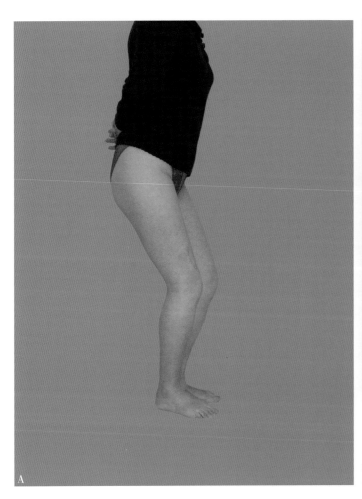

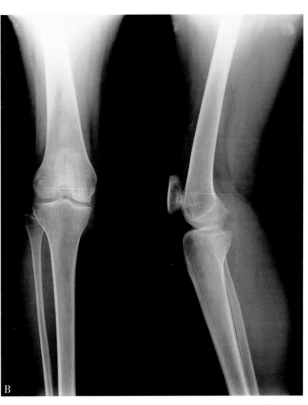

图 13-3-2-8
先天性膝关节脱位
A. 膝关节屈曲受限；B. 膝关节正侧位 X 线片。

（秦泗河 吴 彬）

七、膝外翻

膝外翻（genu valgum）为两踝距离增宽，小腿向外偏斜，双下肢呈 X 形状的膝关节病变，俗称外八字腿、X 形腿。单侧膝外翻者称为 K 形腿。造成 X 型腿的主要原因有以下三种，一是小儿的佝偻病，二是先天的遗传，另外还有一小部分是因为骨性关节炎、软骨发育障碍、外伤、骨折等引起的后遗症。

如图 13-3-2-9 所示，患者，女性，71 岁，右膝关节外翻畸形，既往有右膝关节骨性关节炎，反复关节疼痛、肿胀 15 年，检查见患者右膝关节骨性膨大，右膝关节外翻畸形，伴股四头肌和小腿肌肉萎缩。

如图 13-3-2-10 所示，患者，男性，19 岁，双膝外翻，既往有脑性瘫痪病史，检查见双膝关节屈曲、外翻畸形，双下肢肌张力高，跟腱紧张致足尖着地、足尖内翻，腘绳肌紧张致屈膝，呈"剪刀步"。X 线提示膝关节呈屈曲状态。

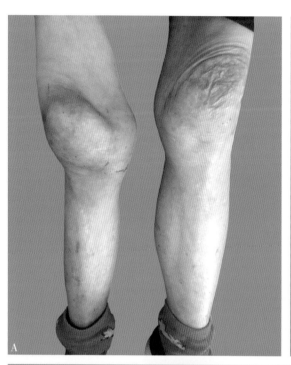
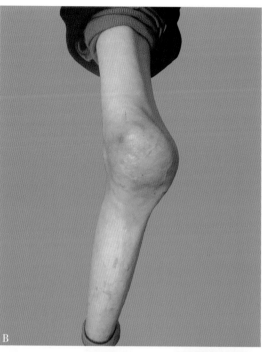

图 13-3-2-9
骨关节炎性膝外翻
A. 双膝关节正面观；
B. 膝关节侧面观。

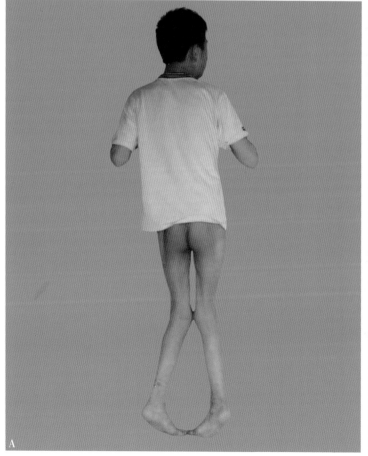
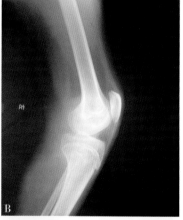
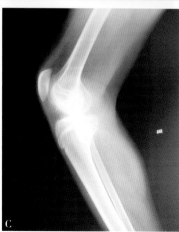

图 13-3-2-10
双膝外翻畸形
A. 身体背面观；
B. 左膝侧位片；
C. 右膝侧位片。

如图 13-3-2-11 所示，患者，男性，15 岁，双侧膝外翻，发育性。检查见双侧膝关节呈"X"形外翻。全下肢 X 线提示膝关节外翻、外旋，膝关节解剖关系改变。

如图 13-3-2-12 所示，患儿，女性，6 岁，右膝关节骨骺损伤性膝外翻畸形。检查见右下肢畸形，右膝关节外翻外旋，双下肢不等长。下肢 X 线可见双下肢力线改变，右膝关节外翻，右股骨发育异常。

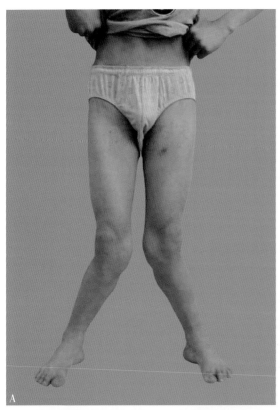

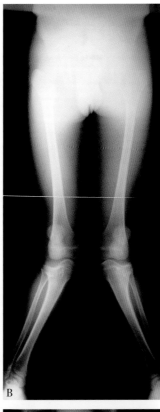

图 13-3-2-11
膝外翻
A. 双膝关节正面观；
B. 膝关节正位 X 线。

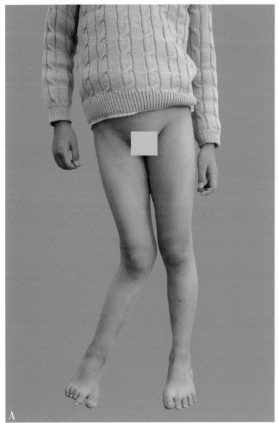

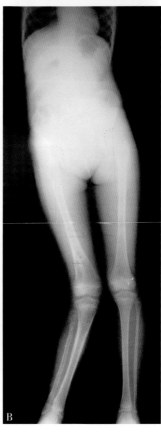

图 13-3-2-12
膝外翻
A. 双膝关节正面观；
B. 膝关节。

【鉴别诊断】

（1）骨髓炎所致关节畸形：既往骨髓炎病史，常伴严重关节或下肢骨畸形，可出现如胫骨弯曲畸形、髓腔改变等。

（2）小儿麻痹症致下肢畸形：严重者受累肌肉出现萎缩，神经功能不能恢复，造成受累肢体畸形。常伴小儿麻痹症病史。

（覃 泆 秦泗河 郑炳鑫 任翀旻）

八、膝内翻

膝内翻（genu varus）俗称 O 型腿，双下肢伸直站立内踝碰触时膝关节不能并拢，分为双侧膝内翻也叫作弓形腿、罗圈腿、O 型腿，以及单侧膝内翻也叫作 D 形腿。膝内翻是一种临床症状，有很多疾病都能够导致膝内翻症状，除常见的佝偻病以外，还有脊髓灰质炎、骨骺损伤、骨折、扁平足症、骨结核、骨肿瘤、膝关节囊肿等常见疾病都能够发生膝内翻。

如图 13-3-2-13 所示，患者，女性，36 岁，发育性膝关节内翻畸形，双膝内翻双胫骨下端内旋。如图所示，双侧膝关节内翻，膝关节不能并拢。双下肢 X 正位片可见膝关节内翻内旋。

如图 13-3-2-14 所示，患者，女性，58 岁，骨性关节炎致膝内翻，膝关节外伤史 10 余年，其后膝关节反复疼痛伴功能受限。检查见患者左膝关节屈曲强直，左膝关节内翻畸形，右侧膝关节正常，形成 D 型腿，左膝 X 线检查可见左膝关节退变，骨质增生明显，内侧间隙消失，膝关节内翻畸形。

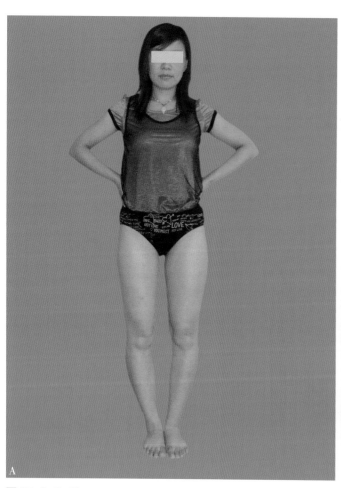
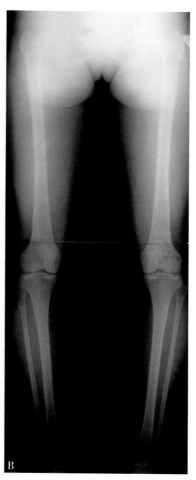

图 13-3-2-13
膝内翻
A. 双膝关节正面观；B. 膝关节正位 X 线。

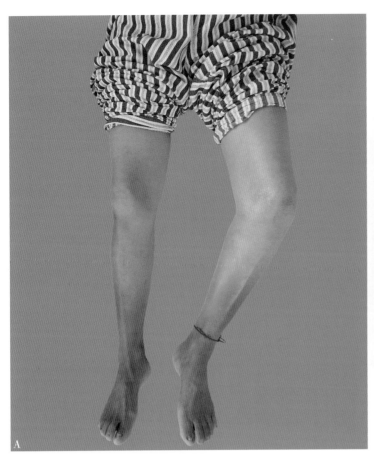
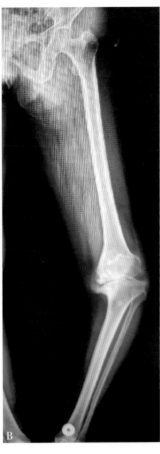

图 13-3-2-14
膝内翻
A. 双膝关节正面观；
B. 膝关节正位 X 线。

如图 13-3-2-15 所示，女性 20 岁，发育性双股骨和胫骨内翻。检查见膝关节明显 O 形内翻，下肢缩短。全下肢 X 线可见双下肢力线改变，股骨、胫骨、腓骨弯曲内翻，缩短畸形。

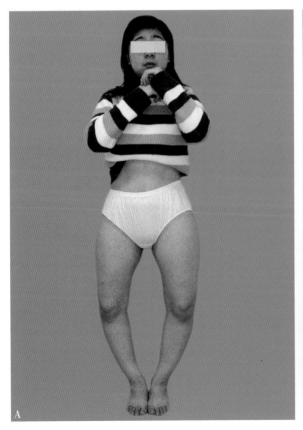
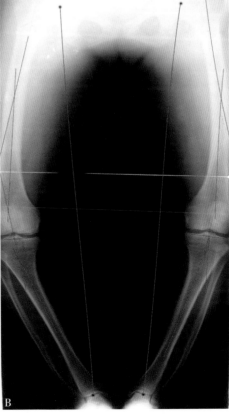

图 13-3-2-15
膝内翻
A. 双膝关节正面观；
B. 膝关节正位 X 线。

　　如图 13-3-2-16 所示，患者，女性，75 岁，膝关节骨性关节炎性膝内翻，双膝关节退行性病变，继发左膝内翻畸形。检查见膝关节内翻畸形，呈 O 形腿。X 线提示膝关节内侧间隙变窄，边缘骨赘形成伴硬化。

　　如图 13-3-2-17 所示，患者，女性，20 岁，佝偻病性膝内翻，体征可见双膝关节内翻畸形，O 型腿，双下肢力线 X 线片可见股骨、胫骨、腓骨弯曲，膝关节内翻畸形。

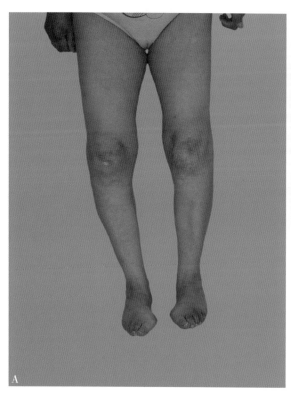

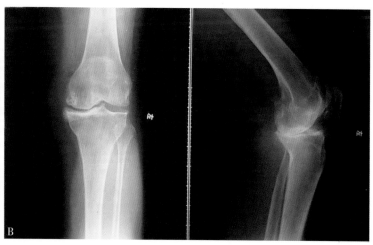

图 13-3-2-16
骨骺损伤性膝外翻
A. 双膝关节正面观；B. 左膝关节正位片及侧位片。

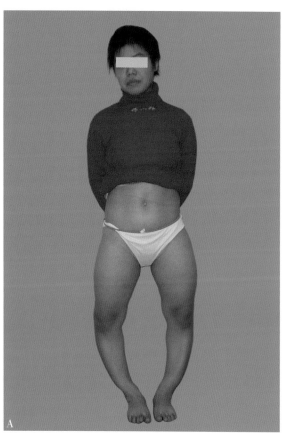

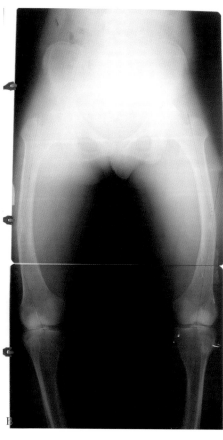

图 13-3-2-17
膝内翻
A. 双膝关节正面观；
B. 双下肢全长力 X 线片。

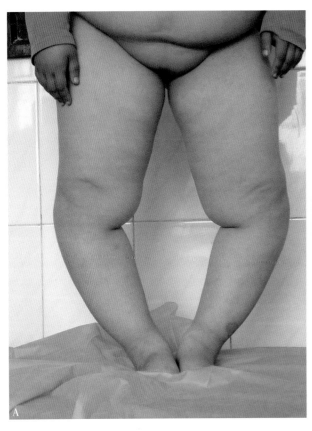

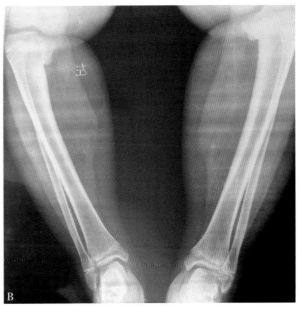

图 13-3-2-18
膝内翻
A. 双膝关节正面观；B. 双膝关节 X 线片。

如图 13-3-2-18 所示，患儿，女性，11 岁，胫骨内髁骨软骨病（又称胫骨内翻、Blount 病）致膝内翻畸形，查体见双下肢膝关节内翻畸形，X 线检查可见双侧小腿向内弯曲，呈膝内翻畸形，胫骨内髁增大，其上方关节面向内、下、后方倾斜。

【鉴别诊断】

（1）骨髓炎所致关节畸形：既往骨髓炎病史，常伴严重关节或下肢骨畸形，可出现如胫骨弯曲畸形、髓腔改变等。

（2）类风湿关节炎：类风湿关节炎膝关节病变以双侧膝关节弥漫性肿胀多见，类风湿因子等实验室检查可协助诊断。

（3）膝关节结核：早期表现膝关节肿胀和积液，后期则全关节结核，脓液积聚，寒性脓肿，功能受限。多继发于肺结核，常伴有体重减轻、低热及乏力等全身症状。结核菌素试验、X 线、CT 等检查可协助诊断。

（秦泗河 覃 泱 任帅旻 郑炳鑫 吴 彬）

九、足踝畸形

足踝畸形（ankle deformity）足踝部畸形分先天性和后天性，患儿出生以后就形成的足部畸形称为先天畸形，也有一些是由后天因素，比如发育因素和外伤，以及其他影响足部畸形的因素造成的。

如图 13-3-2-19 所示，患者，男性，18 岁，下运动神经元疾患致足踝畸形。检查见右足内翻，左足外翻畸形。X 线可见足踝关节畸形，踝关节应力改变，关节发育畸形。

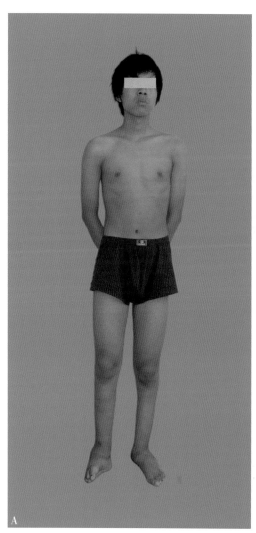

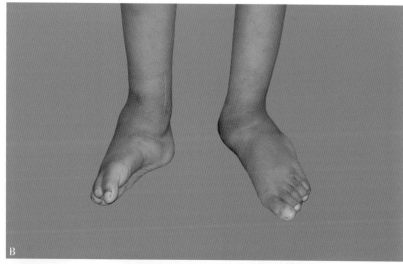

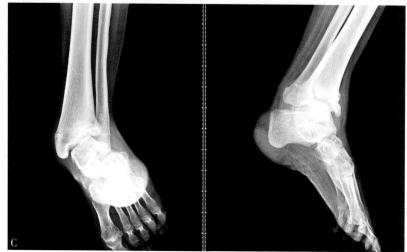

图 13-3-2-19
足踝畸形
A. 站立位正面观；B. 双足踝正面观；C. 右踝关节正侧位 X 线片。

如图 13-3-2-20 所示，患者，男性，48 岁，大骨节病，双踝部肿大、疼痛 20 年。检查见踝部畸形，外踝增大，踝关节变形。X 线检查所见踝关节间隙消失，距骨坏死，骨质紊乱。

【鉴别诊断】

（1）骨髓炎所致关节畸形：既往骨髓炎病史，常伴严重关节或下肢骨畸形，可出现如胫骨弯曲畸形、髓腔改变等。

（2）小儿麻痹症致下肢畸形：严重者受累肌肉出现萎缩，神经功能不能恢复，造成受累肢体畸形。常伴小儿麻痹症病史。

（3）类风湿关节炎：类风湿关节炎是一种以侵蚀性、对称性多关节炎为主要临床表现的慢性、全身性自身免疫性疾病，主要表现为关节畸形和功能丧失。

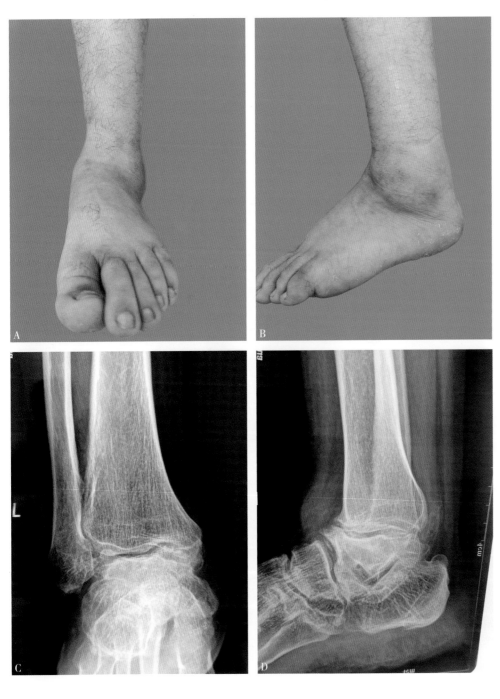

图 13-3-2-20
足踝畸形
A. 足正面观；
B. 足侧面观；
C、D. 踝关节正侧位 X 线片。

（秦泗河　任翀旻　吴　彬　孟纯阳）

十、软骨发育不全 - 侏儒症

软骨发育不全 - 侏儒症（achondroplasia-dwarfism）又称软骨营养障碍性侏儒症，是一种软骨内骨化缺陷导致的先天畸形，以头大、短肢、身材矮小、膝内翻畸形为主要特征。

如图 13-3-2-21 所示，患儿，1 岁，软骨发育不全，侏儒症。检查见躯干与四肢不成比例，头颅大而四肢短小，躯干长度正常。X 线提示长骨变短，骨干厚，髓腔变小，骨骺呈碎裂。膝关节见骨端呈"V"形分开，骨骺的骨化中心嵌入"V"形切迹，关节间隙增宽。

【鉴别诊断】

（1）垂体性侏儒症：可能系先天发育不全，垂体前叶功能不足所引起的生长发育障碍。病因大多不明。少数因垂体邻近病变或全身性疾病影响垂体机能而发病。

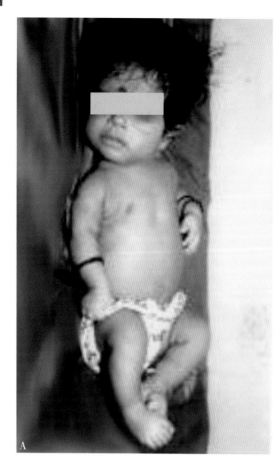
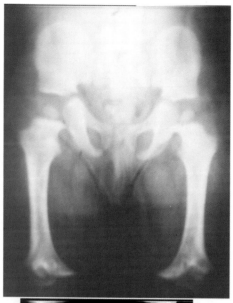
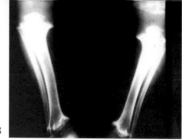

图 13-3-2-21
软骨发育不全 - 侏儒症
A. 全身正面观；
B. 下肢 X 线片。

（2）克汀病：是小儿甲状腺功能不足所致，严重影响胎儿中枢神经系统，尤其是大脑的发育。常见症状为身材矮小、反应迟钝、智力低下、怕冷多伴有聋哑症。

（秦泗河　郑炳鑫　孟纯阳）

十一、先天性多发性关节挛缩症

先天性多发性关节挛缩症（arthrogryposis multiplex congenita，AMC）病因可能系原发于肌肉的常染色体隐性遗传或者脊髓前角细胞变性，加上胎儿宫内受压，导致肌肉发育障碍、纤维变性和脂肪变性，韧带缩短，关节囊挛缩。两侧上、下肢均可波及，甚少波及脊柱和颞颌关节。

如图 13-3-2-22 所示，患儿，女性，5 岁，先天性关节挛缩症。检查见肩关节内旋，桡骨头脱位，前臂旋前，腕和手指屈曲，拇指内收至掌内。下肢则表现为髋关节脱位或处于屈曲外展外旋位，膝呈圆柱状或反屈脱位，足呈马蹄内翻，状如"木偶"。

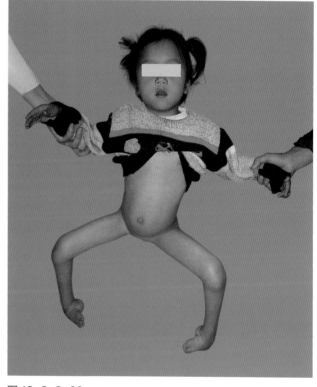

图 13-3-2-22
先天性多发性关节挛缩症

【鉴别诊断】

类风湿关节炎：类风湿关节炎是一种以侵蚀性、对称性多关节炎为主要临床表现的慢性、全身性自身免疫性疾病，主要表现为关节畸形和功能丧失。

（秦泗河　吴　彬）

第三节　下肢骨肿瘤

一、脊索瘤

脊索瘤（chordoma）是一种先天性的来源于残余的脊索组织的恶性肿瘤，大部分发生在骶尾部和颅底。主要表现为疼痛和肿块，可出现压迫症状。

如图 13-3-3-1 所示，患者，男性，67 岁。患者于 1 年前无明显诱因出现下腹部疼痛，加重时不能仰卧，伴大小便排便困难，大便呈扁平状，小便尿线变细。行骶尾部 MRI 扫描，可见骶骨下端肿瘤组织，肿瘤信号混杂。骶尾部 CT 三维重建提示 S_2 水平下方骶骨骨质明显破坏，手术连同部分骶骨及肿瘤完整切除。

【鉴别诊断】

畸胎瘤：畸胎瘤来源于生殖细胞，无明显症状，多为良性肿瘤，预后良好。

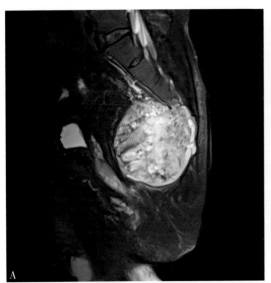
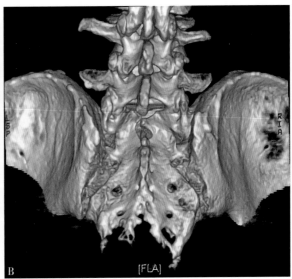
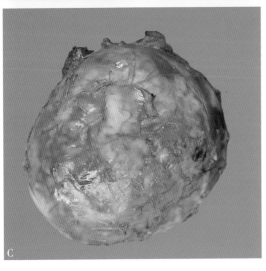

图 13-3-3-1
脊索瘤
A. 骶尾部 MR；B. 骶尾椎 CT 三维重建；C. 切除后大体照。

（岳　斌　闫　鹏）

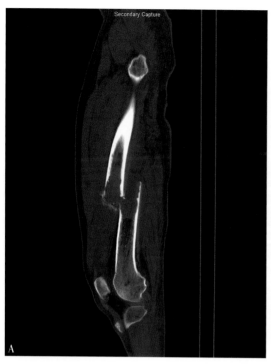
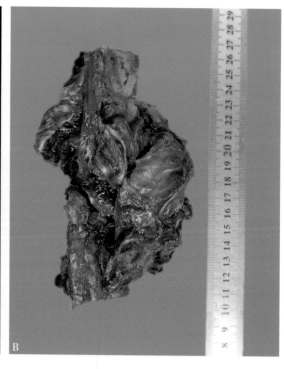

图 13-3-3-2
股骨骨转移瘤
A. 股骨 CT 平扫；
B. 切除后大体照。

二、骨转移瘤

骨转移瘤（bone metastasis）发生率是骨原发恶性肿瘤的 35～40 倍。癌症骨转移是癌性疼痛的主要原因之一，它所造成的病理性骨折、脊髓压迫、高钙血症和骨髓衰竭等并发症，加速了病情的发展，严重影响了癌症患者的生存质量。转移性骨肿瘤主要症状是疼痛、肿胀、病理性骨折和脊髓压迫。

如图 13-3-3-2 所示，患者，男性，65 岁，肾癌股骨转移，合并病理性骨折。检查见股骨 CT 提示股骨中下段骨质破坏、骨折错位，局部软组织肿块形成。术中见切除标本骨质不连续，局部肿瘤破坏骨质，软组织肿块形成。

【鉴别诊断】

创伤性骨折：由于意外事故或暴力造成骨质的完整性或连续性中断，骨质无虫噬样的破坏，无软组织肿块形成。

（岳　斌　郑炳鑫）

三、软骨肉瘤

软骨肉瘤（chondrosarcoma）好发于成年和老年患者，大多数肿瘤发生在躯干部、肱骨、股骨近端。最明显的临床症状是单独或同时出现的局部肿胀和疼痛。很多软骨肉瘤好发于髋臼，是有名的"窝藏"恶性肿瘤的部位。

如图 13-3-3-3 所示，患者，女性，54 岁，2 个月前查体发现左侧盆腔肿物，无明显疼痛不适。查体未见明显阳性体征，体表未触及肿瘤组织，患侧髋部无明显压痛、反跳痛。于外院行穿刺病理学检查提示软骨来源性肿瘤。患者骨盆三维 CT 可见左侧髂骨前方肿瘤呈浸润性生长，左侧后方髂骨骨质破坏明显，术中切除大体及病理检查提示软骨肉瘤。

【鉴别诊断】

（1）骨肉瘤：好发于 10～20 岁青少年，好发于长骨干骺端，病理学检查及 PET-CT 全身检查可以鉴别。

（2）尤因肉瘤：好发于 10～20 岁青少年，小圆细胞恶性肿瘤，病理学检查及 PET-CT 全身检查可以鉴别。

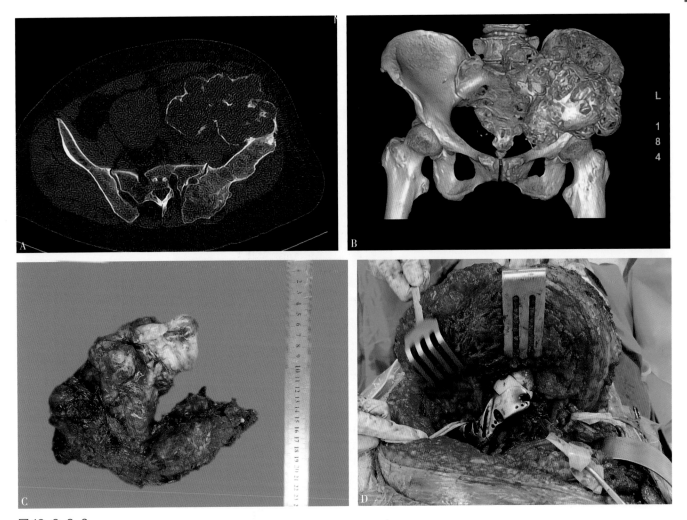

图 13-3-3-3
髂骨软骨肉瘤
A. 骨盆 CT 平扫；B. 骨盆 CT 三维重建；C. 切除后大体照；D. 安装假体后。

（岳　斌　闫　鹏）

四、骨肉瘤

　　骨肉瘤（osteosarcoma）是较常见的发生在 20 岁以下的青少年或儿童的一种恶性骨肿瘤，在小儿骨恶性肿瘤中最多见，突出症状是肿瘤部位的疼痛，由肿瘤组织浸蚀和溶解骨皮质所致。

　　如图 13-3-3-4 所示，患者，男性，14 岁，3 个月前无意发现左膝关节肿物，后逐渐出现膝关节周围疼痛不适，并逐渐加重。行组织病理学穿刺检查提示为恶性肿瘤，结合临床及影像学检查，考虑为骨肉瘤。膝关节 CT 及三维重建及 MR 可见远端股骨周围肿瘤组织浸润明显，术中给予股骨远端肿瘤囊外瘤段切除，并行膝关节假体重建修复。

【鉴别诊断】

　　（1）软骨肉瘤：好发于中老年人，软骨来源，病理学穿刺及 PET-CT 全身扫描可以鉴别。

　　（2）尤因肉瘤：好发于 10~20 岁青少年，小圆细胞恶性肿瘤，病理学检查及 PET-CT 全身检查可以鉴别。

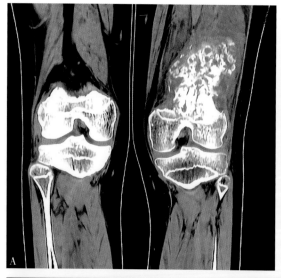
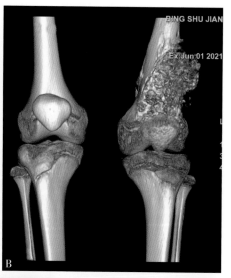
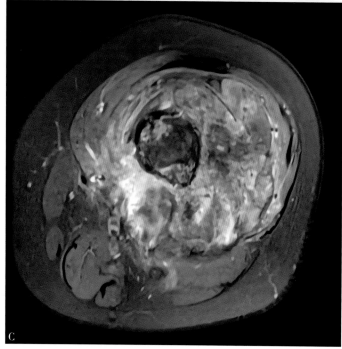
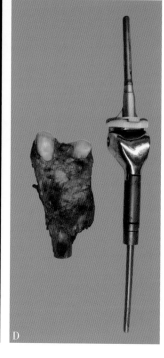

图 13-3-3-4
股骨骨肉瘤
A. 股骨 CT 平扫;
B. 股骨 CT 三维重建;
C. 股骨 MR;
D. 切除后大体及假体。

（岳　斌　闫　鹏）

五、皮质旁骨肉瘤

皮质旁骨肉瘤（paracortical osteosarcoma）是一种骨来源的低度恶性肿瘤，成年人多见，好发于股骨下段，以肿块为主要表现，发病慢，X 线显示皮质外有一基宽分叶、密度高的阴影。病理显示肿瘤细胞为梭形，形态较规则，异型性不明显。治疗以手术局部大块切除为主，预后较一般骨肉瘤好。

如图 13-3-3-5 所示，患者，男性，35 岁，发现左膝关节肿物 4 年，疼痛 1 年。在左侧膝关节外侧可触及明显肿块，质地较硬，直径大小约 8cm。X 线检查可见股骨远端皮质外有一基宽分叶、密度高的阴影，基部与皮质间有一线状透亮阴影。MR 检查可见股骨远端外侧可见一肿块影，基底与股骨皮质界限清楚，术中切除肿瘤可见股骨远端明显肿瘤组织，浸润远端股骨，病理考虑皮质旁骨肉瘤，给予整体切除后假体重建。

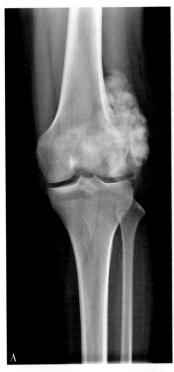
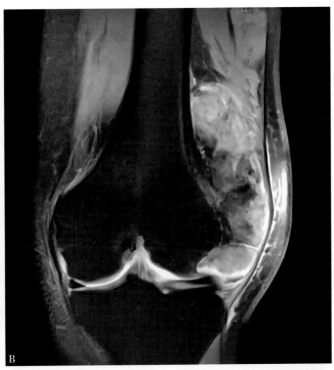
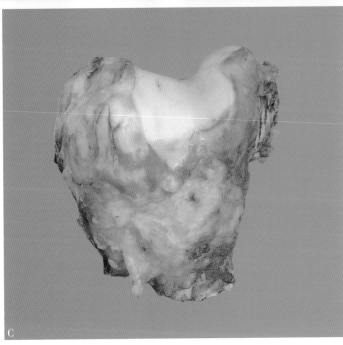
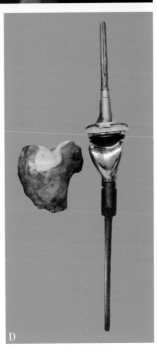

图 13-3-3-5
股骨皮质旁骨肉瘤
A. 膝关节正位 X 线；
B. 股骨远端 MR；
C. 切除后大体及假体；
D. 切除后大体及假体。

【鉴别诊断】
（1）软骨肉瘤：好发于中老年，软骨来源，病理穿刺及 PET-CT 全身扫描可以鉴别。
（2）尤因肉瘤：好发于 10～20 岁青少年，小圆细胞恶性肿瘤，病理学检查及 PET-CT 全身检查可以鉴别。

（岳　斌　闫　鹏）

六、骨巨细胞瘤

骨巨细胞瘤（giant cell tumor of the bone）常见于 20～40 岁青年人，好发于长骨干骺端，其次为骶骨。常见临床表现为疼痛、局部肿块或肿胀，部分患者可能出现关节功能障碍及压迫症状。骨巨细胞瘤最典型的影像学表现为骨端偏心性、膨胀性、溶骨性破坏。

如图 13-3-3-6 所示，患者，男性，53 岁，3 天前滑倒后左膝关节疼痛、肿胀，活动受限，行左膝关节

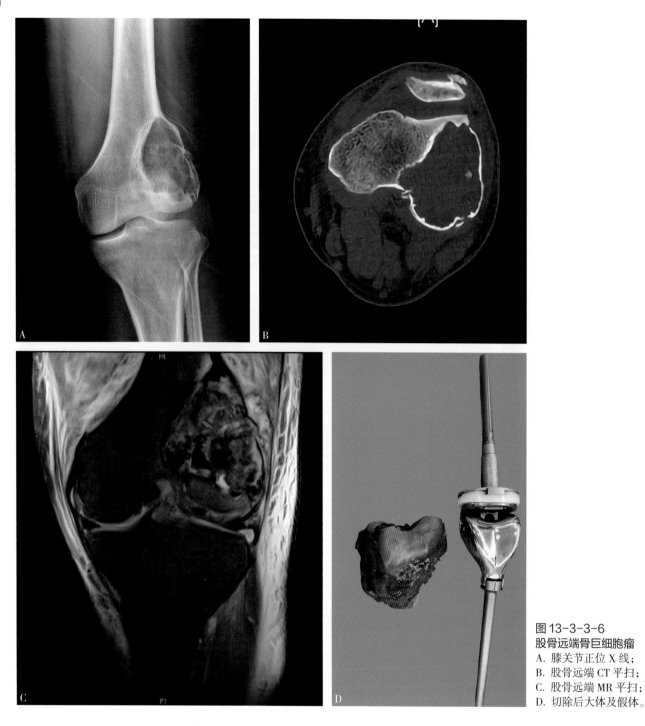

图 13-3-3-6
股骨远端骨巨细胞瘤
A. 膝关节正位 X 线；
B. 股骨远端 CT 平扫；
C. 股骨远端 MR 平扫；
D. 切除后大体及假体。

X 线及 CT、MR，可见左侧股骨外侧髁偏心性、膨胀性骨质破坏并病理性骨折，切除后大体所见及病理检查考虑为骨巨细胞瘤。

【鉴别诊断】

（1）骨囊肿：无明显症状，或有轻微疼痛和压痛，病理性骨折可为最早症状和体征，X 线摄片显示长骨干骺端有椭圆形密度均匀的透明阴影，病变局限，与正常骨质间有明显界线，骨皮质膨胀变薄，病理检查可确诊。

（2）成软骨细胞瘤：多发生于 10～20 岁之间，主要表现为间断性疼痛和邻近关节的肿胀，肌肉乏力。X 线表现为二次骨化中心内小圆形、2～4cm 的低密度阴影，边界清楚，周围有反应骨形成硬化缘，病灶内可见点状钙化。

（岳　斌　闫　鹏）

第四章　足

第一节　足踝部畸形

一、先天性腓骨缺如

先天性腓骨缺如（congenital fibular hemimelia）是指先天性腓骨短缩、畸形、缺如并伴有足、踝、胫骨及股骨的缺损或部分缺损，其临床表现为下肢不等长、马蹄外翻足以及膝关节屈曲挛缩等，严重者可造成下肢及足部畸形。

如图 13-4-1-1 所示，患儿，男性，6 岁，先天性左腓骨缺如，该患儿腓骨发育缺如，胫骨远端外翻、外旋，小腿弓形和足下垂、外翻畸形。Achterman 及 Kalamchi 分型中的 2 型。

【鉴别诊断】

先天性仰趾外翻足畸形：患儿出生后即可发现患足背伸和外翻畸形，严重者足背可与胫骨前方皮肤相接触，同时因足背侧和外侧软组织张力增加使足的跖屈和内翻活动受限，X 线片可明确鉴别。

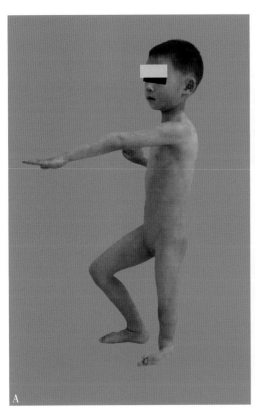
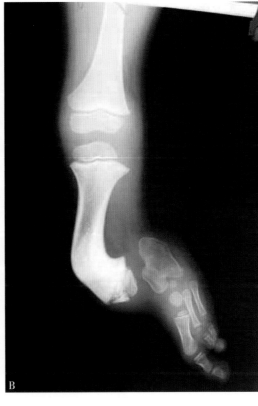

图 13-4-1-1
左先天性腓骨缺如
A. 左小腿弓形畸形；
B. 左腓骨缺如 X 线片。

（秦泗河　魏本磊）

二、下肢束带畸形

下肢束带畸形（constriction band deformity）局部软组织被束带缠绕，表现为完全性或不完全性环状凹陷，严重者可出现肢体不同程度的畸形，可出现血管神经肌腱压迫症状，手术是治疗的唯一方法。

如图 13-4-1-2 所示，患儿，男性，2 岁，右下肢先天性束带畸形，该患儿踝关节近端束带，较对侧发育细小，同时有足趾并趾畸形。

如图 13-4-1-3 所示，患儿，男性，2 岁，先天性束带畸形，该患儿左踝关节近端束带深入筋膜影响其远端肢体的循环，肢端肿胀、颜色无明显改变，发育明显细小。

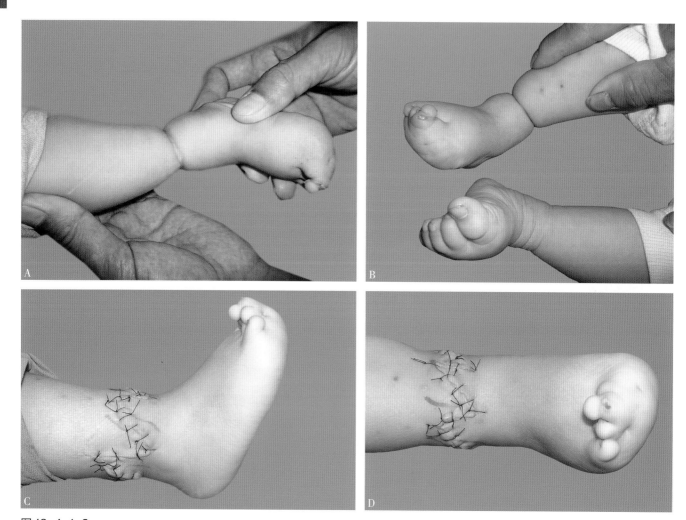

图 13-4-1-2
右下肢束带畸形
A. 右下肢束带症；B. 右下肢束带，足趾并趾畸形；C. 改型术后侧面；D. 改型术后背面。

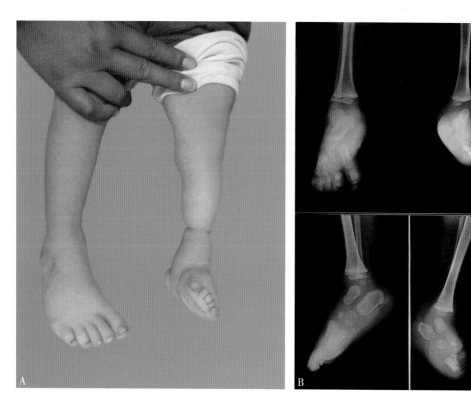

图 13-4-1-3
左下肢束带症
A. 左下肢束带症发育细小；
B. 左下肢束带症 X 线片。

如图 13-4-1-4 所示，患者，男性，15 岁，先天性束带畸形，局部颜色改变，束带造成关节挛缩、强直。

【鉴别诊断】

瘢痕挛缩：瘢痕挛缩是指因损伤后或炎性病变后，由于瘢痕组织增生而产生的组织挛缩的现象。若发生在关节周围，可导致关节强直，主动及被动活动均有不同程度受限，瘢痕挛缩的治疗，主要根据瘢痕发生的部位，采用不同的手术方法。

（韩清銮　魏本磊　秦泗河）

三、先天性关节挛缩

先天性关节挛缩（congenital arthrogryposis）是胎儿关节在子宫内就呈屈曲挛缩状，通常髋关节屈曲或伴有脱位，膝关节屈曲，踝关节内翻、内收，小腿肌肉发育不良，肢体缺乏肌肉外观，呈管状。

如图 13-4-1-5 所示，患儿，男性，5 岁，先天性关节挛缩，髋关节、膝关节、踝关节均有不同程度的关节挛缩、强直，双足畸形。

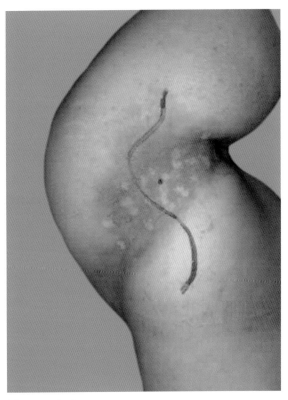

图 13-4-1-4
左下肢束带症

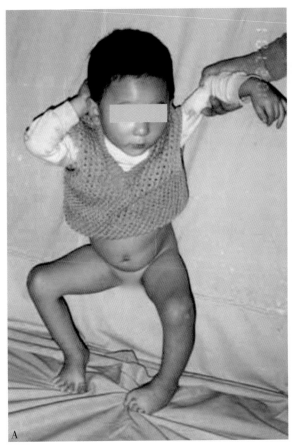

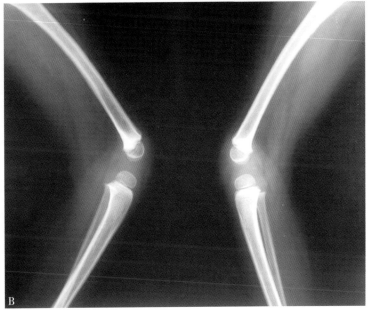

图 13-4-1-5
双下肢先天性关节挛缩
A. 先天性关节挛缩；B. 先天性关节挛缩 X 线片。

【鉴别诊断】

瘢痕挛缩：瘢痕挛缩是指因损伤后或炎性病变后，由于瘢痕组织增生而产生的组织挛缩的现象。若发生在关节周围，可导致关节强直。主动及被动活动均有不同程度受限，瘢痕挛缩的治疗，主要根据瘢痕发生的部位，采用不同的手术方法。

（秦泗河 孟纯阳 魏本磊）

四、马缰绳畸形

马缰绳畸形（Checkrein deformity）又称姆长屈肌挛缩症，一般认为是骨折后姆长屈肌粘连或挛缩，也有少数人认为是骨筋膜室综合征所致，主动屈趾无力，主动背伸时跖趾关节背伸，趾间关节屈曲，踝关节背伸时足趾呈爪状趾，踝关节屈曲时趾间关节可伸直或处于屈曲状。

如图 13-4-1-6 所示，患者，女性，42 岁，右踝关节骨折术后 1 年，姆趾屈伸活动受限 5 个月。图示踝关节跖屈时姆趾基本正常，背屈时姆趾呈屈曲状。

【鉴别诊断】

骨筋膜室综合征后遗症：除了有小腿及足部肌肉缺血挛缩外，常伴有神经功能障碍。

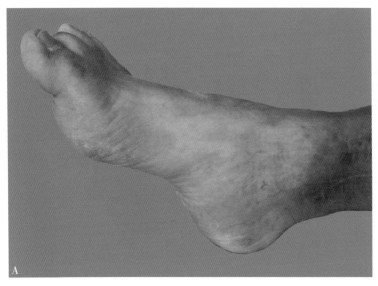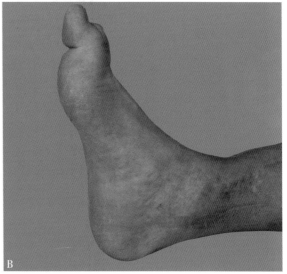

图 13-4-1-6
马缰绳畸形
A. 踝关节跖屈时趾间关节伸直；B. 踝关节背伸时趾间关节屈曲。

（郭树章）

第二节 足部畸形

一、马蹄内翻足

马蹄内翻足（talipes equinovarus）常见的原因有神经性马蹄内翻足如脊柱裂，脑性瘫痪如缺血缺氧性脑病后遗症，脊髓灰质炎后遗症，创伤性马蹄内翻足等，先天性马蹄内翻足分为僵硬型及柔软型，僵硬型的踝与距下关节跖屈畸形明显，距骨跖屈，跟腱挛缩，前足内收内翻。柔软型最大的特点是在被动背伸外翻时可以矫正其马蹄内翻畸形，能使患足达到或接近中立位。

如图 13-4-2-1 所示，患者，女性，22 岁，先天性腰椎硬脊膜膨出，7 岁左右手术治疗，后逐渐出现双足马蹄内翻足畸形，右足于 2 年前手术矫形，目前左足影响行走。图中所见为双足马蹄内翻足畸形，右足已经行手术矫形，左足下垂、内翻、内收畸形，后足马蹄、内翻、内旋，前足内收、内翻、高弓为主要表现的一种畸形。

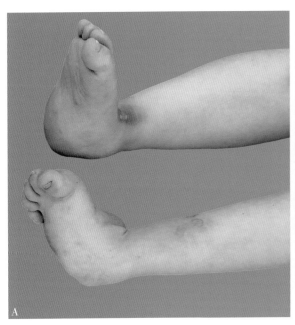
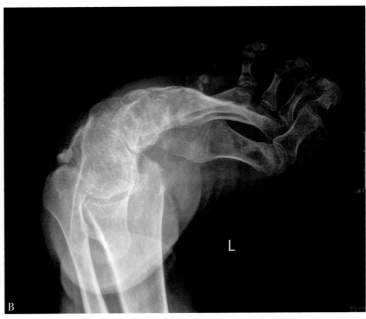

图 13-4-2-1
马蹄内翻足
A. 马蹄内翻足外观；B. 马蹄内翻足 X 线片。

　　如图 13-4-2-2 所示，患儿，男性，10 岁，脊柱裂后遗症，骨盆倾斜，下肢发育细小，双足马蹄内翻高弓足。双足马蹄内翻足畸形，足下垂、内翻、内收畸形，后足马蹄、内翻、内旋，前足内收、内翻、高弓。

　　如图 13-4-2-3 所示，患者，女性，52 岁，脊柱裂后遗症，双足马蹄内翻高弓足。图中所见为双足马蹄内翻足畸形，足下垂、内翻、内收畸形，后足马蹄、内翻、内旋，前足内收、内翻、高弓。

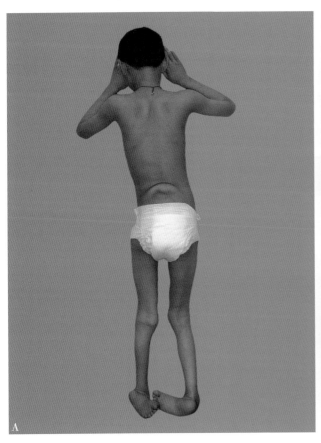
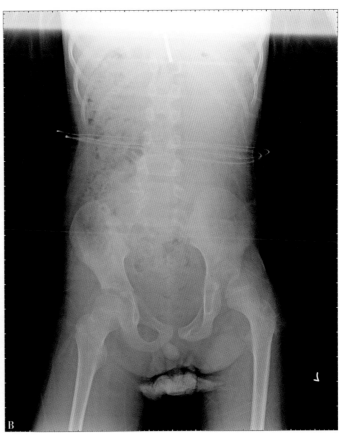

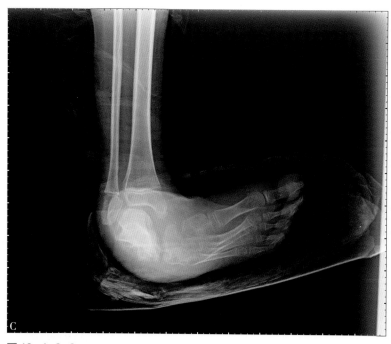
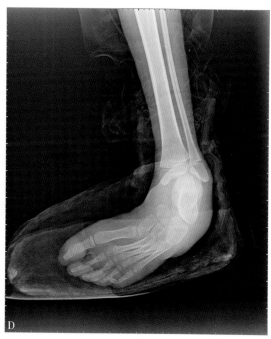

图 13-4-2-2
脊柱裂后遗马蹄内翻足
A. 脊柱裂后遗马蹄内翻足外观；B. 脊柱裂骨盆 X 线片；C. 脊柱裂右足 X 线片；D. 脊柱裂左足 X 线片。

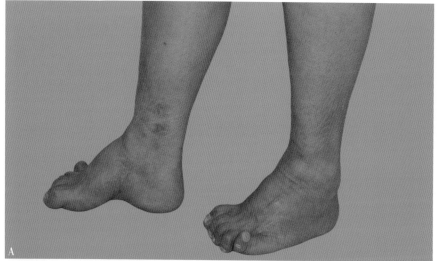
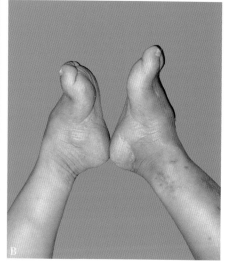
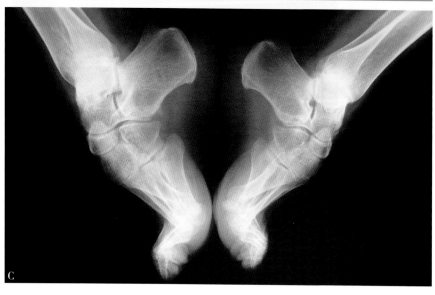

图 13-4-2-3
脊柱裂后遗马蹄内翻足
A. 马蹄内翻足站立位外观；
B. 马蹄内翻足非站立位外观；
C. 马蹄内翻足 X 线片。

如图 13-4-2-4 所示，患者，男性，22 岁，脊髓灰质炎后遗症，左足马蹄内翻高弓足，左足马蹄内翻足畸形，足下垂、内翻、内收畸形，后足马蹄、内翻、内旋，前足内收、内翻、高弓。

如图 13-4-2-5 所示，患者，男性，27 岁，脊髓灰质炎后遗症，左足马蹄内翻高弓足。左足马蹄内翻足畸形，足下垂、内翻、内收畸形，跟腱挛缩重，后足马蹄、内翻、内旋，前足内收、内翻、高弓。

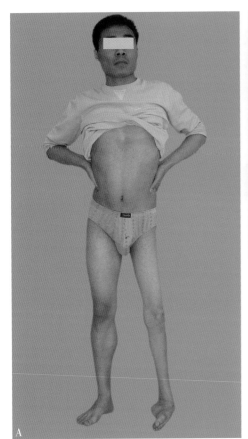

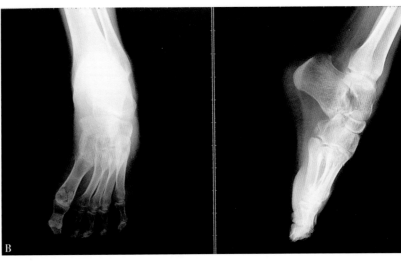

图 13-4-2-4
脊髓灰质炎后遗马蹄内翻足
A. 马蹄内翻足外观；B. 左马蹄内翻足 X 线片。

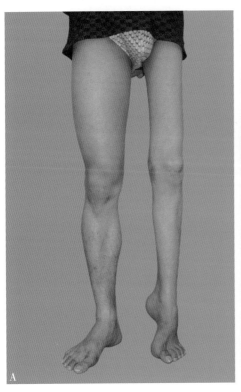

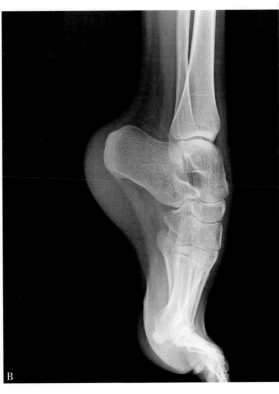

图 13-4-2-5
脊髓灰质炎后遗马蹄内翻足
A. 左马蹄内翻足外观；
B. 左马蹄内翻足 X 线片。

如图 13-4-2-6 所示，患儿，男性，19 岁，双足马蹄内翻畸形，左侧较重，马蹄内翻足畸形明显，足下垂、内翻、内收畸形，后足马蹄、内翻、内旋，前足内收、内翻、高弓。

如图 13-4-2-7 所示，患儿，男性，26 岁，双足马蹄内翻畸形，图中所见为马蹄内翻足畸形，足下垂、内翻、内收畸形，后足马蹄、内翻、内旋，前足内收、内翻、高弓。

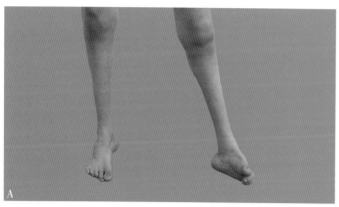
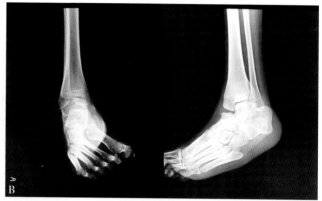

图 13-4-2-6
双马蹄内翻足
A. 马蹄内翻足外观；B. 马蹄内翻足 X 线片。

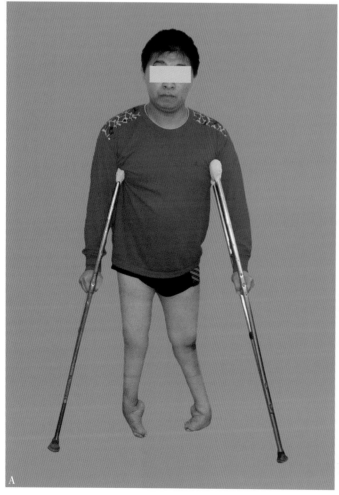
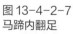

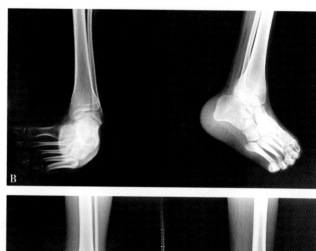
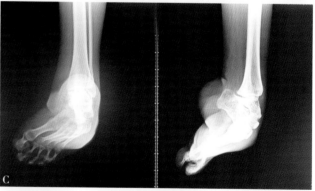
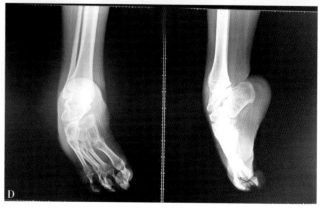

图 13-4-2-7
马蹄内翻足
A. 马蹄内翻足外观；
B. 马蹄内翻足 X 线片；
C. 马蹄内翻左足 X 线片；
D. 马蹄内翻右足 X 线片。

　　如图 13-4-2-8 所示，患者，女性，左下肢血管瘤所致下肢肿胀，较对侧增粗，血管瘤侵袭性生长累及肌肉及神经，造成膝关节屈曲，马蹄足畸形，足下垂、内翻畸形。

　　如图 13-4-2-9 所示，患者，女性，26 岁，左下肢海绵状血管瘤所致膝关节屈曲，马蹄足畸形，图中所见为左下肢血管瘤部分切除术后，瘢痕可见。膝关节屈曲挛缩状，伸直不能，马蹄足畸形，足下垂、内翻、内收畸形。

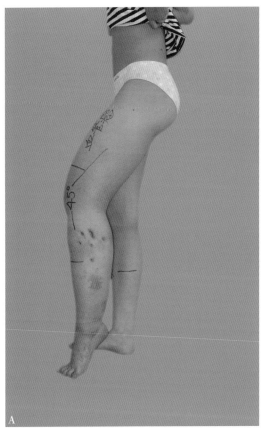

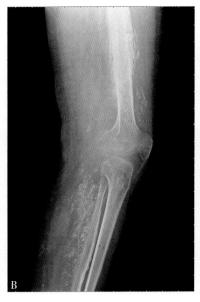

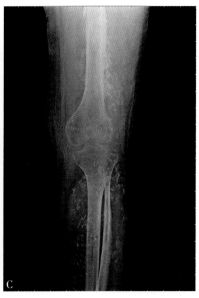

图 13-4-2-8
血管瘤所致马蹄内翻足
A. 左下肢血管瘤所致马蹄内翻足；
B. 侧位 X 线片显示血管瘤影；
C. 正位 X 线片显示血管瘤影。

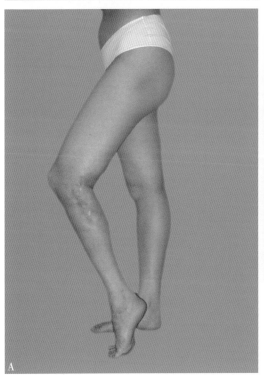

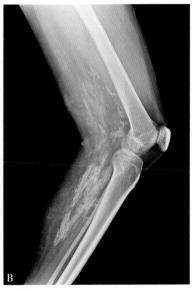

图 13-4-2-9
海绵状血管瘤所致马蹄足
A. 左下肢海绵状血管瘤所致马蹄足；B. 左下肢侧位 X 线片。

如图 13-4-2-10 所示，患儿，女性，12 岁，跛行 11 年，右下肢短缩、右侧呈马蹄内翻畸形，距骨、趾骨缺如，右侧足向后方，足跟向前。

如图 13-4-2-11 所示，患儿，女性，8 岁，右足内翻畸形 8 年。图示右足下垂，跟腱挛缩，足跟缩小并内翻，前足内收，足外侧皮肤紧张。

【鉴别诊断】

（1）新生儿足内翻：多数为单侧，足呈马蹄内翻但是足内侧较松弛，患足可背伸触及胫骨前面，手法治疗 1～2 个月后大多可恢复至正常。

（2）神经源性马蹄足：神经改变引起的马蹄足随儿童发育畸形逐渐变得明显，应注意肠道和膀胱功能有无改变，足外侧有无麻木区，特别注意腰骶部小凹或窦道及皮肤的色素改变，必要时应行 MRI 检查确定是否存在脊髓栓系综合征。肌电图及神经传导功能检查对了解神经损伤有帮助。

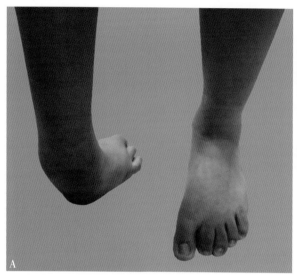
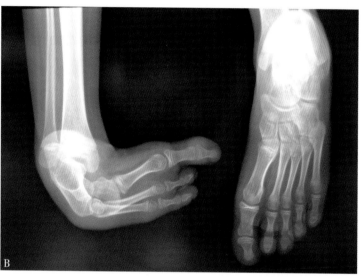

图 13-4-2-10
马蹄内翻足并足趾缺损
A. 右马蹄内翻足并足趾缺损；B. 右马蹄内翻足并足趾缺损 X 线片。

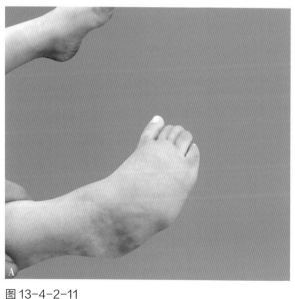
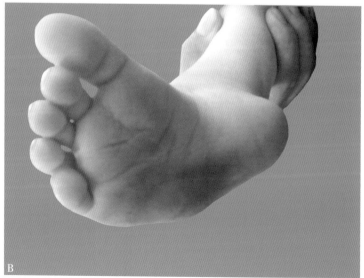

图 13-4-2-11
先天性马蹄内翻足
A. 先天性马蹄内翻足背侧（右）；B. 先天性马蹄内翻足跖侧（右）。

（韩清銮　魏本磊　孟纯阳　秦泗河　张问广　郭树章）

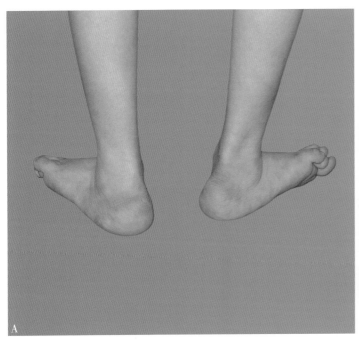
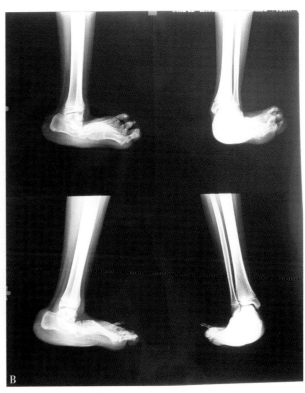

图 13-4-2-12
双足马蹄外翻足
A. 马蹄外翻足；B. 马蹄外翻足 X 线片。

二、马蹄外翻足

马蹄外翻足（talipes equinovalgus）表现为程度不等的足外翻、下垂，较轻者表现为前足下垂，向外展、外翻，外侧面出现皮肤皱褶，等到患儿开始学走路时，畸形变得明显，表现为走路时只有足的外侧缘着地，同时步态不稳，跛行，随着时间延长畸形进一步加重，足部和小腿肌肉之间的平衡不协调，出现肌肉痉挛，再加上体重增加，足外翻下垂加重，严重者足背着地行走，足着地处出现滑囊和胼胝，小腿也随之变形。

如图 13-4-2-12 所示，患者，女性，20 岁，双足马蹄外翻足畸形自幼，足的内侧缘着地，步态不稳，跛行，随着时间延长，足的内在肌肉和小腿肌肉之间的平衡不协调，出现肌肉痉挛，严重者足背着地行走。

【鉴别诊断】

（1）麻痹性仰趾外翻足：有小腿三头肌、胫后肌或趾长屈肌肌力减弱，X 线检查可发现 L_3、L_4 以下椎板裂，可明确鉴别。

（2）先天性垂直距骨：是距舟关节脱位引起凸形外翻足，因距骨头向跖侧移位，可在足底触及骨性隆起，X 线侧位片可发现距骨呈垂直状态，距骨的中轴线位于骰骨的后侧和跖侧，可以鉴别。

（秦泗河 魏本磊）

三、高弓足

高弓足（pes cavus）畸形主要病因是神经肌肉病变或损伤。神经肌肉病变引起的高弓足的发病机制一般认为是足内在肌、外在肌肌力失平衡；足部外伤，骨折脱位后畸形愈合可发生高弓足畸形，骨筋膜室综合征造成缺血挛缩，趾长屈肌、拇长屈肌、胫后肌腱纤维化或挛缩可造成高弓足。

如图 13-4-2-13 所示，患者，男性，19 岁，右足高弓畸形自幼。右足高弓，跟腱挛缩，后足内翻，足趾为爪状趾，前足内收、内翻。

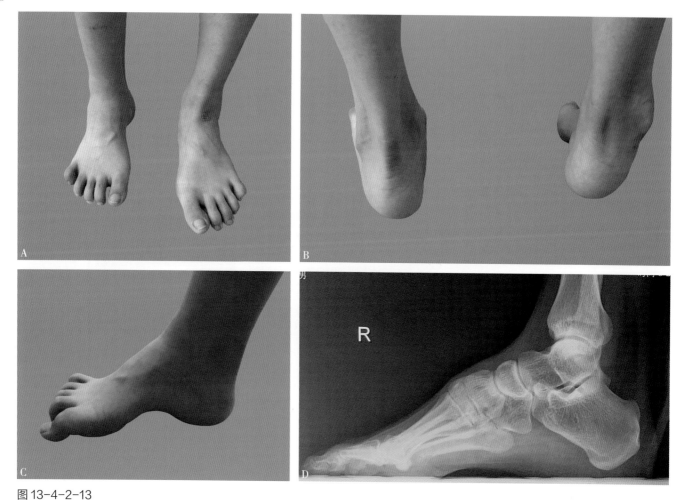

图 13-4-2-13
右足高弓畸形
A. 右足高弓足爪状趾；B. 后足内翻畸形；C. 右足高弓足侧面观；D. 右足高弓足负重位 X 线片。

【鉴别诊断】

（1）新生儿足内翻：多数为一侧，足呈马蹄内翻但是足内侧较松弛，足可背伸触及胫骨前面，手法治疗 1～2 个月后可恢复正常。

（2）脊髓灰质炎后遗马蹄内翻足：出生时足部无畸形，发病多在 6 个月以上，有发热史，单侧多见，伴有腓骨长短肌腱瘫痪，早期无固定畸形，大小便无异常，可合并有其他肌肉瘫痪。

（韩清銮　魏本磊　孟纯阳）

四、平足症

平足症（flat feet）是以足纵弓降低或消失为主要特征，疾病发展到一定阶段可并发足部骨关节及软组织病变，导致下肢疼痛、无力、行走受限等临床症状。一般分为先天性平足和获得性平足，其中先天性平足包括先天性过度可屈性平足、副舟骨继发性平足、先天性垂直距骨平足、跗骨联合与其他先天性全身性发育不良症并发平足。

如图 13-4-2-14 所示，患者，女性，55 岁，左足内侧疼痛 6 年余。左足平足畸形，跟骨外翻，前足外展，后面观可见左足"多趾征"，胫后肌腱走行区压痛明显。

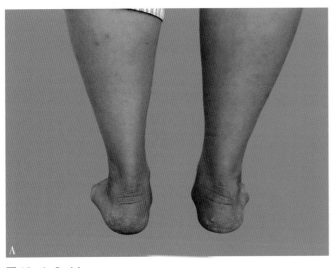
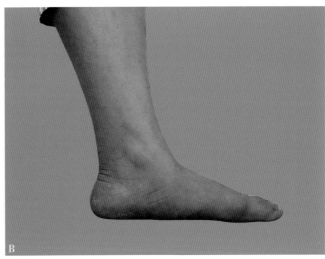

图 13-4-2-14
左足平足症
A. 左足平足可见"多趾征"；B. 左足内侧直接触地。

如图 13-4-2-15 所示，患者，女性，14 岁，站立式双足弓塌陷，前足外展，舟骨处突起明显。

【鉴别诊断】

（1）新生儿足内翻：多数为一侧，足呈马蹄内翻但是足内侧较松弛，足可背伸触及胫骨前面，手法治疗 1～2 个月后可恢复正常。

（2）脊髓灰质炎后遗马蹄内翻足：出生时足部无畸形，发病多在 6 个月以上，有发热史，单侧多见，伴有腓骨长短肌腱瘫痪，早期无固定畸形，大小便无异常，可合并有其他肌肉瘫痪。

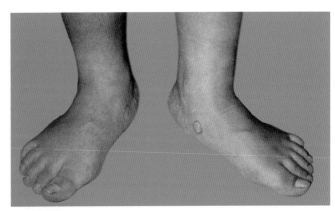

图 13-4-2-15
双足扁平足

（韩清銮 魏本磊 孟纯阳 秦泗河）

五、仰趾外翻足

仰趾外翻足（talipes calcaneovalgus）先天性仰趾外翻足是出生时较常见的足部畸形，发生率大约占新生儿的 1%，女孩比男孩常见，男女比例大约 0.61：1，可能与胎儿在子宫内受压有关。

如图 13-4-2-16 所示，患儿，男性，5 岁，双足仰趾畸形 5 年余。双足背伸、外翻，足跟着地，前足不能放平，X 线片提示跟行足。

【鉴别诊断】

（1）垂直距骨：足跟呈马蹄位，前足背伸外翻，足底凸出呈摇椅状，X 线片可见垂直距骨，可鉴别。

（2）脊髓灰质炎后遗马蹄内翻足：出生时足部无畸形，发病多在 6 个月以上，有发热史，单侧多见，伴有腓骨长短肌腱瘫痪，早期无固定畸形，大小便无异常，可合并其他肌肉瘫痪。

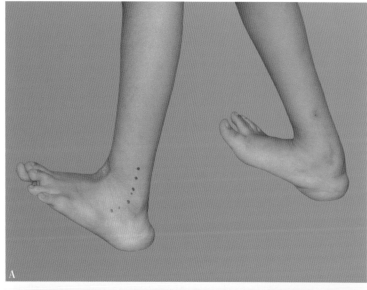
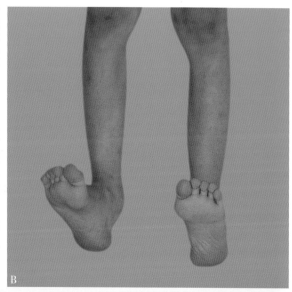
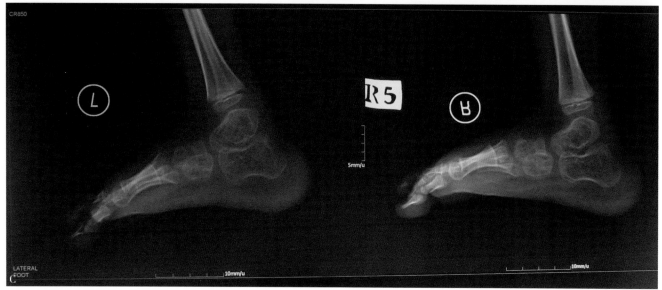

图 13-4-2-16
双仰趾外翻足
A. 双足仰趾外翻侧面观；B. 双足仰趾外翻正面观；C. 双足仰趾外翻 X 线片。

（秦泗河　魏本磊）

六、先天性垂直距骨

先天性垂直距骨（congenital vertical talus）病因不明，典型垂直距骨表现为足跟呈马蹄位，前足背伸外翻，足底突出呈摇椅状，踝关节跖屈明显受限，站立时，患足明显外翻，以足心着地，行走时呈跟足步态，足心部出现较厚胼胝体。

如图 13-4-2-17 所示，患儿，男性，6 岁，双足垂直距骨，足的内侧圆形隆起，呈现足下垂畸形，足弓消失，足底凸起，足跟上翘、外翻，站立时足跟不着地，前足背屈，使足底呈凸形，故称摇椅状畸形。随年龄增加，距骨变为葫芦形，其纵轴几乎与胫骨纵轴平行，前足严重外翻，走路步态笨拙，患足易出现疲劳及疼痛。

【鉴别诊断】

仰趾外翻足畸形：足背伸、外翻，足跟着地，前足不能放平，X 线片一般无明显异常，易于鉴别。

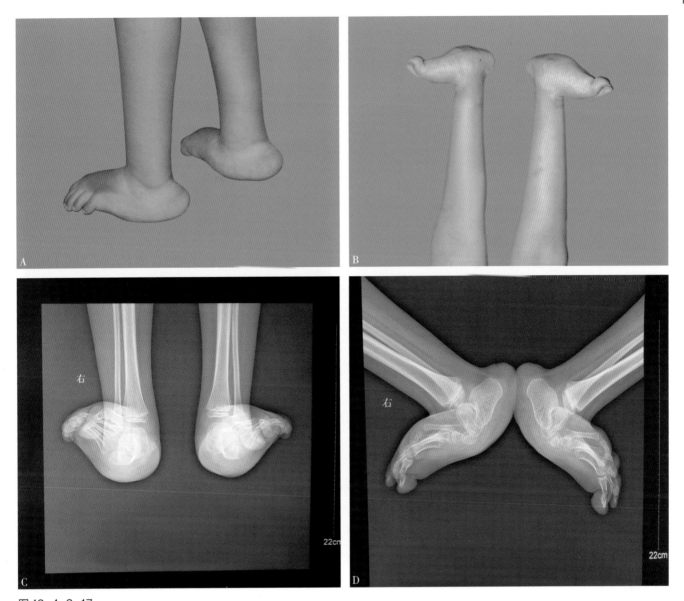

图 13-4-2-17

双足先天性垂直距骨

A. 双足先天性垂直距骨侧面；B. 双足先天性垂直距骨跖面；C. 正位 X 线片；D. 侧位 X 线片。

（秦泗河　魏本磊）

七、扇形足

扇形足（Splayfoot）又称前足松弛症，是指第 1、2 跖骨间夹角大于 10°，第 4、5 跖骨间夹角大于 5°，同时伴有前足增宽，可能会同时伴有踇外翻及小趾滑囊炎。

如图 13-4-2-18 所示，患者为中年男性，图中所见为双足跖骨间夹角增大，呈扇形，第 5 跖骨外展，小趾内翻，轻度踇外翻，右足重。

【鉴别诊断】

（1）足内翻：多数为单侧，足呈马蹄内翻但是足内侧较松弛，足可背伸触及胫骨前面，通过 X 线片可鉴别。

（2）痛风性关节炎：患者既往大多有高尿酸血症病史，表现突发疼痛，以夜间为重，最为常见的部分为第 1 跖趾关节，跟腱止点处也常见，需要化验尿酸辅助鉴别。

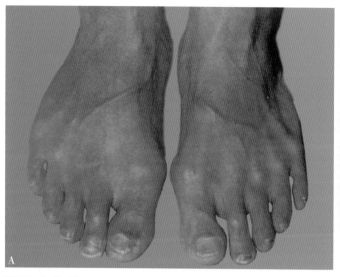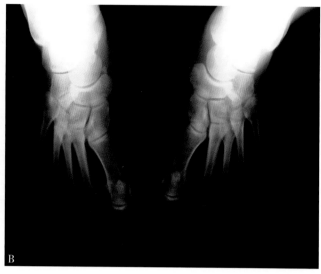

图 13-4-2-18
双扇形足
A. 双足扇形足外观；B. 双足扇形足 X 线片。

（秦泗河　魏本磊）

第三节　跖趾畸形

一、爪状趾

爪状趾（claw toe）表现为跖趾关节背伸，近趾间关节屈曲挛缩，跖骨头向跖侧突起，形成疼痛及痛性胼胝，有时伴有皮肤溃疡，趾间关节屈曲，背侧受鞋子压迫、摩擦，形成胼胝，远趾间关节屈曲时趾尖负重，出现末梢胼胝。

如图 13-4-3-1 所示，患者，男性，52 岁，左足第 2 足趾屈曲畸形并疼痛 2 年余，影响穿鞋及行走。可见胼胝体形成。跖趾关节背伸，近趾间关节屈曲，远趾间关节屈曲。

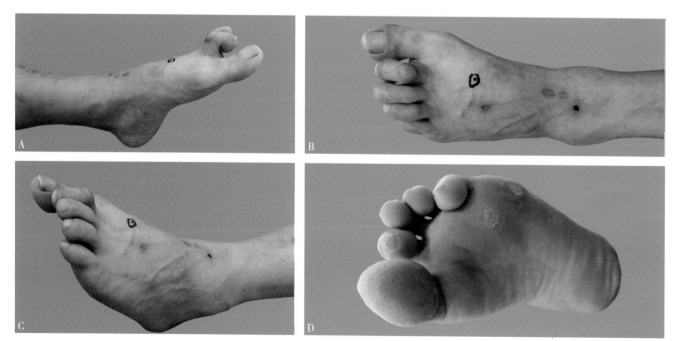

图 13-4-3-1
爪形趾
A. 爪形趾畸形胫侧外观；B. 背侧外观；C. 腓侧外观；D. 跖侧外观。

如图 13-4-3-2 所示，患者，男性，25 岁，脊髓灰质炎后遗症，右足爪形趾畸形，影响穿鞋及行走。可见近趾间关节背侧胼胝体形成。跖趾关节背伸，近趾间关节屈曲，远趾间关节屈曲。

如图 13-4-3-3 所示，患者，男性，24 岁，脊柱裂后遗症，双足高弓爪形趾畸形，以右足为著，影响穿鞋及行走。跖趾关节背伸，近趾间关节屈曲，远趾间关节屈曲。

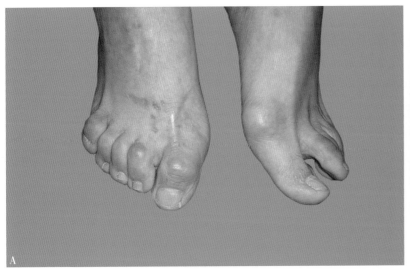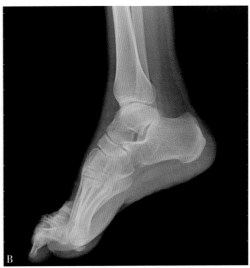

图 13-4-3-2
右足爪形趾畸形
A. 右足爪形趾畸形外观；B. 右足爪形趾畸形 X 线。

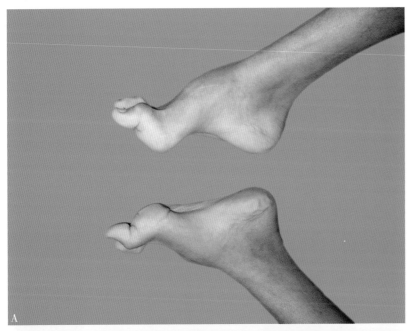

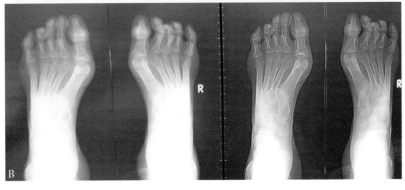

图 13-4-3-3
双足爪形趾畸形
A. 双足爪形趾畸形外观；
B. 爪形趾畸形 X 线。

【鉴别诊断】

（1）锤状趾：跖趾关节中立位或背伸，近趾间关节屈曲，远趾间关节中立或背伸。

（2）槌状趾：跖趾关节中立位，近趾间关节中立位，远趾间关节屈曲。

（魏本磊　韩清銮　秦泗河）

二、踇趾外翻

踇趾外翻（hallux valgus）是指踇趾在第一跖趾关节处向外侧偏斜移位超过正常生理角度的一种足部畸形，踇外翻是一种复杂的解剖畸形，轻度踇外翻：踇外翻角小于30°，跖骨间夹角＜13°，第1跖骨头内侧突出并有疼痛。中度踇外翻：踇外翻角30°~40°，跖骨间夹角13°~16°。跖趾关节常不匹配（半脱位），踇趾旋前并挤压第2趾，籽骨脱位。重度踇外翻：踇外翻角＞40°，跖骨间夹角＞16°，踇趾中重度旋前并与第2足趾形成骑跨，跖趾关节不匹配，第2跖骨头下形成转移性跖痛。

如图13-4-3-4所示，患者，女性，57岁，踇外翻30年，疼痛并加重2年。图中所见为双足踇外翻，第2足趾骑跨，左足部分骑跨，右足完全骑跨，踇趾外翻、跖趾关节胫侧形成踇囊炎、第2足趾骑跨、踇趾旋前、第2、3足趾跖趾关节跖侧形成胼胝体、第1、2趾相对缘形成胼胝等为主要表现的一种畸形。

如图13-4-3-5所示，患者，男性，26岁，右足畸形自幼，踇外翻逐渐加重并影响外观及穿鞋。图中所见为右足踇外翻、旋前，第2足趾骑跨，第1跖骨头上抬等主要表现的一种畸形。

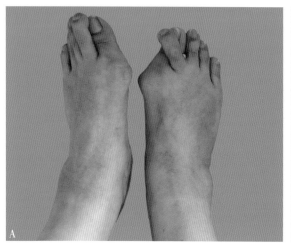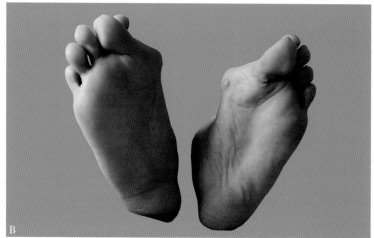

图13-4-3-4
双足踇趾外翻
A. 踇外翻背侧外观；B. 踇外翻跖侧外观。

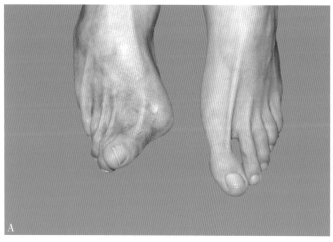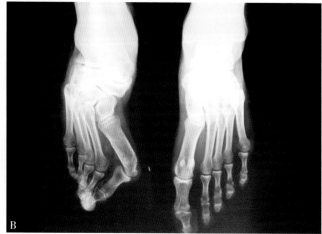

图13-4-3-5
右足重度踇趾外翻
A. 右足重度踇趾外翻外观；B. 右足重度踇趾外翻X线片。

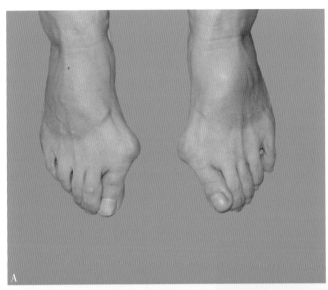

图 13-4-3-6
双足重度跚趾外翻
A. 双足重度跚外翻外观；B. 双足重度跚趾外翻 X 线表现。

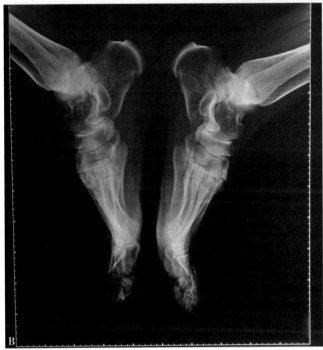
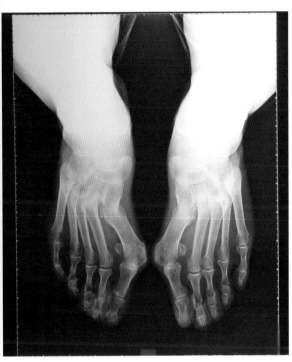

如图 13-4-3-6 所示，患者，女性，64 岁，图中所见为双足跚趾重度外翻，第 1 跖趾关节突起，局部跚趾囊炎明显，跚趾旋前，第 2 足趾骑跨。X 线片提示跚趾外翻角（HAA）大，第 1、2 跖骨间夹角（IMA）增大，DMAA 角大。

【鉴别诊断】

（1）足内翻：多数为一侧，足呈马蹄内翻但是足内侧不紧，足可背伸触及胫骨前面，通过 X 线片可鉴别。

（2）痛风性关节炎：患者既往大多有高尿酸血症病史，表现突发疼痛，以夜间为重，最为常见得部分为第 1 跖趾关节，跟腱止点处也常见，需要化验尿酸以鉴别。

（孟纯阳 魏本磊 韩清銮 秦泗河）

三、巨趾（肢体）畸形

巨趾（肢体）畸形（macrodactylia）是指一种不对称的一趾或多趾增大，涉及包括足部骨骼的各个组织学组成，Barsky 将其分为两个独立的类型，Ⅰ 型为出生时足趾较大，随年龄增长与足的其他部位一起成比例增大。Ⅱ 型巨趾的增长快于正常足趾的增长，并且纤维脂肪组织显著增长，此型较为严重，一般单侧发生，较为典型。

如图 13-4-3-7 所示，患儿，男性，12 岁，左足 2、3 足趾自幼增大，影响穿鞋。图中所见的巨趾症是神经生长异常所致，以足趾体积增大为特征的先天性畸形。该肥大畸形一般由神经纤维瘤病引起或由先天性淋巴组织和脂肪组织的增殖所引起。整个下肢也可以肥大。X 线特点受累趾骨长度、宽度的增加是总体特征，但是距骨目前尚没有清晰的定义。

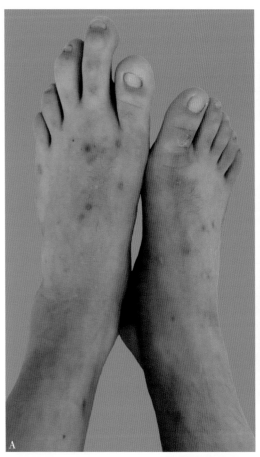

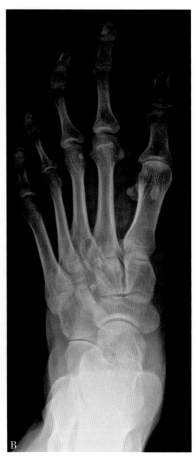

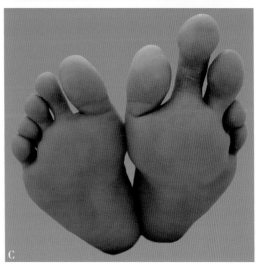

图 13-4-3-7
左足巨趾症
A. 巨趾症背侧外观；
B. 巨趾症 X 线片；
C. 巨趾症跖侧外观。

如图 13-4-3-8 所示，患儿，男性，9 岁，左足第 3 足趾自幼增大，影响外观及穿鞋。

如图 13-4-3-9 所示，患者，女性，14 岁，右下肢自幼粗大。图中所见为巨肢症是神经生长异常所致，以足趾体积增大为特征的先天性畸形。该肥大畸形一般由神经纤维瘤病引起或由先天性淋巴组织和脂肪组织的增殖所引起。整个下肢肥大，该患者同时合并分裂足。

【鉴别诊断】

（1）杵状趾：趾末端甲床增生、膨大，呈拱形隆起，甲纵脊和横脊高度弯曲，似鼓槌状，称为杵状趾。多见于紫绀型先天性心脏病、缺氧性慢性肺部疾患。

（2）匙状趾：多见缺铁性贫血表现，除了有匙状趾，还有食欲不振、乏力、心悸、苍白、脱发。实验室检查几乎均有缺铁性贫血，血清铁浓度明显降低，部分有恶性贫血。

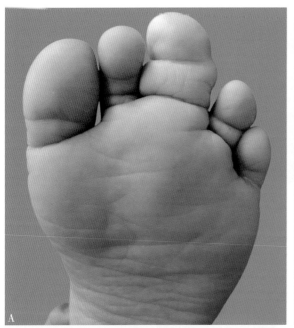

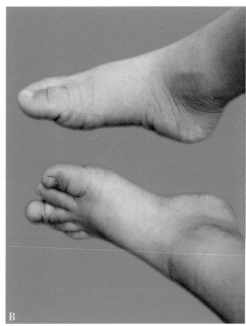

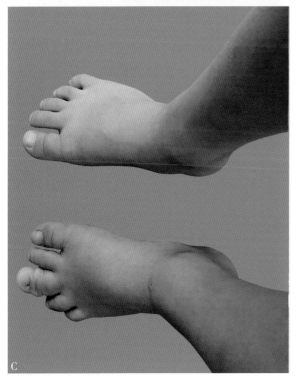

图 13-4-3-8
巨趾症
A. 左第 3 巨趾症跖侧外观；
B. 巨趾症侧面外观；
C. 巨趾症背侧外观。

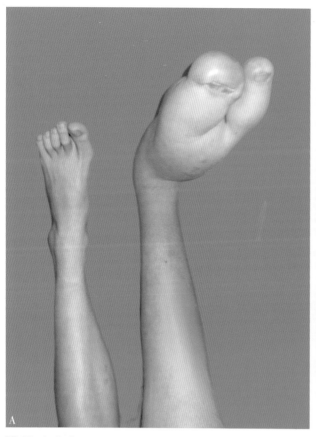

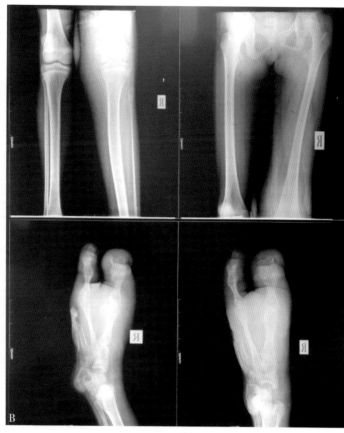

图 13-4-3-9
右巨肢症并分裂足
A. 巨肢症并分裂足外观；B. 巨肢症并分裂足 X 线片。

（韩清銮　孟纯阳　魏本磊　秦泗河）

四、多趾畸形

多趾畸形（polydactyly）常合并并趾或其他先天性畸形，为常染色体显性遗传病，多位于跗趾胫侧及小趾腓侧，可呈双侧多趾，也可单侧多趾，应尽早手术切除、矫形。

如图 13-4-3-10 所示，患儿，女性，4 岁，双足多趾畸形自幼。双足多趾畸形，其中左足跗趾及小趾均多趾，分型为轴前、后型重复型及增宽型。右足为轴前型重复型。

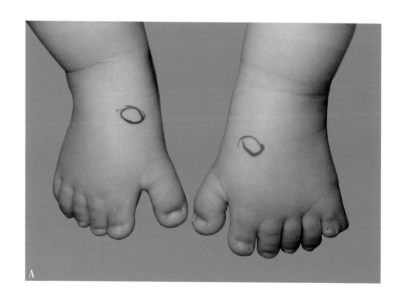

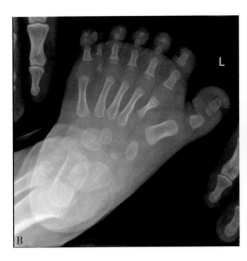
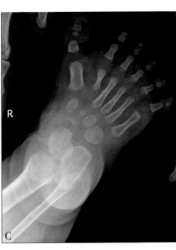

图 13-4-3-10
双足多趾畸形
A. 双足多趾外观；
B. 左足七趾 X 线片；
C. 右足六趾 X 线片。

　　如图 13-4-3-11 所示，患者，男性，19 岁，左足多趾畸形自幼。左足小趾多趾畸形，分型为轴后型 Y 型。患者自幼多趾畸形，患者家人未予及时手术治疗，目前出现外观差，影响穿鞋，来治疗。

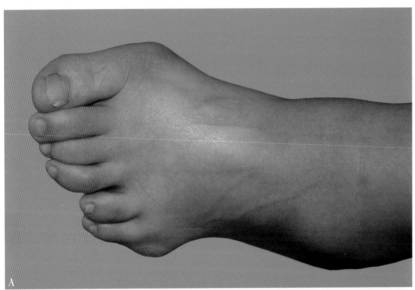

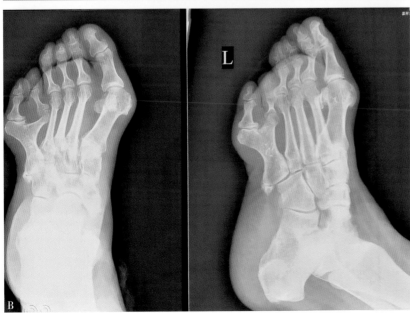

图 13-4-3-11
足多趾畸形
A. 左足多趾外观；B. 左足多趾畸形 X 线片。

如图 13-4-3-12 所示，患儿，女性，3 岁，左足多趾畸形自幼。左足多趾畸形，跨趾多趾，分型稍微复杂，为轴前、后型重复型、增宽型。

如图 13-4-3-13 所示，患儿，男性，8 岁，左足多趾畸形自幼。左足多趾畸形，可见 8 分型个足趾，分型复杂，为轴前、后型重复型、增宽型。

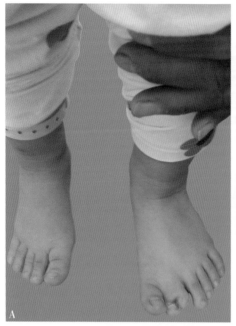
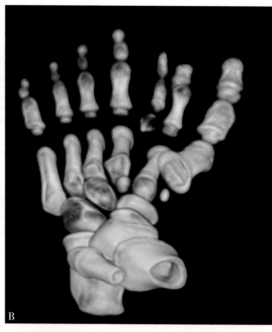

图 13-4-3-12
足多趾畸形
A. 左足多趾；
B. 左足多趾畸形 CT。

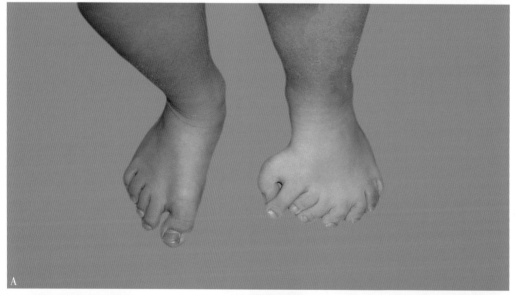

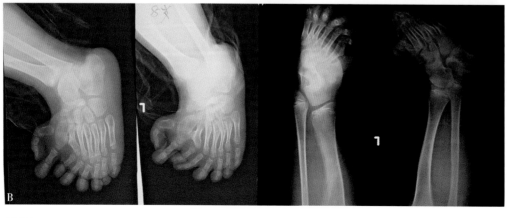

图 13-4-3-13
左足多趾畸形
A. 左足多趾外观；
B. 左足多趾 X 线片。

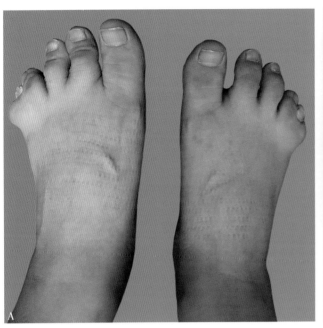 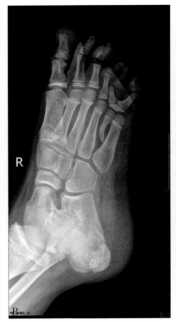 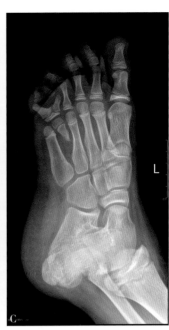

图 13-4-3-14
双足多趾畸形
A. 双足多趾外观；B. 右足多趾 X 线片；C. 左足多趾 X 线片。

如图 13-4-3-14 所示，患儿，女性，12 岁，双足多趾畸形自幼。双足多趾畸形，分型为轴后型 Y 型及增宽型。

【鉴别诊断】

并趾畸形：是指五个足趾有两个或两个以上足趾相互连在一起，没有独立分开的一种先天性异常。骨性并趾无多余的趾骨或跖骨，只是跖骨或趾骨发育时未能分开，拍 X 线片或三维 CT 可明确鉴别。

（魏本磊 韩清銮 孟纯阳 秦泗河）

五、先天性分裂足

先天性分裂足（congenital cleft foot）俗称"龙虾爪"，其特点是中央 2、3 趾列缺如，前足呈 V 形分裂，踇趾外翻位，第 4、5 跖骨为外侧列或单纯第 5 跖骨为外侧列，外侧足趾通常向中线偏移。分型为六型，Ⅰ型为 5 个跖骨正常，2～5 趾部分或全部缺如，多为 2、3 足趾发育不全，偶见交叉骨。Ⅱ型为有 5 个跖骨，但是部分发育不良或形成骨桥，第 2 或第 3 序列受累，至少有 1 趾缺如。Ⅲ型为只有 4 个跖骨，第 2 或第 3 跖骨常缺如，其他跖骨发育不良。Ⅳ型为只有 3 个跖骨，第 2～4 足趾常缺如。Ⅴ型即典型的龙虾爪，2～4 列完全缺如。Ⅵ型为单列列足，仅有第 5 列趾、跖骨。

如图 13-4-3-15 所示，患儿，女性，双足自幼畸形。为常染色体显性遗传。前足中央足趾缺损，呈 V 型分裂，分型为 V 型。

如图 13-4-3-16 所示，患儿，女性，5 岁，双手双足自幼畸形。其祖父母有类似畸形，为常染色体显性遗传。典型的 SHSF 综合征，双手、双足分裂畸形，分型为 V 型。

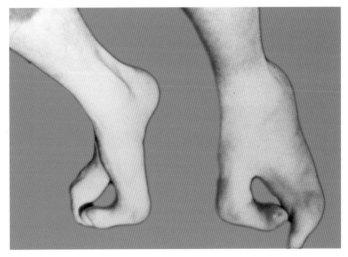

图 13-4-3-15
双足分裂足

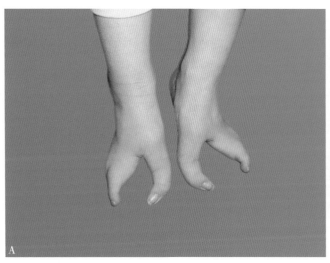
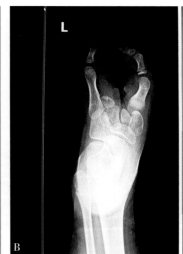
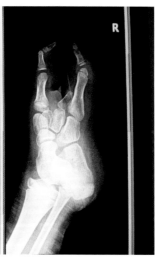

图 13-4-3-16
双足分裂足
A. 双足分裂足外观；B. 双足分裂足 X 线片。

【鉴别诊断】

缩窄环综合征：又称羊膜破裂综合征，特点是肢体或手指存在部分或完全的环形缩窄带，可导致尖头并指、末端缺损或先天性截肢 / 指，缩窄带远侧水肿，是手指横向缺损的一种。

（韩清銮　魏本磊　秦泗河）

六、缠足畸形

缠足畸形（foot-binding deformit），又称三寸金莲（3-inch golden lotus）、裹足畸形（bound feet），一种人为的女性足畸形。自幼人为裹足，导致足部高弓、小足、蹬趾外翻、2～5 距趾、趾间关节过度屈曲且胫侧偏斜等一系列畸形，致使足的第 5 距骨头负重点发生转移，一般负重点为末节背侧或远趾间关节背侧。

如图 13-4-3-17 所示，患者，女性，86 岁，自幼双足裹足，形成一系列的畸形，足呈三角形，前足小；第 2～5 趾向下向内弯折于足底，前足向足跟挤压靠拢，足底中间有一横行凹陷，第 5 趾常压于此凹陷内；高弓，小足。

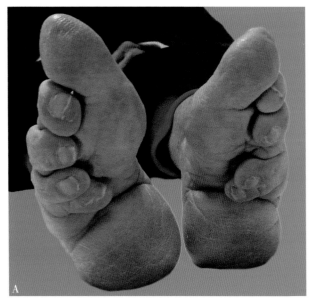
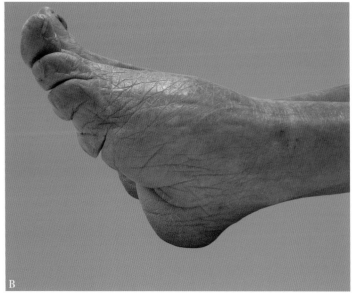

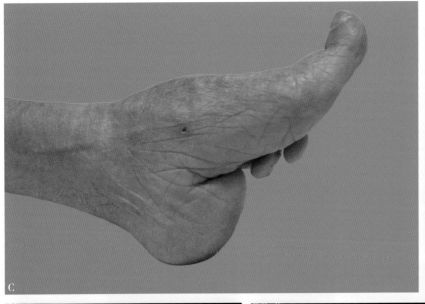
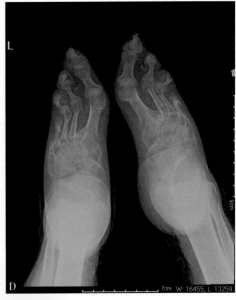
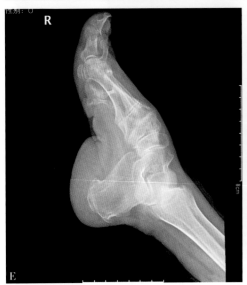
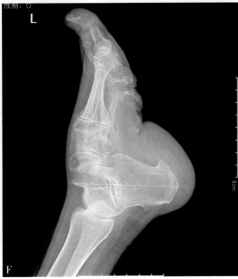

图 13-4-3-17
双足裹足畸形
A. 双足跖侧；
B. 左足腓侧；
C. 左足胫侧；
D. 双足正位片；
E. 右足侧位片；
F. 左足侧位片。

【鉴别诊断】

（1）爪形趾：表现多足趾畸形，跖趾关节背伸，近趾间关节屈曲挛缩，跖骨头向跖侧突起，形成疼痛及痛性胼胝，有时伴有皮肤溃疡，趾间关节屈曲，背侧受鞋子压迫、摩擦，形成胼胝，远趾间关节屈曲时趾尖负重，出现末梢胼胝。

（2）仰趾外翻足畸形：足背伸、外翻，足跟着地，前足不能放平，X 线片一般无明显异常，可鉴别。

（李传宝　杨志寅　孟纯阳　魏本磊）

第四节　足踝部骨肿瘤

甲下外生骨疣（subungual exostosis）即生长在甲下的骨软骨瘤，大多数患者为单发，如软骨瘤为常染色体显性遗传，影像学特点为起源于骨皮质可与髓腔相通，可表现带蒂或无蒂型，表面是软骨帽，如果软骨帽发生骨质破坏、表现为非均一性或钙化团块从软骨帽向外膨出，则提示向软骨肉瘤转变。

如图 13-4-4-1 所示，患者，女性，14 岁，右踇趾趾甲畸形 3 年，趾甲翘起并疼痛 1 年余。右踇趾趾甲畸形，部分趾甲翘起，压痛明显，甲下有凸起肿物，拍片提示甲下骨疣。

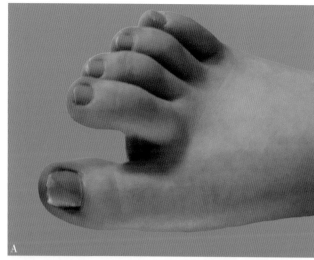

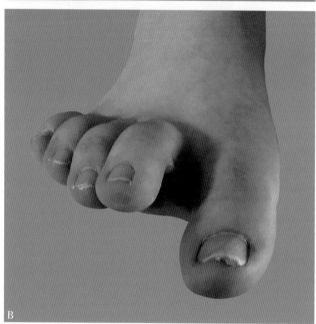

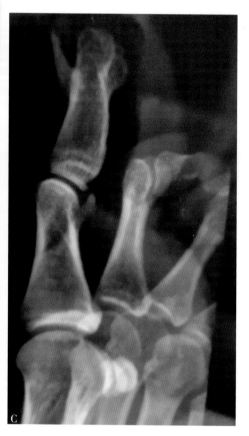

图 13-4-4-1
右足蹞趾甲下骨疣（骨软骨瘤）
A. 右足蹞趾趾甲畸形；
B. 右足蹞趾趾甲下凸起；
C. 蹞趾侧位片上示甲下骨肿瘤。

　　如图 13-4-4-2 所示，患者，男性，18 岁，右蹞趾疼痛并红肿 1 年余。右蹞趾趾甲畸形，部分趾甲变脆并缺损，有甲沟炎表现，首诊以甲沟炎就诊，治疗后效果不佳，拍片提示甲下骨疣。

【鉴别诊断】

　　（1）孤立性骨囊肿：多发于骨骺未愈合前的干骺端，呈对称性膨胀，分隔较少，好发于青少年。

　　（2）软骨母细胞瘤：骨溶解区内出现一薄层骨质肥厚边缘所形成的较为清晰的界限，还可出现肿瘤内钙化或骨化图像，通过影像学检查可鉴别诊断。

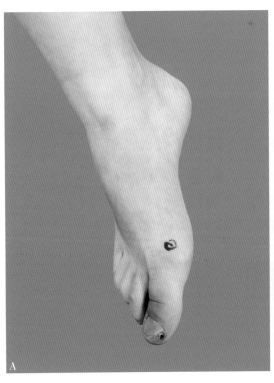
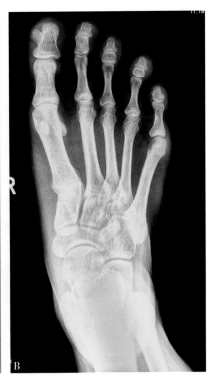

图 13-4-4-2
右足踇趾甲下骨疣
A. 右足踇趾趾甲畸形、甲沟炎；
B. 右足踇趾甲下骨疣 X 线片。

（魏本磊　韩清銮　孟纯阳）

第五节　足部恶性肿瘤

　　恶性黑色素瘤（malignant melanoma）是由皮肤和其他器官黑素细胞产生的肿瘤。在我国发病率虽不高，但其恶性度高，转移发生早，病死率高，因此早期诊断、早期治疗很重要。恶性黑素瘤大多发生于成人，40岁左右为高峰，儿童发病率几乎为零。临床上分为四型，浅表扩展型、结节型、雀斑型、肢端雀斑型。

　　如图 13-4-5-1 所示，患者，女性，54 岁，右足跟黑色肿物 2 年，迅速增大 1 个月余。右足跟黑色瘤体呈蕈状，周围可见卫星灶，表面破溃及出血多次，同侧腹股沟可触及肿大淋巴结。

【鉴别诊断】
　　色素痣：是由于皮肤的黑色素细胞良性增多引起，形状对称、规则，边界清楚并且光滑，一般无明显迅速增大及破溃、出血等，可鉴别。

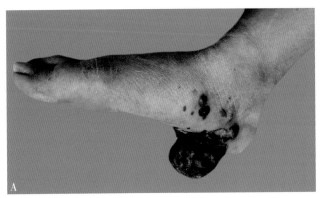
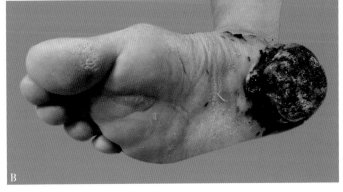

图 13-4-5-1
右足恶性黑色素瘤
A. 右足恶性黑色素瘤侧面；B. 右足恶性黑色素瘤跖侧面。

（魏本磊　孟纯阳　韩清銮）

1273

第六节　足踝部慢性疼痛性疾病

一、跟腱炎

跟腱炎（Achilles tendonitis）病因尚不十分清楚，运动员的止点性跟腱炎表现为运动时跟部疼痛，一般不影响日常活动，非运动员止点性跟腱炎可逐渐出现跟后部疼痛，开始为间断性疼痛，以后可转为持续性疼痛，止点部外观正常或增大，局部压痛，患者单足提踵困难或引发疼痛，可在活动时发生跟腱断裂，进而Thompson实验阳性。

如图13-4-6-1所示，患者，男性，59岁，双足跟疼痛15年余，右足跟提踵不能半年。跟腱止点炎中老年患者常见，长期反复跟腱止点处疼痛不适。图中所见为跟腱止点部位增大隆起，压痛。患者出现疼痛难忍遂在诊室行封闭治疗，但反复多次的局部药物注射往往会加重跟腱脆性，致使跟腱自发性断裂，局部可见凹陷。

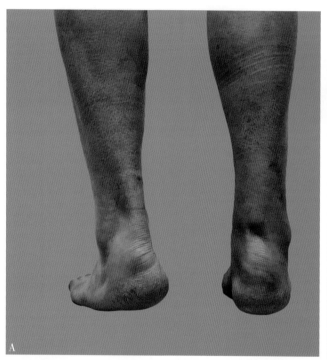
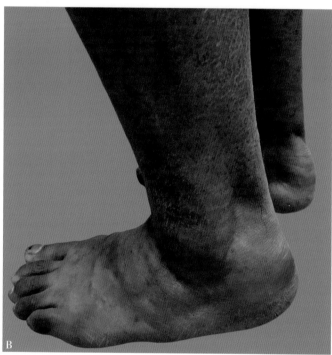
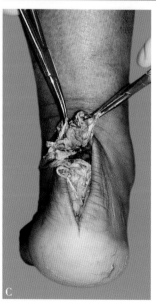
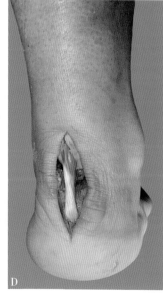

图13-4-6-1
跟腱止点炎并发跟腱自发性断裂
A. 跟腱止点炎后自发性断裂后面；
B. 跟腱止点炎后自发性断裂侧面；
C. 切开后；
D. 修复后。

【鉴别诊断】

痛风性关节炎：患者既往大多有高尿酸血症病史，表现突发疼痛，以夜间为重，最为常见的部分为第1跖趾关节，跟腱止点处也常见，需要化验尿酸以鉴别。

（魏本磊　韩清鋆　孟纯阳）

二、Haglund 畸形

Haglund 畸形（Haglund deformity）多发于年轻人，表现为跟骨结节后外侧的突出，如不合并滑囊炎可无临床症状，骨突起部位与鞋子摩擦可出现局部皮肤红肿、疼痛。

如图 13-4-6-2 所示，患者，女性，52 岁，双足跟后方疼痛 5 年余。图中所见为跟腱止点部位增大隆起，压痛，拍片提示跟骨后上结节增大，跟骨后角大于 75°，常与跟腱止点炎合并存在。

【鉴别诊断】

痛风性关节炎：患者既往大多有高尿酸血症病史，表现突发疼痛，以夜间为重，最为常见的部分为第1跖趾关节，跟腱止点处也常见，需要化验尿酸以鉴别。

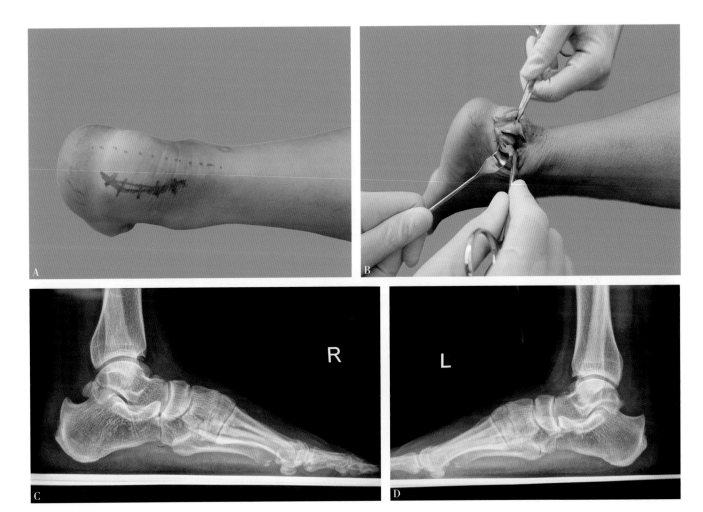

图 13-4-6-2
Haglund 结节
A. Haglund 结节外观；B. Haglund 结节切开后；C. 右足 X 线片；D. 左足 X 线片。

（韩清鋆　孟纯阳　魏本磊）

第七节 足踝部感染

一、气性坏疽

气性坏疽（gas gangrene）是由梭状芽孢杆菌引起的一种罕见的急性特异性感染，其发病率低，但病死率却高达约25%，此病潜伏期较短，病情发展迅速，因此早期诊断和及时有效的治疗是保住患肢和挽救生命的关键。

如图13-4-7-1所示，患者，男性，77岁，在家中田地里干农活时被铁耙扎伤左足。患者此时并未在意，继续干农活，次日清晨，伤口持续流出恶臭味脓性分泌物，患足呈"胀裂样"疼痛，伴有发热，足部皮下可及捻发音及捻发感。经治疗1年后随访，创面愈合良好；本例患者微生物学检查结果：分泌物涂片镜检找到G+粗大芽孢杆菌；血琼脂平板上形成双层溶血环；产气荚膜梭菌使含铁牛乳培养基呈"汹涌发酵"现象。

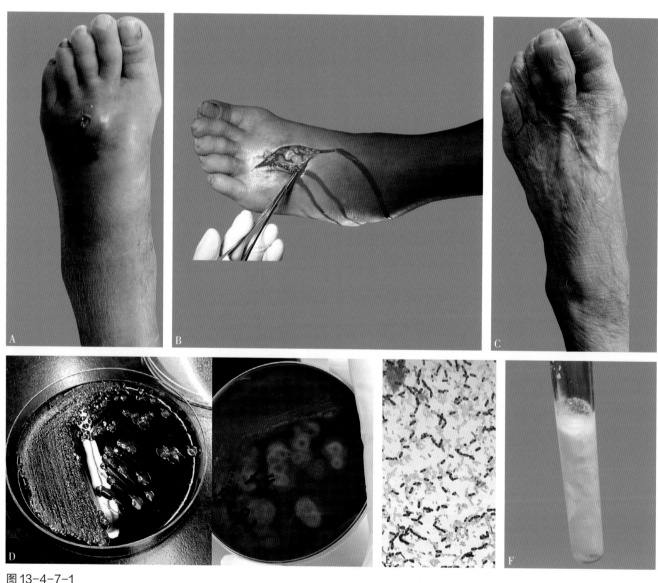

图13-4-7-1
气性坏疽
A. 气性坏疽；B. 切开后；C. 治愈后；D. 双层溶血环；E. G+粗大芽孢杆菌；F. "汹涌发酵"。

【鉴别诊断】

湿性坏疽（wet gangrene）：湿性坏疽多发生于与外界相通的内脏（肠、子宫、肺等），也可见于四肢（伴有淤血水肿时）。此时由于坏死组织含水分较多，故腐败菌感染严重，局部明显肿胀，呈暗绿色或污黑色。腐败菌分解蛋白质，产生吲哚、粪臭素等，造成恶臭。由于病变发展较快，炎症比较弥漫，故坏死组织与健康组织间无明显分界线。同时组织坏死腐败所产生的毒性产物及细菌毒素被吸收后，可引起全身中毒症状，甚至可发生中毒性休克而导致死亡。

（魏本磊　韩清銮　孟纯阳）

二、丹毒

丹毒（erysipelas）是皮肤及其网状淋巴管受溶血性链球菌侵袭感染所致的急性非化脓性炎症。通常起病急，进展快，好发于下肢和面部，局部可出现界限清楚的片状红疹，颜色鲜红，并稍隆起，压之可褪色，皮肤表面紧张炽热，有烧灼样痛，可伴高热畏寒及头痛等全身反应。

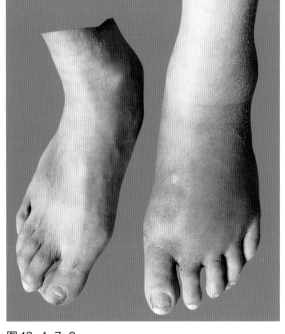

图 13-4-7-2
足部丹毒

如图 13-4-7-2 所示，患者，女性，53 岁，左足肿痛 2 周伴发热 3 天，抗链球菌溶血素 O 增高。图中所见左足背肿胀发红，皮温升高，压痛明显。结合患者诊断考虑毒。

【鉴别诊断】

蜂窝织炎：细菌侵入皮下组织引起的急性炎症，好发于四肢、面部、外阴和肛周等部位，炎症浸润较深，皮损中央部位红肿最明显，与周围正常组织间的边界不清，严重时可形成深部化脓和组织坏死。

（覃　泱）

第八节　神经系统疾病性足病

一、神经纤维瘤病

神经纤维瘤病（neurofibromatosis，NF）是一种良性的周围神经疾病，属于常染色体显性遗传病，其组织学上起源于周围神经鞘神经内膜的结缔组织，它常累及起源于外胚层的器官，根据其临床表现和基因定位位点不同，1988 年美国国立卫生研究院（National Institute of Health，NIH）将其分为神经纤维瘤病 I 型（neurofibromatosis type I，NF I）和神经纤维瘤病 II 型（neurofibromatosis type II，NF II）。

如图 13-4-8-1 所示，患者，男性，48 岁，全身多发无痛性肿物 30 年，右足肿物迅速增大 6 天。图中所见为腹部、下肢多发的牛奶咖啡斑、褐色雀斑，几乎所有的 NF I 均有皮肤色素斑，大部分表现为牛奶咖啡斑；多数患者无肢体无力、麻木等周围神经自觉症状；多发性神经纤维瘤，一般主诉有全身多发无痛性皮下肿物，逐渐扩大或增加，肿物长大后出现压迫症状。彩超提示皮下实质性肿物，术后标本病理证实为 NF。

【鉴别诊断】

（1）结节性硬化：累及皮肤及神经系统，神经系统损害典型表现为结节性钙化灶，皮肤以叶状白斑、鲨鱼皮斑为主，也可见牛奶咖啡斑。

（2）McCune-Abright 综合征：以骨纤维发育异常为主，伴有皮肤咖啡样色素沉着，一般不累及神经系统，常合并甲亢、库欣综合征等内分泌疾病。

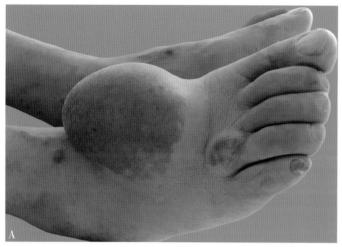
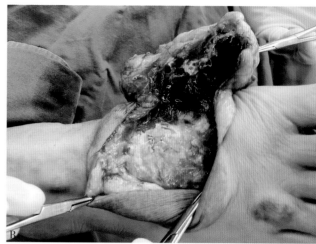

图 13-4-8-1
神经纤维瘤病
A. 神经纤维瘤病足部外观；B. 神经纤维瘤病切开后外观。

（魏本磊　孟纯阳　韩清銮）

二、腓总神经麻痹

腓总神经麻痹（common peroneal nerve palsy）腓总神经麻痹可由膝关节周围外伤引起，包括腓骨小头骨折和脱位、腓侧副韧带断裂、石膏压迫、交腿时压迫、长时间下蹲工作等，临床特点主要踝足的背伸、外翻肌麻痹，使得足和足趾不能背伸，足下垂，行走时呈跨阈步态，小腿外侧和足背皮肤感觉减退或缺失。

如图 13-4-8-2 所示，患者，男性，52 岁，左足下垂 4 个月余。左足下垂畸形，主动背伸受限，腓骨头处异常突起，可扪及皮下肿物，质软，活动，局部 Tinel 征阳性，手术切开后见腓总神经卡压，局部腱鞘囊肿形成。

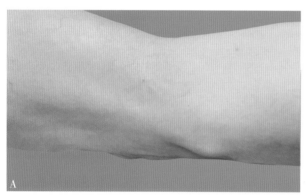
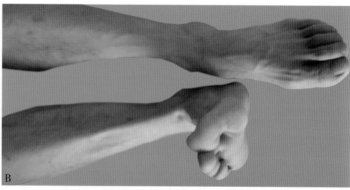
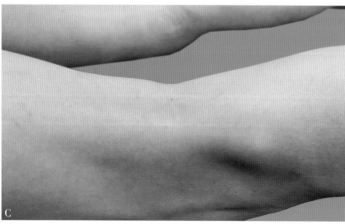
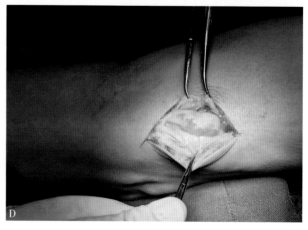

图 13-4-8-2
左腓总神经损伤
A. 左腓骨头外侧可见异常突起；B. 左足背伸受限；C. 左腓骨头外侧异常突起侧面；D. 左腓总神经下可见囊肿。

如图 13-4-8-3 所示，患者，男性，36 岁，右外伤性腓总神经损伤足下垂畸形，主动背伸受限，X 线片提示足下垂、内翻畸形。

如图 13-4-8-4 所示，患儿，男性，11 岁，右腓总神经注射性损伤足下垂畸形，主动背伸受限，X 线片提示足下垂、内翻畸形。

【鉴别诊断】

（1）运动神经元病：早期可能表现一侧足的下垂，类似腓总神经麻痹，但运动神经元病有跟腱反射减失或下肢其他肌肉受侵累，行肌电图检查示腓总神经损伤可进行鉴别。

（2）神经肿瘤：也可能表现一侧足的下垂而类似腓总神经麻痹，腓总神经损伤患者进行肌电图检查会出现受累神经支配肌神经源性损害、神经传导速度异常等。

（3）腓骨肌萎缩症：多数患者有家族史，腓骨肌萎缩为主要临床特征，腓总神经损伤多无家族史，根据患者的家族病史和肌电图显示可进行鉴别。

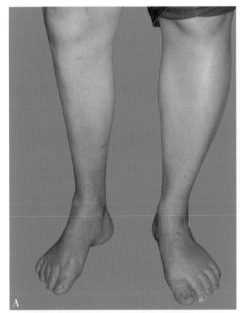

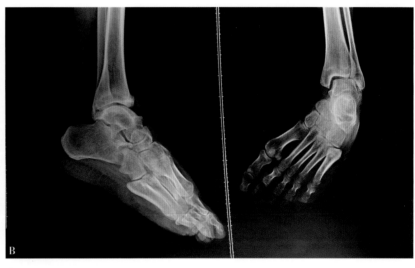

图 13-4-8-3
右腓总神经损伤
A. 右腓总神经损伤后足下垂；B. 右腓总神经损伤后足下垂 X 线片。

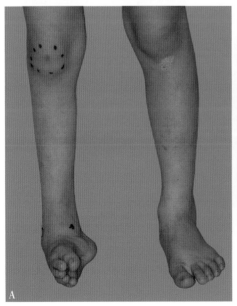

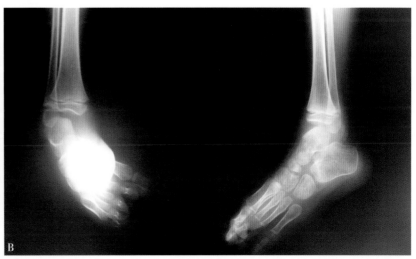

图 13-4-8-4
右腓总神经损伤
A. 右腓总神经注射性损伤后足下垂；B. 右腓总神经注射性损伤后足下垂 X 线片。

（魏本磊 孟纯阳 韩清鋆 秦泗河）

第五章　指甲

第一节　杵状指

　　杵状指（acropachy）是指手指末端增生、增宽、肥厚，指甲从根部到末端隆起呈杵状，其发生机制可能与肢体末端慢性缺氧、代谢障碍有关，缺氧时末端肢体毛细血管增生扩张，导致软组织增生、肢体末端膨大。常见于肺部疾病、发绀型心血管疾病、营养代谢性疾病等。

　　如图13-5-1-1所示，患儿，女性，12岁，患有先天性心脏病。自幼出现双手指末端粗大，图中所见患者双手末端增粗、增宽、肥厚，指甲从根部到末端隆起呈杵状。

　　如图13-5-1-2所示，患者，男性，54岁，反复咳嗽、咳痰2年，CT发现右肺占位性病变3天，病理学检查提示肺腺癌。检查见患者双手末节增生、增宽、肥厚，指甲从根部到末端隆起呈杵状（鼓槌状）。

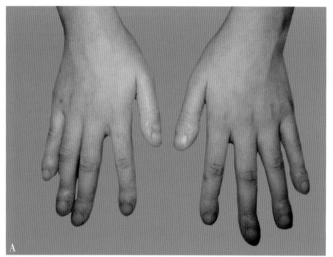
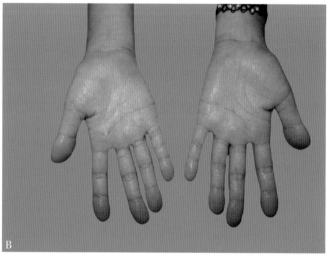

图 13-5-1-1
双手杵状指
A. 双手杵状指背侧面观；B. 双手杵状指掌侧面观。

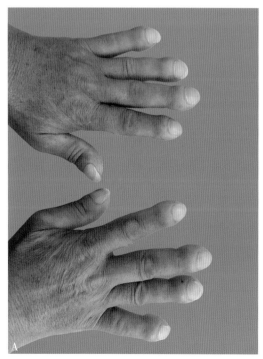
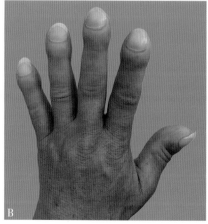
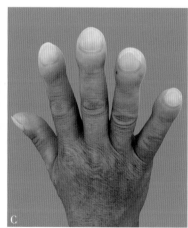

图 13-5-1-2
杵状指
A.（双手）杵状指；B. 左手杵状指；C. 右手杵状指。

【鉴别诊断】

（1）匙状指：指甲中央凹陷，边缘翘起，指甲变薄，表面粗糙有条纹，常见于缺铁性贫血和高原性疾病，偶见于风湿热及甲癣。

（2）发绀型先天性心脏病：可并发杵状指／趾，尤其是紫绀严重和病程较长者更明显，如法洛四联症、艾森曼格综合征等。X线、超声心动图等辅助检查往往可见心血管畸形。

（3）营养障碍性疾病：如肝硬化也可见到杵状指／趾，根据病史、肝功能、影像学检查等可帮助诊断。

（韩清銮　魏本磊　覃　泱）

第二节　钩甲畸形

钩甲畸形（hook nail deformity）引起钩甲畸形的常见原因：甲沟炎、热压伤、机械绞伤、电锯伤、重物砸伤、甲床肿瘤术后、烧伤等。

如图13-5-2-1所示，患儿，男性，5岁，左手拇指被重物砸伤后指甲逐渐生长畸形2年。左手拇指甲床呈屈曲钩状畸形，远端指甲向手指掌侧弯曲生长，手指活动正常。指端血循环正常。

【鉴别诊断】

（1）匙状指：指甲中央凹陷，边缘翘起，指甲变薄，表面粗糙有条纹，常见于缺铁性贫血和高原性疾病，偶见于风湿热及甲癣。

（2）发绀型先天性心脏病：可并发杵状指／趾，尤其是紫绀严重和病程较长者更明显，如法洛四联症、艾森曼格综合征等。X线、超声心动图等辅助检查往往可见心血管畸形。

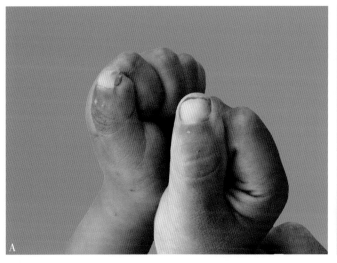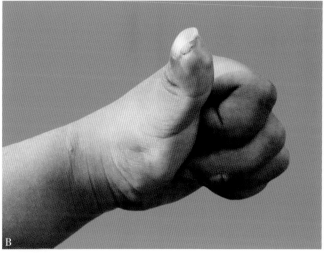

图 13-5-2-1
左拇指钩甲畸形
A. 左拇指钩甲畸形双侧对比；B. 左拇指钩甲畸形侧面观。

（杨　颍）

第三节　指甲感染

甲癣（tinea unguium）俗称"灰指甲"，是指真菌侵犯甲板或甲下所引起的疾病。甲真菌病是由皮癣菌、酵母菌及非皮癣菌等真菌引起的甲感染。甲真菌常见二型：真菌性白甲（浅表性白色甲真菌病）此型病损局限于甲面一片或其尖端；甲下真菌病：又分远端甲下型、近端甲下型、甲板内、全甲板型，此型病变从甲的两侧或远端开始，继而甲板下发生感染。

　　如图 13-5-3-1 所示，患者右手多发甲癣，指甲变色、无光泽、增厚、分离、萎缩、破损、脱落。甲板形成裂纹、变脆或增厚，呈棕色。此为远端甲下型。

　　如图 13-5-3-2 所示，患者糖尿病并发甲癣，趾甲变色、无光泽、增厚、破损、脱落。甲板形成裂纹、变脆或增厚，呈白棕色。此为全甲板型。

　　如图 13-5-3-3 所示，患者糖尿病并发手指甲癣，左手拇指、示指、中止手指甲变色、无光泽、增厚、部分分离。呈黄棕色。此为远端甲下型。

　　如图 13-5-3-4 所示，患者甲癣继发甲沟炎，左踇趾趾甲远端变色、无光泽、增厚、部分分离，卷曲、嵌甲，周围红肿，以胫侧为重，此为远端甲下型。

【鉴别诊断】

　　（1）甲沟炎：各种原因导致甲部出现红、肿、热、痛症状，严重者还可出现化脓，甲癣患者可并发甲沟炎。

　　（2）甲床炎：出现指甲和 / 或趾甲甲床及其基底部分的感染，甲板可出现营养不良性变化，表现为变形、破碎和脱落。甲癣患者还可并发甲床炎。

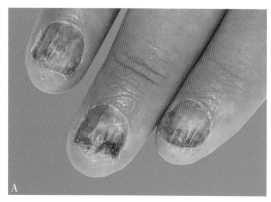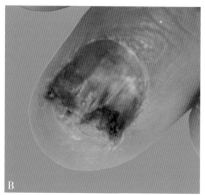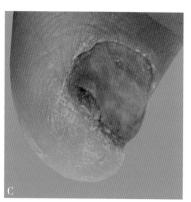

图 13-5-3-1
右手多发甲癣
A. 右手多发甲癣；B. 右手中指甲癣；C. 右手拇指甲癣。

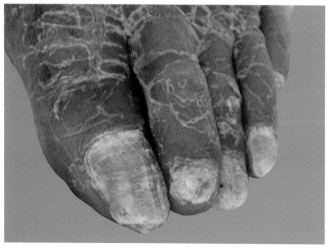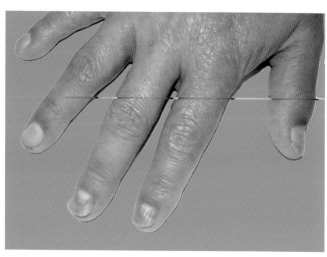

图 13-5-3-2
左足糖尿病足继发甲癣

图 13-5-3-3
糖尿病继发手指甲癣

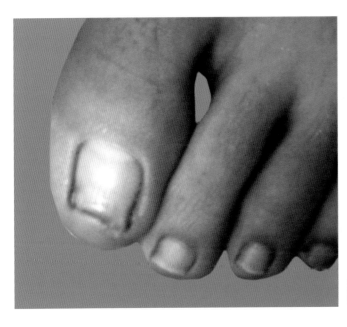

图 13-5-3-4
甲癣继发甲沟炎

（魏本磊　田中华　杨志寅）

第四节　甲剥离

甲剥离（onycholysis）是指甲板与甲床相分离，使甲板游离，分离的甲板仍光滑、平整。本病可发生于一个指 / 趾甲，也可发生于多个指 / 趾甲。甲剥离多见于女性，最多见于银屑病患者、甲真菌病患者、常做美甲的女性，还有某些药物也会引起甲剥离。

如图 13-5-4-1 所示，患者，女性，经常美甲，指甲远端无光泽、甲分离、呈棕黄色，近端光滑、平整。

如图 13-5-4-2 所示，患者足癣，趾甲变色、分离、增厚，呈暗灰色。

如图 13-5-4-3 所示，患者诊断为银屑病，双手多发手指指甲变色、无光泽、增厚、分离，趾甲可见多发白点。

如图 13-5-4-4 所示，患者为特发性间质性肺炎，拇指指甲 U 形变色、无光泽、分离，近端光滑、平整。

【鉴别诊断】

（1）甲沟炎：各种原因导致甲部出现红、肿、热、痛症状，严重者还可出现化脓，甲癣患者可并发甲沟炎。

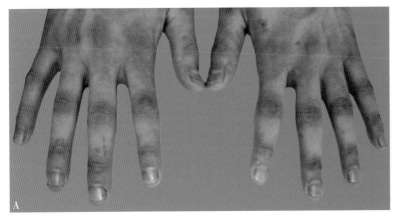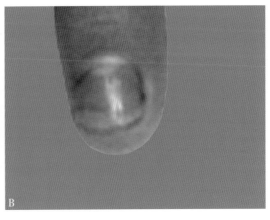

图 13-5-4-1
双手美甲后形成甲剥离
A. 美甲后形成甲剥离；B. 甲剥离后甲板仍光滑。

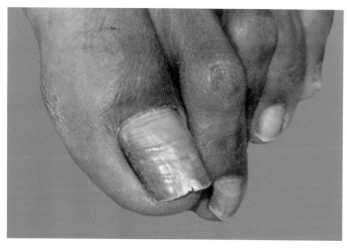

图 13-5-4-2
右足足癣形成甲剥离

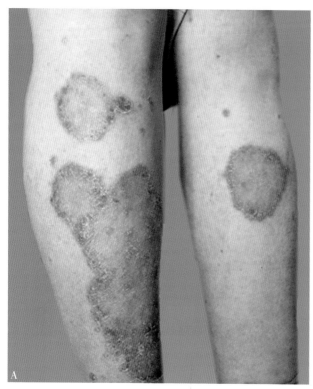

A

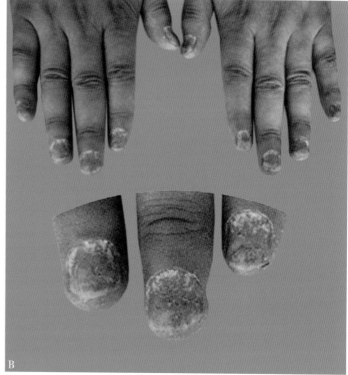

B

图 13-5-4-3
银屑病患者甲剥离
A. 银屑病患者下肢；B. 银屑病患者双手甲剥离。

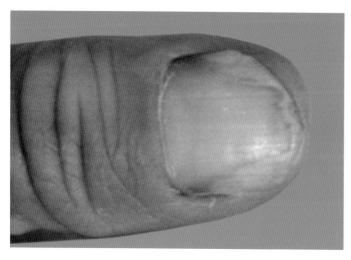

图 13-5-4-4
特发性肺间质纤维化甲剥离

（2）甲床炎：出现指甲和／或趾甲甲床及其基底部分的感染，甲板可出现营养不良性变化，表现为变形、破碎和脱落。甲癣患者还可并发甲床炎。

（田中华　魏本磊　杨志寅）

第五节　连续性肢端皮炎

连续性肢端皮炎（acrodermatitis continua）又称为肢端稽留性皮炎或称为匐行性皮炎，是手足部位一种慢性炎症性、复发性、无菌性、脓疱性皮肤病，常在外伤后发病，病因不明。因在破溃的皮损内可以培养出多种葡萄球菌，故既往认为是化脓性感染。但脓疱是无菌的，现已不认为是感染性疾病。由于其临床表现与病理改变与脓疱型银屑病相同，故有人认为该疾病与脓疱型银屑病、疱疹样脓疱病是同类疾病。

如图13-5-5-1所示，患者为中年男性，手指外伤后中指、环指指甲病变，可见指甲萎缩和部分缺损脱落，凹凸不平，残留甲床红色的表面，有渗液。结痂，患者自觉瘙痒。

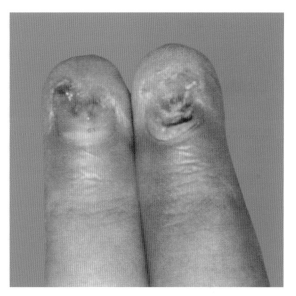

图13-5-5-1
左手中环指指端稽留性皮炎

【鉴别诊断】

（1）脓疱性汗疱性湿疹：不发生甲萎缩和脱落，接触性皮炎继发感染其脓疱边界稍模糊，缺乏持久性损害。

（2）甲沟炎：各种原因导致甲部出现红、肿、热、痛症状，严重者还可出现化脓，甲癣患者可并发甲沟炎。

（田中华　魏本磊　杨志寅）

第六节　贫血

贫血（anemia）是指外周血中单位容积内血红蛋白（Hb）的浓度、红细胞（RBC）计数及血细胞比容（HCT）低于相同年龄、性别和地区正常标准的现象。

如图13-5-6-1所示，患者中年女性，皮肤、黏膜及指甲苍白，指甲光滑，色泽稍差。

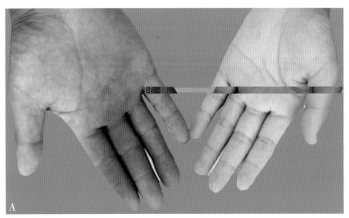
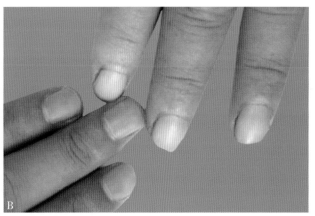

图13-5-6-1
贫血患者手及指甲
A. 贫血患者手与正常手比较；B. 贫血患者指甲。

【鉴别诊断】

（1）红细胞破坏过多性贫血：红细胞自身异常包括膜异常、酶异常、珠蛋白异常、血红素异常。红细胞周围环境异常包括免疫性、血管性、溶血性贫血（HA）。

（2）失血性贫血：根据失血速度分急性和慢性，慢性失血性贫血往往合并缺铁性贫血。可分为出凝血性疾病（如特发性血小板减少性紫癜、血友病和严重肝病等）所致和非出凝血性疾病（如外伤、肿瘤、结核、支气管扩张、消化性溃疡、痔和妇科疾病等）所致两类。

（霍景山　魏本磊　杨志寅）

第六章　断指/肢再植

第一节　断指再植术

一、旋转撕脱性断指

旋转撕脱性断指（severed fingers with avulsion injury in digital replantation）常于牵拉和/或旋转所致，断面的各种组织参差不齐，大多肌腱、血管以及神经等均被抽出较长一段，甚至全抽出，组织损伤范围大，污染严重，再植难度大，可选择性再植，拇指因其功能重要需尽量再植。

如图 13-6-1-1 所示，患者，男性，41 岁，左手拇指机器绞伤后疼痛、离断 2 小时。图中所见：左拇指自掌指关节处完全离断，并拇长屈、拇长伸肌腱、拇短伸肌腱、拇指血管神经自近端撕脱，无任何组织相连。诊断为左拇指旋转撕脱完全离断伤。手术行掌指关节融合，旋转撕脱肌腱及血管神经无法直接吻合，需要转位修复，一般情况下选择的方案是：示指固有伸肌腱→拇长伸肌腱；环指屈指浅肌腱→拇长屈肌；示指桡侧固有动脉、神经→拇指血管、神经。

如图 13-6-1-2 所示，患者，男性，57 岁，左环指、小指近节旋转撕脱性完全离断 4 小时。图见左环指、小指近节旋转撕脱性完全离断，左环指屈深浅肌腱自近端均不同程度抽出，最长约 12.0cm，左环指两侧血管神经均抽出约 7.0cm，左环指自近节撕脱、脱套，离断平面位于远侧指间关节处；左小指屈肌腱自近端抽出约 8.0cm，左小指两侧血管神经均抽出约 5.0cm，左小指自近节撕脱、脱套，离断平面位于近侧指间关节处。无组织相连，皮缘不齐，软组织挫伤重，离断指肤色苍白，无血运。再植恢复到原位，恢复外形，恢复血液循环。

【鉴别诊断】

（1）Ⅰ型切割性离断：主要由冲床、铣床、切纸机、利刀、玻璃等锐器造成。

（2）Ⅱ型碾轧性离断：多由火车轮、汽车轮或机器齿轮等钝器所伤。

（3）Ⅲ型挤压性离断：由笨重的机器、石块、铁块或其他重物挤压所致。

（4）Ⅳ型撕脱性离断：肢体被连续转动的机器损伤可致成撕脱性离断，断面很不规则，皮肤严重撕脱。

（魏本磊　韩清銮　孟纯阳　江起庭）

二、切割性断指

切割性断指（incised injury in digital replantation）为锐器切割伤，伤断面较整齐，组织损伤较轻，清创手术不必切除过多，骨骼缩短不要过长，在 0.5mm 即可，清创后血管神经能直接对端吻合，成功率较高，血管、神经、肌腱等重要组织均可一期修复。

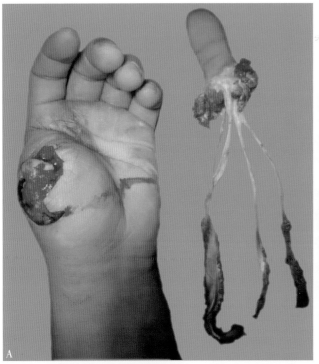
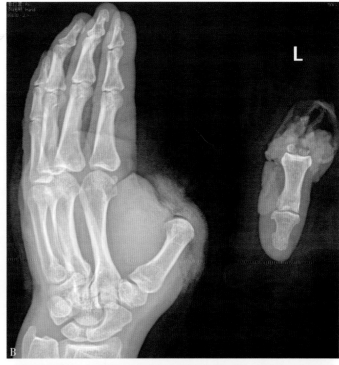
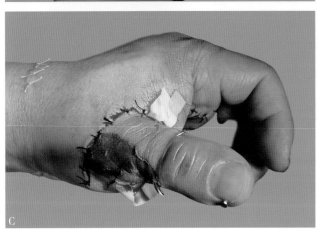
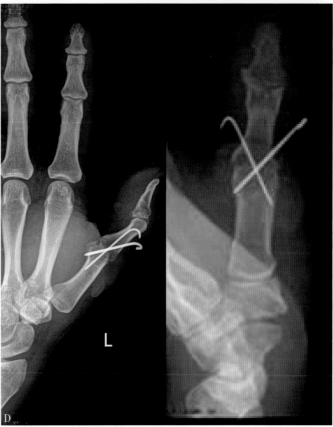

图 13-6-1-1
左手拇指旋转撕脱完全离断伤
A. 左手拇指旋转撕脱完全离断伤；
B. 术前 X 线片；
C. 再植后外观；
D. 再植术后 X 线片。

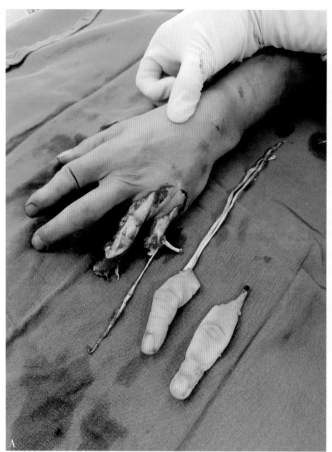
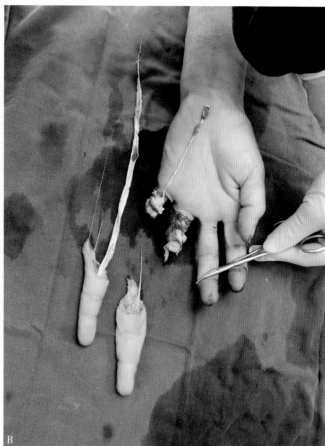
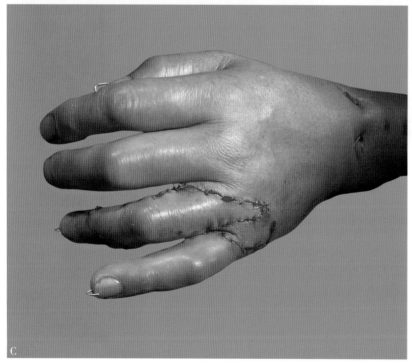
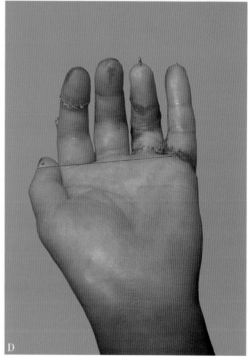

图 13-6-1-2
撕脱性断指
A. 左手背面术前；B. 左手掌面术前；C. 背面术后；D. 掌面术后。

如图 13-6-1-3 所示，患者，男性，35 岁，左小指切割性完全离断 2 小时。图见左小指自近节指根处完全离断，无组织相连，皮缘齐，软组织无挫伤，离断指肤色苍白，无血运。再植恢复到原位，恢复血液循环后伤指远端血运好。

如图 13-6-1-4 所示，患者左手示指 3 段切割性断指，无组织相连，皮缘齐，软组织无挫伤，离断指肤色苍白，无血运。再植恢复到原位，恢复血液循环后伤指远端血运好。

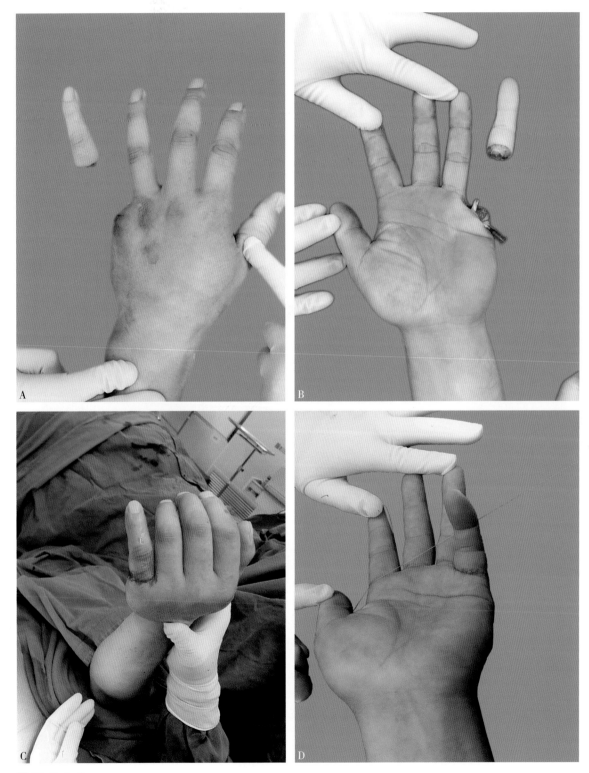

图 13-6-1-3
切割性断指
A. 背面术前；B. 掌面术前；C. 背面术后；D. 掌面术后。

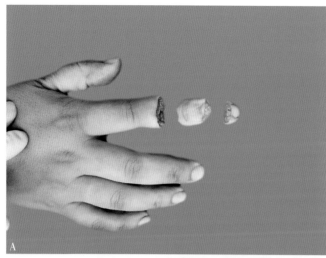
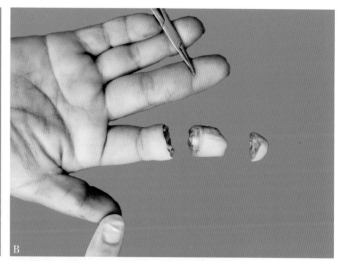
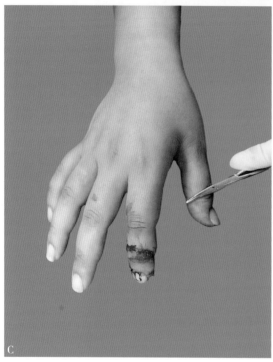
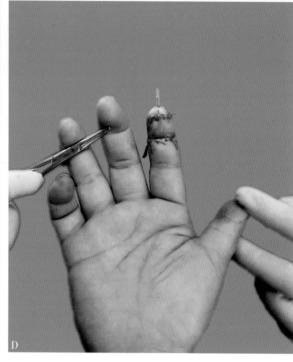

图 13-6-1-4
切割性断指
A. 左示指多段
离断背面术前；
B. 掌面术前；
C. 背面术后；
D. 掌面术后。

【鉴别诊断】

（1）Ⅰ型切割性离断：主要由冲床、铣床、切纸机、利刀、玻璃等锐器造成。

（2）Ⅱ型碾轧性离断：多由火车轮、汽车轮或机器齿轮等钝器所伤。

（3）Ⅲ型挤压性离断：由笨重的机器、石块、铁块或其他重物挤压所致。

（4）Ⅳ型撕脱性离断：肢体被连续转动的机器损伤可致成撕脱性离断，断面很不规则，皮肤有严重撕脱。

（江起庭）

三、压轧性断指

压轧性断指（press-rolling injury in digital replantation）是被重物挤压、碰撞所致离断，断面通常不整齐，各种组织损伤范围较大，可选择再植。

如图 13-6-1-5 所示，患者右小指压轧性断指。右小指压轧所致离断，远指间关节离断，皮缘不齐，软组织挫伤重，离断指肤色苍白，无供血，关节融合后再植，伤指血液循环恢复。

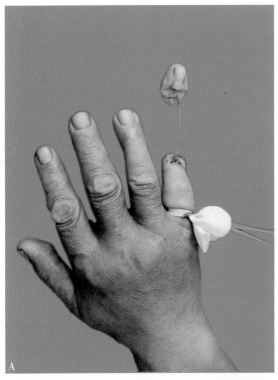
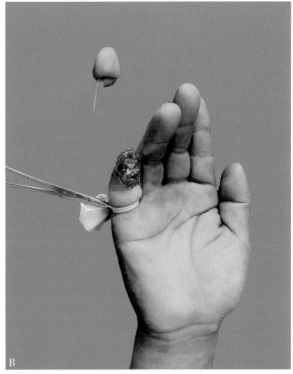
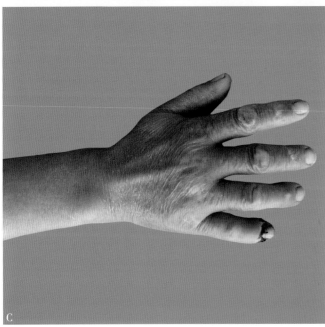
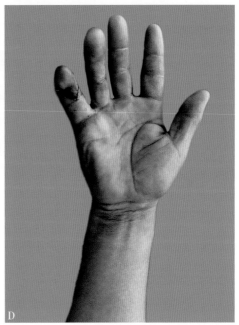

图 13-6-1-5
右小指压轧性断指
A. 右小指断指指背面术前；B. 掌面术前；C. 背面术后；D. 掌面术后。

【鉴别诊断】

（1）Ⅰ型切割性离断：主要由冲床、铣床、切纸机、利刀、玻璃等锐器造成。

（2）Ⅱ型碾轧性离断：多由火车轮、汽车轮或机器齿轮等钝器所伤。

（3）Ⅲ型挤压性离断：由笨重的机器、石块、铁块或其他重物挤压所致。

（4）Ⅳ型撕脱性离断：肢体被连续转动的机器损伤可致成撕脱性离断，断面很不规则，皮肤严重撕脱。

（江起庭）

四、多指离断伤

多指离断伤（following replantation of severed fingers）是指 3 根手指及以上的离断，此类断指伤情重，常不在同一平面离断，再植难度大，手术费时费力，需要多组手术人员轮换进行再植手术，这就需要有一个富有经验的医师统一指挥、组织、和优化搭配每一组的手术人员，才能有充沛的精力和体力，保质保量地完成再植手术。

如图 13-6-1-6 所示，患者，男性，55 岁，左手被机器切割后 2~5 指完全离断离断。图中所见：左手 2~5 指完全离断，手术行 2~5 指再植，均成活，其中环指末节毁损，给予部分残修。

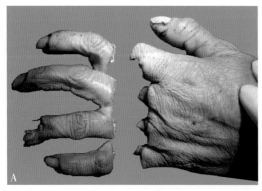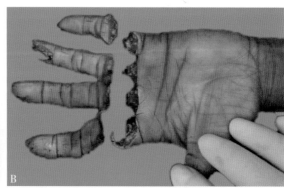

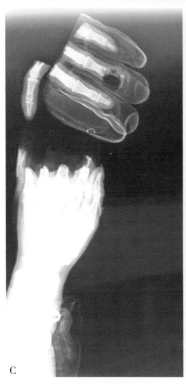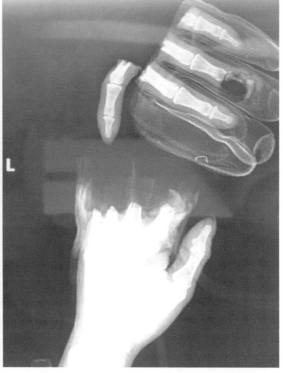

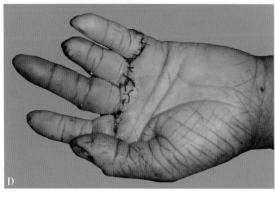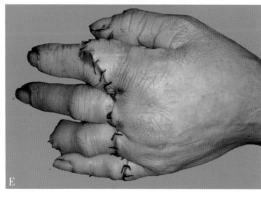

图 13-6-1-6
左手 2~5 指完全离断
A. 左手 2~5 指离断背侧；
B. 术前掌侧；
C. 术前 X 线片；
D. 再植后掌侧；
E. 再植后背侧。

如图 13-6-1-7 所示，患者，女性，45 岁，双手 9 指完全离断 3h。图见双手 9 指完全离断，左手示、中、环及小指 4 指均自掌指关节处全离断，各断指连成一整体，皮缘齐，软组织挫伤轻，指肤色均苍白，均无血运；右手拇、示、中、环及小指均位于近节完全离断，各断指分开，创面呈斜形，皮缘齐，软组织挫伤轻，指肤色均苍白，均无血运，再植双手 9 指恢复到原位，恢复血液循环。

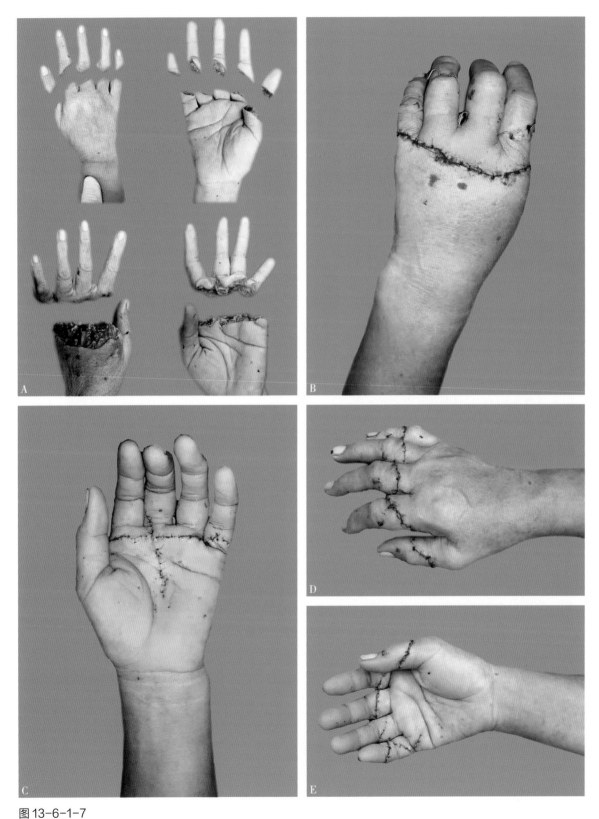

图 13-6-1-7
双手多指性断指
A. 双手多指离断术前；B. 左手背侧术后；C. 左手掌面术后；D. 右手背面术后；E. 右手掌面术后。

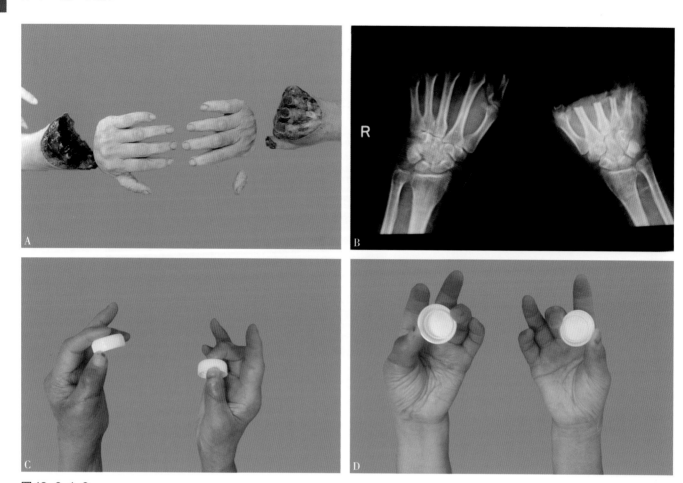

图 13-6-1-8
双手多指完全离断
A. 双手多指完全离断；B. X 线表现；C、D. 术后功能。

　　如图 13-6-1-8 所示，患者，女性，50 岁，外伤致双手离断。图中所见为右手为掌远区合并拇指末节离断，左手为掌中区离断，神经，肌腱，血管暴露。X 线检查示：右手自掌骨头完全离断并拇指近节完全离断，左手自掌骨中段离断。

【鉴别诊断】

　　（1）Ⅰ型切割性离断：主要由冲床、铣床、切纸机、利刀、玻璃等锐器造成。
　　（2）Ⅱ型碾轧性离断：多由火车轮、汽车轮或机器齿轮等钝器所伤。
　　（3）Ⅲ型挤压性离断：由笨重的机器、石块、铁块或其他重物挤压所致。
　　（4）Ⅳ型撕脱性离断：肢体被连续转动的机器损伤可致成撕脱性离断，断面很不规则，皮肤有严重撕脱。

　　　　　　　　　　　　　　　　　　（韩清銮　魏本磊　孟纯阳　江起庭　王衍彪　刘立峰）

五、远节性（末节）断指

　　远节性（末节）断指再植（finger distal segment replantation）指位于远侧指间关节处的离断，多系较整齐地切割或压轧伤，损伤至远指间关节，此部位的指动脉、静脉已达终末支，可再植，再植难度大。

　　如图 13-6-1-9 所示，患者，女性，54 岁，左示指远节性完全离断 2 小时。图见左示指位于远侧指间关节以远处完全离断，无组织相连，皮缘齐，软组织挫伤轻，离断指肤色苍白，无血运，见屈肌腱止点处。再植恢复到原位，血液循环恢复。

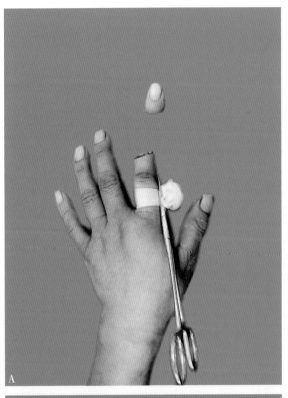
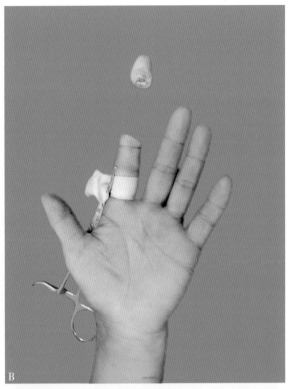
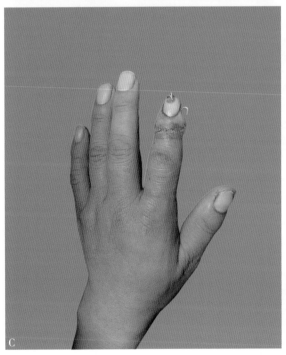
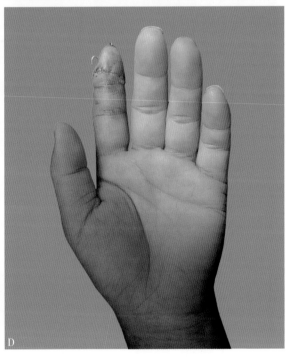

图 13-6-1-9
远节性（末节）
断指
A. 背面术前；
B. 掌面术前；
C. 背面术后；
D. 掌面术后。

【鉴别诊断】

（1）Ⅰ型：中节指骨远 1/3 至远指间关节囊近侧缘。

（2）Ⅱ型：远指间关节平面（关节囊内）。

（3）Ⅲ型：远指间关节囊远侧至甲后襞游离缘。

（4）Ⅳ型：后甲襞游离缘至甲 1/2。

（5）Ⅴ型：甲 1/2 以远。

（江起庭）

六、指尖断指

指尖断指（replantation of evered fingertip）是指甲根部以远离断，再植难度比末节断指大，血管近似末梢，属于超级显微外科范围、特殊类的断指。

如图 13-6-1-10 所示，患者，女性，56 岁，左示指指尖完全离断 3 小时。左示指指尖处斜形完全离断，创面呈斜形，无组织相连，皮缘齐，软组织无挫伤，离断呈斜形，指肤色苍白，无血运，再植恢复到原位，末端血液循环恢复。

如图 13-6-1-11 所示，患者右手中指、环指指尖处斜形完全离断，无组织相连，皮缘不齐，软组织挫伤，离断指肤色苍白，无血运，再植恢复到原位，末端血液循环恢复。

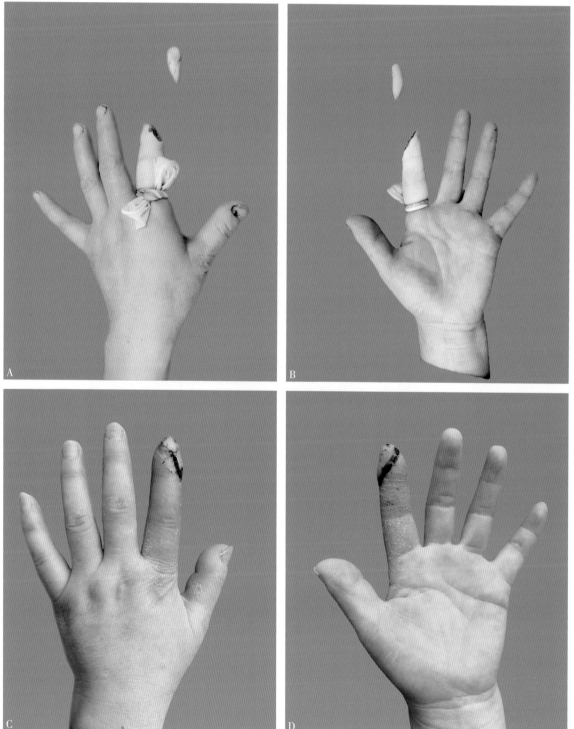

图 13-6-1-10
左示指指尖断指
A. 背面术前；
B. 掌面术前；
C. 背面术后；
D. 掌面术后。

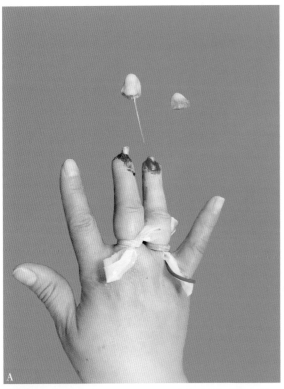
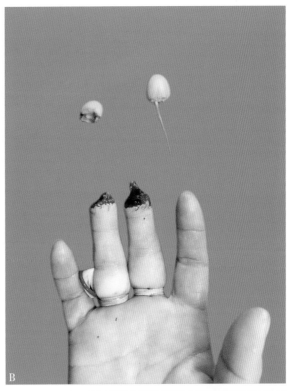
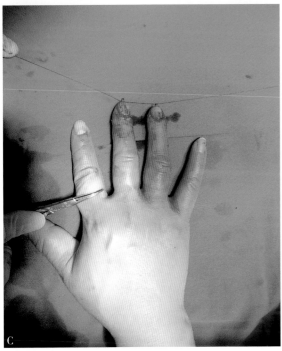
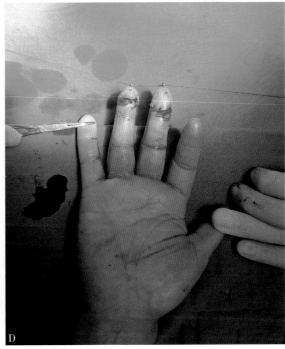

图 13-6-1-11
右中指、环指
指尖断指
A. 背面术前；
B. 掌面术前；
C. 背面术后；
D. 掌面术后。

【鉴别诊断】

（1）Ⅰ型：为甲弧至半月线处离断。

（2）Ⅱ型：为甲中段以远离断。

（3）Ⅲ型：指尖斜型离断。

（4）Ⅳ型：指腹软组织块离体。

（5）Ⅴ型：指尖脱套性离断。

（6）Ⅵ型：双平面离断。

（江起庭）

七、断掌

断掌（amputated palm）为腕掌部离断，属于肢体最远平面的一种断肢。

如图 13-6-1-12 所示，患者，女性，47 岁，右桡侧掌腕撕脱性完全离断 4 小时。图见右桡侧掌腕撕脱性完全离断，右第 1 掌腕平面桡侧掌腕完全离断合并全拇指撕脱性完全离断，手掌、手背及腕部皮肤软组织全撕脱，离断手掌肌腱自肌腹抽出，无血运，肤色苍白，皮缘不齐，污染重，皮肤软组织重，再植手掌恢复到原位，恢复血液循环。

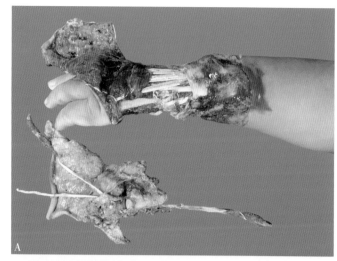

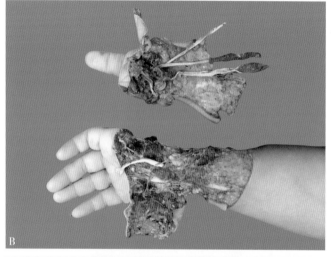

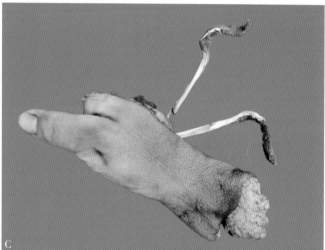

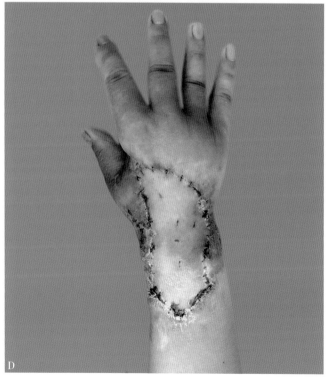

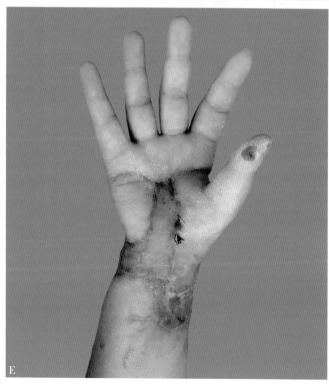

图 13-6-1-12

右手断掌

A. 背面术前；B. 掌面术前；C. 右断掌术前；D. 背面术后；E. 掌面术后。

【鉴别诊断】

（1）Ⅰ型掌近区离断：相当于腕骨段离断，即掌深弓以近离断，相当于掌骨底到桡腕关节平面断掌。

（2）Ⅱ型掌中区离断：相当于掌骨段离断，即掌深弓与掌浅区之间离断，相当于掌骨中段至掌骨底部。

（3）Ⅲ型掌远区离断：远侧掌横纹、即掌骨头平面以远的断掌，即掌浅弓以远离断相当于掌骨中段至掌指关节平面。

（4）Ⅳ型掌部多平面离断：掌部是二个以上平面的，多节段离断或掌心呈圆形离断。

（5）Ⅴ型掌部混合平面离断：离断形状不规则离断。

（江起庭）

八、不全离断伤

不全离断伤（incomplete separated injury）是指指（肢）体有骨折或关节脱位，皮肤相连少于 1/8，软组织相连少于 1/4，不吻合血管不足以成活。

如图 13-6-1-13 所示，患者右手示指末节离断，指体有骨折或关节脱位，皮肤相连少于 1/8，软组织相连少于 1/4，不吻合血管不足以成活。符合不全离断概念，吻合血管后成活。

如图 13-6-1-14 所示，患者，女性，55 岁，左示指压轧性不全离断伴缺损 3 小时。图见左示指冲床冲压致不全离断，近侧指间关节全缺损，约 2.0cm，仅连桡侧方少许皮肤，皮缘不齐，软组织挫伤重，离断指肤色苍白，供血差，呈漂浮状。再植恢复到原位，伤指血液循环恢复。

如图 13-6-1-15 所示，患者右示指切割性不全离断，示指末节不全离断，累及甲床，仅有少于 1/8 的皮肤相连，皮缘齐，离断指肤色苍白，供血差，再植恢复到原位，伤指血液循环恢复。

【鉴别诊断】

完全离断伤：离断指（肢）体无任何组织相连接，或仅有损伤及挫烂的失活组织相连接，但在清创时又必须去除该部分相连的该组织。

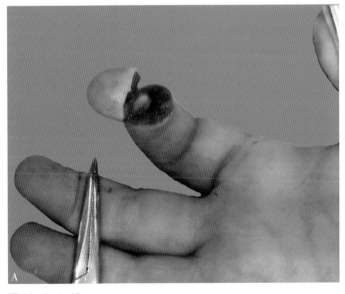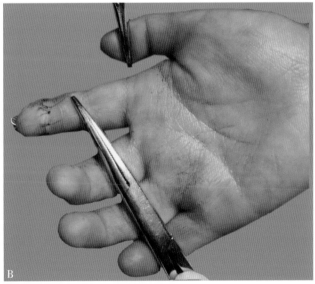

图 13-6-1-13
右示指不全离断伤
A. 右示指不全离断伤；B. 右示指不全离断伤再植后。

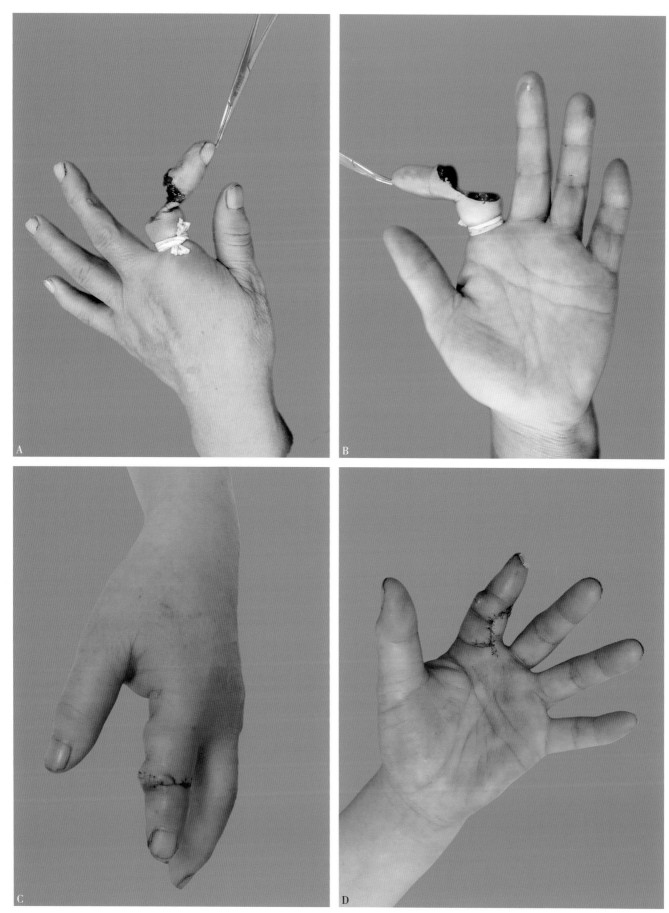

图 13-6-1-14
左手示指不全性断指
A. 背面术前；B. 掌面术前；C. 背面术后；D. 掌面术后。

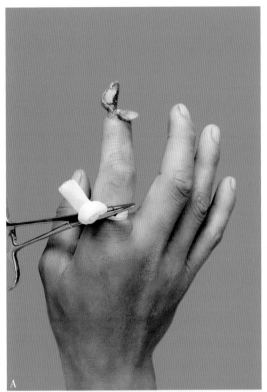
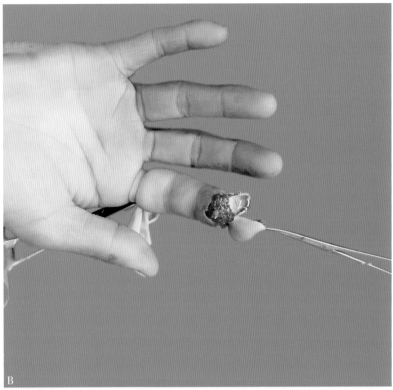
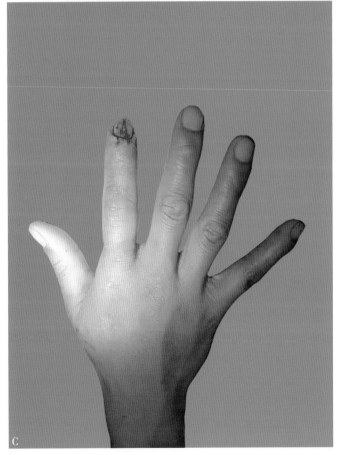
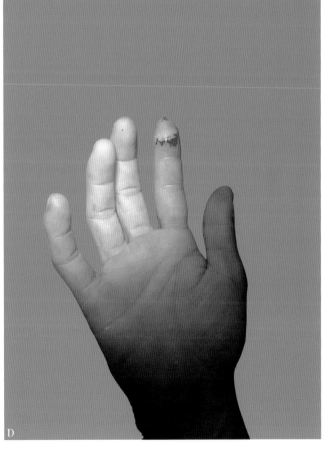

图 13-6-1-15
右手示指末节不全性断指
A. 背面术前；B. 掌面术前；C. 背面术后；D. 掌面术后。

（魏本磊　孟纯阳　韩清銮　江起庭）

第二节　异位再植术

异位再植术（heterotopic replantation）是指离断手指近端毁损无再植手术条件或有条件再植短缩再植后手功能丧失大，需要临时寄生，后期行复合组织移植再植，获得较满意外观及功能。

如图 13-6-2-1 所示，患者，女性，40 岁，右手拇指、中指、环指、小指毁损。右手中指、环指、小指毁

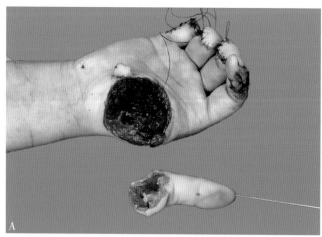

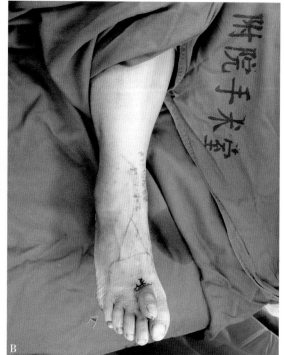

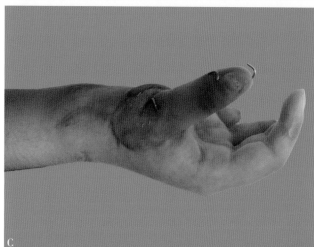

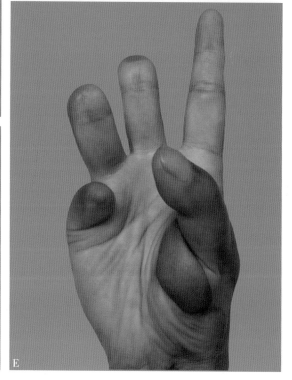

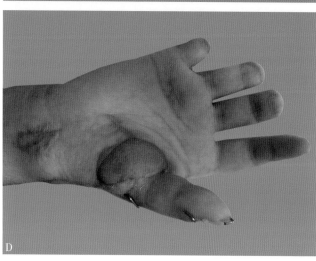

图 13-6-2-1
拇指离断缺损，一期足背寄养，二期再植
A. 拇指离断缺损，3～5 指毁损伤；B. 离断拇指移位寄养于足背；C. 异位再植拇指背侧面；D. 异位再植拇指掌侧面；E. 异位再植拇指功能。

损，给予残修，拇指掌骨段毁损，如果一期再植，拇指短，功能丧失大，一期寄养足背，二期再植，术后手功能恢复良好。

【鉴别诊断】

不全离断伤：有骨折或关节脱位，皮肤相连少于 1/8，软组织相连少于 1/4，不吻合血管不足以成活。该患者不符合，为典型完全离断伤。

（魏本磊　孟纯阳　韩清銮）

第三节　手指再造

手指再造（finger reconstruction）是通过移植足趾和 / 或踇甲瓣再造手指，恢复部分功能、外观。

如图 13-6-3-1 所示，患者，女性，49 岁，右手毁损，1 ~ 4 指缺损，手功能较差，行拇指及示指再造术，分别取右足踇趾及左足第 2 足趾再造。术后手功能得到改善，足功能良好。

【鉴别诊断】

（1）Ⅰ型切割性离断：主要由冲床、铣床、切纸机、利刀、玻璃等锐器造成。

（2）Ⅱ型碾轧性离断：多由火车轮、汽车轮或机器齿轮等钝器所伤。

（3）Ⅲ型挤压性离断：由重型机械、石块、铁块或其他重物挤压所致。

（4）Ⅳ型撕脱性离断：肢体被连续转动的机器损伤可致成撕脱性离断，断面很不规则，皮肤严重撕脱。

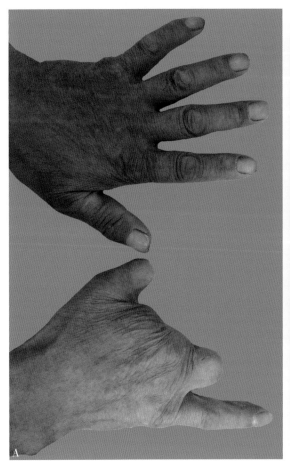

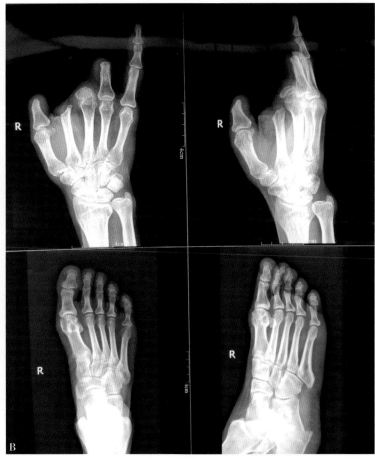

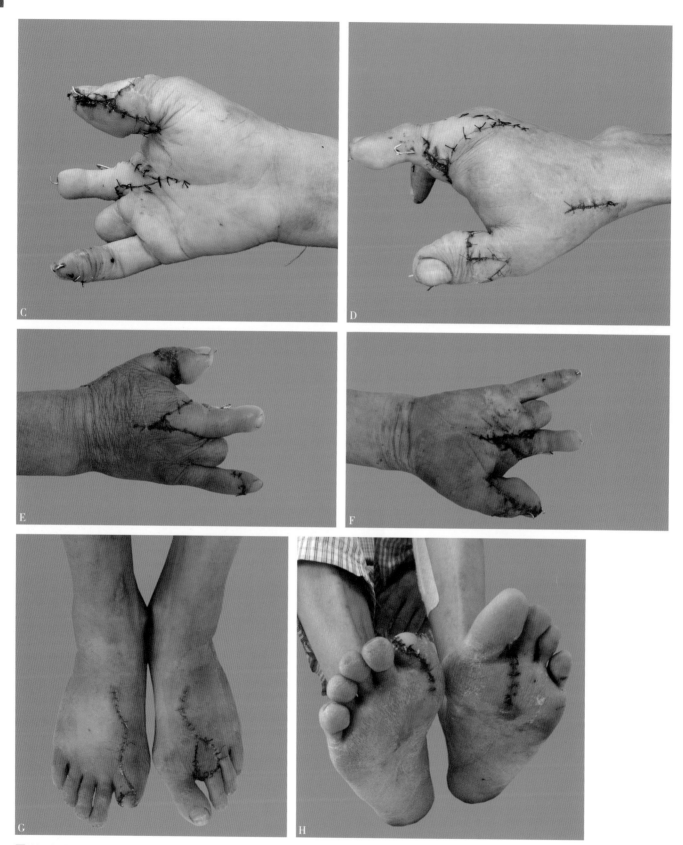

图 13-6-3-1
右手毁损伤后拇指和中指同时再造
A. 右手毁损伤后 1~4 指缺损；B. 再造前手及足 X 线片；C. 再造后掌侧面；D. 再造后背侧面；E. 再造成活后背侧面；F. 再造成活后掌侧面；G. 术后足的背侧面；H. 术后足的跖侧面。

（韩清銮　魏本磊　孟纯阳）

第四节 断腕再植术

断腕再植术（replantation of amputated wrist）见图 13-6-4-1，患者，男性，38 岁，右腕部机器绞伤后离断。检查见右腕部被机器绞伤，撕脱离断，手术行腕关节短缩融合再植，成活，保留部分手功能。

【鉴别诊断】

（1）Ⅰ型切割性离断：主要由冲床、铣床、切纸机、利刀、玻璃等锐器造成。

（2）Ⅱ型碾轧性离断：多由火车轮、汽车轮或机器齿轮等钝器所伤。

（3）Ⅲ型挤压性离断：由笨重的机器、石块、铁块或其他重物挤压所致。

（4）Ⅳ型撕脱性离断：肢体被连续转动的机器损伤可致成撕脱性离断，断面很不规则，皮肤有严重撕脱。

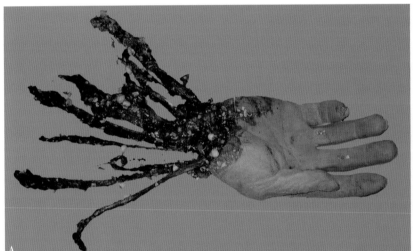
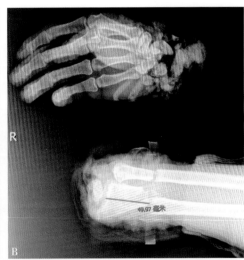
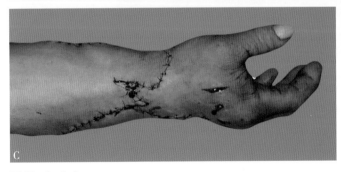
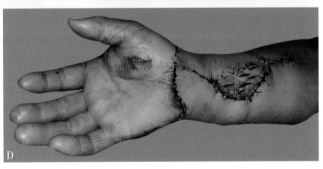

图 13-6-4-1

右侧肢体（腕关节）完全离断伤

A. 右腕关节处完全离断伤；B. 术前 X 线片；C. 再植后背侧面；D. 再植后掌侧面。

（魏本磊 孟纯阳 韩清銮）

第五节 断臂再植术

断臂再植术（replantation of amputated arm）见图 13-6-5-1，患者，男性，62 岁，左前臂中段完全离断 3h。图见左前臂中段挤压性完全离断，离断肢体血管神经抽出约 4.0cm，屈伸肌均抽出，断端骨外露，断肢无血运，肤色苍白，皮肤软组织重，肢体完整，再植肢体到原位，缩短约 3.0cm，术后血液循环完全恢复。

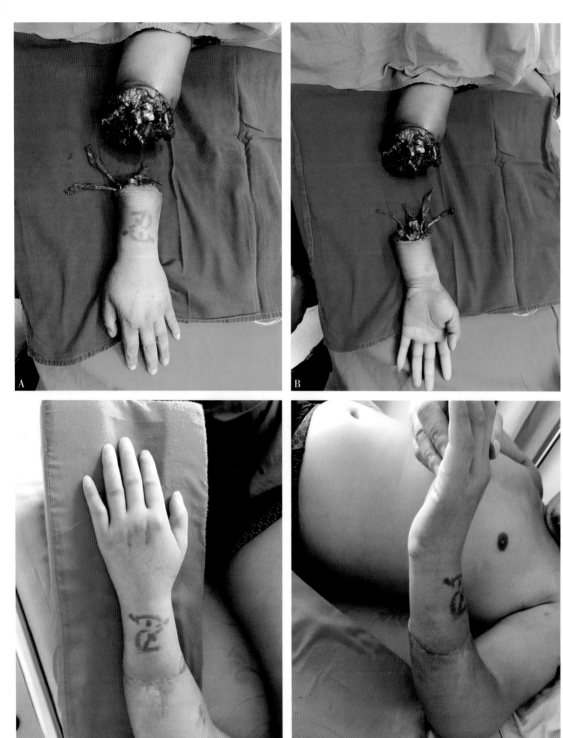

图 13-6-5-1
左前臂完全离断
A. 左前臂离断背面术前；
B. 掌面术前；
C. 背面术后；
D. 掌面术后。

【鉴别诊断】

（1）Ⅰ型切割性离断：主要由冲床、铣床、切纸机、利刀、玻璃等锐器造成。

（2）Ⅱ型碾轧性离断：多由火车轮、汽车轮或机器齿轮等钝器所伤。

（3）Ⅲ型挤压性离断：由重型机械、石块、铁块或其他重物挤压所致。

（4）Ⅳ型撕脱性离断：肢体被连续转动的机器损伤可致成撕脱性离断，断面很不规则，皮肤严重撕脱。

（江起庭）

第七章　风湿免疫及代谢性疾病

第一节　类风湿关节炎

类风湿关节炎（rheumatoid arthritis，RA）是一种以慢性破坏性关节病变为特征的全身性自身免疫性疾病。主要累及周围关节，呈对称性分布。以近端指尖关节、掌指关节、腕、踝的关节炎为主，病理基础是滑膜炎。早期表现为关节晨僵、肿胀、疼痛等，晚期可导致关节畸形和功能丧失。X 线表现：早期是关节周围软组织肿胀，骨质疏松；后期呈现关节软骨破坏、侵蚀，关节间隙狭窄、强直和畸形。出现关节外表现，如类风湿结节、肺间质病变、类风湿血管炎等。

一、手关节肿胀

类风湿关节炎常表现为手关节肿胀（swollen hand joint），其中腕关节、掌指关节、近端指间关节是类风湿关节炎最常见和最早受累的关节，由于关节腔积液、滑膜增生、滑膜炎症引起上述关节弥漫性软组织肿胀和压痛。近端指间关节受累常呈梭形肿胀。

如图 13-7-1-1 所示，患者，女性，22 岁，多关节肿痛 3 个月，累及右手中指近端指间关节、双膝关节、双肘关节、双肩关节，伴晨僵，查血 RF、抗 CCP 抗体阳性，炎症指标升高。双手背面观见右手中指梭形肿胀，X 线片见右手骨质无明显异常，中指近端指间关节肿胀。

二、尺侧偏斜及旋后半脱位

尺侧腕伸肌和指伸肌腱鞘受累，尺侧腕伸肌出现萎缩，为保持肌腱与桡骨平行，手指向尺侧代偿性移位，是类风湿关节炎手部的特征性表现。

如图 13-7-1-2 所示，患者，女性，75 岁，多关节肿痛 11 年，查血 RF 阳性、抗 CCP 抗体阳性、AKA 阳性、APF 阳性、ESR 增快、CRP 升高，胸部 CT 示肺间质病变；查体见手指尺侧偏斜及旋后半脱位、脱位。X 线片见双手掌指关节脱位，双腕部分腕骨见囊状低密度影。胸部 CT 提示肺间质病变，双肺见多发囊状透亮影，双肺多发小间隔增厚，双肺下叶胸膜下区为著，呈蜂窝状改变，周围可见小斑片状磨玻璃密度影。

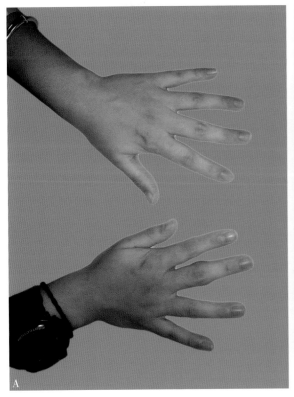
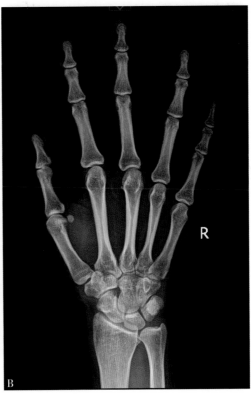

图 13-7-1-1
类风湿关节炎梭形肿胀畸形
A. 双手背面观，右手中指近端指间关节梭形肿胀；B. 右手正位片。

1307

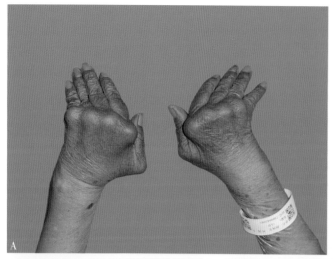

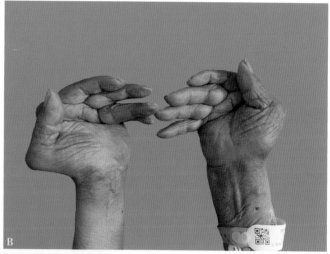

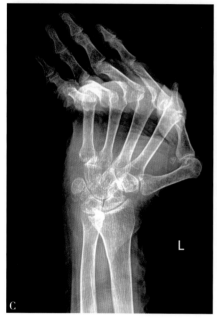

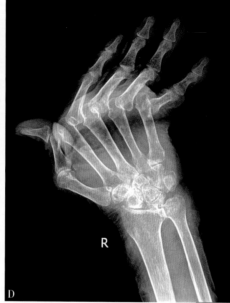

图 13-7-1-2
类风湿关节炎
A. 双手背面观；
B. 双手掌面观；
C. 左手 X 线片；
D. 右手 X 线片。

三、掌指关节畸形

掌指关节畸形（metacarpophalangeal joint deformity）是类风湿关节炎晚期掌指关节囊破坏后，近节指骨被力量较强的屈肌拉向掌侧，形成掌侧半脱位畸形。

如图 13-7-1-3 所示，患者，女性，67 岁，类风湿关节炎病史 15 年余，类风湿因子滴度增高。检查见患者双手腕关节僵直，掌指关节畸形伴半脱位，大鱼际肌和骨间肌萎缩。掌指关节向尺侧偏斜。

如图 13-7-1-4 所示，患者，女性，74 岁，双手关节疼痛 10 余年，晨僵 6 年余。双手关节畸形，掌指关节脱位并肿胀，近指间关节梭形肿大。

四、纽扣花畸形

纽扣花畸形（buttonhole joint deformity）是类风湿关节炎常见的关节畸形，近端指间关节屈曲，

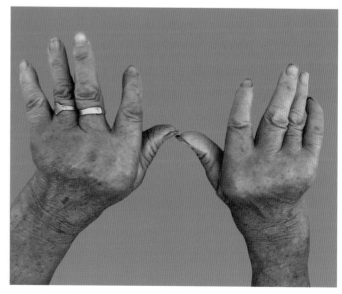

图 13-7-1-3
掌指关节畸形

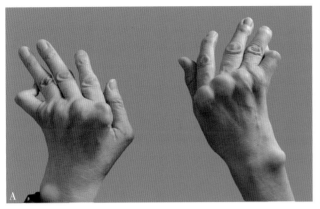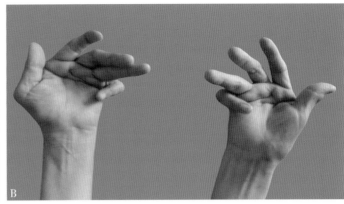

图 13-7-1-4
类风湿关节炎
A. 类风湿关节炎背侧观；B. 类风湿关节炎掌侧观。

远端指间关节过伸。由于近端指间关节的滑膜炎破坏了该处的指伸肌腱，指伸肌腱侧束从关节背外侧脱位至掌侧，这样指伸肌腱对于近端指间关节的作用由伸展变为屈曲。同时由于错位的肌腱对远端指间的影响，伸肌过伸或断裂，关节则突然变为屈曲位，形成纽扣花畸形。

如图 13-7-1-5 所示，患者，女性，71 岁，患类风湿关节炎 20 余年，图中所见患者近端指间关节屈曲，远端指间关节过伸，呈纽扣花畸形，掌指关节半脱位、尺侧偏斜。

五、天鹅颈畸形

天鹅颈畸形（joint swan-neck deformity）因远端指间关节和掌指关节过度屈曲，近端指间关节过伸所致，是类风湿关节炎常见的关节畸形。

如图 13-7-1-6 所示，患者，女性，41 岁，晨僵、关节痛 3 年，检查见患者左手第 4 指近端指间关节过伸，而远端指间关节屈曲，呈"天鹅颈"样畸形。

如图 13-7-1-7 所示，患者，女性，42 岁，多关节肿痛伴口眼干，加重 10 天就诊。双手指尺侧偏斜，腕关节受累、活动受限，掌指关节及近端指间关节受累，部分天鹅颈畸形改变，X 线可见关节畸形。诊断为类风湿关节炎。类风湿关节炎为对称性多关节炎，以关节滑膜慢性炎症、关节进行性破坏为特征。可出现血液系统受累如费尔蒂综合征（Felty syndrome），以类风湿关节炎、脾肿大、中性粒细胞减少为特点；肺部受累导致间质性肺病，并可伴发或继发干燥综合征。

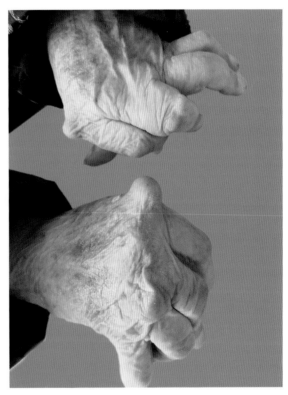

图 13-7-1-5
纽扣花畸形

【鉴别诊断】

（1）系统性红斑狼疮：多发生于育龄期妇女，一般无软骨和骨质破坏，全身症状明显，常有面部红斑及内脏损害，多数有肾脏损害和蛋白尿，血清抗 dsDNA 抗体、抗

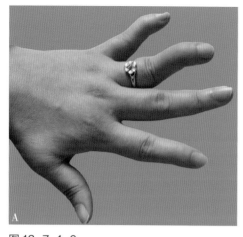
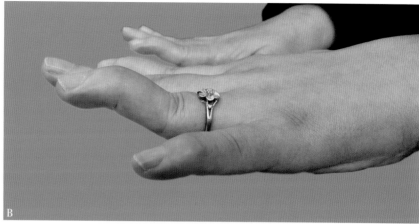

图 13-7-1-6
天鹅颈畸形
A. 天鹅颈畸形背侧面观；B. 天鹅颈畸形侧面观。

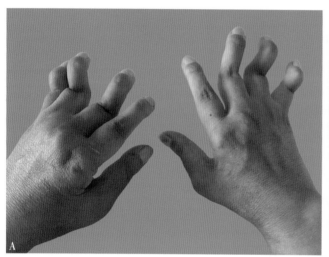
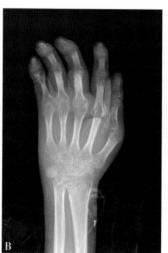
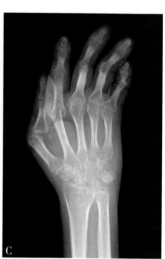

图 13-7-1-7
双手类风湿关节炎
A. 双手天鹅颈畸形；B. 左手 X 线片；C. 右手 X 线片。

SM 抗体阳性。

（2）骨性关节炎：为关节退行性变，多发生于中年以后，随年龄增加患病率增加。主要累及远端指间关节和髋、膝等负重关节。活动时疼痛加重，常伴有"咔嚓"声。RF 一般阴性，关节 X 线检查可见到关节边缘呈唇样增生。

（3）强直性脊柱炎：强直性脊柱炎的发病部位起始于骶髂关节，而非四肢小关节。关节滑膜炎不明显而钙化骨化明显，类风湿因子检查阴性。

（覃　泱　蒋雨平　宋　芹　孟纯阳　韩清銮　魏本磊　房星星）

第二节　骨关节炎

骨关节炎（osteoarthritis，OA）又称骨关节病（osteoarthropathy）、退行性关节病（degenerative osteoarthritis）。是一种常见的关节疾病，好发于中老年人，以关节软骨退变、破坏及骨质增生为特征的慢性关节疾病。其病理特征是关节软骨退行性变伴有骨赘增生。

手关节病变主要表现为关节肿胀、疼痛或骨性肥大，远端指间关节最常累及，特征性表现为指间关节伸面内外侧骨样肿大结节，位于远端指间关节者称为 Heberden 结节，位于近端关节者为 Bouchard 结节。指间关节屈曲或外偏，严重时呈"蛇形"外观，老年女性多见。

如图 13-7-2-1 所示，患者，女性，59 岁，反复手关节痛 10 年余，类风湿因子阴性，患者右手第 2～5 指、左手第 2、第 4 指远端指间关节 Heberden 结节，右手第 3、第 5 指呈"蛇形"。

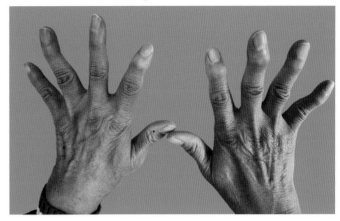

图 13-7-2-1
骨关节炎 Heberden 结节

【鉴别诊断】

（1）类风湿关节炎：呈持续性、对称性和进行性关节炎，主要累及掌指关节、腕关节和近端指间关节，且常伴有类风湿因子滴度增高，以关节软骨破坏为主，基本病变为滑膜炎。而骨关节炎以增生为主，主要为关节软骨变性和增生，常累及远指间关节。

（2）痛风性关节炎：男性多见，以发作性关节红、肿、热、痛为主要表现，受累关节以下肢为主，为单关节或寡关节炎，常见于第一跖趾关节，血尿酸水平增高。

（覃　泱）

第三节　大骨节病

大骨节病（kaschin beck disease）是一种以四肢关节受累为主的地方性畸形性骨关节病。表现为四肢对称性关节畸形，如手指关节增粗、短指/趾、短肢畸形、矮小畸形等。主要发生于黑龙江、吉林、辽宁等地，多发生于儿童及青少年，性别无明显差异。

如图 13-7-3-1 所见，患者，男性，45 岁，于大骨节病流行区长大，青少年即出现关节畸形，此次因"全身疼痛不适 2 个月余"就诊。检查见双手指粗短，近端指间关节、远端指间关节增大。X 线片见双手指骨粗短，掌指骨骨端略显膨大，指间关节周围软组织肿胀；关节邻近骨质疏松，关节面模糊、不整，见斑点状及小囊状密度减低骨质破坏区；关节间隙狭窄；各腕骨骨质疏松，边缘不清，见斑点状及小囊状密度减低骨质破坏区。

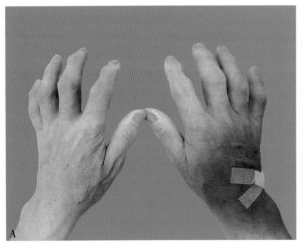
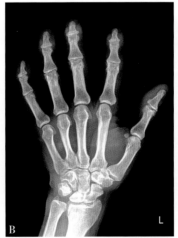
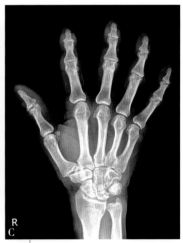

图 13-7-3-1
大骨节病
A. 双手背面观；B. 左手正位片；C. 右手正位片。

【鉴别诊断】

（1）类风湿关节炎：是一种自身免疫病，以侵蚀性关节炎为主要特征，病理基础是滑膜炎，早期表现为关节晨僵、肿胀、疼痛等，晚期可导致关节畸形和功能丧失。早期 X 线表现为关节周围软组织肿胀，骨质疏松；后期可见关节软骨破坏、侵蚀，关节间隙狭窄、强直和畸形。

（2）骨关节炎：是一种以关节软骨损害为主，累及整个关节组织的常见关节疾病，主要表现为关节疼痛、僵硬、肥大及活动受限，好发于膝、髋、颈腰椎等负重关节及远端指间关节。X 线上主要表现为关节间隙变窄、软骨下骨硬化或囊性变及关节边缘骨质增生。

（蒋雨平　宋　芹　魏本磊）

第四节　痛风石

痛风石（tophus）是慢性痛风的一种表现，最常见于指、趾、尺骨鹰嘴等关节周围，呈偏心性较大结节，其磨损破溃，可排白色的尿酸盐结晶。亦可侵袭骨骼，使其出现虫蚀样破坏。

如图 13-7-4-1 所示，患者，女性，29 岁，关节痛及血尿酸增高 4 年，检查见患者左手中指有一鹌鹑蛋大小（2.5cm×4.5cm）的痛风石，突出皮肤表面，质地较硬。

如图 13-7-4-2 所示，患者，男性，41 岁，痛风 15 年，右手及左足多处皮下结节 2 年。检查见左足第一跖趾关节、右手背及指间关节背侧皮下结节，透过皮肤可看见白色结节。

如图 13-7-4-3 所示，患者，男性，61 岁，反复发作性关节肿痛 20 年。右手中环指周围隆起的黄白色赘生物，表面菲薄，破溃后可排出白色粉状或糊状物，通常经久不愈。

如图 13-7-4-4 所示，患者，男性，61 岁，反复关节痛及血尿酸增高 12 年，检查见患者右手腕关节尺侧、右手第二指远端指间关节、第五指远端指间关节均有大小不等的痛风石，突出皮肤表面，第五指痛风石表面菲薄。

如图 13-7-4-5 所示，患者，男性，48 岁，双下肢疼痛9 年，再发 1 天。检查见左足、左肘部多发痛风石，分布于脚趾、足背、跟腱、踝关节；为皮下灰白色结节，表面皮肤薄，血供丰富，部分皮肤破溃向外排出粉笔屑样尿酸盐结晶。

【鉴别诊断】

（1）类风湿结节：类风湿结节常发生于关节粗隆如鹰嘴下方、膝关节及跟腱附近等易受摩擦或压迫的部位，多

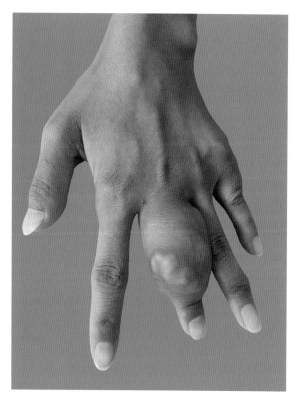

图 13-7-4-1
手部痛风石

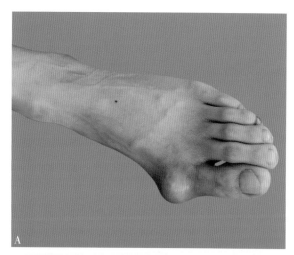

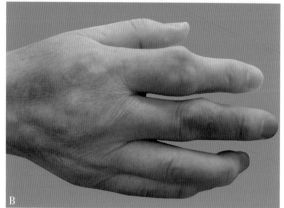

图 13-7-4-2
手及足部痛风石
A. 左足痛风石；B. 右手痛风石。

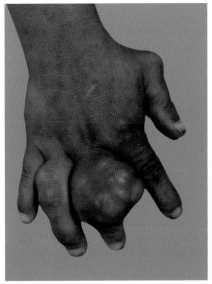

图 13-7-4-3
痛风石

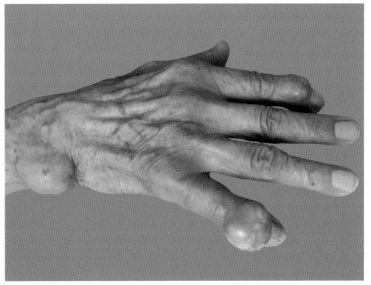

图 13-7-4-4
手部多发痛风石

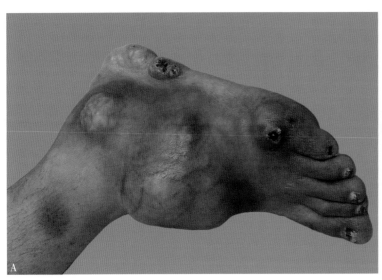

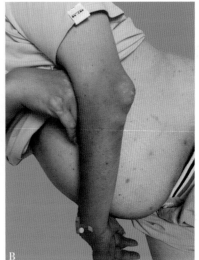

图 13-7-4-5
多发痛风石
A. 左足痛风石；B. 左肘痛风石。

见于类风湿关节炎活动期以及血清类风湿因子阳性者。

（2）化脓性关节炎和创伤性关节炎：创伤性关节炎一般都有关节外伤史，化脓性关节炎的关节囊液可培养出致病菌，两者的血尿酸均不高，关节滑液检查无尿酸盐结晶。

（3）假性痛风：关节软骨矿化所致，多见于用甲状腺素进行替代治疗的老年人，女性较男性多见，膝关节为最常受累的关节。关节炎症状发作常无明显季节性，血尿酸正常。关节滑液检查可发现有焦磷酸钙结晶或磷灰石，X 线片可见软骨呈线状钙化，尚可有关节旁钙化。部分患者可同时合并痛风，则有血尿酸浓度升高，关节滑液可见尿酸盐和焦磷酸钙两种结晶。

（覃　泆　郭树章　马　艳　张作鹏）

第八章　血管、淋巴及其他

第一节　下肢动脉硬化性闭塞

下肢动脉硬化性闭塞（low extremity arteriosclerotic occlusion）是由于下肢动脉粥样硬化斑块形成，引起下肢动脉狭窄、闭塞，进而导致肢体慢性缺血或组织坏疽或缺损。临床上一般按 Rutherford 分期将其分为 6 级。①1 级：轻度间歇性跛行，跛行距离为 500m 以上；②2 级：中度间歇性跛行，跛行距离为 300～500m；③3级：重度间歇性跛行，跛行距离为 300m 以下；④4 级：出现静息痛，即静息状态下亦可出现下肢沉重、麻木、疼痛的症状；⑤5 级：出现少量组织缺损或活动性溃疡；⑥6 级：出现大面积组织坏疽或缺损。

如图 13-8-1-1 所示，患者，男性，73 岁，因"右下肢坏疽半年余"入院。下肢动脉 CTA：腹主动脉、双侧髂动脉及下肢动脉粥样硬化改变：右侧股动脉、胫后动脉、腓动脉及足底内侧动脉局部管腔闭塞，双髂内动脉、左股深动脉重度狭窄。患者右下肢中下段坏疽。

如图 13-8-1-2 所示，患者，男性，65 岁，右足干性坏疽 4 个月。检查见右足干性坏疽。下肢血管超声检查显示：右下肢股动脉、股浅动脉、内膜增厚、回声增强，内膜面可见散在点状强回声附着，最大位于股动脉分叉处，大小为 0.3cm×0.3cm。腘动脉血栓形成，管腔闭塞。

如图 13-8-1-3 所示，患者，男性，63 岁，右下肢疼痛 2 个月，右侧股动脉搏动弱，双下肢 CTA 和造影提示右髂动脉闭塞，经过球囊扩张后，右髂动脉恢复血流，相关症状消失。

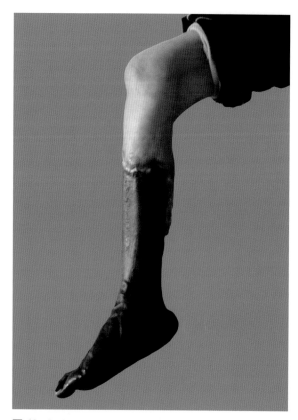

图 13-8-1-1
右下肢动脉硬化性闭塞

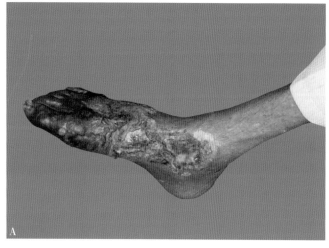
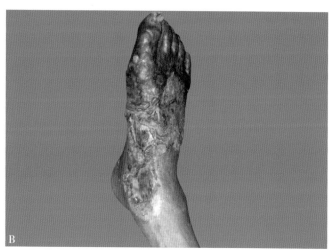

图 13-8-1-2
下肢动脉硬化性闭塞
A. 右足坏疽；B. 右足坏疽。

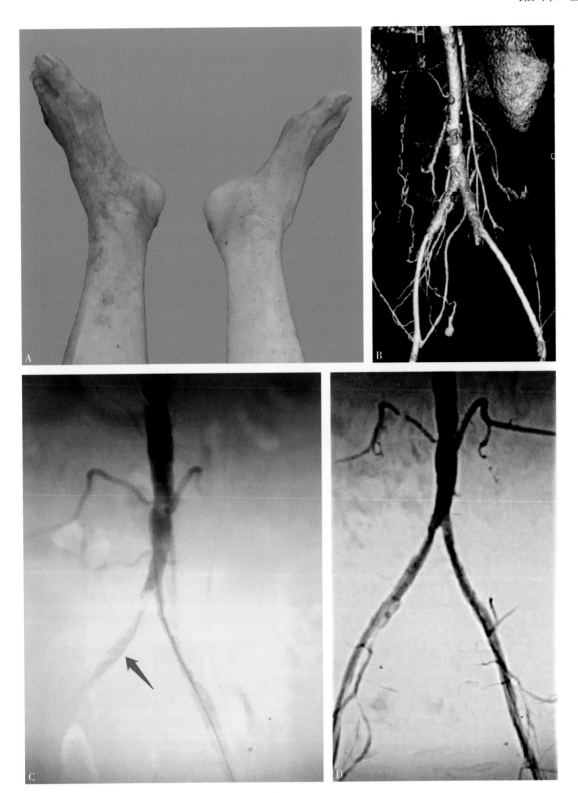

图 13-8-1-3
下肢动脉硬化性闭塞
A. 两下肢术前外观；B. 术前双下肢 CTA；C. 术前造影（红色箭头处为闭塞段）；D. 术后造影。

【鉴别诊断】

（1）血栓闭塞性脉管炎：多发于青壮年，和抽烟病史直接相关。病变血管主要累及中、小动静脉。

（2）急性动脉栓塞：起病急，短期内可引起下肢急性缺血甚至坏死，临床表现可概括为 5 "P"，即患肢疼痛、感觉异常、麻痹、无脉和苍白。

（鉴 涛　张永平　萧剑彬　汪健祥）

第二节 急性动脉栓塞

急性动脉栓塞（acute arteria embolism）是指来自心脏、近端动脉壁，或其他来源的栓子随动脉血流冲入并栓塞远端直径较小的分支动脉，继而引起此动脉供血脏器或肢体的缺血性坏死。多见于下肢，严重者将导致截肢。

如图 13-8-2-1 所示，患者，男性，60 岁，右下肢剧烈疼痛并麻木 2 小时，右下肢皮温凉，右足背动脉搏动弱，相关检查提示右下肢动脉栓塞。急诊手术取出一长段血栓。

如图 13-8-2-2 所示，患者，女性，62 岁，心房纤颤病史 12 年，突发左下肢剧痛、发凉 6 小时。左足发

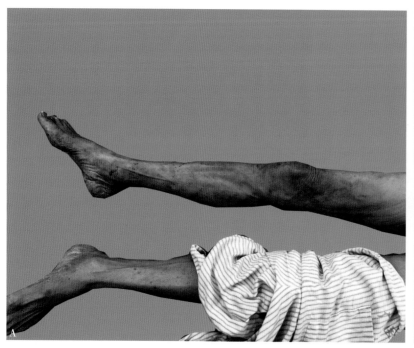
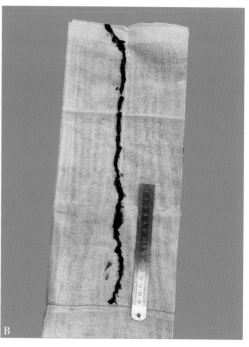

图 13-8-2-1
右下肢动脉栓塞
A. 右下肢外观；B. 术中取出的血栓。

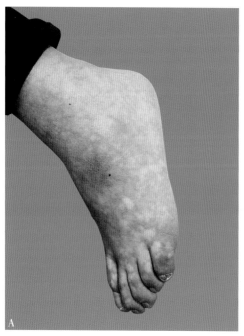
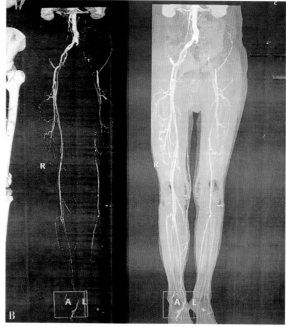

图 13-8-2-2
急性下肢动脉栓塞
A. 左足花斑症；
B. CT 血管成像。

绀，皮温极低，背屈不能、触觉减退、足背动脉及胫后动脉搏动消失。CT 血管成像提示左侧髂动脉、股总动脉、股深动脉起始段及股浅动脉中上段闭塞。术中取出长段血栓。术后患肢、患足肤色、皮温恢复正常，症状消失。

如图 13-8-2-3 所示，患者，男性，73 岁，因"右下肢疼痛 12 小时"入院。下肢 CTA：下肢动脉硬化改变。右侧髂总动脉、髂内动脉、腘动脉、右侧胫前后动脉局部管腔闭塞。右侧股总动脉内低密度影，考虑血栓。患者右下肢皮肤苍白，缺血严重。手术用 Fogarty 取栓导管取出长约 5cm 长度的混合型血栓。

【鉴别诊断】

（1）下肢动脉硬化闭塞症：患肢疼痛、间歇性跛行，以小腿为主，发展至静息痛时才以足趾痛为主，通常

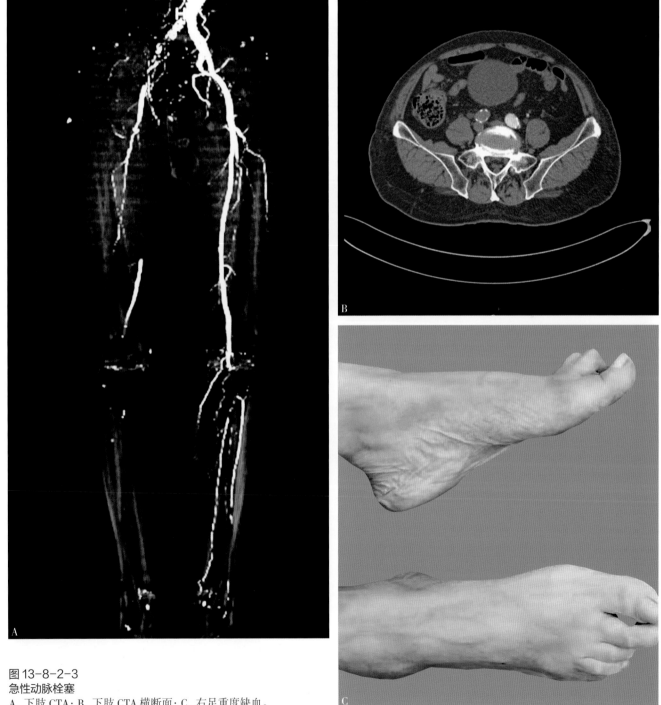

图 13-8-2-3
急性动脉栓塞
A. 下肢 CTA；B. 下肢 CTA 横断面；C. 右足重度缺血。

以大、中动脉闭塞为主,闭塞段以下动脉搏动消失。可有突发的下肢疼痛,多由硬化狭窄继发血栓,病史及造影有助于鉴别。

(2)雷诺综合征:是指小动脉阵发性痉挛,受累部位程序性出现苍白、发冷、青紫、疼痛、潮红后复原的典型症状。常于寒冷刺激或情绪波动时发病。

(萧剑彬 汪健祥 程明勋 刘程伟 鉴 涛)

第三节 血栓闭塞性脉管炎

血栓闭塞性脉管炎(thromboangiitis obliterans)是一种少见的慢性复发性中、小动脉和静脉的节段性炎症性疾病,下肢多见。表现为患肢缺血、疼痛、间歇性跛行、足背动脉搏动减弱或消失和游走性表浅静脉炎,严重者有肢端溃疡和坏死。

如图 13-8-3-1 所示,患者,男性,44 岁,因"右足肿痛、第二趾坏疽 3 个月余"入院。检查见右足红肿,第二趾坏疽。下肢 CTA:腹主动脉、双侧髂动脉及下肢动脉粥样硬化改变,右侧髂内动脉、股浅动脉全程及胫前后动脉、足背动脉闭塞。

如图 13-8-3-2 所示,患者,男性,37 岁,间歇性跛行 1 年,加重 1 个月。检查见左足趾末端皮肤溃烂、发黑,第 2 足趾缺如(既往因外伤已截除)。左侧股动脉搏动减弱,腘动脉、胫后动脉及足背动脉未触及搏动。下肢 CTA 提示左侧股浅动脉远端完全性闭塞,腘动脉、膝下动脉造影剂不显影。

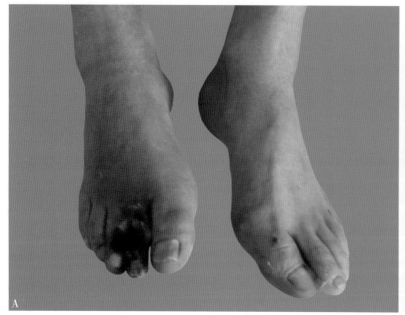

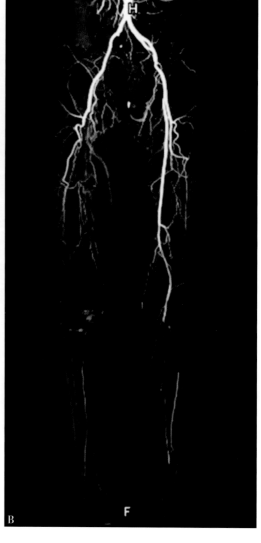

图 13-8-3-1
血栓闭塞性脉管炎
A. 右足缺血、第二趾坏疽; B. 下肢 CTA。

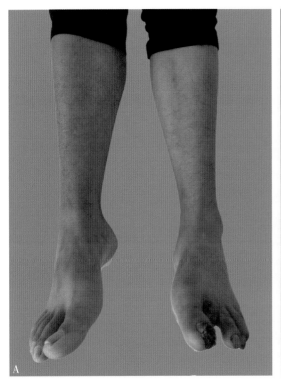
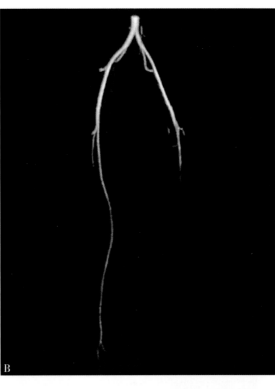

图 13-8-3-2
血栓闭塞性脉管炎
A. 下肢外观；
B. 下肢 CTA。

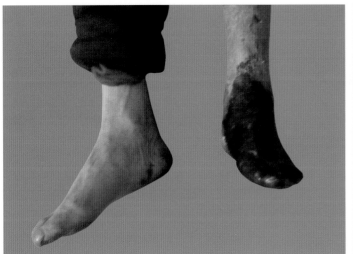

图 13-8-3-3
血栓闭塞性脉管炎

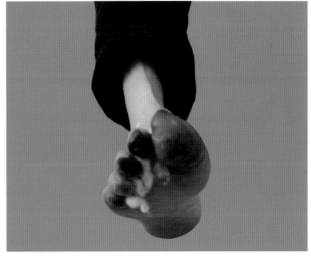

图 13-8-3-4
血栓闭塞性脉管炎

如图 13-8-3-3、图 13-8-3-4 所示，是拍摄于多年前的两例患者，分别因"左足坏疽"及"右足趾干性坏疽"入院，因当时条件所限，主要依据病史、临床特点及相关检查，诊断为血栓闭塞性脉管炎。

【鉴别诊断】

（1）下肢动脉硬化闭塞症：多发下肢，也可产生患肢缺血性临床表现，但其特点是患者多为高龄，常伴有高血压、高脂血症、糖尿病等基础疾病。病变多发生于大、中动脉，钙化明显。

（2）糖尿病足坏疽：患者有糖尿病病史，通过病史及临床表现及影像学检查，可以明确诊断。

（张永平　鉴　涛　黄小进）

第四节　振动性白指

振动性白指（vibration-induced white finger，VWF）是由于长期接触手传（局部）振动引起的手指变白现象，是我国法定职业病——手臂振动病［国外多称手臂振动综合征（hand-arm vibration syndrome）］的典型临床表现和诊断的主要依据。白指多首发于环指、中指或示指，由手指远端向近端发展，界线分明，形如白蜡，个别严重者可全手变白，俗称"死手"。

如图 13-8-4-1 所示，患者，男性，有长期矿山作业（手部振动）史。手指不均性、渐重性变白 2 年余。两手指除拇指外，其余四个手指变白程度不一，起初轻微发作时可恢复正常，以后逐渐加重，变白手指未再恢复正常。时有手麻、胀痛等，尤夜晚及空闲时症状明显。

如图 13-8-4-2 所示，患者，男性，有长期矿山作业（手部振动）史。手指不均性麻木、胀痛等，个别手指末端不均性、渐重性变白 1 年余。两手示指、中指、环指变白的程度不一，右手环指和左手示指较为显著。起初轻微发作时可恢复正常，以后逐渐加重。

【鉴别诊断】

详细了解职业史和进行作业场所劳动卫生学调查，结合临床表现进行皮肤温度测定、冷水试验、神经传导速度测定等实验室检查是鉴别诊断的要点。

（1）雷诺现象：是指因受寒冷或紧张刺激后，肢端细动脉痉挛，使指（足趾）端皮肤突然出现苍白，皮肤变紫、变红，伴局部发冷、感觉异常和疼痛等短暂的临床现象，可反复发作。病因有多种，振动性白指早期亦可表现雷诺现象。

（2）手足发绀症：为四肢对称性发绀，指/趾、腕踝部皮肤出现持续性分布不均的蓝斑或发红，伴大量出汗和指/趾厥冷。累及整个手、脚，但指端苍白不明显。

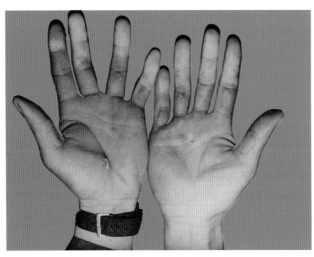

图 13-8-4-1
振动性白指

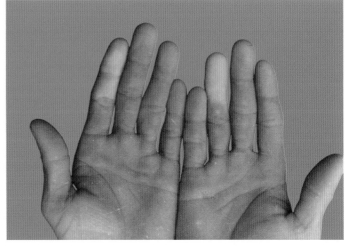

图 13-8-4-2
振动性白指

（王　林　杨志寅）

第五节　雷诺现象

雷诺现象（Raynaud phenomenon）又称雷诺病（Raynaud disease）、肢体动脉痉挛症（artery spasm symptom of limb）等。由法国人 Raynaud 命名，因指/趾小动脉发作性痉挛而引起的皮肤苍白、发绀或潮红现象。多由寒冷或情感等因素诱发，女性多见。病因不明，分原发性和继发性两类。

如图 13-8-5-1 所示，患者，男性，47 岁，因"右手青紫伴麻木、疼痛 3 天"来诊。患者右手青紫，以中指为重。上肢彩超：右侧上肢腋动脉、肱动脉、尺动脉、桡动脉内 – 中膜不均增厚。彩超多普勒：血流充盈可，血流指数均在正常范围。

如图 13-8-5-2 所示，患者，女性，23 岁，双手指发黑坏死 2 个月，起初是间断性苍白、发绀等。检查见右手示指、左手示指、环指远端干性坏疽。血管超声显示：双侧手指指掌侧固有动脉血管壁回声明显增强，血管内径变细，血流信号呈不规则周边充盈缺损，血流速度明显减低。

如图 13-8-5-3 所示，患者，男性，52 岁，双手遇冷变紫变白伴麻木感 3 月。图中所见双手及指端皮肤青紫及苍白，伴疼痛、麻木及感觉障碍。

如图 13-8-5-4 所示，患者，女性，46 岁，双手遇冷变白变紫 2 个月。在受寒冷或紧张的刺激后，肢端细动脉痉挛，使手指皮肤突然出现苍白，相继出现皮肤变紫、变红，伴局部发冷、感觉异常和疼痛等短暂的临床现象。

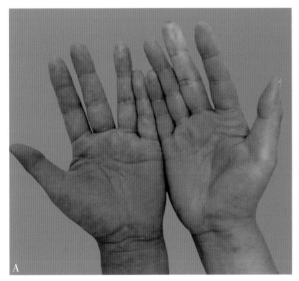
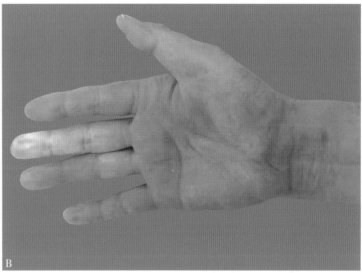

图 13-8-5-1
雷诺现象
A. 患者双手对比；B. 右手缺血。

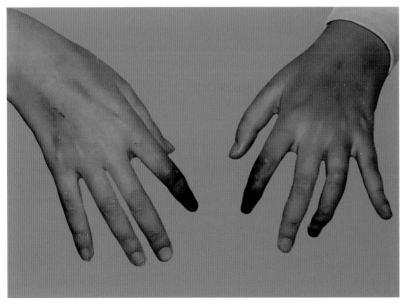

图 13-8-5-2
双手坏疽

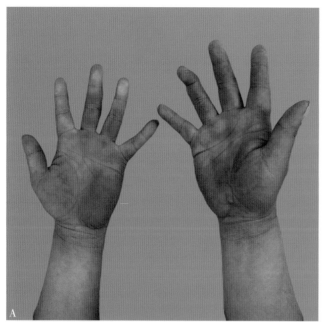

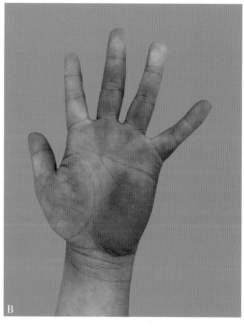

图 13-8-5-3
雷诺现象
A. 双手皮肤青紫及苍白；
B. 左手雷诺现象。

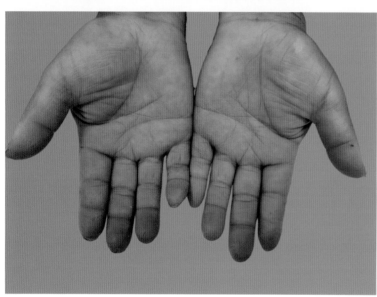

图 13-8-5-4
雷诺现象

【鉴别诊断】

（1）肢端发绀症：雷诺病肤色的变化是阵发性的，只累及手指，皮肤一般是干的。肢端发绀症肤色的变化是持续性的，整个手、足均受累，且皮肤黏潮。

（2）网状青斑：网状青斑是一种少见的功能性皮肤血管痉挛病，多发于外露的肢体部位，如手、前臂、踝部和小腿，严重者可侵犯整个肢体，很少单独出现在手足。

（张永平　鉴　涛　覃　泱　马　艳）

第六节　结节性多动脉炎

结节性多动脉炎（polyarteritis nodosa）是一种累及中小动脉，以血管坏死与肉芽肿结节为特征的慢性、亚急性或急性坏死性血管炎。临床表现多样，可以累及多器官或系统，以皮肤、关节、外周神经最常受累。病因不明，可能与病毒感染、药物作用等免疫机制异常有关。

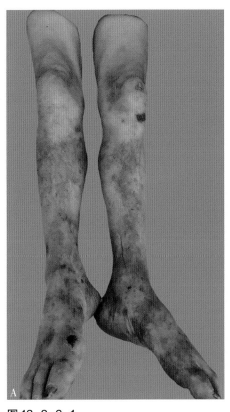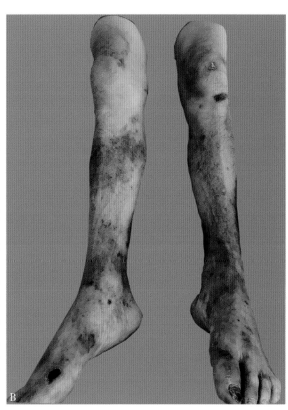

图 13-8-6-1
皮肤型结节性多动脉炎
A. 首诊时下肢外观；B. 3 个月后下肢外观。

如图 13-8-6-1 所示，患者，男性，51 岁，双下肢肌肉痛伴体重减轻 6 个月余，检查见患者双下肢紫癜样皮损、紫红色疼痛性皮下结节，沿血管成群分布，大小不等，随着病情发展，部分结节破溃、坏死、结痂。

【鉴别诊断】

（1）重型过敏性紫癜：典型表现为上呼吸道感染后出现以紫癜性皮疹、关节痛、腹痛和肾病为特点的综合征。腹部症状较重，皮疹较短暂，结节性动脉炎的皮疹历时较久。

（2）结节性脂膜炎：病变只侵犯皮下脂肪组织，而不累及内脏，临床上以皮下结节为特征，皮下结节大小不等，在几周到几个月的时间内成群出现，呈对称分布，好发于下肢，亦可累及上臂，偶见于躯干和面部。表面呈暗红色，伴水肿，亦可呈正常肤色，皮下结节略高出皮面，质地较坚实，可有自发痛或触痛，结节消退后皮肤有凹陷。

（覃　泱）

第七节　动静脉瘘

动静脉瘘（arteriovenous fistula）是动、静脉之间不经毛细血管网而直接相连的异常通道。

如图 13-8-7-1 所示，患者，男性，32 岁，左手肿胀伴静脉曲张 2 个月。检查见左手中指、环指、小指肿胀，无明显压痛，皮温高，皮肤紫红色，左前臂血管迂曲扩张，隆起伴有曲张静脉团，可触及震颤，上肢下垂位明显，上举减轻，活动后加重。上肢血管造影可见左侧桡动脉末端、中指、环指、小指掌侧动脉广泛微小动静脉瘘形成。

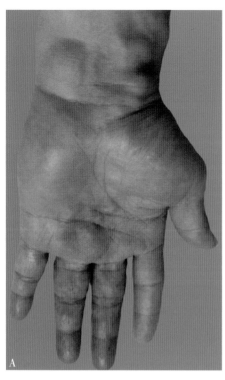
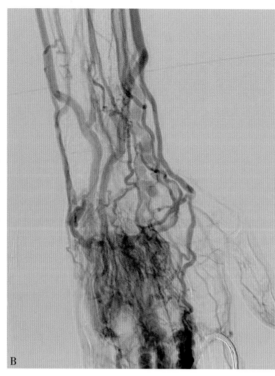

图 13-8-7-1
动静脉瘘
A. 手部外观；
B. 左上肢血管造影。

【鉴别诊断】

血管骨肥大综合征：多见于全下肢外侧浅静脉曲张，可伴有广泛的皮肤血管痣或海绵状血管瘤，常伴有患侧肢体增粗，下肢造影可鉴别。

（黄小进）

第八节　静脉曲张

静脉曲张（varicosis）以表浅静脉血管扩张、迂曲、突出皮肤表面为特征的静脉系统常见病。大隐静脉曲张（varicosis of great saphenous vein）则在静脉曲张中更为常见。目前慢性静脉疾病分类采用的是临床 – 病因 – 解剖 – 病理生理学（Clinical Etiological Anatomical Pathophysiological，CEAP）分类系统，是用于描述慢性静脉疾患患者的一个国际公认标准，于 1993 年由美国静脉论坛发布，近年又稍有修订。

一、慢性静脉疾病分类

临床症状分为 0 ~ 6 期：① 0 期是没有任何症状；② 1 期是腿部出现毛细血管扩张；③ 2 期是下肢出现静脉曲张，但没有其他症状；④ 3 期是下肢出现静脉曲张合并有下肢酸胀不适感觉，活动时加重，休息时能够减轻；⑤ 4 期是下肢静脉曲张，合并出现腿部肿胀，皮肤湿疹，瘙痒，色素沉着等并发症；⑥ 5 期是静脉曲张合并可以愈合的溃疡；⑦ 6 期是静脉曲张合并难以愈合的溃疡。

如图 13-8-8-1 所示，患者，男性，72 岁，左足明显毛细血管扩张（C1 期）。

如图 13-8-8-2 所示，患者，女性，48 岁，左小腿前侧毛细血管扩张（C1 期）。

如图 13-8-8-3 所示，患者，女性，60 岁，左小腿后侧静脉曲张（C2 期）。

如图 13-8-8-4 所示，患者，女性，46 岁，右小腿前侧静脉曲张（C2 期）。

如图 13-8-8-5 所示，患者，男性，49 岁，双下肢蚯蚓状肿物（C3 期）。

如图 13-8-8-6 所示，患者，男性，47 岁，左小腿内侧蚯蚓状肿物（C3 期）。

如图 13-8-8-7 所示，患者，男性，48 岁，双下肢蚯蚓状肿物伴右踝部色素沉着（C4 期）。

如图 13-8-8-8 所示，患者，女性，54 岁，左下肢蚯蚓状肿物伴左小腿色素沉着（C4 期）。

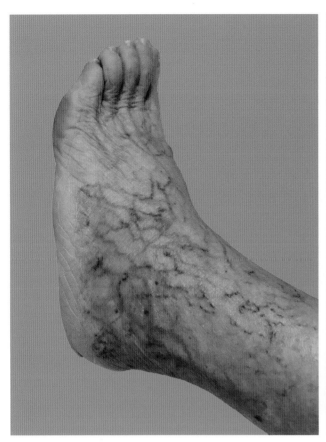

图 13-8-8-1
静脉曲张（C1 期）

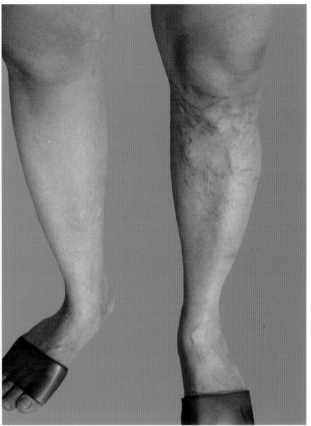

图 13-8-8-2
静脉曲张（C1 期）

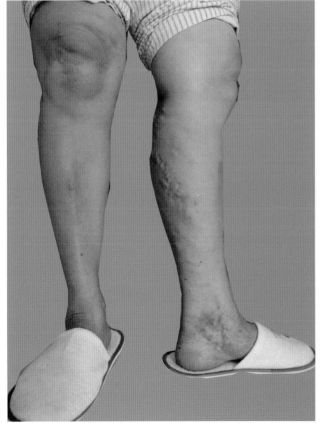

图 13-8-8-3
静脉曲张（C2 期）

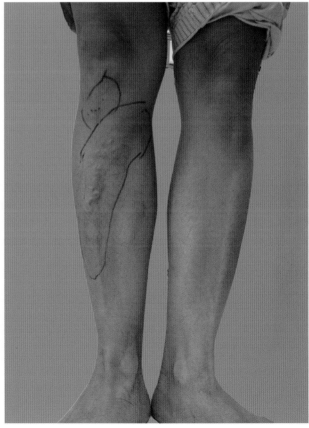

图 13-8-8-4
静脉曲张（C2 期）

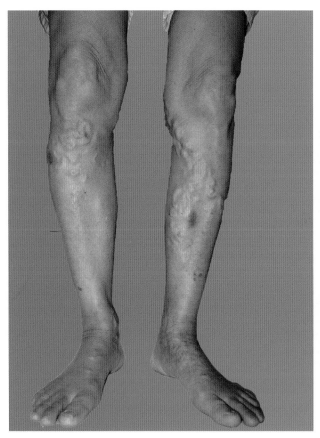

图 13-8-8-5
静脉曲张（C3 期）

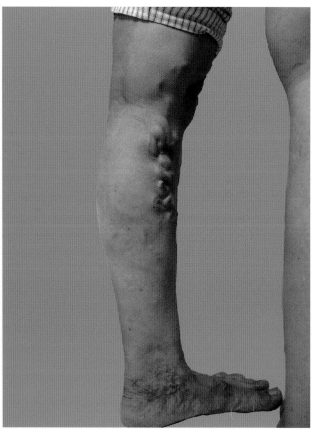

图 13-8-8-6
静脉曲张（C3 期）

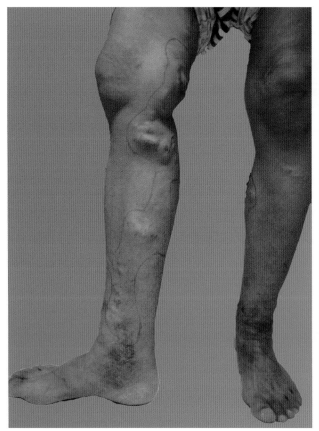

图 13-8-8-7
静脉曲张（C4 期）

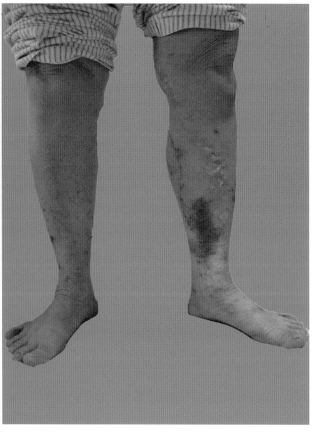

图 13-8-8-8
静脉曲张（C4 期）

如图 13-8-8-9 所示，患者，男性，54 岁，双下肢蚯蚓状肿物伴左踝部陈旧性溃疡（C5 期）。

如图 13-8-8-10 所示，患者，男性，70 岁，双下肢静脉曲张伴左小腿后侧陈旧性溃疡（C5 期）。

如图 13-8-8-11 所示，患者，男性，66 岁，左下肢静脉曲张伴左下肢溃疡（C6 期）。

如图 13-8-8-12 所示，患者，男性，65 岁，左下肢静脉曲张伴左踝部溃疡（C6 期）。

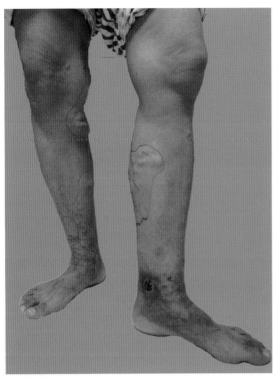

图 13-8-8-9
静脉曲张（C5 期）

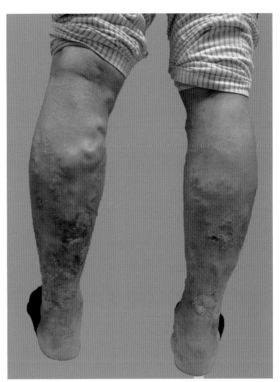

图 13-8-8-10
静脉曲张（C5 期）

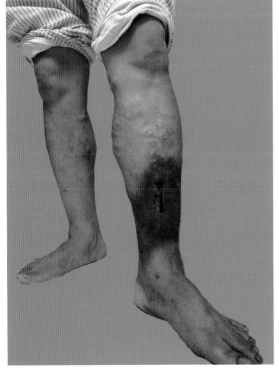

图 13-8-8-11
静脉曲张（C6 期）

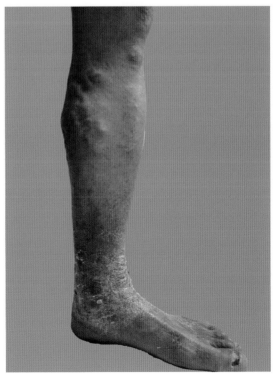

图 13-8-8-12
静脉曲张（C6 期）

二、原发性下肢静脉曲张

原发性下肢静脉曲张（primary lower extremity varicose veins）见图 13-8-8-13，患者，男性，55 岁，双下肢静脉迂曲扩张 10 余年。查体见为双下肢浅静脉曲张呈条索状，站立位明显，平卧位或抬高患肢后变浅，无压痛，无水肿，皮温不高，不伴瘙痒及溃疡。下肢静脉彩超提示隐股静脉瓣膜重度反流，股浅静脉未见反流。

【鉴别诊断】

（1）原发性下肢深静脉瓣膜功能不全：多有久立后较明显的下肢肿胀感，可伴有浅静脉曲张，踝部水肿较重，多见足靴区的色素沉着或溃疡形成。下肢静脉彩超检查有助鉴别。

（2）血管骨肥大综合征：多见于全下肢外侧浅静脉曲张，多见于一侧肢体，可伴多发性的皮肤血管痣或海绵状血管瘤，伴患肢较对侧增粗，增大，下肢造影可鉴别。

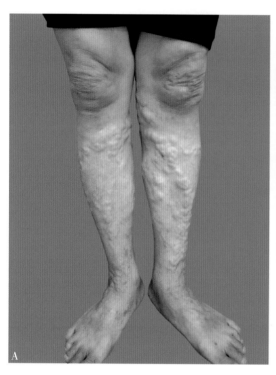
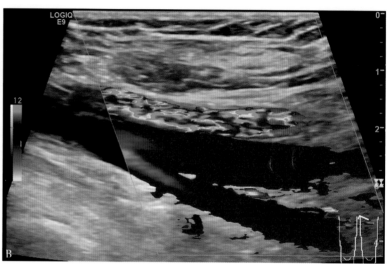

图 13-8-8-13
原发性下肢静脉曲张
A. 下肢外观；B. 下肢静脉彩超。

三、原发性下肢深静脉瓣膜功能不全

原发性下肢深静脉瓣膜功能不全（primary lower extremity deep vein valve insufficiency）见图 13-8-8-14，患者，女性，65 岁，左下肢浅静脉迂曲扩张 5 年余，伴皮肤溃疡 3 个月。查体见左下肢浅静脉曲张呈条索状，立位明显，平卧位或抬高患肢后变浅，无压痛，左下肢足靴区皮肤色素沉着，伴瘙痒及溃疡形成，局部皮肤皮肤张力高，皮温高。下肢静脉彩超提示左侧股浅静脉中度反流。

【鉴别诊断】

（1）原发性下肢静脉曲张：下肢浅静脉曲张呈条索状，立位明显，平卧位或抬高患肢后变浅。下肢静脉彩超可见隐股静脉瓣膜重度反流，无深静脉反流。

（2）K-T 综合征：多见于全下肢外侧浅静脉曲张，多见于一侧肢体，可伴多发性的皮肤血管痣或海绵状血管瘤，伴患肢较对侧增粗，增大，下肢造影可鉴别。

四、髂静脉压迫综合征

髂静脉压迫综合征（iliac vein compression syndrome）见图 13-8-8-15，患者，女性，42 岁，右下肢静脉曲张

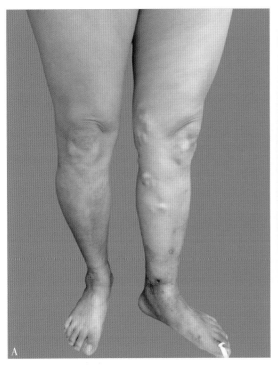

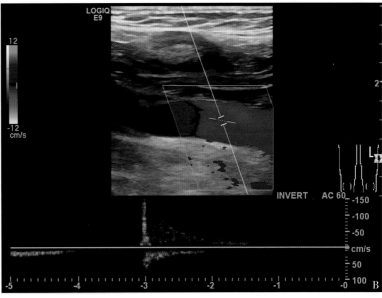

图 13-8-8-14
原发性下肢深静脉瓣膜功能不全
A. 下肢外观；B. 下肢静脉彩超。

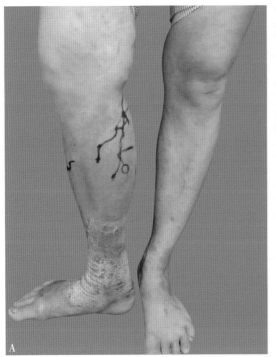

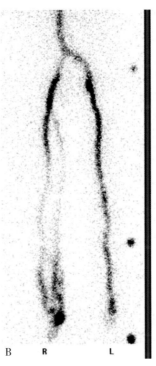

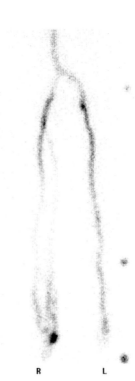

图 13-8-8-15
髂静脉压迫综合征
A. 下肢外观；
B. 双下肢深静脉
显像（ECT）。

3 年余，下肢水肿 1 个月余。查体见右下肢水肿，浅静脉曲张呈条索状，立位明显，平卧位或抬高患肢后变浅，皮温稍高，伴瘙痒及溃疡，皮肤色素沉着。双下肢深静脉显像（ECT）提示右下肢内侧大隐静脉可见显影，小腿远段内侧可见多条短浅迂曲静脉显影，显像剂稍滞留；髂静脉近段影像浅淡，显像剂在远段滞留。诊断为右侧髂静脉不全梗阻。

【鉴别诊断】

（1）原发性下肢深静脉瓣膜功能不全：多有久立后较明显的下肢肿胀感，可伴有浅静脉曲张，踝部水肿较重，多见足靴区的色素沉着。下肢静脉彩超和下肢深静脉显像（ECT）检查有助鉴别。

（2）血管骨肥大综合征：多见于全下肢外侧浅静脉曲张，多见于一侧肢体，可伴多发性的皮肤血管痣或海绵状血管瘤，伴患肢较对侧增粗，增大，下肢造影可鉴别。

（萧剑彬　汪健祥　黄小进）

第九节　血管骨肥大综合征

血管骨肥大综合征（angio-osteohypertrophy syndrome），曾称 K-T 综合征（Klipple-Trenaunay syndrome，KTS）。病因未明，临床上以深部和/或浅部静脉发育畸形，皮肤血管瘤（痣），骨骼和软组织过度生长等三联征为特征（参见第十五篇第一章）。

如图 13-8-9-1 所示，患儿，女性，4 岁，先天性左下肢肥大，伴皮肤多发红斑、浅静脉曲张。图片见患儿左下肢肥大、畸形（较右下肢显著增粗、增长），外侧皮肤多发大片红斑，形状不规则，颜色较深，并伴浅静脉曲张。

【鉴别诊断】

（1）下肢动静脉瘘：患者有局部皮温增高，患肢静脉含氧量和静脉压的测定，有助于做出鉴别诊断。此外，同位素和多普勒超声检查，也有助鉴别诊断。

（2）下肢大隐静脉曲张：两者都有下肢浅静脉曲张，但单纯性大隐静脉曲张一般没有血管痣及患肢增长。浅静脉曲张多局限于大隐静脉走向。

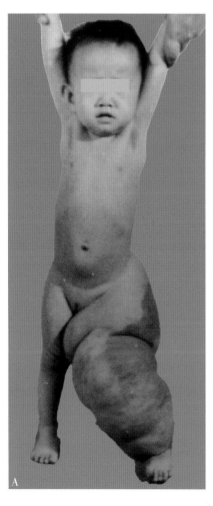 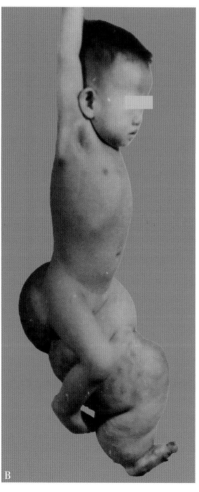

图 13-8-9-1
血管骨肥大综合征
A. 正面照；B. 右前斜。

（蔡春泉　舒剑波）

第十节　下肢深静脉血栓形成

下肢深静脉血栓形成（deep vein thrombosis of lower extremity）又称下肢深静脉血栓。指血液在深静脉内不正常凝固引起的静脉回流障碍性疾病。多发生于下肢。

如图 13-8-10-1 所示，患者，女性，47 岁，左下肢肿胀一周，查体见左下肢重度肿胀，皮肤表面多处红点，患者自觉下肢沉重，无法正常活动，造影可见股静脉血栓形成。

【鉴别诊断】

（1）下肢深静脉瓣膜功能不全：表现为下肢反复肿胀，抬高患肢后肿胀可减轻，多为慢性起病，进行性加重，可伴有浅表血管曲张，行下肢深静脉彩超检查可明确诊断。

（2）急性动脉栓塞：表现为患肢突然发作的发凉、麻木、疼痛等症状，多有房颤病史。行下肢彩超或动脉造影可明确诊断。

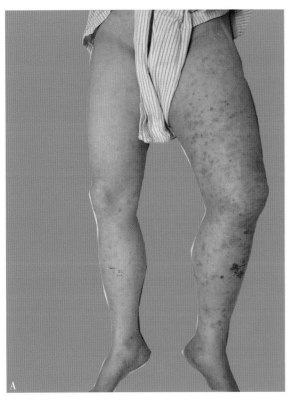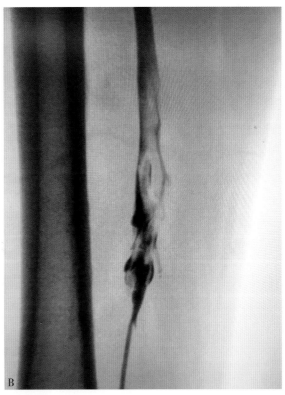

图 13-8-10-1
下肢深静脉血栓形成
A. 左下肢肿胀；B. 左下肢造影。

（萧剑彬　汪健祥）

第十一节　血栓性静脉炎

血栓性静脉炎（thrombophlebitis）包括血栓性浅静脉炎和深部血栓形成。常先有静脉内血栓形成以后，发生静脉对血栓的炎性反应。其病因主要是血管壁的损伤及静脉曲张引起的静脉内血液瘀滞。

如图 13-8-11-1 所示，患者，男性，56 岁，右下肢溃疡 6 个月。查体见右下肢内踝关节周围皮肤溃疡。下肢血管超声显示：右股（总）浅静脉及腘静脉血管增宽，血管腔内探及实性光团充填，实性光团上缘达隐股静脉瓣膜水平，血管边缘处探及少量血流信号显示，呈大部分血流信号充盈缺损，右侧腓肠静脉增宽，迂曲，血管腔内探及实性低回声光团充填，血管腔内无血流信号显示。

【鉴别诊断】

（1）下肢静脉曲张：主要病因为股隐静脉瓣膜功能不全。另一重要病因是原发性下肢深静脉瓣膜功能不全，因其往往合并大隐静脉瓣膜功能不全，多表现为浅表静脉的迂曲扩张。另外，下肢深静脉血栓形成后综合征，因深静脉回流不畅，发生浅静脉代偿性迂曲扩张。

（2）丹毒：大多为乙型溶血性链球菌引起的急性皮肤感染，可影响皮肤表层、皮下组织内淋巴管及周围软组织。最常见的感染部位是下肢，病变区域表现为红斑、热、痛，与周围正常组织界限清晰。

（张永平　鉴涛）

第十二节　血管瘤

血管瘤（hemangioma）见图13-8-12-1，患儿，男性，出生8天，发现左侧大腿肿块8天。检查见左大腿外侧实质性包块，表面皮肤呈蓝色，可见扩张迂曲血管，CT提示左大腿皮下软组织内可见迂曲血管，增强后明显强化。

【鉴别诊断】

淋巴管瘤：新生儿淋巴管瘤以囊性水瘤表现多见，好发于颈肩区，也可发生在纵隔后腹膜，表现为局部囊性包块，囊内以清亮液体为主。

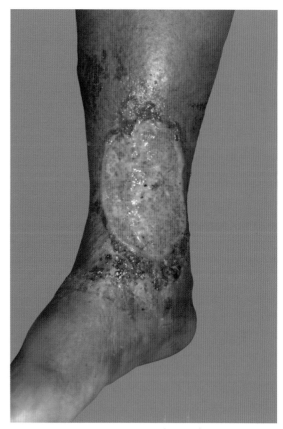

图13-8-11-1
右踝部溃疡

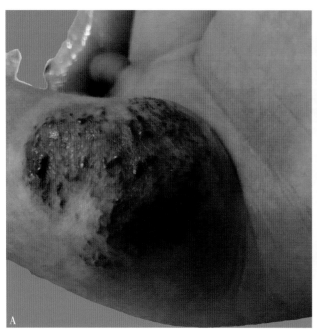

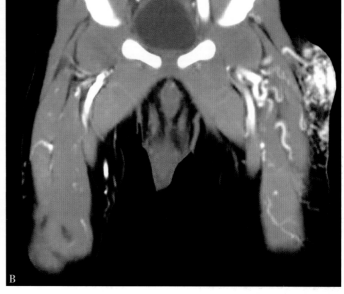

图13-8-12-1
血管瘤
A. 左侧大腿肿块外观；B. CT。

（周崇高）

第十三节 淋巴水肿

淋巴水肿（lymphedema）因淋巴回流障碍或不能代偿地加强回流时，含蛋白质的水肿液在组织间隙积聚而形成的组织肿胀。以及逐渐产生皮下组织增生纤维化和反复发作的淋巴管炎，后期皮肤增厚、粗糙、坚硬如象皮，亦称象皮肿（elephantiasic crus）。

淋巴水肿可分为原发性淋巴水肿（lymphedema praecox）和继发性淋巴水肿（secondary lymphedema）。

原发性淋巴水肿系淋巴系统发育不全或不同程度的缺损所致的淋巴回流障碍造成的肢体肿胀。根据开始发生水肿的年龄又分为三类：①先天性，从婴儿出生或出生后不久发生的淋巴水肿；②早发性，在 35 岁以前发生的淋巴水肿；③迟发性，35 岁以后发生的淋巴水肿。

继发性淋巴水肿是因后天原因导致的淋巴回流障碍而造成的肢体肿胀。包括反复发作的淋巴管炎症、恶性肿瘤细胞阻塞、手术和放射治疗，以及外伤对淋巴管和淋巴结的破坏。

近年来，临床上见到的淋巴水肿多是肿瘤手术后患者。关于象皮肿出现的时间，应该与病因、淋巴管炎发作的频次、个体的整体情况等密切相关。

一、原发性淋巴水肿

原发性淋巴水肿如图 13-8-13-1 所示，患儿，女性，出生后不久即发现左下肢粗大，检查见左臀部及左下肢明显肿大增粗、压无凹陷，皮肤散在红斑。

如图 13-8-13-2 所示，患者为青年男性，自幼右下肢肿大，检查见右下肢明显粗大，皮肤象皮样增厚角化、色素斑块沉着。

二、继发性淋巴水肿

继发性淋巴水肿（图 13-8-13-3 ~ 图 13-8-13-5）。

如图 13-8-13-3 所示，患者中年女性，5 年前因子宫颈癌，行手术切除加放疗。检查见左下肢明显粗大，大腿内侧及小腿可见不规则球状增生肿大，部分部位的皮肤粗糙、增厚等。

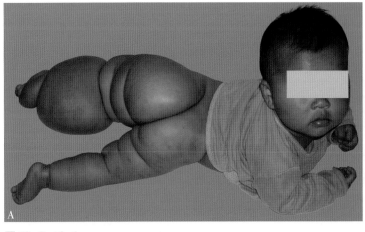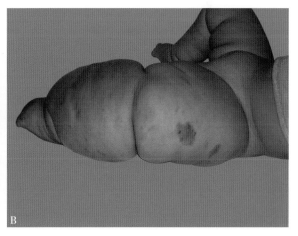

图 13-8-13-1
先天性淋巴水肿（左臀部及左下肢先天性淋巴水肿）
A. 俯卧位；B. 仰卧位。

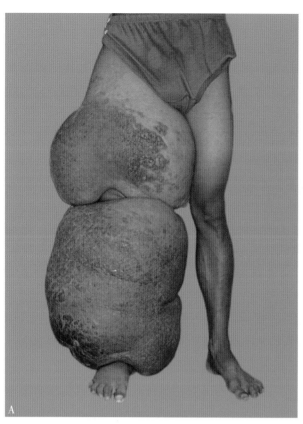
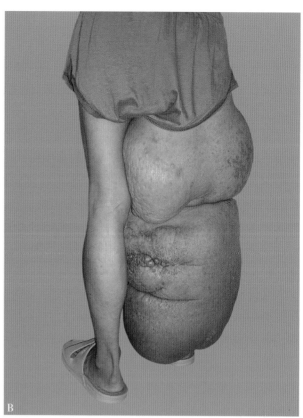

图 13-8-13-2
先天性右下肢淋巴水肿
A. 正前位；B. 正后位。

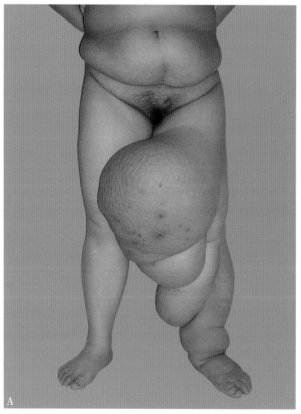
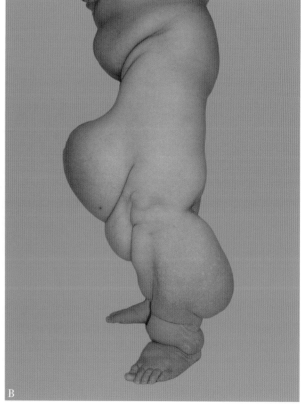

图 13-8-13-3
左下肢淋巴水肿
A. 正前位；B. 左侧位。

如图 13-8-13-4 所示，患者为中年女性，4 年前因乳腺癌（左），行乳腺癌切除术，检查见左上肢粗大，压之无凹陷，诊断为继发性左上肢淋巴水肿。

如图 13-8-13-5 所示，是 20 世纪 60 年代初诊断的一例丝虫病晚期患者的象皮肿，手术治疗前：患者两下肢粗细不一，皮肤增厚、粗糙、变硬，表面呈大小不一、高低不平之隆起或结节状，压之无凹陷或有棘刺和疣状突起等（参见第十六篇第一章）。

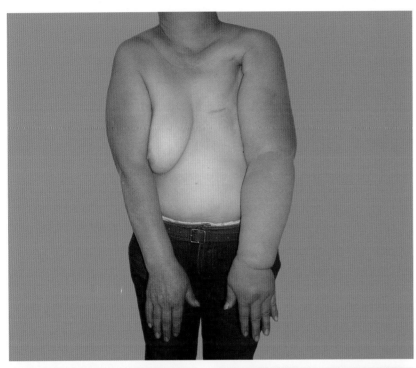

图 13-8-13-4
继发性左上肢淋巴水肿

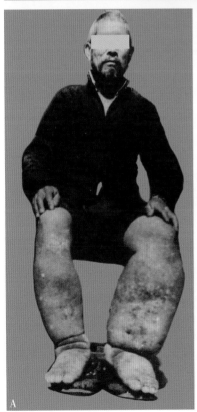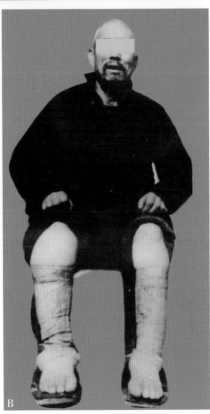

图 13-8-13-5
象皮肿治疗前后
A. 治疗前；B. 治疗后。

（郭小平　陈延平　宋国建　赵亚波　杨志寅）

神经系统

第十四篇　神经系统

第一章　颅脑、颈部

第一节　垂体瘤

垂体瘤（pituitary tumor）腺垂体和神经垂体及胚胎期颅咽管残余上皮细胞发生的肿瘤。一般分为微腺瘤（直径 < 10mm）和大腺瘤（直径 > 10mm）；依据有无内分泌异常又分为功能性垂体瘤和非功能性垂体瘤。肢端肥大症（acromegaly）通常由分泌生长激素的垂体腺瘤引起，起病隐匿，主要表现为肿瘤占位效应引起的头痛、视力障碍及垂体功能减退，以及高生长激素（growth hormone，GH）/胰岛素样生长因子 1（insulin-like growth factor 1，IGF1）作用引起的软组织、皮肤、骨、关节等改变，包括心血管疾病、睡眠呼吸暂停、代谢障碍、肿瘤等。参见第一篇第二章第十五节肢端肥大症面容。

垂体生长激素瘤（pituitary growth hormone tumor）见图 14-1-1-1 ~ 图 14-1-1-3。

如图 14-1-1-1 所示，患者，男性，47 岁，因"面容改变 2 年余"入院。2 年前出现头颅变大，鼻翼肥大，舌体肥厚，呼吸困难，打鼾严重，声音变粗，同时出现手脚变大，伴多尿，头痛。查体见体型肥胖，头颅较大，鼻翼肥大，口唇厚。手脚关节增粗，关节无红肿热痛。垂体 MRI 提示：垂体右侧较左侧变薄，垂体右后方见 10mm×8mm 占位，考虑腺瘤。生长激素（growth hormone，GH）：术前 23.60μg/L，术后第一日 0.86μg/L。根据术后病理诊断为垂体生长激素瘤。

如图 14-1-1-2 所示，患者，男性，59 岁，面容改变、手足变大 3 年。图 14-1-1-2A 示典型肢端肥大症面容改变，头面部宽大，高颧骨，鼻唇肥大，色素沉着及两手肥大等。蝶鞍区增强 MRI 提示鞍区占位性病变，明显强化。

如图 14-1-1-3 所示，患者，男性，40 岁。因外伤入院。14 年前因双眼视物模糊，诊断为垂体占位并手术治疗，病理确诊为垂体腺瘤，11 年前复发并再次手术治疗，效果一般。4 年前 MRI 复查发现垂体腺瘤再次复发，未行特殊处理，2 年前出现头痛头晕，伴呕吐，频次无规律，伴步态不稳，需搀扶。本次外伤入院后 10 日，因吸入性肺炎致呼吸衰竭死亡。

尸检：鞍区占位，垂体瘤（重 96g，体积 5.3cm×5cm×5.6cm）。瘤组织表面被覆灰白色包膜，较光滑，局部可见小球样隆起，伴明显钙化。纵行切开肿瘤，可见肿瘤组织呈 2 种结构，上 1/3 紧密均匀，似松花蛋样，下 2/3 广泛坏死，质松脆，暗红色。另见在肿瘤下 1/3 有包膜内出血，出血量少，呈弧形贴于肿瘤包膜内面，暗红色。

镜下：垂体瘤外膜形成较厚的纤维组织包裹，伴结缔组织玻璃样变、多发钙化，可见大量钙盐沉积，肿瘤被膜下可见薄层新鲜出血区，贴于被膜内侧。瘤体上 1/3 实质内肿瘤组织呈凝固型坏死模式，细胞稀疏不可辨，坏死区内可见出血，较致密。下 2/3 组织松脆，依然表现为大量坏死和出血，坏死区内可见较多胆固醇结晶裂隙。近被膜区可见少量奇异的浓染核、环状核、多形核及多核细胞浸润，部分区域可见角化物沉积。

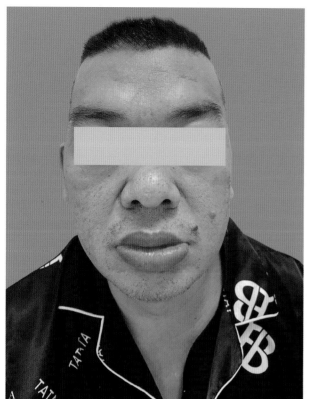

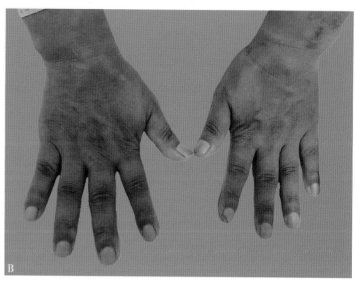

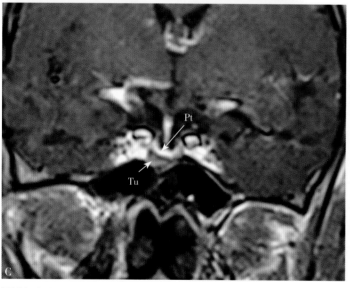

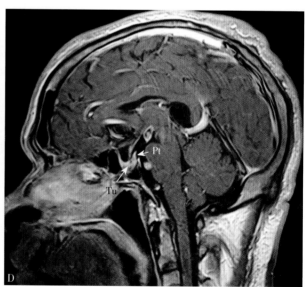

图 14-1-1-1

垂体生长激素瘤

A. 面容；B. 手掌；C. 冠状位 MRI；D. 矢状位 MRI。

Pt：垂体柄；Tu：肿瘤 / 肿块。

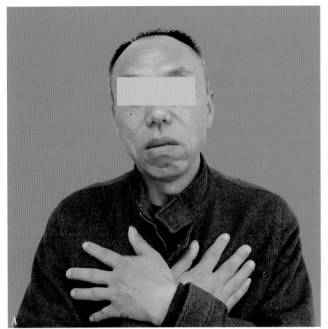

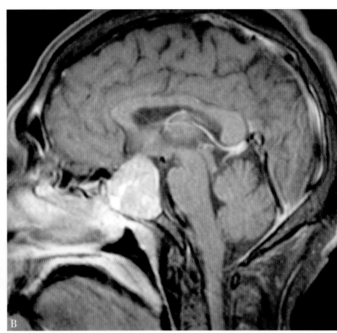

图 14-1-1-2
肢端肥大症（垂体生长激素瘤）
A. 面容及肢端改变；B. 矢状位 MRI。

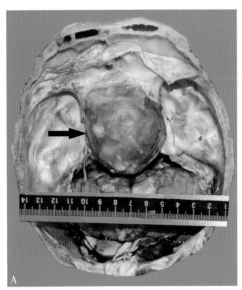

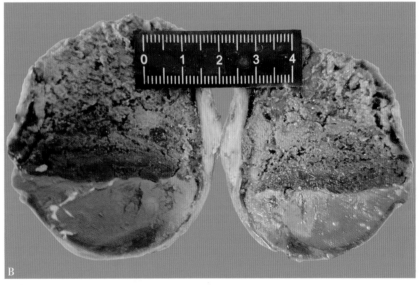

图 14-1-1-3
垂体瘤
A. 垂体瘤（箭头所指）；B. 垂体瘤剖面。

【鉴别诊断】

（1）皮肤骨膜肥厚症：可出现类似骨质及软组织改变，但无鞍区占位。

（2）鞍区其他性质肿瘤及病变：一般不出现典型肢端肥大症改变，结合口服葡萄糖耐量试验生长激素谷值测定可予以鉴别。

（薛　萌　尹森林　方　芳　黄庆海　孙文平）

第二节　胶质瘤

　　胶质瘤（glioma）是来源于神经系统胶质细胞和神经元细胞肿瘤的统称，是颅内最常见的恶性肿瘤，占颅内肿瘤的 40%～50%，胶质瘤总体年发病率为 3/10 万～8/10 万，男性多于女性。按细胞形态分类可划分为星形细胞瘤、少突胶质细胞瘤、室管膜瘤、髓母细胞瘤等；按恶性程度分为低级别胶质瘤及高级别胶质瘤；按肿瘤所处位置分类可分为幕上胶质瘤和幕下胶质瘤，位于脑干的胶质瘤称脑干胶质瘤。不同类型的胶质瘤治疗及预后也各不相同，治疗方法多根据患者实际情况采用手术、放疗及化疗等。

　　如图 14-1-2-1 所示，患者，男性，41 岁，右额颞叶星形胶质瘤术后放疗 2 年 6 个月，头痛恶心 10 日入院，复查 MRI 显示：右侧额颞叶肿瘤切除术后，右侧颞顶骨见手术开窗，邻近组织肿胀，右侧额颞叶术区及

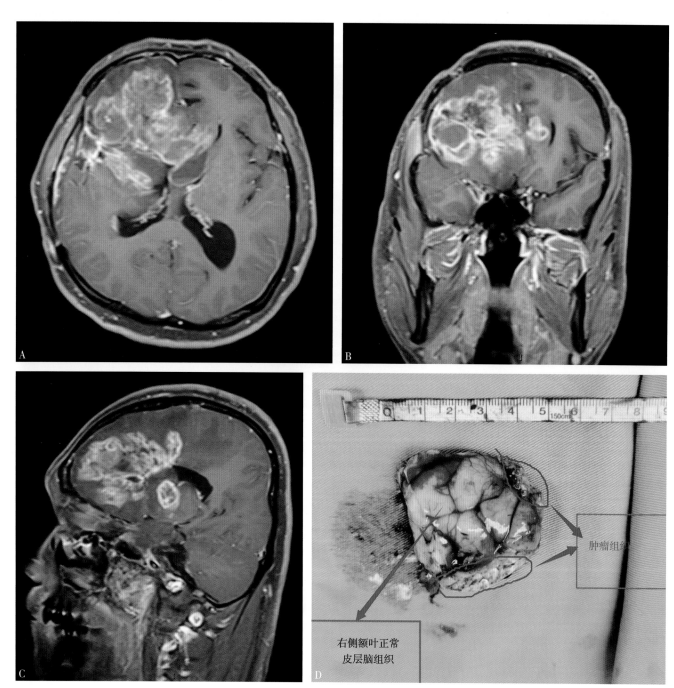

图 14-1-2-1
脑胶质瘤
A. MRI 水平面；B. MRI 冠状面；C. MRI 矢状面；D. 肿瘤大体观。

胼胝体膝部见不规则团块状 T_1WI 低信号、T_2WI 高信号，病变周围大片状 T_1WI 低信号、T_2WI 高信号水肿区，双侧侧脑室受压变窄，中线结构左偏，考虑肿瘤复发。术后病理镜下见肿瘤细胞于脑组织内弥漫性生长，瘤细胞圆形、卵圆形，密度较高，核有一定异型性，核分裂象可见；间质血管及血管内皮细胞增生，可见小灶性栅栏状坏死，按照 WHO 中枢神经系统肿瘤分级整合诊断为星形细胞瘤 4 级。

【鉴别诊断】

（1）脱髓鞘假瘤：是一种少见的中枢神经系统脱髓鞘性病变，20～50 岁为发病高峰，多为急性或亚急性起病，常有高颅压症状，也可表现为局灶性定位症状和体征；多位于白质内，也可累及灰白质交界、基底节、脑干甚至下丘脑，其占位效应和周围水肿程度较轻；大多较明显强化，强化方式多样，典型表现为"开环样强化"，环的强化位于白质侧，环的缺口侧为灰质侧，中心无强化的核心部位代表炎症的慢性期。

（2）少突胶质细胞瘤：发病高峰为 35～45 岁，主要症状为局灶性癫痫。以额叶最多见，其次为顶叶和颞叶，多位于皮质或皮质下区；CT 平扫多呈低密度，病灶钙化较常见，表现为条带状或团块状钙化，瘤周无水肿或轻度水肿，占位效应轻。20% 肿瘤见囊变；增强肿瘤无或轻至中度强化。

（宋国红　刘长通）

第三节　血管网状细胞瘤

血管网状细胞瘤（angioreticulom）又称血管母细胞瘤（hemangioblastoma），是一种发生于中枢神经系统，以累及脑干、小脑和脊髓为主，缓慢生长的成人良性肿瘤。可伴发真性红细胞增多症，70% 散发（多单发于小脑），多见于颅后窝，占颅内肿瘤 1.0%～2.5%。肿瘤为良性，边界清楚。70% 小脑病变为囊性合并瘤结节，结节富于血管呈红色，囊壁为小脑而非肿瘤组织。本病有家族聚集倾向，合并视网膜血管瘤，为脑视网膜血管瘤病（又称 von Hippel-Lindau 病）。CT 扫描为低密度囊性或实性占位病变，增强扫描后肿瘤实质部分显著强化。MRI 可见瘤内实质部分流空，周围脑组织因含铁血黄素沉积而形成低信号区。脑血管造影可显示密集的血管团。实性肿瘤手术切除困难。术前栓塞肿瘤血管有助于手术切除。放射治疗可延缓肿瘤生长。

如图 14-1-3-1 所示，患者，女性，53 岁，因"步态不稳 2 个月，一过性视物发黑 4 天"入院。查体：神志清，精神欠佳，言语流利，右瞳孔直径约 4mm，左瞳孔直径约 3mm，对光反射灵敏，双手指鼻试验、跟 - 膝 - 胫试验欠稳准，未查到偏身痛觉减退，布鲁津斯基征、克尼格征阴性，龙贝格征（又称闭目难立征）阳性。术中见左小脑前下、小脑后下、脑膜后动脉供血的血管网状细胞瘤，通过左侧横窦、乙状窦回流。术中诊断为左侧小脑半球富血供的血管网状细胞瘤。用 3.6mL 的 ONXY-18 胶将小脑后下动脉的多支供血动脉栓塞，80% 的血管网状细胞瘤未再染色。再行拐杖形切口开颅，显微镜下切除 4cm×4cm×4cm 大小的实质性血管网状细胞瘤。术后患者恢复良好。

【鉴别诊断】

（1）毛细胞型星形细胞瘤：多见于青少年，好发于小脑、视觉通路和下丘脑。可呈多发小囊变或单一大囊变，可伴钙化，其壁结节可小可大，结节内及周围无血管流空信号影，增强后壁结节和瘤壁均可强化。

（2）囊性转移瘤：中老年人多见，多有原发肿瘤史，位置表浅，结节病灶边缘多规则，瘤周水肿明显，增强呈结节或环状强化。

（3）脑脓肿：有感染史，脓肿壁可环状强化，脓肿壁可厚薄不一，但内侧壁光滑是其特征，无瘤结节，水肿较明显。

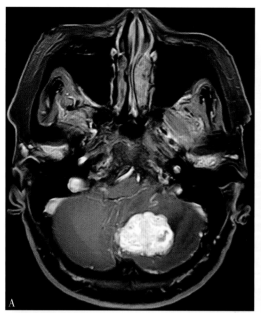

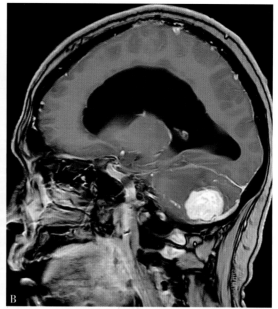

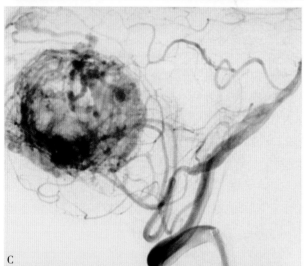

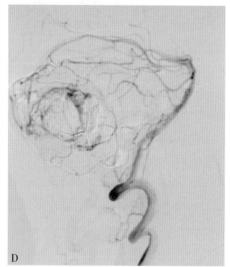

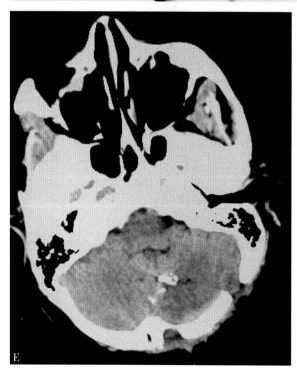

图 14-1-3-1
血管网状细胞瘤
A. MRI 轴位面；
B. MRI 矢状位；
C. 治疗前动脉造影；
D. 治疗后动脉造影；
E. 术后半年 CT。

（宋国红　王浩展）

第四节　颅内畸胎瘤

颅内畸胎瘤（intracranial teratoma）是一组少见的中枢神经系统原发性生殖细胞起源的肿瘤。好发于松果体、第三脑室周围及骶尾部椎管内。由来自两个或三个胚层的组织成分构成，其组织学形态、分型及良恶性均与卵巢的畸胎瘤相同。是中枢神经系统罕见的肿瘤，占颅内肿瘤的 0.5%，包括成熟畸胎瘤和未成熟畸胎瘤，有时恶变成为畸胎性癌。通常发生于中线部位，常见于松果体区（50%）、鞍区和小脑蚓部。有时可见于下丘脑、侧脑室、第四脑室和桥小脑角。2007 年，WHO 中枢神经系统肿瘤分类将畸胎瘤归于生殖细胞肿瘤类，属于交界性或未定性的肿瘤，分为成熟畸胎瘤、未成熟畸胎瘤和具有恶性转化的畸胎瘤，其中成熟畸胎瘤属于良性，未成熟畸胎瘤和具有恶性转化的畸胎瘤属于恶性。畸胎瘤是儿童的常见肿瘤，不但是 1 岁的患儿主要颅内生殖细胞肿瘤，也是最常见的新生儿脑肿瘤，占 2 月龄婴儿脑肿瘤的 50%。同时还是最常见的先天性肿瘤。畸胎瘤通常起源于 3 个胚层的组织，成熟畸胎瘤含有分化较好的内胚层、中胚层和外胚层成分。外胚层通常包括皮肤及其附属物以及神经组织，成熟的神经组织包括少突胶质细胞和脉络丛；中胚层有软骨、骨、脂肪、结缔组织和肌肉；内胚层包括呼吸和消化道的上皮，有时出现肝脏、胰腺和唾液腺。但是未成熟畸胎瘤包括起源于这 3 个胚层更加原始的成分。成熟畸胎瘤比较容易诊断，因为含有不同的成分如脂肪、软组织、软骨或骨。半数的成熟畸胎瘤有钙化、成熟的骨或牙齿。但对未成熟畸胎瘤来讲，钙化少见，特别是具有间变倾向时。少儿或新生儿的肿瘤有时较大，难以找到明确的解剖标志，因此很难确定精确的起源。巨大肿瘤可以穿过颅骨延伸到眼眶、口腔或颈部。典型的颅内畸胎瘤为不均质的肿块，伴有瘤内血管及钙化等。多数情况下，由于脂肪、软组织及钙化、囊变等存在，畸胎瘤的诊断相对可靠。在新生儿中，肿瘤可表现为带有实性成分的巨大囊性肿块，替代了大部的脑组织。也有巨大畸胎瘤破裂的报道。位于松果体区的畸胎瘤可出现双眼上视不能、共济失调、性早熟、脑神经麻痹等；位于鞍区者可出现尿崩症、嗜睡、视力视野障碍以及水、脂肪代谢障碍等；位于桥小脑角者可出现头痛呕吐、复视、共济失调、耳聋、眼颤、脑神经损伤及颅内高压等。

如图 14-1-4-1 所示，患儿额部可见囊实性肿物，形态不规则，经额骨缺损向颅内延伸。颅脑 MRI 显示哑铃型混杂密度肿物位于颅内外。

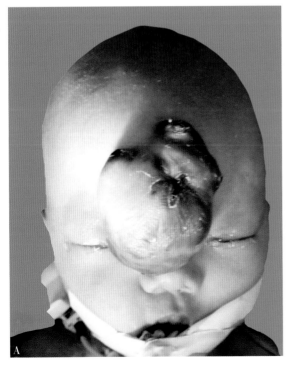
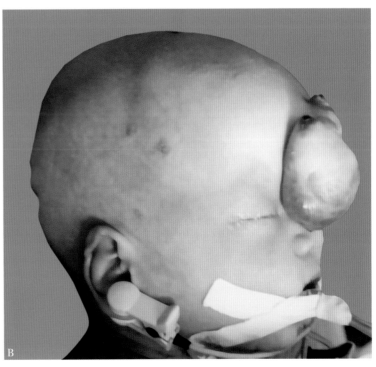

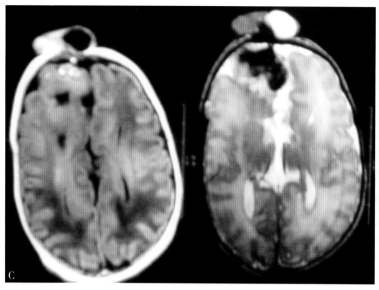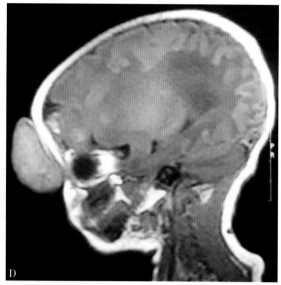

图 14-1-4-1
颅内外畸胎瘤
A. 正面观；B. 侧面观；C. 颅脑 MRI；D. 颅脑 MRI。

【鉴别诊断】

　　主要是与松果体瘤、生殖细胞瘤、皮样囊肿或垂体瘤相鉴别。松果体瘤成分相对简单，钙化和脂肪成分少见，强化不似畸胎瘤那样明显，且较少伴有脑积水。生殖细胞瘤与畸胎瘤属于一类肿瘤，强化明显，但是也较少见到钙化、脂肪和囊变。以囊变为主的畸胎瘤需要与皮样囊肿鉴别，后者实质成分更少，主要是边缘的强化，钙化少见，且也以囊壁多见。垂体瘤同样较少出现钙化，且强化没有畸胎瘤明显。

（蔡春泉　舒剑波）

第五节　颅骨浆细胞瘤

　　颅骨浆细胞瘤（cranium plasmacytoma）见图 14-1-5-1。

　　如图 14-1-5-1 所示，患者，女性，61 岁，发现左额顶肿物 3 个月。查体见左额顶质韧的半球形肿物，头皮颜色无明显改变（图 14-1-5-1 A）。头颅 CT 可见颅骨内外沟通性的软组织肿物，伴局部颅骨破坏（图 14-1-5-1 B）。头颅 CTA 可见颅骨呈穿凿样破坏，瘤体内大量异常血管团，肿瘤血供十分丰富（图 14-1-5-1 C）。增强 MRI 可见明显强化的颅骨内外沟通性病变，肿瘤明显强化（图 14-1-5-1 D）。脑血管造影显示肿瘤的血供十分丰富（图 14-1-5-1 E）。手术后标本显示颅骨的穿凿样破坏（图 14-1-5-1 F）。切除后的肿物和颅骨的外表面（图 14-1-5-1 G）及切除后的肿物和颅骨的内表面（图 14-1-5-1 H）。术后病理诊断为颅骨浆细胞瘤。

【鉴别诊断】

　　（1）头皮良性肿瘤：脂肪瘤、皮脂腺囊肿等肿瘤通常生长缓慢，质地柔软，无压痛，软组织超声、头颅 CT 等检查可明确病变性质。头皮血管瘤、黑色素瘤等可通过皮肤的异常表现结合术后病理明确诊断。

　　（2）头皮和颅骨转移癌：患者常有全身恶性肿瘤病史，发病时常伴有肺转移等全身多发转移，病理诊断可明确。

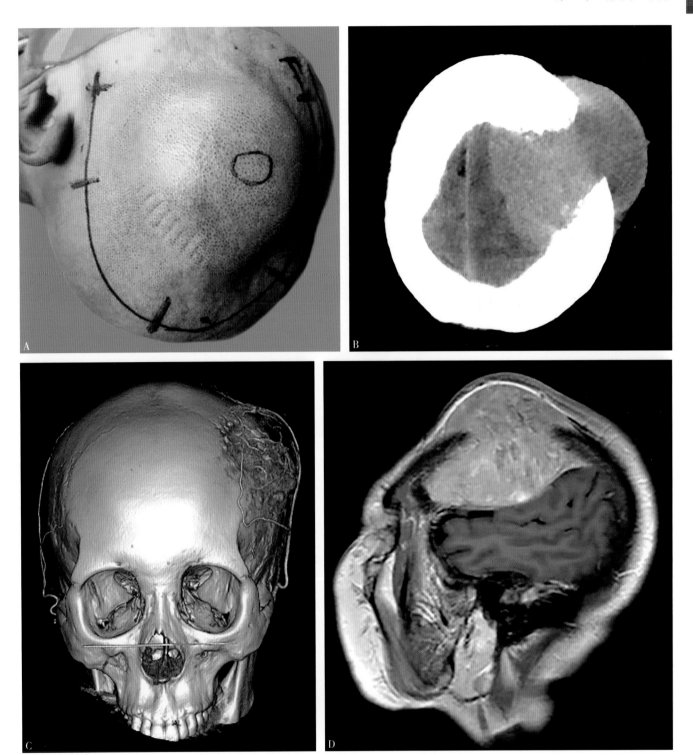

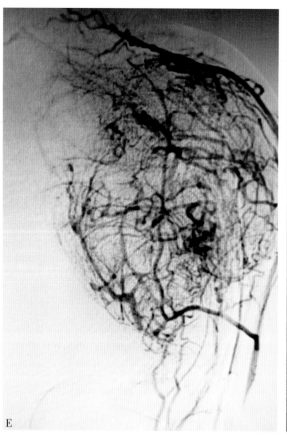

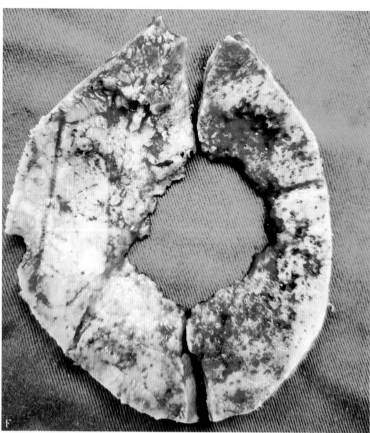

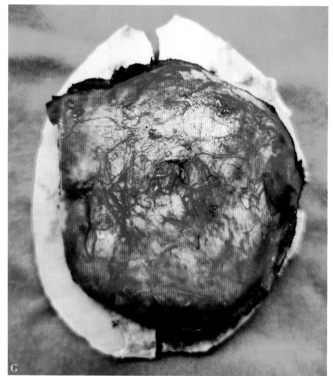

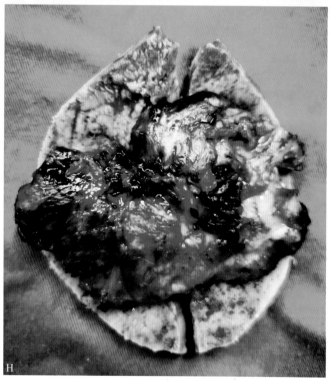

图 14-1-5-1
颅骨浆细胞瘤
A. 头顶外观；B. 头颅 CT；C. 头颅 CTA；D. 增强 MRI；E. 脑血管造影；F. 术后标本；G. 切除后的肿物和颅骨；H. 切除后的肿物和颅骨内表面。

（范存刚　刘如恩）

第六节　脑膜瘤

　　脑膜瘤（meningioma）是一组起源于蛛网膜层脑膜上皮细胞的中枢神经系统常见肿瘤。主要由不同分化程度的脑膜上皮细胞构成，可混有其他细胞成分，常见多少不等的砂砾体。包括 15 种类型，其中 WHO Ⅰ级组（良性）9 种，Ⅱ级组（交界性）3 种，Ⅲ级组（低度恶性）3 种。占颅内原发肿瘤 14.4%～19.0%，平均高发年龄 45 岁，男女比为 1∶1.8，儿童少见，60%～70% 位于矢状窦旁、大脑凸面、蝶骨和鞍结节，多发脑膜瘤占 8%，常见于神经纤维瘤患者。通常为良性，它们可能来自硬膜成纤维细胞和软脑膜细胞，但大部分来自蛛网膜细胞，也可以发生在任何含有蛛网膜成分的地方，如脑室内脑膜瘤来自脑室内的脉络丛组织。恶性脑膜瘤较少见，呈浸润性生长，与脑组织界限不清，脑水肿严重，可转移至肺。脑膜瘤有颅内脑膜瘤和异位脑膜瘤之分，前者由颅内蛛网膜细胞形成，后者是指无脑膜覆盖的组织器官发生的脑膜瘤，主要由胚胎期残留的蛛网膜组织演变而成。

　　如图 14-1-6-1 所示，患者，男性，44 岁，既往有高脂血症病史，2 年前无明显诱因出现头痛，加重 2 个月余，呈发作性，右侧颞部为著，刀割样，有时恶心，肢体活动可，无头晕、恶心、视力下降、听力下降，无肢体抽搐，无步态不稳。颅脑 MRA 平扫＋特殊序列/方位＋弥散加权成像（图 14-1-6-1 A～图 14-1-6-1 C）

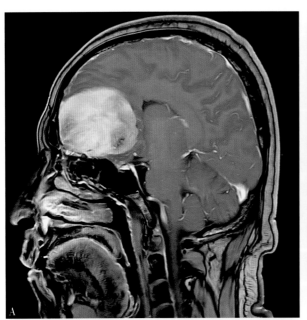

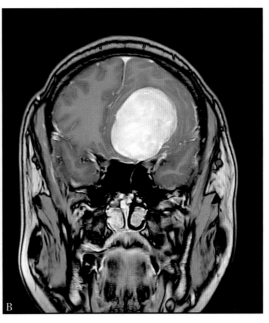

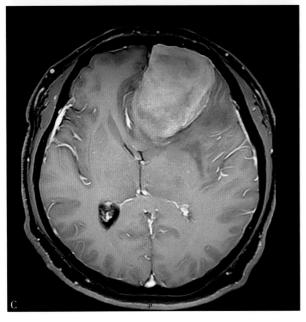

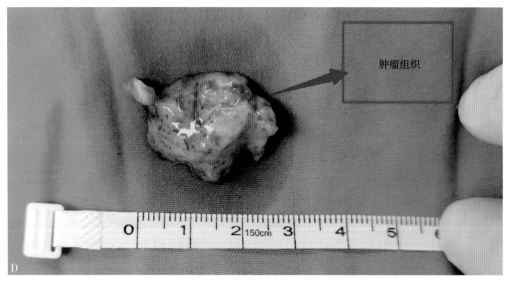

图 14-1-6-1
脑膜瘤
A. MRI 矢状面；
B. MRI 冠状面；
C. MRI 轴位面；
D. 肿瘤组织大体观。

提示：左侧颅前窝见团块状 T_1WI 稍低信号影，大小约 44mm×64mm×54mm，内信号欠均，增强扫描明显不均匀强化，以宽基底与脑膜相连，邻近脑实质受压，中线结构右偏，左侧脑室受压变窄，周围脑实质内可见片状 T_1WI 低信号影。各脑池、脑裂及脑沟对称。幕下小脑半球及脑干形态、大小及信号未见明显异常，双侧桥小脑角未见明显异常。术中切除肿瘤组织（图 14-1-6-1 D），病理诊断脑膜瘤（WHO Ⅰ级）。

【鉴别诊断】

（1）海绵状血管瘤：尽管海绵状血管瘤和脑膜瘤在发病年龄和发病性别上极为相似，在硬脑膜海绵状血管瘤和脑膜瘤的 MRI 影像鉴别诊断中以 T_2 加权像上肿瘤表现为高信号有鉴别意义。强烈提示硬脑膜海绵状血管瘤的可能性。虽然少数脑膜瘤也可以有长 T_2 信号表现，但海绵状血管瘤的强化幅度很明显，与脑膜瘤经常表现为中度强化有所不同。除此以外，海绵状血管瘤多造成骨破坏，邻近蛛网膜下腔变窄，脑膜瘤则以骨质增生为主，邻近蛛网膜下腔增宽。

（2）淋巴瘤：位于脑表面的淋巴瘤与脑膜关系密切，需与脑膜瘤鉴别。

（宋国红　王浩展）

第七节　前庭神经施万细胞瘤

前庭神经施万细胞瘤（vestibule Schwannoma）又称神经鞘瘤（neurilemmoma）、施万细胞瘤（Schwannoma）、听神经瘤（acoustic neuroma）。是源于神经鞘细胞的肿瘤。可发生于任何部位的外周神经，包括头颈部的脑神经。在颅内多见于听神经，临床上习惯称为听神经瘤，为良性，占颅内肿瘤 8%～10%，年发病率约 1.5/10 万。多以单侧高频耳鸣隐匿性起病，逐渐丧失听力。大多数肿瘤早期表现为同侧神经性听力下降、耳鸣和平衡障碍三联征。大型听神经瘤压迫脑干和小脑，堵塞脑脊液循环，出现颅内压增高。

如图 14-1-7-1 所示，患者，男性，53 岁，近 1 年出现耳鸣，右耳听力减退，持续性、蝉鸣音，劳累后症状加重，休息后稍有好转，无头痛、头晕，无恶心，既往身体健康。Gd-DTPA 增强扫描：结合 MR 平扫（图 14-1-7-1 A～图 14-1-7-1 C），右侧桥小脑角区见不规则 T_1WI 等信号、T_2-FLAIR 呈稍高信号影，增强后均匀性明显强化，其内见小圆形未强化区，病灶与听神经相延续；左侧桥小脑角未见明显异常。双侧额顶叶、放射冠区见多发斑点状、斑片状 T_2-FLAIR 呈高信号影，增强后未见强化。脑干未见明显异常。透明隔间腔增宽。诊断：①右侧桥小脑角区占位病变，听神经瘤可考虑；②脑内多发变性灶；③透明隔间腔增宽，空泡蝶鞍。手术切除肿瘤组织（图 14-1-7-1 D），病理提示右侧脑桥小脑角区听神经瘤。

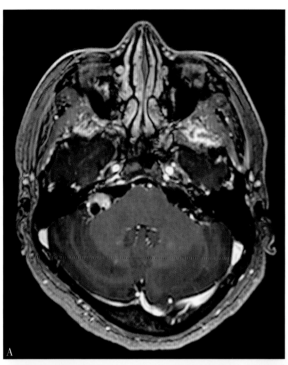

图 14-1-7-1
前庭神经施万细胞瘤
A. MRI 轴位面；
B. MRI 冠状面；
C. MRI 矢状面；
D. 肿瘤组织大体观。

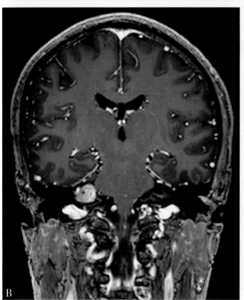

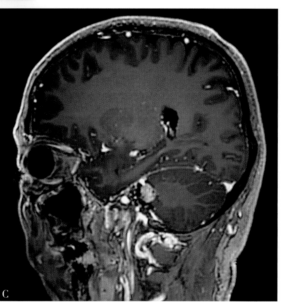

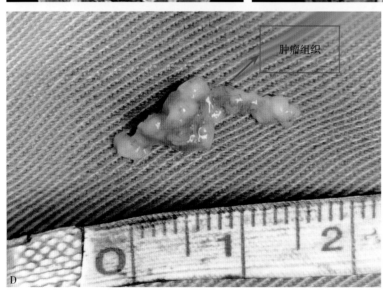

肿瘤组织

【鉴别诊断】

（1）与其他原因所致的前庭神经和耳蜗神经损害的鉴别：早期前庭神经鞘瘤应与梅尼埃病、前庭神经元炎、迷路炎及各种药物性前庭神经损害鉴别，并与耳硬化症、药物性耳聋鉴别。要点为前庭神经所有进行性耳聋无复聪现象，都同时有邻近的脑神经如三叉神经、面神经的症状和体征，伴内耳道扩大、脑脊液蛋白质增高，CT 及 MRI 检查均有相应表现。

（2）与桥小脑角的其他肿瘤鉴别：①脑膜瘤：多以颅内压增高为主要表现，可伴有患侧面部感觉减退和听力下降，常不以前庭神经损害为首发症状。CT 和 MRI 检查可见肿瘤边界清，肿瘤多呈均匀强化，沿岩骨嵴的肿瘤基底较宽，可有邻近硬膜强化的"尾征"，可见岩骨嵴及岩尖骨质吸收。②上皮样囊肿：病程较长，多以三叉神经刺激症状为首发症状，且多为累及第三支，面、听神经的损害多不明显，多无骨质变化，CT 扫描呈无明显强化的低密度影，MRI 检查可见 T_1 为低或高信号，T_2 为高信号，DWI 为高信号，与前庭神经鞘瘤有显著不同。③胶质瘤：与前庭神经鞘瘤不易鉴别的胶质瘤多来源于脑干或小脑，向脑桥小脑角生长，一般以颅内压增高及脑干和小脑症状为首发，病变发展快，骨质无变化，内耳道不扩大，CT 扫描和 MRI 检查可见肿瘤内侧面与脑干和小脑多无明显边界。

（宋国红　王浩展）

第八节　颅内动脉瘤伴主动脉弓变异

颅内动脉瘤（intracranial aneurysm）是颅内动脉壁局部外突形成的动脉瘤。局部膨大呈浆果状、囊状或梭形，动脉壁薄，内弹力层断裂或缺如，肌层变性或缺如。其导致的蛛网膜下腔出血，占蛛网膜下腔出血 75%～80%。而颅内动脉瘤伴主动脉弓变异在临床上较为罕见。

如图 14-1-8-1 所示，患者，女性，59 岁，因"头晕 2 个月"入院。高血压病史 20 年，不规律服药。查体：神志清，精神可，言语正常，神经系统查体未见异常。颅脑 MRA 示：左侧颈内动脉 C6 段眼动脉起始处动脉疑似动脉瘤。经股动脉入路造影检查，途经主动脉弓时发现主动脉弓变异。术中见左侧颈内动脉多发动脉瘤，大小约 4.7mm×2.6mm×5.5mm，且不规则，术中见左侧颈内动脉眼动脉段动脉瘤，大小约 4.7mm×2.6mm×5.5mm，且不规则，处理：在 2 枚支架辅助下用 6 枚弹簧圈致密栓塞动脉瘤，术后患者恢复良好。

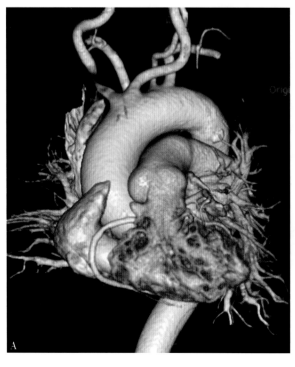

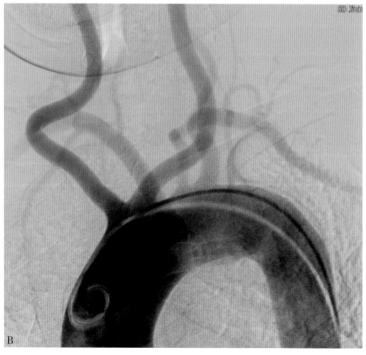

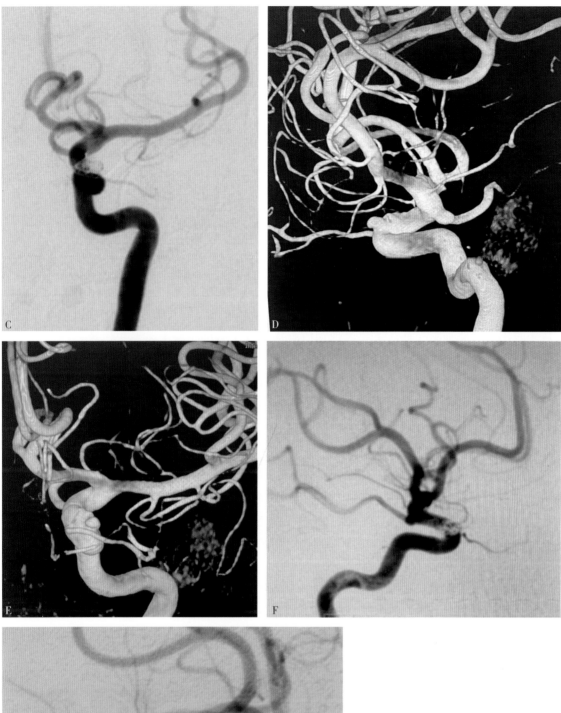

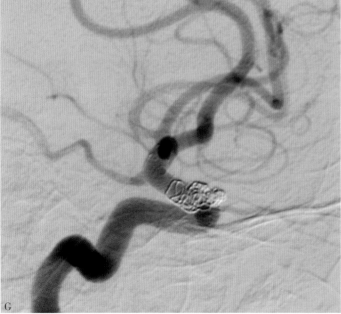

图 14-1-8-1

颅内动脉瘤伴主动脉弓变异

A. CTA 主动脉弓重建图像；

B. 血管造影时见主动脉弓变异；

C. 造影显示左侧颈内动脉前壁栓塞术后正位片；

D、E. 血管三维重建正侧位片；

F、G. 术后即刻及术后半年同一角度造影比较，动脉瘤完全治愈。

【鉴别诊断】

（1）颅内肿瘤：如鞍上区动脉瘤，最易被误诊为鞍区肿瘤，但是鞍上区动脉瘤没有蝶鞍的球形扩大，缺乏垂体功能低下的表现，可根据头颅 CT 及脑血管造影予以鉴别。

（2）烟雾病：发病年龄多在儿童期和 20 ~ 40 岁，儿童常表现为进行性智力低下及脑缺血性改变，而成人多表现为脑卒中样症状。脑血管造影可见颅底动脉特征性的血管网。

（3）高血压脑出血：发病年龄多在 40 岁以上，且有高血压病史，突然发病，意识障碍重，出血部位多在基底节区。

（4）外伤性蛛网膜下腔出血：有明显的外伤史，可伴有颅脑其他部位的损伤。

（宋国红　王浩展）

第九节　熊猫眼征

熊猫眼征（panda eye sign）又称为眼镜征（spectacle sign），是颅前窝骨折（anterior cranial fossa fracture）的一种特殊征象，此处骨折常累及额骨眶板和筛骨，导致筛前动脉等血管破裂出血，患者可呕吐黑红色或咖啡色液体，伤后数小时出现"熊猫眼"征，主要表现为眼眶周围皮下和球结膜下紫蓝色瘀斑，但很少扩展到眶外，多为双侧，不一定有皮肤擦伤和结合膜内出血，结膜下出血在推动结合膜时瘀斑不随之移动。此外，还可能伴有脑脊液鼻漏、嗅觉减退，甚或嗅觉丧失。若骨折累及视神经，可同时出现一侧或双侧视力下降。

如图 14-1-9-1 所示，患者，男性，28 岁，头部摔伤来诊。查体见双眼眶周青紫肿胀呈"熊猫眼"征。CT 示颅前窝骨折及额部硬脑膜外血肿，并经手术证实。

如图 14-1-9-2 所示，患儿，男性，8 岁，头部外伤致双侧上下眼睑皮肤青紫肿胀 3 日。检查见患儿眶周广泛瘀斑，CT 显示左侧颅前窝有一骨折线。熊猫眼征是颅前窝骨折的一种特殊征象，在外力作用下，人体的颅底骨（常为额部）失去完整性，体内一些脑脊液或血液外流。当累及眶顶和筛骨，体液流到眼部皮肤下部，可引起单侧或双侧眶周广泛瘀斑，即"熊猫眼"征。影像学上常有颅前窝骨折的征象。

【鉴别诊断】

（1）眼眶软组织损伤：患者通常有局部外伤史（如拳头打伤等），多表现为单侧眼睑及眶周青紫肿胀，青紫肿胀多在伤口短时间内出现，程度更明显，范围也更广泛。

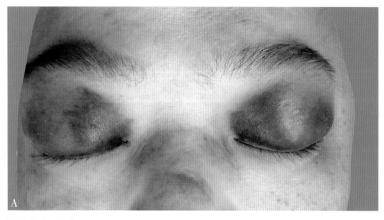
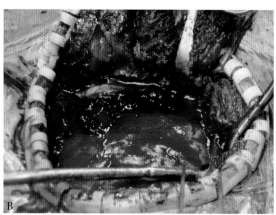

图 14-1-9-1
颅前窝骨折和硬脑膜外血肿
A. 熊猫眼征；B. 术中显示额部硬脑膜外血肿。

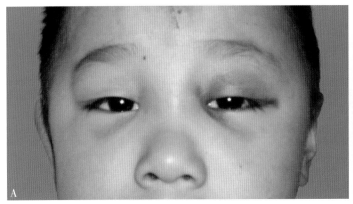
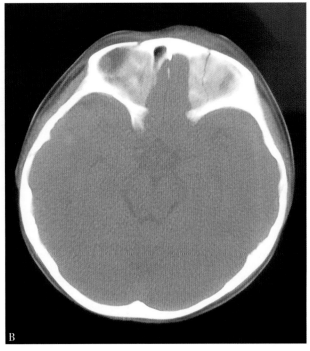

图 14-1-9-2
颅前窝骨折
A. 熊猫眼征（正面照）；B. 头颅 CT。

（2）颈动脉海绵窦漏：主要见于中颅底骨折，特别是摩托车交通事故所致的头部损伤或挤压伤所引起的颅底骨折，尤其是颞骨和蝶骨的骨折波及颈动脉管时出现，骨折碎片多刺伤颈动脉和海绵窦。患者主要表现为搏动性眼球突出、颅内血管杂音和眼结膜充血及水肿，但眶周青紫肿胀一般并不严重。可合并眼球运动障碍、进行性视力障碍、头痛、颅内出血和鼻出血等。

（3）转移性神经母细胞瘤：是一种病因未明的神经内分泌肿瘤，是儿童最常见的颅外肿瘤，其最常见的发生部位是肾上腺，本病除表现眶周青紫、眼球突出外，晚期还表现为肢体疼痛、贫血、发热、消瘦等全身症状。X 线、CT 等影像学可加以诊断。

（4）卡波西肉瘤（Kaposi sarcoma）：又称多发性特发性出血性肉瘤（multiple idiopathic hemorrhagic sarcoma），是一种与人类疱疹病毒 8 型（human herpes virus 8，HHV-8）感染有关的具有侵袭性的内皮细胞肿瘤，常表现为皮肤紫红色或深蓝色斑块、结节，溃疡向四周浸润，也可累及黏膜、淋巴结和内脏器官。组织病理学显示血管异常增生，免疫学显示 CD3、CD4 持续阳性。

（范存刚　刘如恩　蔡春泉　舒剑波）

第十节　外伤性颈内动脉海绵窦瘘

外伤性颈内动脉海绵窦瘘（traumatic carotid-cavernous fistula，TCCF）是指由外伤造成颈动脉海绵窦段主干或其分支破裂，与海绵窦之间形成异常的动静脉交通而造成一系列特殊的临床综合征。外伤原因有：①头面部损伤，尤其是颅底骨折；②医源性创伤，如血管内治疗、海绵窦手术和经蝶窦手术等误伤颈内动脉窦内段等。

海绵窦综合征（cavernous sinus syndrome）由于海绵窦血栓形成或血栓性海绵窦炎引起的一组临床综合征。表现为眼眶内软组织、上下眼睑、球结膜、额部头皮及鼻根部充血水肿，眼球突出、眼球各方运动麻痹、瞳孔扩大，对光反应消失及眼与额部麻木或疼痛，伴有寒战和发热等。

如图 14-1-10-1 所示，患者，男性，58 岁，1 日前在家中从约 1.5m 高的凳子上坠落伤及头面部，伤后感头痛、头晕，伴恶心、呕吐，呕吐物为胃内容物，无血性物质。查体见颅脑外观大致正常，右额部皮擦伤，无

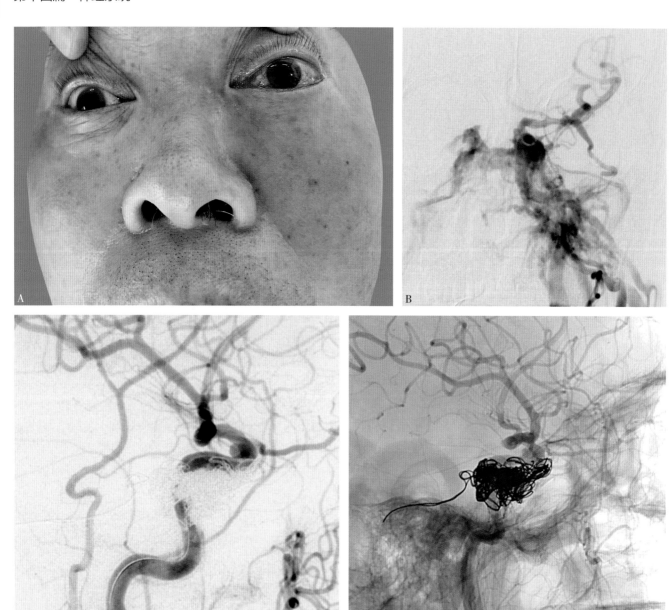

图 14-1-10-1
外伤性颈内动脉海绵窦瘘

A. 左眼结膜充血，眼球外突，活动受限；B. 左侧颈总动脉造影正位；C. 栓塞海绵窦后左侧颈总动脉侧位造影；D. 栓塞海绵窦后左侧颈总动脉侧位造影非减影造影。

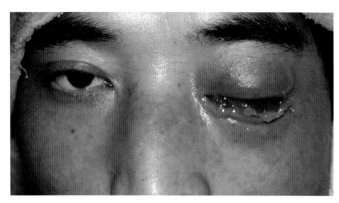

图 14-1-10-2
外伤性颈内动脉海绵窦瘘

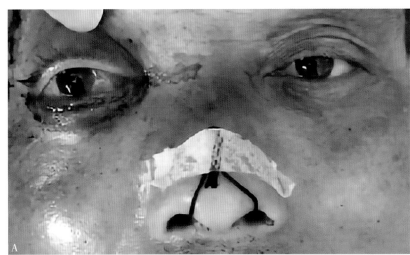

图 14-1-10-3
外伤性颈内动脉海绵窦瘘
A. 右眼外观；
B. 脑血管造影（正位）；
C. 脑血管造影（侧位）。

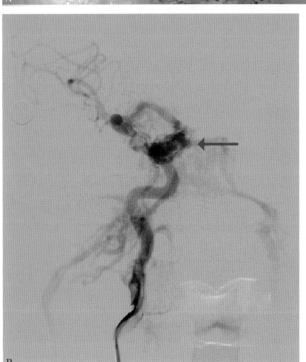

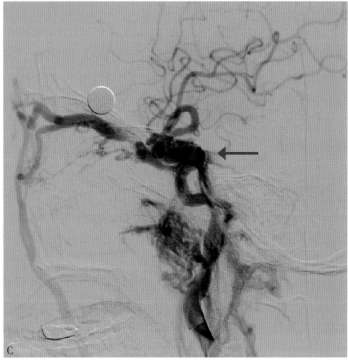

畸形，双侧瞳孔等大等圆，直径 3mm，对光反应灵敏，巩膜无黄染，左眼球向外突出，视物重影，左眼球活动受限凸出，结膜水肿。颅脑 CT 示：①右侧额部皮下软组织肿胀；②左侧放射冠、基底节区腔隙性脑梗死；③脑萎缩。MRI 示：①脑内多发缺血、变性灶及软化灶；②老年性脑萎缩；③副鼻窦炎；④额部皮下软组织肿胀；⑤符合脑动脉硬化 MRA 表现，椎基底动脉迂曲；⑥脑内多发颈内动脉海绵窦瘘。局部麻醉下行主动脉弓＋脑血管造影术，图 14-1-10-1 B 为对应的影像表现。图 14-1-10-1 C、D 为相应介入治疗图片。

如图 14-1-10-2 所示，外伤后左眼球向外突出，结膜充血水肿、眼静脉怒张、眼球活动障碍。经影像学及相关检查，诊断为外伤性颈内动脉海绵窦瘘。

如图 14-1-10-3 所示，患者，男性，46 岁，头外伤后右侧眼球突出伴杂音，鼻出血 1 日。检查见患者右侧搏动性眼球突出，球结膜充血水肿，听诊可闻及颅内血管性杂音，与动脉搏动一致。右眼上眼睑下垂，瞳孔散大，眼球固定，有鼻出血（鼻腔已填塞止血）。脑血管造影右侧颈内动脉正侧位，红色箭头所指为颈内动脉海绵窦瘘所在处（图 14-1-10-3 B、图 14-1-10-3 C）。诊断为外伤性颈内动脉海绵窦瘘（TCCF）。

【鉴别诊断】

（1）突眼性甲状腺功能亢进、眶内及眶后肿瘤或假性肿瘤，均无搏动性眼球突出和血管杂音。

（2）眶内血管性病变：如海绵状血管瘤、动脉瘤和动静脉畸形等，鉴别比较困难，尤其是与流量较小的 TCCF 鉴别更加困难，需依赖脑血管造影检查。

（3）海绵窦血栓性静脉炎或血栓形成：症状与颈内动脉海绵窦瘘十分相似，但没有搏动性眼球突出和血管杂音。

（4）眶壁缺损：可以是先天性、外伤性或肿瘤性。当眶顶缺损时，脑组织从缺损处向外膨出，引起突眼，并且因脑搏动传至眼球而出现眼球搏动。但无血管杂音，可以鉴别。

（宋国红　王浩展　曲春成　陈　岩）

第十一节　蛛网膜下腔出血

蛛网膜下腔出血（subarachnoid hemorrhage，SAH）指脑底部或脑表面的病变血管破裂，血液直接流入蛛网膜下腔引起的一种疾病，临床上将蛛网膜下腔出血分为外伤性（继发性）与非外伤性（自发性）两大类。非外伤性蛛网膜下腔出血是一种常见且致死率极高的疾病，病因主要是动脉瘤，约占全部病例的 85% 左右，其他病因包括中脑周围非动脉瘤性出血、血管畸形、硬脑膜动静脉瘘、凝血功能障碍、吸食可卡因和垂体卒中等。近年来，血管介入技术、诊断方法与围手术期处理虽有较大进展。但是，蛛网膜下腔出血患者的预后仍然较差，病死率高达 45%，且存活者的残疾率也较高。

如图 14-1-11-1 所示，患者，女性，36 岁，"高血压"病史 1 年半，最高收缩压"150mmHg"，间断服药治疗，血压控制情况不详；因"突发剧烈头痛、呕吐 1 天"入院。查体：体温 36.7℃，心率 86 次 /min，呼吸频率 18 次 /min，血压 152/95mmHg；疼痛评分 2 分。神志清，精神差，言语流利，查体合作。其余未见异常。颅脑 CTA：蛛网膜下腔出血，左侧后交通动脉瘤可能。患者入院后排除手术禁忌，在静吸复合麻醉下行主动脉弓 + 全脑血管造影术 + 左后交通动脉瘤栓塞术，术中造影显示：左后交通动脉瘤，手术顺利，术后给予营养神经、尼莫地平、硝苯地平缓释片控制血压、丙戊酸钠预防癫痫、格拉司琼止吐、替罗非班抗凝等对症支持治疗。患者病情恢复较好，四肢肌力、肌张力正常，双侧巴宾斯基征阴性。术后 1 年复查，造影未见动脉瘤复发。

【鉴别诊断】

（1）脑出血：深昏迷时与蛛网膜下腔出血不易鉴别，脑出血是指脑实质的出血，多有高血压，伴偏瘫、失语等局灶性神经功能缺失症状和体征。蛛网膜下腔出血是连接蛛网膜与大脑表面血管破裂引起的出血，常见于先天性脑动脉瘤，在血压增高，情绪激动等情况下破裂引起出血。详细的神经功能检查、头颅 CT 和 DSA 检查可鉴别。脑动脉瘤出血以 40~60 岁多见，出血前无明显症状、少数患者有动眼神经麻痹，血压正常或增高，复发出血常见且有规律，意识障碍多较严重，可有玻璃体积血，增强 CT 见蛛网膜下腔高密度，DSA 见动脉瘤和血管痉挛。

（2）脑炎、脑膜炎等颅内感染：各类颅内感染可表现出明显的头痛、呕吐及脑膜刺激征，有些类型的感染还会出现血性脑脊液，在临床上很容易与蛛网膜下腔出血混淆。但是，颅内感染患者会出现明显的感染征象——周围血白细胞明显升高，脑脊液呈现炎性改变。同时，颅内感染患者的头颅 CT 扫描大多正常。

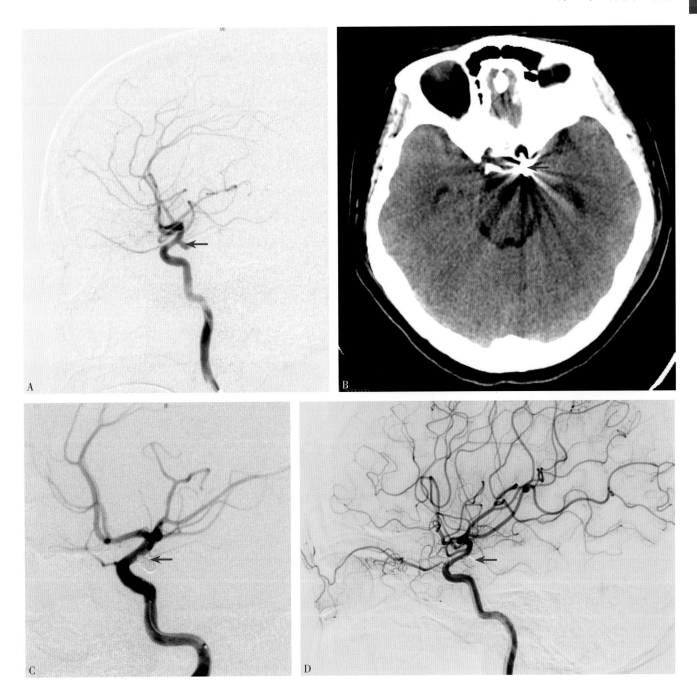

图 14-1-11-1
动脉瘤破裂导致蛛网膜下腔出血
A. DSA 显示左侧后交通动脉瘤，瘤底有子囊；B. 术后即刻颅脑 CT；C. DSA 栓塞术后即刻表现；D. DSA（术后 1 年脑血管造影）。箭头所示为动脉瘤。

（宋国红 刘长通）

第十二节 颅内蛛网膜囊肿

颅内蛛网膜囊肿（intracranial arachnoid cyst）位于蛛网膜或在蛛网膜和硬脑膜之间，与脑室系统和蛛网膜下腔均无交通的囊肿。囊内有无色或微黄色透明状液体，囊壁光滑，无上皮细胞层。属良性病变。蛛网膜囊肿常见于外侧裂、大脑纵裂、大脑表面或底部、小脑等处，亦可见于鞍区、视神经、四叠体区、斜坡、桥小脑角等处。临床上有两种类型：一种是先天性颅内蛛网膜囊肿，系胚胎蛛网膜发育异常所致，占大多数；另一种是因创伤、炎症等引起蛛网膜广泛粘连的结果，又称为继发性蛛网膜囊肿。患者的主要表现与颅内其他占位性病变相似，但整个病程进展缓慢，可长期处于相对稳定状态。主要表现有意识障碍、进行性感觉障碍、各种脑神经的功能障碍等，部分患者可有轻瘫或癫痫发作，位于视交叉池（即鞍区）的囊肿可引起视力减退及视野改变，位于颅后窝的囊肿可因第四脑室堵塞而引起颅内压增高，主要症状有头痛、呕吐和视盘水肿等，而头痛是颅内蛛网膜囊肿首发症状。囊肿是否存在进展，与症状的发展是相伴行的。外侧裂蛛网膜囊肿最为常见，幼儿患者可有颞部颅骨隆起，颞部骨质菲薄及慢性颅内压增高，但多不引起注意，直到成年方产生症状。症状与囊肿大小及生长部位有关。小囊肿可无任何症状，偶在尸检中发现。许多患先天性蛛网膜囊肿的患者，整个病程进展十分缓慢，可长期甚至终生处于相对稳定状态，不会影响工作、学习和生活。不是所有的颅内蛛网膜囊肿都要手术，无症状可不必手术，无颅内压增高和局部神经功能异常者可暂不做手术。若出现压迫症状，如偏瘫、视力减退等情况时，需手术治疗。出现以下情况要及时就诊：①定期检查，注意囊肿是否进行性扩大。②有无囊肿压迫脑组织，产生颅内高压或神经系统定位体征。③存在难以忍受的症状，保守治疗无效。④囊肿诱发癫痫。

如图 14-1-12-1 所示，患儿显示左颞部颅骨局限膨隆，CT 示左外侧裂区囊性低密度肿物，相邻颅骨受压变形。诊断为颅内蛛网膜囊肿。

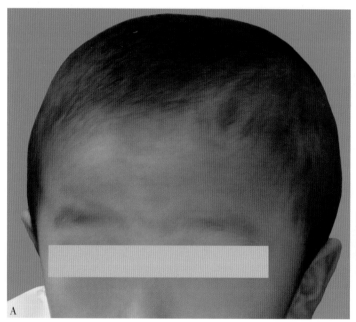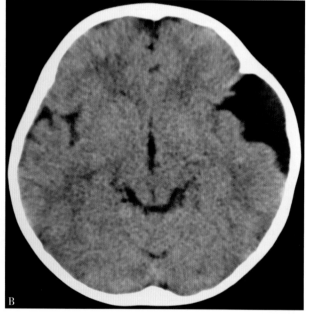

图 14-1-12-1
颅内蛛网膜囊肿
A. 头颅外观；B. 头颅 CT。

（蔡春泉　舒剑波）

第十三节　脑血管畸形

脑血管畸形（cerebral vascular malformation）是一种先天性颅内血管发育异常。分为多种类型，如动静脉畸形、先天性颅内囊性动脉瘤、静脉血管瘤、海绵状血管瘤等。可引起脑出血、蛛网膜下腔出血或癫痫。多见于年轻人，其中以动静脉畸形最为常见。出血是脑血管畸形最常见的临床表现，畸形血管的出血量和出血部位对临床预后影响最大，严重者可致残或致死。动静脉畸形出血表现最多，而海绵状血管瘤、毛细血管扩张和静脉畸形出血表现较少。除了出血，还可以有搏动性头痛，癫痫等症状，幕上病变者可有精神异常，偏瘫、失语、失读、失算等。幕下病变者多见眩晕、复视、眼颤及步态不稳等。

如图 14-1-13-1 所示，患者，男性，31 岁，因"突发意识丧失 12 天"入院，发病时突发意识丧失，并

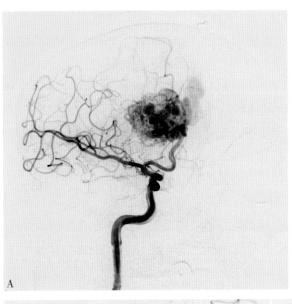

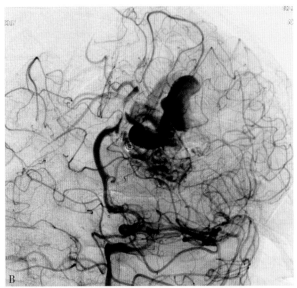

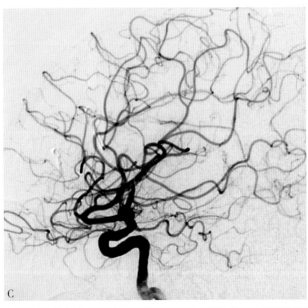

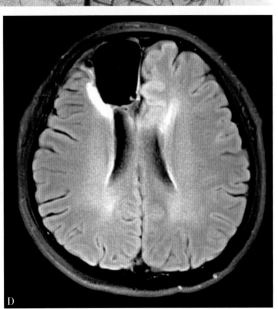

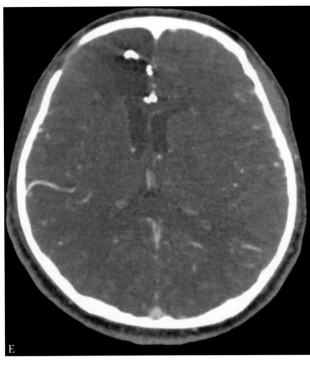

图 14-1-13-1
脑血管畸形（右额叶及胼胝体）
A. 术前 DSA 斜位片；
B. 栓塞后，开刀前造影示畸形血管团大部分栓塞；
C. 栓塞及切除术后造影未见畸形血管团；
D. 术后半年复查颅脑 MRI；
E. 术后 1 年颅脑 CTA 未见复发。

上肢屈曲、下肢伸直、口吐白沫，约10分钟后清醒，醒后如常人，查体无异常。颅脑MRI显示右侧额叶及胼胝体区异常信号，脑动静脉畸形可符合，右侧小脑海绵状血管瘤可能。初步诊断：脑血管畸形（右额叶及胼胝体），继发性癫痫。在静吸复合麻醉下行动静脉畸形及动脉瘤栓塞术＋畸形血管团切除术，术中见右额及胼胝体区脑动静脉畸形并畸形团内动脉瘤，供血动脉为额叶内侧中间支、后支、中央沟支动脉，通过1根粗大的引流静脉引流入上矢状窦，术中诊断为右额及胼胝体区脑动静脉畸形并畸形团内动脉瘤。选择国产2mm×6mm的弹簧圈填塞供血动脉，解脱弹簧圈后微导管进入畸形血管团中心，距离供血动脉主干约10mm，再次微导管造影显示畸形血管团，再次给予缓慢注入ONXY胶4.6mL，弥散，见胶反流至供血动脉，给予撤除微导管，造影显示局部供血动脉造影剂滞留，故结束栓塞治疗。显微镜下弧形剪开硬膜，皮层表面见粗大引流静脉，在中线旁3cm处切开脑皮层，先于畸形血管团内侧电凝切断供血动脉，并可见血管团内有灰黑色胶，再分别从畸形团后、上、前、外电凝分离，剪断细小的供血动脉，畸形血管团大小约4cm×5cm×5cm，下方紧邻侧脑室额角，切除时额角开放，给予明胶海绵覆盖，有一粗大供血动脉及回流静脉为防止术后再出血，分别用动脉瘤夹予以夹闭。行双侧颈内动脉及椎动脉造影畸形血管团未再显影，大脑中和大脑后动脉的软膜血管对切除畸形血管团区域有代偿。撤除导引导管及导管鞘，手术结束，标本送检，术后患者恢复良好，未见神经功能缺失。

【鉴别诊断】

（1）胶质瘤：血供丰富的胶质瘤可引起蛛网膜下腔出血，DSA也可见动静脉交通和早期出现的静脉，但尚可见明显的占位效应，无增粗、扩大的供应动脉，引流静脉不扩张、迂曲；且发展快、病程短、常有高颅压和神经功能缺失症状，CT和MRI可明确诊断。

（2）血管网状细胞瘤：多呈囊性，小的瘤结节位于囊壁上；血供多围绕瘤的四周；CT见低密度的囊性病变，增强的瘤结节位于囊壁一侧；可伴红细胞增多症和血红蛋白异常增高。

（3）转移瘤：绒毛膜上皮癌和黑色素瘤等脑转移者可有蛛网膜下腔出血，且DSA可见丰富的血管团和早期出现的静脉；但年龄大、病程短、进展快、血管团多呈不规则的血窦样、病灶周围水肿明显伴血管移位、可发现原发灶。

（宋国红　刘长通）

第十四节　海绵窦区硬脑膜动静脉瘘

海绵窦区硬脑膜动静脉瘘（dural arteriovenous fistula in cavernous sinus area）是一种发生于海绵窦区及其周围硬脑膜的动静脉异常通道，约占硬脑膜动静脉瘘总数的35%。由于海绵窦区硬脑膜动静脉瘘发病原因复杂，其临床症状也复杂多变。通常由于引流静脉的不同，所表现的临床症状也不尽相同，当血液逆流至眼静脉时，患者出现突眼、结膜水肿等症状；当血液通过翼静脉丛引流时，患者有可能出现运动不规则等症状；血液经岩下窦引流时，患者可出现颅内杂音等症状；海绵窦高压或当通过瘘口的动脉血流对脑神经造成一定刺激时，患者有可能出现动眼神经功能障碍，包括眼球运动障碍、上眼睑无力、运动神经受限等症状；当血液不正常运行，反向流入皮层静脉时，患者可出现剧烈的头痛、恶心、呕吐等症状，严重者可危及生命。由于其症状复杂，所以对该病的临床诊断也相对困难，目前全脑血管造影为诊断此病的最准确的技术手段。可以明确诊断瘘口的大小、位置、供血动脉及引流静脉途径等。

如图14-1-14-1所示，患者，女性，72岁，既往有"冠心病"病史，因"头痛头晕伴有视物模糊2个月余"入院。体格检查：神清语利，巴宾斯基征未引出。颅脑MRI＋MRA：①脑多发缺血、梗死灶；②脑萎缩；③符合脑动脉硬化。MRA表现：右侧海绵窦显影。初步诊断：双侧海绵窦区硬脑膜动静脉瘘。术中见双侧海绵窦区硬脑膜动静脉瘘，通过海绵窦向皮层静脉、岩下窦、岩上窦、海绵间窦回流，术中诊断为双侧海绵窦区硬脑膜动静脉瘘。处理：首先将 2 根 Echelon-10 微导管在微导丝引导下通过岩上窦超选入右侧海绵窦内备用，将 1 根 Echelon-10 微导管在微导丝引导下通过岩上窦超选入左侧海绵窦内备用。选择 22mm×50cm、20mm×50cm、18mm×40cm 弹簧圈分别通过 2 根微导管栓塞双海绵窦，减少血流量。先通过放置在右海绵窦前方的微导管注入 ONXY 胶 4.6mL，造影显示海绵窦中后方仍显影。再次通过左侧海绵窦后方的微导管注入 ONXY 胶 2.9mL，造影显示动静脉瘘口消失，且全脑造影未见明显异常，手术结束，患者术后恢复良好。

【鉴别诊断】

（1）血管网状细胞瘤：多呈囊性，小的瘤结节位于囊壁上；血供多围绕瘤的四周；CT 见低密度的囊性病变，增强的瘤结节位于囊壁一侧；可伴红细胞增多症和血红蛋白异常增高。

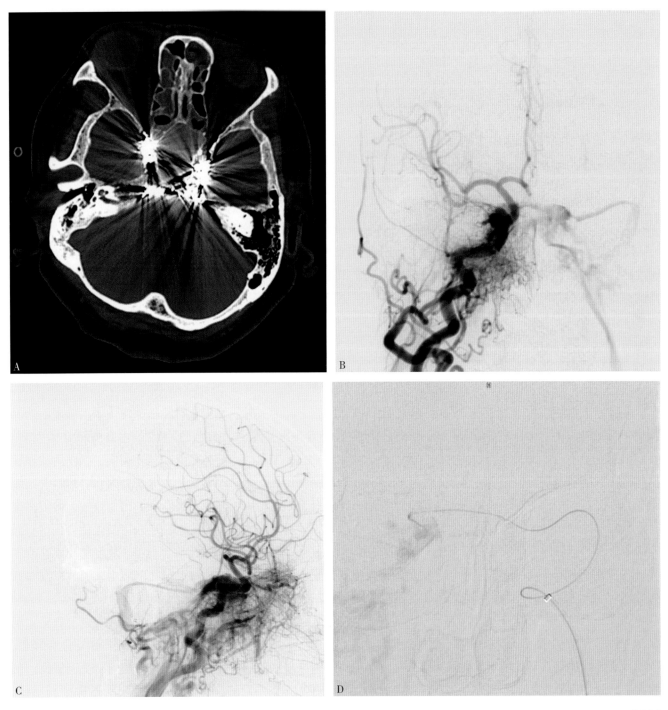

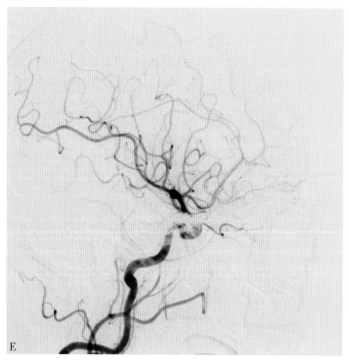
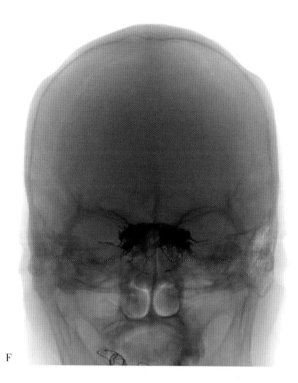

图 14-1-14-1

海绵窦区硬脑膜动静脉瘘

A. 术后即刻颅脑 CT；B. DSA 正位造影；C. DSA 侧位造影；D. 微导管经过岩上窦、海绵间窦到达对侧海绵窦；E. 弹簧圈加胶栓塞后造影；F. 双侧海绵窦被弹簧圈加胶完全栓塞。

（2）海绵状血管瘤：是年轻人反复蛛网膜下腔出血的常见原因之一，DSA 常为阴性；CT 见蜂窝状的不同密度区伴钙化灶，可略增强，周围脑组织轻度水肿，很少有占位效应，无粗大的供血动脉或扩张、早现的引流静脉；需术中和病理与隐匿性动静脉畸形鉴别。

（宋国红　刘长通）

第十五节　硬脑膜下血肿

硬脑膜下血肿（subdural hematoma）位于硬膜与蛛网膜之间的血肿。发生在对冲伤部位，多系脑表面的静脉破裂所致的血肿，多伴有脑挫伤。是颅脑损伤的常见继发损害，发生率约为 5%，占颅内血肿的 40% 左右。根据出血来源的不同分为复合型硬脑膜下血肿，与单纯型硬脑膜下血肿。前者主要因脑挫裂伤，脑皮质动静脉出血引起，病情发展快，可呈急性或亚急性表现，好发于额颞顶区。有时硬脑膜下血肿与脑内血肿相融合，颅内压急剧升高，数小时可形成脑疝，为特急性表现，预后极差。后者因桥静脉断裂所致，出血较慢，血液集聚在硬脑膜与蛛网膜之间，病程发展为慢性，脑原发伤较轻，预后较好。特别是我国已进入老龄化社会，这一部分患者由于其他原因长期服用抗凝药物，单纯微创钻孔引流复发概率大，早期经常会有多次反复钻孔引流的患者，近期微创钻孔引流联合脑膜中动脉栓塞，或者单纯脑膜中动脉栓塞联合他汀类药物的应用，因其复发率低和微创，已经成为慢性硬脑膜下血肿的主流治疗手段。

如图 14-1-15-1 所示，患者，男性，66 岁，右侧肢体活动不灵活 4～5 日，加重 1 日。高血压病史 4 年余。查体：自主体位，言语欠流利，颅脑 MRI + MRA 检查提示左侧慢性硬脑膜下血肿。经静脉复合麻醉下，行经导管硬脑膜外血管栓塞术 + 硬脑膜下钻孔引流术。术中见左侧额颞顶硬脑膜下血肿，脑血管受压移位，左侧额顶脑膜中动脉增粗，小血管增生，毛细血管期局部染色加深。由顶结节前方 2cm 处穿刺，拔除穿刺导针，见黑红色液体自引流针侧孔喷出，连接引流管并固定，100mL 盐水等量冲洗血肿。术后行影像学检查，提示左额顶颞枕部硬脑膜下血肿术后改变，范围较前缩小。

如图 14-1-15-2 所示，患者，男性，35 岁，因"高处坠落伤 19 天"。曾有"右小腿骨折"病史。查体双侧瞳孔直径 2mm。影像学检查提示左侧额颞顶部硬脑膜下血肿。术前诊断：左侧硬脑膜下血肿。静脉复合麻醉下，经导管硬脑膜血管栓塞术。术后造影见左侧脑膜中动脉不显影，颅内血管通畅。术后行影像学检查，提示左侧硬脑膜血管栓塞术后改变，较术前有明显改善。

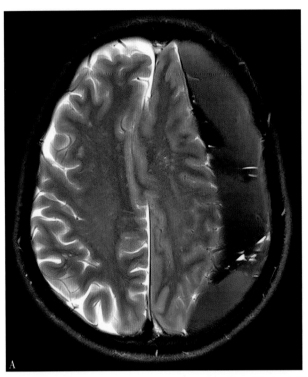

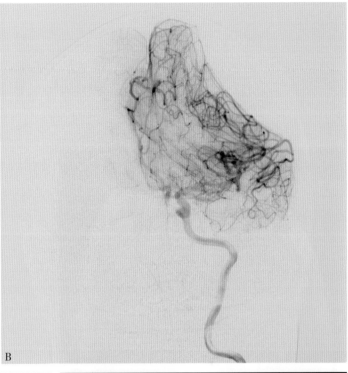

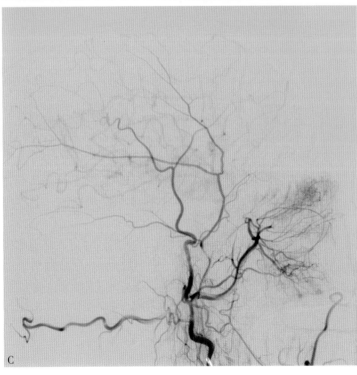

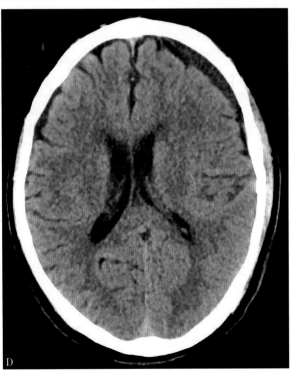

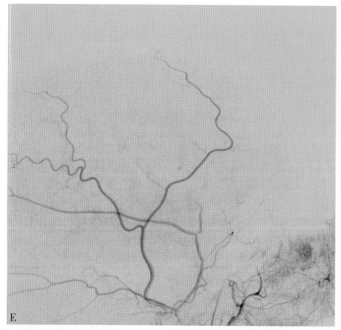
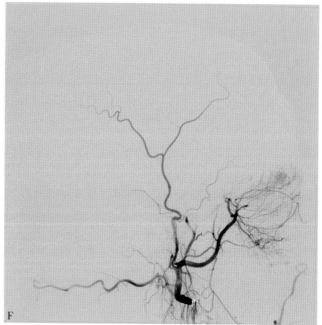
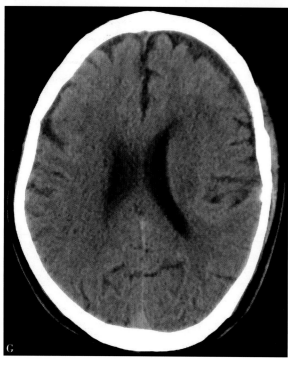

图 14-1-15-1
慢性硬脑膜下血肿（脑膜中动脉栓塞加钻孔外引流治疗）
A. 术前颅脑 MRI；
B. 术前脑血管造影正位片；
C. 术前颈外血管造影侧位片；
D. 术后第 3 日颅脑 CT；
E. 栓塞脑膜中动脉额支后；
F. 栓塞脑膜中动脉顶枕支后；
G. 术后 1 个月颅脑 CT。

【鉴别诊断】

（1）短暂性脑缺血发作：突然起病，可有头晕、偏瘫、失语、昏迷等局灶性神经系统损伤体征，一般在24 小时内恢复正常，头部影像学检查无明显异常。

（2）脑动脉瘤：多发生在中老年患者，多无高血压病史。急性起病，表现为严重自发性蛛网膜下腔出血症状，如头痛、颈部抵抗，少有偏瘫。CT 常见鞍上池内的蛛网膜下腔出血；脑血管造影显示颅底动脉环分叉处血供囊状扩张。

（3）缺血型烟雾病：多在青年发病，表现为头晕、头痛、癫痫发作等缺血性症状。脑血管造影或 MRA 提示颅底动脉闭塞和小血管增生。

（4）蛛网膜囊肿：病变多位于颅中窝或外侧裂处。一般无严重神经功能障碍症状。CT 扫描可显示囊肿为均匀低密度影，形状呈方形或不规则。

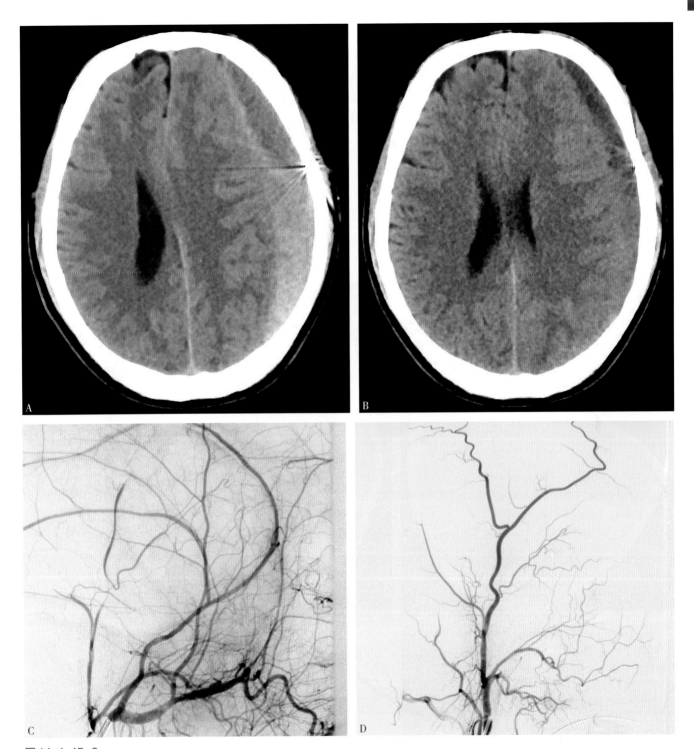

图 14-1-15-2
慢性硬脑膜下血肿（单纯脑膜中动脉栓塞治疗）
A. 栓塞术后颅脑 CT；B. 栓塞术后 1 个月颅脑 CT；C. 颈外血管造影侧位片；D. 栓塞脑膜中动脉后造影侧位片。

（5）创伤性硬膜下积液：为创伤造成的蛛网膜撕裂，脑脊液经蛛网膜瓣状裂口进入硬膜下腔而不能反流，以致形成张力性水囊肿。慢性积液多为无色透明的液体，蛋白质含量稍高于正常脑脊液，但低于慢性硬脑膜下血肿。MRI 检查对于颅内血肿很敏感，具有较好的鉴别价值。

（宋国红　朱环宇）

第十六节　急性硬脑膜外血肿

硬脑膜外血肿（epidural hematoma）是位于颅骨内板与硬脑膜之间的血肿。好发于幕上半球凸面，血肿几乎多为单发，典型急性硬脑膜外血肿常伴发于颅骨线性骨折的患者，一般发生在受力点及其附近，以额颞部和顶颞部居多（颞部含有脑膜中动脉和静脉，易为骨折所撕破）。出血来源：①硬脑膜动脉，出血快，出血量大，症状出现早；②静脉窦出血；③骨折的板障出血。颅脑 CT 可见血肿为梭形，半月形或双凸形高密度影。血肿患者的病情严重程度与出血速度和血肿大小密切相关。当血肿不断增大引起小脑幕裂孔疝，意识障碍加深，生命体征紊乱，同时将出现一系列典型症状如患侧瞳孔散大，对侧肢体偏瘫。

如图 14-1-16-1 所示，患儿，男性，9 岁，头面部及全身多处外伤 5 小时余，既往体健，精神差，查体见左侧眼睑青紫肿胀，双侧瞳孔不等大，左侧直径 5mm，对光反应迟钝，右侧外耳道可见血性溢液，左上肢活

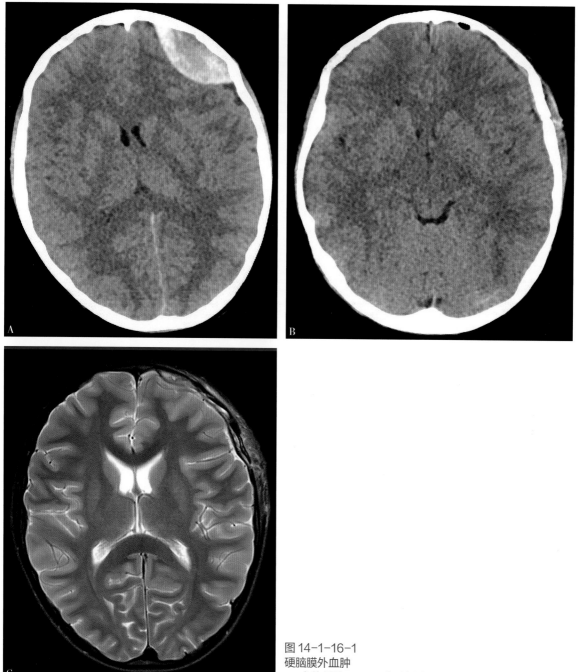

图 14-1-16-1
硬脑膜外血肿
A. 术前颅脑 CT；B. 术后颅脑 CT；C. 术后 1 个月颅脑 MRI。

动受限。影像学检查提示左侧额颞部颅骨内板下硬脑膜外血肿。诊断为左额颞硬脑膜外血肿。在复合麻醉下，行颅内血肿清除术（左硬膜外）＋颅内压监护探头植入术见颅骨线性骨折两处，取下骨瓣见硬脑膜外血肿，约40mL渗血。术后影像学提示，左硬膜外较术前有明显好转。

【鉴别诊断】

（1）脑膜下及脑内出血：受伤时的暴力作用较重，以顶枕及颞后部着力的对冲性脑损伤多见。多为桥静脉或脑皮质血管破裂引起，患者的意识障碍多呈进行性加重，中间清醒期不明显。CT显示硬脑膜下及脑内有不规则形态的高密度影。

（2）局限性脑水肿与弥漫性脑肿胀：多见于对冲性脑损伤，常以原发性脑损伤或脑干损伤较重，伤后昏迷时间长，部分患者可有中间清醒期。脑水肿及脑肿胀以一侧为主者，临床表现与血肿基本相似。CT见病变区脑组织呈低密度影及散在的点、片状高密度出血灶，脑室，脑池变小。

（3）脑震荡：颅脑损伤后立即出现短暂的意识障碍，一般不超过半小时，醒后常有逆行性健忘，并伴有头痛头晕、恶心呕吐及血管神经中枢及自主神经调节紊乱表现，一般多在数周至数月逐渐消失。颅脑CT无明显脑损害表现，腰穿脑脊液无红细胞。

（4）脑挫裂伤：伤后多立即昏迷，一般超过半小时，可因脑皮质功能区受损部位不同而出现相应的瘫痪、失语、视野缺损、感觉障碍以及局灶性癫痫等征象，可有头痛头晕、恶心呕吐等颅内压增高表现及生命体征变化。点片状密度增高影为脑挫裂伤典型的CT表现。

（宋国红　朱环宇）

第十七节　颅裂

颅裂（cranioschisis）系先天性颅骨发育异常，由于前神经孔未闭合，颅顶没有形成而致的畸形。常伴有脑膜膨出和／或脑膨出。临床上分为隐性颅裂和显性颅裂（又称囊性颅裂或囊性脑膜膨出）两种。表现为颅缝（cranial suture）闭合不全，留有缺损、缺口，合并的脑膜脑膨出（meningoencephalocele），多发生在枕部。枕鳞未发生，缺口常与枕骨大孔相通。凡颅缝遗有缺损处均可发生。自缺损处有组织外溢称为显性颅裂，是较常见的先天畸形，常有颅内容物自骨裂处膨出，有脑膜膨出或脑膜脑膨出，反之为隐性颅裂。隐性颅裂因症状轻很少就医。颅裂一般发生在颅骨中线部位，少数可偏于一侧，颅穹窿部、颅底部均可发生。发生于颅穹窿部者，可自枕、后囟、顶骨间、前囟、额骨间或颞部膨出。发生于颅底部者，可自鼻根部、鼻腔、鼻咽腔或眼眶等部位膨出。如果颅骨缺口处无颅内组织膨出，称为隐性颅裂。该类型少见，临床上常无症状，多在X线检查时确诊。显性颅裂可分为脑膜膨出或脑膜脑膨出，后者囊内含有脑组织，或部分扩张的脑室等。显性颅裂的临床表现因膨出的部位及大小而不同，主要包括：①局部症状：可见头颅某处囊性膨出包块，大小各异，包块表面软组织厚薄相差悬殊。薄者可透明甚至破溃，引起脑脊液漏，反复感染。厚者软组织丰满，触之软而有弹性，基底部蒂状或广阔基底；有的可触及骨缺损边缘。触压包块可有波动感，患儿哭闹时包块增大。透光试验阳性，脑膜脑膨出时有可能见到膨出的脑组织阴影。②神经系统症状：轻者无明显症状。重者可表现为智力低下、抽搐、不同程度瘫痪，腱反射亢进，不恒定的病理反射。另外视发生部位，可出现该处脑神经受累表现。③邻近器官的受压表现：膨出发生的部位不同，可有头形的不同改变。如发生在鼻根部出现颜面畸形、鼻根扁宽，眼距加大，眶腔变小，有时出现"三角眼"。根据膨出包块的外观特点及神经系统检查，不难作出正确的诊断。头颅X线片可见颅骨中线部有一圆形骨缺损，边缘硬化，外翻。颅脑CT和磁共振能显示囊内容物，脑积水和并发的脑畸形。单纯颅裂一般无需特殊治疗，合并膨出者多需手术处理。手术时间最好在出生后6个月至1周岁，也可在稍长大之后再行手术，以利组织修复与整形。将硬脑膜缺损及软组织缺损修补是手术的重要步骤。单纯脑膜膨出的手术治疗效果一般较好，可降低病死率和脑积水发生率，缓解神经系统损害症状。脑膜脑膨出因合并神经系统功能障碍、智力低下和其他部位畸形手术效果不佳。单纯脑膜膨出者，术后患儿有一半可发育正常，而脑膜脑膨出术后发育正常者仅占 1/5。

如图 14-1-17-1 所示，患儿顶枕部巨大脑膜脑膨出，顶枕部可见巨大软组织肿物，颅脑 CT 扫描显示肿物内部脑及脑脊液成分。

如图 14-1-17-2 所示，患儿顶部脑膜膨出，顶部可见软组织肿物，颅脑 MRI 扫描显示肿物内部脑脊液成分。

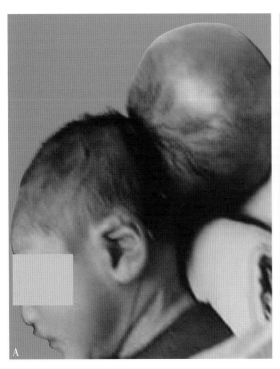
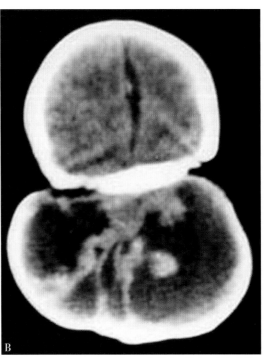

图 14-1-17-1
颅裂
A. 侧位；B. 颅脑 CT。

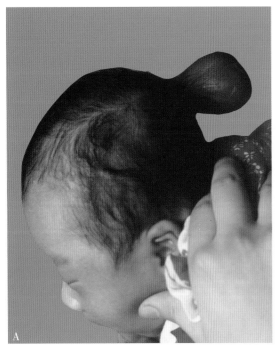
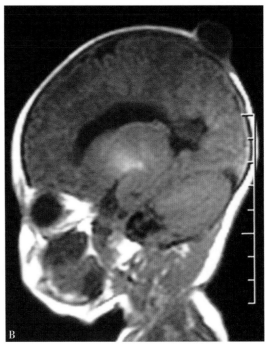

图 14-1-17-2
颅裂
A. 侧位；B. 颅脑 MRI。

如图 14-1-17-3 所示，患儿枕部脑膜膨出，枕部可见软组织肿物，颅脑 3D-CT 扫描显示枕骨局限缺损。颅脑 CT 扫描显示枕骨局限缺损，可见软组织经缺损沟通颅内外。

【鉴别诊断】

（1）皮样囊肿：经额筛骨之间和枕后部发生的颅裂需与皮样囊肿相鉴别，研究认为这是同一胚胎发育障碍的不同表现，皮样囊肿位于颅骨外，颅骨无缺损。通过 CT 和 MRI 可进一步鉴别。

（2）鼻息肉：小儿或青年单侧的鼻腔肿物，特别是起源于鼻顶部者更应考虑脑膜脑膨出的可能性，并与鼻息肉区别，鼻息肉极少发生于新生儿及幼儿，此时应详细询问病史及全面检查，鼻咽部 CT 或 MRI 对了解脑膜脑膨出的大小、范围、内容物及相邻关系更有价值。

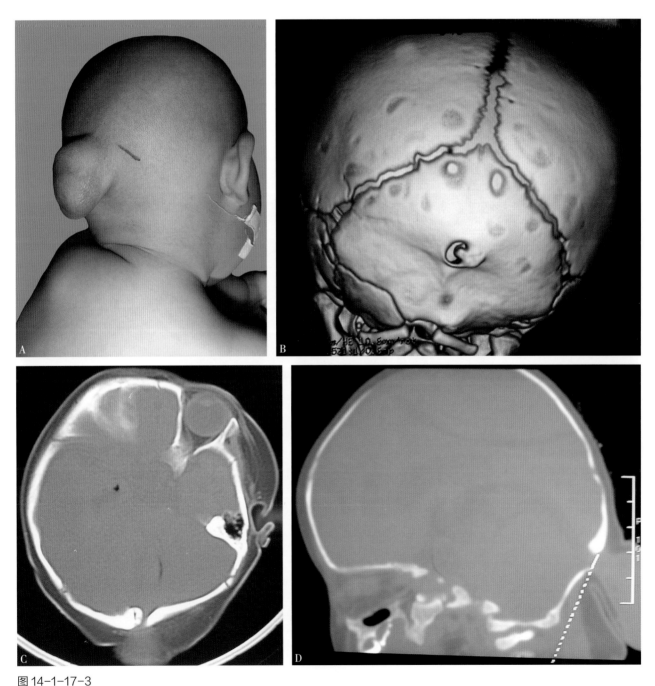

图 14-1-17-3
颅裂
A. 右后斜；B. 颅脑 3D-CT；C. 水平面颅脑 CT；D. 矢状面颅脑 CT。

（3）鼻胶质瘤：其发病原因、临床表现均与鼻脑膜脑膨出相似，但增强扫描显示神经胶质异位不强化，肿块与蛛网膜下腔不相通。影像学检查脑膜脑膨出与蛛网膜下腔有否联系是与神经胶质异位鉴别的关键。鼻脑膜脑膨出由脑膜组织和脑组织组成，内可见神经元，与鼻胶质瘤相比，很少有神经胶质异位中的室管膜等复杂成分。

（蔡春泉　舒剑波）

第十八节　开放性颅脑损伤

开放性颅脑损伤（open craniocerebral injury）指颅骨和硬脑膜破损，脑组织直接或间接与外界相通的损伤。根据致伤原因分为非火器伤和火器伤两种。非火器伤主要为钝器打击伤、锐器伤及坠跌伤等。火器伤则由火药或炸药发射的投射物如枪弹、弹片、钢珠等引起。

非火器性开放颅脑损伤致伤物可分为两类。一类是锐器，如刀、斧、钉、锥、针等；另一类为钝器，如铁棍、石块、木棒等。锐器前端尖锐锋利，容易切开或穿透头皮、颅骨和脑膜，进入脑组织。伤道较整齐光滑，损伤主要限于局部，对周围影响很小。钝器的致伤机制可因致伤物的种类而不同，如铁棍、木棒等穿入颅内，脑损伤情况类似锐器伤；而石块等击中头部造成的开放伤，其损伤机制则类似闭合性颅脑损伤中的加速伤。

如图 14-1-18-1 所示，患者，男性，28 岁，因"外伤后头眼流血并疼痛 2 小时"入院，既往体健。查体神志清，精神差，因眼球爆炸伤，已包扎，未行瞳孔、视力等检查，四肢肌力 5 级，肌张力正常，余无明显异

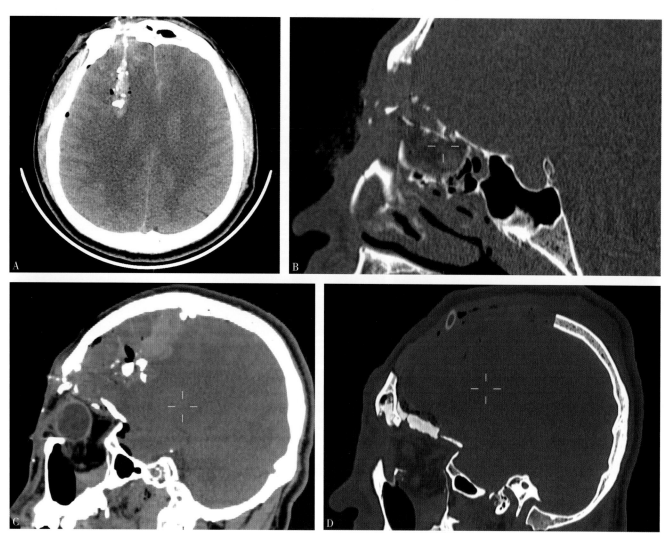

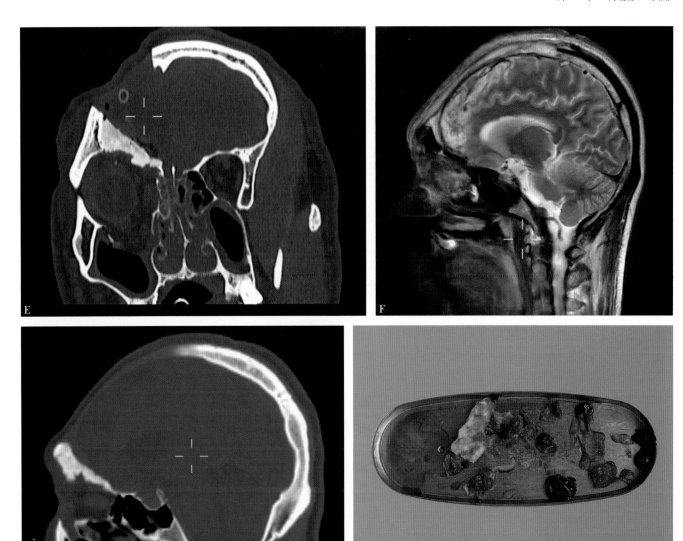

图 14-1-18-1
开放性颅脑损伤

A. 术前 CT 轴位片；B. 术前矢状位重建 CT 影像，破口位于右侧额窦、眶上壁、前颅底；C. 术前矢状位重建 CT 影像，显示空气、多个碎骨片进入脑内，并发局部血肿；D. 术后矢状位重建 CT 影像，显示去除碎骨片及血肿情况；E. 术后冠状位重建 CT 影像，显示前颅底及眶上壁重建情况；F. 术后 MRI 矢状位影像，显示术区恢复情况；G. 术后 3 个月复查 CT，矢状位重建显示前颅底及眶上壁修复情况；H. 术中取出的组织。

常。CT 示：①右侧额叶脑挫裂伤（脑血肿形成），其内骨质密度影，考虑游离碎骨片；②创伤性蛛网膜下腔出血，颅内多发积气；③右侧额骨粉碎性骨折，累及右侧额窦、眶上下壁、内侧壁，并双侧额窦、筛窦及右侧上颌窦内血性积液，右侧筛骨迷路骨折可能；④双侧视神经管 CT 平扫未见异常。

　　术前诊断为急性开放性颅脑损伤，多发性脑挫裂伤并颅内血肿，颅内多发异物，颅内积气，多发性粉碎性颅骨骨折，眶内侧皮挫裂伤。在静吸复合麻醉下行扩大原伤口凹陷粉碎性多发骨折片去除术 + 硬脑膜下血肿及脑内血肿清除术 + 前颅底重建术 + 硬脑膜修补术 + 清创缝合术。术中弧形扩大切口，见粉碎性的眶骨及上额窦骨约 4cm×3cm 大小，多块碎裂的骨块刺入额顶部脑组织约 10cm，硬膜下小血肿约 3cm×3cm×3cm 大小，脑内血肿约 10cm×3cm×3cm 大小，术中诊断为急性开放性颅脑损伤，多发性脑挫裂伤并颅内血肿，颅内多发异物，颅内积气，多发性粉碎性颅骨骨折。处理：伤口碘伏消毒液、生理盐水反复多次冲洗后，清除碎裂骨折片、头发、皮下组织。在眶上缘及冠状缝后方 2cm 处各钻孔一枚，去除约 10cm×3cm 大小骨瓣，见硬脑膜上有 2 处大小约 3cm×3cm 和 2cm×3cm 的破口，并从破口处外溢脑脊液，悬吊硬脑膜。仔细清除碎裂脑组织，并寻找脑内碎烂骨折片，并予清除。止血纱布压迫止血，大量生理盐水冲洗至清澈，见无活动性出血，脑搏动尚可。取骨髓泥封堵额窦及重建前颅底，取筋膜修补破损的硬脑膜并严密缝合硬膜，止血纱布覆盖压迫止血，逐层缝合骨膜，皮下及皮肤术毕。术后患者一般情况可，右眼睑闭合状态，睁眼困难。术后3个月复查情况良好。

【鉴别诊断】

（1）弥漫性轴索损伤：患者可表现为长期昏迷状态。进行头部核磁检测，观察脑干区域是否出现了密集的出血点，是否有神经受损的情况可与之鉴别。

（2）硬脑膜下血肿和硬脑膜外血肿：硬脑膜下血肿往往是一个新月形的影像；硬脑膜外血肿往往是一个凸透镜纺锤形的影像。这也可以进行相应的鉴别。

（3）脉瘤伴发蛛网膜下腔出血：需要进行脑血管造影检测，可明确其中具体的形态学变化。

（宋国红　王浩展）

第十九节　皮质下带状灰质异位

皮质下带状灰质异位（subcortical band heterotopia，SBH）又称板层型、双皮层型灰质异位，该型在皮层下白质内形成一层与皮质平行的灰质带，从软脑膜至室管膜可分为皮质、白质、灰质带、白质4层，脑表层原有皮质层可正常或变薄。它可单独存在，也可与其他脑畸形共存，如脑裂畸形、巨脑回畸形、胼胝体发育不全等。其主要临床特征包括癫痫发作、认知功能下降和神经功能损害。

如图14-1-19-1所示，患儿，女性，12岁，发作性意识不清9年。9年前（约3岁时）无明显诱因突然于晨起后出现双眼呆滞、双拳紧握、四肢僵硬、呼之不应、意识不清，无肢体抽动，无二便失禁，持续10余秒后症状缓解。当地医院诊断"脑发育不全"。此后类似上述症状约每个月发作一次。2018年较前发作增多，白天时平均每2小时发作一次，丛集性发作，在2~5分钟内反复出现1种或几种发作形式，主要发作有：①突然的双上肢外展，向后倒地，双眼上翻，意识不清，呼之不应，持续约1分钟缓解；②一过性的突然的低头，2~3秒缓解；双眼呆滞，呼之不应，数秒缓解。既往史：约8月龄时有高热惊厥史。个人史：发育较同龄人缓慢，学习成绩差，五年级时因病休学。家族史：未见异常。认知功能测评：MOCA量表：10分；简易精神状态检查（mini-mental state examination，MMSE）量表：13分。MRI：可见颞叶、顶叶、额叶异常密度灶，双侧脑室扩张，GMonly序列显示双侧颞顶枕叶脑沟脑回明显变浅，双侧幕上脑实质灰质增多，脑白质明显稀疏，考虑先天发育异常。非快速眼动睡眠（non-rapid eye movement sleep，NERM）期的脑电图显示双侧同步广泛性尖慢综合波发放（图14-1-19-2）。

全外显子基因检测（图14-1-19-3、图14-1-19-4）提示：2个新生突变，*DCX*基因第3外显子c.904G＞C和c.797T＞A。诊断：皮质下带状灰质异位，癫痫性脑病，Lennox-Gastaut综合征（Lennox-Gastaut syndrome，LGS），智力障碍。治疗：左乙拉西坦，早0.75g，晚1.0g；托吡酯，早50mg，晚50mg，行脑深部电刺激（deep brain stimulation，DBS）术。

【鉴别诊断】

（1）其他类型的灰质异位：①室管膜下型：病灶位于室管膜下，呈结节状、波浪样、锯齿样或带状凸起，脑室局部形态不规整。②局灶性皮下型：异位的灰质常呈团块状，位于脑室周围白质，可孤立被脑白质包绕，也可一侧与正常脑灰质相连。③脑裂畸形型：表现为蛛网膜下腔与脑室相通的异常"通道"，其通道可呈闭合状或被脑脊液充盈，周围是异位的灰质。④混合型：具有上述两种类型以上的灰质异位。

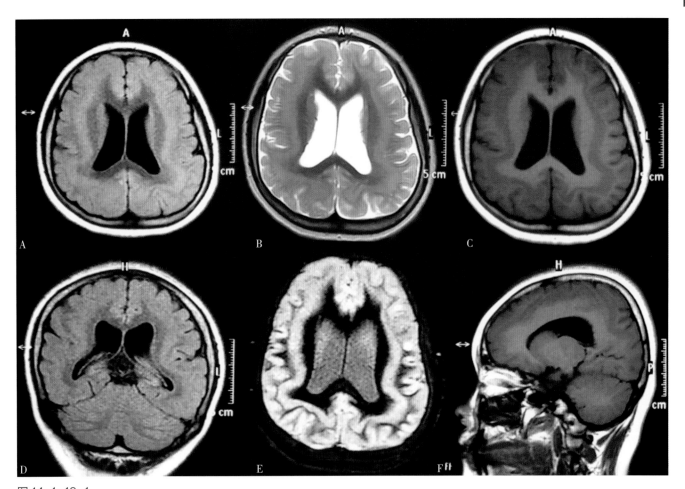

图 14-1-19-1
颅脑 MRI
A. 水平位 T_1；B. 水平位 T_2；C. 水平位 FLAIR；D. 冠状位 T_1；E. 矢状位 FLAIR 见颞叶、顶叶、额叶异常密度灶，双侧脑室扩张；F. 脑灰质成像结果显示，正常皮层下有一条异常灰质带。

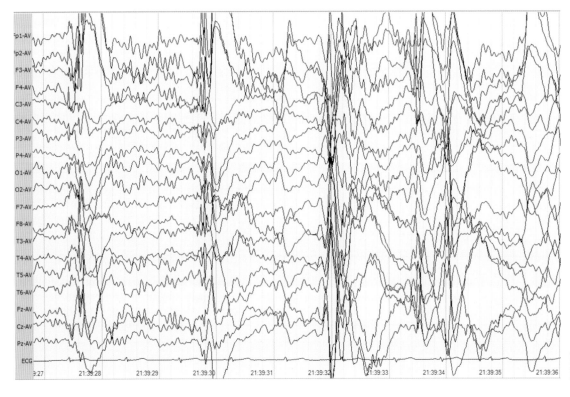

图 14-1-19-2
NERM 期的脑电图

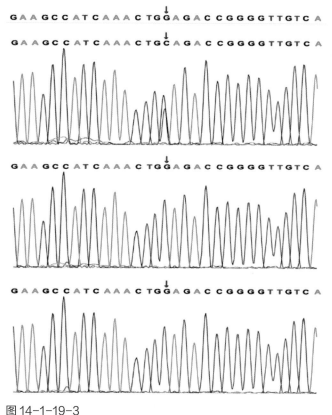

图 14-1-19-3
全外显子基因检测
全外显子基因检测结果提示有 2 个新生突变，DCX 基因 c.904(exon3)
G ＞ C 和 c.797 (exon3) T ＞ A。

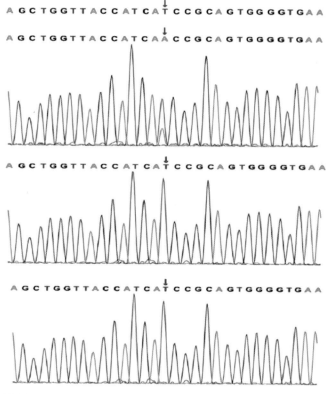

图 14-1-19-4
全外显子基因检测
全外显子基因检测结果提示有 2 个新生突变，DCX 基因 c.904(exon3)
G ＞ C 和 c.797 (exon3) T ＞ A。

（2）结节性硬化症（tuberous sclerosis，TSC）：TSC 患者的临床表型和症状往往差别较大，最常见的临床表现包括智力障碍、孤独症或癫痫等中枢神经系统症状，其主要由皮质及室管膜下病变引起，少数由未分化的巨细胞瘤引起。累及多系统的错构瘤形成则是另一种主要表现，可见于皮肤、肝脏、肾脏、肺部。

（刘　超　邓艳春）

第二十节　结节性硬化症

结节性硬化症（tuberous sclerosis，TSC）是一种少见的、以多器官错构瘤病变为特征的常染色体显性遗传性神经皮肤综合征，约 1/3 的患者有家族史。TSC 的基因致病性突变导致外胚层细胞生长分化异常，其典型的临床表现是由癫痫、智力低下及面部皮脂腺瘤组成的三联征，几乎能累及人体所有的器官和组织，包括脑、皮肤、心脏、肾、眼、肺、骨骼等。

如图 14-1-20-1 所示，患者，男性，24 岁，主诉：发作性肢体抽搐伴意识不清 4 个月余。患者 2019 年 7 月首次出现癫痫发作，表现为愣神，无肢体抽搐。2019 年 11 月 23 日再次发作，表现为睡眠中，大喊一声继而 GTCS 样发作，伴有小便失禁，持续 10 分钟缓解。查体：面部多发皮脂腺瘤；腰部鲨鱼皮斑。脑电图示各导联尖慢综合波发放；CT 及 MRI 示颅内多发钙化灶；B 超提示肝内钙化灶，双肾错构瘤，左肾囊肿。基因检测提示 TSC2 基因第 2 外显子 c.54delG；诊断为结节性硬化症，症状性癫痫治疗及随访：口服左乙拉西坦 1.0g，2 次 /d；西罗莫司 1.5mg，1 次 /d。2020 年 7 月 29 日复诊，现 9 个月无癫痫发作。

如图 14-1-20-2 所示，患儿，男性，8 岁，癫痫 6 年伴面部丘疹 5 年。患儿面部皮脂腺瘤，CT 显示室管膜下滴烛样钙化，MRI 显示室管膜下巨细胞型星形细胞瘤。

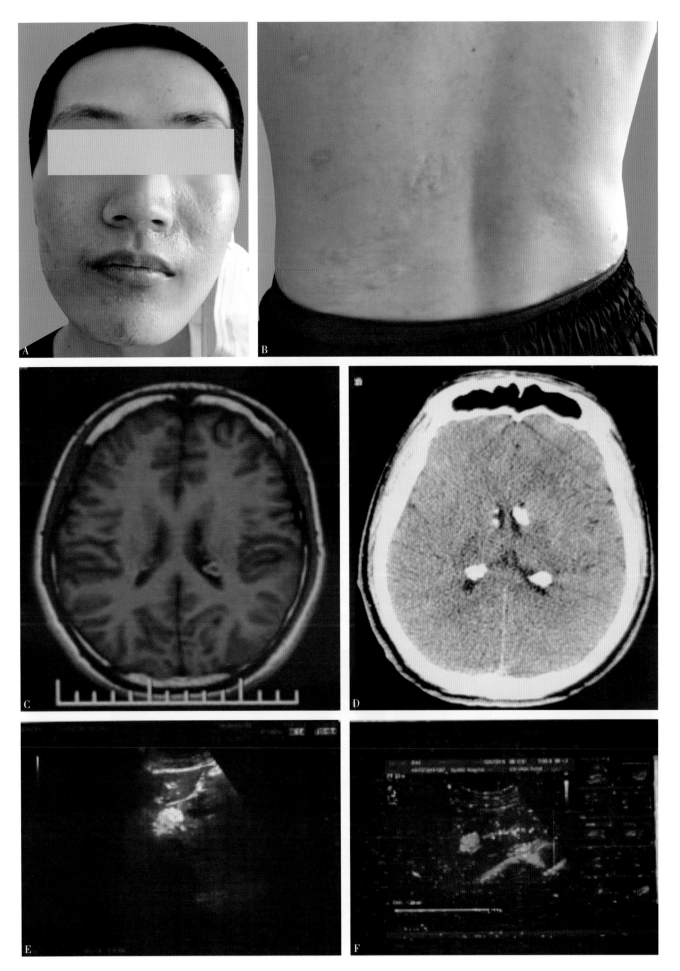

TSC2: c. 54(exon2) de1G：

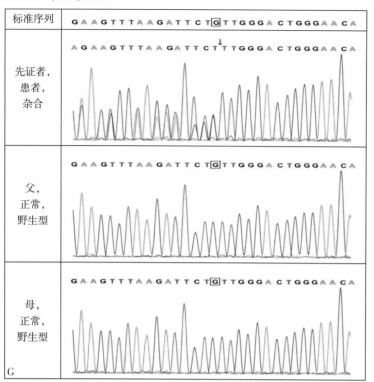

图 14-1-20-1
结节性硬化症
A. 面部多发皮脂腺瘤；
B. 腰部鲨鱼皮斑；
C、D. CT 及 MRI 示颅内多发钙化灶；
E、F. B 超提示肝内钙化灶，双肾错构瘤，左肾囊肿；
G. 全外显子基因检测提示 TSC2 基因第 2 外显子 c.54delG，p.L18Lfs*28（p.Leu18Leu fs*28）（NM_000548）生物学致病等级：根据 ACMG 指南（2015 年），变异为致病。

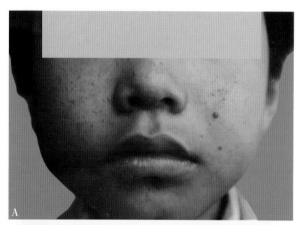

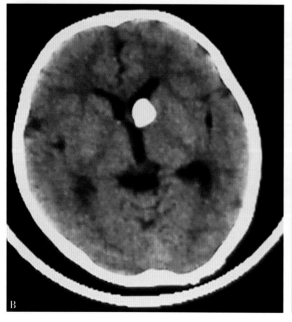

图 14-1-20-2
结节性硬化症
A. 面部皮脂腺瘤；B. 头颅 CT；C. MRI。

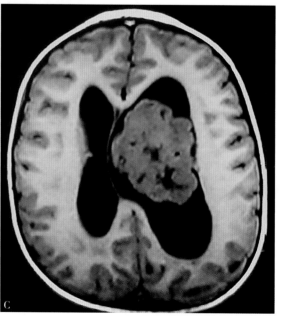

【鉴别诊断】

（1）局灶性皮质发育不良（focal cortical dysplasia，FCD）：结节性硬化症与局灶性皮质发育不良的鉴别并不困难，首先，结节性硬化症大多数都有典型的皮肤表现，包括色素脱失斑、鲨鱼皮样斑、面部血管纤维瘤或者甲下纤维瘤等，而局灶性皮质发育不良没有皮肤改变；其次，结节性硬化症的神经影像表现常常是多灶的，可以表现为大脑皮质的一个至多个结节，并且可以伴有钙化，也可以是侧脑室壁上的结节伴有钙化；而局灶性皮质发育不良，一般都是一处皮质病变，基本没有钙化。只有当结节硬化症不典型，缺少皮肤表现，并且只有皮质单发结节样改变的时候，才需要与局灶性皮质发育不良进行鉴别。最后，局灶性皮质发育不良Ⅱ型，在头颅磁共振冠状位 Flair 像上有典型 transmantle 征（又称穿透征，指由侧脑室壁呈漏斗状延伸至病变皮质及周围新皮层的异常信号），这点可以鉴别。

（2）脑囊虫病：脑囊虫病是由寄生虫（猪带绦虫为主）所传染的一种顽固性颅脑内疾病，可分为脑实质型、脑室型、蛛网膜型及脊髓型，最严重的是继发癫痫，视物不清，甚至失明等。结节性硬化症脑内多发结节状钙化需与脑囊虫钙化鉴别。

（刘　超　邓艳春　蔡春泉　舒剑波）

第二十一节　KBG 综合征

KBG 综合征（Keishi-Bukuryo-Gan syndrome，KBGS）是一种罕见的、由 ANKRD11 基因突变引起的先天性畸形。KBG 综合征的典型表现包括特征性面部特征（三角脸、杏仁状眼睑裂、鼻梁塌陷、鼻尖肥大、颧骨突出、人中浅而长、牙齿畸形、发际线低）、多毛、前囟延迟闭合、传导性耳聋、反复中耳感染等，上颌畸形，喂养困难，认知功能障碍，身材矮小，癫痫和心脏畸形。

如图 14-1-21-1 所示，患者，女性，44 岁，因"发作性意识不清伴肢体抽搐 33 年余"就诊。患者 1987 年 12 月因感冒发热出现首次癫痫发作，表现为晨起后突然意识不清，双眼上翻，全身强直，口吐白沫，四肢抽搐，持续约 2～3 分钟后意识恢复。此后上述症状反复发作，多在月经后、感冒发热后出现。1988 年就诊，EEG 示异常波发放，诊断为"癫痫"，予卡马西平（剂量不详）对症治疗后发作减少。治疗过程中因服用卡马西平不耐受，于 2011 年换用左乙拉西坦（1.0g，2 次 /d）、托吡酯（75mg，2 次 /d），4 年无癫痫发作。2015 年 8 月癫痫复发，表现为局灶进展到双侧强直 - 阵挛发作（focal to bilateral tonic-clonic seizure，FBTCS）和局灶知觉损害性发作（focal impaired awareness seizure，FIAS）。24 小时脑电图（2015-10-16）示：清醒背景以双侧枕导联 9～10.5Hz α 节律为主，调节、调幅尚可，各导联可见稍多量低 - 中幅 θ、δ 波及少量 3～5Hz θ、δ 活动发放，左侧枕导联 α 波幅较对侧间断性减低，最大相差 ≤50%；发作间期，睡眠Ⅲ期前、中、后颞、前额、额导联尖慢、棘慢综合波发放。予该患者添加丙戊酸镁缓释片（0.25g，2 次 /d）处理，治疗后仍有发作。2016—2019 年每年约有 3 次 FBTCS。2020 年有 9 次 FBTCS，1～2 个月发作一次 FIAS，表现为愣神、咂嘴，持续 1～2 分钟缓解。最近一次癫痫发作于 2020-11-05，表现为 FBTCS。复查 24 小时 EEG（2020-11-20）示：清醒背景以双侧枕导联 8～9Hz α 节律为主，调节、调幅欠佳；发作间期，清醒期及睡眠期 F7，T3，Fp12～5Hz 多形性、复形慢波发放，F8，T4，T6，Fp2，F4 中 - 高幅尖波、棘波、尖慢、棘慢综合波，2～2.5Hz 多形性、复形慢波，尖、棘慢节律阵发或间断性发放（图 14-1-21-1）。出生史：足月顺产，无出生缺陷。个人史：生长迟缓，生后前囟大，闭合延迟（具体不详），运动及语言发育轻度延迟（较同龄儿晚 2～3 个月），学习困难，智力发育迟缓，无行为异常及孤独症，基本能生活自理。既往史、家族史未见异常。查体：身高 157cm，体重 45kg（属于正常范围）。患者智力发育迟缓。特殊面容（图 14-1-21-1）表现为：小头畸形，三角脸，低发际线；眼距宽，耳郭大，伴前倾，宽鼻梁，鼻孔前倾，人中长，弓状上唇，上颌中切牙过大。患者双眼弱视，双手拇指、小指短，小指弯曲、活动受限（图 14-1-21-1）。余骨骼未见异常，双耳听力正常，无泌尿系异常。全外显子基因检测提示 ANKRD11 基因第 9 外显子 c.1180_c.1184delAATAA

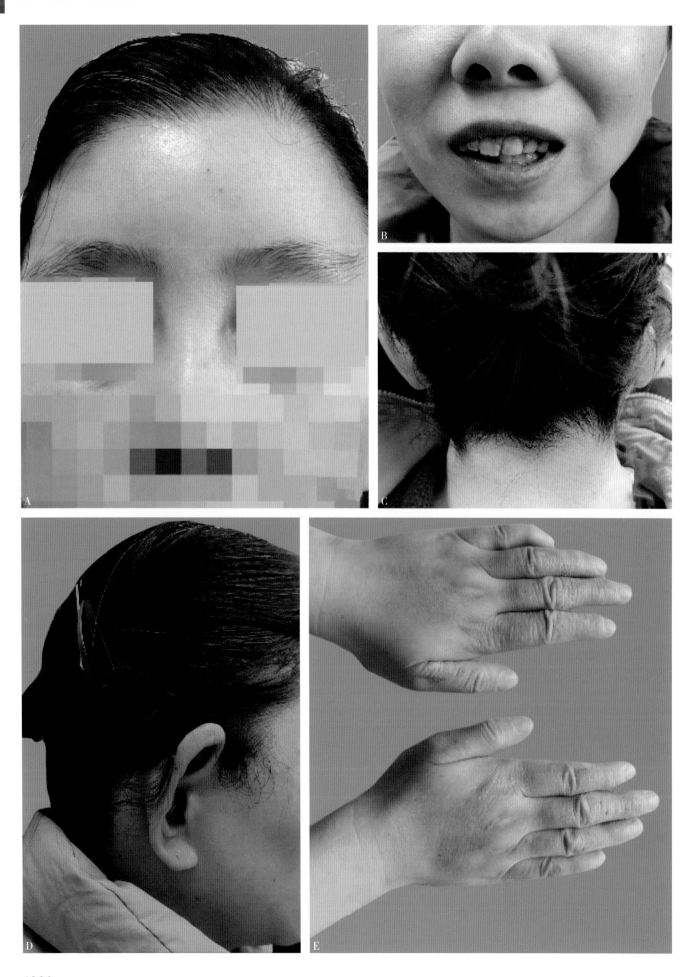

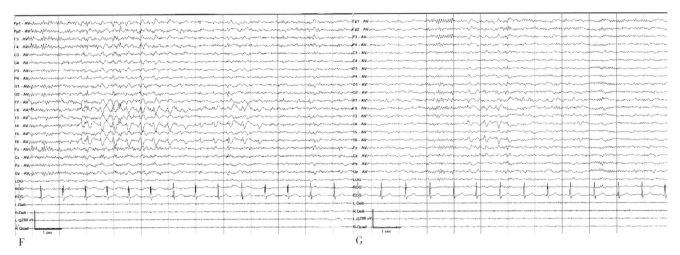

图 14-1-21-1
KBG 综合征患者的部分特征及脑电图
A. 眼距宽，宽鼻梁；B. 三角脸，球状鼻尖，鼻孔前倾，人中长，弓状上唇，上颌中切牙过大；C. 低发际线；D. 耳郭大，伴前倾；E. 双拇指、小指短，小指弯曲、活动受限；F、G. 24 小时脑电图（2020-11-20）：发作间期示 F8、T4、T6、Fp2、F4 中 - 高波幅尖波、棘慢波 / 尖慢波 2 ~ 2.5Hz 多形性、复形慢波，多量尖、棘慢节律阵发或间断性发放。

（p.Asn394Hisfs*42）。先证者杂合新生突变，父母均为野生型（图 14-1-21-2）。初步诊断：KBG 综合征，癫痫，局灶性意识受损，运动性发作（自动症），局灶进展到双侧强直 - 阵挛发作，智力障碍。治疗：左乙拉西坦（1.25g，2 次 /d），托吡酯（75mg，2 次 /d），氯硝西泮（1mg，每晚 1 次）。

（刘　超　邓艳春）

第二十二节　丹迪 - 沃克综合征

丹迪 - 沃克综合征（Dandy-Walker syndrome，DWS），又称 Dandy-Walker 囊肿，先天性第四脑室中侧孔闭锁综合征或 Dandy-Walker 畸形，为罕见的先天性神经系统畸形。本病最早于 1914 年由 Dandy 和 Blackfan 报道，1942 年 Taggart 和 Walker 支持该观点，并报告了 3 例，1954 年 Bendo 以丹迪 - 沃克综合征正式命名。丹迪 - 沃克综合征主要临床表现为由脑脊液循环障碍引起的中枢神经系统症状，主要为脑积水、颅内高压等；脑皮质损害表现多为以精神运动发育迟滞为特征的脑性瘫痪等；小脑症状，如躯干及双下肢共济失调，走路、站立不稳，宽基步态，眼球震颤等；合并各种先天发育畸形表现，如胼胝体发育不全、枕部脑膜脑膨出等。本病的诊断主要依靠影像学检查，其治疗

ANKRD11: c.1180_c.1184 del AATAA (exon9)

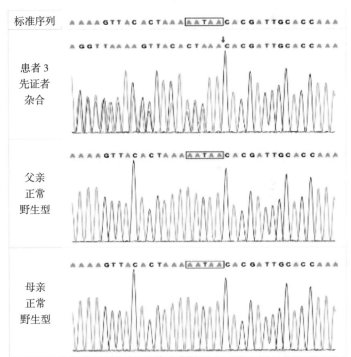

图 14-1-21-2
全外显子基因检测
患者的全外显子基因检测提示 *ANKRD11* 基因第 9 外显子 c.1180_c.1184delAATAA（p.Asn394Hisfs*42）。先证者杂合新生突变（de novo mutation），父母均为野生型。

主要为外科手术，治疗目的为缓解高颅压，在侧脑室与第四脑室囊肿和蛛网膜下腔之间建立脑脊液通路。

　　如图14-1-22-1所示，患儿，女性，2天，产前超声检查提示第四脑室直接与扩张的颅后窝池相通，生后发现颅内高压至今，并见右侧斜疝。颅脑MRI提示：颅后窝池扩大，小脑下蚓部缺如，第四脑室与后方囊性部分沟通，脑室扩张。

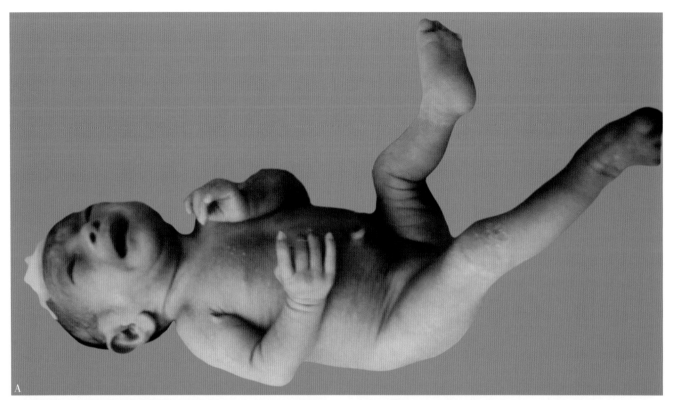

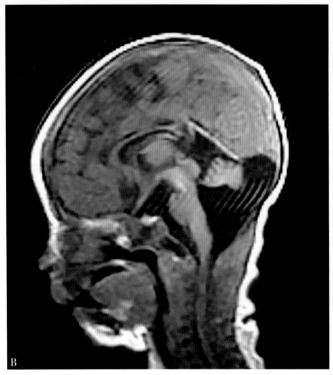

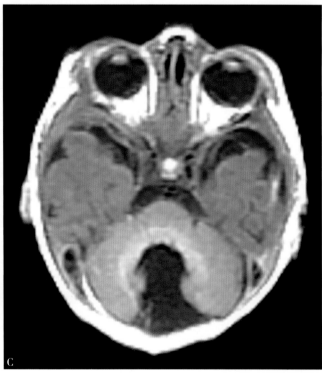

图14-1-22-1
丹迪－沃克综合征
A. 仰卧位；B. 颅脑MRI；C. 颅脑MRI。

【鉴别诊断】

（1）先天变异巨枕大池：又称 Blake 囊肿，囊肿与第四脑室和蛛网膜下腔相交通。枕大池向两侧对称性或偏一侧性扩大伸展，小脑及脑干形态、位置正常，第四脑室无扩大，无幕上脑积水。临床无症状，无需治疗。

（2）颅后窝蛛网膜囊肿：一般发生于小脑后，位于中线或稍偏一侧，小脑无发育畸形，第四脑室无扩大，囊肿与第四脑室不相通。如囊肿较大，小脑半球可有压迫，第四脑室变形移位，幕上有或无脑积水。

（3）颅后窝囊性肿瘤性病变：占位表现类似蛛网膜囊肿。但蛛网膜囊肿影像表现为均匀的脑脊液密度，囊壁薄光整，边界锐利，无强化。

（蔡春泉　舒剑波）

第二十三节　特发性基底节钙化

特发性基底节钙化（idopathic basal ganylia calcification，IBGC）又称法尔病（Fahr disease）、法尔综合征（Fahr syndrome）、对称性大脑钙化综合征，因部分病例有家族遗传倾向，故又称特发性家族性脑血管亚铁钙质沉着症。由德国人法尔（Fahr）于1930年首次描述，以双侧基底节钙化为特征，可伴有小脑齿状核、脑干、大脑、小脑的灰白质交界处广泛钙化的疾病。病因不明，可有家族遗传史。30～50岁发病，临床表现为智力减退、少动强直、舞蹈病、肌张力障碍、共济失调等。CT 显示大脑广泛对称的双侧基底节钙化斑。

如图 14-1-23-1 所示，患儿，男性，15岁，不自主运动伴进行性智力衰退1年余。患者头部 CT 平扫显示：双侧基底节对称性钙化，大脑轻度萎缩，脑室扩大。

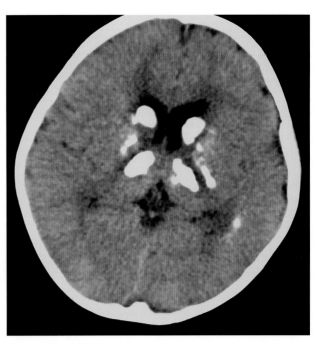

图 14-1-23-1
特发性基底节钙化头部 CT

【鉴别诊断】

（1）甲状旁腺功能减退症：由甲状旁腺激素（parathyroid hormone，PTH）分泌减少和／或效应不足所致，主要病因为颈部手术或放射损伤，也受自身免疫性、遗传性等其他因素影响。影像学表现与 IBGC 相似，但血 PTH 水平低，低血钙，高血磷，Ellsworth-Howard 试验（甲状旁腺激素磷利尿试验）阳性。

（2）假性甲状旁腺功能减退症：一种罕见的以甲状旁腺激素（PTH）抵抗为特点的常染色体显性遗传性疾病，骨骼和肾小管对甲状旁腺激素有抵抗。与 IBGC 有相似影像学表现，但血 PTH 水平高于正常，低血钙，高血磷，Ellsworth-Howard 试验阴性，有特殊躯体表现如身材矮小、圆脸、牙齿异常、白内障、软骨钙化和掌、跖骨短小。

（3）假-假性甲状旁腺功能减退症：是假性甲状旁腺功能减退症的不完全表现形式。影像学表现与 IBGC 相似，血 PTH 水平正常，无钙磷代谢失调，但有特殊躯体表现如身材矮小、圆脸、牙齿异常、白内障、软骨钙化和掌、跖骨短小。

（4）生理性钙化：绝大多数出现在40岁以上人群，头部 CT 和 MRI 可表现为基底节区对称性的钙化，但患者无神经系统异常表现且钙化灶较小。

（蔡春泉　舒剑波）

第二十四节　颅骨锁骨发育不良

颅骨锁骨发育不良（cleidocranial dysplasia，CCD）又称颅骨锁骨发育不全、骨－牙形成障碍。为罕见先天性常染色体显性遗传性骨骼发育畸形病，由单倍剂量不足引起的先天性遗传异常。致病原因为定位于 6p21 的 Runt 相关转录因子 2（Runt-associated transcription factor 2，Runx2）基因发生突变。临床表现为骨和牙均有畸形，锁骨缺失，颅骨横径发育过大，鼻根宽、鼻梁低平，因长骨发育不全而身材短小，因上颌骨发育不良而有腭弓高拱，下颌前突，双肩有不同程度的并拢。出生发病率约为 1/100 万，无种族及性别差异，由 Morand 于 1766 年首次报道，1897 年 Marie 和 Santon 报道 4 例，命名为颅骨锁骨发育不全症，CCD 表现为全身骨骼和牙齿发育不全，其典型症状包括：一侧或双侧锁骨发育不全或缺如，形成假关节，双肩下垂，肩关节活动度大，囟门闭合延迟或不闭合，颅缝增宽，颅顶膨隆，乳牙滞留，恒牙迟萌，牙根发育畸形，伴多生牙，含牙囊肿。全身表现还包括胸部呈鸡胸或圆锥状，肩胛骨较小，耻骨联合间隙增宽，身材矮小，幼年呼吸道及耳道反复感染等。CCD 的诊断主要依靠特征性的临床表现和 X 线检查。

如图 14-1-24-1 所示，患儿，男性，5 个月余，因反复呼吸道感染，体检发现肩关节活动异常，头颅外形异常，囟门未闭合，颅顶膨隆，双侧锁骨缺失，双肩下垂、双肩可并拢等。X 线片未见锁骨等。

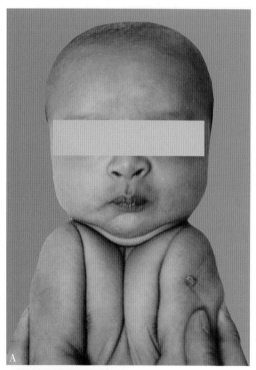
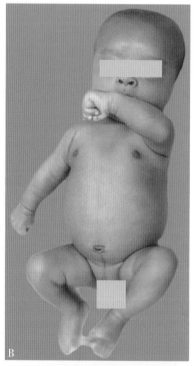
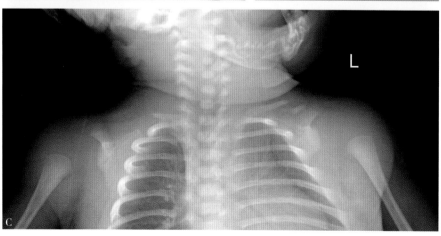

图 14-1-24-1
颅骨锁骨发育不良
A. 上半身外观；B. 全身外观；C. X 线。

如图 14-1-24-2 所示，患儿，男性，6 岁，颅骨锁骨发育不良，查体见头颅异常，额骨囟门未完全闭合，额部凹陷，双肩并拢，双侧锁骨缺失等表现。

【鉴别诊断】

（1）佝偻病：所显示的方颅，囟门闭合延迟、锥体及骨盆变形有时与该病相似，但无锁骨发育障碍，且经补充维生素 D 和钙剂治疗迅速好转。

（2）软骨发育不全：为全身对称性软骨发育障碍，骨骼纵向生长缓慢，而横向生长正常，故管状骨粗短，患者身材矮小且四肢短小，但膜化骨不受累，分子遗传学研究发现，系编码成纤维细胞生长因子受体的基因发生了点突变，位置在第 4 对染色体的短臂上。

（3）成骨不全：由于膜内化骨作用低下，有时也见囟门及颅缝闭合延迟、缝间骨等，但其主要表现为骨脆易折及骨痂形成过盛，有时伴有不同程度蓝巩膜，听力障碍等。

（蔡春泉　舒剑波）

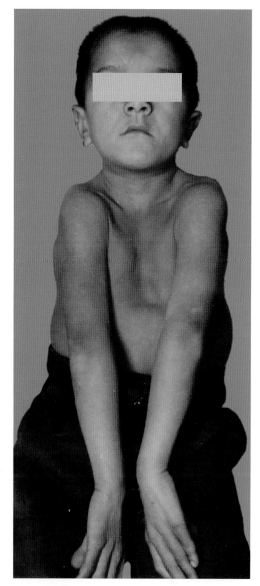

图 14-1-24-2
颅骨锁骨发育不良

第二十五节　椎动脉夹层动脉瘤

夹层动脉瘤（dissecting aneurysm）是动脉内膜因原有病变而破裂，动脉腔的血液经裂口注入中膜层内，使中膜分离，局部形成夹层性血肿或套管样假血管腔。而椎动脉（vertebral artery）是锁骨下动脉第一段的分支动脉之一。向上穿第 6 至第 1 颈椎横突孔，经枕骨大孔入颅，于脑桥、延髓交界处合成基底动脉。椎动脉颅内主要分支包括脊髓前动脉、脊髓后动脉和小脑下后动脉。

椎动脉夹层动脉瘤（dissecting aneurysm of vertebral artery）相对于普通囊性动脉瘤的危险性高，在于它不但能造成动脉瘤的出血破裂，还能造成血管内的梗死。因为一旦夹层形成，血管的内膜层往往也要缩水，失去内膜的血管就会形成血栓。所以对椎动脉夹层动脉瘤的治疗，相对于囊性动脉瘤更加复杂，患者不但面临着出血的风险，还面临着脑梗死的风险，所以椎动脉夹层动脉瘤的治疗，仍是血管病治疗上的难题。

如图 14-1-25-1 所示，患者，女性，33 岁，因"左颈部疼痛 3 天，发现椎动脉夹层动脉瘤 1 天"入院，查体体温、脉搏呼吸正常，血压 125/71mmHg，神志清，精神可，双侧瞳孔等大等圆，直径约 3mm，对光反射存在。四肢肌力、肌张力未见明显异常，双侧巴宾斯基征阴性。颅脑 MR：MRA 示左侧椎动脉动脉瘤可能，脑血管造影见左椎动脉颅外段夹层动脉瘤，10.2mm×4.6mm×4.2mm 大小，不规则，载瘤动脉明显狭窄，血流不畅，逐行支架辅助下左椎动脉夹层动脉瘤弹簧圈栓塞术，支架辅助下用 10 枚弹簧圈致密栓塞动脉瘤。术后患者恢复良好，半年后复查脑血管造影未见复发。

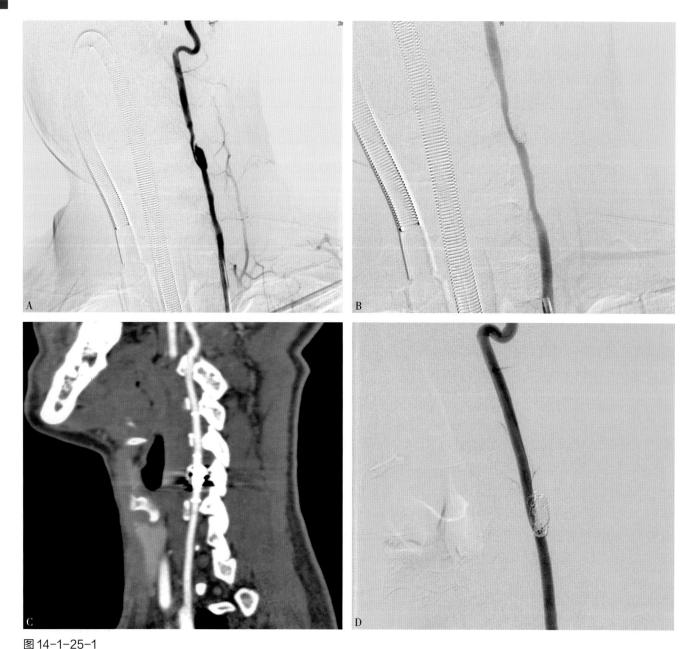

图 14-1-25-1
椎动脉夹层动脉瘤
A. 左椎动脉斜位造影；B. 左椎动脉栓塞术后；C. 术后 3 个月血管 CTA 检查未见复发；D. 术后半年 DSA 检查未见复发。

【鉴别诊断】

（1）脑血管畸形：一般患者年龄较轻，病变多在大脑外侧裂、大脑中动脉分布区。出血前常有头痛、癫痫及进行性肢体肌力减退、智能减退、颅内血管杂音及颅内压增高的表现，多无脑神经麻痹的表现。

（2）脊髓血管畸形：多在 20 ~ 30 岁发病，出血前常有双下肢或四肢麻木、无力及括约肌功能障碍。发病时多无意识障碍，出现剧烈背痛伴急性脊髓压迫症，不难鉴别。

（3）烟雾病：烟雾病与颅内动脉瘤可通过 DSA 鉴别。烟雾病患者的 DSA 通常出现烟雾团状血管网，属于特异性影像学表现，以此与颅内动脉瘤鉴别。

（宋国红　刘长通）

第二十六节　颈内动脉梭形动脉瘤

颈内动脉梭形动脉瘤（fusiform aneurysm of internal carotid artery）是动脉瘤中的一种，病变血管某一段梭形扩张，属于真性动脉瘤。根据病理学分类颈内动脉瘤可分为真性动脉瘤、假性动脉瘤和夹层动脉瘤。真性动脉瘤多由动脉硬化引起，动脉瘤扩张膨大，多呈梭形，病变多累及动脉壁全周，长度不一，瘤壁厚薄不均匀，常可发生自行性破裂引起大出血；假性动脉瘤多由创伤引起，瘤壁为动脉内膜或周围纤维组织构成，瘤内容物为血凝块及机化物，瘤体呈囊状，与动脉相通，颈部较狭；夹层动脉瘤多由先天性动脉囊性中层坏死所致，动脉壁中层发生坏死病变者，当内膜破裂时，在动脉压的作用下，血流在中层形成血肿，并向远端延伸形成夹层动脉瘤。梭形动脉瘤需要进行手术治疗，这是由于梭形动脉瘤有血管破裂的风险，可引发生命危险，且梭形动脉瘤引起的病死率极高。梭形动脉瘤出现出血后再进行手术治疗，患者的愈后会比较差，容易出现后遗症，因此检查出梭形动脉瘤需要进行及时有效的治疗。

如图 14-1-26-1 所示，患者，女性，54 岁，因"体检发现颅内动脉瘤 1 天"入院。既往有"原发性高血压"病史 8 年余，神经系统查体未见阳性体征。颅脑 MRI 平扫 + MRA 扫描：左侧颈内动脉 $C_4 \sim C_5$ 段动脉瘤表现。在局部麻醉下行左侧颈内动脉球囊封堵试验 + 动脉瘤及左侧颈内动脉闭塞术。术中见左颈内动脉梭形动脉瘤，大小约 12.5mm×32.6mm×18.7mm，不规则，术中诊断为左颈内动脉梭形动脉瘤。处理：首先肝素化，8F 球囊导管置入左侧颈内动脉，用 0.6mL 充盈剂打起球囊封堵左侧颈内动脉，观察 30 分钟，期间血压降低到 100/60mmHg。将 8F 的球囊导管置入到颈内动脉 CI 段，打起球囊处有麻木胀痛感，无神经功能障碍。将 2 条微导管在微导丝引导下超选入动脉瘤的远心端和近心端子囊中，根据测量的瘤颈及瘤体大小，选择 14 枚弹簧圈及 2.8mL ONXY-18 胶闭塞动脉瘤及左侧颈内动脉，造影显示动脉瘤及颈内动脉闭塞，再次右侧颈内动脉及双椎动脉造影显示向左侧代偿可，患者无不适反应。手术顺利，术后患者无神经功能受损表现，恢复良好。

【鉴别诊断】

（1）颅内肿瘤：颅内肿瘤鞍上区动脉瘤常误诊为鞍区肿瘤，但鞍上区动脉瘤没有蝶鞍的球形扩大，缺乏垂体功能低下的表现，颅内肿瘤卒中出血多见于各种胶质瘤，转移瘤，脑膜瘤，垂体瘤，脉络丛乳头状瘤等，在出血前多有颅内压增高及病灶定位体征，无再出血现象，据 CT 扫描及脑血管造影易与动脉瘤鉴别。

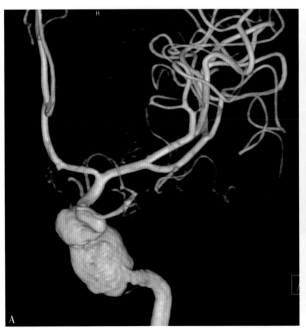
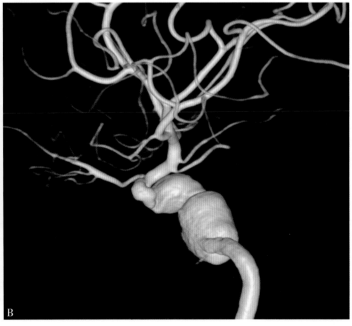

A　　　　　　　　　　　　　　　　　　B

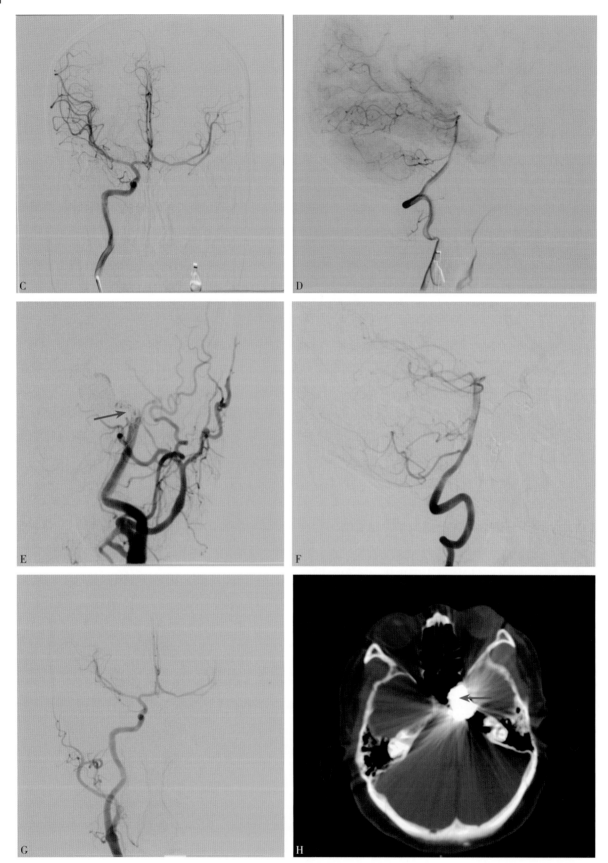

图 14-1-26-1
左侧颈内动脉梭形动脉瘤

A. 左侧颈内动脉三维重建正位片；B. 左侧颈内动脉三维重建侧位片；C. 右侧颈内动脉造影正位片，通过前交通向左侧代偿；D. 椎动脉造影侧位片，通过后交通向左侧部分代偿；E. 栓塞动脉瘤及左侧颈内动脉后左颈总动脉正位造影片；F. 栓塞动脉瘤及左侧颈内动脉后椎动脉造影侧位片；G. 栓塞动脉瘤及左侧颈内动脉后右颈内动脉造影正位片；H. 术后即刻颅脑 CT 轴位片。箭头所示为动脉瘤。

（2）烟雾病：烟雾病与颅内动脉瘤可通过 DSA 鉴别。烟雾病患者的 DSA 通常出现烟雾团状血管网，属于特异性影像学表现，以此与颅内动脉瘤鉴别。

（3）血管畸形：血管畸形通常没有大脑神经麻痹的表现，而颅内动脉瘤由于压迫神经，容易发生神经症状。

（宋国红 刘长通）

第二十七节 锁骨下动脉狭窄及右椎动脉狭窄

锁骨下动脉狭窄及右椎动脉狭窄（subclavian artery stenosis and right vertebral artery stenosis）动脉狭窄是指动脉出现一处或多处管腔狭窄的病变。锁骨下动脉狭窄可致椎动脉及上肢动脉供血不足，引发相应的临床表现。椎动脉狭窄是造成后循环脑组织供血不足和脑卒中的重要病因和危险因素，其主要病因是大动脉粥样硬化。右椎动脉狭窄，实际上指的就是右椎动脉开口处狭窄。椎动脉狭窄可直接影响血液流动引起后循环低灌注，狭窄部位的易损斑块或血栓脱落可引起远端血管堵塞，从而导致短暂性脑缺血发作或脑梗死。

如图 14-1-27-1 所示，患者，男性，68 岁，因"头晕伴恶心、呕吐 10 小时"入院，既往"脑梗死、颅内动脉狭窄"病史。查体：右侧血压 150/85mmHg，左侧血压 115/60mmHg，神志清，精神差，言语流利。双侧瞳孔等大形圆，对光反射存在。神经系统查体未见明显阳性体征。颅脑 MRI 示：颅内多发血管狭窄，左侧小脑半球脑梗死。

患者术前诊断为多发脑血管狭窄，左锁骨下动脉重度狭窄及右椎动脉开口处重度狭窄，在局部浸润麻醉下行主动脉弓 + 全脑血管造影术 + 左锁骨下动脉重度狭窄及右椎动脉开口处重度狭窄支架植入术。造影左锁骨下动脉重度狭窄，长约 1.1cm，程度约 95%，见右椎动脉开口处狭窄 98%，选择相应型号的支架，支架排气后连接球囊注射器，然后将其沿导丝送入狭窄部位，并反复调整支架位置，充盈球囊解脱支架，造影见支架位置及贴壁良好，颅内血供明显改善。

【鉴别诊断】

（1）耳源性质疾病：如中耳炎或者是前庭神经元炎等，这些也可能会造成由椎动脉狭窄引起的头晕、恶心以及耳鸣等临床症状。

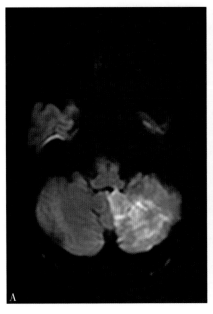
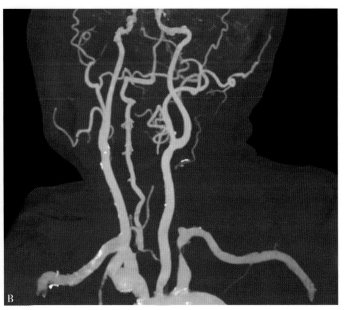

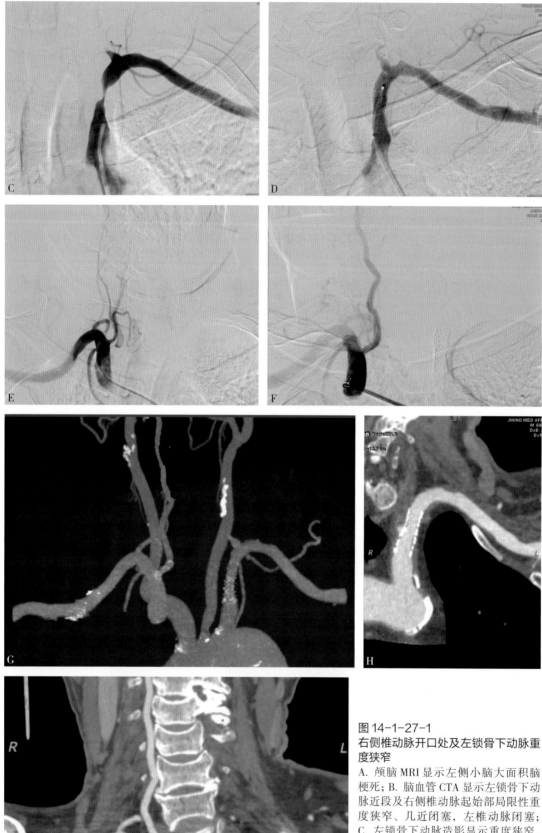

图 14-1-27-1

右侧椎动脉开口处及左锁骨下动脉重度狭窄

A. 颅脑 MRI 显示左侧小脑大面积脑梗死；B. 脑血管 CTA 显示左锁骨下动脉近段及右侧椎动脉起始部局限性重度狭窄、几近闭塞，左椎动脉闭塞；C. 左锁骨下动脉造影显示重度狭窄，约 95%；D. 支架治疗后左锁骨下动脉血流恢复；E. 右锁骨下动脉造影，显示右侧椎动脉起始部重度狭窄，约 98%；F. 支架治疗后血流恢复良好；G~I. 术后 1 年复查脑血管 CTA 检查，显示右侧椎动脉及左侧锁骨下动脉支架植入术后，管腔通畅。

（2）小脑或者是脑干肿瘤：可能会引起椎动脉狭窄相似的临床症状进行头部 CT 以及头部 MRI 检测，能够明确。

（3）椎动脉瘤和基底动脉瘤：可能会造成脑供血不足的情况，引起与椎动脉狭窄相似的临床症状。动脉造影可与之鉴别。

（宋国红　王浩展）

第二十八节　重症肌无力眼肌型

重症肌无力（myasthenia gravis）一种累及神经肌肉接头突触后膜乙酰胆碱受体的自身免疫性疾病。任何年龄均可发病，骨骼肌无力，累及四肢、眼外肌、面肌、球部肌肉，严重者累及呼吸肌，具有晨轻暮重和易疲劳的特点，呈慢性波动性病程，常伴有胸腺增生或胸腺瘤。新斯的明试验阳性，部分患者血清乙酰胆碱受体抗体阳性。重症肌无力眼肌型（ocular myasthenia gravis）就是其中的一种类型。

如图 14-1-28-1 所示，患者，女性，65 岁，左上睑下垂 2 周。检查见左上睑下垂，晨起时上睑下垂有所缓解，傍晚或劳累后左上睑下垂明显，有视远物重影 1 次、自发缓解，无眼球活动受限，无眼球突出，双侧瞳孔等大。乙酰胆碱受体抗体阳性，左眼轮匝肌低频重复电刺激有衰减现象。

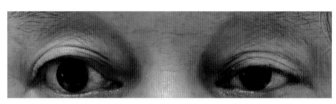

图 14-1-28-1
重症肌无力眼肌型

【鉴别诊断】

霍纳综合征：由颈交感神经麻痹所致，表现为眼裂小、瞳孔缩小、同侧面部无汗。

（庄丽英）

第二十九节　动眼神经麻痹

支配眼球活动的脑神经包括动眼神经、滑车神经和展神经。支配瞳孔大小的为动眼神经，支配瞳孔对光反射的包括视神经及动眼神经。引起眼球活动障碍及瞳孔改变的颅脑常见疾病包括：颅底骨折、动眼神经麻痹、外伤性展神经损伤、颈内动脉海绵窦瘘、海绵窦区肿瘤、向鞍旁进展的鞍区肿瘤等。导致该患者动眼神经麻痹（oculomotor nerve palsy）的原因为大脑后交通动脉瘤（posterior communicating artery aneurysm）。

如图 14-1-29-1 所示，患者，男性，65 岁，右侧眼睑下垂 1 个月。图中所见为右侧上眼睑下垂，眼球外展位，眼球向上方、下方及内侧运动受限，视物重影。头部 CTA 显示右侧后交通动脉瘤（红色箭头所示）。

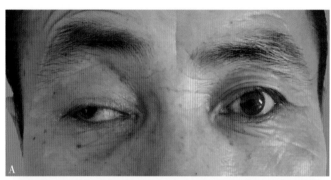
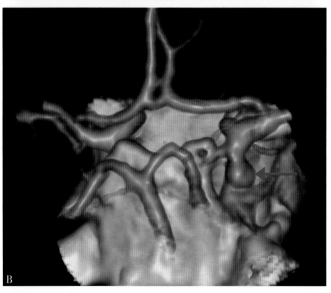

图 14-1-29-1
动眼神经麻痹（大脑后交通动脉瘤所致）
A. 右侧眼睑下垂；B. 头部 CTA。

【鉴别诊断】

（1）后交通动脉瘤：动眼神经位于颈内动脉的外后方，大脑后交通动脉上的囊状突起可刺激毗邻的动眼神经使得动眼神经麻痹，头部 CTA 可发现颅内段动脉瘤。

（2）颅内高压脑疝期：动眼神经受到高颅压引起的颞叶沟回移位压迫所致，病情危重，进展迅速，可出现病变侧瞳孔散大，对光反射消失，同时伴有较深的意识障碍及锥体束征。

（陈　岩）

第三十节　展神经麻痹

展神经（abducent nerve）又称外展神经，系延脑发出的第六对脑神经。起自第四脑室底部，分布到每只眼球的外直肌。展神经麻痹（abducens nerve palsy）在临床上很常见，导致展神经麻痹的原因复杂多样，如颅脑外伤、肿瘤、炎症、脑血管病及糖尿病等。

如图 14-1-30-1 所示，患者，男性，61 岁，头部外伤后 2 小时。检查见为右侧眼球内收位，向外展活动受限，视物重影。诊断为外伤性展神经损伤（traumatic abductor nerve injury）。

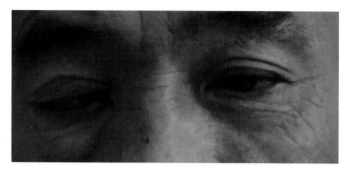

图 14-1-30-1
外伤性展神经麻痹

【鉴别诊断】

眼外肌损伤：眼外肌由展神经支配。眼眶的外伤或肿瘤造成一条眼外肌或多条眼外肌麻痹或运动受限亦可导致眼球外展活动受限。

（陈　岩）

第三十一节　周围性面瘫

周围性面瘫（peripheral facial palsy）由面神经核至面肌之间的下运动神经通路损害所致的面瘫。患侧面部所有表情肌均瘫痪，表现为额纹和鼻唇沟浅、闭目无力、口角无力等。

如图 14-1-31-1 所示，患者，女性，68 岁，左侧听神经瘤切除术后 3 天。检查见患者左侧额纹略变浅，左侧眼睑闭合不全，左侧鼻唇沟变浅，左侧口角下垂。头部 MRI 显示左侧桥小脑角区囊实相间异常信号的占位性病变（红色箭头所示）。

【鉴别诊断】

中枢性面瘫（central facial palsy）：由大脑皮质到脑桥面神经核之间的上运动神经元和通路损害所致的面瘫。只造成对侧下半面部表情肌瘫痪。最常见的受损部位为内囊。表现为面部下 2/3 肌肉瘫痪，无额纹变浅及消失的症状。常见于颈内动脉系统闭塞，尤其以大脑中动脉主干及其分支闭塞更为常见，也可因高血压脑出血以及颅内肿瘤所致。

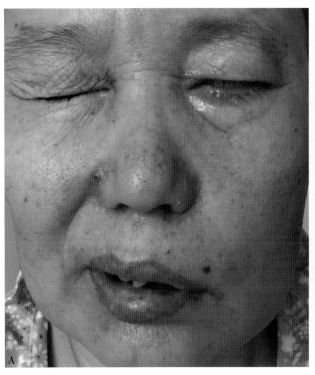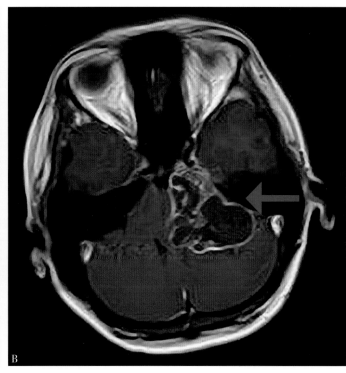

图 14-1-31-1
周围性面瘫
A. 面部外观；B. 头部 MRI。

（陈　岩）

第三十二节　偏侧面肌痉挛

偏侧面肌痉挛（hemifacial spasm）是一侧面神经受激惹而产生的功能紊乱综合征。由血管畸形压迫神经、局部炎症、肿瘤等病因所致。一般表现为眼轮匝肌先受累，患侧眼睑变小，逐渐发展到同侧其他面肌，严重者可累及同侧颈阔肌。发作前多无先兆，发作时表现为肌肉快速频繁抽动，每次发作数秒至数分钟，间歇期如常人。紧张、咀嚼、灯光、寒冷等刺激可加重或诱发症状。

如图 14-1-32-1 所示，患者，女性，58 岁，右侧面部不自主抽搐 5 年。图中所见患者右侧面部肌肉阵发性、快速、不规律的抽搐，致同侧眼不能睁开，口角向同侧歪斜。

如图 14-1-32-2 所示，偏侧面肌痉挛患者，术后恢复良好。

【鉴别诊断】

（1）原发性面肌痉挛：面肌痉挛又称面肌抽搐，表现为一侧面部不自主抽搐。抽搐呈阵发性且不规则，程度不等，可因疲倦、精神紧张及自主运动等而加重。起病多从眼轮匝肌开始，然后波及整个面部。多由于面神经出脑干区存在血管压迫所致。

（2）周围性面瘫：系面神经核或其下的面神经各段损

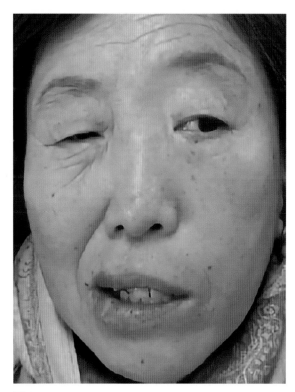

图 14-1-32-1
偏侧面肌痉挛

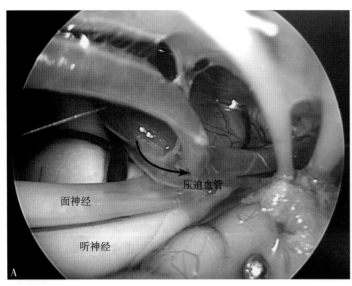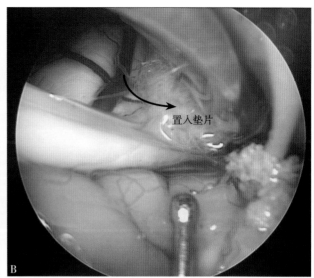

图 14-1-32-2
偏侧面肌痉挛
A. 术中；B. 术中置入垫片。

害所致的面肌麻痹。表现为患侧全面部的肌肉瘫痪。常见于病毒性感染、头部外伤致颅底骨折、听神经瘤术后等情况。

（3）面神经麻痹继发面肌痉挛：这种面肌痉挛常伴有瘫痪肌的挛缩或联带运动（如张口时眼睛不自主闭合），在进行自主运动如露齿时，痉挛侧面积并不收缩。

（陈　岩　常庆勇）

第二章　脊柱和脊髓

第一节　脊柱侧凸

脊柱侧凸（scoliosis）是临床上常见的一种体征，表现为脊柱的一段或几段出现侧方弯曲，可逐渐加重。随着病情进展，脊柱侧凸的范围和程度日益加重，可累及胸廓、肋骨、骨盆。脊柱侧凸造成继发性胸廓畸形，若畸形严重，可引起胸腔和腹腔容量减缩，导致内脏功能障碍，如心脏有不同程度的移位，心搏加速，肺活量减少，从而影响心肺功能，甚至累及脊髓，造成截瘫。

脊柱侧凸按照病因可以分为非结构性脊柱侧凸和结构性脊柱侧凸两大类。非结构性脊柱侧凸也称为功能性脊柱侧凸，是由姿势性侧弯、椎间盘突出症、椎管内肿瘤、双下肢不等长、髋关节挛缩等引起，通常为暂时性侧弯，一旦原因去除，即可恢复正常。结构性脊柱侧凸也称为器质性脊柱侧凸，包括病因不明的特发性脊柱侧凸、先天发育异常所致的先天性脊柱侧凸（如先天性半椎体、先天性楔形椎、脊柱分节不良等）、神经肌肉性脊柱侧凸（如小儿麻痹后遗症、脑瘫、脊髓空洞症、进行性肌萎缩等）、神经纤维瘤病合并脊柱侧凸、后天获得性脊柱侧凸等。

如图 14-2-1-1 所示，患者，男性，27 岁，自幼发现脊柱侧凸，因进行性加重的肩背部疼痛来诊。查体时可见患者明显的脊柱侧凸（图 14-2-1-1 A），以胸椎最为严重。脊柱 CT 三维重建，可见脊柱侧凸及椎体发育异常（图 14-2-1-1 B）。颈椎 MRI 可见广泛性脊髓空洞累及全颈髓和上胸髓，空洞上端达延髓下方（图 14-2-1-1 C）。

该患者为先天性脊柱侧凸，脊髓空洞继发的肌营养不良使脊柱侧凸进一步加重。

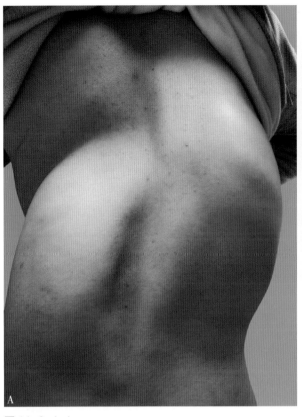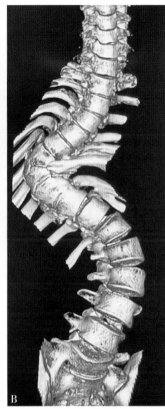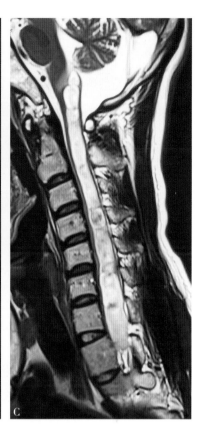

图 14-2-1-1
先天性脊柱侧凸和脊髓空洞症
A. 脊柱侧凸后面观；B. 脊柱 CT 三维重建；C. 颈椎 MRI。

【鉴别诊断】

（1）先天性髋脱位：先天性髋脱位者多有外展受限，套叠试验阳性。而本病髋外展活动增加，奥伯试验阳性等，容易与先天性髋脱位相鉴别。通过 X 线光片、CT 和 MRI 检查可以进一步明确。

（2）脊柱和椎管内肿瘤：脊柱和椎管内肿瘤患者有时会出现功能性脊柱侧弯，通过脊柱 MRI 检查通常可以明确诊断。

（范存刚　刘如恩）

第二节　脊髓空洞症

一、脊髓空洞症导致的手部肌萎缩

脊髓空洞症导致的手部肌萎缩（atrophy of hand muscle caused by syringomyelia）是由于脊髓空洞造成支配手掌部的大鱼际肌、小鱼际肌和骨间肌的神经营养不良，引起手部固有肌的严重萎缩，从而形成特征性的爪形手外观。

如图 14-2-2-1 所示，术前患者手部骨间肌萎缩，手指伸展受限，呈"爪形手"表现，伴神经源性软组织水肿。术后患者的肌肉萎缩虽然尚未恢复，但手指背伸、外展功能已恢复，"爪形手"消失。

【鉴别诊断】

尺神经损伤所致的爪形手：尺神经损伤时，大部分手内收肌麻痹，造成握力减弱、持物不稳、动作不灵活等，其典型表现为手指的精细动作消失。此外，尺神经损伤后屈腕力弱，环指、小指末节不能屈，小指不能外展。伤侧手呈现拇指外展，小指内收，肌肉萎缩以骨间肌和拇内收肌最明显，其次为小鱼际肌，因骨间肌萎缩导致骨间凹陷，手指分开形成特殊的"爪形手"畸形。

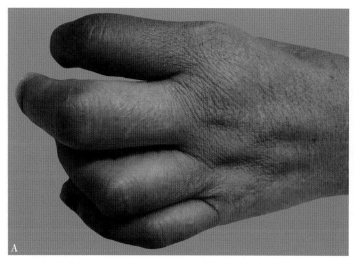
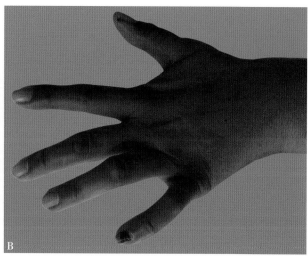

图 14-2-2-1
脊髓空洞症的手部表现
A. 术前；B. 术后。

二、脊髓空洞症导致的沙尔科关节

脊髓空洞症导致的沙尔科关节（Charcot arthritis caused by syringomyelia）和皮肤瘢痕，当脊髓空洞症的空洞累及脊髓一侧或双侧后角底部时，患者常出现单侧或双侧痛觉和温度觉障碍，由于没有痛觉的保护机制，导致关节过度使用、撞击发生破坏，引起肩关节和 / 或肘关节的磨损和畸形、关节肿胀，皮下组织增厚、肿胀，形成沙尔科关节（Charcot 关节）。由于患者相应的皮肤区痛觉和温度觉障碍，在过冷或过热刺激时对变化不能感知，甚至因低温或高温引起皮肤损伤时仍不能感知，因此体格检查时常在相应区域见到皮肤因冷、热损伤所致的瘢痕。

如图 14-2-2-2 所示，脊髓空洞症患者，肘关节肿胀的夏科氏关节炎和前臂皮肤瘢痕。

【鉴别诊断】

中枢神经系统梅毒、糖尿病性神经病、脊髓脊膜膨出等所致的夏科氏关节炎。脊髓空洞症所致的夏科

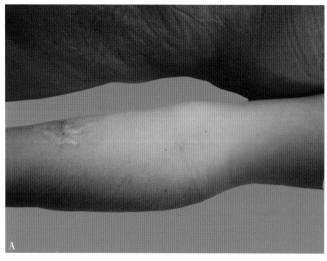
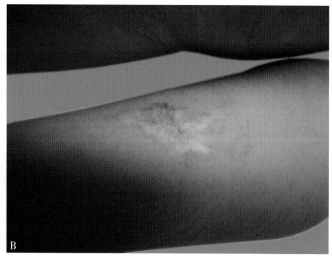

图 14-2-2-2
脊髓空洞症的肘部表现
A. 肘关节肿胀；B. 前臂皮肤瘢痕。

氏关节炎多局限在肩、肘关节，中枢神经系统梅毒、糖尿病性神经病作为全身性疾病，所致的夏科氏关节炎常包括肩、肘、颈椎、髋、膝、踝、趾等多处关节，且可有梅毒、糖尿病等病史及相应的化验检查支持诊断。

（范存刚　刘如恩）

第三节　脊髓栓系综合征

脊髓栓系综合征（tethered cord syndrome，TCS）为各种病变引起的圆锥位置低或在椎管内不能移动，从而引起进行性神经损害症候群，包括背痛、腿痛、腿脚肌力下降、反射和感觉丧失、髋腿部变形、走路姿势改变等不同程度的肢体感觉运动障碍，以及二便功能障碍，最常见的解剖病理改变为圆锥位置低（低于 1~2 间隙）、终丝增粗、纤维束或硬膜内脂肪瘤。

脊髓栓系综合征最常见的类型为原发性脊髓栓系综合征，常见于先天性脊柱裂患者。脊柱裂患者合并的脊髓和脊柱末端的先天发育异常，如脊膜膨出、骶尾部硬脊膜内外脂肪瘤、藏毛窦、脊髓终丝紧张等，均可导致先天性脊髓栓系综合征。此外，脊髓脊膜膨出缝合术后瘢痕、蛛网膜炎等原因也可引起继发性脊髓栓系综合征。

原发性脊髓栓系综合征又称先天性脊髓栓系综合征，是胚胎期出现脊髓脊膜发育异常、骶尾部脂肪瘤、局部瘢痕粘连、终丝增粗缩短，造成脊髓固定于病变部位、不能适应脊柱的增长而上升，使脊髓、马尾神经和终丝受到牵拉，造成腰背部疼痛、双下肢和二便功能障碍。

先天性脊髓栓系综合征患者以男性多见，男女患病比例约为 2:1，半数以上患者伴有皮肤异常，如腰骶部皮肤凹陷或窦道、血管瘤、多毛、皮肤赘生物、皮下脂肪瘤、皮肤色素沉着、臀沟偏斜、肛门闭锁等，均提示存在脊柱裂、藏毛窦、脊膜膨出或合并脊髓栓系的可能。其中约 3/4 的患者有不同程度的运动障碍，表现为行走异常、下肢力弱、变形和疼痛，可合并脊柱侧凸、弓形足畸形、一侧下肢变细无力等。感觉障碍多表现为下肢、会阴部和腰背部的感觉异常和疼痛。约 1/3 合并泌尿系功能障碍（小便失禁），可有大便次数增多和不能自主控制。严重的患者可合并骨畸形，以弓形足畸形、步态障碍和脊柱侧凸多见，还可合并半椎体、椎间孔和肋骨发育畸形等。

如图 14-2-3-1 所示，该脊髓栓系患者存在骶尾部的多毛症；腰骶椎 MRI 轴位显示增粗的终丝紧贴于背侧硬脊膜囊（图 14-2-3-1 B）；腰骶椎 MRI 矢状位显示脊髓圆锥低位、增粗的终丝紧贴于背侧硬脊膜囊（图 14-2-3-1 C）和骶管囊肿（图 14-2-3-1 D）。

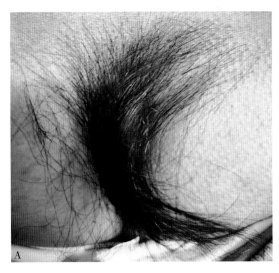
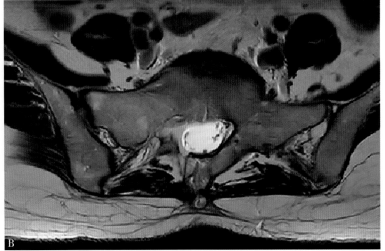

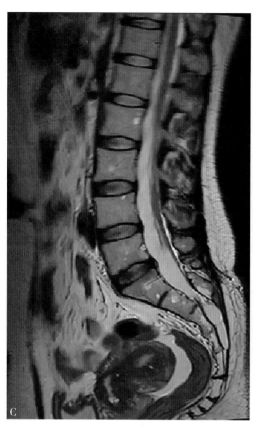

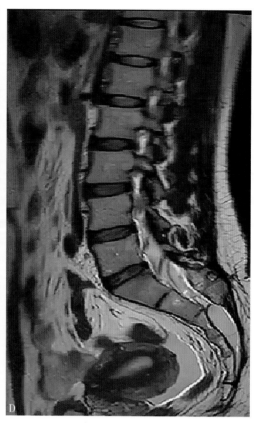

图 14-2-3-1
脊髓栓系综合征患者骶尾部体表异常和磁共振成像
A. 骶尾部的多毛症；
B. 腰骶椎 MRI 轴位；
C、D. 腰骶椎 MRI 矢状位。

　　如图 14-2-3-2 所示，该脊髓栓系患者腰骶部肿块（脊膜膨出）、皮肤凹陷（藏毛窦）和皮肤瘢痕；脊髓栓系患者马蹄内翻足畸形；脊髓栓系患者马蹄内翻足畸形和足外侧皮肤瘢痕，腰骶椎矢状位 MRI 显示脊柱侧弯、脊柱裂、脊膜膨出（图 14-2-3-2 D、图 14-2-3-2 E）；腰骶椎轴位 MRI 显示硬脊膜囊于脊柱裂部位向外膨出（图 14-2-3-2 F、图 14-2-3-2 G）。

　　如图 14-2-3-3 所示，检查见臀部周围体表存在多种异常：臀沟偏斜，臀沟上方沟状凹陷，臀沟侧方皮肤小凹和臀沟侧上方皮肤陷窝。

　　如图 14-2-3-4 所示，患儿，女性，1 岁 2 个月，腰部肿物进行性增大 1 年余，患儿腰部脂肪瘤及色素沉着（图 14-2-3-4 A）；术中见脊髓与神经粘连难分离（图 14-2-3-4 B）；腰骶 MRI 显示脊髓受牵拉及圆锥低位（图 14-2-3-4 C、图 14-2-3-4 D）。脊髓栓系综合征，1953 年首次临床报道，1981 年由 Yamada 命名。是

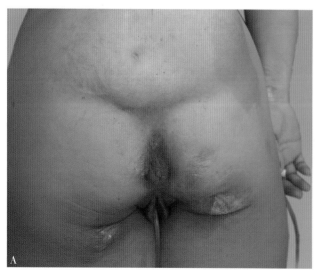

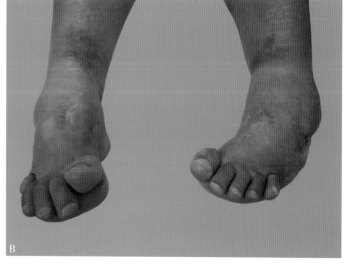

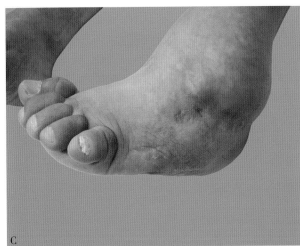

图 14-2-3-2
脊髓栓系综合征患者体表异常和磁共振成像
A. 腰骶部肿块及皮肤改变；
B. 马蹄内翻足畸形；
C. 马蹄内翻足畸形和足外侧皮肤瘢痕；
D、E. 腰骶椎矢状位 MRI；
F、G. 腰骶椎轴位 MRI。

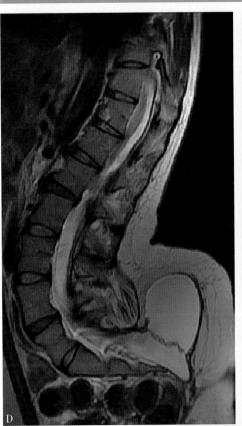

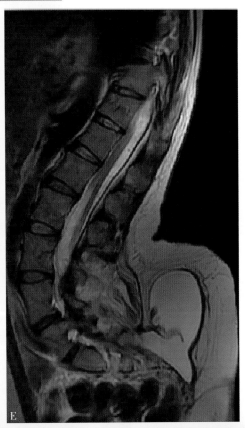

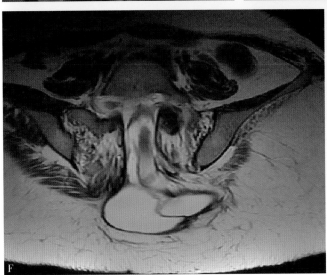

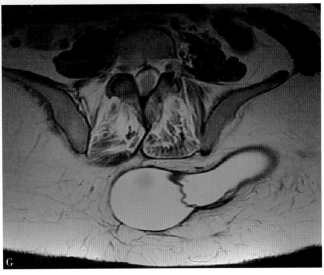

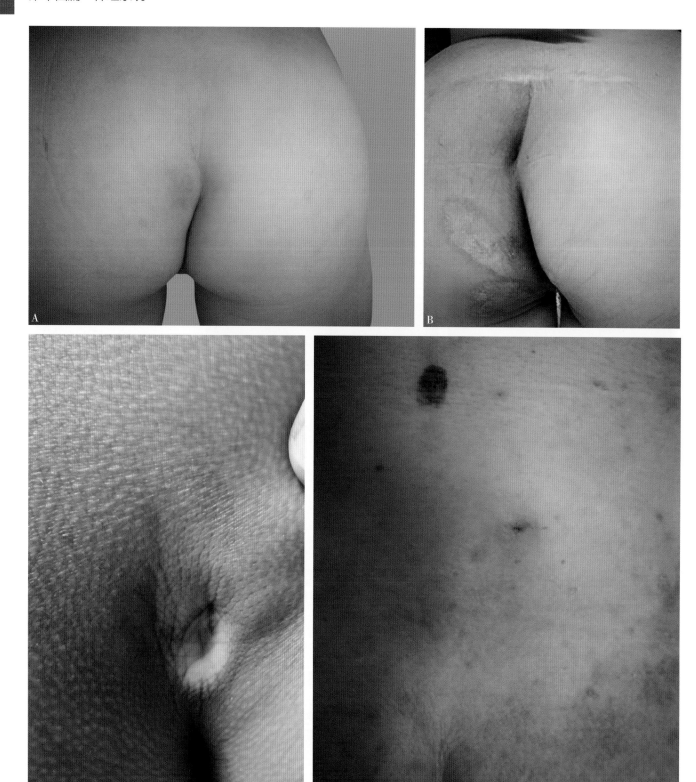

图 14-2-3-3
脊髓栓系患者体表异常
A. 臀沟偏斜；B. 臀沟上方沟状凹陷；C. 臀沟侧方皮肤小凹；D. 臀沟侧上方皮肤陷窝。

指由于各种原因造成的脊髓纵向牵拉、圆锥低位、脊髓发生病理改变而引起的神经损害症候群，包括下肢感觉运动功能障碍、大小便功能障碍，或合并硬脊膜膨出、背部凸起、藏毛窦、毛发丛生、下肢畸形、下肢营养性溃疡等症状。目前治疗 TCS 唯一有效的手段是手术。手术目的是松解脊髓粘连，解除对脊髓的牵拉，恢复受损部位的循环，最大限度地恢复受损神经功能。

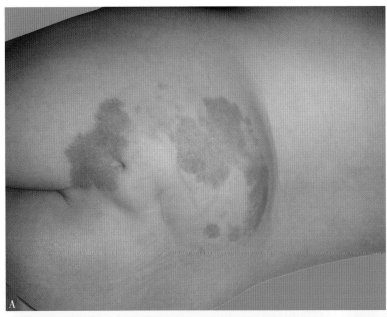
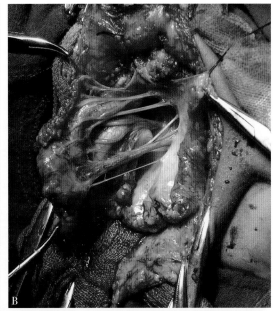
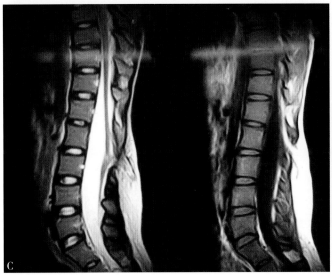
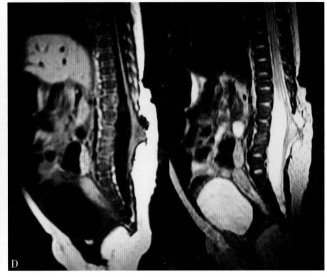

图 14-2-3-4
脊髓栓系综合征
A. 腰骶部脂肪瘤及色素沉着；B. 术中显示脊髓及神经粘连；C. MRI 显示脊髓受牵拉及圆锥低位；D. MRI 显示脊髓受牵拉及圆锥低位。

【鉴别诊断】

（1）脊膜膨出：是由于脊柱裂孔，脊膜从裂孔中膨出形成囊性肿物，脊膜膨出不存在大小便及下肢病变，不应该给予脊髓栓系综合征的诊断，仅有 MRI 改变而无临床表现，只诊断为脊膜膨出，而 TCS 有下肢感觉运动功能障碍、大小便功能障碍和 MRI 改变。

（2）脊髓肿瘤：脊髓肿瘤压迫会造成脊髓发生病理改变而引起神经受损症状，脑脊液蛋白质可明显升高，但一般不会伴有脊柱裂、藏毛窦、毛发丛生等，可通过影像学予以鉴别。

（3）单纯性骶尾部软组织异常：单纯骶尾部的软组织异常多在患者成长过程中逐渐出现并增大，不会合并下肢的运动和感觉障碍、大小便功能障碍、男性性功能障碍、足内翻畸形等神经和骨质异常。患者在出生后即发现的骶尾部软组织异常，特别是近中线部位的软组织异常，无论是腰骶部囊性包块、皮肤凹陷或窦道、血管瘤、多毛、皮肤赘生物、皮下脂肪瘤、皮肤色素沉着、臀沟偏斜、肛门闭锁等，均应高度警惕脊柱裂、藏毛窦、脊膜膨出或合并脊髓栓系的可能，应尽早完善骶尾部 X 线、CT 和 MRI 等检查，以尽早明确诊断。

（范存刚　刘如恩　蔡春泉　舒剑波）

第三章　周围神经及其他

第一节　肘管综合征

肘管综合征（cubital tunnel syndrome）是指尺神经在尺神经沟内由于各种原因引起的压迫，常见临床表现为环指、小指麻木，握持不灵活，手骨间肌萎缩，"爪形手"等。

如图 14-3-1-1 所示，患者，男性，56 岁，双手尺侧麻木 5 年，握持无力 1 年余。双手骨间肌萎缩，尤其是第一骨间背侧肌，环指、小指呈爪状畸形，手术探查见尺神经在肘管处卡压，神经可稍有变形。

【鉴别诊断】

（1）胸廓出口综合征：Adson 试验阳性症状以针刺样和烧灼样疼痛开始，疼痛范围广泛可达腋下、前臂内侧及手掌。上肢外展、外旋运动均可使疼痛加重，手臂内收和屈肘时可使疼痛减轻。

（2）神经根型颈椎病：屈颈试验阳性、臂丛神经牵拉试验阳性，出现颈强直、颈椎棘突旁有压痛、伸屈肘关节不能使症状加重、肘管部 Tinel 征阴性，可与肘管综合征相鉴别。

（3）神经鞘膜瘤：肘部尺神经鞘膜瘤与肘管综合征有同样的表现，检查时多可触摸到节段性增粗的尺神经，Tinel 征阳性，而无肘部骨关节病变。有时鉴别困难，需在手术中或经病理检查来明确诊断。

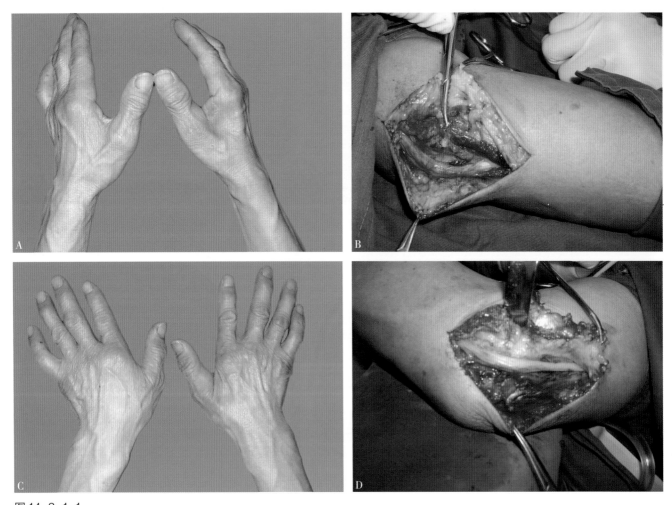

图 14-3-1-1
双肘管综合征
A. 双手第一骨间背侧肌萎缩；B. 左肘管尺神经卡压；C. 双手爪形手畸形；D. 尺神经卡压。

（魏本磊　孟纯阳　韩清鋆）

第二节　尺神经损伤

尺神经损伤（ulnar nerve injury）见图 14-3-2-1、图 14-3-2-2。

如图 14-3-2-1 所示，患者，男性，27 岁，右肘外伤后小指麻木、无力 3 个月余。右肘部刺伤史，右手骨间肌萎缩，尤其是第一骨间背侧肌，分指、合指不能，手术探查见尺神经在肘部完全断裂。

如图 14-3-2-2 所示，患者，男性，17 岁，左肘外伤后小指麻木、无力 3 个月余。左肘部刺伤史，左手骨

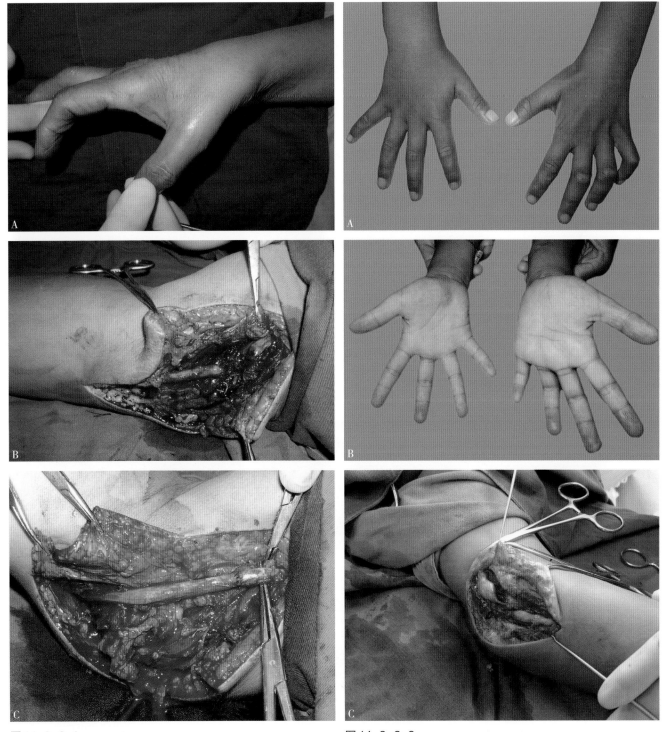

图 14-3-2-1
右侧尺神经断裂
A. 右手骨间肌萎缩分指、合指不能；B. 右侧尺神经断裂；
C. 右侧尺神经断裂修复后。

图 14-3-2-2
左侧尺神经断裂
A. 左手骨间肌萎缩、爪形手背侧观；B. 掌侧观；
C. 左肘尺神经断裂合并尺神经断端神经瘤。

间肌萎缩，尤其是第一骨间背侧肌，爪形手畸形明显，手术探查见尺神经在肘部完全断裂，断端形成神经瘤。

【鉴别诊断】

（1）胸廓出口综合征：Adson 试验阳性症状以针刺样和烧灼样疼痛开始，疼痛范围广泛可达腋下、前臂内侧及手掌。上肢外展、外旋运动均可使疼痛加重，手臂内收和屈肘时可使疼痛减轻。

（2）神经根型颈椎病：屈颈试验阳性、臂丛神经牵拉试验阳性，出现颈强直、颈椎棘突旁有压痛、伸屈肘关节不能使症状加重、肘管部 Tinel 征阴性，可与肘管综合征相鉴别。

（3）神经鞘膜瘤：肘部尺神经鞘膜瘤与肘管综合征有同样的表现，检查时多可触摸到节段性增粗的尺神经，Tinel 征阳性，而无肘部骨关节病变。有时鉴别困难，需在手术中或经病理检查来明确诊断。

（魏本磊　孟纯阳　韩清銮）

第三节　腕管综合征

腕管综合征（carpal tunnel syndrome）是由于腕管内压力增高导致正中神经受卡压，女性发病率高于男性，正中神经在手部支配区麻木不适，夜间手指麻木，有的麻醒，大鱼际萎缩，拇指对指、对掌功能障碍等。

如图 14-3-3-1 所示，患者，男性，56 岁，左手桡侧麻木不适 2 年余。左手大鱼际肌萎缩，对指功能稍差，桡侧三个半手指麻木不适，伸屈手腕后麻木明显加重，切开后见屈指肌腱腱腹过长，占据过多，腕管容积减少。

如图 14-3-3-2 所示，患者，女性，44 岁，左手桡侧麻木不适 5 年余。左手大鱼际肌萎缩，桡侧三个半手指麻木不适，切开后见正中神经在腕管卡压明显，正中神经分为 2 束，腕管容积减少。

如图 14-3-3-3 所示，患者，男性，32 岁，右手桡侧麻木不适 3 年余。右手大鱼际肌萎缩，桡侧三个半手指麻木不适，切开见腕管内腱鞘囊肿，腕管容积减少，卡压正中神经。

【鉴别诊断】

（1）神经根型颈椎病：由于神经根受压引起的麻木区不单在手指，前臂也有感觉减退区。运动、腱反射也

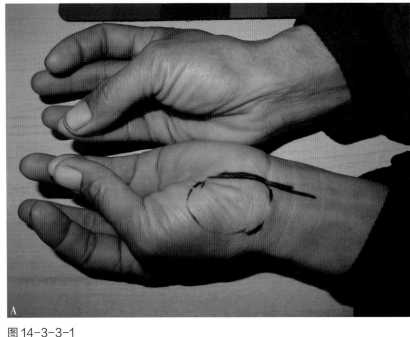
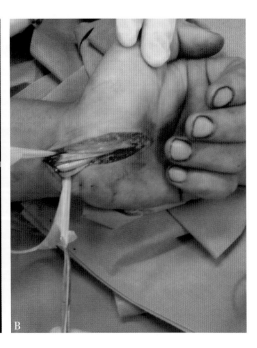

图 14-3-3-1
左腕管综合征
A. 左手大鱼际肌萎缩、对指稍差；B. 左腕管内见屈指肌腱腱腹过长。

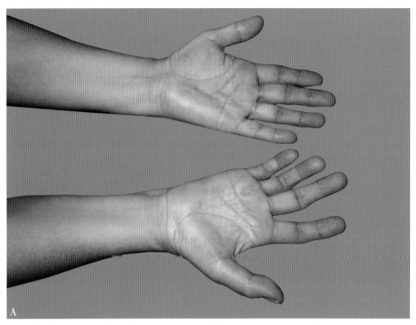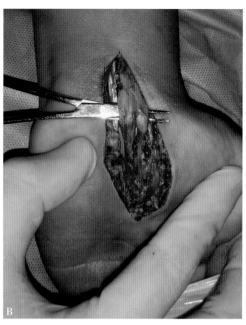

图 14-3-3-2

左腕管综合征

A. 左手大鱼际肌萎缩；B. 切开见正中神经分为 2 束。

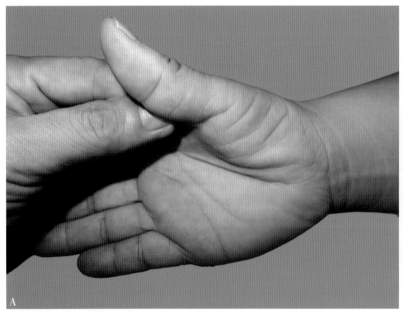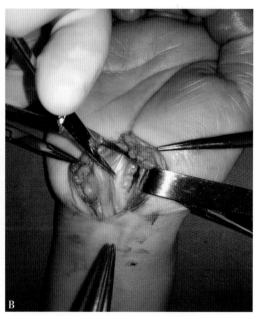

图 14-3-3-3

右腕管综合征

A. 右手大鱼际肌萎缩；B. 切开见腕管内腱鞘囊肿。

出现某一神经根受压的变化，但屈腕试验与 Tinel 征为阴性。

（2）肘管综合征：手背尺侧、小鱼际、小指及环指尺侧皮肤感觉异常首先发生，通常为麻木和刺痛，可出现小指对掌无力以及手指收、展不灵活。

（3）旋后肌综合征：以前臂屈伸障碍为主要表现，通常表现为桡神经深支支配的肌肉不完全性麻痹，包括拇指外展、伸直障碍等。

（魏本磊　孟纯阳　韩清銮）

第四节 臂丛神经损伤

臂丛神经损伤（brachial plexus injury）分为上、下、全臂丛神经损伤，上臂丛因冈上肌、冈下肌、三角肌、小圆肌、肱二头肌麻痹表现为肩外展和屈肘功能障碍。下臂丛表现为尺神经支配肌肉麻痹及部分正中神经和桡神经功能障碍。单独 C7 神经根或中干损伤少见，常合并上干或下干损伤。全臂丛损伤表现为整个上肢肌呈弛缓性麻痹。若臂丛神经为根性撕脱伤，可出现霍纳征，即患侧眼睑下垂、眼裂变窄、瞳孔缩小、额面部无汗等。

如图 14-3-4-1 所示，患者，男性，42 岁，右上肢外伤后活动受限 3.5 个月。右上肢牵拉伤，伤后肩外展、屈肘不能，肌力均为 1 级。

如图 14-3-4-2 所示，患者，男性，43 岁，右肩外伤后活动受限 3 个月余。右肩关节方肩畸形，三角肌萎缩，肩关节外展受限。

如图 14-3-4-3 所示，患者，女性，36 岁，右颈部疼痛、右手麻木、无力 4 个月余。右上肢麻木、疼痛，MRI 检查提示臂丛神经囊肿，术中见臂丛神经囊肿。

【鉴别诊断】

（1）神经根型颈椎病：由于神经根受压引起的麻木区不单在手指，前臂也有感觉减退区。运动、腱反射也出现某一神经根受压的变化，但屈腕试验与 Tinel 征为阴性。

（2）肘管综合征：手背尺侧、小鱼际、小指及环指尺侧皮肤感觉异常首先发生，通常为麻木和刺痛，可出现小指对掌无力以及手指收、展不灵活。

（3）旋后肌综合征：以前臂屈伸障碍为主要表现，通常表现为桡神经深支支配的肌肉不完全性麻痹，包括拇指外展、伸直障碍等。

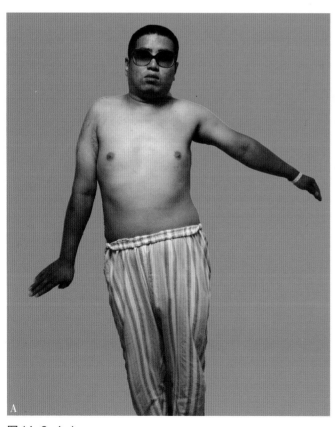
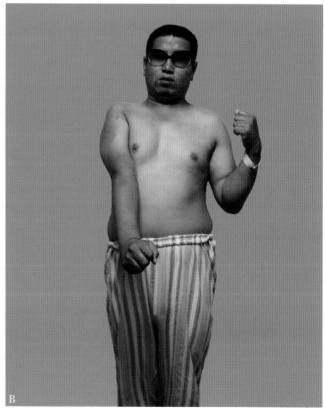

图 14-3-4-1
右上臂丛神经损伤
A. 右肩外展不能；B. 右肩肘屈曲不能。

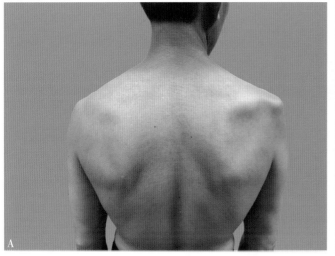
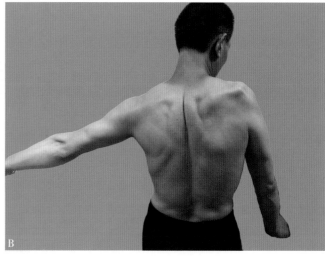

图 14-3-4-2
右腋神经损伤
A. 右方肩畸形；B. 右肩关节外展、肘关节屈曲受限。

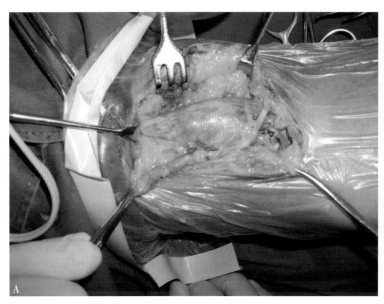
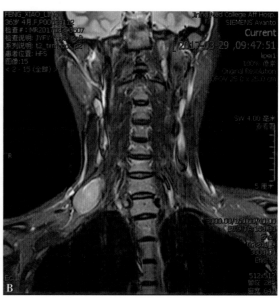

图 14-3-4-3
右臂丛神经囊肿
A. 右臂丛神经囊肿切开后所见；B. 右臂丛神经囊肿 MRI。

（魏本磊　孟纯阳　韩清銮）

第五节　分娩性臂丛神经损伤

　　分娩性臂丛神经损伤（obstetrical brachial plexus injury）又称产瘫（birth palsy）、迪谢内 – 埃尔布综合征（Duchenne-Erb syndrome）系患儿出生时因牵拉所致的臂丛神经损伤。1861 年 Duchenne 首先报道了因产钳助产造成了新生儿臂丛神经受损病例，1875 年 Erb 明确了新生儿上肢麻痹与臂丛神经损伤的关系。胎儿在分娩过程中，由于牵拉、压迫等原因，受到头肩分离暴力，导致臂丛神经损伤，从而产生的一系列肢体感觉和活动障碍等症状，尤其在巨大胎儿的分娩过程中更为常见。分娩性臂丛神经损伤的分型方法很多。既往传统的分型方法将其分为 Duchenne-Erb 型（上干型）、Klumpke 型（下干型）和 Seeligmueller 型（全臂丛麻痹型）。目前，临床上常用的是 Gilbert 和 Tassin 提出的四分型法：Ⅰ 型为 C_5/C_6 神经根损伤，即 Erb 型损伤；Ⅱ 型为 $C_5 \sim C_7$ 神经根受累；Ⅲ 型为全臂丛神经损伤，$C_5 \sim T_1$ 神经根全部受累；Ⅳ 型为 Ⅲ 型病变基础上合并霍纳征。婴儿出

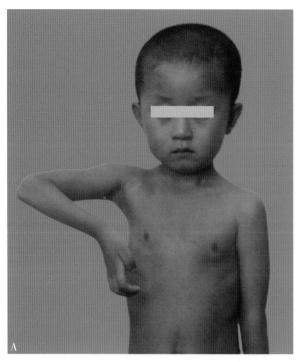
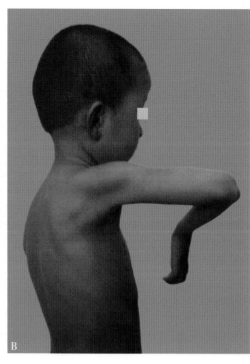

图 14-3-5-1
分娩性臂丛神经损伤
A. 正面照；B. 侧面照。

生后观察、比较其两侧手臂，如发现活动程度和姿势不对称，一侧上肢活动较对侧明显减少，肌力减弱或无力，垂腕、垂指，手臂不能外展和外旋、始终处于瘫软或伸直状态，新生儿期单侧手臂拥抱反射或抓握反射不能引出等，提示可能发生了臂丛神经损伤。儿童多表现为屈肘、肩外展功能障碍及上肢活动障碍。对于该症患儿出生后 3 个月内，多数行保守治疗即可，如一般性的关节被动活动训练，神经营养药物应用。随着康复治疗技术的发展，神经电刺激、高压氧、针灸推拿等均有应用，效果良好。若至 3 月龄时其肱二头肌功能仍未有康复迹象，可进一步作神经探查，手术时机一般选择在 3～9 月龄间，手术治疗方法包括神经松解术、移位术和移植术等。若超过 2 岁，仍存在肢体功能障碍，应行肢体功能重建术。

如图 14-3-5-1 所示，患儿，男性，5 岁，右侧前臂弯曲 5 年余，查体见患儿屈肘、垂指，右前臂处于瘫软状态，右上肢肌力减弱或无力，手臂不能外展和外旋、上肢活动障碍。

【鉴别诊断】

（1）肩关节脱位：患肩肿胀，疼痛，主动和被动活动受限，肩三角肌塌陷，呈方肩畸形，在腋窝，喙突下或锁骨下可触及移位的肱骨头，关节盂空虚。一般有肩关节及上肢外伤史，应注意鉴别。

（2）桡神经受损：腕下垂，拇指及各手指下垂，不能伸掌指关节，前臂有旋前畸形，不能旋后，拇指内收畸形，分娩性臂丛神经损伤与该病症状有重叠，通过肌电图可与之鉴别。

（蔡春泉　舒剑波）

第六节　腓总神经麻痹

腓总神经麻痹（common peroneal nerve palsy）可由膝关节周围外伤引起，包括腓骨小头骨折和脱位、腓侧副韧带断裂、石膏压迫、交腿时压迫、长时间下蹲工作等，临床主要特点为踝足背伸、外翻肌麻痹，使得足和足趾不能背屈，足下垂，行走时呈跨阈步态，小腿外侧和足背皮肤感觉减退或缺失。

如图 14-3-6-1 所示，患者，男性，52 岁，左足下垂 4 个月余。左足下垂畸形，主动背伸受限，腓骨头处异常突起，可扪及皮下肿物，质软，活动，局部 Tinel 征阳性，手术切开后见腓总神经卡压，局部腱鞘囊肿形成。

如图 14-3-6-2 所示，患者，男性，36 岁，右外伤性腓总神经损伤足下垂畸形，主动背伸受限，X 线片提示足下垂、内翻畸形。

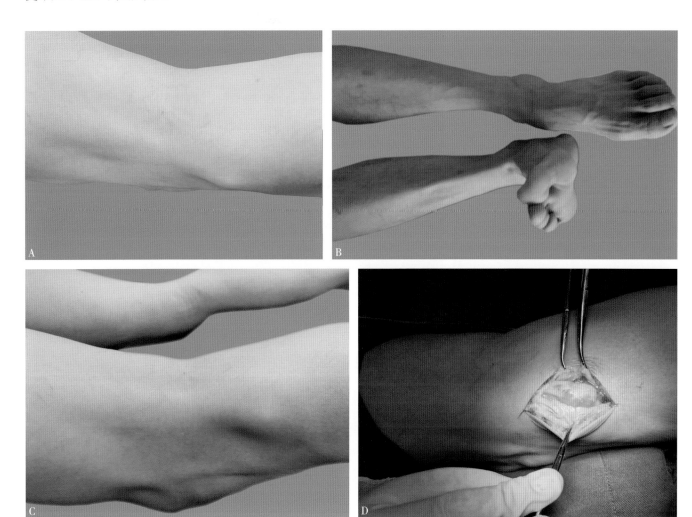

图 14-3-6-1
左腓总神经损伤
A. 左腓骨头外侧可见异常突起；B. 左足背伸受限；C. 左腓骨头外侧异常突起侧面；D. 左腓总神经下可见囊肿。

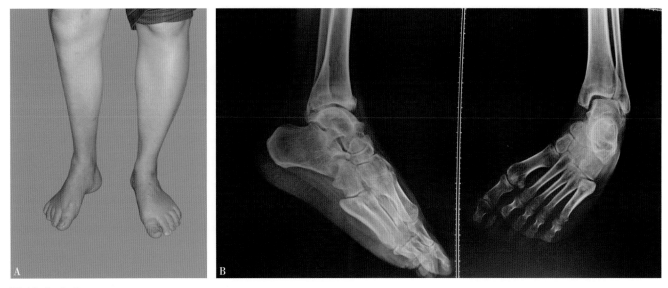

图 14-3-6-2
右腓总神经损伤
A. 右腓总神经损伤后足下垂；B. 右腓总神经损伤后足下垂 X 线片。

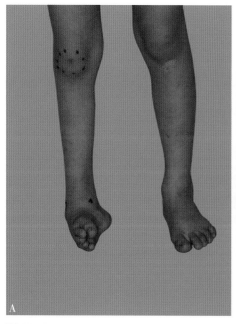
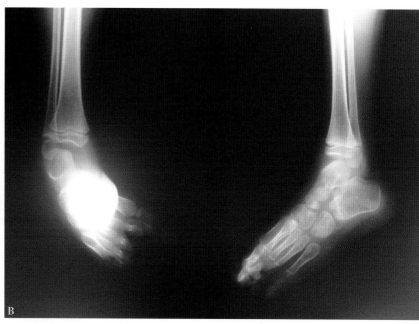

图 14-3-6-3
右腓总神经损伤
A. 右腓总神经损伤后足下垂；B. 右腓总神经损伤后足下垂 X 线片。

如图 14-3-6-3 所示，患者，男性，36 岁，右注射性腓总神经损伤足下垂畸形，主动背伸受限，X 线片提示足下垂、内翻畸形。

【鉴别诊断】

（1）运动神经元病：早期可能表现一侧足的下垂，类似腓总神经麻痹，但运动神经元病有跟腱反射减弱消失或下肢其他肌肉受累，行肌电图检查示腓总神经损伤可进行鉴别。

（2）神经肿瘤：也可能表现一侧足的下垂而类似腓总神经麻痹，腓总神经损伤患者进行肌电图检查会出现受累神经支配肌神经源性损害、神经传导速度异常等。

（3）腓骨肌萎缩症：多数患者有家族史，腓骨肌萎缩为主要临床特征，腓总神经损伤多无家族史，根据患者的家族病史和肌电图显示可进行鉴别。

（魏本磊　孟纯阳　韩清銮　秦泗河）

第七节　神经纤维瘤病

神经纤维瘤病参见第十三篇第四章第八节。

神经纤维瘤病Ⅰ型（NFⅠ），又称 von Recklinghausen 病周围型，以多发的皮肤咖啡牛奶斑和神经纤维瘤为主要临床表现，常合并神经系统肿瘤包括视神经胶质瘤、毛细胞型星形细胞瘤或其他类型的胶质瘤，良性外周神经纤维瘤、恶性神经鞘瘤等。该病为常染色体显性遗传病，发病率为 1/4 000 ~ 1/3 000。致病基因定位于 17q11.2。临床上符合以下诊断标准中的 2 条或 2 条以上可诊断 NFⅠ：①6 个或以上的咖啡牛奶斑，青春期前最大直径在 5mm 以上或青春期后最大直径达 15mm 以上；②2 个以上任何类型的神经纤维瘤或出现一个丛状神经纤维瘤；③腋窝或腹股沟雀斑；④视神经胶质瘤；⑤2 个或以上的虹膜错构瘤（Lisch 结节）；⑥有明显的骨病，如蝶骨发育不良、骨皮质变薄并伴有或不伴有假关节；⑦一级亲属（父母、同胞兄妹、子女）中有符合上述标准的 NFⅠ。

神经纤维瘤病Ⅱ型（NFⅡ），又称 von Recklinghausen 病中枢型，常表现为神经鞘瘤的肿瘤性或发育不良性病变（神经鞘瘤或神经鞘肥厚病）、脑膜细胞病变（脑膜瘤或脑膜血管瘤）和胶质细胞病变（胶质瘤和胶质

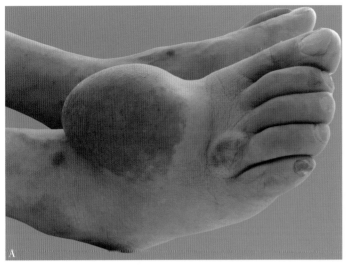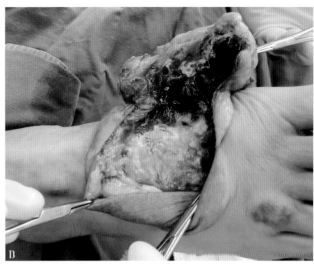

图 14-3-7-1
神经纤维瘤病
A. 神经纤维瘤病足部外观；B. 神经纤维瘤病切开后外观。

细胞错构瘤）以及其他（晶状体浑浊和大脑钙化）。神经纤维瘤病 II 型为常染色体显性遗传病，发生率约为 1/5 000。致病基因 NF II 定位于 22q12。神经纤维瘤病 II 型主要表现为 3 种形式：①多发颅内神经鞘瘤，约 85% 出现在第 8 对脑神经，特别是双侧前庭支施万细胞瘤，其次为第 9 对脑神经或脊神经；多在 30 岁以前发病；可合并其他的中枢神经系统肿瘤（多发性脑膜瘤和室管膜瘤）。② 50% 出现皮下神经纤维瘤，另有 25% 出现皮肤的表现。③ 40% 出现晶状体浑浊，无虹膜错构瘤。临床上，符合以下标准中任意一条即可诊断为神经纤维瘤病 II 型：①双侧听神经瘤；②有 NF II 家族史（一级亲属中有 NF II 患者），患单侧听神经瘤；③有 NF II 家族史（一级亲属中有 NF II 患者），患者有以下病变中的两种：神经纤维瘤、脑膜瘤、胶质瘤、神经鞘瘤、青少年晶状体后囊浑浊斑。

　　神经纤维瘤病最大的体表特征是多发的皮肤神经纤维瘤、皮肤咖啡牛奶斑、腋窝和腹股沟区雀斑，这些体表标志尤以神经纤维瘤病 I 型患者多见。参见第十五篇第一章第二十九节。

　　如图 14-3-7-1 所示，患者，男性，48 岁，全身多发无痛性肿物 30 年，右足肿物迅速增大 6 天。检查见腹部、下肢多发性咖啡牛奶斑、褐色雀斑，几乎所有的 NF I 患者均有皮肤色素斑，大部分表现为咖啡牛奶斑；多数患者无肢体无力、麻木等周围神经自觉症状；多发性神经纤维瘤，一般诉有全身多发无痛性皮下肿物，逐渐扩大或增加，肿物长大后出现压迫症状。彩超提示皮下实质性肿物，术后标本病理证实为 NF。

　　如图 14-3-7-2 所示，患者，男性，27 岁，左下肢肥

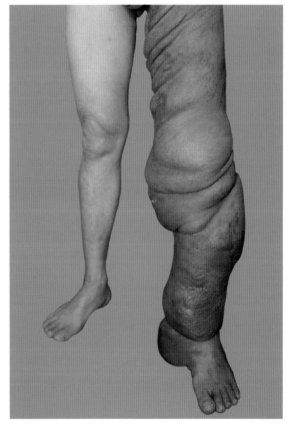

图 14-3-7-2
神经纤维瘤病

厚增粗 27 年。检查见左下肢肥厚，呈咖啡色，表面皮肤皱褶，小腿部分皮肤破溃并颜色加深，大部皮肤质软，间有稍韧皮下肿块，小腿及靠近左足部分皮肤质韧，对侧及全身可见散在咖啡色斑块。神经纤维瘤病其突变基因位点不同，主要表现为皮肤症状如咖啡牛奶斑、肿瘤症状沿神经干或神经丛分布的纤维瘤，可为肢体增粗，如本例表现为左下肢肥厚增粗。此外亦根据肿瘤分布部位可引起相应的症状，如眼部受压或听神经瘤等相应的症状。

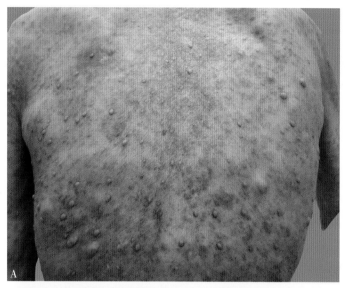

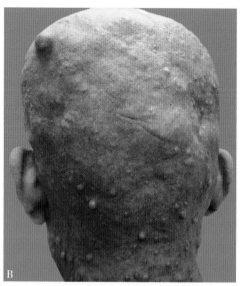

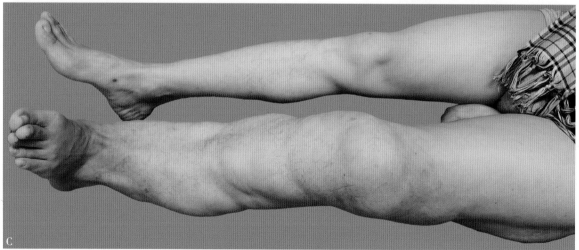

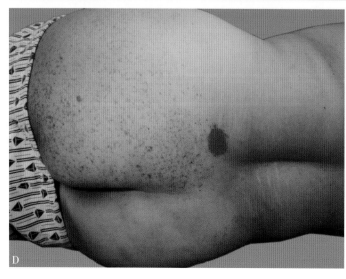

图 14-3-7-3
神经纤维瘤病
A. 多发性皮肤神经纤维瘤；
B. 头皮多发性神经纤维瘤；
C. 神经纤维瘤导致左下肢增粗、畸形；
D. 臀部多发性皮肤咖啡牛奶斑。

如图 14-3-7-3 A、图 14-3-7-3 B 所示，患者，男性，42 岁，自儿童时期发现头皮及全身体表多发性皮肤肿物和雀斑，在青春期进行性增多、增大。

如图 14-3-7-3 C 所示，患者，男性，35 岁，因左下肢肿物进行性增大伴行走困难就诊。检查见左下肢巨大丛状神经纤维瘤致下肢畸形，左下肢腿围明显大于右下肢。

如图 14-3-7-3 D 所示，患者，女性，32 岁，因左下肢疼痛 6 个月，影像学提示椎管内多发性占位（神经纤维瘤）收住院，查体见左侧臀部多发性咖啡斑，结合影像学等资料，诊断为神经纤维瘤病 I 型。

【鉴别诊断】

（1）结节性硬化症：累及皮肤及神经系统，神经系统损害典型表现为结节性钙化灶，皮肤以叶状白斑、鲨鱼皮斑，也看见咖啡牛奶斑。

（2）纤维性骨营养不良综合征（又称 McCune-Albright 综合征）：以骨纤维发育异常为主，伴有皮肤咖啡样色素沉着，一般不累及神经系统，常合并甲亢、库欣综合征等内分泌疾病。

（魏本磊　范鹏举　范存刚　刘如恩　孟纯阳　韩清銮）

第八节　神经性关节病

神经性关节病（neuroarthropathy）又称沙尔科关节（Charcot joint）、夏科氏关节病，又有无痛性关节病之称。与周围神经疾病相关的、进行性发展的退行性关节病。常见于 40～60 岁，男女比例为 3：1。受累关节逐渐肿大、不稳、积液，关节可穿出血样液体。肿胀关节多无疼痛或仅轻微胀痛，关节功能受限不明显。关节疼痛和功能受限与关节肿胀破坏不一致为本病之特点。晚期，关节破坏进一步发展，可导致病理性骨折或病理性关节脱位（图 14-3-8-1）。

如图 14-3-8-1 所示，患者，男性，52 岁，左腕关节肿痛 6 个月余，活动不灵活，持重物及劳累后加重，休息后缓解，持重物时疼痛可放射到左上肢，有时伴左手麻木。后逐渐出现左肘、左肩关节疼痛不适。检查见左腕关节肿胀，活动受限，有轻微压痛（图 14-3-8-1 A、图 14-3-8-1 B）。X 线片见软组织肿胀，腕骨不同程度的破坏，关节脱位，间隙狭窄，局部可见骨赘和新骨形成（图 14-3-8-1 C）。MRI 见左侧尺桡骨、部分掌骨、左腕骨多发囊状 T_1WI 低信号、T_2-FS（T_2 加权脂肪抑制序列，简称 T_2 压脂）高信号影，关节面破坏。左腕关节软组织明显肿胀，三角纤维软骨复合体信号不整。关节滑膜增厚，腔内见明显液体信号影（图 14-3-8-1 D）。颈椎 MRI 见颅后窝饱满，小脑扁桃体下缘变尖向下以远，超过枕骨大孔约 4mm，扫描范围内脊髓内见条状 T_1WI 低信号 T_2WI 高信号影。C_3～C_5 水平黄韧带增厚并向前压迫硬膜囊，椎管略狭窄。C_5 椎体上缘见骨质局部凹陷，提示小脑扁桃体下疝畸形（Arnold-Chiari malformation）合并脊髓空洞形成（图 14-3-8-1 E）。

【鉴别诊断】

（1）类风湿关节炎：是一种自身免疫病，以侵蚀性关节炎为主要特征，病理基础是滑膜炎，早期表现为关节晨僵、肿胀、疼痛等，晚期可导致关节畸形和功能丧失。X 线表现早期关节周围软组织肿胀，骨质疏松；后期关节软骨破坏、侵蚀，关节间隙狭窄、强直和畸形。MRI 对检测早期类风湿关节炎病变最敏感，可早期发现滑膜增厚、关节腔积液、骨髓水肿及轻微关节面侵蚀。

（2）手腕骨折：受伤者中以老年人居多，大部分患者是因为跌倒后手掌着地所致。骨折多发生在桡骨远端近关节 2cm 处，临床上称为 Colles 骨折。骨折移位特点是远端向背侧及桡侧移位。有典型畸形，因远端向桡、背侧移位，侧面观可呈"锅铲"样畸形，正面观腕部呈"刺刀"样畸形。X 线可显示骨折线。

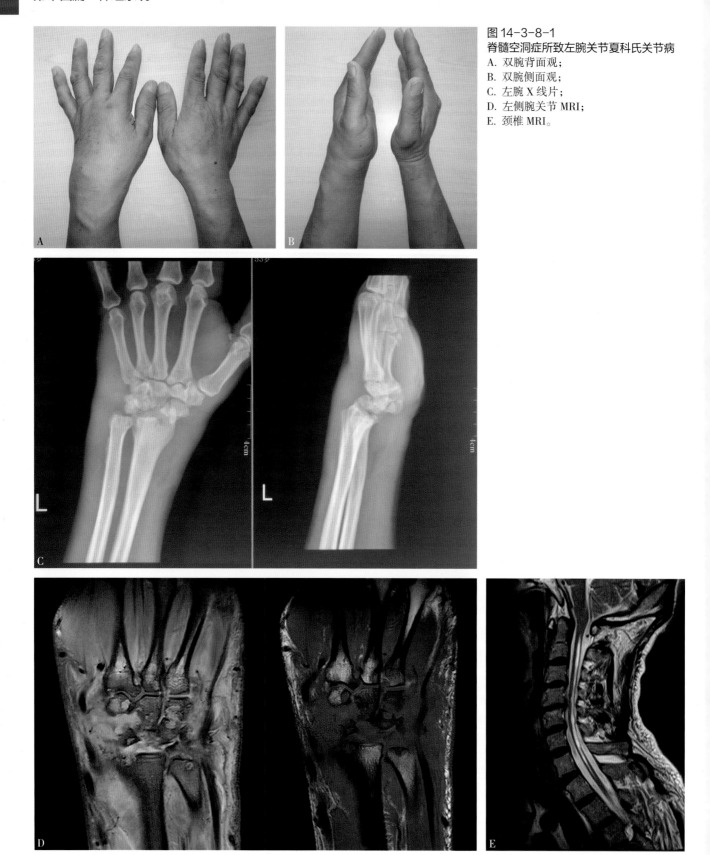

图 14-3-8-1
脊髓空洞症所致左腕关节夏科氏关节病
A. 双腕背面观；
B. 双腕侧面观；
C. 左腕 X 线片；
D. 左侧腕关节 MRI；
E. 颈椎 MRI。

（蒋雨平　宋　芹）

遗传病、罕见病及综合征

第十五篇　遗传病、罕见病及综合征

第一节　贝-维综合征

贝-维综合征（Beckwith-Wiedemann syndrome，BWS），也称脐疝-巨舌-巨大发育综合征（exomphalasmacroglossia-gigantism syndrome）。是一种先天过度生长性疾病，由 Beckwith（1963 年）和 Wiedemann（1964 年）首先对该综合征典型畸形特征进行报道。涉及染色体 11p15.4 上 *H19*，*KCNQ10T1*，*CDKN1C* 等基因甲基化异常。患者在出生前可能已经发生过度生长，出生后出现新生儿低血糖，并伴随有巨舌，内脏肿大和脐膨出等特点。

如图 15-0-1-1 所示，患儿，女性，2 个月，明显的大舌和脐疝，患有严重的肠胀气。

如图 15-0-1-2 所示，患儿，女性，1 个月，孕期超声发现舌体巨大，生后喂养困难，伴新生儿低血糖，出生体重 6kg。腹部 B 超示肝脏、肾脏增大。患儿舌体巨大，充满口腔，且伸出口外（图 15-0-1-2 A）。可见患儿右侧身体较左侧肥大和脐膨出（图 15-0-1-2 B）。

【鉴别诊断】

贝-维综合征是最常见的一种婴儿过度生长疾病，凡具有脐膨出，巨舌和巨体 3 大特征即可诊断。需要同先天性心脏病，肾积水及以下疾病相鉴别。

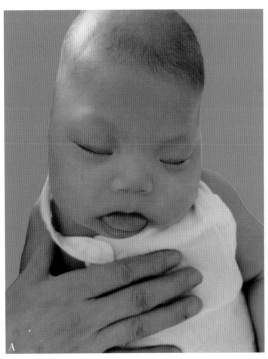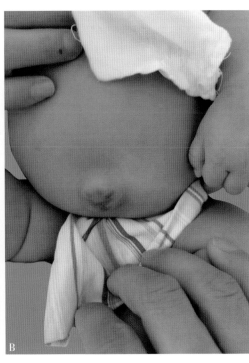

图 15-0-1-1
贝-维综合征
A. 巨舌；B. 脐疝。

1417

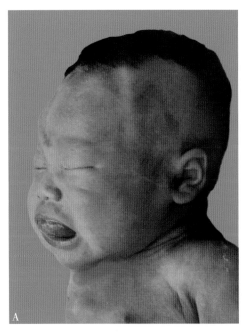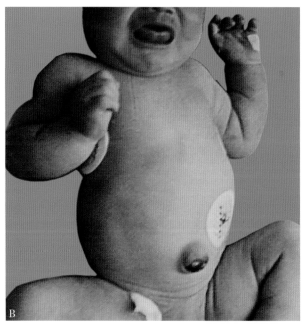

图 15-0-1-2
贝－维综合征
A. 巨舌；B. 右侧身体肥大及脐膨出。

（1）原发性巨舌：除舌体积增大外无其他异常临床表现。

（2）神经纤维瘤性巨舌：胎儿舌体呈不对称性增大，可见局限性隆起或结节。

（3）淀粉样变巨舌：系淀粉样蛋白沉积于舌体，使其体积增大，功能发生障碍，属代谢紊乱性疾病。

（罗小平　蔡春泉　舒剑波）

第二节　克鲁宗综合征

克鲁宗综合征（Crouzon syndrome，CS）又称颅面骨发育不全Ⅰ型，是一种颅缝过早闭合的常染色体显性遗传病。1912 年由 Crouzon 首先报道，由于颅骨冠状缝过早闭合，从而继发颅腔狭小、眼眶浅和眼球凸出、鹰钩鼻、上颌骨发育不良和下颌相对前突等颅面异常，如塔头、尖头、舟状头、三角头等。亦可合并其他器官功能障碍或畸形，如颅内高压、失明等。

图 15-0-2-1 所示，患儿，女性，6 岁，出生即有颅面外形异常伴突眼，见患儿眼窝浅，眼球突出，浅蓝色巩膜，双眼间距增宽；侧面可见短头畸形，面中部后缩，上颌骨发育不足，下颌相对前突，鼻部突出呈鹦鹉嘴样。

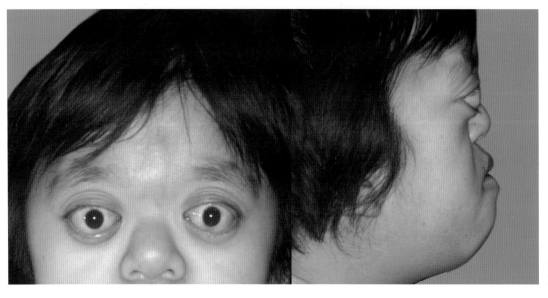

图 15-0-2-1
克鲁宗综合征

【鉴别诊断】

（1）Apert 综合征：属颅缝早闭和颅骨骨化异常性疾病，是一种罕见的常染色体显性遗传疾病。颅面部症状与 Crouzon 综合征相似，表现为颅缝早闭所致的头颅畸形、突眼和面中部发育不良等。Apert 综合征最主要的特征为并指 / 趾畸形，常发生在第二、三、四指，指骨融合仅有 1 个指甲，手指短小。

（2）先天性脑积水：患儿出生时头围增大，考虑为先天性脑积水，其特点是头围异常增大，与身体发育不成比例，前囟扩张，抽搐，常不合并其他器官畸形。对头围正常的先天性脑积水患儿，基因分析可助鉴别。

（毛丽霞　崔　娅）

第三节　阿姆斯特丹型侏儒征

阿姆斯特丹型侏儒征（Cornelia de Lange syndrome）一种多系统先天异常症候群，包括并眉，长睫毛、低鼻梁、小下颌、长人中、薄嘴唇等典型外貌，生长发育迟缓及肢体发育异常，心智发展迟缓，短肢畸形，生殖器短小，隐睾，尿道下裂。荷兰科学家 Brachmann 和 Lange 于 1916 年报道。与 CDLS1，CDLS2，CDLS3 基因缺陷有关。

如图 15-0-3-1 所示，患儿，男性，4 个月，因体重增长缓慢 4 个月就诊，查体可见患儿特殊面容如两眉连接，睫毛长，鼻梁宽扁，双侧鼻翼略肥大外张，鼻尖略上翘，人中长，上唇薄，嘴角下垂，上颌拱形，下颌小，耳位低，小头，短头畸形等。

【鉴别诊断】

胎儿酒精综合征：是母亲在妊娠期间酗酒对胎儿所造成的永久出生缺陷，面部表现为眼睛小、人中平滑、上唇较薄，有生长发育迟缓等表现，表型部分与阿姆斯特丹型侏儒征重叠，其母亲生前有酗酒史，可与之鉴别。

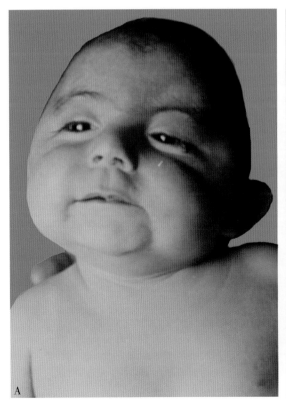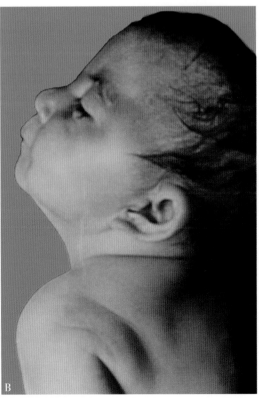

图 15-0-3-1
阿姆斯特丹型侏儒征
A. 正面；B. 后侧面。

（蔡春泉　舒剑波）

第四节 18p 四体综合征

18p 四体综合征（tetrasomy 18p syndrome）患者的 18 号染色体短臂有四个拷贝，是一种累及身体多个部位的生长发育障碍疾病。主要特征包括：生长落后，智力障碍，斜视和手指挛缩等。

如图 15-0-4-1 所示，患儿，男性，2 岁，步态不稳，斜视，手指挛缩，中度智力障碍。CT 检查示双侧脑室稍大。

【鉴别诊断】

染色体异常导致的综合征表型相似，难以鉴别，这类疾病需要进行染色体核型分析或是基因芯片检查才可确诊。

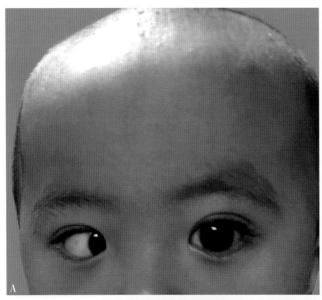
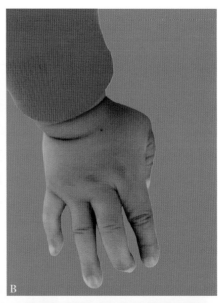
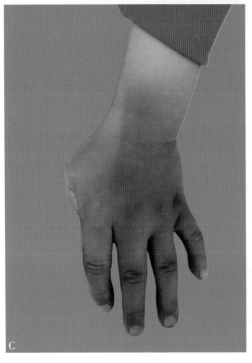
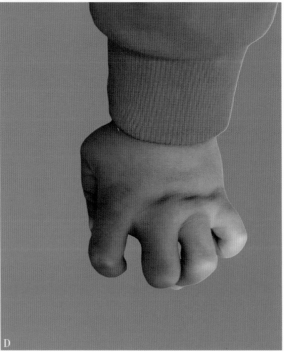

图 15-0-4-1
18p 四体综合征
A. 斜视；
B. 手指挛缩；
C. 手指挛缩；
D. 手指挛缩。

（罗小平）

第五节 免疫缺陷病

免疫缺陷病（immunodeficiency disease，IDD）是指因免疫细胞和免疫分子发生缺陷引起的免疫反应缺如或降低，导致机体免疫功能低下的一组临床综合征。有2种类型。

（1）原发性免疫缺陷病（primary immunodeficiency disease，PID）：又称先天性免疫缺陷病（congenital immunodeficiency disease），与遗传有关，多发生于婴幼儿。包括：①B细胞缺陷；②T细胞缺陷；③补体蛋白缺损；④吞噬细胞的缺损。我国常见的PID类型为X连锁无丙种球蛋白血症、X连锁高IgM综合征、湿疹、血小板减少伴免疫缺陷、慢性肉芽肿病、重症联合免疫缺陷病等。

（2）继发性免疫缺陷病（secondary immunodeficiency disease，SID）：又称获得性免疫缺陷病（acquired immunodeficiency disease）可发生在任何年龄，多因严重感染，尤其是直接侵犯免疫系统的感染、恶性肿瘤、应用免疫抑制剂、放射治疗和化疗等原因引起。原发性免疫缺陷病患者不能发挥正常的免疫应答和防御功能，临床上常有多种表现：①感染，反复感染是免疫缺陷病最重要和常见的临床表现，严重者可死于不可控制的感染。②肿瘤，先天性免疫缺陷患者恶性肿瘤的发病率比常人高出100~300倍。由于肾移植时使用免疫抑制剂治疗而导致继发性免疫缺陷病的患者，恶性肿瘤的发病率比常人高出100倍。③变态反应，由于免疫功能失调，免疫缺陷病患者中变态反应性疾病的发病率也比正常人高。④自身免疫病，由于免疫功能障碍、失调，常同时导致自身免疫病的发生。

如图15-0-5-1所示，患儿，男性，8岁，确诊原发性免疫缺陷病7年余。图片可见患儿由于反复感染体重下降，营养不良，发育滞后，消瘦，肌肉萎缩，皮肤可见湿疹，皮肤紫癜，皮肤感染出现毛囊炎、疱疮、皮肤脓肿和结节以及坏死性的皮肤肉芽肿。查体发现患儿体重下降，营养不良，发育滞后，扁桃体缺如，淋巴结变小，存在皮肤疖痈，湿疹，口腔炎、牙周炎，肝脾大。

【鉴别诊断】

（1）各种类型原发性免疫缺陷病：原发性免疫缺陷病临床表现较为一致均可表现为反复感染、易患肿瘤和自身免疫性疾病。不同种类PID的鉴别需要根据既往病史及家族史信息，联合实验室检查的3层次检查即初筛试验、进一步检查、特殊或研究性实验进行鉴别。

（2）婴儿生理性低丙种球蛋白状态：一般情况下，血清IgG不低于350mg/dL，IgM和IgA含量超过20mg/dL，故能与X连锁无丙种球蛋白血症相鉴别。个别可疑病例，3个月后血清IgG、IgM、IgA明显上升趋势。

（3）与急性白血病鉴别：急性白血病有明显的血液系统相似症状，表现为反复的发热、感染。但根据白血病明显的外周血细胞改变及骨髓常规的变化不难诊断。

（蔡春泉 舒剑波）

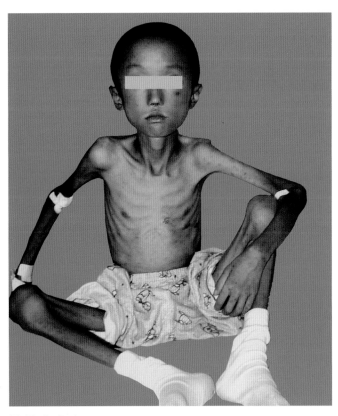

图15-0-5-1
先天性免疫缺陷病

1421

第六节 努南综合征

努南综合征（Noonan syndrome）又称假特纳（Turner）综合征、先天性痴呆侏儒综合征，为特纳综合征在男性的表现。是一种常见的单基因综合征，具有广泛的临床表型。1968 年该病由 Jacqueline Noonan 首次报道，其特征是身材矮小、青春期发育延迟、胸廓畸形、先天性心脏病（最常见的是肺动脉瓣狭窄和肥厚型心肌病）和多种轻微异常，如头发卷曲、后发际低、眼距过宽、内眦赘皮、高腭弓、颈蹼和肘外翻等。另外，男性努南综合征患者可常见隐睾症状。既往研究报道努南综合征在活产婴儿中的发病率约为 1/2 500～1/1 000，男女均可发病。然而，随着年龄的增加，努南综合征患者的特殊面容越来越不典型，二代测序在遗传疾病中的应用可提高努南综合征的诊断率。至今共发现 *PTPN11*、*SOS1*、*RAF1*、*BRAF*、*HRAS*、*KRAS*、*NRAS*、*SHOC2*、*MAP2K1*、*MAP2K2*、*CBL*、*RIT1*、*RASA2*、*A2ML1*、*SOS2* 和 *LZTR1* 等 16 种基因变异与努南综合征的发病相关。其中 *PTPN11* 基因是努南综合征最常见的致病基因，可占 30%～60%。*PTPN11* 基因 c.922A ＞ G 的变化导致 p.Asn308Asp 是最常见的致病变异（图 15-0-6-1~图 15-0-6-3）。

如图 15-0-6-1 所示，患儿（先证者Ⅲ -1），男性，13 岁 3 个月，出生时体重 3.5kg，身长 50cm，平时智力一般，学习成绩差，喜欢学语文，数学成绩 20 分左右。自 1 岁余起发现其身高较同龄、同性别儿童较矮，每年身高增加不足 5cm。既往"双侧隐睾"，双眼睑下垂"手术史。父母非近亲婚配，患者家系图（图 15-0-6-1 E），祖父身高 155cm（ -2.95*SD*），祖母身高 158cm，外祖父身高 170cm，外祖母身高 162cm，父亲身高 149cm（ -3.95*SD*），第二性征发育年龄 13 岁。母亲身高 157.2cm，月经初潮年龄 14 岁。妹妹 7 岁 9 个月，身高 114.2cm（ -2.87*SD*）。患者查体：身高 140cm（ -3.01*SD*），体重 36kg。体重指数（body mass index，BMI）18.37kg/m²，指间距 133.5cm，上部量 62.4cm，下部量 77.6cm，坐高 74.8cm。上嘴唇呈撅嘴样，腭弓高尖（ ＋）、颈蹼（ ＋）、头发卷曲（ ＋），乳距宽（ ＋）、肘外翻（ ＋）、漏斗胸（ ＋）。左侧睾丸约 3.5mL，右侧睾丸约 3mL，阴茎 5.5cm，阴毛 Tanner 分期Ⅰ期。辅助检查：甲状腺功能三项、性激素六项检测、皮质醇及促肾上腺皮质激素（adrenocorticotropic hormone，ACTH）节律均正常，左旋多巴及胰岛素低血糖生长激素激发试验示生长激素峰值 11.152ng/mL。骨龄片：骨龄约 12 岁，阴囊彩超：双侧隐睾术后。心脏彩超、腹部超声、垂体磁共振未见明确异常。染色体核型正常：46，XY。全外显子测序结果发现患者（Ⅲ -1）、其父亲（Ⅱ -1）、妹妹（Ⅲ -2）均为 *PTPN11* 基因 c.1510A ＞ G 杂合突变（图 15-0-6-1 A、图 15-0-6-1 B、图 15-0-6-1 D）。最终确诊该患者为努南综合征。

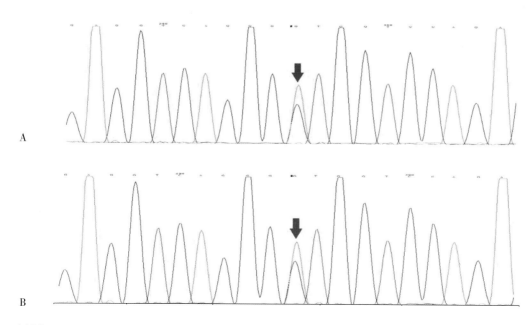

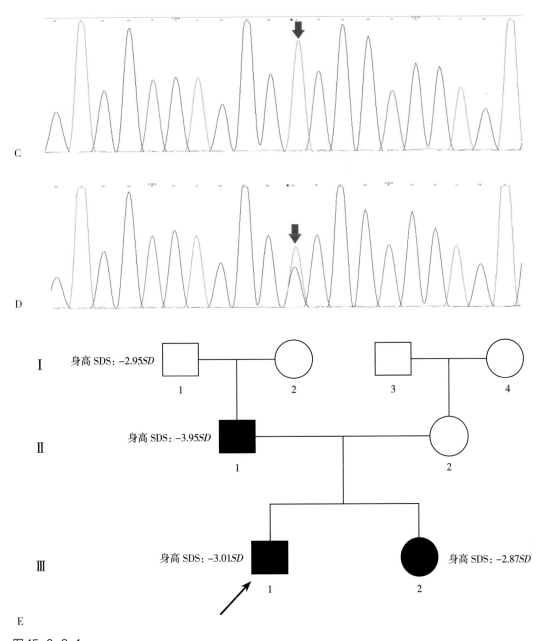

图 15-0-6-1
努南综合征
A. 先证者；B. 患者父亲；C. 患者母亲；D. 患者妹妹；E. 家系遗传图谱。
患者家系 *PTPN11* 基因 c.1510A ＞ G（p.Met504Val）Sanger 测序图。
SDS: 标准差积分

如图 15-0-6-2 所示，患儿，男性，3 岁，肺动脉瓣狭窄、生长发育迟缓 2 年，面部异常 1 年。查体见患儿有特殊面容，如眼距宽，内眦赘皮，眼睑下垂，短鼻，鼻根宽，鼻尖饱满，鼻唇沟深而宽，耳郭厚，双耳位置低并后旋（呈"招风耳"状），颈短等。

如图 15-0-6-3 所示，患儿，男性，7 岁，肺动脉瓣狭窄 6 年，生长发育迟缓 5 年，智力落后 3 年。查体见患儿有特殊面容如倒三角脸型、眼距宽、耳位低、小下颌等，身材矮小，颈短，漏斗胸，肘外翻，隐睾等。

【鉴别诊断】

（1）心 - 面 - 皮肤综合征（cardiofaciocutaneous syndrome，CFC）：一种常染色体显性遗传病，其常见的临床表现为先天性心脏病、生长发育迟缓、智力障碍、皮肤异常等。与努南综合征的表现存在很大程度的重

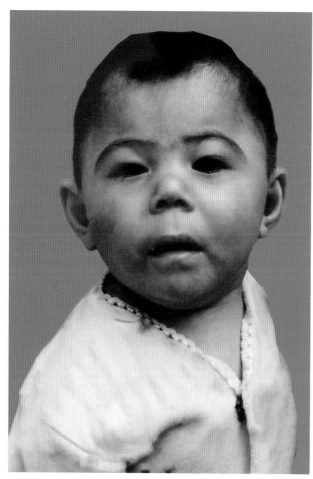

图 15-0-6-2
努南综合征

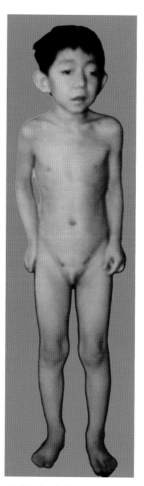

图 15-0-6-3
努南综合征

叠，二者有相似的面容、矮身材、先天性心脏病等。CFC 综合征的智力障碍通常更严重，中枢神经系统结构发育异常和癫痫的发生率更高；有典型的头发异常表型：卷发、头发稀疏、眉毛稀疏或无眉毛。最常见的皮肤特征性表现是毛发角化症、角化过度症和痣；且容易长期存在显著的胃肠运动障碍。基因检测可有助于两者鉴别。

（2）Costello 综合征：一种罕见的常染色体显性遗传病，Costello 综合征可累及多个系统，胎儿期主要表现为早产、淋巴管发育异常、胎儿水肿和心律失常；新生儿期可出现严重喂养困难、肌张力减低、头面部畸形及心血管、骨关节、皮肤等改变。与努南综合征存在相似之处，包括卷发、上睑下垂、睑裂下斜、先天性心脏病和鸡胸等，HRAS 基因为 Costello 综合征已知唯一一致病基因，基因检测可有助于两者鉴别。

（3）特纳综合征：是由于 X 染色体畸变所致的一种常见遗传性疾病，典型临床表现为身材矮小、性腺发育不良、具有特殊的躯体特征（如颈蹼、盾状胸、肘外翻）等，外周血染色体核型分析是特纳综合征确诊的重要指标。染色体核型分析发现有一条 X 染色体，另一条 X 染色体完全或部分缺失，或存在其他结构异常，伴或不伴细胞系的嵌合。

（赵倩倩　班　博　蔡春泉　舒剑波）

第七节　拉塞尔 - 西尔弗综合征

拉塞尔 - 西尔弗综合征（Russell-Silver syndrome）又称拉塞尔 - 西尔弗征、不对称身材 - 矮小 - 性发育异常综合征、先天性一侧肥大症。临床特征为生长发育迟缓，智力障碍，三角形小脸，半身肥大，两侧肢体不对称，先天性指侧弯等，是一组罕见的常染色体显性遗传性疾病。最早于 1953 年及 1954 年由 Russell 和 Silver

分别报告（图 15-0-7-1）。

如图 15-0-7-1 所示，患者，男性，4 岁。因"身材矮小 3 年，左下肢跛行 1 年"就诊。图片见患儿身材矮小，浓眉，倒三角脸形，小下颌，双下肢不等长、不等粗等。

【鉴别诊断】

（1）12q14 微缺失综合征：是一组以低出生体重、智力低下、发育迟滞、身材矮小、学习障碍和脆性骨硬化症等为主要表现的疾病，主要由 12 号染色体长臂 1 区 4 带（12q14）微缺失所致，其 7 号和 11p15 号染色体无遗传或表观遗传学改变。

（2）Wiedemann-Rautenstrauch 综合征：又称新生儿早衰综合征，是一种罕见的常染色体隐性遗传病，与 POLR3A 基因突变有关，临床特征包括身材矮小，生长发育迟缓，早熟的面容（三角形脸，小下颌，面容苍老，颅骨相对较大，头皮静脉突出，头皮头发稀疏），皮下脂肪减少，眉毛及睫毛稀少，巨头畸形和出生牙齿。

（3）3M 综合征：又称 Le Merrer 综合征，是一种罕见的常染色体隐性遗传病，主要由 CUL7 基因突变导致，其主要临床表现为严重宫内和出生后生长迟缓。患儿出生后主要表现为身材矮小，面部畸形（三角脸、前额突出、鼻梁扁平、鼻孔向上、嘴唇丰满、下颌宽），管状骨细长和脊椎骨椎体较高，不伴有智力异常和其他脏器的损害。

（蔡春泉　舒剑波）

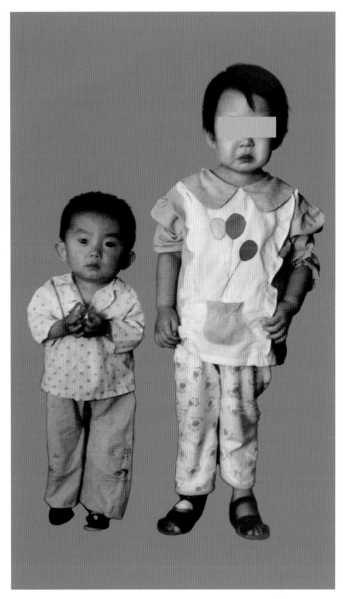

图 15-0-7-1
患儿与同龄儿童身高对比

第八节　猫叫综合征

猫叫综合征（cri-du-chat syndrome，CDCS）又称 5p 部分单体综合征（partial monosomy 5p syndrome）、5p 缺失综合征，因在婴儿期及幼儿期有似猫叫样哭声而得名。由于 5 号染色体短臂末端断裂缺失引起的包括猫叫样哭声、小头、智力低下、先天性心脏病等多发性先天畸形（图 15-0-8-1）。

如图 15-0-8-1 所示，患儿，男性，5 个月，因"竖头不稳 5 个月"就诊，图可见患儿满月脸，两眼距过宽，鼻梁宽而平，耳低位，哭声细，无目光对视，掌骨短，通贯掌。

【鉴别诊断】

（1）4p 部分单体综合征：又称沃尔夫－赫希霍恩综合征（Wolf-Hirschhorn syndrome，WHS）是由于 4 号染色体短臂微缺失引起，临床表现有眼距过宽，鼻宽面钩状，耳低位，耳郭扁平，先天性心脏病，尿道下裂，与猫叫综合征相似，常伴有癫痫，实验室染色体核型等检查可以鉴别。

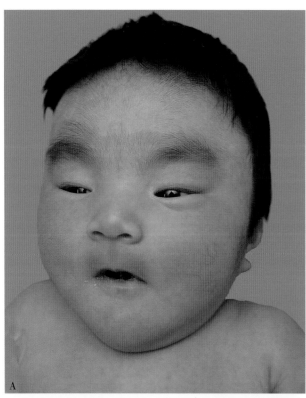

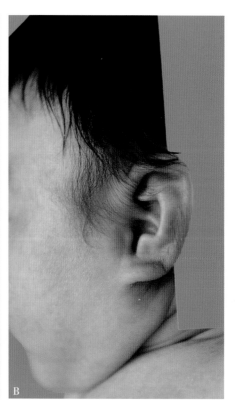

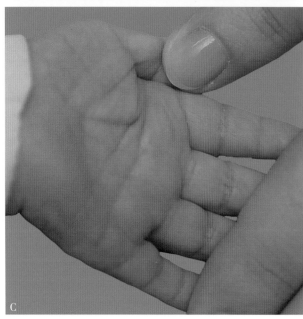

图 15-0-8-1
猫叫综合征
A. 面容；B. 耳低位；C. 通贯掌。

（2）先天性喉喘鸣：又称先天性喉软化症，是临床比较常见的婴幼儿喉部疾病，常表现为由于喉或气管发生阻塞，患者用力呼吸时，气流通过喉或气管狭窄处发出特殊声音，即喉喘鸣。该病可合并反复的呼吸道感染，通过临床症状及相关检查可与猫叫综合征鉴别。

（蔡春泉 舒剑波）

第九节 科芬－西里斯综合征

科芬－西里斯综合征（Coffin-Siris Syndrome，CSS），又称第五指综合征（fifth digit syndrome），是一种罕见的常染色体显性遗传病，典型特征为远端指骨或第五指/趾甲发育不良或缺如、特殊面容（眉毛粗大、鼻梁

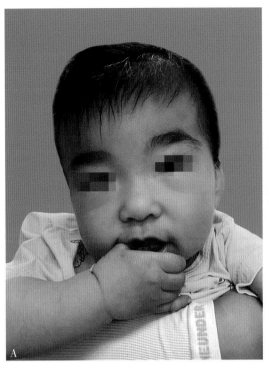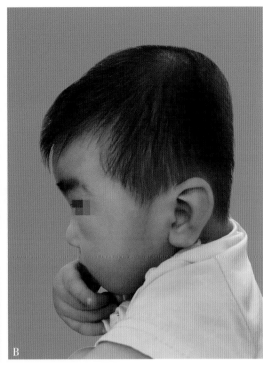

图 15-0-9-1
科芬－西里斯综合征
A. 正面；B. 侧面。

宽阔、嘴宽、多毛）、智力落后、皮肤粗糙、生长发育落后（尤语言发育落后）、多毛症、中枢性肌张力低下，可合并脏器畸形，耳/眼发育异常（图 15-0-9-1）。

如图 15-0-9-1 所示，患儿，女性，10 个月，发育落后 10 个月。查体见患者不能独坐，皮肤粗糙，多毛，眉毛粗大浓黑，眼距宽，双眼内斜视，鼻梁宽阔，鼻尖圆钝，嘴大，双乳腺轻度发育。头颅 MRI 示胼胝体发育不良，全外显子测序提示 *ARID1B* 基因突变，为致病性。

（朱春江）

第十节　干燥综合征

干燥综合征（sicca syndrome）又称舍格伦综合征（Sjögren syndrome，SS），是一种主要累及外分泌腺，以眼、口干燥为主要表现的自身免疫病。尚有其他外分泌腺及腺体外其他器官受累而出现多系统损害的症状。可分为原发性和继发性，后者继发于其他自身免疫性疾病。多见于 45 ~ 55 岁的女性。

一、口干燥症

口干燥症（xerostomia）是干燥综合征主要表现之一，患者因口腔黏膜、牙齿及舌干燥说话时需饮水，进干食物需水或流食送服，夜间需起床饮水。可见口腔黏膜干燥、舌体干裂、舌乳头萎缩、舌面凹凸感消失（图 15-0-10-1）。

如图 15-0-10-1 所示，患者，女性，40 岁，因"口干 10 余年"就诊，口干多饮，进食固体食物需水送服，伴牙齿片状脱落。舌面干、裂，舌乳头萎缩而光滑，局部可见裂纹。多个牙齿龋齿、变黑，牙齿小片状脱落，最终残根存留，呈现猖獗龋。

二、猖獗龋

猖獗龋（rampant caries）临床上常称为猖獗齿。干燥综合征特征性表现之一，表现为牙齿逐渐变黑，而后小片状脱落，最终存留残根（图 15-0-10-2）。

如图 15-0-10-2 所示，患者，女性，56 岁，因"口干 10 余年"就诊，口干、眼干，进食固体食物需水送服，伴牙齿片状脱落，间断出现左侧腮腺肿痛。张口可见多个龋齿、变黑，牙齿小片状脱落，最终残根存留。

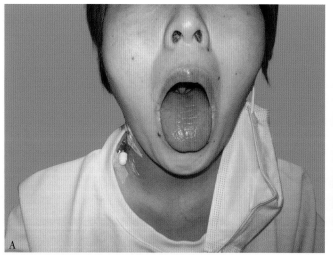

图 15-0-10-1
干燥综合征（口干燥症及猖獗龋）
A. 舌面；B. 猖獗龋。

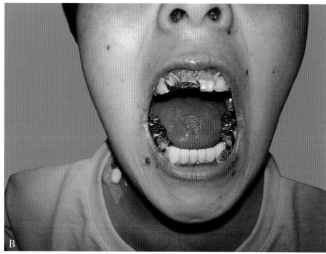

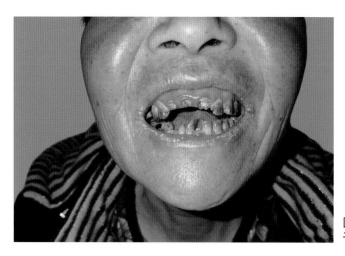

图 15-0-10-2
干燥综合征（猖獗龋）

三、腮腺炎

腮腺炎（parotitis）是干燥综合征的常见表现之一，表现为间歇性交替性腮腺肿痛，可累及单侧或双侧，可伴发热，大部分可自行消退。少数患者伴有颌下腺肿大（图 15-0-10-3）。

如图 15-0-10-3 所示，患者，女性，37 岁，口干 1 年，发现腮腺区肿大 20 余天。患者右侧腮腺区肿大，质韧，无压痛，皮温不高。唾液腺显像见静脉注射锝 -99m（^{99m}Tc）10mCi 后，分别于 5 分钟、15 分钟、30 分钟及 35 分钟进行不同时间前位静态显像示：颈前可见甲状腺显影，双侧腮腺及颌下腺显影浅淡，放射性摄取明显减低，于 45 分钟酸刺激后行静态像示双侧腮腺及颌下腺内放射性分布较前无明显变化，口腔内未见明显放射性分布。双侧腮腺及颌下腺功能明显减低。

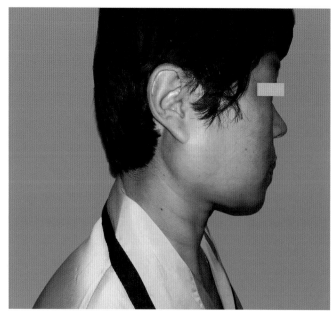

图 15-0-10-3
干燥综合征（腮腺炎）

四、皮疹

过敏性紫癜样皮疹是干燥综合征的皮肤表现之一，也是高球蛋白血症所致。表现为米粒大小边界清楚的红色丘疹，多见于下肢，压之不褪色，可自行消退，遗留褐色色素沉着（图15-0-10-4）。

如图15-0-10-4所示，患者，女性，42岁，因"口干2年，下肢紫癜样皮疹3个月"来诊。查体可见双下肢散在米粒大小红色丘疹、褐色色素沉着。

【鉴别诊断】

（1）流行性腮腺炎：是由腮腺炎病毒感染所致的急性呼吸道传染病，通过飞沫传播。主要发生于儿童和青少年，有流行病接触史，以腮腺非化脓性肿胀、疼痛为特征性表现，同时可伴有发热、头痛、睾丸炎、胰腺炎等。

（2）化脓性腮腺炎：多为一侧腮腺肿大，局部红肿及疼痛明显，后期多有波动感，挤压时可见脓液从腮腺管流出。

（蒋雨平　宋　芹）

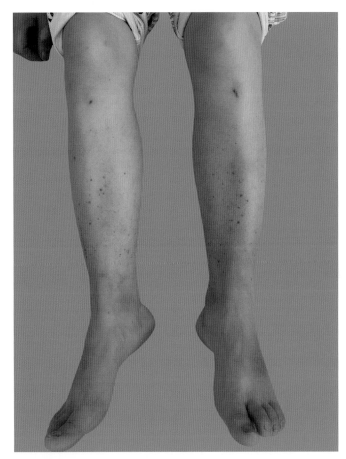

图15-0-10-4
干燥综合征（紫癜样皮疹）

第十一节　劳伦斯－穆恩－比德尔综合征

劳伦斯－穆恩－比德尔综合征（Laurence-Moon-Biedl syndrome），简称劳－穆－比综合征，又称性幼稚－多指畸形综合征、色素性视网膜炎－多指/趾畸形－性发育不全综合征等。由Laurence和Moon于1866年首先报道，本病征为常染色体隐性遗传疾病。表现为促性腺激素功能低下型性腺功能减退症、色素沉着性视网膜炎、肥胖、生长停滞、多指/趾畸形、记忆力减退、智商低下和痉挛性截瘫等（图15-0-11-1）。

如图15-0-11-1所示，患儿，女性，9岁，自幼夜盲伴视力低下、智力低下，左足六趾畸形。图片见患儿身材矮小，躯干部脂肪较多，左足六趾畸形。

【鉴别诊断】

（1）Alstrom综合征：常染色体隐性遗传病，可能与*ALMS1*基因突变有关，常涉及多系统，可表现与劳－穆－比综合征相似的视力低下、肥胖、性腺发育异常等临床症状。但本病常有神经性耳聋、2型糖尿病（自幼烦渴、多饮、多尿、食欲亢进）、黑棘皮病、心肺及肝肾受累的临床表现，患者尿糖（＋）、尿酮（＋）、血甘油三酯高。

（2）先天性多指/趾畸形：最常见的先天性畸形，大多为散发，主要表现为出生即发现多指/趾，多为单侧，常见于拇指及小指，其次累及中指、示指，本病一般不累及其他系统，故无智力低下、视力减退、性腺发育异常等表现。

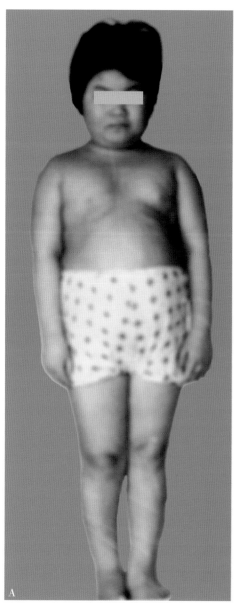

图 15-0-11-1
劳伦斯 – 穆恩 – 比德尔综合征
A. 患儿全身照；B. 患儿足部照。

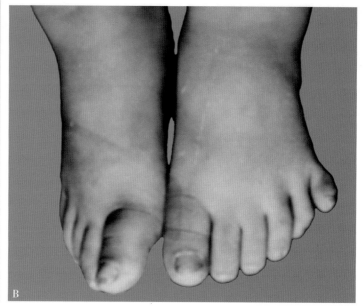

（蔡春泉　舒剑波）

第十二节　特纳综合征

特纳综合征（Turner syndrome），又称为先天性卵巢发育不全（congenital ovarian hypoplasia）、性腺发育障碍症（gonadal dysgenesis）。是最常见的染色体异常疾病之一，也是人类唯一能生存的单体综合征，1938 年 Turner 首先报道了该综合征的特点。TS 由全部或部分体细胞中一条 X 染色体完全或部分缺失所致，患者卵巢被条索状纤维组织所取代，雌激素分泌不足，导致第二性征不发育和原发闭经、身材矮小、躯体畸形，还可伴发一系列内分泌异常如糖代谢紊乱、甲状腺疾病等。在活产女婴中发病率约 1/2 500。TS 确诊有赖于染色体核型分析，羊水细胞或外周血淋巴细胞染色体核型分析是诊断的”金标准”。约半数 TS 为 X 单体型（45，X），20%～30% 为嵌合型（45，X/46，XX），其余多为 X 染色体结构异常。X 染色体数目或结构异常可导致身材矮小同源盒（short stature homeobox-containing，*SHOX*）基因、致淋巴发育不良基因和致卵巢功能发育不良基因的单倍体缺失，从而产生矮小、特殊骨骼畸形、淋巴性水肿、蹼颈及卵巢发育不良等临床表现。特纳综合征在任何年龄段都可进行诊断。在女婴出生时，由于心脏问题、蹼颈及手、足淋巴水肿这些典型的临床症状而被诊断；在儿童期，因为生长发育迟缓、蹼颈或其他原因被诊断出来；青春期，由于身材矮小、第二性征发育不良、原发闭经等被诊断出来。特纳综合征再发风险低，通常不会在家族中遗传，但生育过特纳综合征患儿的孕妇妊娠时应进行产前诊断，以降低其再次生育特纳综合征患儿的风险。特纳综合征是由染色体的异常引起的，并没有根治的方法，目前对特纳综合征的治疗原则主要是对症治疗。应用生长激素治疗可以改善特纳综合征患者的身高。应用雌激素替代治疗，特纳综合征患者可能获得接近正常的性发育。雌激素替代治疗通常在正常青春期（大约 12 周岁）开始进行，随后可给予人工周期替代治疗模拟月经来潮，可以促进子宫的成熟并维持第二性征的发育。人工周期替代治疗应一直持续到更年期，不仅可以促进特纳综合征患者第二性征的发育和改善，对于预防骨质疏松症、保持良好的骨完整性和心血管健康也至关重要。对于错过最佳治疗时间的特纳综合征患者，仍可以通过雌激素替代治疗来改善第二性征的发育（图 15-0-12-1、图 15-0-12-2）。

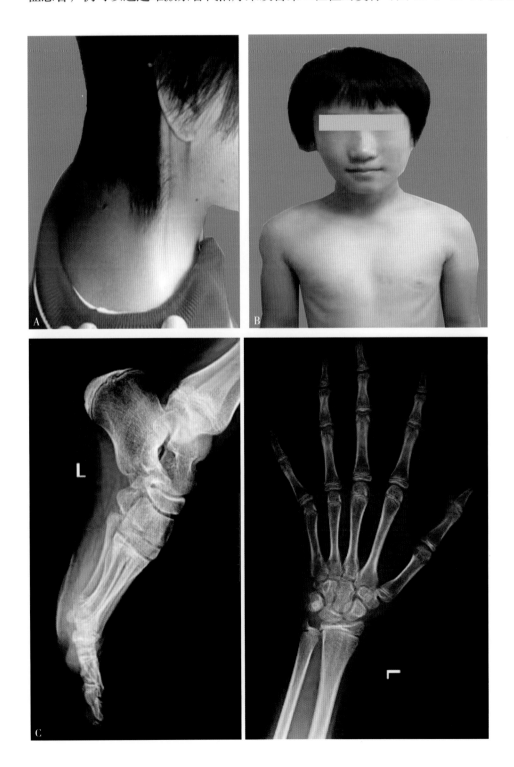

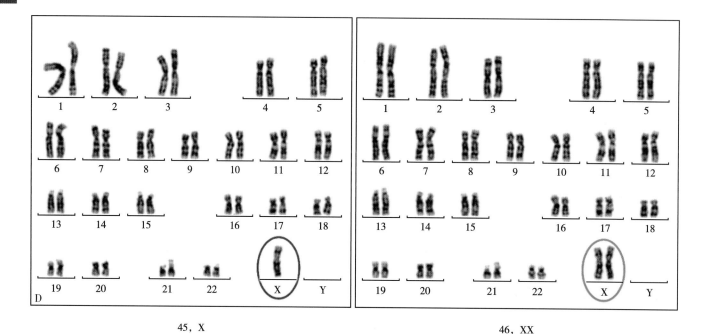

45，X

46，XX

图 15-0-12-1
特纳综合征
A. 蹼颈、发际线低；B. 盾状胸、乳距宽；C. 患者左足左手骨龄检测；D. 患者染色体核型为 45，X[18]/46，XX[42] 的嵌合体。

如图 15-1-12-1 所示，患者，女性，16 岁，因 "身高增长缓慢 5 年" 就诊。患者系第 1 胎第 1 产，足月顺产，出生体重 3.6kg。11 岁发现较同龄儿矮小，月经未初潮。父亲身高 174cm，母亲身高 159cm，无矮小家族史。患者身高 139.7cm（-3.78SD），体重 37.5kg（-1.74SD），BMI 为 19.21kg/m² （-0.20 SD），蹼颈，后发际线低，腭弓高尖，轻度肘外翻，盾状胸，乳距宽，双乳 I 期，阴毛 Tanner 分期 I 期，甲状腺 I 度大。甲状腺功能三项检查正常，垂体 MRI 未见明确异常。性激素水平：孕激素 0.31ng/mL，睾酮 0.16ng/mL，雌二醇 11.82pg/mL，催乳素 5.60ng/mL，黄体生成素 46.09mIU/mL，卵泡刺激素 91.09mIU/mL。妇科彩超检查：盆腔内未探及明确类子宫及卵巢样回声结构，余盆腔未见其他异常包块回声。患者骨龄 10 岁左右，染色体核型为 45，X[18]/46，XX[42]。最终确诊为特纳综合征。

如图 15-0-12-2 所示，患儿，女性，14 岁，主因 "身材矮小、无月经来潮" 就诊。患者与同龄、同性别人相比身材明显矮小，后发际低，盾状胸，肘外翻等。经系列检查确诊为特纳综合征。

【鉴别诊断】

（1）努南综合征：是一种常染色体显性遗传病，以特殊面容、身材矮小、智力发育障碍并伴有先天性心脏病、骨骼发育异常等为特征的多发性先天畸形。努南综合征患者染色体核型正常，男女均可发病。近 50% 的病例为 12 号染色体 *PTPN11* 基因发生突变所致。男性表现为生殖器分化异常、完全缺如或隐匿；女性则正常性腺发育、性腺发育不全及闭经均可见，女性患者因身材矮小、蹼颈、性腺发育不

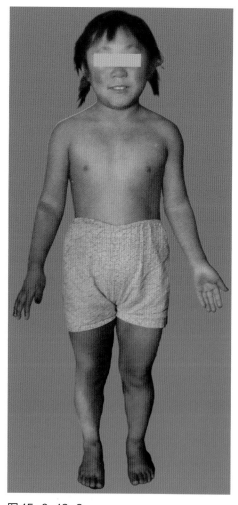

图 15-0-12-2
特纳综合征患儿外观

全、先天性心脏病等主要特征常被误诊为特纳综合征。努南综合征患者男女均有，染色体核型正常；而特纳综合征患者均为女性，且表现为不同类型的 X 染色体数量异常或结构异常核型。染色体核型检查可予以鉴别。

（2）卡尔曼综合征：是一类罕见的伴有嗅觉缺失或减退的低促性腺激素性功能减退症。临床表现：第二性征不发育和配子生成障碍，男性表现为童声、小阴茎、无阴毛生长、小睾丸或隐睾、无精子生成；女性表现内外生殖器发育不良，青春期时无乳房发育，无腋毛、阴毛生长，无月经来潮。嗅觉缺失或减退，患者可表现为完全的嗅觉缺失，不能辨别香臭，但部分患者可能仅表现为嗅觉减退。其他表现：面中线缺陷，如唇腭裂；孤立肾；短指 / 趾、并指 / 趾；骨骼畸形或牙齿发育不良；超重和肥胖；镜像运动等。卡尔曼综合征男女均可发病，染色体核型正常，女性患者青春期延迟、第二性征发育不全、原发闭经等症状与特纳综合征的症状相似；而特纳综合征是 X 染色体数目或结构异常疾病，常见核型为 X 单体（45，X），临床表现有原发闭经，身材矮小，性幼稚，蹼颈、肘外翻、第 4、5 掌骨变短等。染色体核型检查可予以鉴别。

（陈树雄　张　梅　班　博　蔡春泉　舒剑波）

第十三节　纤维性骨营养不良综合征

纤维性骨营养不良综合征（McCune-Albright syndrome，MAS）是一种以多骨性纤维结构不良、皮肤咖啡牛奶色斑、性早熟和其他高功能内分泌病为特征的综合征。又称多骨纤维发育不良、Albright 综合征。是骨纤维异常增生症中极少见的一种类型，最早由 McCune（1936 年）和 Albright（1937 年）描述，是一种罕见的、由体细胞突变引起的先天性、非遗传性疾病。该病均为散发，未见家族性发病或遗传史者。男女均可患病，女性患病率明显高于男性。多为儿童发病，也有新生儿期发病的报道（图 15-1-13-1）。

如图 15-0-13-1 所示，患儿，女性，4 岁，右面部皮肤色素沉着 3 年，不规则阴道流血 1 年。查体见患儿右侧面部皮肤咖啡牛奶色斑。

【鉴别诊断】

（1）畸形性骨炎：以病变部位骨局限肥大、局限性骨质疏松及骨结构异常为特点，临床常表现为骨痛、骨

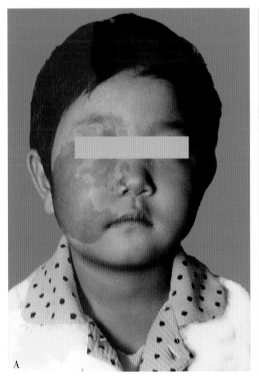
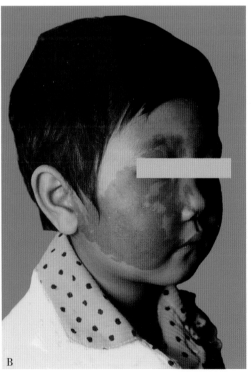

图 15-0-13-1
纤维性骨营养不良综合征
A. 正面观；B. 右前斜面观。

畸形变和骨折，伴有碱性磷酸酶（alkaline phosphatase，ALP）增高。但一般无皮肤咖啡牛奶斑及性早熟等临床表现。

（2）神经纤维瘤病Ⅰ型（NFⅠ）：为常染色体显性遗传病，牛奶咖啡样斑边缘平滑清晰，全身散在分布，大小不等，通常出生即出现；多合并颅内占位，表现为中枢性性早熟；特征性骨病变包括蝶骨发育不良、长骨皮质增厚伴或不伴假关节、脊柱侧凸。其独特特征包括神经系统肿瘤，如神经纤维瘤和视神经胶质瘤，色素性虹膜错构瘤和腋窝雀斑等。

（蔡春泉 舒剑波）

第十四节 先天性膝关节脱位

先天性膝关节脱位（congenital knee dislocation）是一种病因不明的罕见病，发病率约为 0.17/10 000。临床上分为 3 型。1 型为膝关节过伸；2 型为半脱位（胫骨上端相对于股骨远端向前位移）；3 型为全脱位（胫骨上端位移至股骨头前方的完全脱位）。常表现为膝关节过伸、不稳定或下肢异常体位，可单独出现，也可合并多发性先天性关节炎、先天性髋关节脱位、马蹄内翻足等疾病，其中最常伴发的是先天性髋关节脱位。CDK 患儿膝关节 X 线片表现为胫骨近端相对于股骨远端位置异常。本病诊断的主要依据为生后典型临床症状及膝关节 X 线片。CDK 的治疗方法多样，生后早期保守治疗为主要治疗措施，对保守治疗失败、就诊延误和因合并症受累的患儿应予以手术治疗。早诊断、早治疗对 CDK 预后起决定性作用，建议 CDK 患儿常规行髋关节彩超筛查，减少 CDK 合并髋关节脱位漏诊、误诊可能，且接诊医师还应在诊治过程中高度警惕其他畸形及先天性综合征的存在（图 15-0-14-1）。

如图 15-0-14-1 所示，患儿，男性，生后 2 小时，生后发现右膝关节过伸。检查可见患儿右膝过伸，膝关节皮肤可见褶皱，右侧小腿和大腿反向成角，膝关节可被动伸展 30° 以上，髌骨形态正常，为典型先天性膝关节脱位表现。

【鉴别诊断】

（1）先天性髋关节脱位：患儿髋关节活动异常，步态不稳，皮肤皱褶不对称，X 摄片有髋臼、股骨头发育异常和脱位征，膝关节 X 线片可进行鉴别。

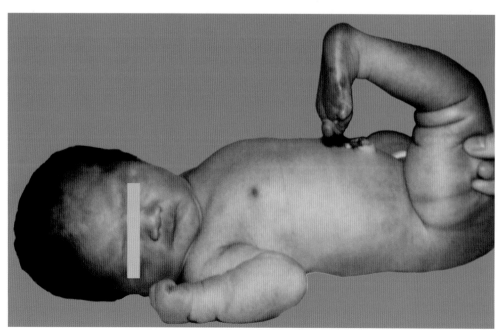

图 15-0-14-1
先天性膝关节脱位

（2）佝偻病：多因维生素 D 缺乏所致，患儿方颅、囟门闭合延迟、多汗，可出现膝关节内翻或外翻畸形，该病无膝关节脱位表现，膝关节 X 线片可以进行鉴别。

（蔡春泉　舒剑波）

第十五节　赖特综合征

赖特综合征（Reiter syndrome，RS）又称莱特尔综合征、结膜 - 尿道 - 滑膜综合征。是以无菌性尿道炎、眼结膜炎和多发性关节炎为基本特征的综合征。可有皮肤、黏膜及其他器官组织病变，发病前常有发热，多见于成年男性。病因及发病机制至今尚不清楚（图 15-0-15-1）。

如图 15-0-15-1 所示，患儿，男性，4 岁，右侧膝关节及左侧踝关节肿胀疼痛 1 个月余，加重伴尿痛 7 天。查体见患儿龟头溃疡，右膝关节及左踝关节肿胀呈急性关节炎表现。

【鉴别诊断】

（1）细菌性关节炎：多为单关节炎，感染中毒症状和关节局部红、肿、热、痛更明显，滑液为重度炎性改变，关节滑液培养可发现致病菌。

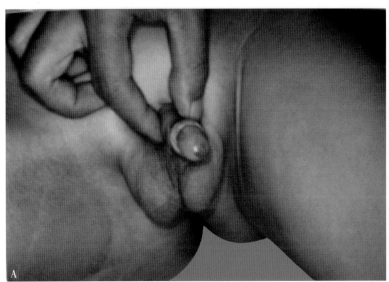
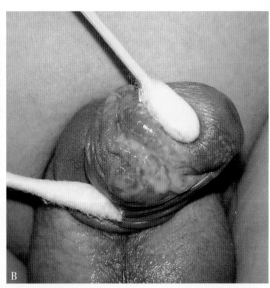
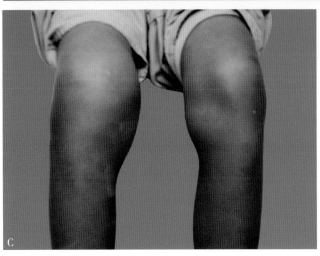
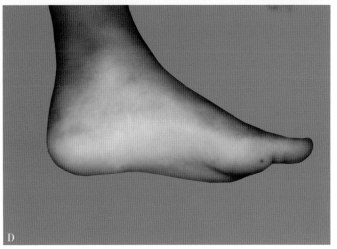

图 15-0-15-1
赖特综合征
A、B. 龟头溃疡；C. 右膝关节肿胀；D. 左踝关节肿胀。

（2）急性风湿热：多为四肢大关节游走性关节炎，常同时伴发心肌炎，且无泌尿生殖系统及皮肤黏膜炎性改变。

（蔡春泉　舒剑波）

第十六节　肾静脉受压综合征

肾静脉受压综合征（renal vein entrapment syndrome）又称胡桃夹综合征（nutcracker syndrome），由于腹主动脉和肠系膜上动脉之间夹角过小，使左肾静脉受到挤压而引起的左肾静脉高压现象的临床综合征。常伴发血尿和 / 或蛋白尿、腹痛等临床现象，见图 15-0-16-1。

如图 15-0-16-1 所示，患儿，女性，15 岁，镜下血尿、蛋白尿 3 年余。图中可见腹主动脉和肠系膜上动脉之间的夹角变小及左肾静脉受压。

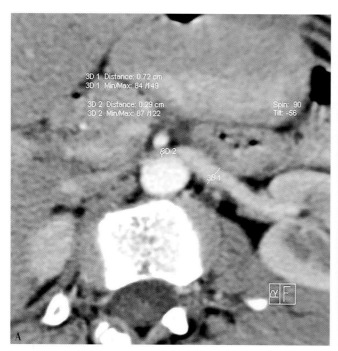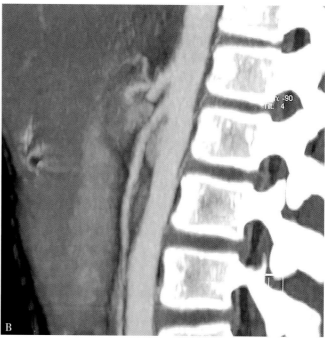

图 15-0-16-1
肾静脉受压综合征
A. 腹部 CT；B. 腹部 CT。

【鉴别诊断】

（1）肾小球肾炎：此病引起的血尿红细胞以变形红细胞为主，而肾静脉受压综合征是以非肾小球血尿为主要特征，可作为鉴别诊断的依据。

（2）肾结石：常见症状为腰痛、恶心、呕吐、腹胀、血尿等，合并感染可有畏寒发热等现象，肾静脉受压综合征以腰痛和腹痛起病者，容易混淆，可根据影像学检查加以鉴别。

（蔡春泉　舒剑波）

第十七节　阿佩尔综合征

阿佩尔综合征（Apert syndrome）又称尖头并指 / 趾（acrocephalosyndactyly），为散发的常染色体显性遗传性疾病，表现为冠状缝过早关闭，上颌骨发育不全，以尖头、短头、面中份发育不良及并指 / 趾为特征的一组

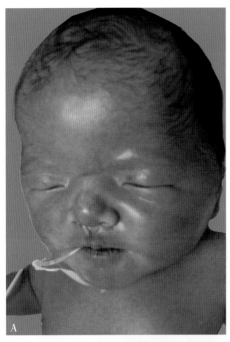
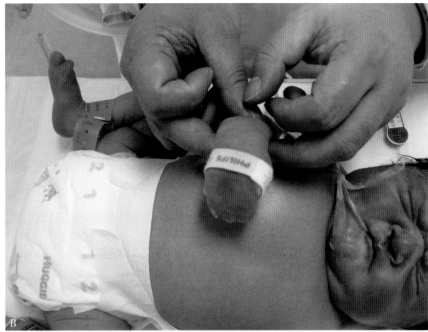
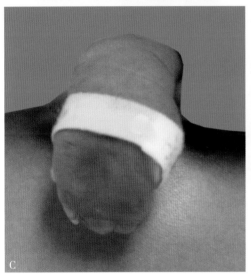
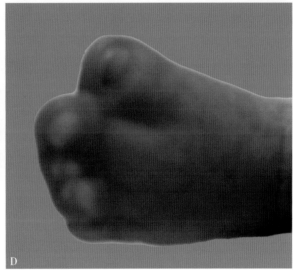

图 15-0-17-1
阿佩尔综合征
A. 头面；B ~ D. 趾 / 指。

症候群（图 15-0-17-1）。

如图 15-0-17-1 所示，患儿，女性，6 小时，为第 1 胎第 1 产，孕 38⁺¹ 周剖宫产娩出，试管婴儿，出生体重 3.65kg，因呼吸急促 6h 来院就诊。患儿主要临床特征为：①头颅前后径短，冠状缝闭合，颅骨软，鹰钩鼻，鼻梁扁平，上腭腭弓较高。②双手 2 ~ 5 指骨间由软组织相连，呈对称性并指畸形，手掌呈勺状，双上肢呈屈曲状，不能内收、外展。③双足 2 ~ 4 趾软组织并趾。

【鉴别诊断】

克鲁宗综合征（Crouzon syndrome）：又称颅面骨发育不全 I 型。1912 年 Crouzon 报道，发育特点为上颌骨形成不良，以眼部发育异常为主的颅骨发育畸形。本综合征具有家族性，亦为染色体显性遗传原发性发育异常，颅盖、颅面骨早期愈合（见第十五章第二节）。

（王　艳）

第十八节　特雷彻·柯林斯综合征

特雷彻·柯林斯综合征（Treacher Collins syndrome）又称下颌颜面发育不全（mandibulofacial dysostosis）、下颌面骨发育不全（faciomandibular dysostosis）。是一种染色体异常引起的先天性颅面复合畸形。主要表现为颧骨和下颌骨发育不全、睑裂外侧下倾、下睑缺损、外耳畸形和唇裂等（图15-0-18-1）。

如图15-0-18-1所示，患儿，男性，出生16天，为第1胎第1产，孕38⁺⁵周剖宫产娩出，出生体重3.72kg，因面部畸形就诊。患儿主要临床特征为：面部发育不全，面部双侧对称凸出，鼻子突出，眼睛下斜，外耳畸形位置下移，外耳道闭锁等。

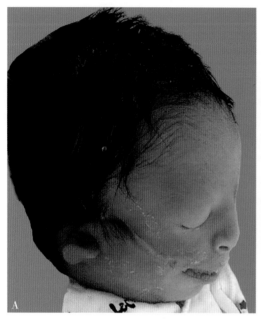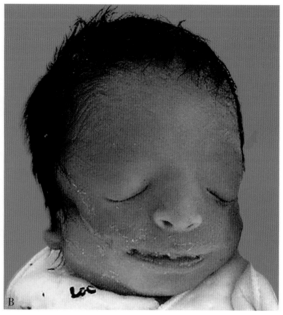

图 15-0-18-1
特雷彻·柯林斯综合征
A. 右前斜面观；
B. 正面观。

（王　艳）

第十九节　鲁宾斯坦–泰比综合征

鲁宾斯坦–泰比综合征（Rubinstein-Taybi syndrome）是以拇指/趾短粗，精神发育迟缓，身材矮小，拱状腭、上睑下垂或异常面容，皮肤纹理异常，先天性心脏病等临床特征为主（图15-0-19-1）。

如图15-0-19-1所示，患儿，男性，2个月。第1胎第1产，胎龄35周，因孕母妊娠糖尿病、胎膜早破剖宫产娩出，出生体重2.3kg。因反复感染、咳嗽、呛奶，先天性心脏病收入院。体格检查：体重2.2kg，多毛，外眼角下斜，腭弓窄等特殊面容，指/趾粗大，隐睾。B超检查提示：动脉导管未闭，二尖瓣及三尖瓣关闭不全，心室壁弥漫性增厚。

【鉴别诊断】

本征需与特雷彻·柯林斯综合征、Hallerman-Streiff综合征、Pfeiffer综合征、胎儿面容综合征和染色体畸变鉴别。另外，还需与其他拇指/趾粗的疾病鉴别，如短拇指、搬运工人手指等不合并有特殊面容的疾病鉴别。主要通过影像学检查了解有无骨骼和脏器畸形，基因检测了解有无相关基因突变等进行鉴别。

（王　艳）

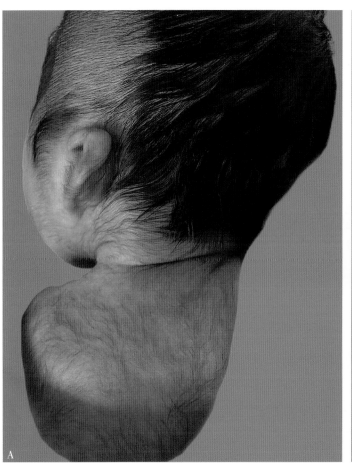

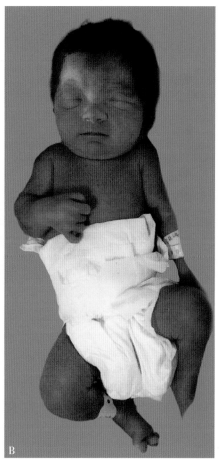

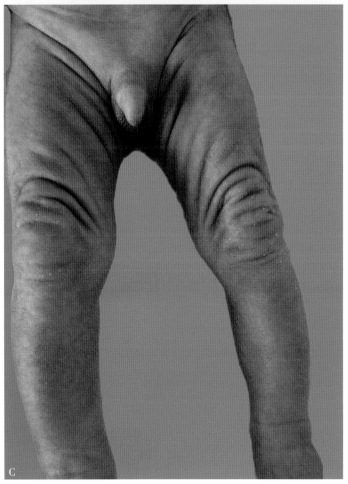

图 15-0-19-1
鲁宾斯坦 - 泰比综合征
A. 多毛；B. 面容异常、指 / 趾粗大；C. 皮肤异常。

第二十节 先天性缺指/趾-外胚层发育不良-唇/腭裂综合征

先天性缺指/趾-外胚层发育不良-唇腭裂综合征（ectrodactyly-ectodermal dysplasia-clefting syndrome）是一种表现为多部位先天畸形的疾病，临床上最常见的3大症状为手/足的先天缺指/趾或并指/趾、外胚层发育不良、唇裂/唇腭裂。该综合征是一种常染色体显性遗传性疾病（MIM 129900），其表型多种多样，亦可有多部位受累。1999年Celli等证实并首先报道（图15-0-20-1）。

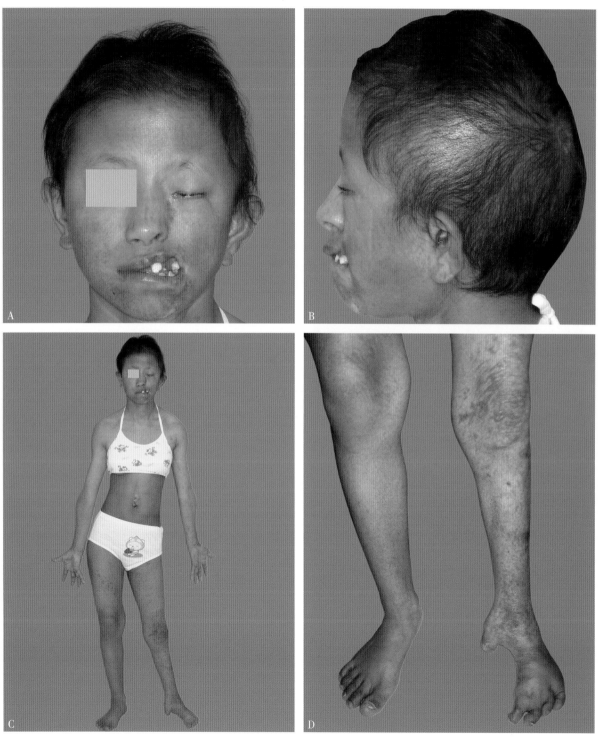

图15-0-20-1
先天性缺指/趾-外胚层发育不良-唇腭裂综合征
A. 唇裂、左侧眼球为外伤后遗症；B. 头部左侧毛发稀疏；C. 左下肢短；D. 左踇趾缺失。

如图 15-0-20-1 所示，患者，女性，主要表现唇裂，头部左侧毛发稀疏，左侧下肢短，左侧下肢皮肤斑驳，呈外胚层发育不良外观，左侧趾缺失，胫骨下端及左足发育不良。

（潘　博）

第二十一节　血管骨肥大综合征

血管骨肥大综合征（angio-osteohypertrophy syndrome）又称 Klippel-Trenaunay-Weber 综合征、静脉曲张性骨肥大血管痣（osteohypertrophic varicose nevus）、婴儿血管扩张骨增生综合征（infant hemangiectasia osteophyma syndrome）、血管-骨肥大性痣（nevus vasculosus osteohypertrophicus）等。1900 年由 Klippel 及 Trenaunay 首先报道，病因尚不明确，可能与胚胎期局限性血管发育异常有关。临床上主要表现为深静脉畸形或浅静脉曲张、多发性皮肤葡萄酒色斑块血管痣、肢体过度生长。（图 15-0-21-1）。

如图 15-0-21-1 所示，患儿，女性，9 岁，左侧胸腹壁皮肤及皮下病变 9 年余，出生后曾行左侧胸腹壁血管瘤切除术。查体可见左侧胸腹壁皮肤皮内红色血管畸形表现，皮下深部可见散在曲张血管，左侧肢体较对侧增粗，增长，皮下可见散在静脉曲张。

【鉴别诊断】

其他原因引起的一侧肢体肥大：包括动静脉瘘，淋巴水肿等，均无本疾病合并皮肤及皮下的典型表现，结合有关检查，较容易鉴别。

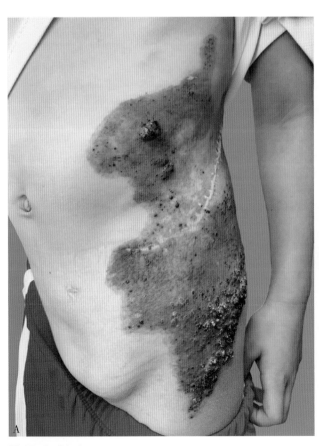
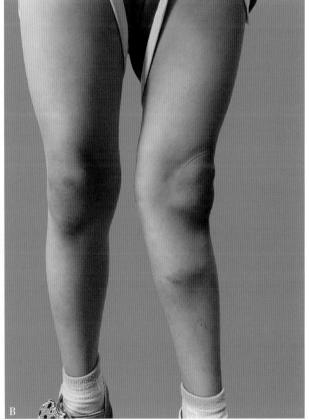

图 15-0-21-1
血管骨肥大综合征
A. 血管骨肥大综合征胸腹壁；B. 血管骨肥大综合征下肢。

（李　蕾）

第二十二节 毛发－鼻－指/趾综合征

毛发－鼻－指/趾综合征（tricho-rhino-phalangeal syndrome，TRPS）是累及毛发、颅面及骨骼发育的常染色体显性遗传病，1966年由瑞典学者 Giedion 根据其主要特征命名。主要特征包括稀疏的毛发、眉毛外 1/3 稀疏，梨形鼻，人中长而平，上唇薄，身材矮小，指/趾骨异常，指/趾关节在发育中变粗和锥形骺，特别是第 2～4 指/趾，手指远端逐渐变细成锥形，拇指/趾远端骨短，指/趾甲薄，伴或不伴智力发育异常等（图 15-0-22-1）。

如图 15-0-22-1 所示，患儿，男性，14 岁，生长缓慢伴毛发稀疏 14 年。头面部颞侧头发稀疏，发际高，双眉毛宽、稀疏、外 1/3 缺如，鼻尖肥厚、呈梨形，人中长，上唇薄（图 15-0-22-1 A）；手指远端成角畸形（图 15-0-22-1 B），踇趾短，趾甲薄（图 15-0-22-1 C）。

【鉴别诊断】

（1）生长期毛发松动综合征：多见于儿童，可有家族史；除头皮外尚可累及眉毛、体毛；病情随年龄增长逐渐减轻，主要表现为周期性毛发脱落，极易拔出，拔毛试验一次可无痛性拔出成簇的毛发，无鼻指变化。

（2）跖骨短小症：一种少见的遗传性疾病，是指/趾骨和/或掌/跖骨短小、缺失或融合导致的手/足先天畸形，是一组以骨发育障碍为特征的肢体畸形疾病，根据其临床表现即可鉴别。

（蔡春泉 舒剑波）

第二十三节 创伤性窒息

创伤性窒息（traumatic asphyxia）又称 Perthes 综合征、创伤性发绀综合征或

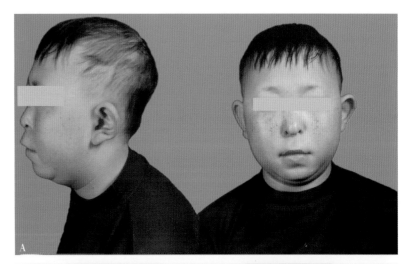
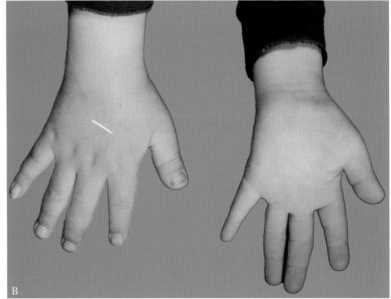
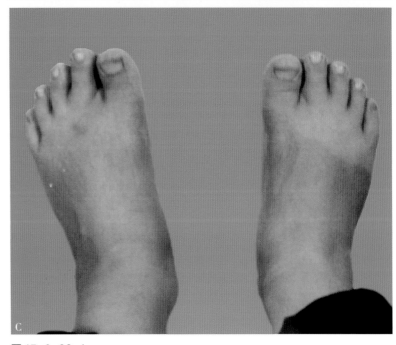

图 15-0-22-1
毛发－鼻－指/趾综合征
A. 正侧面观；B. 两手；C. 两足。

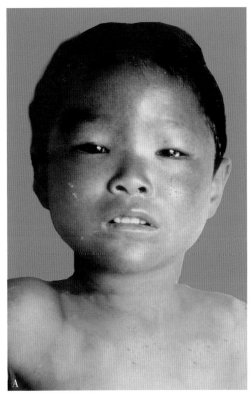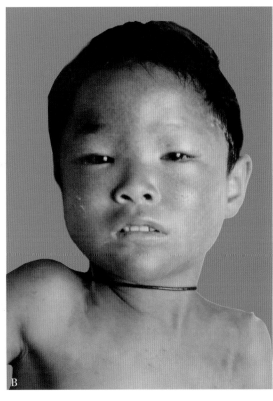

图 15-0-23-1
创伤性窒息
A. 头面部；B. 头面部。

挤压发绀综合征。1837 年由 Olliver 首先报道，后由 Perthes 详细描述而得名，是一种少见的胸部创伤综合征。当胸部与上腹部受到暴力挤压时，患者声门紧闭，胸膜腔内压骤然剧增，右心房血液经无静脉瓣的上腔静脉系统逆流，造成末梢静脉及毛细血管过度充盈扩张并破裂出血。创伤性窒息多见于胸廓弹性较好的青少年和儿童，多数不伴胸壁骨折。根据有无合并伤，创伤性窒息可分为单纯性窒息和严重创伤性窒息。临床表现为：头面部、颈部及上胸部皮肤青紫并出现紫红色瘀斑，口腔黏膜瘀斑，眼球结膜出血，重者可能合并肋骨骨折、血气胸及肺挫伤，亦可出现胸闷、胸痛、气促、呼吸困难及休克。严重者甚至引起意识障碍、脑缺氧、脑水肿、颅内压增高（图 15-0-23-1）。

如图 15-0-23-1 所示，患者，男性，8 岁，车祸外伤后胸闷、头痛、呼吸困难 4 小时。查体见患儿头面部皮肤发绀或青紫色，眼睑青紫，球结膜水肿及鲜红色出血灶。颈、胸、颜面可见散在针尖大小淤血点。

【鉴别诊断】

肺挫伤：又称创伤性湿肺或湿肺综合征，多是因钝性损伤引起肺组织充血、肺间质水肿或出血改变，出现咳嗽、胸痛、胸闷、呼吸困难、血痰等症状，但肺挫伤一般没有眼部的充血、出血等变化，也没有面部、上胸部皮肤的淤血点，影像学表现主要是肺挫伤及肺裂伤的复合性改变，其病理变化以肺间质、肺泡内渗出、出血水肿和微小肺不张为特点，通过病史、肺部影像学检查可鉴别。

（蔡春泉　舒剑波）

第二十四节　先天性眼睑综合征

先天性眼睑综合征（congenital eyelid syndrome）又称为 Komoto 综合征（Komoto syndrome）、倒置性内眦赘皮 – 睑裂狭小 – 上睑下垂综合征等。1921 年由 Komoto 最早提出，病因未明，可能与遗传有关，临床上主要表现为：两侧性上睑下垂、倒向性内眦赘皮伴有内眦距离增宽、睑裂狭小、上下眼睑组织缺损、眉毛上举、眶上缘缺损、鼻梁低平等（图 15-0-24-1）。

如图 15-0-24-1 所示，患儿，男性，2 岁，生后即发现双眼上睑下垂，倒向性内眦赘皮，内眦增宽，睑裂狭小，鼻梁发育差。

【鉴别诊断】

（1）先天性小眼球：是由于先天性眼球发育异常而引起的眼球体积减小为主要表现的临床疾病。主要表现为眼球前后径小于正常范围，可出现与先天性眼睑综合征相似的睑裂狭小、眼睑下垂等，严重者可表现为先天性无眼球。通过测量眼球前后径及影像学可以鉴别。

（2）先天性眼睑缺损：先天性眼睑发育不全所致，为罕见的遗传性疾病，表现为眼睑的全层结构缺损，包括皮肤、眼轮匝肌、睑板、结膜及其附属腺体缺损。多见于上睑，呈三角形，基底朝向睑缘，也可为四边形。亦可合并有眉毛缺失、睑球粘连、角膜皮样肿及角膜浑浊等。

（蔡春泉　舒剑波）

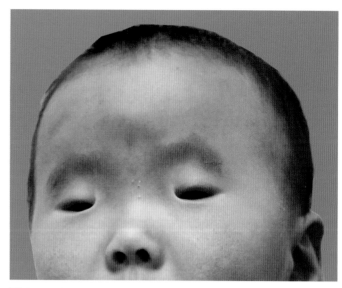

图 15-0-24-1
先天性眼睑综合征

第二十五节　Say-Barber-Biesecker-Young-Simpson 综合征

Say-Barber-Biesecker-Young-Simpson 综合征，简称 SBBYS 综合征，是由染色体 10q22.2 上组蛋白赖氨酸乙酰转移酶 6B（Lysine acetyltransferase 6B，*KAT6B*）基因变异导致的罕见综合征，表现为多种先天性异常：面容畸形，智力低下，先天性心脏病，孤独症行为倾向等。婴儿期表现出明显的肌无力和喂养困难等（图 15-0-25-1）。

如图 15-0-25-1 所示，患儿，女性，4 岁 11 个月，不会说话，只能发单音节词，有孤独症行为倾向，智力落后，小眼裂，圆鼻头，薄嘴唇，修长纤细的手指和脚趾，伴有先天性心脏病。

【鉴别诊断】

SBBYS 综合征区别其他罕见病的显著特点是患者的面部表型：严重的小眼裂，圆鼻头以及薄嘴唇。

（罗小平）

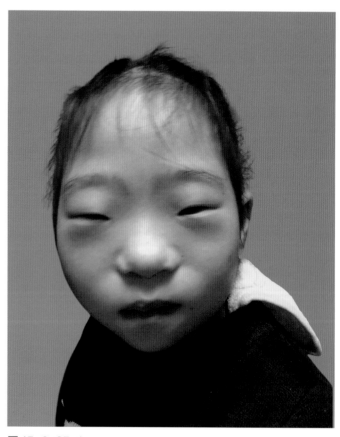

图 15-0-25-1
SBBYS 综合征

第二十六节 黏多糖贮积症

黏多糖贮积症（mucopolysaccharidosis，MPS）一组由溶酶体酶缺乏所致黏多糖在体内各器官异常沉积的代谢性遗传病。根据临床表现及酶的缺陷不同可分为Ⅰ、Ⅱ、Ⅲ、Ⅳ、Ⅵ、Ⅶ、Ⅸ共7型及若干亚型。除Ⅱ型为X连锁隐性遗传外，其余均为常染色体隐性遗传。主要因降解黏多糖所需的溶酶体水解酶缺陷，致使组织内大量黏多糖蓄积，最常累及部位为骨和软骨组织、肌腱、角膜、心血管系统、肝脾、皮肤和结缔组织等。以致患者身材矮小、特殊面容、骨骼畸形、肝脾肿大、智力发育异常等。

一、黏多糖贮积症Ⅱ型

黏多糖贮积症Ⅱ型（mucopolysaccharidosis type Ⅱ，MPS Ⅱ）也称为亨特综合征（Hunter syndrome），由X染色体艾杜糖醛酸-2-硫酸酯酶（iduronate-2-sulfatase，IDS）基因突变导致的X连锁隐性遗传病。患者会表现出特殊的粗糙面容，爪形手，青斑，肝脾肿大等，约70%的患者智力落后（图15-0-26-1）。

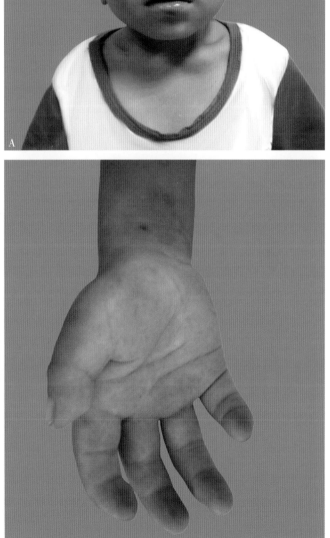

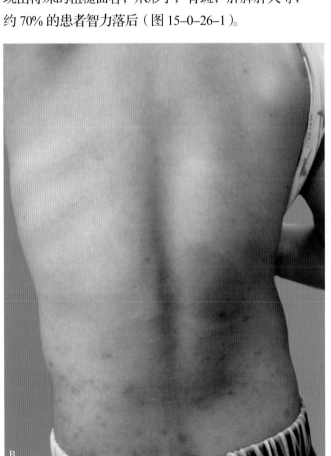

图15-0-26-1
黏多糖贮积症Ⅱ型
A. 面容；B. 身体青斑；C. 爪形手。

如图 15-0-26-1 所示，患儿，男性，6 岁，典型的 MPS Ⅱ 患者面容，爪形手和身上有大片青斑。

【鉴别诊断】

MPS Ⅱ 在东亚人群中较为常见，需要同 MPS Ⅰ 和 MPS Ⅵ 相鉴别，这些疾病的进展有差异，MPS Ⅰ 进展最快，可以通过基因或酶学的检测进行分型。

二、黏多糖贮积症Ⅳ型

黏多糖贮积症Ⅳ型（mucopolysaccharidosis type Ⅳ）见图 15-0-26-2。

如图 15-0-26-2 所示，患儿，女性，7 岁，因"身材矮小 5 年，步态异常 3 年"就诊。图中患儿头大，鼻梁塌陷，双眼距增宽，头向前伸并下沉在高耸的两肩之间，颈短，身材矮小，鸡胸，腹部膨隆，膝外翻，扁平足，肘关节、腕关节、膝关节及踝关节等肿大畸形。

【鉴别诊断】

（1）天冬氨酰基葡萄糖胺尿症：为常染色体隐性遗传病，可表现为多器官功能受累，以脑细胞损害为著，主要表现有缓慢进展的智力倒退、语言发育迟缓或倒退、运动功能障碍伴轻微的躯干共济失调。还可伴有塌鼻梁、短颈、脊柱侧凸、肝脾肿大等，天冬氨酰氨基葡萄糖苷酶活性测定是诊断天冬氨酰基葡萄糖胺尿症的"金标准"。

（2）多种硫酸脂酶缺乏症：是由于 SUMF1 基因突变导致体内各种硫酸酯酶翻译后修饰出现异常，致使酶活性减少或缺乏，出现一系列类似晚婴型异染性脑白质营养不良、黏多糖贮积症及 X- 连锁的鱼鳞病等疾病的症状，如皮肤鱼鳞癣、步态异常、智力发育落后、鸡胸、脊柱畸形等。生化酶学检测和 SUMG1 基因的突变检测是确诊多种硫酸酯酶缺乏症的重要手段。

三、黏多糖贮积症Ⅳ A 型

黏多糖贮积症Ⅳ A 型（mucolplysaccharidosis type Ⅳ A，MPS Ⅳ A），又称为莫基奥综合征（Morquio syndrome）A 型，由半乳糖胺 -6- 硫酸酯酶（N-acetylgalactosamine-6-sulfatase，GALNS）基因突变导致。患者常见的表型有骨骼畸形，身材矮小，黏多糖贮积症的特殊面容不显著，智力一般正常（图 15-0-26-3）。

如图 15-0-26-3 所示，患儿，男性，7 岁。患儿腹部隆起，肝脾肿大，膝外翻，X 形腿，爪形手，肋骨畸形等。

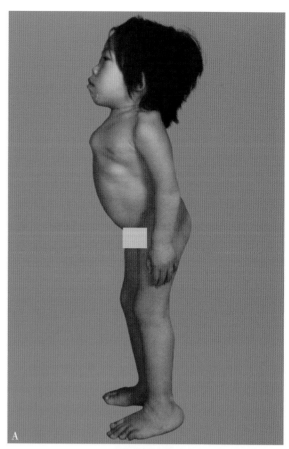

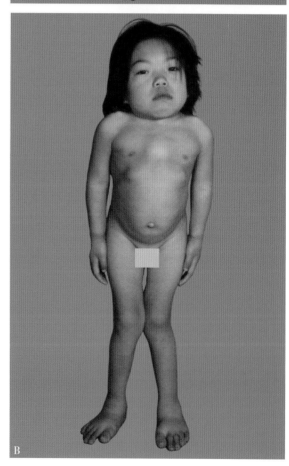

图 15-0-26-2
黏多糖贮积症Ⅳ型
A. 左侧位；B. 正面观。

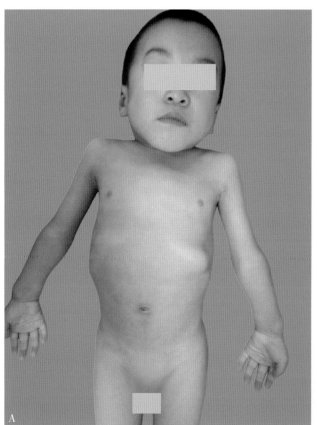

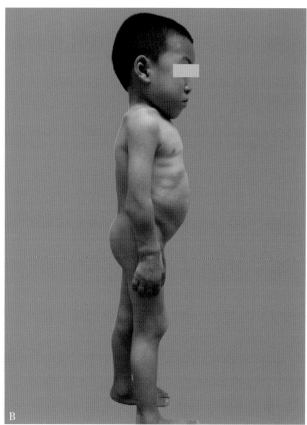

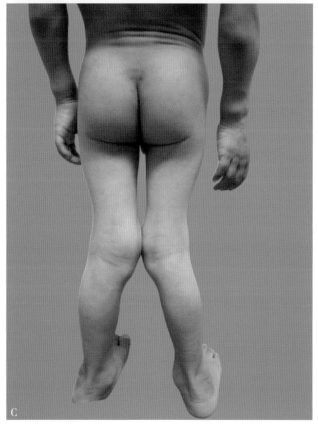

图 15-0-26-3
黏多糖贮积症Ⅳ A 型
A. 面容；B. 侧身；C. X 腿。

【鉴别诊断】

MPS Ⅳ A 需要同其他矮身材侏儒症相鉴别。

（罗小平 蔡春泉 舒剑波）

第二十七节　骨硬化症

骨硬化症（osteopetrosis）又称骨硬化病、石骨症、大理石骨病（marble bone disease）、原发性脆性骨硬化、硬化性增生性骨病，是一种具有骨质再吸收障碍、骨皮质密度增加的罕见遗传性骨病（图 15-0-27-1）。1904 年由 Albers-Schonberg 首次报道，是一种由破骨细胞产生障碍或功能缺陷导致的以骨吸收障碍为主的罕见遗传性代谢性骨病。临床分为常染色体隐性（ARO）、显性（ADO）及 X 连锁（XLO）3 类，其中婴儿恶性骨硬化症（infantile malignant osteopetrosis，IMO）是临床表现最重的一型，多为 ARO。IMO 的临床特征为婴幼儿时期发病，进展快、存活率低，有明显的血液系统、神经系统及骨骼系统症状，包括不同程度的贫血、肝脾肿大、身材矮小、巨头畸形、脑积水、视觉听力减退或丧失、广泛的骨质硬化等症状。

如图 15-0-27-1 所示，患儿，女性，6 个月，发热 4 天，咳嗽 2 天，发现贫血及血小板减少 1 天。图片见患儿 X 线显示骨质密度增高，皮髓质界限不清，长骨呈粉笔样。

【鉴别诊断】

（1）氟骨症：为全身性骨质增生，具有一定的地区特异性，患者有一定的氟接触病史，除此之外，氟骨症多伴有氟中毒的其他征象如氟斑牙，关节酸痛等，X 线检查可见韧带及肌腱附着处钙化。

（2）全身多发成骨性骨转移：多见于癌症转移，其骨硬化多为不规则的均匀改变。

（3）肾性骨营养不良：是骨营养代谢障碍所导致的一类疾病，在广发骨硬化的基础上还可见佝偻病、骨质软化等骨营养不良的相关症状。

（蔡春泉　舒剑波）

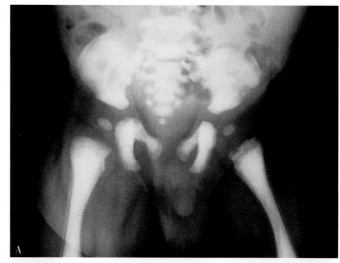

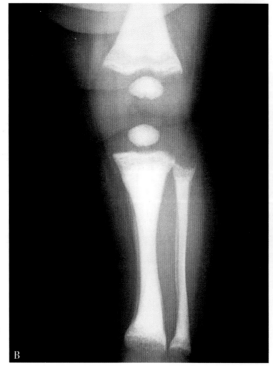

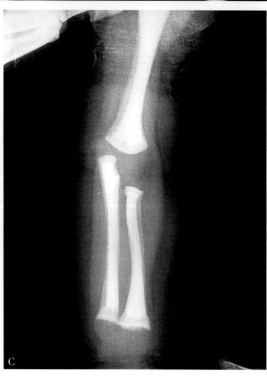

图 15-0-27-1
骨硬化症
A. 骨盆及下肢 X 线片；
B. 下肢 X 线片；
C. 下肢 X 线片。

第二十八节 SHORT 综合征

SHORT 综合征（SHORT syndrome）是一种罕见的常染色体显性遗传病，1975 年由 Gorlin 等人首次在 *Birth Defects* 杂志上报道。患者通常在外表上存在一些特殊的异常特征，特征包括：身材矮小（short statue），关节过伸和 / 或腹股沟疝（hyperextensibility of joints or hernia or both），眼凹陷（ocular depression），Rieger 异常（rieger anomaly），出牙延迟（teething delay），并取其首字母归纳为"SHORT 综合征"。该病的患病率目前尚不清楚，全球报道病例数约 50 余例，中国报道 8 例。SHORT 综合征与 *PIK3R1* 基因（5q13.1）突变有关，该基因编码磷脂酰肌醇 3 激酶的调节亚基（p85α、p55α、p50α），参与多个信号通路传导，通过激活 PI3K-Akt-mTOR 通路，在脂肪分化、胰岛素信号传导、细胞增殖中起着重要作用。目前已报道的 *PIK3R1* 基因突变位点有 11 个，最常见突变位点为 c.1945C ＞ T。目前，未发现 *PIK3R1* 基因的突变类型和临床表型之间的相关性。多系统受累是 SHORT 综合征的特点，约 50% 的患者有 4 个或以上的 SHORT 临床特征，60% 左右的患者合并胰岛素抵抗、糖尿病。SHORT 综合征的临床治疗标准尚未确定。然而，随着时间的推移，对代谢异常进行综合治疗是非常可行的。SHORT 综合征的预后与年龄、受累器官的数目、受累器官的功能及对治疗的反应有关。在大多数情况下，预期寿命不受影响。作为一种常染色体显性遗传病，疾病遗传给下一代的概率为 50%。因此，对 SHORT 综合征患者应进行遗传咨询和产前诊断（图 15-0-28-1）。

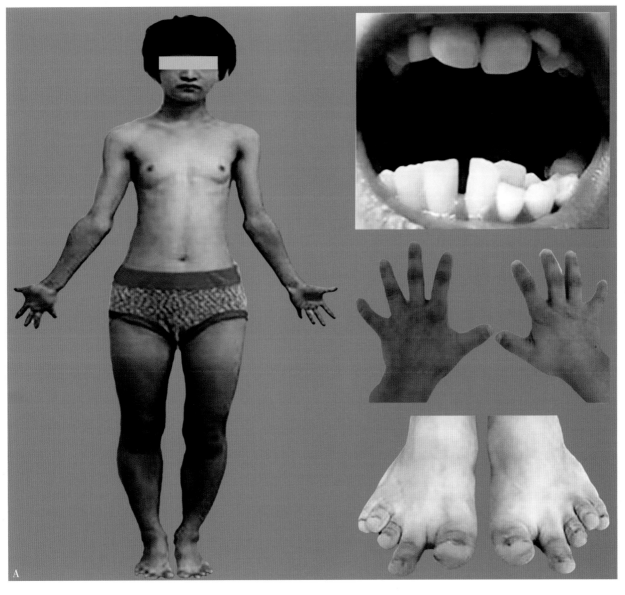

A

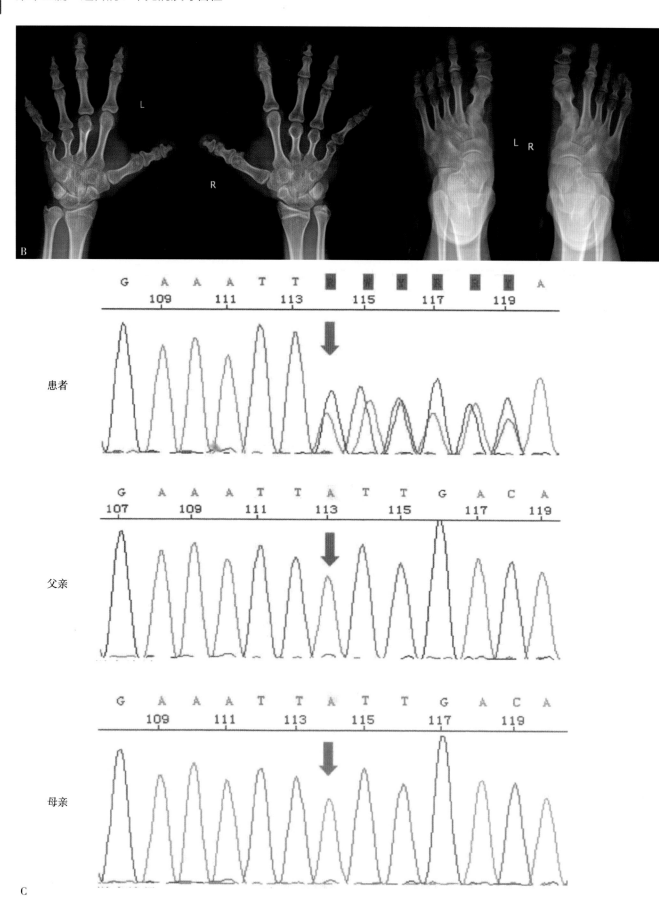

图 15-0-28-1

SHORT 综合征

A. 患者的大体照、混合牙列、手指和足趾畸形；B. 患者双手及双足正位片；C 患者 *PIK3R1* 基因 c.1615_1617delATT（p.Ile539del）家系 Sanger 验证结果。

如图 15-0-28-1 所示，患儿，女性，14 岁 6 月，出生时体重 2.1kg，身长 44cm，符合小于胎龄儿（small for gestational age infant，SGA）。平时智力一般，学习成绩较差，自初三下学期辍学。自幼身高比同性别、同年龄儿童身高偏矮，最近 2 年身高增长约 2cm，存在生长迟缓。乳腺发育年龄不详，就诊时仍未月经来潮。既往无特殊病史，父母非近亲婚配，父亲身高 170cm，母亲身高 153cm，无糖尿病家族史。查体：身高 137.3cm（−4SD），体重 27kg（−2.7SD），身体指数 BMI14kg/m^2（−2.7SD），指间距 122.5cm，上部量 67.3cm，下部量 70cm，坐高 78.5cm。体形消瘦，皮肤偏黑，眼窝深陷，嘴角稍下垂，三角脸，小下颌，混合牙列（4 颗乳牙未脱落），双肘关节过伸，有肘外翻，手指及脚趾短小，掌骨征，双足蹬趾关节背伸畸形。双侧乳腺 Tanner Ⅲ 期，外阴发育无异常，阴毛 Tanner Ⅲ 期。辅助检查：甲状腺功能、性腺六项、皮质醇及 ACTH 节律均正常，左旋多巴生长激素激发试验中 GH 峰值 7.035ng/mL（90 分），精氨酸生长激素激发试验中 GH 峰值 10.341ng/mL（60 分）。垂体 MR：垂体饱满，增强后明显强化，信号均匀，垂体柄居中。骨龄片：骨龄约 15～16 岁，左手掌骨及指骨短小；双足正位片：双足跖趾关节背伸，第 3、4 跖趾骨粗短畸形。空腹血糖 15.3mmol/L，糖化血红蛋白 12.5%，血清 C 肽 4.12ng/mL，尿常规：葡萄糖（＋＋），酮体（＋＋），抗胰岛细胞抗体、抗谷氨酸脱羧酶抗体均阴性。给予胰岛素皮下注射治疗，胰岛素用量最大达 78U/d，存在胰岛素抵抗。留取患者家系血行全外显子测序，发现 PIK3R1 基因 c.1615_1617delATT 杂合突变，致使第 539 位的异亮氨酸发生框内缺失（p.Ile539del）。Sanger 测序家系验证显示其父母均未携带此突变，提示为新生突变。最终确诊该患者为 SHORT 综合征。

【鉴别诊断】

（1）Rabson-Mendenhall 综合征：罕见的常染色体隐性遗传疾病，位于 19q13.2 上的胰岛素受体基因突变所致，临床表现为宫内发育迟缓、眼距宽、扁平鼻、耳位低、多毛、皮下脂肪萎缩、胰岛素抵抗及糖尿病（空腹低血糖伴胰岛素抵抗）。易与 SHORT 综合征混淆，但后者常表现为极度胰岛素抵抗，基因检测可有助于两者鉴别。

（2）Silver-Russel 综合征：罕见的遗传异质性疾病，以严重的宫内及生后生长发育受限为主。临床表现还有肢体不对称，颅面部畸形，如三角脸、小下颌、牙列不齐、第 5 小指向内弯曲等。该病由 7 号染色体母源性单亲二倍体、11p15 区域母源性或父源性印记基因 IGF2 和 H19 表达缺陷所致，随着分析生物检测技术的进步，越来越多的印记基因表达异常可能与 Silver-Russel 综合征有关。基因检测有助于鉴别该病。

（张艳红 班 博）

第二十九节 神经纤维瘤病Ⅰ型

神经纤维瘤病（neurofibromatosis，NF）一种由基因缺陷导致神经嵴细胞发育异常而引起的多系统损害的常染色体显性遗传病。根据临床表现和遗传学定位分为神经纤维瘤病Ⅰ型（neurofibromatosis typeⅠ，NFⅠ）、神经纤维瘤病Ⅱ型（neurofibromatosis typeⅡ，NFⅡ）和施万细胞瘤病。NFⅠ型的主要特征为皮肤咖啡牛奶斑和周围神经多发性神经纤维瘤，致病基因位于 17q11.2，发病率约为 1/3 500。NFⅡ常表现为双侧听神经鞘瘤、椎管内多发性神经鞘瘤或单侧听神经鞘瘤伴单发或多发性脑膜瘤。致病基因位于 22q8.2，发病率约为 1/40 000。施万细胞瘤病其临床表现缺乏特异性，多见于成年人，临床较罕见，表现为多发性非皮肤侵犯的神经鞘瘤，并不伴有双侧前庭神经鞘瘤。

NFⅠ是最常见的影响神经功能的常染色体显性遗传疾病之一，NFⅠ是一种多系统疾病，其中一些特征可能在出生时就出现，但大多数是与年龄相关的表现。主要为皮肤咖啡牛奶斑、多发性神经纤维瘤、皮肤皱褶处雀斑样改变、Lisch 结节、视神经胶质瘤和骨骼发育异常。NFⅠ的诊断标准依据美国国立卫生研究院（NIH）于 1987 年共识会议上制定的临床标准。2021 年，国际神经纤维瘤病诊断标准共识组（I-NF-DC）

对 1987 年制定的 NF I 诊断标准提出了修正建议，主要加入了基因学诊断，具体为：① 6 个或以上咖啡牛奶斑（CALMs）：在青春期前直径 > 5mm 或在青春期后直径 > 15mm；② 2 个或以上任何类型的神经纤维瘤或 1 个丛状神经纤维瘤（plexiform neurofibroma，pNF）；③ 腋窝或腹股沟区雀斑；④ 视神经胶质瘤（optic pathway glioma，OPG）；⑤ 2 个或以上 Lisch 结节（虹膜错构瘤）；⑥ 特征性骨病变，如蝶骨发育不良或长骨皮质增厚伴或不伴假关节；⑦ 在正常组织（如白细胞）中具有等位基因变体分数达 50% 的致病杂合子 NF I 基因变异。对于无父母患病史者，满足上述 2 条或以上临床特征可被诊断为 NF I。有父母患病史者，满足 1 条或以上临床特征可被诊断为 NF I；如患者只有 CALMs 和腋窝或腹股沟区雀斑，需同时考虑 Legius 综合征（Legius syndrome，LS）的可能性，尤其是双侧色斑患者。大约 50% 的 NF I 患者遗传自父亲或母亲，约 50% 的 NF I 患者是由于新发变异所致。因此，建议对新发致病性变异（即父母双方均未诊断为 NF I）的先证者父母进行详细评估。如果先证者父母一方患有 NF I，且先证者父母有再次妊娠计划，必须进行遗传咨询（图 15-0-29-1）。

如图 15-0-29-1 所示，患儿，女性，5 岁 3 个月，出生体重 3.4kg，出生身长 50cm，出生时发现身上有多个大小不等的"皮肤色素沉着"，符合咖啡牛奶斑表现。平时智力正常，自 3 岁起身高较同龄、同性别儿童偏矮，身高增长速度不详，存在身高增长落后。父母非近亲婚配；无 NF I 的家族史；无颅脑外伤史或家族性

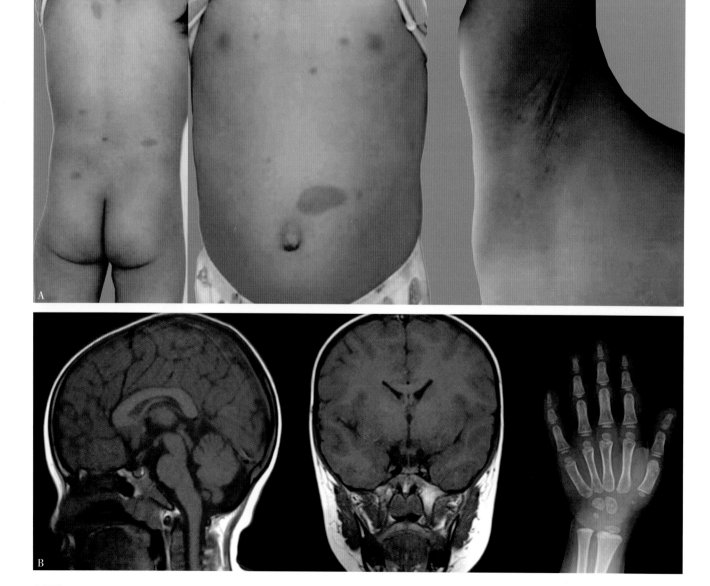

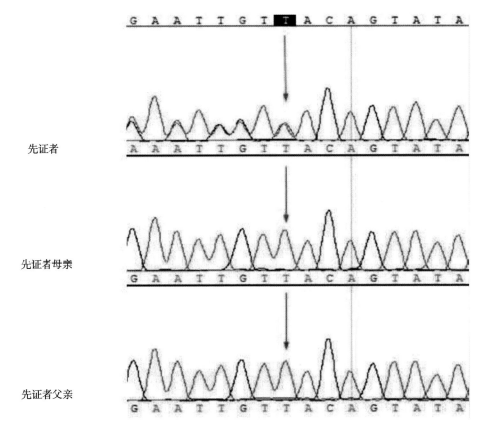

图 15-0-29-1
神经纤维瘤病Ⅰ型
A. 咖啡牛奶斑，腋下雀斑；B. 患者垂体 MRI 及骨龄；C. 患者 NFⅠ基因 c.539_540insA（p.Gln181Thrfs*20）gDNA 测序及 Sanger 验证结果。

矮小病史。父亲身高 174cm（0.22SD），母亲身高 159cm（−0.20SD）。查体：身高 103.5cm（−2.22SD），体重 17kg（−1.78SD），体重指数（BMI）15.87kg/m^2（−1.73SD），指间距 95.5cm，上部量 56.5cm，下部量 47cm，坐高 59.5cm，全身可见 20 余处直径＞5mm 咖啡牛奶斑，最大 1 处位于脐左上，大小约 4cm×2cm，腋窝可见雀斑，无皮肤神经纤维瘤。双乳 Tanner 分期Ⅰ期，无第二性征发育，无骨骼畸形等其他异常临床表型。患者垂体磁共振平扫未见异常，左手骨龄约 3 岁。眼底检查未见 Lisch 结节。左旋多巴生长激素激发试验 GH 峰值为 3.641ng/mL，胰岛素低血糖生长激素激发试验 GH 峰值为 4.533ng/mL。IGF-I 70ng/mL（−0.95SD），胰岛素样生长因子结合蛋白 3（insulin-like growth factor binding protein 3，IGFBP3）4.36μg/mL（正常参考范围：0.9 ~ 4.3μg/mL）。其他实验室指标（如血常规、肝功、肾功、电解质、血脂、血糖、甲状腺功能、性激素、促肾上腺皮质激素和皮质醇）均在正常范围内。留取家系血对 NFⅠ基因（基因编号为 NM_000267.3）进行测序，发现 NFⅠ基因中有一个移码突变 c.539_540insA（p.Gln181Thrfs*20），该突变导致其所在基因编码蛋白在第 200 位提前终止，造成其多肽链被截断，而正常基因可编码 2 818 个氨基酸。第 181 位密码子谷氨酰胺残基位于神经纤维瘤蛋白的保守结构域，推测该突变具有致病性。其父亲、母亲均未见相同突变，考虑为新发变异。根据诊断标准，最终确诊该患者为 NFⅠ。

【鉴别诊断】

（1）Legius 综合征（LS）：又称为Ⅰ型神经纤维瘤样综合征（neurofibromatosis type 1-like syndrome），是由生殖细胞系 SPRED1 基因杂合失功能突变引起的罕见常染色体显性遗传病，表现为多发咖啡牛奶斑，可伴有腋窝和 / 或腹股沟雀斑、巨头畸形，但缺少神经纤维瘤、视神经通路神经胶质瘤、Lisch 结节（虹膜错构瘤）、骨骼异常等 NFⅠ典型症状。基因检测有助于明确诊断。

（2）McCune-Albright 综合征（MAS）：是一种以内分泌功能紊乱（如外周性性早熟、高催乳素血症、生长激素分泌过多、甲状腺功能亢进、库欣综合征、甲状旁腺功能亢进症等）、骨纤维异样增殖症以及皮肤咖啡牛奶斑为典型表现的一种临床综合征。符合三联征中的两条可诊断 MAS。MAS 是由体细胞中 G 蛋白偶联受体刺激型 α 亚单位的编码基因（GNAS）发生突变所致。针对局部病变组织进行 GNAS 基因突变检测，有助于确定诊断。

（邵　倩　张　梅　班　博）

第三十节　地中海贫血

地中海贫血（thalassemia）又称珠蛋白生成障碍性贫血、海洋性贫血，是由于编码珠蛋白链的基因突变，导致血红蛋白合成减少或丧失所引起的一种常染色体隐性遗传性溶血性疾病。患者以不同程度的慢性溶血性贫血为特点，可出现黄疸、贫血、身材矮小、地中海贫血外貌、肝脾肿大、含铁血黄素沉着症等，外周血红细胞呈小细胞低色素改变，可见靶型红细胞。

如图 15-0-30-1 所示，患者，男性，36 岁，面色苍黄 30 余年。基因型 $\beta^{17M}/\beta^{SEA-HPFH}$。查体见患者面色轻

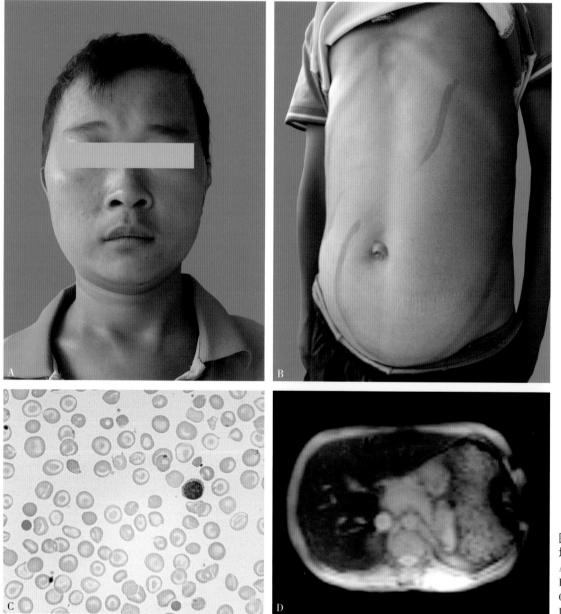

图 15-0-30-1
地中海贫血
A. 地中海贫血外貌；
B. 站立位腹部外观；
C. 外周血涂片；
D. 肝脏 MRI。

度苍黄，身高 1.5m，头颅轻度增大，额部 / 颧骨突出，眼距增宽，低鼻梁；肝右肋下约 4.5cm 可及，质韧，边缘清楚，无压痛，脾最远点距离左锁骨中线与左肋缘交点约 14cm，脾右缘距离前正中线约 4cm，质硬，边缘清楚，无压痛。外周血涂片：红细胞体积小，中央淡染区扩大，可见靶型红细胞；肝脏 MRI：T_2 铁过载检测为 0.93ms，重度铁沉积。

【鉴别诊断】

（1）遗传性球形红细胞增多症（hereditary spherocytosis）：间歇性溶血性贫血，肝脾肿大（以脾大为主）、胆石症，外周血中出现球形红细胞，基因检测可确诊。

（2）吉尔伯特综合征（Gilbert syndrome）：轻度黄疸，随年龄增长可减轻，无贫血，红细胞形态正常，基因检测可确诊。

（3）缺铁性贫血（iron deficiency anemia）：慢性起病，小细胞低色素性贫血，无黄疸，血清铁蛋白含量低，铁剂治疗有效。

（朱春江）

第三十一节　尼曼 - 皮克病

尼曼 - 皮克病（Niemann-Pick disease）又称鞘磷脂沉积病（sphingonyelinosis），一种遗传性糖脂代谢性疾病。是神经鞘磷脂酶的编码基因突变使该酶表达缺乏，导致神经鞘磷脂广泛沉积于全身各器官的网状内皮系统和神经系统内而引起肝脾肿大、淋巴结肿大及皮肤色素沉着等临床表现。1914 年由 Niemann 首先报道，1922 年，Pick 描述了该病的组织病理学特征并确定本症为一独立的疾病。

如图 15-0-31-1 所示，患儿，男性，3 岁，腹部膨隆、肝脾肿大 1 年余，查体见患儿腹部膨隆，肝脾明显肿大，结合多种检查诊断为尼曼 - 皮克病。

【鉴别诊断】

（1）戈谢病（Gaucher disease）：常染色体隐性遗传病，与尼曼 - 皮克病同属于脂质代谢异常性疾病，二者区别在于在骨髓、肝、脾、淋巴结等穿刺标本中可见数目不等的戈谢细胞或尼曼 - 匹克细胞。

（2）肝豆状核变性：又称威尔逊病（Wilson disease）。常染色体隐性遗传病，是一种以铜代谢障碍为发病机制的疾病。多在青少年或成年早期起病，有肝损害和神经退行性病变等临床表现。与尼曼 - 皮克病相比本病可出现眼角膜凯 - 弗环（Kayser-Fleischer ring，KF环）、抗球蛋白试验（又称 Coombs 试验）阴性的溶血性贫血、血清功能性铜蓝蛋白和血清总铜水平明显降低、血清自由铜和尿铜水平异常升高。

（蔡春泉　舒剑波）

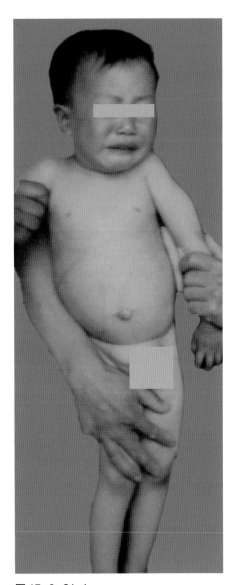

图 15-0-31-1
尼曼 - 皮克病

第三十二节　外胚层发育不良

外胚层发育不良（ectodermal dysplasia）由 CDH3 基因突变导致的一种常染色体隐性遗传病。外胚层发育障碍可引起牙、毛、甲、汗腺等的完全或部分缺失及皮肤受累。临床表现为外胚层发育不良、先天性缺指畸形和黄斑营养不良。

如图 15-0-32-1 所示，患者，男性，19 岁，自觉面部外形不佳 10 余年。查体见患者毛发稀少，眉毛缺如，先天缺牙、牙发育不良。全身汗腺与皮脂腺较常人为少，皮肤菲薄、干燥掌跖角化过度。

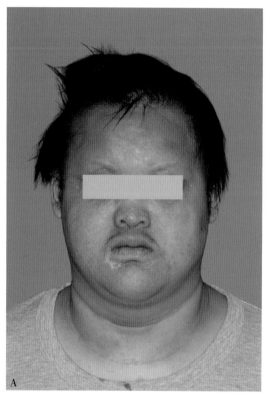

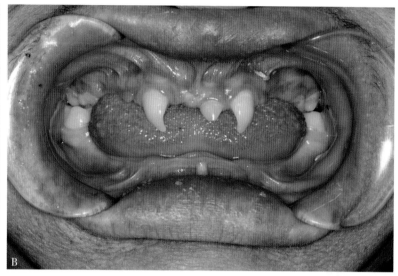

图 15-0-32-1
外胚层发育不良
A. 毛发稀少、眉毛缺如；B. 先天缺牙伴牙发育异常。

（袁　华）

第三十三节　遗传性球形红细胞增多症

遗传性球形红细胞增多症（hereditary spherocytosis），先天性红细胞膜缺陷性溶血病最常见的一种类型，是一组以外周血涂片中出现球形红细胞为特征的常染色体显性遗传的溶血性疾病。

外周血涂片可见到较多的球形红细胞，如图 15-0-33-1 所示，患儿，男性，4 岁，间断皮肤巩膜黄染伴贫血 4 年。查体触诊左下腹部可扪及肿大脾脏，向右可及中线，向下达脐水平，腹部 CT 示脾脏增大，下极超过肝下极水平；术中探查显示肿大脾脏。诊断依据临床上有黄疸、贫血，脾大，球形红细胞增多（＞10%）或红细胞脆性增高及家族史。

【鉴别诊断】

自身免疫性溶血性贫血：是由于产生了抗自身红细胞抗体从而使自身红细胞破坏产生的溶血，可表现为贫血、皮肤巩膜黄染、轻度脾肿大，骨髓常规增生活跃，以幼红细胞增生为主，直接抗球蛋白试验以及冷凝集试验可协助诊断。

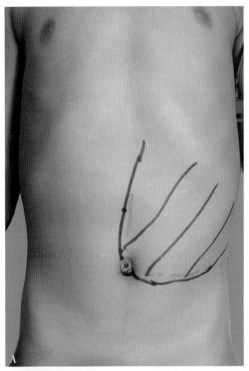
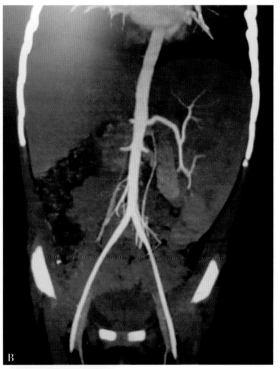
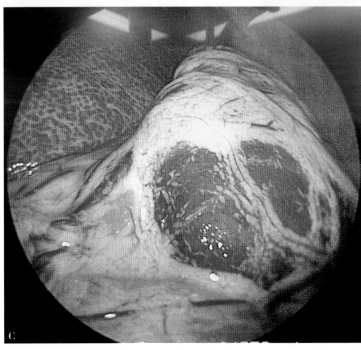

图 15-0-33-1
遗传性球形红细胞增多症
A. 脾脏轮廓；B. CT；C. 术中探查肿大脾脏。

（王朝龙　牛会忠　李　蕾）

第三十四节　结节疹性黄色瘤

结节疹性黄色瘤（tuberoeruptive xanthoma）的主要病因为脂代谢紊乱，常见疾病包括高脂蛋白血症、家族性高胆固醇血症、植物固醇血症（如谷固醇血症等），其他罕见疾病还有脑腱黄瘤病和疣状黄瘤等。黄色瘤是遗传性高脂血症的常见体征，主要见于家族性遗传性高脂血症，少见于谷固醇血症，如果黄色瘤累及关节，或伴有血液系统受累，需做固醇谱检测排除谷固醇血症，必要时做基因检测明确。因他汀类降血脂药对该病无效，故需要鉴别。

1457

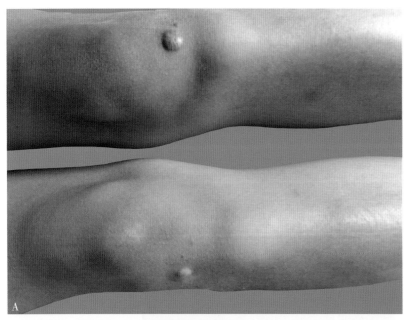

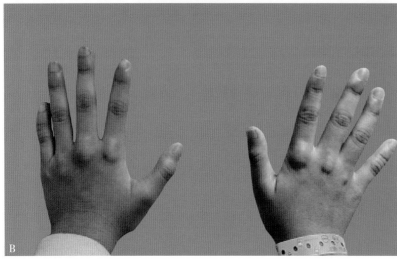

图 15-0-34-1
结节疹性黄色瘤
A. 双膝关节伸侧结节疹性黄色瘤；
B. 黄色瘤累及掌指关节。

如图 15-0-34-1 所示，患儿，女性，11 岁，发现皮肤结节半年余。查体检查双侧膝关节伸侧见结节，约 0.8cm×0.8cm～1.0cm×1.0cm，表面略泛黄，质硬，无触痛。图 15-0-34-1B 所见为患儿黄色瘤累及掌指关节。血总胆固醇 12.34mmol/L（＜5.18mmol/L），高密度脂蛋白胆固醇 0.98mmol/L（≥1.04mmol/L），低密度脂蛋白胆固醇 10.67mmol/L（＜3.37mmol/L），载脂蛋白 A1 1.06g/L（1.20～1.60g/L），载脂蛋白 B 2.74g/L（0.8～1.20g/L），血二氢胆固醇 22.46μmol/L（0.01～10.00μmol/L），菜油固醇 53.15μmol/L（0.01～10.00μmol/L），豆固醇 31μmol/L（0.10～8.50μmol/L），β 谷固醇 239.35μmol/L（1.00～15.00μmol/L）。

【鉴别诊断】

（1）家族性遗传性高脂血症：伸肌部位腱性或结节性黄色瘤，与谷固醇血症的体征难以鉴别，谷固醇血症容易累及关节，但家族性遗传性高脂血症不累及关节。家族性高脂血症谷固醇正常。

（2）疣状黄瘤：呈扁平或疣状的孤立性斑块，一般 1～2cm，易发生在口腔、肛门生殖器区（阴囊）或口周，与 NSOHL 基因突变有关，一般不伴高脂血症。

（3）脑腱黄瘤病：先天性脂代谢异常疾病。儿童期有慢性腹泻、白内障，少年期黄瘤、成人型患者可能表现出退化性的脑中枢病变。血浆胆固醇正常或偏低。

（单小鸥）

第三十五节 少年型脊髓性肌萎缩

少年型脊髓性肌萎缩（juvenile spinal muscular atrophy）又称脊髓性肌萎缩Ⅲ型（spinal muscular atrophy type 3）、库格尔贝格 – 韦兰德病（Kugelberg-Welander disease），是少年期发病的脊髓性肌萎缩的亚型。多在出生后 18 个月发病，表现为以下肢近端为主的肌肉无力，逐渐累及上肢，一般不累及脑神经，可出现全身肌肉震颤、肌萎缩，部分患者可有肌酸激酶轻中度升高，一般无呼吸肌受累。多数能行走，寿命正常或接近正常。

如图 15-0-35-1 所示，患者，男性，16 岁，下肢、上肢慢性进行性肌无力、肌肉萎缩，肌束震颤，Gower 征阳性，走路困难，步态摇摆等[*]。

第三十六节 21- 三体综合征

21- 三体综合征（21-trisomy syndrome），又称唐氏综合征（Down syndrome）、先天愚型，曾称糠状白痴（Furfuraceous idiocy）、Langdon-Down 综合征等。基因型为 47，XX 或 XY，+21 的染色体异常性疾病。可表现为严重的智力发育障碍、特殊面容及内脏器官发育异常等一系列临床综合征。1846 年由 Sequin 首先以"糠状白痴"为名报道；1866 年，Down 将其定名为唐氏综合征，1959 年 LeJune 证实此征为染色体异常，是一种常见的染色体疾病。由于多出的一条 21 号染色体因剂量效应破坏了正常基因组遗传物质间的平衡，致使患儿出现严重的智力低下、独特的面部和身体畸形，如小头、枕部扁平、项厚、眼裂小、外侧上斜、内眦深、眼距宽、马鞍鼻、口常半开、舌伸口外、手指短粗、掌纹有通贯、小指内弯等。参见第一篇第二章第十二节。

如图 15-0-36-1 所示，患儿，女性，6 岁，智力低下、运动发育落后 5 年余。检查见患儿小头，枕部扁平，项厚，眼裂小，外侧上斜，内眦深，眼距宽，马鞍鼻，口常半开，舌伸口外，双手畸形等。

如图 15-0-36-2 所示，患儿，男性，足月儿，生后少哭、吃奶困难 12 小时余，检查见内眦深，马鞍鼻，口常半开，通贯手等。

如图 15-0-36-3 所示，患儿，男性，足月急产，生后青紫窒息、拒乳 2 天余。图片见患儿项厚、眼裂小、外侧

---

[*] 引自参考文献 [9]。

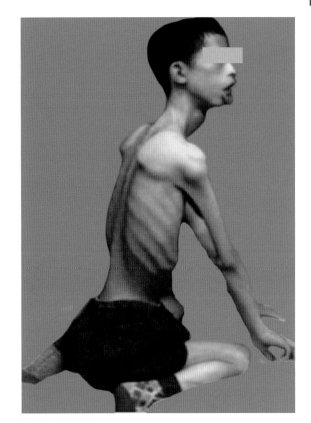

图 15-0-35-1
少年型脊髓性肌萎缩

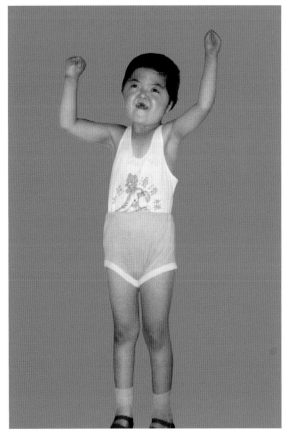

图 15-0-36-1
唐氏综合征

上斜、内眦深、眼距宽、马鞍鼻、手指短粗、掌纹有通贯、小指内弯，外周血染色体 G 带核型分析结果：47，XY，+21。

【鉴别诊断】

（1）先天性甲状腺功能减退症（congenital hypothyroidism）：表现为智力及生长发育障碍，可有特殊面容，如塌鼻、眼距宽、舌厚大常伸出口外、表情呆滞、面容浮肿、皮肤粗糙、干燥、贫血貌等。可通过检测血清促甲状腺激素，甲状腺素和染色体核型分析进行鉴别。

（2）黏多糖贮积症 I 型（mucopolysaccharidosis type I）：表现为智力及生长发育障碍，可出现粗糙面容，如头大、舟型头、前额突出、角膜混浊、鼻梁低平、鼻孔上翻、唇大而厚、舌大易伸出口外、关节僵硬等。可通过检测尿黏多糖和染色体核型分析进行鉴别。

（蔡春泉　舒剑波）

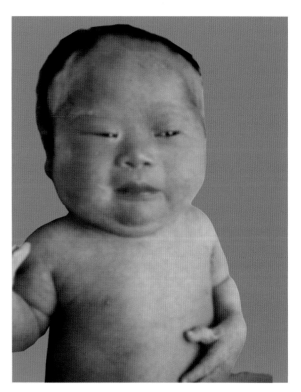

图 15-0-36-2
唐氏综合征

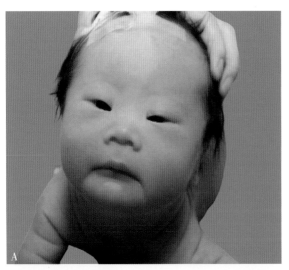

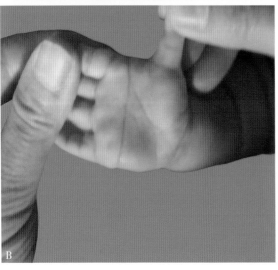

图 15-0-36-3
唐氏综合征
A. 面容；B. 通贯掌；C. 外周血染色体 G 带核型分析。

第 十 六 篇

寄生虫病及立克次体病

第十六篇 寄生虫病及立克次体病

第一章 丝虫病

丝虫病（filariasis）是淋巴丝虫病的简称，是由斑氏丝虫或马来丝虫在人体内寄生所引起的疾病。传染源是血中带有微丝蚴的患者，经蚊虫传播。早期常有反复发作的淋巴管炎及淋巴结炎，反复发作后，可因丝虫过多繁殖导致淋巴管阻塞，或管内压过高，致淋巴管破裂，淋巴外溢至结缔组织中，刺激组织慢性纤维增生。相关部位肿大，表面呈高低不平之结节状，皮肤肥厚、粗糙、坚实、变硬，压之无凹陷或有棘刺及疣状突起等。如睾丸鞘膜积液、乳糜尿、阴囊象皮肿、下肢象皮肿，甚或上肢、阴茎、阴唇、阴蒂和乳房等处也可出现象皮肿。患者居住在丝虫病流行区或有丝虫病流行区居住史，部分患者血液中可检查到微丝蚴等。

诊断主要依据：①来自疫区；②末梢血液、鞘膜积液或乳糜尿查微丝蚴阳性；③病变部位或淋巴结活检有丝虫虫体；④皮内试验血清丝虫抗体或循环抗原检测阳性；⑤有丝虫感染病史，有相应的早或晚期临床表现。上述中有 2 项以上阳性者可以诊断。

象皮肿是丝虫病晚期患者常见的临床表现，但并非所有象皮肿都是丝虫感染所致，如细菌性淋巴管炎反复发作，局部扭伤、肿瘤压迫及施行肿瘤根治手术时切除淋巴组织等，均可使淋巴回流受阻，逐渐引起相应部位的象皮肿。慢性丝虫病患者下肢象皮肿的病理改变是皮肤及皮下组织明显增厚及纤维化，血管及淋巴管扩张，基质增多，真皮乳头增大。

【鉴别诊断】

早期与各种病因引起的淋巴管炎、淋巴结炎鉴别。晚期要重视与其他原因的淋巴水肿鉴别。马来丝虫引起的象皮肿诊断不难，斑氏丝虫引起的鞘膜积液须与其他原因所致者相鉴别。

本章图片多拍摄于 1950—1970 年丝虫病流行区。近年来丝虫病已较少，临床上见到的淋巴水肿，多是肿瘤压迫及施行肿瘤根治手术时切除淋巴组织等所致，因淋巴回流受阻，逐渐引起相应部位的淋巴水肿。

第一节 下肢及阴囊象皮肿

一、下肢及阴囊象皮肿

下肢及阴囊象皮肿（elephantiasis of lower limbs and scrotum）见图 16-1-1-1，患者，男性，46 岁。22 岁开始双下肢有急性淋巴管炎或局部丹毒样皮炎反复发作，血内曾查到微丝蚴。其后双下肢逐渐增粗、阴囊肿大。图片显示双下肢至脚背及阴囊明显增粗肿大，多部位隆起或高低不一，皮肤粗糙、变厚变硬，皮皱加深，有棘刺和疣状凸起等。阴茎包裹在肿大的阴囊之中，从龟头表面的棘刺和疣状凸起来看，患者也存在龟头象皮肿。双下肢均见反复感染痕迹，右下肢更重。

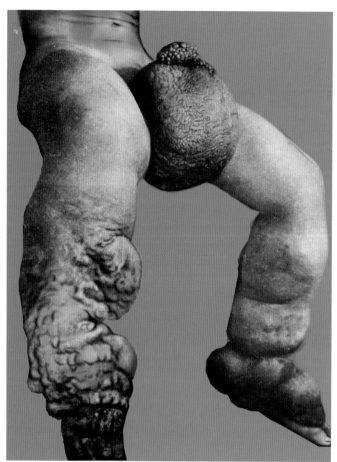

图 16-1-1-1
下肢及阴囊象皮肿

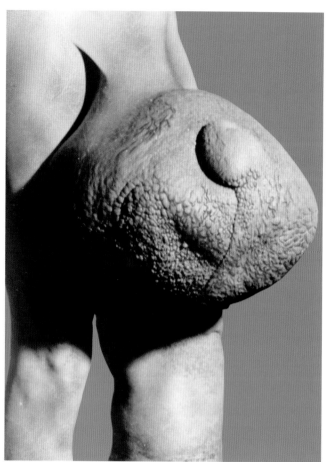

图 16-1-1-2
阴囊及下肢象皮肿

1966 年手术切除阴囊病变组织 12.5kg；1971 年手术切除双下肢病变组织，并进行大面积全厚皮片再植术，病情恢复理想。

二、阴囊及下肢象皮肿

阴囊及下肢象皮肿（elephantiasis of scrotum and lower limbs）如图 16-1-1-2、图 16-1-1-3 所示，两位患者均以巨大阴囊象皮肿为主，并伴有不同程度的下肢象皮肿。阴囊重度肿大、质硬，表皮粗糙、变厚变硬，皮皱加深，有棘刺和疣状突起等。龟头大小及表面的棘刺和疣状凸起不一，说明两患者也存在不同程度的龟头象皮肿。

如图 16-1-1-4 所示，患者系巨大阴囊象皮肿伴左下肢象皮肿。阴囊重度肿大、质硬，表皮粗糙、变厚变硬，皮皱加深，有棘刺和疣状突起等。龟头大小及表面的棘刺和疣状凸起不一，说明患者也存在不同程度的龟头象皮肿。左下肢及足部粗大、质硬，表皮粗糙、变厚变硬，皮皱加深，并伴反复感染痕迹。

（陈延平 黄炳成 李禹琦 赵亚波 杨志寅）

第二节 阴囊象皮肿

阴囊象皮肿（elephantiasis of scrotum）如图 16-1-2-1 及图 16-1-2-2 所示，两位患者阴囊肿大程度不同，表面粗糙高低不平，皮肤肥厚、变硬，有棘刺和疣状突起等象皮样改变。图 16-1-2-1 龟头有棘刺和疣状凸起，说明伴有龟头象皮肿。图 16-1-2-2 显示阴茎及龟头隐藏于巨大的阴囊象皮肿之中。阴囊的大小与淋巴管受阻程度、炎症轻重及时间长短等都有密切关系。一般结合病史、血微丝蚴检查，淋巴造影等检查可明确病因。

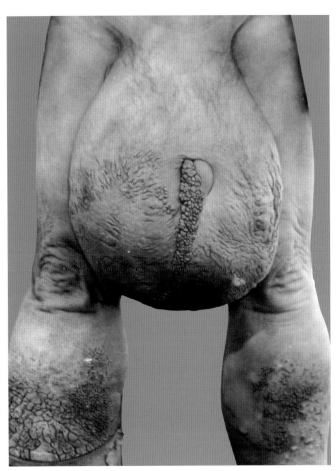

图 16-1-1-3
阴囊及下肢象皮肿

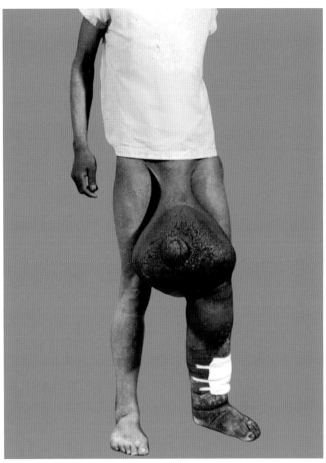

图 16-1-1-4
阴囊及下肢象皮肿

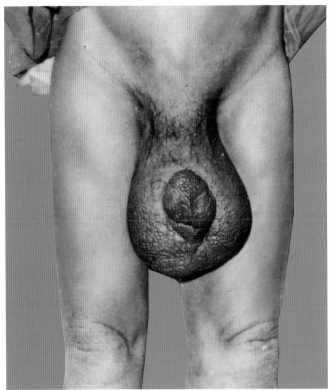

图 16-1-2-1
阴囊象皮肿

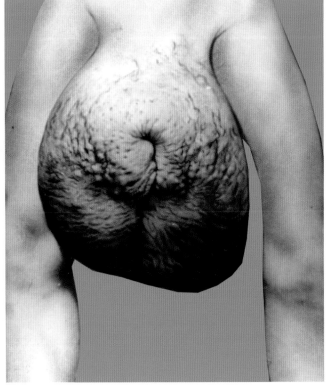

图 16-1-2-2
阴囊象皮肿

如图 16-1-2-3 所示，患者阴囊巨大，表面粗糙高低不平，皮肤增厚、变硬，有棘刺和疣状突起等象皮样改变。图片显示阴茎及龟头隐藏于巨大的阴囊象皮肿之中。

如图 16-1-2-4 所示，患者阴囊巨大，表面粗糙高低不平，皮肤增厚、变硬，皮皱明显加深，有棘刺和疣状突起等象皮样改变。图片显示该患者阴囊巨大，与其他有着明显不同，系从阴囊根部及左侧腹股沟起源。因年代久远，又无病史及其他有关记录，无法追溯。

如图 16-1-2-5 所示，患者阴囊肿大，皮肤增厚、变硬，表面无棘刺和疣状突起等象皮样改变。阴茎及龟头隐藏于肿大的阴囊象皮肿之中。并见两下肢静脉曲张。

如图 16-1-2-6 所示，患者两侧阴囊肿大不一，表面粗糙高低不平，皮肤增厚、变硬，有棘刺和疣状突起等象皮样改变。阴茎及龟头隐藏于肿大的阴囊象皮肿之中，包皮前端似有象皮肿样改变。

（陈延平　黄炳成　李禹琦　赵亚波　杨　震）

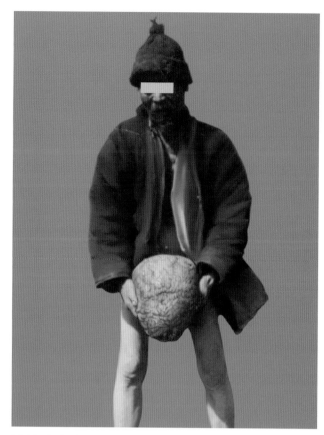

图 16-1-2-3
阴囊象皮肿

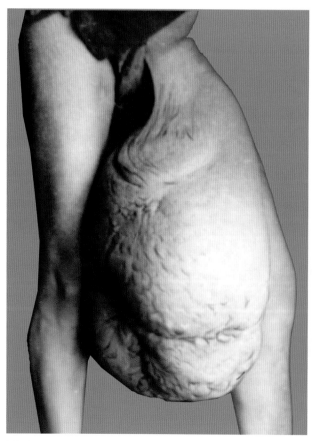

图 16-1-2-4
阴囊象皮肿

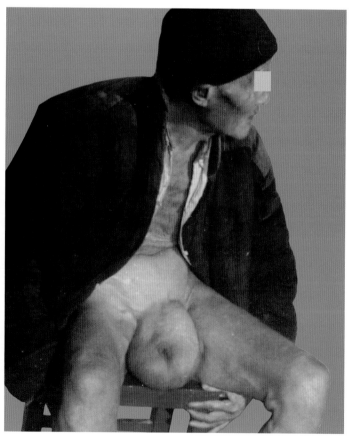

图 16-1-2-5
阴囊象皮肿

第三节 龟头象皮肿

龟头象皮肿（elephantiasis of balanus）见图 16-1-3-1，患者龟头的原貌已不复存在，龟头增大增粗、变硬，表面粗糙，并有棘刺和疣状突起。龟头右上方及阴茎上 1/3 两侧亦有棘刺和疣状凸起，阴茎增粗增长，表面粗糙、质硬，龟头已达膝关节，这均说明患者系巨大龟头象皮肿伴阴茎象皮肿。

（陈延平 黄炳成 李禹琦 赵亚波 宋国建 杨志寅）

第四节 外阴及下肢象皮肿

外阴及下肢象皮肿（elephantiasis of vulva and lower limbs）见图 16-1-4-1，患者青年女性，图片显示患者外阴及阴唇皮肤显著增厚、凸起，表面粗糙有皮皱，并见棘刺和疣状突起，触之质地坚韧，有结节感，压之无凹陷。左下肢增粗，皮肤粗糙、变厚变硬，皮皱加深，有疣状凸起、瘢痕及反复感染迹象等。说明患者亦伴有阴唇及左下肢象皮肿。患者居住在丝虫病流行区的山东省南部。

（陈延平 黄炳成 李禹琦 赵亚波 杨 震）

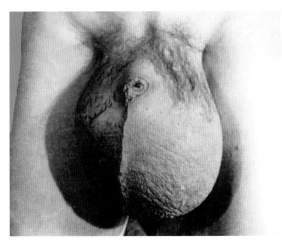

图 16-1-2-6
阴囊象皮肿

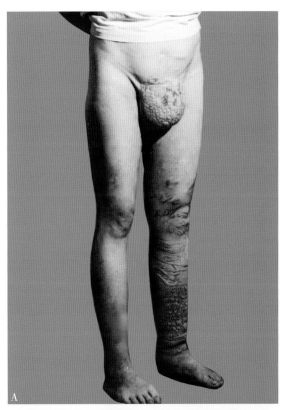

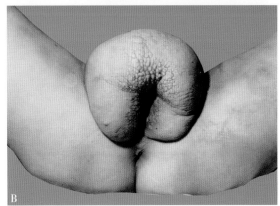

图 16-1-4-1
外阴及下肢象皮肿
A. 站立位；B. 截石位。

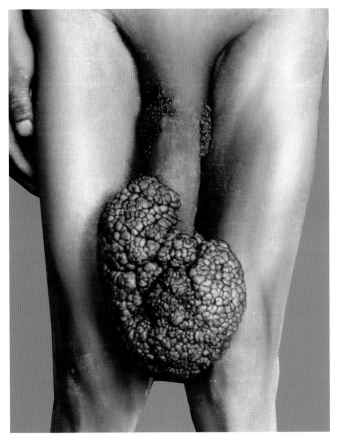

图 16-1-3-1
龟头象皮肿

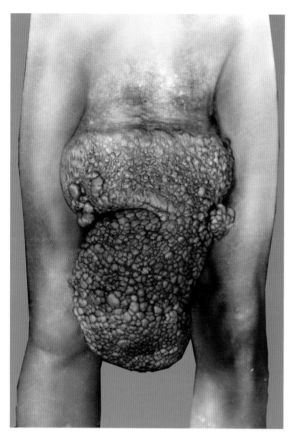

图 16-1-5-1
阴茎象皮肿

第五节 阴茎象皮肿

阴茎象皮肿（elephantiasis of penis）见图 16-1-5-1，图片显示患者巨大的阴茎及龟头基本失去原貌，增大增粗增长，龟头已达膝关节以下。表面粗糙，皮肤显著增厚并有棘刺和疣状凸起，触之质地坚韧，有结节感，压之无凹陷。

（陈延平 黄炳成 李禹琦 杨志寅）

第六节 乳房象皮肿

乳房象皮肿（mammary elephantiasis）见图 16-1-6-1、图 16-1-6-2。

如图 16-1-6-1 所示，患者两侧乳房肿大，右侧乳房中下及左侧乳房下部皮肤呈现弥漫性"橘皮样"改变，表面粗糙，皮肤显著增厚，有结节样凸起，尤右侧明显。

如图 16-1-6-2 所示，患者左侧乳房肿大，左侧乳头及乳房下部皮肤呈现弥漫性"橘皮样"改变，皮肤显著增厚、变硬，表面粗糙，有皮皱及结节样凸起。

【鉴别诊断】

乳腺癌患者的"橘皮样"改变多局限于乳头周围或乳房的某一局部。

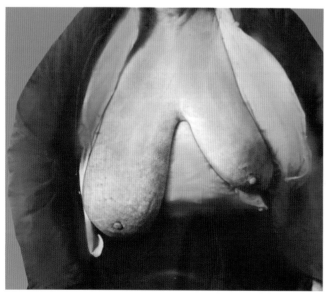

图 16-1-6-1
乳房象皮肿

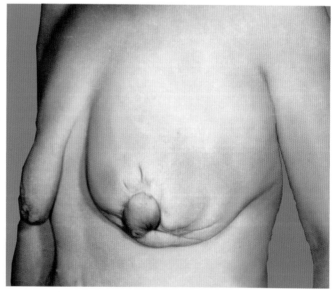

图 16-1-6-2
乳房象皮肿

（陈延平 黄炳成 李禹琦 杨 震）

第七节 上肢象皮肿

上肢象皮肿（elephantiasis of upper limbs）见图 16-1-7-1，患者左上肢肘关节以下（肘关节以上显示太少，可能是肿大不严重），包括手背及手指显著肿大、增粗，皮肤显著增厚、表面粗糙，并有皮皱及瘢痕和反复感染迹象等，触之质地坚韧，有结节感，压之无凹陷。

（陈延平 黄炳成 李禹琦 杨志寅）

第八节 下肢象皮肿

下肢象皮肿（elephantiasis of lower limbs）见图 16-1-8-1～图 16-1-8-19。

如图 16-1-8-1 所示，该患者系裹脚女性患者（尖脚畸形），右下肢（腹股沟至脚背）重度肿大、变粗，呈现畸形，肿大部位皮肤粗糙、变厚变硬，皮皱加深，有结节状凸起等。有反复感染迹象，触之质地坚韧，有结节感，压之无凹陷。

如图 16-1-8-2 所示，左下肢重度肿大、变粗，呈现严重畸形，肿大部位皮肤粗糙、变厚变硬，皮皱加深，有结节状凸起，足背更重。有反复感染迹象，触之质地坚韧，有结节感，压之无凹陷。右小腿至足部亦有轻度象皮肿表现。

如图 16-1-8-3 所示，右下肢膝关节以下肿大、变粗，严重畸形，皮肤粗糙、变厚变硬，皮皱加深，颜色深浅不一，有结节状凸起，足背更重。有反复感染迹象，触之质地坚韧，有结节感，压之无凹陷。

如图 16-1-8-4 所示，左下肢膝关节以下重度肿大、变粗，呈现严重畸形，肿大部位皮肤粗糙、变厚变硬，皮皱加深，有结节状凸起，小腿、踝关节及足背严重变形。有反复感染迹象，触之质地坚韧，有结节感，压之无凹陷。

如图 16-1-8-5 所示，右下肢膝关节以下肿大、变粗，严重畸形，肿大部位皮肤粗糙、变厚变硬，皮皱加深，有结节状凸起，小腿、踝关节及足背严重变形。有反复感染迹象，触之质地坚韧，有结节感，压之无凹陷。

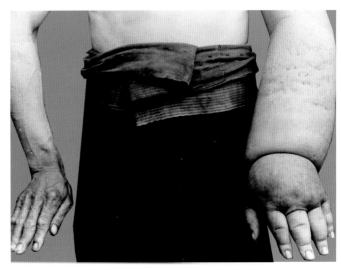

图 16-1-7-1
上肢象皮肿

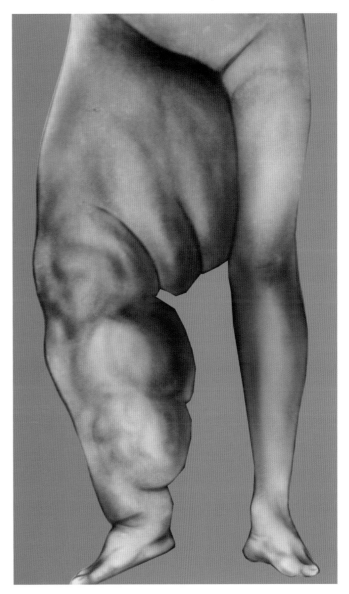

图 16-1-8-1
下肢象皮肿

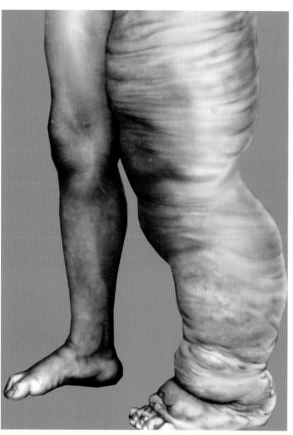

图 16-1-8-2
下肢象皮肿

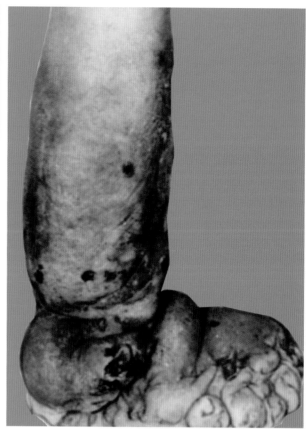

图 16-1-8-3
下肢象皮肿

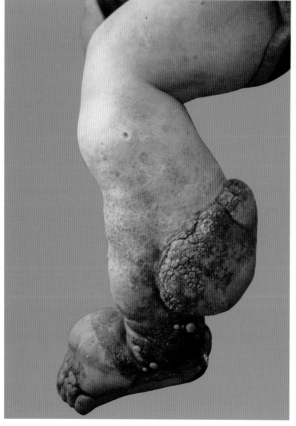

图 16-1-8-4
下肢象皮肿

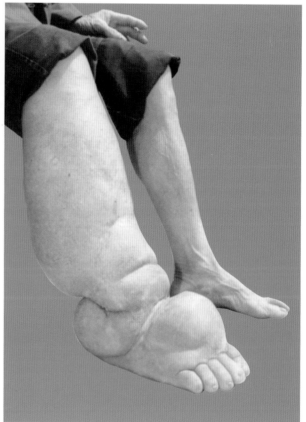

图 16-1-8-5
下肢象皮肿

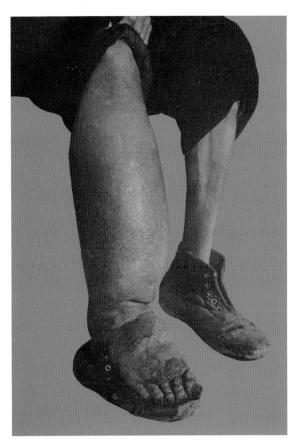

图 16-1-8-6
下肢象皮肿

如图 16-1-8-6 所示，右下肢肿大、变粗，畸形，肿大部位皮肤粗糙、变厚变硬，皮皱加深，有结节状凸起，踝关节及足背严重变形。有反复感染迹象，触之质地坚韧，有结节感，压之无凹陷。

如图 16-1-8-7 所示，左下肢（腹股沟至脚背）肿大、变粗，畸形，脚背肿大部位皮肤粗糙、变厚变硬，触之质地坚韧，有结节感，压之无凹陷。

如图 16-1-8-8 所示，患者系裹脚女性患者（尖脚畸形），两下肢膝关节以下肿大、变粗，呈现畸形，肿大部位皮肤粗糙、变厚变硬，皮皱加深，有结节状凸起等。左侧较重，膝关节以上似乎有肿大。有反复感染迹象，触之质地坚韧，有结节感，压之无凹陷。

如图 16-1-8-9 所示，两下肢膝关节以下至足背肿大、变粗，呈现畸形，肿大部位皮肤粗糙、变厚变硬，皮皱加深，有结节状凸起等。有反复感染迹象，触之质地坚韧，有结节感，压之无凹陷。

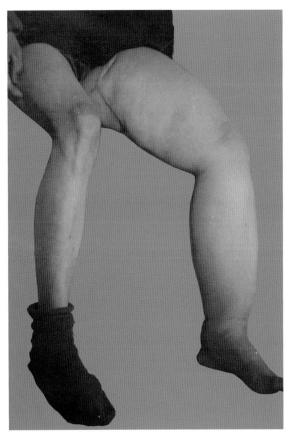

图 16-1-8-7
下肢象皮肿

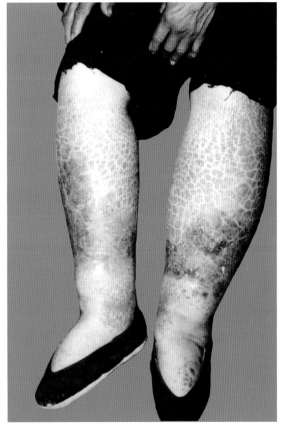

图 16-1-8-8
下肢象皮肿

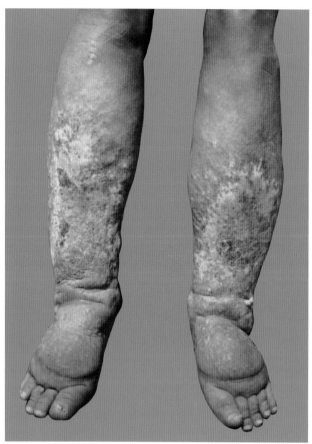

图 16-1-8-9
下肢象皮肿

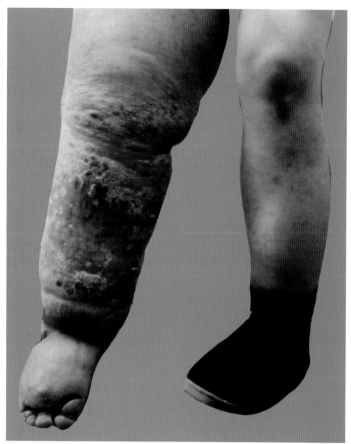

图 16-1-8-10
下肢象皮肿

　　如图 16-1-8-10 所示，右下肢重度肿大、变粗，呈现畸形，右侧膝关节以下至足背肿大部位皮肤粗糙、变厚变硬，皮皱加深，有结节状凸起等。有反复感染迹象，触之质地坚韧，有结节感，压之无凹陷。

　　如图 16-1-8-11 所示，左下肢小腿至足背肿大、变粗，畸形，肿大部位皮肤变厚。足踝有感染迹象，触之质地坚韧，压之无凹陷。

　　如图 16-1-8-12 所示，右下肢重度肿大、变粗，呈现畸形，右侧膝关节以下至足背肿大部位皮肤粗糙、变厚变硬，皮皱加深，有结节状凸起等。有反复感染迹象，触之质地坚韧，有结节感，压之无凹陷。

　　如图 16-1-8-13 所示，两下肢膝关节以下重度肿大、变粗，呈现畸形，尤膝关节以下至足背较重，皮肤粗糙、变厚变硬，皮皱加深，有结节状凸起等。有反复感染迹象，触之质地坚韧，有结节感，压之无凹陷。

　　如图 16-1-8-14 所示，左下肢重度肿大、变粗，呈现畸形，左侧膝关节以下至足背肿大部位皮肤粗糙、变厚变硬，皮皱加深，有结节状凸起等。有反复感染迹象，触之质地坚韧，有结节感，压之无凹陷。

　　如图 16-1-8-15 所示，左下肢重度肿大、变粗，呈现严重畸形，左侧小腿至足皮肤粗糙、变厚变硬，皮皱加深，结节状凸起显著。有反复感染迹象，触之质地坚韧，有结节感，压之无凹陷。

　　如图 16-1-8-16 所示，左下肢膝关节以下重度肿大、变粗，呈现严重畸形，左小腿至足皮肤粗糙、变厚变硬，皮皱加深，结节状凸起。有反复感染迹象，触之质地坚韧，有结节感，压之无凹陷。

　　如图 16-1-8-17 所示，右下肢膝关节以下肿大、变粗，呈现畸形，皮肤粗糙、变厚变硬，皮皱加深，结节状凸起。有反复感染迹象，触之质地坚韧，有结节感，压之无凹陷。

　　如图 16-1-8-18 所示，左下肢膝关节以下重度肿大、变粗，呈现严重畸形，左小腿至足皮肤粗糙、变厚变硬，皮皱加深，显著结节状凸起。有反复感染迹象，触之质地坚韧，有结节感，压之无凹陷。

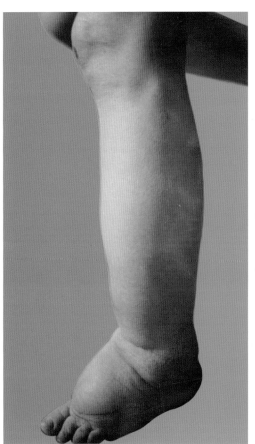

图 16-1-8-11
下肢象皮肿

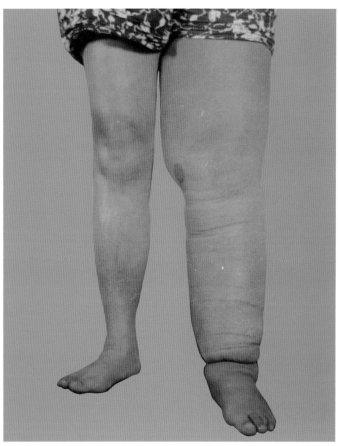

图 16-1-8-12
下肢象皮肿

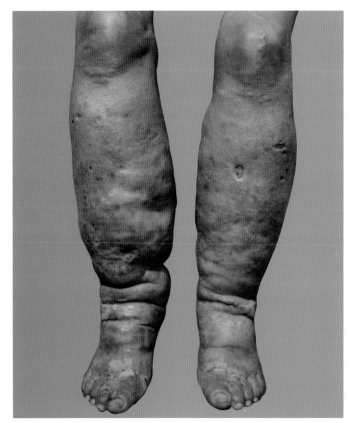

图 16-1-8-13
下肢象皮肿

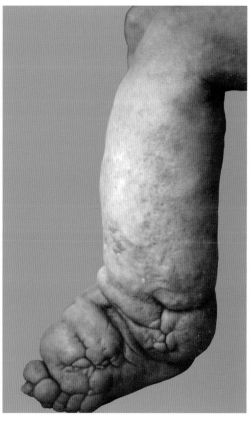

图 16-1-8-14
下肢象皮肿

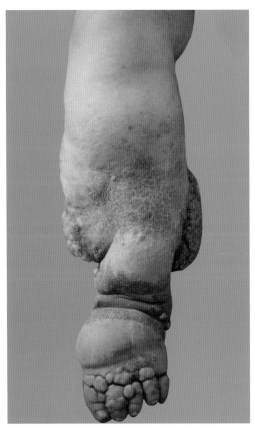

图 16-1-8-15
下肢象皮肿

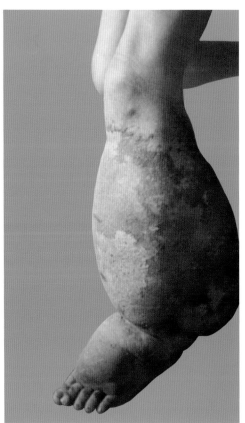

图 16-1-8-16
下肢象皮肿

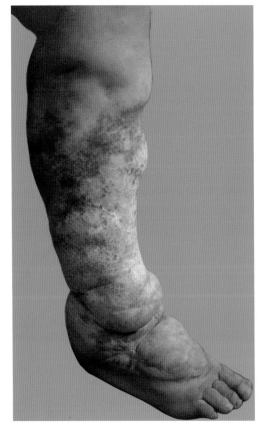

图 16-1-8-17
下肢象皮肿

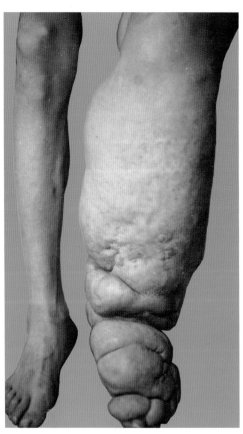

图 16-1-8-18
下肢象皮肿

如图 16-1-8-19 所示，左下肢膝关节以下重度肿大、变粗，呈现畸形，左小腿至足皮肤粗糙、变厚变硬，皮皱加深。有反复感染迹象，触之质地坚韧，有结节感，压之无凹陷。

图 16-1-8-20 及图 16-1-8-21 是近年来的下肢象皮肿散发病例。

如图 16-1-8-20 所示，患者，女性，54 岁，双下肢肿胀 12 年，皮肤裂开 4 年。图中见左下肢非凹陷性水肿，以左足为重，皮肤裂开，见多处溃疡及疣状赘生物。

如图 16-1-8-21 所示，患者，男性，36 岁，发现右小腿及右足逐渐肥厚增粗 10 余年，有洞庭湖丝虫病疫区生活史。右小腿及右足增粗变形、功能受限，高低不平的隆起，肢端可见色素沉着，质韧，压之为非凹陷性水肿。

【鉴别诊断】

原发性单纯性淋巴水肿：出生后即有一侧肢体局限或弥漫性肿胀，不痛、无溃疡，极少并发感染，一般情况良好，多见于下肢。

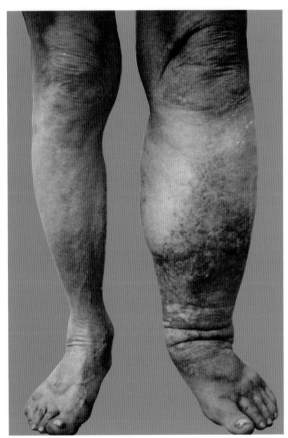

图 16-1-8-19
下肢象皮肿

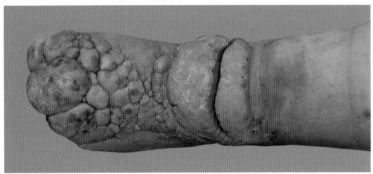

图 16-1-8-20
下肢象皮肿

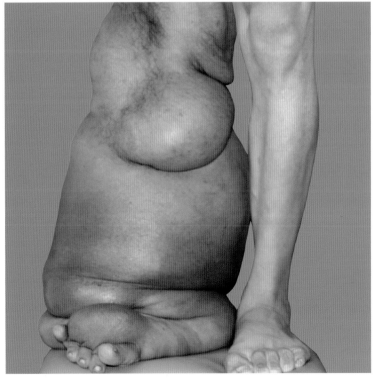

图 16-1-8-21
下肢象皮肿

（陈延平　黄炳成　李禹琦　杜　敏　杨　震　张作鹏　范鹏举）

第二章　华支睾吸虫病

华支睾吸虫病（clonorchiasis sinensis）又称肝吸虫病，是由华支睾吸虫寄生于人体的胆道系统所引起的疾病。华支睾吸虫病是由于人们生食或半生食含有华支睾吸虫囊蚴的淡水鱼虾等引起的食源性寄生虫病，轻度感染者多症状轻，或有腹胀、腹泻、乏力、右上腹痛等，重者可出现消化功能紊乱、肝肿大、肝区疼痛、黄疸等，晚期患者常伴有肝硬化、腹水、门静脉高压、肝胆管癌等，儿童可出现发育障碍。研究证明，华支睾吸虫感染者发生胆管癌的风险是非感染者的 4.5 倍，WHO 于 2009 年确定华支睾吸虫为致胆管癌的 I 类致癌因素。因此，早期、快速诊断具有重要的临床意义。华支睾吸虫侵入人体，其虫卵、幼虫可随人的粪便排出体外。粪便检查在华支睾吸虫病诊断、流行病学调查和驱虫效果评定上均具有重要价值。华支睾吸虫病的诊断原则：应根据流行病学史、临床表现及实验室检查结果等予以诊断。

以下这组患者的照片拍摄于 1970 年前后，都有流行病学史、临床表现，粪便检查到华支睾吸虫虫卵或幼虫。这组慢性华支睾吸虫病患者，都已出现肝硬化腹水，甚或处于疾病的中晚期。患者的肝脏切面，检查到肝胆管及胆总管内寄生大量华支睾吸虫成虫。

一、华支睾吸虫病伴肝硬化腹水

华支睾吸虫病伴肝硬化腹水病例见图 16-2-0-1 ～图 16-2-0-3。

【鉴别诊断】

因华支睾吸虫病大部分症状和体征为非特异性的，故应与病毒性肝炎、血吸虫病、肝片形吸虫病、肝硬化等有相似症状的疾病进行鉴别。疾病的早期多易漏诊或误诊。

二、华支睾吸虫病的肝脏标本

华支睾吸虫病的肝脏切面，如图 16-2-0-4 所示，图片是华支睾吸虫病患者的肝脏切面标本，检查见肝胆管及胆总管内寄生大量华支睾吸虫成虫。

（陈延平　黄炳成　宋国建　杜　敏　李禹琦　杨　震）

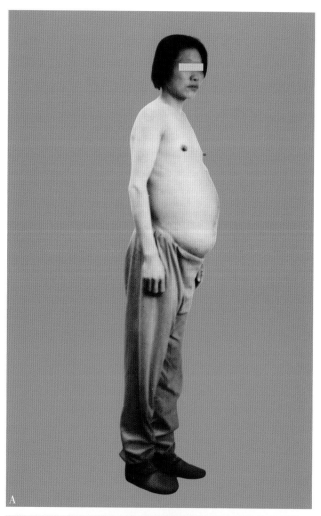

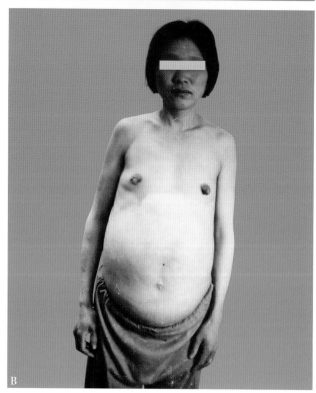

图 16-2-0-1
华支睾吸虫病肝硬化腹水
A. 侧面观；B. 正面观。

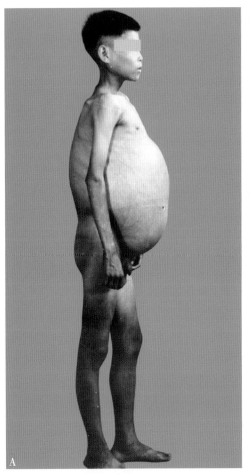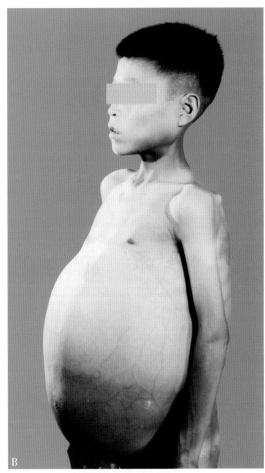

图 16-2-0-2
华支睾吸虫病肝硬化腹水
A. 侧面观；B. 左前斜面观。

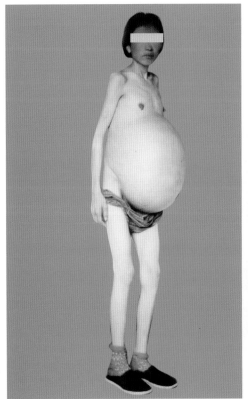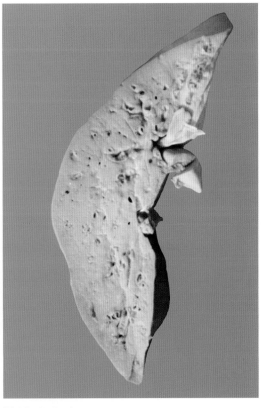

图 16-2-0-3
华支睾吸虫病肝硬化腹水

图 16-2-0-4
华支睾吸虫病的肝脏切面

第三章　利什曼病

利什曼病（leishmaniasis）是一种由利什曼原虫感染引起的人兽共患寄生虫病。按照临床表现一般分为3种类型：内脏利什曼病（即黑热病）、皮肤利什曼病和黏膜皮肤利什曼病。2010年WHO资料显示，全球有99个国家和地区有利什曼病分布。我国境内主要以内脏利什曼病为主。

第一节　内脏利什曼病

内脏利什曼病（visceral leishmaniasis）又称黑热病（kala-azar），是由被利什曼原虫感染的白蛉叮咬所致。长期不规则发热、消瘦、进行性脾肿大、全血细胞减少等是内脏利什曼病的主要临床特点。

20世纪40年代、50年代曾在我国长江以北的17个省、区、市广泛流行，经过大规模防治，1958年宣布本病基本上被消灭。调查显示：最近几年，在西部6省有散发病例。

长期不规则发热、消瘦、进行性脾肿大、全血细胞减少及血浆球蛋白增高是该病早期的重要特点。发病年龄越小，病程越长，肝脾肿大越明显，且脾肿大程度大于肝脏。细胞增生及继发的阻塞性充血是肝脾、淋巴结肿大的基本原因。早期的皮肤损害多是白蛉叮咬部位出现淡褐色丘疹或结节。一般是面、颈部大小不一的肉芽肿样结节，或呈丘疹状，结节大小不一，呈淡红色或紫红色，并逐渐变成棕红色，呈半球状隆起，一般不化脓破溃，结节大小、数目不等，可融合成大的斑块，类似瘤型麻风的"狮面"。随着病情发展，出现破溃的结节多不易愈合。晚期皮肤发生斑片状色素沉着，以额、颊、口周及腹中部最为明显，皮肤变黑伴发热，故名黑热病。

内脏利什曼病诊断原则，主要根据流行病学史、临床表现以及免疫学检测和病原学检查结果予以诊断。我国临床上主要通过骨髓涂片及组织病理活检病原学和rk39免疫层析试纸条测定对黑热病进行诊断，其中骨髓、淋巴结、脾、皮肤等组织中发现杜氏利什曼原虫为诊断的"金标准"。骨髓穿刺简便易行，创伤小，为首选方法。

如图16-3-1-1所示，该图拍摄于1950年，是山东省某县一家庭中的5个孩子同时患内脏利什曼病。以不规则发热和进行性脾肿大为主，在山东省寄生虫病防治所治愈。1984年随访，5人健康状况良好。

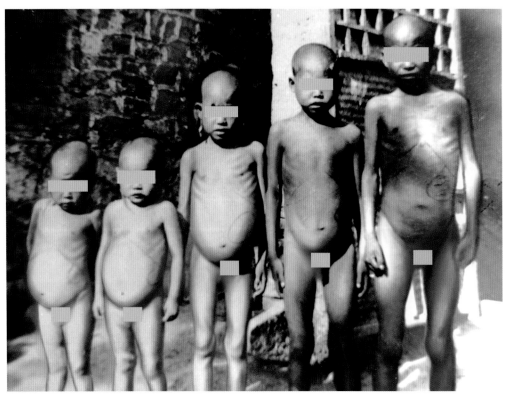

图16-3-1-1
内脏利什曼病

　　如图 16-3-1-2 ~ 图 16-3-1-7 所示，这组内脏利什曼病患者（拍摄于 20 世纪 50 年代），除有不规则发热及肝脾肿大外，有的还表现消瘦或严重的营养不良等。

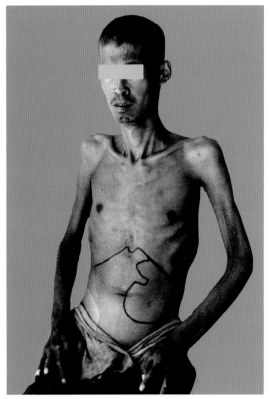

图 16-3-1-2
内脏利什曼病

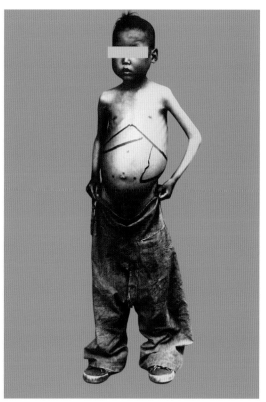

图 16-3-1-3
内脏利什曼病

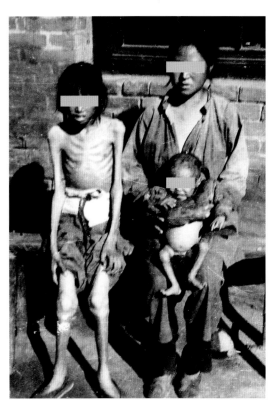

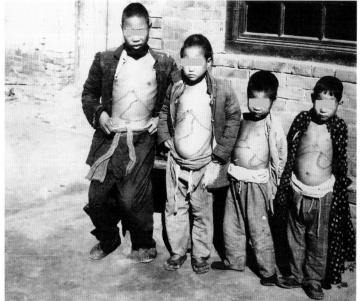

图 16-3-1-5
内脏利什曼病

图 16-3-1-4
内脏利什曼病

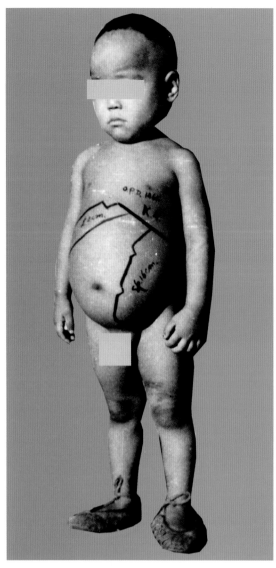
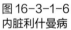
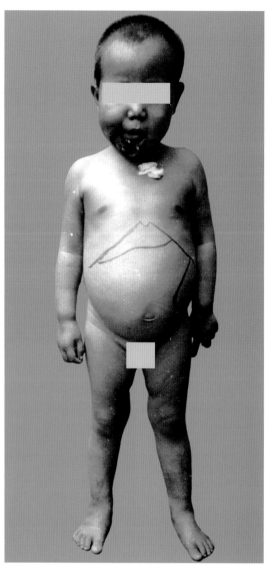

图 16-3-1-6
内脏利什曼病

图 16-3-1-7
内脏利什曼病

（陈延平　黄炳成　宋国建　杜　敏　李禹琦　杨志寅）

第二节　皮肤利什曼病

皮肤利什曼病（cutaneous leishmaniasis）的皮肤损害，一般是早期白蛉叮咬部位出现淡褐色丘疹或结节。以及中晚期从头面、颈部至全身大小不一的肉芽肿样结节，结节大小不一，呈淡红色或紫红色，并逐渐变成棕红色。或呈丘疹状、半球状隆起，一般不化脓破溃，结节大小、数目不等，亦可融合成大的斑块，类似瘤型麻风的"狮面"。随着病情发展，结节破溃后多不易愈合。晚期皮肤发生斑片状色素沉着。病愈后皮肤损害亦可基本恢复正常。

如图 16-3-2-1 ~ 图 16-3-2-10 所示的皮肤利什曼病患者，其全身多部位的皮肤都呈现特征性表现。图 16-3-2-9 和图 16-3-2-10 展示了部分患者治疗前后的皮肤变化。

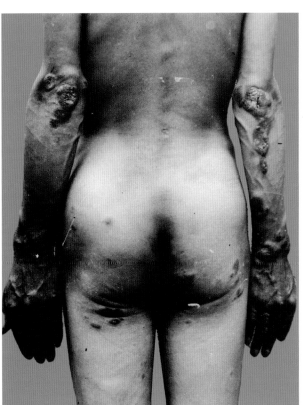

图 16-3-2-1
皮肤利什曼病

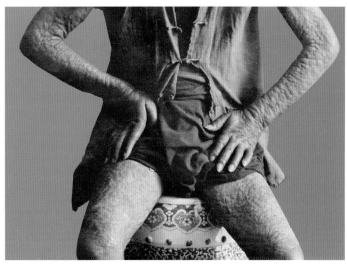

图 16-3-2-2
皮肤利什曼病

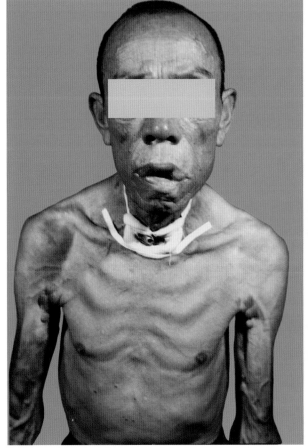

图 16-3-2-3
皮肤利什曼病

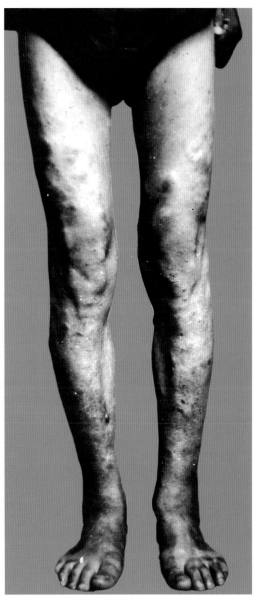

图 16-3-2-4
皮肤利什曼病

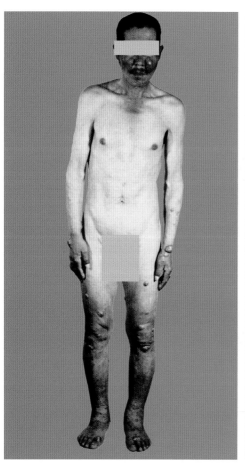

图 16-3-2-5
皮肤利什曼病

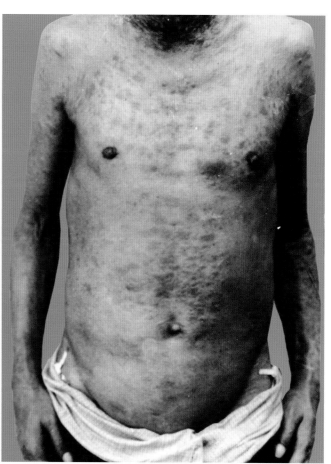

图 16-3-2-6
皮肤利什曼病

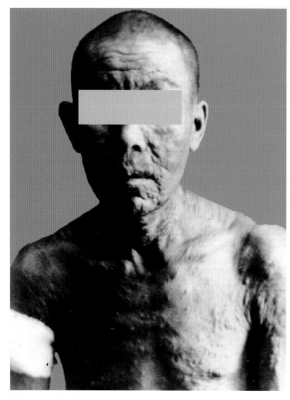

图 16-3-2-7
皮肤利什曼病

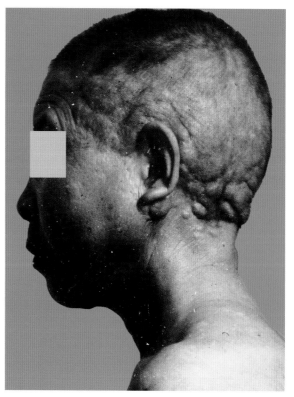

图 16-3-2-8
皮肤利什曼病

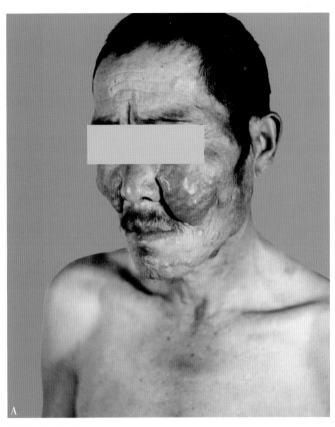
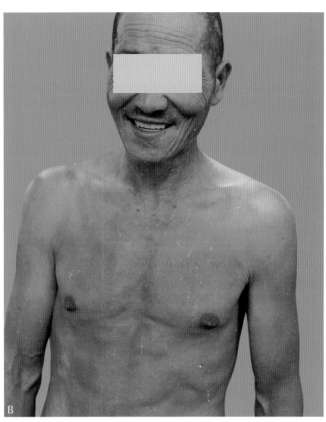

图 16-3-2-9
皮肤利什曼病面部皮损治疗前后对比
A. 治疗前；B. 治疗后。

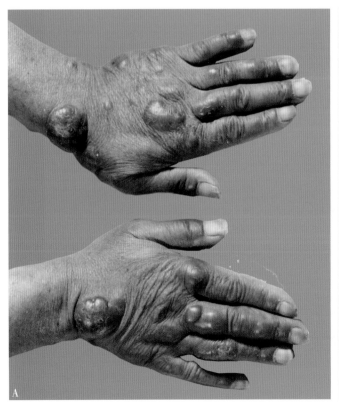
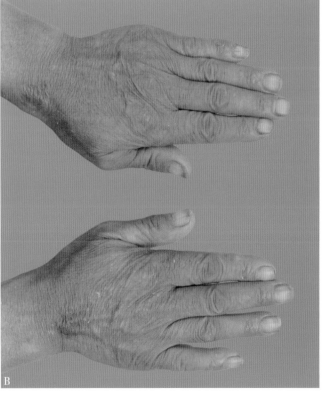

图 16-3-2-10
皮肤利什曼病手部皮损治疗前后对比
A. 治疗前；B. 治疗后。

（陈延平　黄炳成　宋国建　杜　敏　李禹琦　杨志寅）

第三节　黏膜皮肤利什曼病

黏膜皮肤利什曼病（mucocutaneous leishmaniasis）是黏膜、皮肤都表现不同程度的损害。

如图 16-3-3-1～图 16-3-3-4 所示的黏膜皮肤利什曼病患者，其面部及颈部皮肤和口、舌都有大小不等的结节和黏膜病变。后两者并发坏疽性口炎。

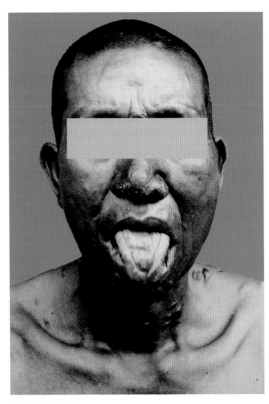

图 16-3-3-1
黏膜皮肤利什曼病

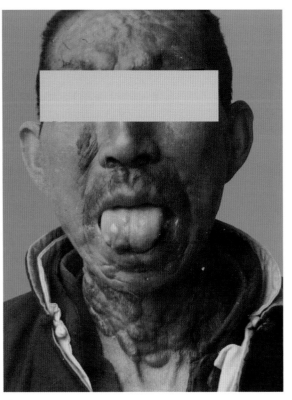

图 16-3-3-2
黏膜皮肤利什曼病

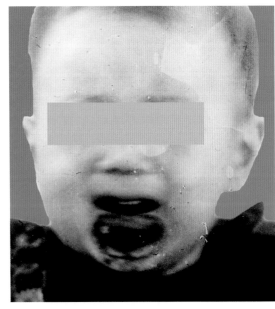

图 16-3-3-3
黏膜皮肤利什曼病并发坏疽性口炎

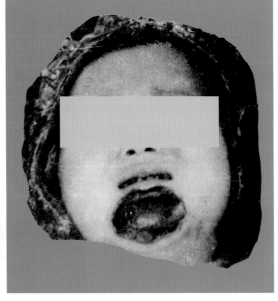

图 16-3-3-4
黏膜皮肤利什曼病并发坏疽性口炎

（陈延平　黄炳成　宋国建　杜　敏　李禹琦　杨志寅）

第四章　囊虫病

囊虫病（cysticercosis）是绦虫卵感染而达十二指肠并孵化出六钩蚴，钻入肠壁，进入血液循环而至各组织器官发育为囊虫所致。好发于青壮年群体，常见部位为脑、眼、肌肉、皮下等，临床多表现为坚韧、圆形的皮下、软组织内结节，累及脑、眼等重要器官时，常危及患者生命安全。囊虫病因囊虫寄生的部位和数目不同，其症状复杂，临床表现各异。目前囊虫病的分为以下 5 型：皮肌型、脑型、眼型、其他型（脊髓 / 心肌等）、混合型（具备 2 型以上者）。脑囊虫病（cerebral cysticercosis）发生较多，60% ~ 96% 的囊虫寄生于脑内。

囊虫病的诊断标准（全国囊虫病学术研讨会，2001 年 7 月于哈尔滨）：①有相应的临床症状和体征；基本排除了与之鉴别的其他疾病。②免疫学检查阳性（同时检测血和脑脊液囊虫 IgG 抗体均为阳性或用两种血清学检查方法检查 IgG 抗体均为阳性）。③头颅 CT 或 MRI 显示囊虫影像。④皮下、肌肉或眼囊结，经活检证实为囊虫者。⑤患者来自绦虫 / 囊虫病流行区，有排绦虫节片或食"囊虫肉"史。

凡满足上述条件组合之一者可确诊：④；①、②、③；①、②、⑤；①、③、⑤。囊虫和包虫免疫学检查存在交叉反应，在棘球蚴病（又称包虫病）流行区应注意两种疾病的鉴别。

以下这组患者的图片，都已确诊，其大部分患者经过活检证实（图 16-4-0-1 ~ 图 16-4-0-16）。

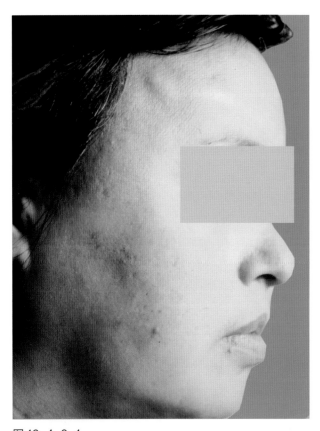

图 16-4-0-1
面部囊尾蚴结节

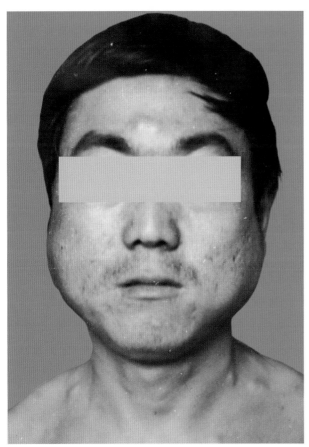

图 16-4-0-2
头颈部囊尾蚴结节

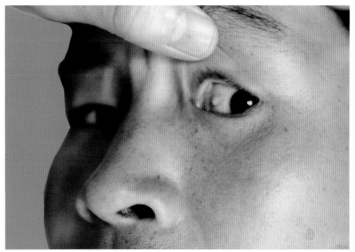

图 16-4-0-3
眼囊尾蚴结节

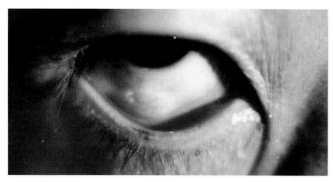

图 16-4-0-4
眼囊尾蚴结节

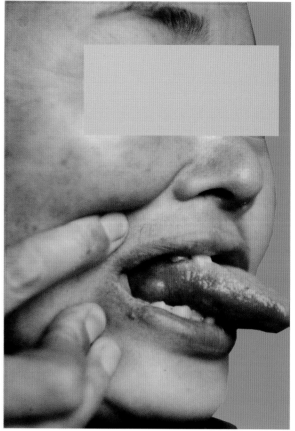

图 16-4-0-5
舌囊尾蚴结节

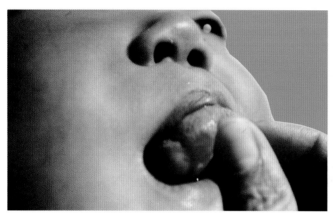

图 16-4-0-6
舌囊尾蚴结节

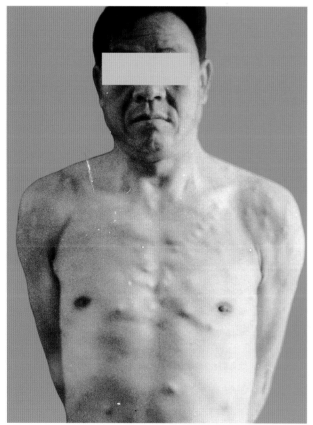

图 16-4-0-7
胸部囊尾蚴结节

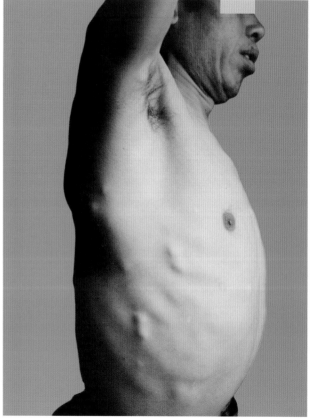

图 16-4-0-8
胸部囊尾蚴结节

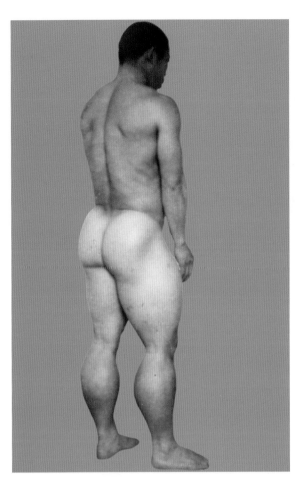

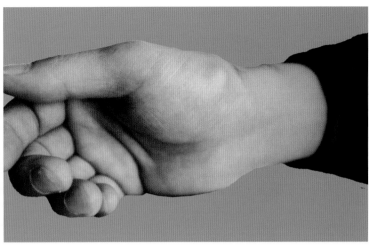

图 1G 4 0 10
手部囊尾蚴结节

图 16-4-0-9
囊虫性假性肌肥大症

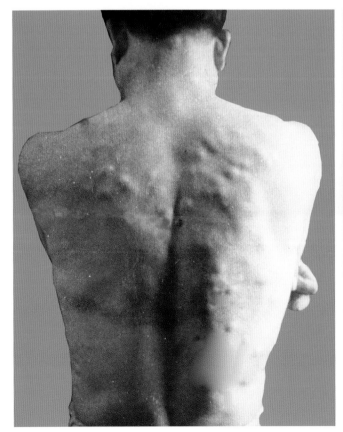

图 16-4-0-11
背部皮下囊尾蚴结节

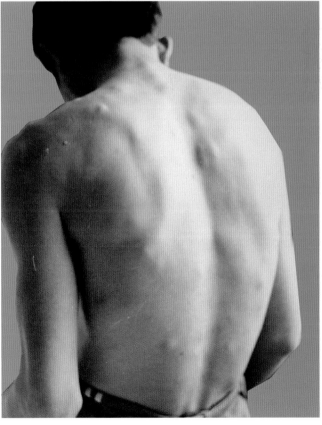

图 16-4-0-12
背部皮下囊尾蚴结节

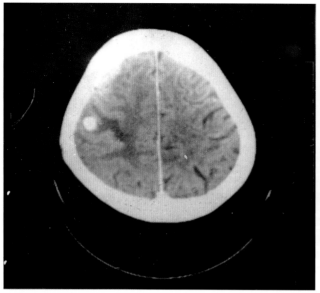

图 16-4-0-13
CT 示囊虫性小囊肿

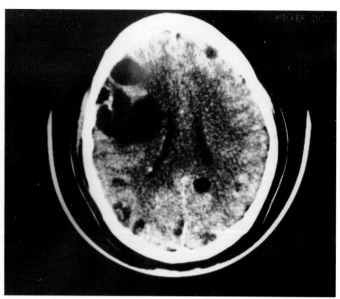

图 16-4-0-14
CT 示多发小囊

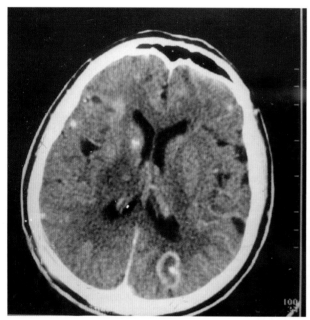

图 16-4-0-15
CT 示片状水肿

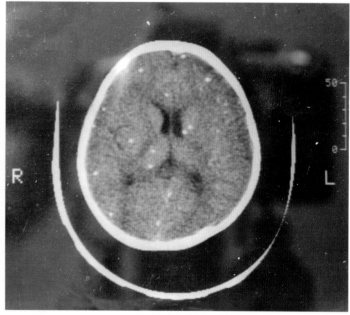

图 16-4-0-16
CT 示多发钙化型

（陈延平　黄炳成　宋国建　赵亚波　杨志寅）

第五章　血吸虫病

在血吸虫病（schistosomiasis）流行区，一些人反复感染或大量感染日本血吸虫尾蚴，若治疗不及时，经过一定时间的发展，可进展为晚期血吸虫病。晚期血吸虫病是血吸虫感染的严重转归，肝脏受到较严重损害，主要临床特征有肝脾大、腹水、生长发育障碍或消化道出血、肝性脑病等。根据主要临床表现，我国将晚期血吸虫病分为巨脾、腹水、结肠增殖与侏儒4种类型，每种类型有各自的症状体征特点。

一、巨脾型血吸虫病

巨脾型血吸虫病（advanced megalosplenia schistosomiasis）见图16-5-0-1，患者，男性，76岁，曾有血吸虫感染史60余年，12年前有上消化道出血史，近几年感上腹部不适。图中所见为腹部触诊脾脏左肋下3cm，表面光滑，质中，无压痛，活动度可。超声检查示脾脏增大。晚期血吸虫病因虫卵沉积于门静脉系统引起血管受损、压力增高可致门静脉高压症，继而引起脾肿大。不同患者脾肿大的程度也不尽相同。

【鉴别诊断】

（1）疟疾：可有寒战、发热、出汗热退的周期性发作的临床特征，血检可发现疟原虫。

（2）伤寒：热型特殊，可有表情淡漠、相对缓脉等症，血清肥达反应阳性，伤寒杆菌培养阳性。

二、腹水型血吸虫病

腹水型血吸虫病（ascites typical schistosomiasis）见图16-5-0-2，患者，男性，67岁，血吸虫感染史60年，腹部肿胀3年余。图中见为腹部膨隆，腹部绷紧发亮，呈蛙状腹，阴囊水肿极为显著。晚期血吸虫病伴发腹水，系因血吸虫病肝纤维化、肝功能减退所致，腹部增大和腹胀为主要临床表现，目前将腹水程度分为轻、中、重3度。

【鉴别诊断】

（1）肝炎后肝硬化：多有病毒性肝炎病史，肝细胞损害明显，谷丙转氨酶常升高。

（2）结核性腹膜炎：有发热、盗汗等全身症状，无门静脉高压症表现，抗结核治疗效果好。

（3）原发性肝癌：病情发展快速，肝脏进行性肿大，影像学检查肝内占位，血清甲胎蛋白增多。

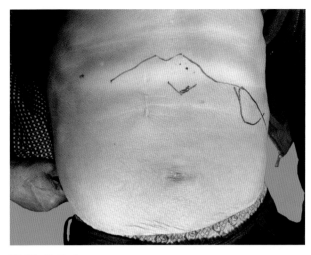

图16-5-0-1
巨脾型血吸虫病

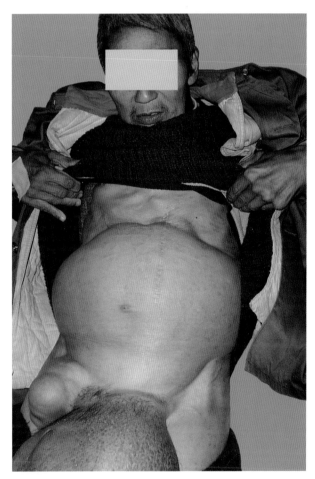

图16-5-0-2
腹水型血吸虫病

三、侏儒型血吸虫病

侏儒型血吸虫病（schistosomiasis dwarf）指在儿童时期发生血吸虫病，影响了患者的生长发育，出现了侏儒征的系列表现，如身体矮小，面容苍老，性器官发育不良等，但智力一般不受影响。

如图16-5-0-3所示，患者，男性，73岁，罹患血吸虫病60余年。患者身材矮小，身高126cm。已婚，无子女。儿童时期多次反复感染血吸虫，未能获得及时治疗。患者表现为缺乏青春前期的生长加速，身材矮小，面容苍老，无第二性征，性器官发育不良，骨骼成熟延迟，但智力接近正常。

【鉴别诊断】

（1）生长激素缺乏性侏儒症：可分为原发和继发，实验室检查促性腺激素缺乏、生长激素分泌不足，其他几种前叶促激素的分泌量可正常或偏低。

（2）克汀病：软骨的骨化和牙齿的生长受阻，智力低下。

（杨　坤）

第六章　蝇蛆病

蝇蛆病（myiasis）见图16-6-0-1，患者，女性，36岁，8个月前曾去青海旅游，有牦牛和马密切接触史。4个月后，皮肤出现若隐若现的移行性结节，伴红肿、疼痛，肿痛2个月余后，结节处皮肤破溃，逸出虫体1条，皮损呈开放圆洞形伤口，洞口周围皮肤充血水肿，隐痛。几天后伤口自行愈合。

【鉴别诊断】

（1）硬蜱皮损：近日有野外活动史，皮肤表面可见凸起约有绿豆粒到黄豆粒形状大小不等的棕褐色虫体，近皮肤处有一蒂，去除虫体后，皮肤上留有充血的叮咬痕迹。

（2）线虫幼虫性皮炎：钩蚴、粪类圆线虫幼虫和东方毛圆线虫幼虫均可引发皮肤炎症。患者事发前往往赤手裸足在田间劳作、接触土壤，其丝状蚴趁机侵入皮肤，随后侵入处皮肤有奇痒和烧灼感，出现充血斑点或丘疹，继而出现小出血点、丘疹或小疱疹。患者奇痒，抓破后常发生继发性细菌感染。

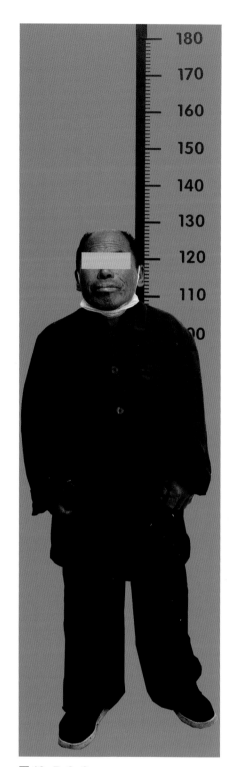

图16-5-0-3
侏儒型血吸虫病

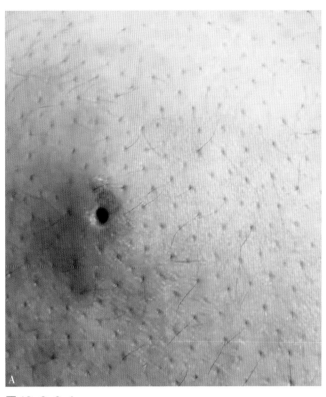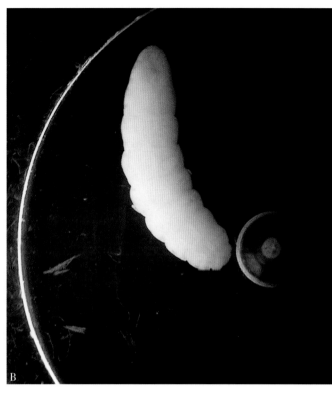

图 16-6-0-1
蝇蛆病
A. 蝇蛆病皮肤损害；B. 中华皮蝇幼虫。

（缪　峰）

第七章　恙虫病

　　恙虫病（tsutsugamushi disease）是由恙虫病东方体引起的急性传染病，是一种自然疫源性疾病，野生啮齿类动物为其主要传染源，恙虫幼虫（恙螨）为传播媒介，该病主要由恙螨叮咬人体而致，属人兽共患病。典型表现为被叮咬处有焦痂或溃疡形成、皮疹，淋巴结肿大、肝脾肿大及高热等全身中毒症状。部分患者还会有结膜充血，甚至并发循环衰竭等。

一、焦痂

　　当皮肤被携带恙虫病东方体的恙螨幼虫叮咬后，首先出现红色丘疹，继而变为水疱，然后中心部坏死，形成黑色痂皮，即焦痂（eschar）。焦痂呈圆形或椭圆形，直径多在 2～10mm，也可小至 1mm 或大至 15mm，周围绕以红晕，稍隆起成围堤状。

　　如图 16-7-0-1 所示，患者，女性，66 岁，皮疹 5 天，发热 3 天。查体见左胯部皮肤折叠处红色丘疹，形成水疱，1 日后水疱中央组织出血、坏死及破裂，结成黑色焦痂，焦痂呈椭圆形，周围有红晕，边缘隆起，呈火山口样。

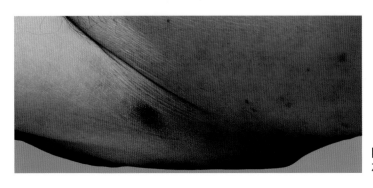

图 16-7-0-1
左胯部焦痂

如图 16-7-0-2 所示，患者，男性，35 岁，发热 3 天入院。左侧小腿外侧可见一直径 0.8cm 焦痂。

如图 16-7-0-3 所示，患者，男性，69 岁，发热伴咳嗽 6 天入院，右腹部可见一直径约 1cm 的焦痂。

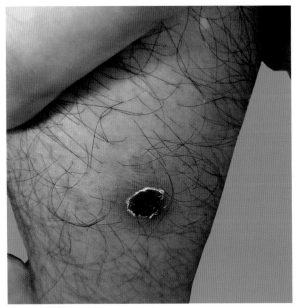

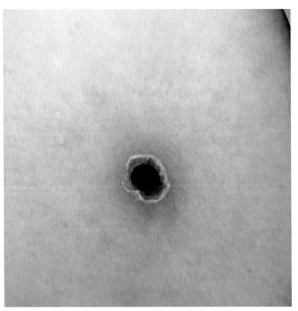

图 16-7-0-2
左侧小腿焦痂

图 16-7-0-3
右腹部焦痂

二、火山口样溃疡

火山口样溃疡（crateriform ulcer）焦痂的痂皮脱落后形成小溃疡。溃疡呈圆形或椭圆形，周边整齐而稍隆起，基底洁净。

如图 16-7-0-4 所示，患者，男性，54 岁，发热 1 周。查体见腋窝下及腹股沟区共两处火山口样溃疡，无出血渗液，周边隆起，基底稍凹陷，无痛痒感。

【鉴别诊断】

（1）伤寒：缓慢发病，表情淡漠，有少数玫瑰疹，无焦痂溃疡，血培养有伤寒杆菌生长，肥达反应阳性，外斐反应阴性。

（2）斑疹伤寒：多见于冬春季节，无焦痂和局部淋巴结肿大，外斐反应 OX19 阳性，普氏立克次体或莫氏立克次体为抗原，做补体结合试验阳性。

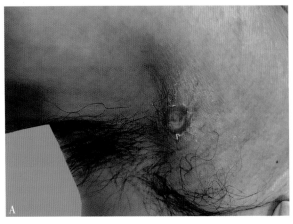

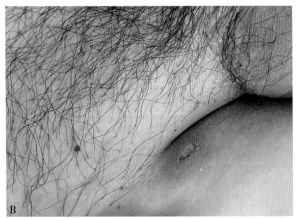

图 16-7-0-4
火山口样溃疡
A. 腋窝火山口样溃疡；B. 腹股沟火山口样溃疡。

（张作鹏　张丽媛）

第 十 七 篇

动物咬伤、电击伤及其他

第十七篇　动物咬伤、电击伤及其他

第一章　毒蛇咬伤

我国已知蛇类 210 多种，其中毒蛇 60 多种，剧毒 10 余种。在我国发病率为 10 ~ 30 万 / 人·年，毒蛇咬伤的病死率为 3% ~ 5%。根据蛇毒对机体的效应，分为神经毒类、血液毒类、细胞毒类和混合毒类蛇。临床表现包括局部和全身表现，各有不同。

第一节　竹叶青蛇咬伤

竹叶青蛇咬伤（trimeresurus stejnegeri bite），竹叶青蛇是我国十大毒蛇之一，产生的毒素是血液毒。被其咬伤的患者，伤口牙痕 2 个，牙距小，约 0.3 ~ 0.8cm。伤口有少量渗血，疼痛剧烈，呈烧灼样，局部红肿，发亮，常有血水疱，伤肢肿胀发展迅速。全身症状较轻，有恶心、呕吐、头昏、腹胀痛。部分患者有黏膜出血、吐血、便血，严重的有中毒性休克。竹叶青蛇咬人时排毒量较少，中毒者很少死亡。

如图 17-1-1-1 所示，患者，女性，73 岁，被毒蛇咬伤右手腕 3 小时。查体见右手腕局部牙痕两个，较浅，呈 ".." 形，两牙痕间距约 0.8cm；伤后数分钟伤口周围和伤肢出现肿胀，发亮，迅速向近心端蔓延，超过伤肢两个关节，伤肢运动受限。红外热成像提示右手手腕及前臂红外表达异常高温，温度明显高于对侧，以手腕处为甚，考虑局部急性炎症。

【鉴别诊断】

（1）原矛头蝮蛇咬伤：与竹叶青蛇咬伤相似，伤口疼痛、剧烈、常流血不止，皮下出血、瘀斑；伤肢肿胀，但不发亮，较竹叶青蛇伤轻，而中毒症状则较竹叶青蛇伤重。

（2）银环蛇咬伤：神经毒性毒蛇。伤口无红肿与疼痛，仅有微痒或轻微麻木感。

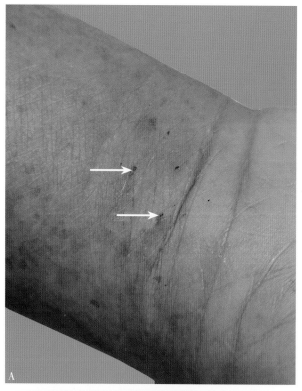

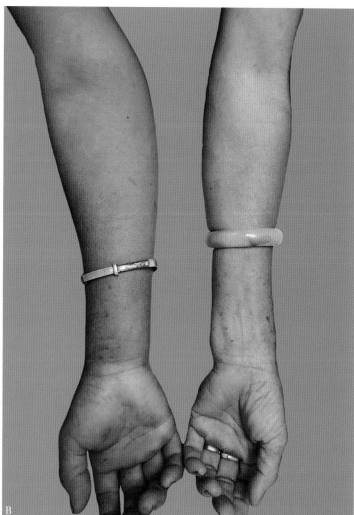

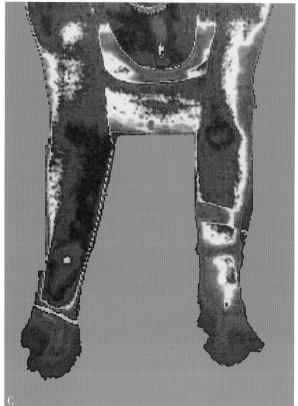

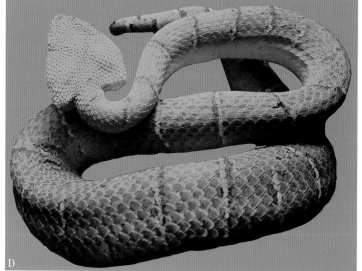

图 17-1-1-1
竹叶青蛇咬伤
A. 右手腕伤口；B. 两上肢对比；C. 红外热成像；D. 竹叶青蛇。

（张作鹏）

第二节　原矛头蝮蛇咬伤

原矛头蝮蛇是我国十大毒蛇之一，有较烈性的血液毒性。原矛头蝮蛇咬伤（protobothrops mucrosquamatus bite）的患者，有剧烈的疼痛，伤口及伤肢随时间可出现不同改变，早期会出现皮肤瘀斑，可见如电灼伤状的浅表溃疡，周围红肿，不发亮；伤口进展可流血不止、伤肢肿胀，逐渐可见血水疱，和尖吻蝮（俗称"五步蛇"）咬伤的症状相似，只是毒性较尖吻蝮低。

一、原矛头蝮蛇咬伤（早期）

如图 17-1-2-1 所示，患者，男性，32 岁，被毒蛇咬伤左足背 2 小时入院。查体见左足背伤口出现小瘀斑，如电灼伤状的浅表溃疡，周围红肿，不发亮，肿胀超过伤肢近心端一个关节，伤肢运动受限。

二、原矛头蝮蛇咬伤（进展期）

如图 17-1-2-2 所示，患者，男性，56 岁，被毒蛇咬伤右踝部 3 小时。原矛头蝮蛇咬伤右踝部第 3 天，右踝部伤口渗血、溃疡，伤肢肿胀、不发亮，大片瘀斑，并血水疱（图 17-1-2-2 A、图 17-1-2-2 B）。咬伤右踝部第 4 天，经入院治疗后伤口出血停止，右侧伤肢肿胀及血水疱明显消退（图 17-1-2-2 C）。

【鉴别诊断】

（1）竹叶青蛇咬伤：局部剧肿发亮，伤肢肿胀明显，全身症状较轻。

（2）尖吻蝮蛇咬伤：含血液毒与细胞毒的混合毒素。发病急，病情凶险，胸闷，视力模糊，全身散在性紫癜，各部位均可出血，尿少；局部组织坏死和溃烂的范围大而深。

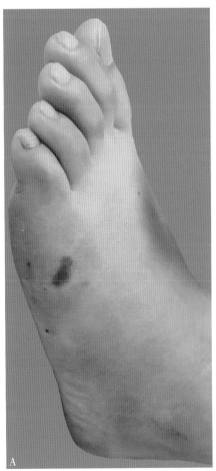

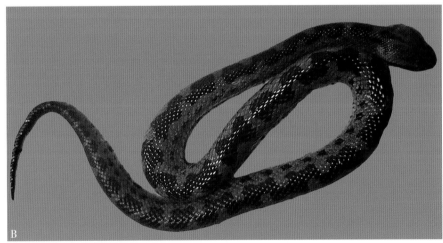

图 17-1-2-1
原矛头蝮蛇咬伤（早期）
A. 左足背伤口；B. 原矛头蝮蛇。

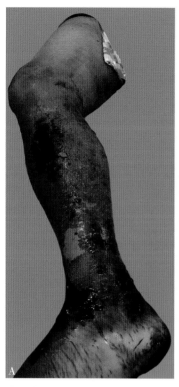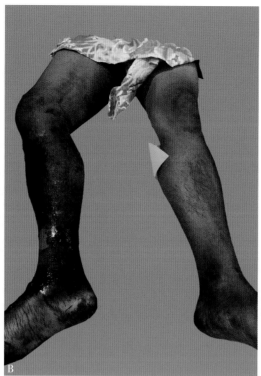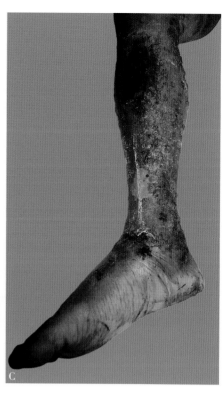

图 17-1-2-2
原矛头蝮蛇咬伤（进展期）
A. 右踝伤口及伤肢；B. 两下肢对比；C. 治疗后。

（张作鹏　刘　荣）

第三节　白头蝰咬伤

　　白头蝰咬伤（azemiops feae bite），白头蝰属国家一级保护动物，在中国众多剧毒蛇中属毒性较中等的蛇，最大的特征是白头蝰头部白色，有浅褐斑纹，它的毒素属于混合型。由于全身广泛性的中毒而出血，早期出现血尿是蝰蛇咬伤特征之一。

　　如图 17-1-3-1 所示，患者，女性，67 岁，被毒蛇咬伤左手示指 1 小时。查体见左手示指局部两个牙痕，深且较大，呈".."形，间距约 1.8cm；伤口略呈黑色，附近出现水疱、血疱，出血不止；局部组织溃疡或坏死。伤口周围和伤肢轻度肿胀，向近心端扩展，伤肢运动受限。

【鉴别诊断】

　　（1）蝮蛇咬伤：含血液毒与神经毒的混合毒素。伤口明显肿胀及刺痛，流血不止，常伴皮下出血性瘀斑；一般伤后 1 ~ 6 小时出现全身中毒反应，视力模糊、张口困难、颈强、呼吸困难、尿少或尿闭。

　　（2）竹叶青蛇咬伤：局部剧肿发亮，伤肢肿胀明显，全身症状较轻。

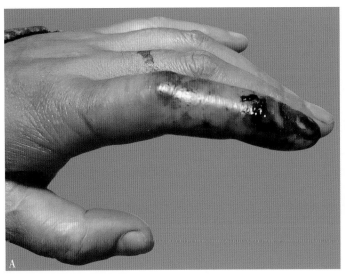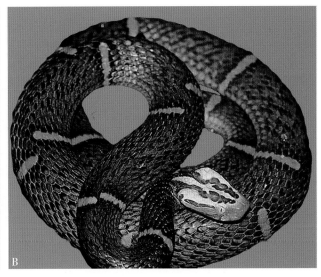

图 17-1-3-1
白头蝰咬伤
A. 左示指伤口；B. 白头蝰

（张作鹏）

第四节 中华眼镜蛇咬伤

中华眼镜蛇系前沟牙类毒蛇，因其颈部扩张时，背部会呈现一对美丽的黑白斑，看似眼镜状花纹，故名眼镜蛇，是我国十大毒蛇之一。其毒蛋白有神经毒性，作用于运动神经支配的横纹肌，使其痉挛而麻痹，与箭毒素作用相同；同时具有心脏毒素，为细胞毒性，可以使平滑肌及心肌停止收缩，使血压下降，也会破坏局部组织引起细胞坏死及局部红肿痛。中华眼镜蛇咬伤（Naja atra bite）的患者，咬伤部位烧灼样痛，呈进行性加重；局部皮肤及软组织坏死：表皮瘀黑、皮下组织溶解、肌肉坏死，见水疱、血疱，无局部活动性出血，严重者甚至伤口范围的筋膜、骨膜，神经、血管外露。很快出现被咬伤部位不同程度的组织肿胀，并迅速向周围组织扩散或肢体的近端蔓延。全身中毒症状较轻，多为头晕、眼花、复视、胸闷、心悸等。

如图 17-1-4-1 所示，患者，女性，52 岁，被毒蛇咬伤右手背 3 天。查体见右手背局部皮肤及软组织坏死：表皮瘀黑、皮下组织溶解、肌肉坏死，见水疱、血疱，无局部活动性出血；咬伤部位和伤肢肿胀明显，向近心端扩展，伤肢运动受限。

【鉴别诊断】

（1）眼镜王蛇咬伤：眼镜王蛇毒素是含神经毒与细胞毒的混合毒素。局部先有痒或麻木感，后可伴轻度肿痛；全身中毒症状较眼镜蛇重，一般数分钟至 4 小时左右出现胸闷、乏力、视力模糊、眼睑下垂、呼吸困难甚至呼吸停止。

（2）蝮蛇咬伤：蝮蛇毒素是含血液毒与神经毒的混合毒素。伤口明显肿胀及刺痛，流血不止，常伴皮下出血性瘀斑；全身中毒症状为视力模糊、张口困难、颈强、呼吸困难、尿少或尿闭，出现酱油样尿等。

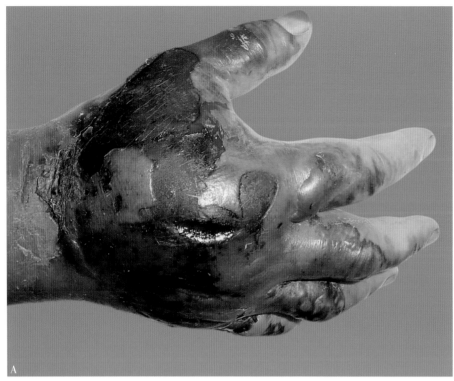
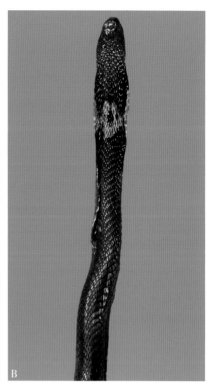

图 17-1-4-1
中华眼镜蛇咬伤
A. 右手背坏死；B. 中华眼镜蛇。

（张作鹏 刘 荣）

第五节 银环蛇咬伤

银环蛇是我国主要毒蛇之一，银环蛇咬伤（bungarus multicinctus bite）中毒虽局部症状轻微，但由于其毒中主要是神经毒素，毒性强烈，一旦出现呼吸停止，容易造成患者死亡。

如图 17-1-5-1 所示，患者，男性，63 岁，被毒蛇咬伤右手腕 3 小时。患者全身症状明显，全身横纹肌松弛性瘫痪，嗜睡，眼睑下垂、睁眼困难；气管插管前已出现张口伸舌及吞咽困难、发音障碍，四肢无力，呼吸困难至呼吸运动停止。

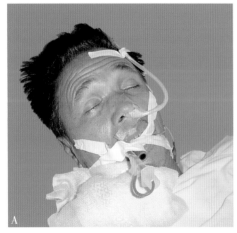
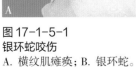
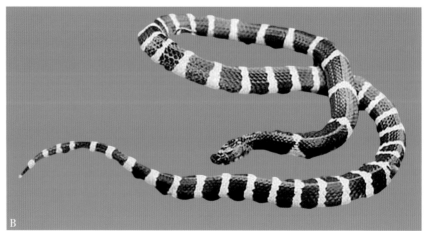

图 17-1-5-1
银环蛇咬伤
A. 横纹肌瘫痪；B. 银环蛇。

【鉴别诊断】

（1）海蛇咬伤：海蛇毒素亦为神经毒素，症状体征与银环蛇相似。伤口无红肿与疼痛，仅有微痒或轻微麻木感；一般在咬伤后迅速出现全身中毒反应：胸闷、乏力、视物模糊、眼睑下垂、呼吸困难及呼吸停止。通过受伤地点和蛇体特征可鉴别。

（2）眼镜王蛇咬伤：眼镜王蛇毒素是含神经毒与细胞毒的混合毒素。局部先有痒或麻木感，后可伴轻度肿痛；全身中毒症状较眼镜蛇重，一般数分钟至4小时左右出现胸闷、乏力、视力模糊、眼睑下垂、呼吸困难甚至呼吸停止。通过蛇体特征和局部体征可鉴别。

（张作鹏）

第二章　蜂蜇伤

胡蜂亦称"马蜂"，俗称大黄蜂。胡蜂蜇伤（wasp sting）指胡蜂的尾针刺破人体皮肤后，释放毒素，毒液侵入人体引起的中毒，其实质为生物毒素中毒。胡蜂蜇伤后可发生过敏反应及直接毒性作用致病，前者与中毒剂量无关，后者存在明显的剂量－效应关系，临床上主要表现为过敏性休克和多器官功能损害。胡蜂蜇伤的临床表现包括：过敏反应、局部毒性反应和多系统损害。

如图17-2-0-1所示，患者，男性，39岁，全身被胡蜂蜇伤3小时。查体见蜂刺部位发生中心性坏死、化脓，范围2cm，局部皮肤红肿、疼痛、瘙痒，短时间内进展；全身皮疹、水肿等全身过敏反应。

【鉴别诊断】

蜜蜂蜇伤：在食性方面蜜蜂是植食性昆虫，而胡蜂是捕食性昆虫；在刺针方面蜜蜂蜇人后会死去，而胡蜂可以发起多处攻击；在毒性方面蜜蜂的毒液呈酸性且毒性弱，而胡蜂的毒液呈碱性且毒性强。蜜蜂蜇伤局部红肿、疼痛等较轻，全身症状亦较轻。

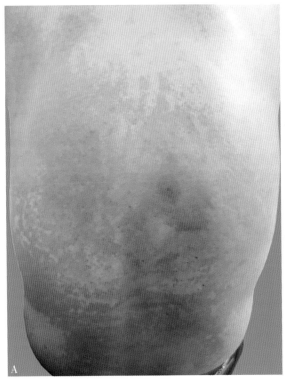
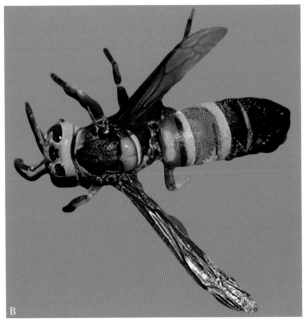

图17-2-0-1
胡蜂蜇伤
A. 全身过敏及伤口；B. 胡蜂。

（张作鹏）

第三章　电击伤

电击伤（electric shock injury）是指人体无保护地接触电源，或高压电经过空气或其他导电介质通过人体时引起的组织损伤和功能障碍。重者可引起灼伤，甚至发生心跳及呼吸骤停。包括闪电（雷击）电击伤和电接触烧伤。电烧伤（electrical burn）是由于电流引起的电热效应，造成人体皮肤、皮下组织及深层肌肉、血管、神经、骨关节等组织广泛的深层烧伤。

第一节　低压电接触烧伤

低压电接触烧伤（low voltage electrical contact burn）创面是由于接触低压电（小于 1kV），电流通过皮肤时，在接触部位产生的焦耳热及电解作用所造成的一种皮肤损伤。损伤范围局限于电流出入口的接触部位。

如图 17-3-1-1 所示，患者，男性，38 岁，电工，修理 380V 电器设备时触电。可见表皮松解、起皱，中央焦黑，周围水疱形成，且易破裂或小片状剥脱。剪除表皮可见中心白色或黑色的Ⅲ度烧伤焦痂，周围以深红色的深Ⅱ度烧伤为主，损伤可及深层组织。

【鉴别诊断】

热力烧伤：当皮肤接触高温金属物体时，会出现相似特点的创面，需询问伤者有无低压电器接触史，检查伤者足等远隔部位有无电流出口等，予以鉴别。

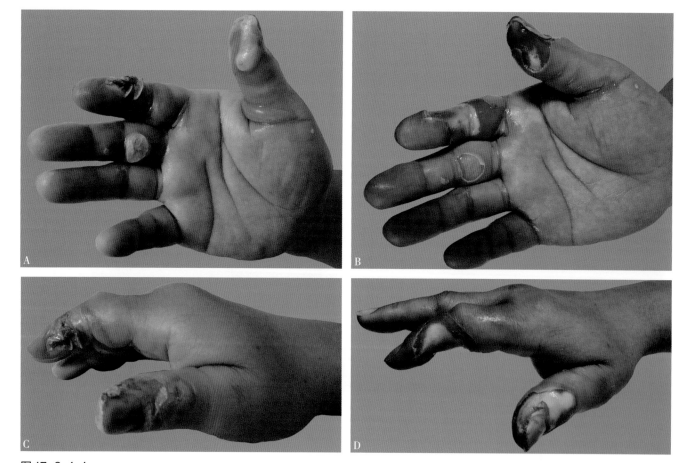

图17-3-1-1
低压电接触烧伤
A. 伤手掌面观；B. 简单处理后掌面观；C. 伤手侧面观；D. 简单处理后侧面观。

（陈浩杰　朱维平）

第二节 高压电接触烧伤

高压电接触烧伤（high voltage electrical contact burn）创面以Ⅳ度烧伤为主，创面中心常被烧焦呈炭化状，甚至皮肤被击穿裂开，露出坏死的深部组织。周围一层坏死皮肤呈脱水干燥状态，再外一层可能为深Ⅱ度的皮肤烧伤。高压电烧伤在"出入口"造成皮肤坏死，同时造成深部组织，包括肌肉、肌腱、血管、神经的损伤，并且这些深部组织的损伤远较皮肤损伤范围广深，呈"立体形坛子状"特点。由于人体各种组织的导电性或电阻不同，电流通过各种组织时产生的热量不同，因而烧损范围和严重程度参差不齐，特别是肌肉呈现"夹心样"坏死的特点。同时因肢体电流通过时，肌肉强烈收缩，肢体屈侧肌群的收缩力大于伸侧肌群，关节多呈屈曲位，造成电流短路，形成多处电流出口，伤口呈"多发性""跳跃性"和"节段性"分布。另外由于"电穿孔"作用和血管损伤血栓形成，可造成组织进行性"继发性坏死"，因而创面损伤呈现复杂多样的变化，截肢率高。

如图17-3-2-1所示，患者，男性，32岁，电工，触及运行的10kV高压电器设备。创面在手部、腕部、肘部和腋部呈"多发性""跳跃性"和"节段性"分布特点，尤其在腕、肘、腋部损伤更重，会对重要血管神经形成损伤和卡压，造成肢体血运障碍。在确保生命体征平稳的情况下，应立即行焦痂和筋膜切开减压术。另外由于电流对肌细胞和血细胞的损伤，产生大量血红蛋白/肌红蛋白尿，阻塞肾小管，继发急性肾功能衰竭，在诊疗中需利尿、碱化尿液，并监测肾功能。

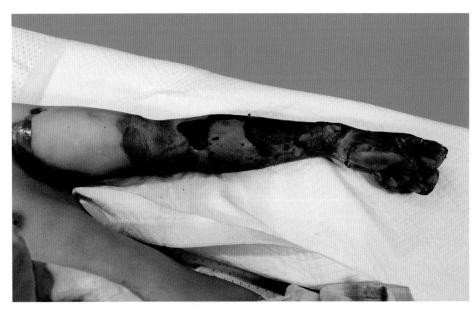

图 17-3-2-1
高压电接触烧伤

（陈浩杰 朱维平）

第三节 低压电弧闪光烧伤

低压电弧闪光烧伤（low voltage arc flash burn）是由电弧产生的高强度闪光的热能引起暴露部位的烧伤。例如380V低压电弧闪光的中心温度可达1 000～2 000℃。低压电弧闪光没有电流通过人体，很少发生电接触烧伤。

如图17-3-3-1所示，患者，男性，42岁，电工，380V电器设备短路后迸出电弧闪光而被烧伤。低压电弧闪光致面颈胸等暴露部位的烧伤，面部出现肿胀，眉毛、睫毛、鼻毛均烧毁，同时电弧闪光烧伤造成的眼部损伤，伤者双眼流泪刺痛畏光，不能睁眼。

【鉴别诊断】

与火焰烧伤、燃爆烧伤相类似，可通过询问伤者有无低压电器短路后进出电弧闪光予以鉴别。

（陈浩杰　朱维平）

第四节　头部高压电烧伤

头部高压电烧伤（high voltage electrical burn of head）见图17-3-4-1，患者，男性，48岁，10kV高压电接触烧伤。头面胸四肢多处高压电烧伤，总体表面积（total body surface area, TBSA）9% Ⅳ度烧伤。头部是高压电烧伤的易发部位，多为电烧伤的入口。高压电触电时的数千度高温造成头皮全层凝固性坏死，其中心部位的头皮水分高温汽化，头皮"炸飞"。广泛的头皮全层坏死，并累及颅骨，造成颅骨暴露，造成颅骨外板、板障，甚至内板坏死。严重者可有脑实质烧伤。

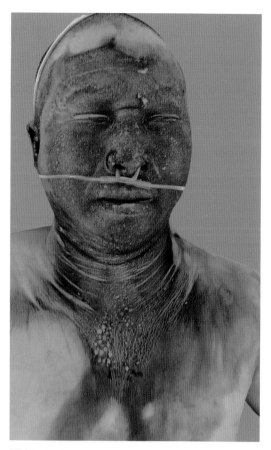

图 17-3-3-1
低压电弧闪光烧伤

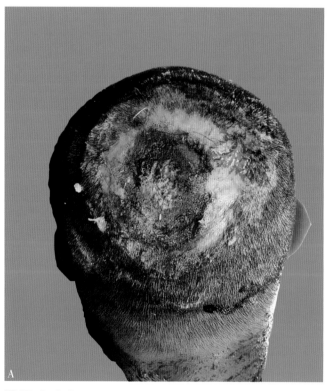
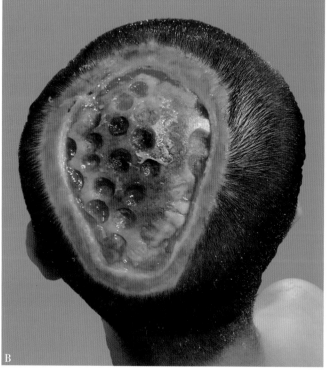

图 17-3-4-1
头部高压电烧伤
A. 伤后；B. 清创术后。

（陈浩杰　朱维平）

第五节 颈部低压电烧伤

颈部低压电烧伤（low voltage electrical burn of neck）见图 17-3-5-1，患者，男性，54 岁，被 220V 裸线勾住下颌部并意识丧失，约 1 分钟后家属将其拽离电源。伤后 1 小时至当地医院就诊并手术，2 天后转送。可见颈部电烧伤后深部组织的坏死，术中探查甲状软骨骨折，喉结断裂，部分烧焦，甲状软骨上方带状肌断裂。颈是头与躯干相连接的部位，有呼吸道，消化道、大血管、脊髓和重要神经通过。电烧伤后可发生大出血、窒息、瘫痪和昏迷，甚至迅速死亡。

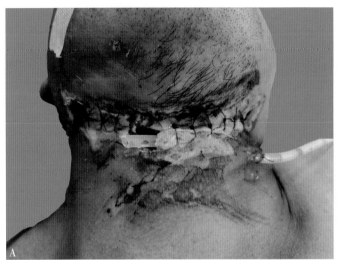 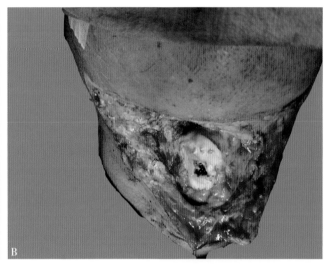

图 17-3-5-1
颈部低压电烧伤
A. 术前；B. 术中。

（陈浩杰 朱维平）

第六节 腕部高压电烧伤

腕部高压电烧伤（high voltage electrical burn of wrist）见图 17-3-6-1，患者，男性，54 岁，触及运行的 10kV 高压电器设备。腕部高压电烧伤，皮肤创面以深红色的深Ⅱ度烧伤为主，仅腕横纹处有少量的Ⅲ度烧伤，但手部肿胀明显，缩窄卡压明显。切开减压后可见深Ⅱ度烧伤处下方的肌肉呈暗红色，正常皮肤下的肌肉色泽也偏暗。封闭创面 2 天后打开，可见肌腱已断裂，肌肉呈熟肉样。上肢高压电触电时，电流强烈刺激肌肉痉挛，造成握拳、屈肘和上臂内收，因而造成典型的手腕、肘、腋三段损伤，其中腕部组织的损伤最重。依据手腕部电烧伤的分型，此手腕的损伤为Ⅲ型电烧伤，截肢率高。在救治该类型的手腕部损伤时，第一时间切开减压尤为重要。切开时，不仅要切开坏死的皮肤组织，还要切开深筋膜、肌膜和腕管，然后用无菌敷料或生物敷料暂时包扎，待 2～3 天后再次清创及修复手术。

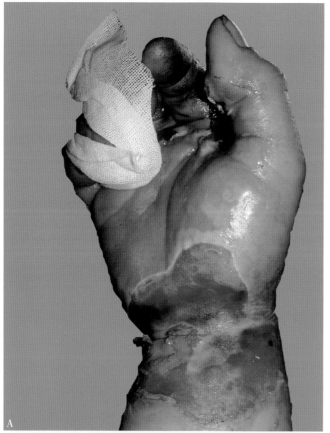

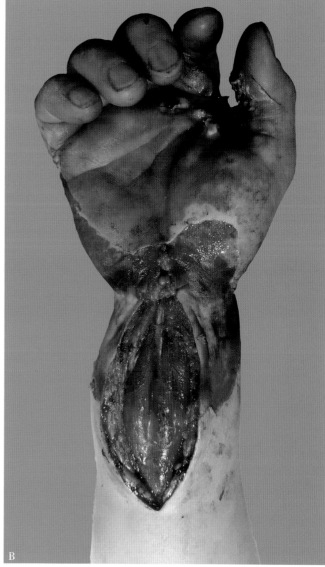

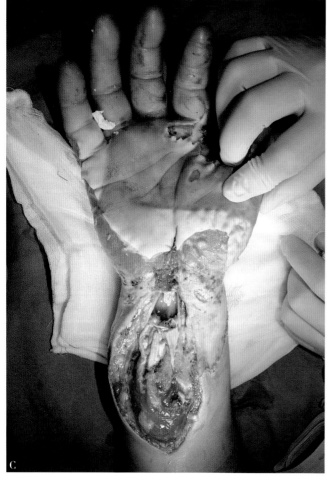

图 17-3-6-1
腕部高压电烧伤
A. 伤后；B. 切开减压术术中；C. 术后 2 天。

（陈浩杰 朱维平）

第七节 膝部高压电烧伤

膝部高压电烧伤（high voltage electrical burn of knee）见图17-3-7-1，患者，男性，28岁，诊断：头面胸四肢多处高压电烧伤总体表面积（TBSA）7% Ⅳ度烧伤。膝关节15cm×15cm的创面，创面中央约10cm×10cm"洞穿"，内见裸露的股骨、胫骨和毁损的肌肉、髌韧带。伤后第四天行扩创术，术中清除明显坏死的软组织，包括已经毁损肌肉和髌韧带，保留半死半活的间生态组织，保留髌骨卜极、胫骨结节和部分半月板。同时可见腓骨小头处肌肉组织毁损严重，血管神经存在损伤。高压电烧伤在电流"出入口"造成皮肤坏死，同时造成深部组织，包括肌肉、肌腱、血管、神经的损伤，并且这些深部组织的损伤远较皮肤损伤范围广深，呈"立体形坛子状"特点。高压电烧伤创面均有深部组织的损伤，除了极少数散在小点块状创面可保守治疗外，绝大多数创面需手术，且以皮瓣、肌瓣修复为主。

（陈浩杰　朱维平）

第四章 其他

第一节 敌草快中毒

敌草快（diquat）是一种触杀型的灭生性除草剂，通过循环式的氧化还原反应使体内氧化与抗氧化作用失衡，产生氧化应激，引发以脂质过氧化为代表的一系列损伤，使细胞膜结构的流动性和通透性发生改变，最终导致细胞结构和功能改变，细胞损伤、死亡。敌草快中毒的黏膜损伤（mucosal injury of diquat poisoning）除了局部腐蚀性损伤外，还可导致多脏器损伤，其中胃肠道和肾脏损害最为严重，其次亦可损害肝脏、肺脏、心脏等（图17-4-1-1）。

如图17-4-1-1所示，患者，男性，17岁，口服敌草快4天。见唇舌腐蚀性损伤：唇周广泛糜烂溃疡，舌体黏膜暗红色充血、溃疡。

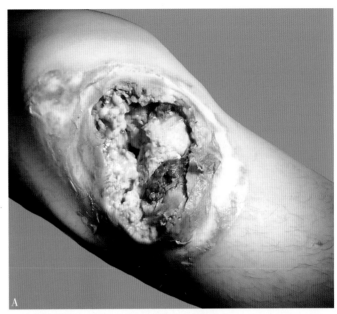

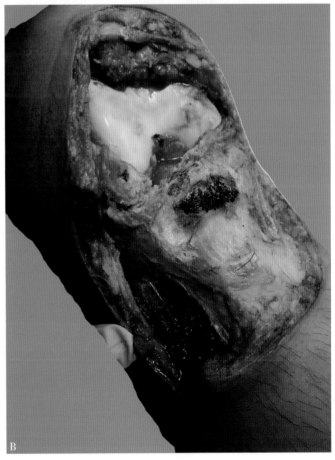

图17-3-7-1
膝部高压电烧伤
A. 伤后；B. 术中。

【鉴别诊断】

一氧化碳中毒：一氧化碳和血液中的血红蛋白结合，口唇、指甲、皮肤黏膜呈现樱桃红色。

（张作鹏）

第二节　阿托品化

阿托品是治疗急性有机磷农药中毒的特效解毒药，能迅速减轻或消除有机磷农药中毒引起的恶心、呕吐、腹痛、呼吸困难、瞳孔缩小、心率减慢等症状，需尽早足量用药。

抢救农药（多为有机磷农药）中毒时，使用阿托品剂量应根据中毒程度适当掌握。由于

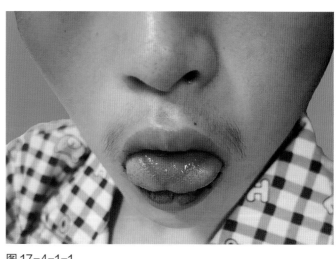

图 17-4-1-1
敌草快中毒的黏膜损伤

有机磷农药中毒后对阿托品的耐受量增大，重度中毒必须早期足量静脉用药，以求速效。其"阿托品化（atropinization）"就是足量给药的标准之一。阿托品化的指标：一大（瞳孔散大）、二干（口干、皮肤干燥）、三红（面部潮红）、四快（心率增快）、五消失（肺部啰音消失）。

如图 17-4-2-1 所示，患者，女性，46 岁，服"敌敌畏"2 小时。使用足量阿托品后，双侧瞳孔散大，直径 4mm；口干、皮肤干燥，面部潮红等。

【鉴别诊断】

阿托品中毒：体温多高于 39℃，心率大于 120 次/min，皮肤干燥、紫红或绯红，瞳孔大于 4.5mm、尿潴留、神经系统表现为谵妄、幻觉、昏迷、躁动等。但有时也需要综合评判。

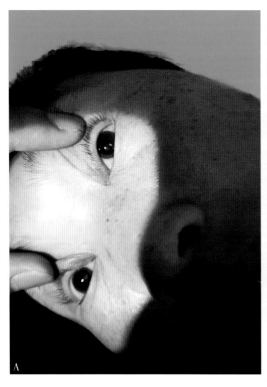

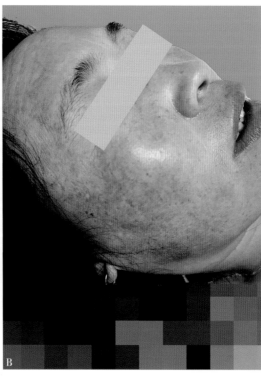

图 17-4-2-1
阿托品化
A. 瞳孔散大；
B. 皮肤干燥、面部潮红。

（张作鹏）

第十八篇 性传播疾病、艾滋病

第一章 性传播疾病

性传播疾病（sexually transmitted disease，STD）简称性病，指主要通过性行为及类似性行为传播的一组传染性疾病，不仅可侵犯泌尿生殖器官及所附属的淋巴结，还可通过血行播散侵犯全身各重要组织和器官。目前性传播疾病的涵盖范围已扩展至包括最少 50 种致病微生物感染所致的疾病，我国目前重点防治的性传播疾病是梅毒、尖锐湿疣、生殖器疱疹、淋病、生殖道沙眼衣原体感染、艾滋病、软下疳和性病性淋巴肉芽肿。临床上较常见的性病是前 4 种。

第一节 梅毒

梅毒（syphilis）是由梅毒螺旋体（treponema pallidum，TP）引起的一种慢性传染病，主要通过性接触传播，危害性极大，可侵犯全身组织器官或通过胎盘传播引起流产、早产、死产和胎传梅毒。临床表现根据梅毒分期（一期、二期、三期）不同而表现不同，可表现为硬下疳（chancre）和硬化性淋巴结炎（一期）；梅毒疹、扁平湿疣、梅毒性脱发以及内脏系统的损害（二期）；结节性梅毒疹、梅毒性树胶样肿及内脏系统损害（三期）。先天性梅毒分为早期、晚期和先天性潜伏梅毒。本病根据梅毒血清学试验确诊。

一、一期梅毒

一期梅毒（primary syphilis）主要症状包括硬下疳和硬化性淋巴结炎，常发生于外生殖器部位，少数发生于唇、咽、宫颈、肛门等处。可伴单侧或双侧腹股沟浅淋巴结肿大。

如图 18-1-1-1 所示，患者，男性，24 岁，外生殖器无痛性溃疡，边界清楚，触之软骨样硬度1 周。查体见外生殖器圆形无痛性溃疡，边界清楚，触之软骨样硬度，表面无脓性分泌物，梅毒血清学试验 TPPA（+），快速血浆反应素（rapid plasma regain test，RPR）试验（16＋）。

如图 18-1-1-2 所示，患者，男性，42 岁，外生殖器无痛性溃疡伴腹股沟淋巴结肿大近 1 个月。

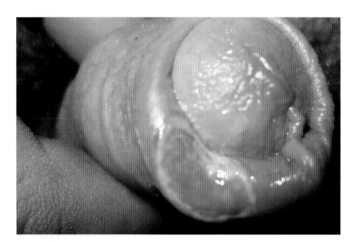

图 18-1-1-1
硬下疳

【鉴别诊断】

（1）固定型药疹：发病前有用药史，自觉瘙痒或疼痛。

（2）软下疳：外生殖器的疼痛性溃疡，由杜克雷嗜血杆菌引起。

二、二期梅毒

二期梅毒（secondary syphilis）主要有以下临床表现。

（一）梅毒疹

梅毒疹（syphilid）见图 18-1-1-3，患者，男性，24 岁，躯干及双手足斑丘疹 1 个月，无发热等。查体躯干见弥漫性暗红斑疹或斑丘疹，掌跖部位大小不等铜红色、浸润性斑疹或斑丘疹，互不融合。梅毒血清学试验 TPPA（＋），RPR 试验（16＋）。

【鉴别诊断】

（1）玫瑰糠疹：躯干散在椭圆形斑片，其上覆糠样细屑，长轴与皮纹平行。

（2）手足癣：手足红斑角化脱屑，边界清楚，伴有瘙痒，真菌镜检阳性。

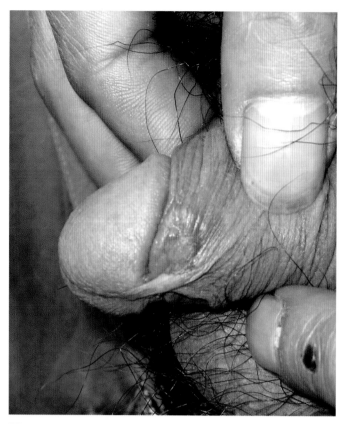

图 18-1-1-2
硬下疳

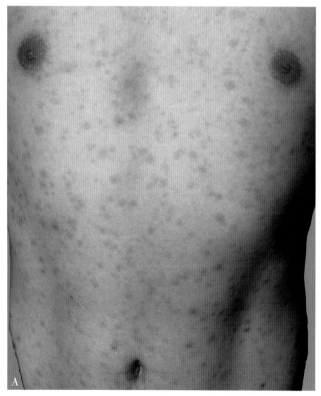

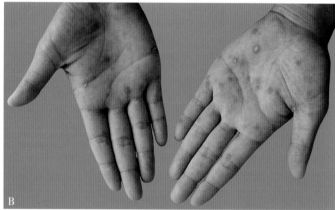

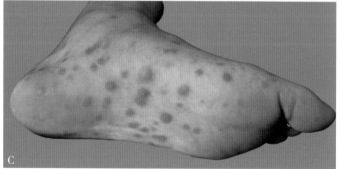

图 18-1-1-3
梅毒疹
A. 躯干部梅毒疹；B. 掌部梅毒疹；C. 足部梅毒疹。

（二）扁平湿疣

扁平湿疣（condyloma latum）见图 18-1-1-4，患者，女性，21 岁，肛周多发肉红色扁平丘疹或斑块，表面糜烂湿润 1 个月。查体见肛周多发肉红色扁平丘疹或斑块，表面糜烂湿润，梅毒血清学试验 TPPA（＋），RPR 试验（32＋）。

【鉴别诊断】

尖锐湿疣：肛周多发的丘疹、乳头样赘生物，质软，醋酸试验阳性。

（三）梅毒性脱发

梅毒性脱发（alopecia syphilitica）见图 18-1-1-5，患者，男性，38 岁，头部弥漫性脱发 1 个月。查体见头部毛发稀疏，长短不齐，顶颞部局限性脱发，虫蚀样改变，梅毒血清学试验 TPPA（＋），RPR 试验（8＋）。

【鉴别诊断】

（1）斑秃：突发性数目不等，边界清楚的脱发区，梅毒血清学试验阴性。

（2）雄激素性脱发：毛发进行性减少、变细、头发稀疏，梅毒血清学试验阴性。

（四）恶性梅毒

恶性梅毒（lues maligna）是一种罕见、严重的二期梅毒；临床特点是初为丘疹、脓疱性损害，迅速转变成境界清楚、上覆有黑褐色蛎壳样结痂的坏死或溃疡。该病的危险因素包括艾滋病、糖尿病、妊娠、营养不良、吸毒、酗酒。

如图 18-1-1-6，患者，男性，30 岁，全身多发溃疡，局部可见结痂 3 个月。查体见面部、躯干及下肢多发性大小不等的圆形或类圆形溃疡，边缘隆起，部分表面结黑色痂，呈蛎壳状。梅毒血清学试验 TPPA（＋），RPR 试验（128＋），人类免疫缺陷病毒（human immunodeficiency virus，HIV）（＋）。该患者合并艾滋病。

【鉴别诊断】

（1）坏疽性脓皮病：是一种慢性、坏死性、溃疡性、瘢痕性皮肤病，常伴有剧烈疼痛，梅毒血清学试验阴性。

（2）皮肤结核：临床表现多样，可表现为溃疡、瘢痕，结核分枝杆菌培养阳性，梅毒血清学试验阴性。

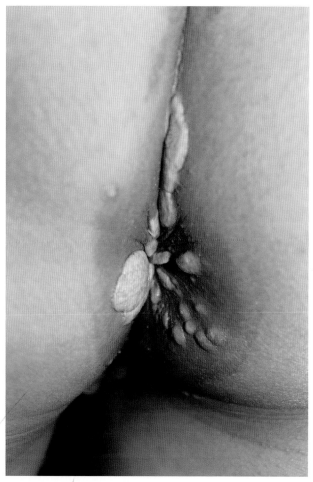

图 18-1-1-4
扁平湿疣

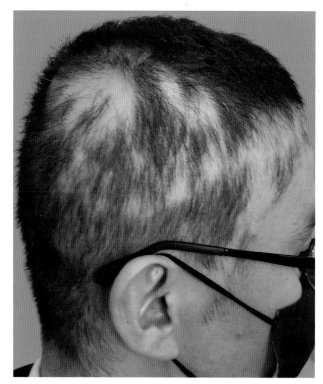

图 18-1-1-5
梅毒性脱发

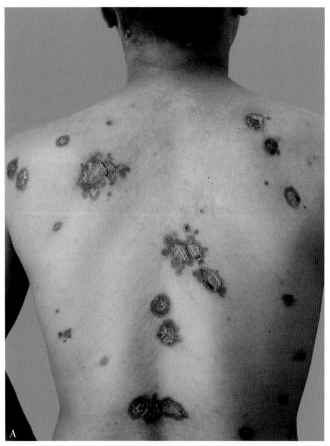

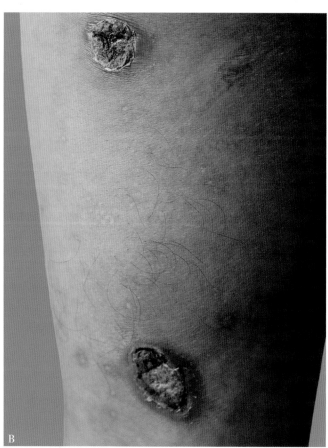

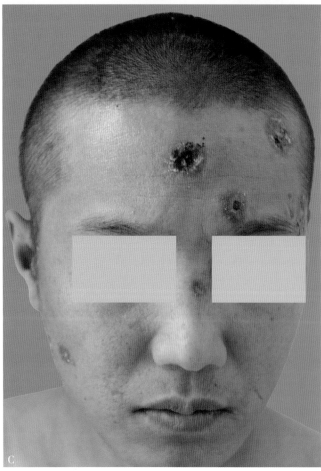

图 18-1-1-6
恶性梅毒
A. 躯干皮损；B. 下肢皮损；C. 面部皮损。

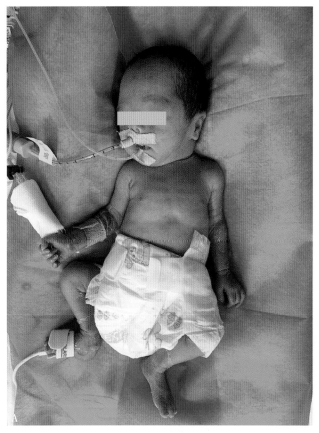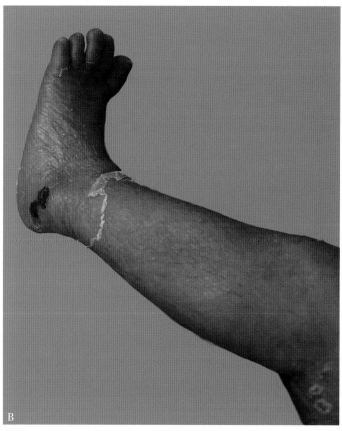

图 18-1-1-7
新生儿胎传梅毒
A. 全身外观；B. 左足。

三、胎传梅毒

胎传梅毒（congenital syphilis）又称先天性梅毒。系梅毒螺旋体通过胎盘导致胎儿先天感染，常全身受累。包括早期先天性梅毒（<2岁）、晚期先天性梅毒（≥2岁）及先天性潜伏梅毒（未经治疗，无临床症状，梅毒血清反应阳性）。特点是不发生硬下疳，早期病变较后天性梅毒重，骨骼及感觉器官受累多，而心血管受累少。

如图 18-1-1-7 所示，患儿，男性，6周，出生时体重 2.3kg。查体见四肢、手部、足部暗红色斑，局部可见薄层脱屑；皮肤呈干皱状，如老年人。梅毒血清学试验 TP（+），RPR 试验（32+），母亲 RPR 试验（8+）。

【鉴别诊断】

新生儿中毒性红斑：通常在新生儿出生后 24~48 小时发生，多可自行消退，通常无需特殊处理。

（王　爽　刘鹤松　田中华　李福秋）

第二节　尖锐湿疣

尖锐湿疣（condyloma acuminatum，CA）又称生殖器疣或性病疣，是由人乳头瘤病毒（human papilloma virus，HPV）所致，主要侵犯肛门及外生殖器部位，皮损颜色为白色、粉红色、污灰色，形态可呈乳头状、菜花状、鸡冠状及蕈样状。常根据病史、醋酸试验和组织病理学检查明确诊断。

一、外阴尖锐湿疣

外阴尖锐湿疣（vulvar condyloma acuminatum）见图 18-1-2-1 ~ 图 18-1-2-3。

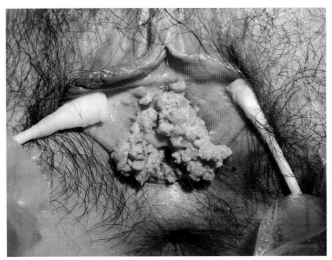

图 18-1-2-1
外阴尖锐湿疣

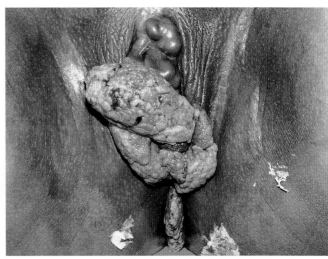

图 18-1-2-2
外阴尖锐湿疣

如图 18-1-2-1 所示，患者，女性，33 岁，阴唇内鸡冠样巨大赘生物 4 个月。查体见阴唇内巨大柔软、粉红或灰白色无蒂赘生物，醋酸试验阳性。

如图 18-1-2-2 所示，患者，女性，19 岁，妊娠 6.5 个月，阴唇及肛周赘生物逐渐增大近半年。查体见阴唇及肛周巨大柔软、粉红色无蒂赘生物。

如图 18-1-2-3 所示，患者，女性，23 岁，阴唇及其周围见柔软、粉红色或色素沉着样无蒂赘生物，大小不一，数量较多。

【鉴别诊断】

（1）皮脂腺异位症：外阴密集分布的针尖大小淡黄色丘疹，醋酸试验阴性。

（2）假性湿疣：女性小阴唇内侧或者阴道前庭，白色或淡粉色光滑丘疹或赘生物，醋酸试验阴性。

二、宫颈尖锐湿疣

宫颈尖锐湿疣（cervical condyloma acuminatum）见图 18-1-2-4，患者，女性，36 岁，宫颈柱状上皮外移，多发菜花样赘生物 3 个月。检查见宫颈部密集的白色乳头状突起或斑块，增大相互融合呈菜花状，组织脆易出血，伴有分泌物，醋酸试验阳性。

【鉴别诊断】

宫颈癌：宫颈呈糜烂样、菜花样或火山口样改变，质脆，触之易出血，组织病理活检可确诊。

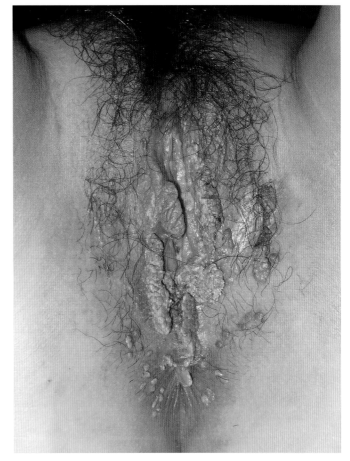

图 18-1-2-3
外阴尖锐湿疣

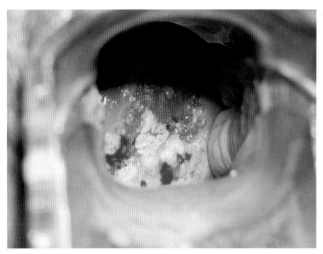

图 18-1-2-4
宫颈尖锐湿疣

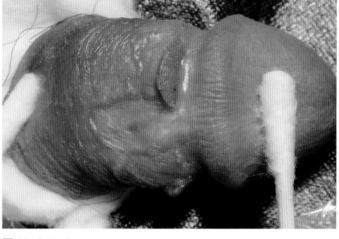

图 18-1-2-5
阴茎尖锐湿疣

三、阴茎尖锐湿疣

阴茎尖锐湿疣（condyloma acuminatum of the penis）见图 18-1-2-5、图 18-1-2-6。

如图 18-1-2-5 所示，患者，男性，34 岁，冠状沟多发菜花样赘生物 3 个月。检查见冠状沟多发菜花样赘生物，质软，醋酸试验阳性。

如图 18-1-2-6 所示，患者，男性，20 岁，阴茎赘生物 3 个月。检查见尿道口及冠状沟多发菜花样赘生物，质软。

【鉴别诊断】

（1）珍珠样阴茎丘疹：男性龟头冠状沟边缘细小圆锥状小丘疹，不融合，醋酸试验阴性。

（2）阴茎系带旁腺增生：男性系带两侧的白色或淡红色丘疹，无自觉症状，醋酸试验阴性。

四、肛周尖锐湿疣

肛周尖锐湿疣（condyloma acuminatum of perianal）见图 18-1-2-7、图 18-1-2-8。

如图 18-1-2-7 所示，患者，男性，22 岁，肛周多发灰褐色扁平丘疹、乳头样赘生物 1 个月。查体见肛周多发的丘疹、乳头样赘生物，质软，醋酸试验阳性。

如图 18-1-2-8 所示，患者，男性，28 岁，肛门肿物伴瘙痒 1 年。检查见肛周一赘生物，菜花状，表面粗糙角化、易于糜烂，渗出较多，为混浊浆液，带有恶臭，伴肛周瘙痒。

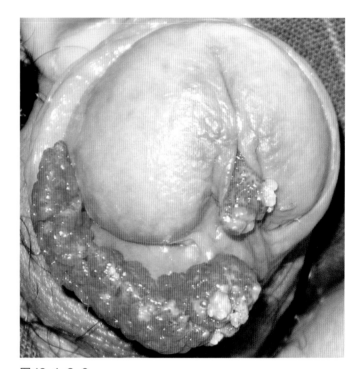

图 18-1-2-6
阴茎尖锐湿疣

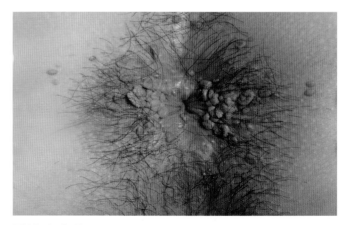

图 18-1-2-7
肛周尖锐湿疣

【鉴别诊断】

扁平湿疣（二期梅毒疹）：生殖器、肛周肉红色扁平丘疹或斑块，表面糜烂湿润，梅毒血清学试验阳性。

（王 爽 田中华 王 帅）

第三节 生殖器疱疹

生殖器疱疹（genital herpes，GH）是由单纯疱疹病毒（herpes simplex virus，HSV）感染泌尿生殖器及肛周皮肤而引起的一种慢性、复发性、难治愈的疾病。临床上分为原发性、复发性和亚临床3种类型，皮损主要表现为散在或簇集分布的小水疱。本病诊断主要根据病史及典型临床表现，有条件者可行病毒培养及抗原检测。

如图18-1-3-1所示，患者，男性，50岁，阴茎水疱2天，自觉烧灼感或疼痛。查体见阴茎簇集水疱。

如图18-1-3-2所示，患者，男性，40岁，阴茎水疱2天。查体见阴茎簇集水疱。

如图18-1-3-3所示，患者，男性，30岁，阴茎水疱复发2天。查体见阴茎簇集水疱。

【鉴别诊断】

（1）带状疱疹：簇集性水疱呈带状分布，多伴有明显的疼痛。不反复发作。

（2）硬下疳：外生殖器无痛性溃疡，边界清楚，触之软骨样硬度，梅毒血清学试验阳性。

（王 爽 田中华）

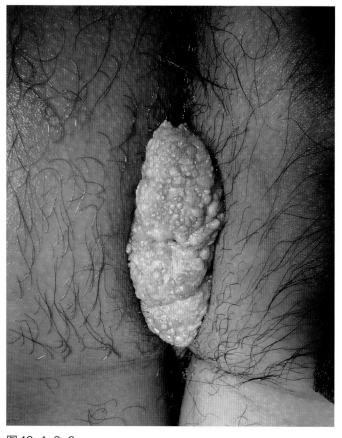

图18-1-2-8
肛周尖锐湿疣

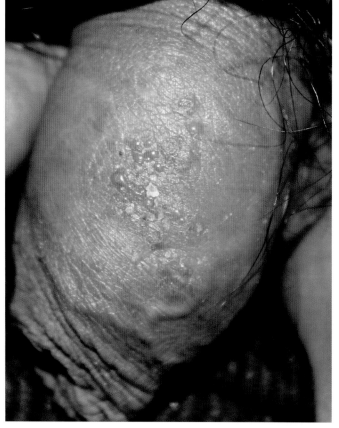

图18-1-3-1
生殖器疱疹

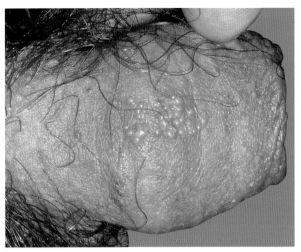

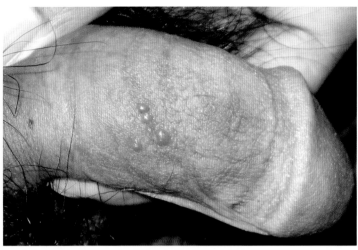

图 18-1-3-2
生殖器疱疹

图 18-1-3-3
生殖器疱疹

第四节　淋病

一、淋病

淋病（gonorrhea）是由淋病奈瑟球菌（neisseria gonorrhoeae, NG）（以下简称"淋球菌"）感染引起的泌尿生殖系统的化脓性感染，也可导致眼、咽、直肠感染和播散性淋球菌感染，可导致多种并发症和后遗症。临床上可分为无并发症的淋病、淋病并发症、播散性淋球菌感染。该病根据淋球菌培养阳性确诊。

如图 18-1-4-1 所示，患者，男性，21 岁，尿道口脓性分泌物 3 天。查体见尿道口乳白色滴状脓性分泌物。

如图 18-1-4-2 所示，患者，男性，23 岁，尿道口脓性分泌物 4 天。查体见尿道口及其周围有大量乳白色脓性分泌物。

二、淋球菌性结膜炎

淋球菌性结膜炎（gonococcal conjunctivitis）见图 18-1-4-3，患儿，女性，2 周，经产道生产，其母亲淋病未治疗，双眼脓性分泌物 5 天。查体见双眼大量脓性分泌物。

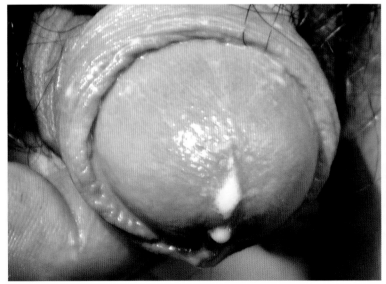

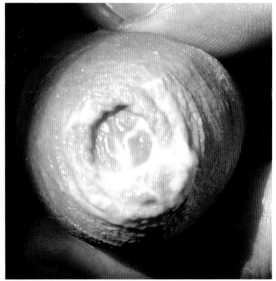

图 18-1-4-1
淋病

图 18-1-4-2
淋病

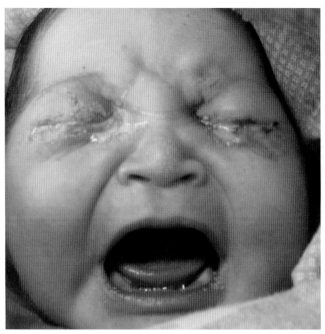

图 18-1-4-3
新生儿淋球菌性结膜炎

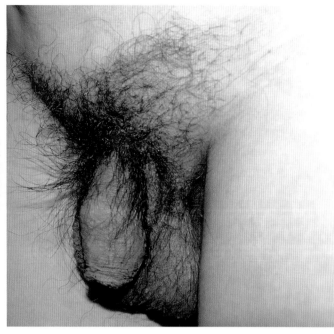

图 18-1-5-1
阴虱病

【鉴别诊断】

（1）新生儿衣原体性结膜炎：通常单眼发病，逐渐发展为双眼，分泌物由早期的水样或黏液样逐渐增多至大量脓性分泌物。

（2）其他细菌性结膜炎：多发生在春夏季节，以重度结膜充血和脓性分泌物为特征。

（田中华　刘鹤松　王　爽）

第五节　阴虱病

阴虱病（pediculosis pubis）是性传播疾病的一种。因寄生在人体阴毛和肛门周围体毛上的阴虱叮咬，而引起瘙痒的一种接触传染性寄生虫病。以性接触传播为主，与其他性传播疾病相比，更具有接触传染性。可有受累部位剧烈瘙痒，也可无症状。

如图 18-1-5-1 ~ 图 18-1-5-3 所示，阴毛上可见大量白色点状物，其附近皮肤见阴虱叮咬形成的皮损。

（孙心君　田中华）

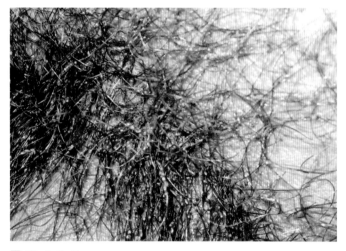

图 18-1-5-2
阴虱病

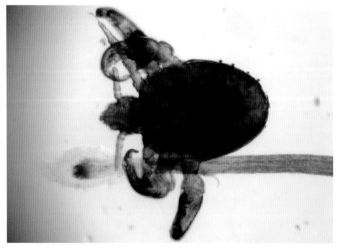

图 18-1-5-3
镜下阴虱

第二章 获得性免疫缺陷综合征

获得性免疫缺陷综合征（acquired immunodeficiency syndrome，AIDS）又称艾滋病，是一种由人类免疫缺陷病毒（human immunodeficiency virus，HIV）引起的以机会性感染和机会性肿瘤为特征的传染病。HIV 主要侵犯人体的免疫系统，包括 CD4$^+$T 淋巴细胞、单核巨噬细胞和树突状细胞等，主要表现为 CD4$^+$T 淋巴细胞数量不断减少，最终导致人体细胞免疫功能缺陷，引起各种机会性感染和肿瘤的发生。该病主要通过性接触、血液、母婴进行传播。

从初始感染 HIV 到终末期是一个较为漫长复杂的过程，在这一过程的不同阶段，与 HIV 感染相关的临床表现也是多种多样。根据感染后临床表现及症状、体征，HIV 感染的全过程可分为急性期、无症状期和艾滋病期。在急性期，大多数患者临床症状轻微，表现为一过性病毒血症，缺乏特异性的体征。无症状期一般 4~8 年，由于 HIV 在感染者体内不断复制，免疫系统受损，CD4$^+$T 淋巴细胞计数逐渐下降，可出现淋巴结肿大等症状或体征，但一般不易引起重视。艾滋病期为感染 HIV 后的最终阶段，此期主要临床表现为艾滋病相关症状、体征及各种机会性感染和肿瘤。

第一节 全身及皮肤黏膜

一、HIV 消耗综合征

HIV 消耗综合征（HIV wasting syndrome）是指无其他原因的非自愿性体重减少超过 10%，可伴有发热超过 30 天，而这种发热除 HIV 感染外无其他确定的原因。

如图 18-2-1-1 所示，患者，男性，32 岁。进行性消瘦半年，伴持续发热、食欲差 1 个月余，半年内体重减轻近 20kg。患者极度消瘦，体虚无力。HIV 抗体阳性，CD4$^+$T 淋巴细胞绝对计数为 14 个 /μL。

【鉴别诊断】

需要与肿瘤恶病质、重度营养不良、厌食症等相鉴别。

二、艾滋病合并单纯疱疹

HIV 感染合并单纯疱疹（herpes simplex，HS）见图 18-2-1-2，患者，男性，45 岁，臀部、肛门周围反复红斑、水疱伴疼痛半月余。臀部、肛门周围皮肤可见片状红斑，其上散在数片簇集性水疱，米粒至绿豆大小，部分已干涸，散在分布片状色素沉着。HIV 抗体确认阳性，CD4$^+$T 淋巴细胞计数为 178 个 /μL。

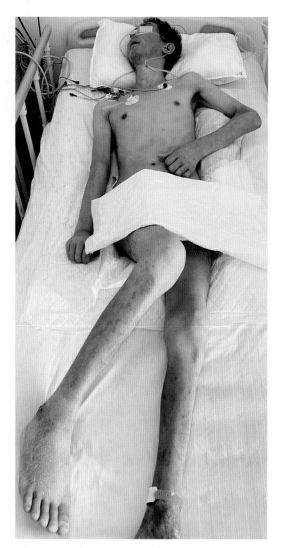

图 18-2-1-1
HIV 消耗综合征

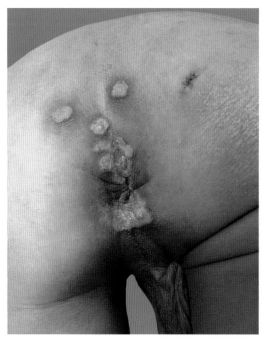

图 18-2-1-2
单纯疱疹

【鉴别诊断】

　　带状疱疹：是由水痘－带状疱疹病毒感染引起，以单侧分布的水疱和神经痛为特征，典型皮损为红斑基础上簇集分布的米粒至黄豆大小水疱，本病具有自限性，病程一般 2~3 周。

三、艾滋病合并带状疱疹

　　HIV 感染合并带状疱疹（herpes zoster）见图 18-2-1-3，患者，男性，41 岁，HIV 抗体确认阳性，CD4[+]T 淋巴细胞计数为 214 个 /μL，左侧臀部、下肢水疱伴疼痛 4 天。查体可见左侧臀部、下肢皮肤呈带状分布的红斑，其上可见成簇水疱，局部可见脓疱，疼痛明显。

【鉴别诊断】

　　带状疱疹是水痘－带状疱疹病毒感染引起的病毒性皮肤病，HIV 感染者是带状疱疹的好发人群。特点是皮疹多单侧分布、神经痛明显。此病需要与单纯疱疹、接触性皮炎等相鉴别。需要注意的是发生在 HIV 感染者的带状疱疹有特殊之处：可反复多次发作、皮疹可双侧发生。

四、艾滋病合并传染性软疣

　　艾滋病合并传染性软疣（molluscum contagiosum）见图 18-2-1-4，患者，女性，26 岁，额部及颌下部白色丘疹 1 个月余；HIV 抗体确认阳性，CD4[+]T 淋巴细胞计数为 35 个 /μI。额部及颌下部大量米粒大小半球型丘疹，表面呈蜡样光泽，中央有脐凹样损害，可挤出乳酪样物质。

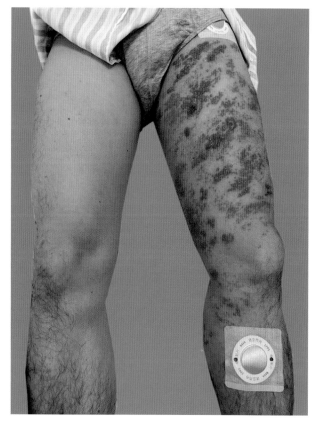

图 18-2-1-3
带状疱疹

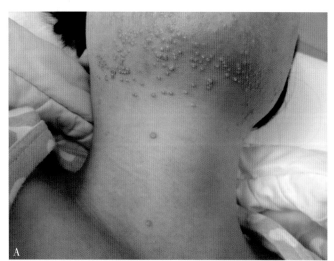

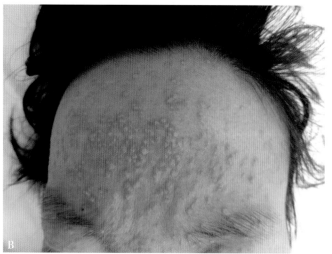

图 18-2-1-4
传染性软疣
A. 颌下；B. 额部。

【鉴别诊断】

本病为传染性软疣病毒感染所引起，皮损起初为白色、半球形丘疹，表面呈蜡样光泽，中央有脐凹样损害，可挤出乳酪样物质；常发生于颈部、躯干、下腹部及外生殖器。颜面部、眶周、眼睑多发的传染性软疣，一定要警惕 HIV 的可能，并提示已进入艾滋病期。本病需要与粟丘疹、汗管瘤相鉴别。

五、艾滋病合并口腔毛状白斑

艾滋病合并口腔毛状白斑（oral hairy leukoplakia）见图 18-2-1-5，患者，男性，38 岁，HIV 抗体确认阳性，CD4$^+$T 淋巴细胞计数为 85 个 /μL，口腔反复白色斑块半年余。查体舌体、舌侧缘可见白色斑块，或为不规则的皱褶状，微隆起，界限不清楚，形成毛绒地毯样表现，病损大小不一，不易擦掉。

【鉴别诊断】

毛状白斑主要由 EB 病毒感染引起，该病的发生与免疫力低下有关，CD4$^+$T 细胞功能低下使病毒易于增殖、扩散，从而引起上皮的过度增殖，是艾滋病患者常见的口腔黏膜病变，也是进入艾滋病期的标志。需要与口腔黏膜白斑病、口腔念珠菌病相鉴别。

六、艾滋病合并马尔尼菲篮状菌感染

HIV 合并感染马尔尼菲篮状菌（Talaromyces marneffei, TM）感染如图 18-2-1-6 所示，患者，男性，43 岁，HIV 抗体确认阳性，CD4$^+$T 淋巴细胞计数为 5 个 /μL，主诉"皮疹 1 个月，发热 5 天"。检查见皮肤散在多发脐窝状丘疹，部分皮疹上覆坏死黑痂；口腔黏膜可见多发疱疹，皮疹周围红晕明显。

【鉴别诊断】

马尔尼菲篮状菌是条件致病性真菌，主要感染免疫缺陷人群，尤其是艾滋病患者，可引起马尔尼菲篮状菌病。皮肤马尔尼菲篮状菌病的典型皮肤表现为坏死性丘疹，丘疹中心坏死，修复后中心凹陷，形似"小火山"或"脐窝状"。常伴有发热、肝脾肿大或其他系统受侵犯的表现，遇到典型的皮疹应该引起临床医生的重视。皮肤特征注意与传染性软疣、皮肤隐球菌病相鉴别。

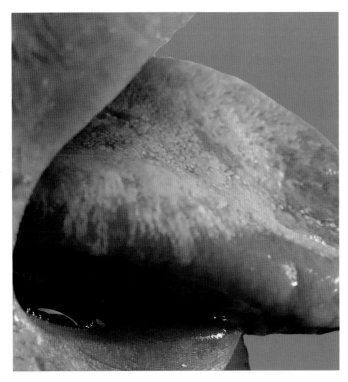

图 18-2-1-5
口腔毛状白斑

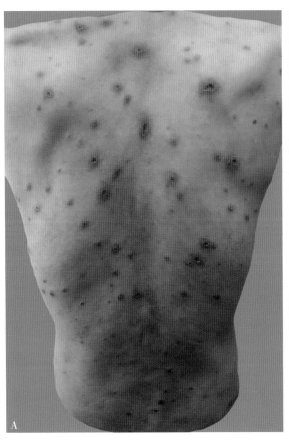
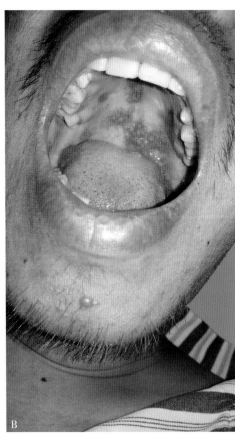

图 18-2-1-6
马尔尼菲篮状菌病皮肤表现
A. 上身后面观；B. 口腔。

七、HIV 感染合并手、足癣

HIV 感染合并手、足癣见图 18-2-1-7，患者，男性，52 岁，双手、双足皮肤瘙痒伴脱屑半年，就诊后确认 HIV 抗体阳性。查体双手指、双足皮肤红斑、干燥、脱屑，波及手背、手掌、足背。指 / 趾甲肥厚，灰褐色，部分破损、脱落。手背、足背不均匀色素减退。皮肤、指 / 趾甲真菌检查阳性。

【鉴别诊断】

手、足癣主要由红色毛癣菌、须毛癣菌、石膏样小孢子菌和絮状表皮癣菌等感染引起，若发病症状重，累及皮损面积大，可能与 HIV 感染有关。注意与手足湿疹、甲银屑病、手足皲裂鉴别。

八、艾滋病合并隐球菌皮肤感染

隐球菌皮肤感染（cryptococcal skin infection）见图 18-2-1-8，患者，女性，34 岁，面部丘疹、结节 3 天，HIV 抗体初筛阳性。右侧眉弓外上缘，右侧面颊、下唇左侧及上唇左外缘可见黄豆大小的丘疹，皮损呈半球状，表面有蜡样光泽，中央凹陷如脐窝状，伴有中央糜烂、焦痂，高于皮肤表面。

【鉴别诊断】

皮肤隐球菌感染的皮损多种多样，最常见的为传染性软疣样带有脐凹的损害，还可以表现为溃疡、结节、脓疱、红斑、坏死以及蜂窝组织炎等多种损害。确诊依赖于皮损真菌培养发现隐球菌和 / 或皮损的病理发现有荚膜的孢子。需要与马尔尼菲篮状菌皮肤感染和传染性软疣相鉴别。

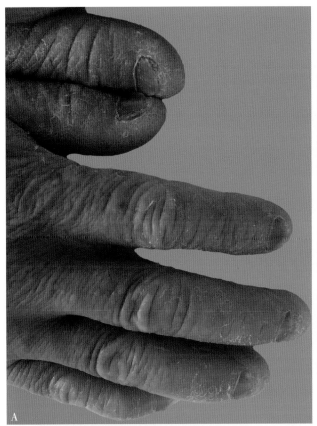

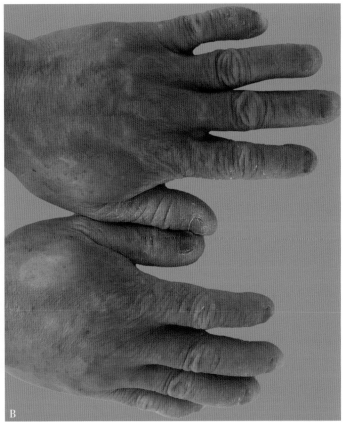

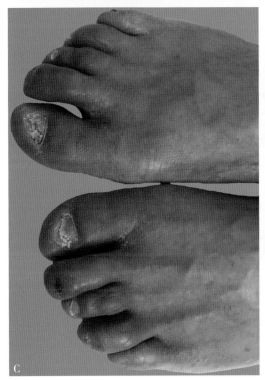

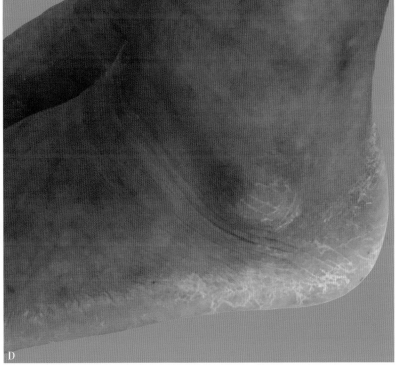

图 18-2-1-7
手、足癣
A、B. 手癣；C、D. 足癣。

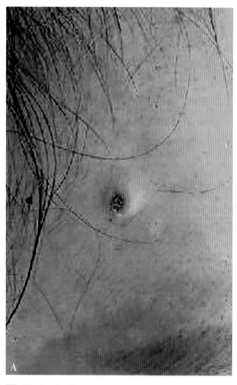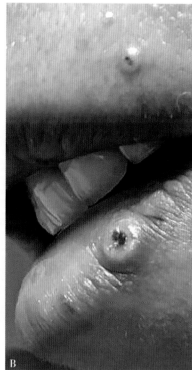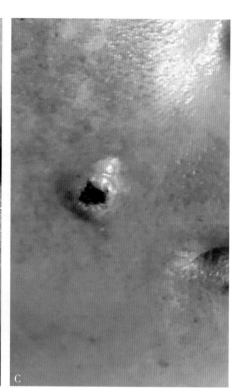

图 18-2-1-8
隐球菌皮肤感染
A. 右侧眉弓外上缘；B. 口唇；C. 右侧面颊。

九、艾滋病合并脂溢性皮炎

艾滋病合并脂溢性皮炎（seborrheic dermatitis）如图 18-2-1-9 所示，患者，男性，30 岁，反复头皮、颜面部、额头、鼻翼红斑及鳞屑伴瘙痒一年余；HIV 抗体阳性，CD4$^+$T 淋巴细胞计数 144 个 /μL。查体可见头皮、颜面、额头、鼻翼油腻性淡红斑，边界清楚，上有油腻性鳞屑。

【鉴别诊断】

脂溢性皮炎在 HIV 感染病程的任何阶段均可发生，往往是进入艾滋病期的临床表现，常发生于头、面、胸、背等，严重可泛发于全身呈红皮病样表现，对常规治疗效果差。凡临床上皮损分布广泛、干燥性、鳞屑性红斑及对常规治疗不敏感的脂溢性皮炎患者，应警惕 HIV 感染可能。本病注意与银屑病、玫瑰痤疮鉴别。

十、艾滋病合并颈淋巴结结核

艾滋病合并颈淋巴结结核（cervical lymph node tuberculosis）如图 18-2-1-10 所示，患者，男性，28 岁，HIV 抗体确认阳性，CD4$^+$T 淋巴细胞计数 76 个 /μL，颈部肿物 2 个月余，伴有夜间低热、盗汗、乏力。淋巴结穿刺活检病理确诊为颈部淋巴结结核分枝杆菌感染。查体见左颈部多发淋巴结肿大，融合成团，与皮肤和周围组织粘连。局部液化形成寒性脓肿，表现为局部皮肤发亮，呈紫红色，触之有波动感，压痛不明显。

【鉴别诊断】

结核病可发生在任何 CD4$^+$T 淋巴细胞水平的艾滋病患者。需要与淋巴瘤、非结核分枝杆菌感染等相鉴别，微生物学和病理学依据是确诊的"金标准"。

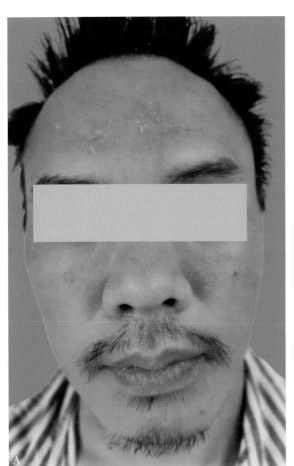

图 18-2-1-9
脂溢性皮炎
A. 面部；B. 额头。

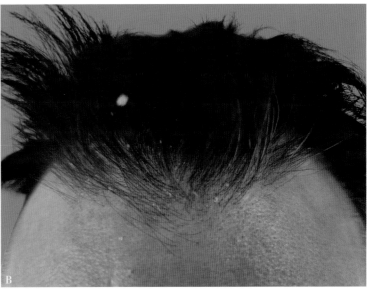

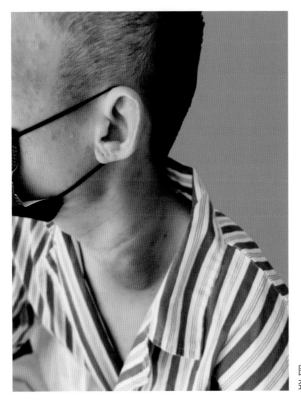

图 18-2-1-10
颈淋巴结结核

十一、艾滋病合并卡波西肉瘤

卡波西肉瘤（Kaposi sarcoma）是一种具有局部侵袭性的内皮细胞肿瘤。为由排列成条束状的增生性梭形细胞组成的肿瘤或类似肿瘤性的病变。梭形细胞被含有红细胞的裂隙样血管腔隙所分割，呈筛孔状或蜂窝状，在梭形细胞内或细胞外可见过碘酸希夫反应阳性的透明小体，梭形细胞之间常见外渗的红细胞和含铁血黄素沉着。

如图18-2-1-11所示，患者，男性，31岁，HIV抗体确认阳性，CD4$^+$T淋巴细胞计数为132个/μL，咳嗽、皮肤结节3个月。双下肢多发暗紫色结节，伴有双下肢水肿。肺部CT可见双肺沿气管血管束分布的多发结节影。给予化疗后皮肤结节和肺部病灶消退。

【鉴别诊断】

卡波西肉瘤最典型的发病部位是皮肤，也可累及黏膜、淋巴结和内脏器官。经典型卡波西肉瘤特征是出现紫色、红蓝色或深棕色斑丘疹、斑块和结节，也可形成溃疡。尤其常见于肢体末端，可伴有淋巴水肿。皮疹注意与血管肉瘤相鉴别。肺部病灶需要与其他肺部感染相鉴别。

十二、艾滋病合并原发性眼眶淋巴瘤

艾滋病合并原发性眼眶淋巴瘤（primary orbital lymphoma）如图18-2-1-12所示，患者，男性，42岁，HIV抗体阳性2年，右眼球突出2个月；HIV抗体阳性，CD4$^+$T淋巴细胞计数：214个/μL。查体可见右眼眶明显肿胀，右侧睑结膜外翻、充血，局部分泌物多，右眼球突出，眼球偏位。经活检病理确诊为淋巴瘤。

【鉴别诊断】

眼球突出也可见于眼眶蜂窝织炎，但患者多有较明显的炎症表现，影像学检查也可较易鉴别。此外，眼眶毛细血管瘤也可导致眼球突出，但该病常发生于幼童，病灶也较柔软，B超可鉴别。淋巴瘤是AIDS的机会性肿瘤，原发性眼眶淋巴瘤较少见，属于结外淋巴瘤，单侧多发，绝大多数为非霍奇金淋巴瘤。该病无统一的治疗方法，需根据肿瘤的大小、位置、与周围组织的关系来制定手术方案，同时联合放疗和化疗。

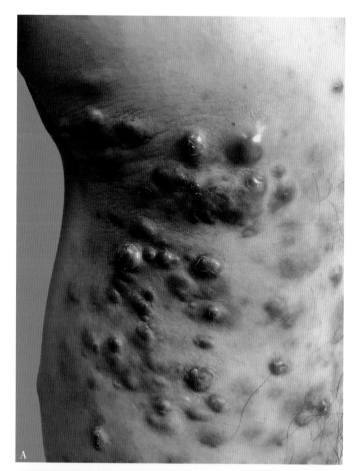

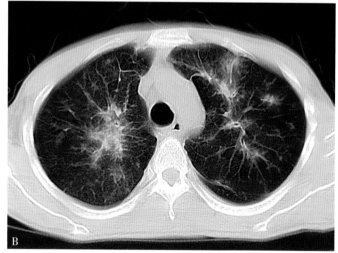

图 18-2-1-11
卡波西肉瘤
A. 皮肤卡波西肉瘤（下肢）；B. 肺卡波西肉瘤影像。

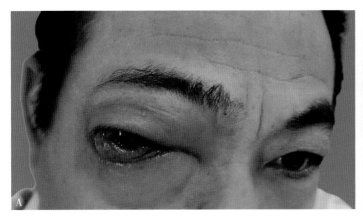
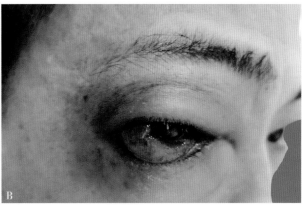

图 18-2-1-12
原发性眼眶淋巴瘤
A. 双眼外观；B. 右眼外观。

十三、艾滋病合并肛周鳞状细胞癌

艾滋病合并肛周鳞状细胞癌（perianal squamous cell carcinoma）如图 18-2-1-13 所示，患者，男性，48 岁，肛周肿物 8 个月，HIV 抗体阳性 1 周；肛周可见拳头大小不规则菜花样肿块，表面溃烂，可见渗出物、坏死物覆盖，伴有疼痛。肿物触之易出血，病理检查确诊为肛周鳞状细胞癌。

【鉴别诊断】

HIV 阳性患者，特别是男男同性性行为者易合并肛周疾病。肛周鳞状细胞癌的肛周肿物应与肛裂、肛门湿疣、肛周克罗恩病、肛周瘙痒症、基底细胞癌、肛瘘和肛周特异性溃疡等鉴别。肛周鳞状细胞癌进展形成溃疡后，边缘凸起，有出血，确诊需行病理学检查。

十四、艾滋病合并红皮病

艾滋病合并红皮病（erythroderma）如图 18-2-1-14 所示，患者，女性，32 岁，HIV 抗体阳性 2 个月，皮疹 1 周；全身皮肤弥漫潮红、肿胀、脱屑，伴有口腔、双眼、肛周黏膜红肿，轻度瘙痒。10 天前曾因发热在外院口服头孢菌素及解热镇痛药。

【鉴别诊断】

根据全身皮肤弥漫性潮红、水肿、浸润及脱屑，本病诊断并不难。重要的是寻找病因，做出病因诊断，因为多种皮肤疾病均可以导致红皮病，如银屑病、药物过敏、恶性肿瘤、湿疹、接触性皮炎、皮肤真菌病等。需要结合病史、皮损特点甚至组织病理做出诊断。而且该病的治疗最终取决于具体病因，此患者停用可疑致敏药物，给予抗过敏治疗后恢复。

十五、艾滋病合并药疹

艾滋病合并药疹（drug eruption）如图 18-2-1-15 所示，患者，男性，38 岁，HIV 抗体阳性 2 个月，皮疹 5 天；10 天前开始使用"替诺福韦＋拉米夫定＋依非韦伦"抗 HIV 治疗，5 天前患者前胸出现少许红色丘疹，轻度瘙痒，皮疹进展迅速，逐渐蔓延至全身。查体可见全身皮肤弥漫红色丘疹，部分融合成片。

【鉴别诊断】

发疹性药疹是药疹中最常见的一种，临床表现为弥漫性鲜红色斑或米粒至黄豆大小。红色斑丘疹，密集对称分布，形态如麻疹样或猩红热样，起病急，多数患者有明确的用药史，可伴有发热等全身症状，停药后 2 周半数患者的皮疹可完全消退。此病需要与发疹性传染病，如麻疹、猩红热、病毒疹等相鉴别。

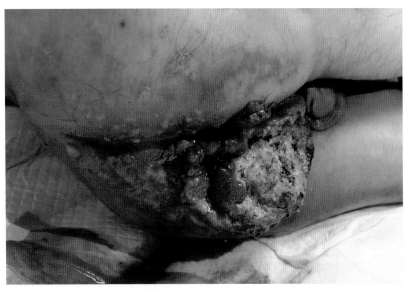

图 18-2-1-13
肛周鳞状细胞癌

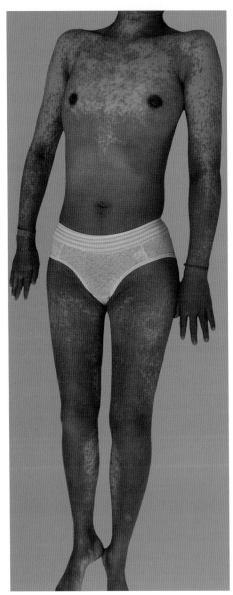

图 18-2-1-14
艾滋病合并红皮病

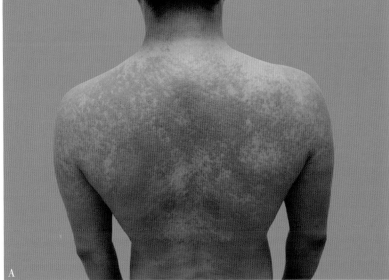

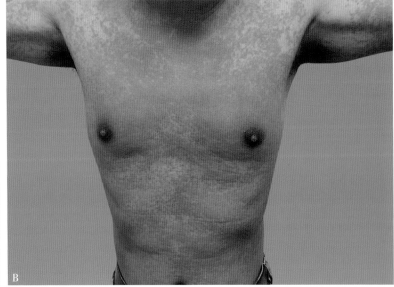

图 18-2-1-15
艾滋病合并药疹
A. 后背；B. 上半身 – 前面观。

十六、艾滋病合并脓毒症休克致手指足趾坏疽

艾滋病合并脓毒症休克致手指足趾坏疽如图18-2-1-16所示，患者，男性，43岁，因反复高热2周入院。HIV抗体阳性，$CD4^+T$淋巴细胞计数26个/μL。入院时神志模糊，心率134次/min，血压78/52mmHg，呼吸24次/min，经血培养、骨髓培养确诊为细菌性脓毒血症合并脓毒症休克。入院时可见手指、足趾末端呈深紫色，局部皮温低。休克纠正后，手指足趾逐渐变黑、坏死。后手术截指/趾处理。

【鉴别诊断】

重症感染可导致微循环障碍，造成毛细血管网灌流不足，甚至发生弥散性血管内凝血，临床也可导致急性血栓闭塞性脉管炎，并造成肢端坏死。本病需要与闭塞性动脉硬化症相区别，后者常伴高血压、糖尿病、高脂血症及冠状动脉粥样硬化性心脏病，常为大、中动脉受累，病程发展快。X线片或血管彩色多普勒超声检查可提示患肢动脉壁内有钙化。

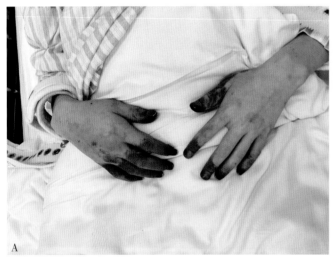
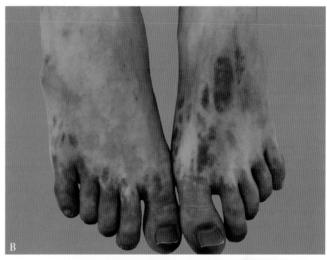
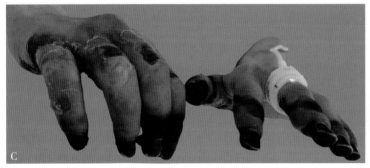
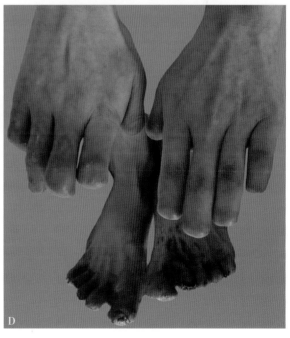

图18-2-1-16
艾滋病合并脓毒症休克致手指足趾坏疽
A. 手指坏疽；B. 足趾坏疽；C. 手指坏疽；D. 指/趾坏疽术后。

（张路坤　张建波　孙丽琴　李光亮　李俊艳　李　馨　王丽波）

第二节 呼吸系统

艾滋病晚期患者容易罹患各种肺部感染，常见肺孢子菌肺炎（Pneumocystis jirovecii pneumonia，PCP）、肺结核、非结核分枝杆菌肺炎、各种真菌性肺炎以及巨细胞病毒肺炎，卡波西肉瘤也常常侵犯肺部。

一、肺孢子菌肺炎

耶氏肺孢子菌（Pneumocystis jirovecii）引起的肺孢子菌肺炎是 AIDS 晚期患者最常见的肺部机会性感染，特点为亚急性起病、进行性加重的呼吸困难以及以肺门为中心的双肺弥漫磨玻璃样病变。常合并低氧血症，可进展至呼吸衰竭。

如图 18-2-2-1 所示，患者，男性，31 岁，咳嗽 1 个月、气促半个月。血 HIV 抗体阳性，CD4$^+$T 淋巴细胞计数 23 个 /μL，血气分析提示 I 型呼吸衰竭，肺部 CT 提示弥漫性肺间质病变。

【鉴别诊断】

本病需与病毒性肺炎、支原体肺炎等肺间质改变的疾病相鉴别，确诊依靠病原学检查。

二、肺结核

肺结核（pulmonary tuberculosis）见图 18-2-2-2、图 18-2-2-3。结核病可发生在任何 CD4$^+$T 淋巴细胞计数水平的艾滋病患者。虽然发生在艾滋病患者中的结核分枝杆菌感染有其自身特点，但 CD4$^+$T 淋巴细胞计数较高患者的表现与普通结核病患者类似，而 CD4$^+$T 淋巴细胞计数较低患者常表现为肺外结核。

【鉴别诊断】

真菌性肺炎、非结核分枝杆菌肺炎以及肺脓肿等，抗酸染色以及结核分枝杆菌培养仍是确诊结核病的主要方法。

三、非结核分枝杆菌肺炎

艾滋病患者可并发非结核分枝杆菌感染（nontuberculous mycobacterium infection），其中主要为鸟分枝杆菌（Mycobacterium avium complex，MAC）感染。鸟分枝杆菌感染的临床症状同活动性结核病相似，但全身播散性病变更为常见。确诊有赖于培养出非结核分枝杆菌，并通过 DNA 探针、高效液相色谱法或生化反应进行菌种鉴定。

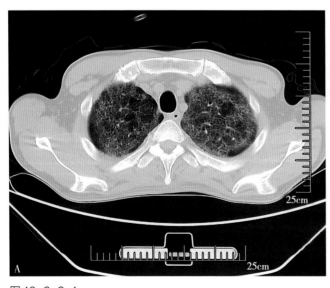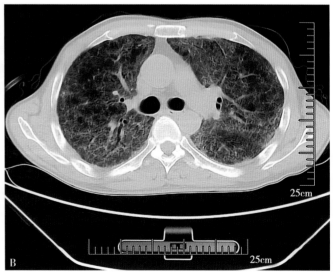

图 18-2-2-1
耶氏肺孢子菌肺炎
A. 肺部 CT；B. 肺部 CT。

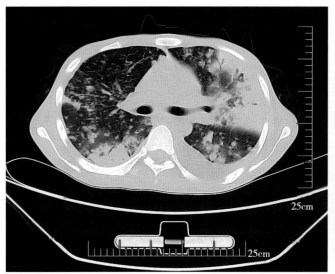

图 18-2-2-2
双肺多发斑片影、胸膜腔积液

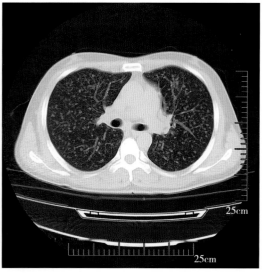

图 18-2-2-3
粟粒性肺结核

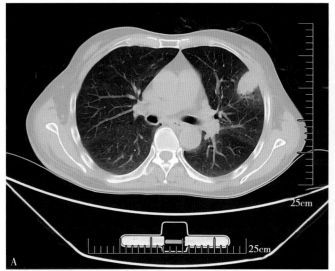

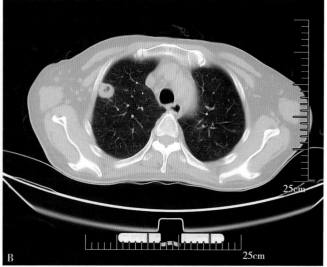

图 18-2-2-4
非结核分枝杆菌肺炎
A. 肺部 CT；B. 肺部 CT。

如图 18-2-2-4 所示，艾滋病患者，右上肺、左中肺近胸膜孤立结节影，中心空洞形成，周围渗出性病变。经皮肺穿刺活检组织培养确诊鸟分枝杆菌感染。

如图 18-2-2-5 所示，艾滋病患者，CD4$^+$T 淋巴细胞计数 134 个 /μL，间断低热、腰痛 2 个月余。腰大肌脓肿穿刺引流物抗酸染色阳性、脓液培养提示为蟾蜍分枝杆菌生长。

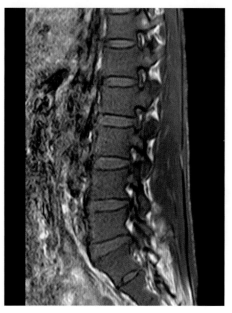

图 18-2-2-5
腰大肌脓肿（蟾蜍分枝杆菌）

【鉴别诊断】

注意与真菌性肺炎、肺结核以及肺脓肿等鉴别。

四、真菌性肺炎

真菌性肺炎（fungal pneumonia）艾滋病晚期患者免疫力低下，几乎所有的致病性真菌均可感染，最多见的有念珠菌、隐球菌、曲霉菌和马尔尼菲篮状菌，鉴别重点在于病原菌的检出。

（一）肺隐球菌病

肺隐球菌病（pulmonary cryptococcosis）如图18-2-2-6所示，患者，男性，29岁，头痛、发热半个月。脑脊液墨汁染色阳性，培养可见隐球菌生长，肺部CT可见空洞改变，支气管灌洗液真菌培养可见隐球菌生长。

【鉴别诊断】

肺隐球菌病的临床表现症状轻重不一，从无症状到急性呼吸窘迫综合征均可存在。X线表现也呈多样性，如单个或多个结节性阴影，也可表现为斑点状肺炎、浸润性肺结核样阴影或空洞形成。注意与肺结核、曲霉菌肺炎以及肺脓肿鉴别。

（二）肺曲霉病

肺曲霉病（pulmonary aspergillosis）如图18-2-2-7所示，患者，女性，47岁，HIV抗体阳性10年，咯血2年。CD4$^+$T淋巴细胞计数213个/μL。肺部CT缺乏特异性，支气管灌洗液培养可见曲霉菌生长。

【鉴别诊断】

侵袭性肺曲霉病（invasive pulmonary aspergillosis，IPA）绝大多数发生于免疫缺陷患者中，称为继发性IPA，其诊断较难，病死率高。肺曲霉病患者的临床表现有咳嗽、咳痰、咯血、胸痛等呼吸系统症状和发热、乏力、盗汗等全身症状，但40%的IPA患者缺乏呼吸道症状或仅表现为发热，这些症状与肺结核、细菌性肺炎、肺癌以及其他呼吸系统疾病表现相似。IPA在影像学上表现多样，非特异性的临床表现使得IPA容易被漏诊、误诊。确诊依赖培养。注意与肺结核、细菌性肺炎等鉴别。

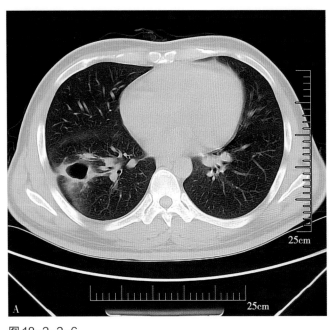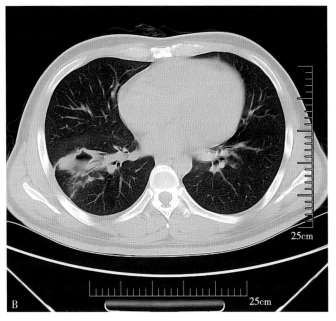

图18-2-2-6

肺隐球菌病

A. 肺部CT；B. 肺部CT。

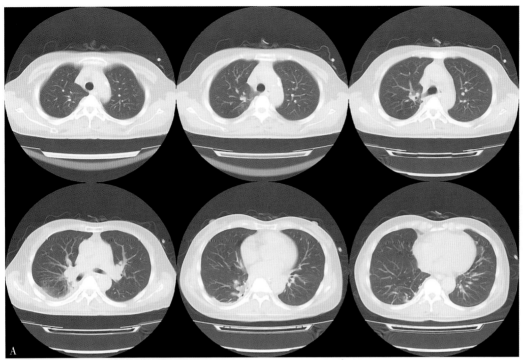

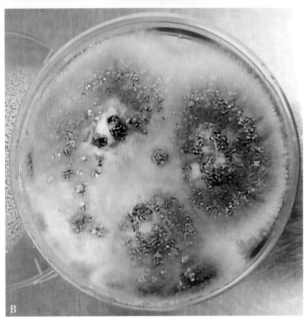

图 18-2-2-7
肺曲霉病
A. 肺部 CT 示右肺少许斑片影；
B. 支气管灌洗液培养见曲霉菌。

（张路坤）

第三节　中枢神经系统

艾滋病患者可发生弓形虫脑病、新型隐球菌性脑膜炎、各种病毒性脑膜脑炎、结核性脑膜脑炎以及艾滋病相关脑白质病变等多种中枢病变。

一、弓形虫脑病

弓形虫脑病（Toxoplasma gondii encephalopathy）如图 18-2-3-1 所示，患者，男性，29 岁，发现 HIV 抗体阳性 6 个月，发热、头痛 9 天。颅脑 MRI 可见右侧丘脑区脑实质类圆形病灶，大小约 48mm×32mm，呈混杂的长 T_1、长 T_2 信号，压水序列呈高信号。脑脊液弓形虫 IgG 阳性、HIV RNA 阴性。抗弓形虫治疗 4 个月，病灶完全吸收。

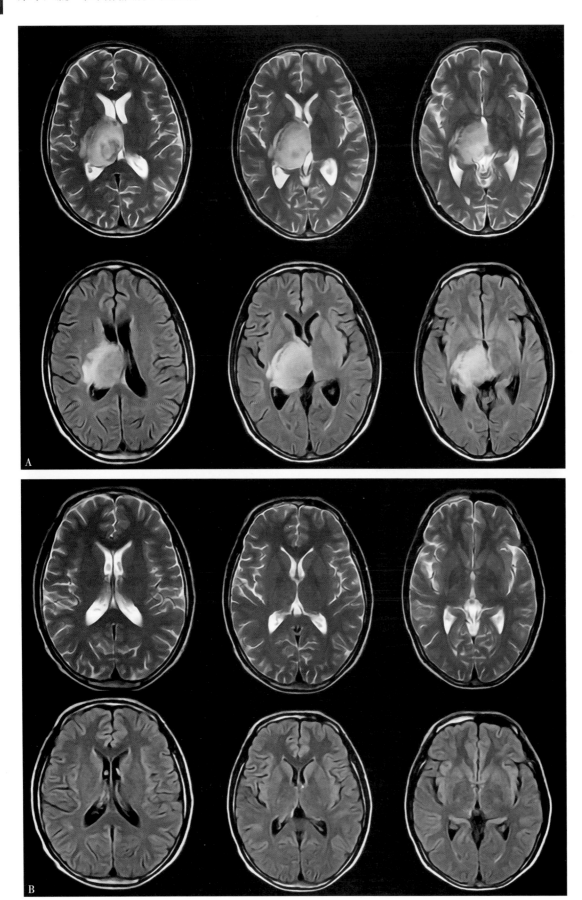

图 18-2-3-1
弓形虫脑病
A. 弓形虫脑病治疗前 MRI；B. 弓形虫脑病治疗后 MRI。

【鉴别诊断】

弓形虫脑病临床可表现为发热伴局灶或弥漫性中枢神经系统损害。头颅 CT 呈单个或多个低密度病灶，增强扫描呈环状或结节样增强，周围一般有水肿带。磁共振成像（MRI）表现为颅内多发长 T_1 和长 T_2 信号。确诊依赖脑组织活检。需要与其他颅内感染疾病以及肿瘤相鉴别。

二、马尔尼菲篮状菌脑炎

艾滋病晚期患者容易罹患各种真菌性脑炎（fungal encephalitis），其中马尔尼菲篮状菌脑炎是东南亚地区常见的一种艾滋病的机会性感染。

如图 18-2-3-2 所示，患者，男性，24 岁，发热 1 个月，头痛半个月。HIV 抗体阳性，CD4$^+$T 细胞计数 21 个 /μL，皮肤可见多发丘疹，顶端脐窝样凹陷。血培养和脑脊液培养均可见马尔尼菲篮状菌生长。头颅 MRI 可见类圆形病灶。大小约 51mm×40mm，呈混杂的长 T_1、长 T_2 信号，压水序列呈高信号。经过两性霉素 B 抗真菌治疗后病情好转，皮疹消退、颅内病灶明显缩小。

【鉴别诊断】

本病确诊依赖于血培养和脑脊液培养，需要与其他颅内感染疾病以及肿瘤相鉴别。

三、进行性多灶性白质脑病

进行性多灶性白质脑病（progressive multifocal leukoencephalopathy，PML）是一种亚急性致死性脱髓鞘性疾病，病因是由于 JC 病毒（John Cunningham virus，JCV）激活而导致局灶或多灶性神经功能损害。PML 首发症状表现为神经精神损伤，部分患者（约 18%）表现为癫痫。应用 PCR 方法检测脑脊液中的 JCV DNA 是其较特异的指标。组织病理学典型特点：脱髓鞘、变形的星形胶质细胞和增大的少突胶质细胞核。其次，可以通过免疫组化、原位杂交、PCR 或电镜技术找到 JC 病毒病原学证据。

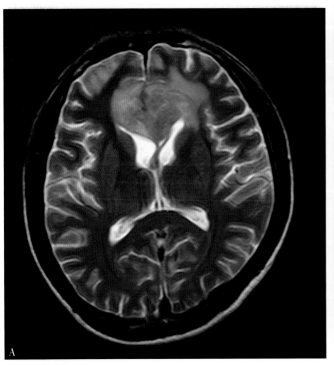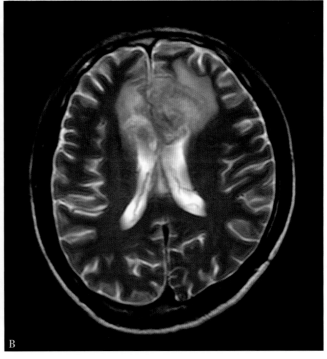

图 18-2-3-2
马尔尼菲篮状菌脑炎
A. 头颅 MRI；B. 头颅 MRI。

如图 18-2-3-3 所示，患者，男性，37 岁，头痛 1 个月，伴右侧肢体乏力。入院前 2 周头颅 MRI 示：左侧放射冠区白质及额顶叶灰白质交界区多发异常信号。入院后复查颅脑 MRI 可见病灶明显增多，脑脊液以及尿 JCV DNA 阳性。

【鉴别诊断】

需要与脑血管病变、脑肿瘤和细菌、真菌、结核分枝杆菌、弓形虫、新型隐球菌、梅毒螺旋体、巨细胞病毒、单纯疱疹病毒等中枢神经系统机会感染相鉴别。

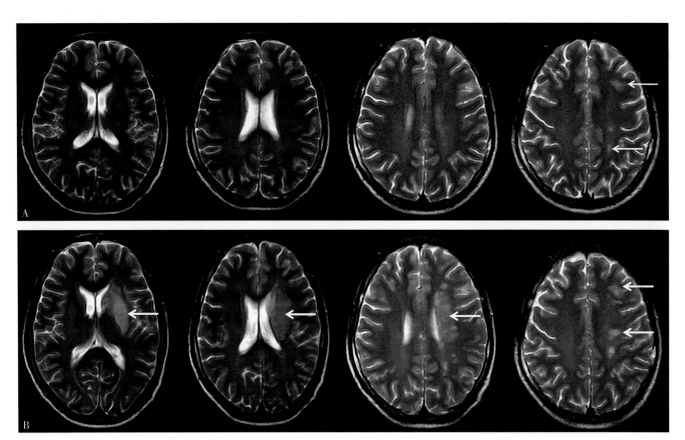

图 18-2-3-3
进行性多灶性白质脑病
A. 入院前 2 周 MRI：左侧放射冠区白质及额顶叶灰白质交界区可见多发小斑片状长 T_1 长 T_2 异常信号影，T_2-FLAIR、DWI 呈高信号；
B. 入院后 MRI：T_2WI 基底节区左侧脑室旁见大片状新发病灶（白箭头），左额顶叶皮质见多发小片状病灶（白箭头）较发病初期明显增多。

（张路坤）

胚胎畸形

第十九篇　胚胎畸形

第一节　无脑畸形

无脑畸形（anencephaly）又称无脑儿。如图 19-0-1-1～图 19-0-1-7 所示，胎儿大脑膨出于头部，表面无颅骨覆盖。常伴有颈部缺如，眼眶浅而眼球突出等。

发生原因：胚胎时期前神经孔未闭合，致使前脑原基发育异常，颅盖不发育，胎脑大部分暴露于颅外。

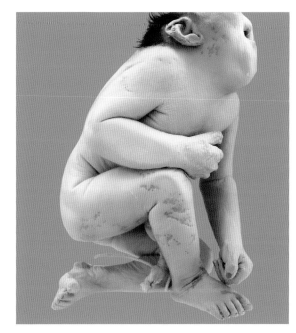

图 19-0-1-1
无脑畸形

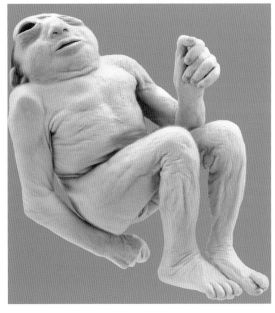

图 19-0-1-2
无脑畸形

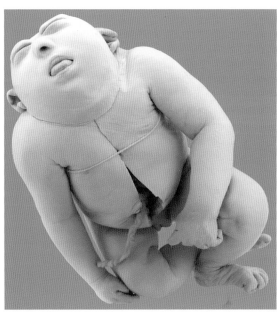

图 19-0-1-3
无脑畸形

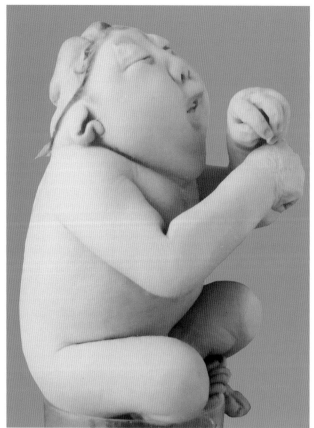

图 19-0-1-4
无脑畸形

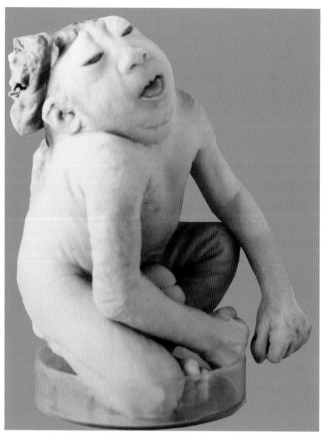

图 19-0-1-5
无脑畸形

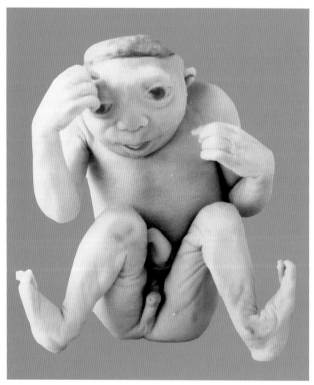

图 19-0-1-6
无脑畸形

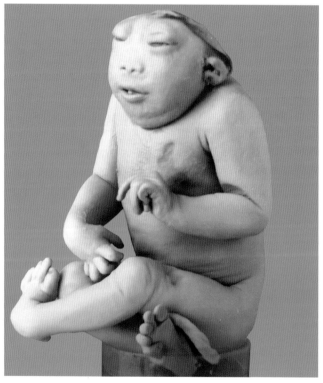

图 19-0-1-7
无脑畸形

（刘尚明）

第二节　无脑畸形伴脊柱裂

无脑畸形伴脊柱裂（anencephaly with rachischisis）见图 19-0-2-1～图 19-0-2-6，胎儿颅盖不发育，胎脑大部分暴露于颅外，同时伴有广泛的脊柱裂，尤其是颈部脊柱裂，可见脊椎背侧缺损致使椎管敞开。颈部缺如，眼眶浅而眼球突出等。

发生原因：胚胎时期前、后神经孔未闭合所致。前神经孔未闭合表现为无脑畸形；如果后神经孔也未闭，就会伴有脊柱裂，脊柱裂可发生于脊柱各段。

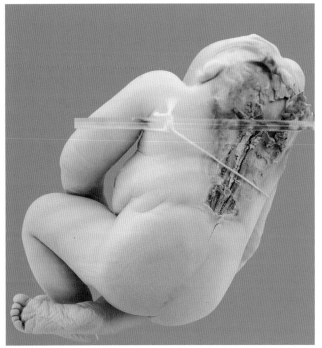

图 19-0-2-1
无脑畸形伴脊柱裂

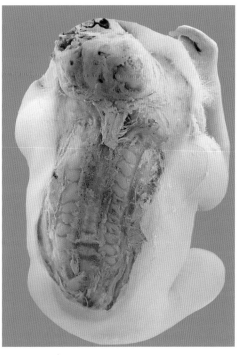

图 19-0-2-2
无脑畸形伴脊柱裂

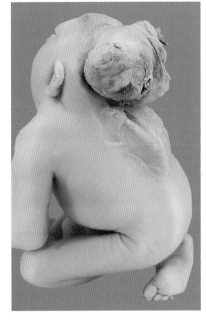

图 19-0-2-3
无脑畸形伴脊柱裂

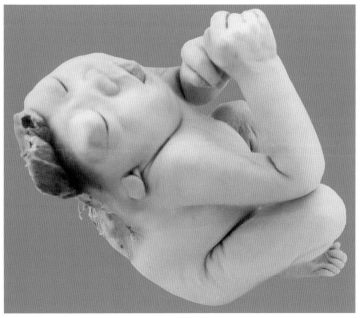

图 19-0-2-4
无脑畸形伴脊柱裂

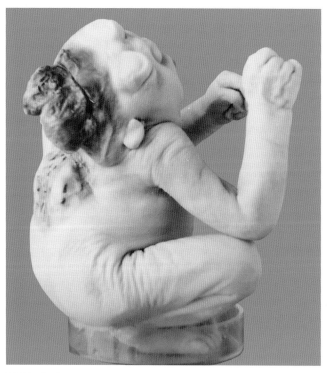

图 19-0-2-5
无脑畸形伴脊柱裂

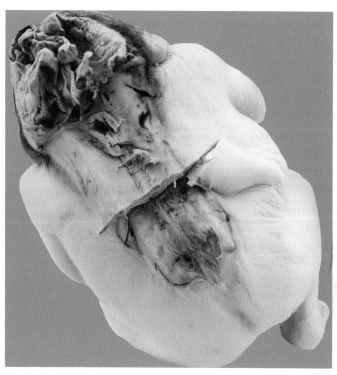

图 19-0-2-6
无脑畸形伴脊柱裂

（刘尚明）

第三节　无脑畸形伴独眼柱鼻

　　无脑畸形伴独眼柱鼻（anencephaly with cyclopia columnar nose）见图 19-0-3-1，胎儿大脑膨出于头部，表面无颅骨覆盖，一只眼睛位于面部上方，鼻外观呈圆柱状且位于眼睛上方。

　　发生原因：胚期神经管发育异常，前神经孔未闭合导致无脑；双眼原基由两侧向中央靠拢速度过快，而于面部正中线相遇靠拢合一，左右内侧鼻突未形成鼻尖及鼻翼，形成圆柱状外观。

（郭　岩）

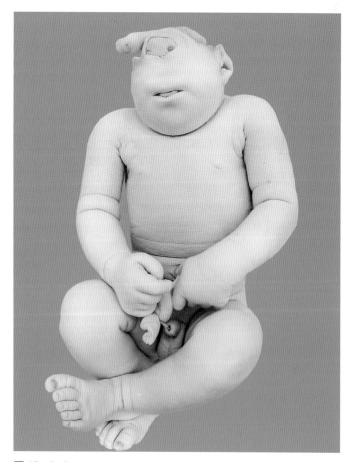

图 19-0-3-1
无脑畸形伴独眼柱鼻

第四节　无脑畸形伴唇腭裂

无脑畸形伴唇腭裂（anencephaly with cleft lip and palate）见图19-0-4-1，胎儿脑组织缺如，头部无颅骨覆盖；鼻外观严重塌陷，无鼻梁鼻尖；左侧上唇缺失，口腔内观察可见腭中部明显开裂。

发生原因：胚期神经管发育异常，前神经孔未闭合导致脑泡未形成脑组织；左侧上颌突与同侧的内侧鼻突未融合导致左上唇唇裂；正中腭突与外侧腭突以及双侧外侧腭突均未融合导致全腭裂。

（郭　岩）

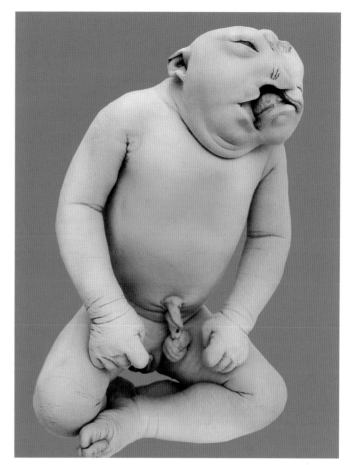

图19-0-4-1
无脑畸形伴唇腭裂

第五节　脑膜脑膨出

脑膜脑膨出（meningo encephalocele）见图19-0-5-1～图19-0-5-3。

如图19-0-5-1所示，由于前脑颅骨的发育不全，脑膜及脑组织（前脑区域）向外膨出。

如图19-0-5-2、图19-0-5-3所示，由于枕部颅骨发育不全，脑组织（枕部）膨出。

脑膜脑膨出表现为从颅骨缺损处膨出的囊状结构，囊内为充满脑脊液的扩张的脑膜和脑组织。

发生原因：胚胎发育时期，神经管闭合后，其表面间充质发育异常，导致颅骨缺损，脑膜及脑组织膨出。

（刘尚明）

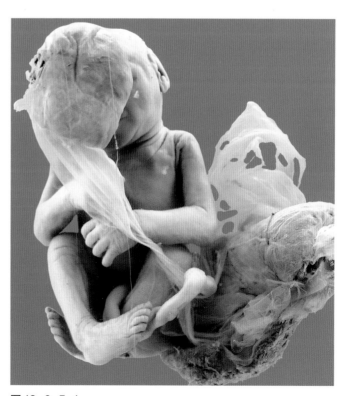

图19-0-5-1
脑膜脑膨出（前脑区域）

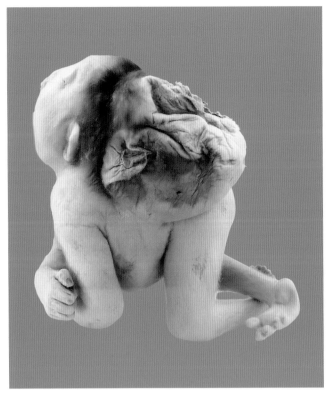

图 19-0-5-2
脑膜脑膨出（枕部）

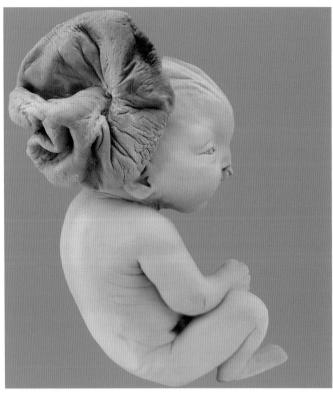

图 19-0-5-3
脑膜脑膨出（枕部）

第六节　额顶部脑膨出伴双侧唇裂

额顶部脑膨出伴双侧唇裂（frontoparietal region encephalocele with bilateral cleft lip）如图 19-0-6-1 所示，胎儿头部无颅骨覆盖，脑膜及脑组织暴露；鼻塌陷，无鼻梁鼻尖，伴双侧唇裂。

发生原因：胚期神经管闭合后，其表面间充质发育异常，导致额顶部颅骨发育不全，脑膜及脑组织膨出。双侧上颌突与内侧鼻突未融合导致双侧唇裂。

（刘尚明）

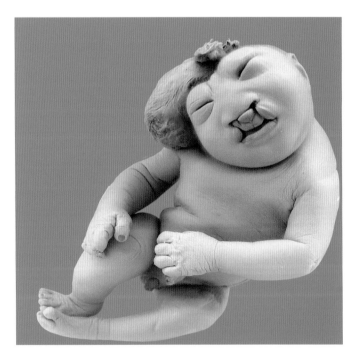

图 19-0-6-1
额顶部脑膨出伴双侧唇裂

第七节　枕部脑膨出伴双侧唇裂

枕部脑膨出伴双侧唇裂（occipital region encephalocele with bilateral cleft lip）如图 19-0-7-1 所示，胎儿枕部颅骨缺如，可见囊状突出的脑膜及脑组织；鼻塌陷，伴双侧唇裂。

发生原因：胚期神经管闭合后，其表面间充质发育异常，导致枕部颅骨发育不全，脑膜及脑组织膨出。双侧上颌突与内侧鼻突未融合导致双侧唇裂。

（刘尚明）

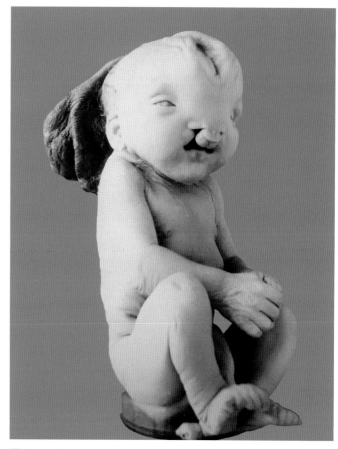

图 19-0-7-1
枕部脑膨出伴双侧唇裂

第八节　头弯曲几乎与颈平行

头弯曲几乎与颈平行（the head curved almost parallel to the neck）见图 19-0-8-1，患者颈短而粗，头后仰弯曲，几乎与颈平行。

发生原因：胚胎时期脊柱发育不全，导致异常弯曲。

（刘尚明）

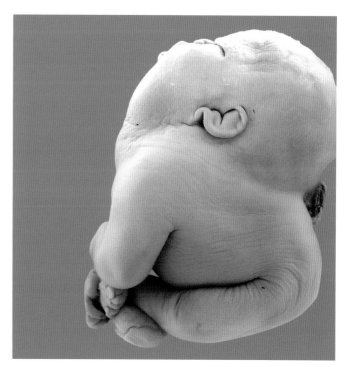

图 19-0-8-1
头弯曲几乎与颈平行

第九节 后脑膨出伴独眼畸形

后脑膨出伴独眼畸形（posterior encephalocele with cyclopia）见图 19-0-9-1，后脑膨出伴独眼畸形，同时伴有低位耳，头向后弯曲。

发生原因：胚期颜面及颈部发育异常，双眼原基由两侧向中央靠拢速度过快而于面部正中线相遇靠拢合一，内侧鼻突与外侧鼻突未形成鼻梁、鼻尖及鼻翼，形成圆柱状外观，未向下方转位导致鼻位于眼睛上方。神经管闭合后，其表面间充质发育异常，导致颅骨发育不全，脑膜及脑组织膨出。

（刘尚明）

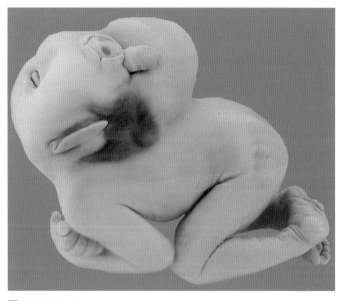

图 19-0-9-1
后脑膨出伴独眼畸形

第十节 独眼畸形

独眼畸形（cyclopia）见图 19-0-10-1，独眼位于面部正中，口表现为一小孔，鼻外观呈圆柱状且位于眼上方。

发生原因：胚期颜面部发育异常，双眼原基由两侧向中央靠拢速度过快而于面部正中线相遇靠拢合一，内侧鼻突与外侧鼻突未形成鼻梁、鼻尖及鼻翼，形成圆柱状外观，未向下方转位导致鼻位于眼睛上方。

（刘尚明）

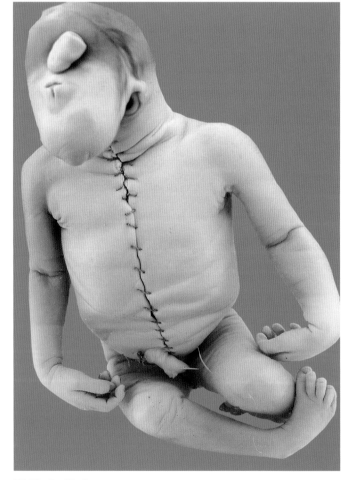

图 19-0-10-1
独眼畸形

第十一节　独眼伴小口畸形

独眼伴小口畸形（cyclopia with microstomia）如图 19-0-11-1 所示，独眼位于面部正中，伴有小口畸形。鼻外观呈圆柱状且位于眼上方。

发生原因：胚期颜面部发育异常，双眼原基由两侧向中央靠拢速度过快而于面部正中线相遇靠拢合一，内侧鼻突与外侧鼻突未形成鼻梁、鼻尖及鼻翼，形成圆柱状外观，未向下方转位导致鼻位于眼睛上方。原始口裂两侧角处间充质增生过度，融合过多，致使口裂过小，导致小口畸形。

（刘尚明）

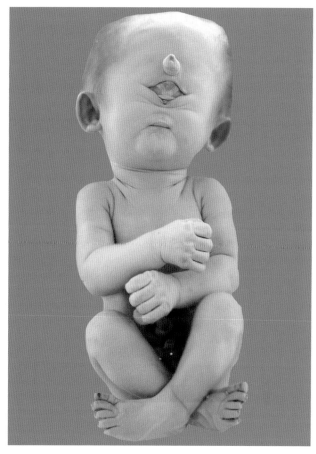

图 19-0-11-1
独眼伴小口畸形

第十二节　独眼柱鼻

独眼柱鼻（cyclopia column nose）如图 19-0-12-1 所示，胎儿五官异常，眼睛仅 1 只且居于中央，鼻外观呈圆柱状且位于眼上方。

发生原因：胚期上下肢芽内的中胚层发育异常，四肢骨骼短小。胚期颜面部发育异常，双眼原基由两侧向中央靠拢速度过快而于面部正中线相遇靠拢合一，内侧鼻突与外侧鼻突未形成鼻梁、鼻尖及鼻翼，形成圆柱状外观，未向下方转位导致鼻位于眼睛上方。

（郭　岩）

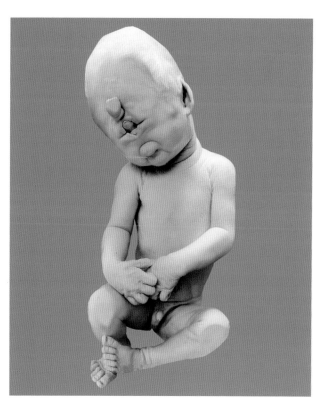

图 19-0-12-1
独眼柱鼻

第十三节　小头畸形伴小口畸形

小头畸形伴小口畸形（microcephaly with microstomia）如图 19-0-13-1 所示，胎儿头部小于正常，与颈部宽度相当，口裂较正常者小。

发生原因：胚胎时期颅骨发育异常，同时伴有脑发育受阻。颜面部发育过程中，原始口裂两侧角处间充质增生过度，融合过多，致使口裂过小，导致小口畸形。

（刘尚明）

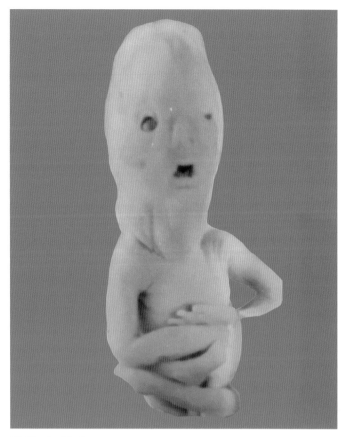

图 19-0-13-1
小头畸形伴小口畸形

第十四节　颜面颈部多发畸形

颜面颈部多发畸形（facial and neck multiple malformations）如图 19-0-14-1 所示，胎儿左侧上唇唇裂；口裂狭小呈孔状；双耳低位，位于下颌下方，耳郭形态异常；颈部皮肤不连续，可见 3 条横沟。

发生原因：胚期左侧上颌突与同侧内侧鼻突未愈合导致唇裂；双侧上颌突与同侧下颌突过度愈合导致口裂狭小；发生于第 1 对鳃沟的耳未随下颌角的形成向后上方迁移至正常位置导致低位耳；第 2 对鳃弓未向尾端延伸遮盖其余鳃器导致第 3、4、6 对鳃弓及第 3、4 对鳃沟暴露于颈部表面，因此可见颈部皮肤不连续。

（郭　岩）

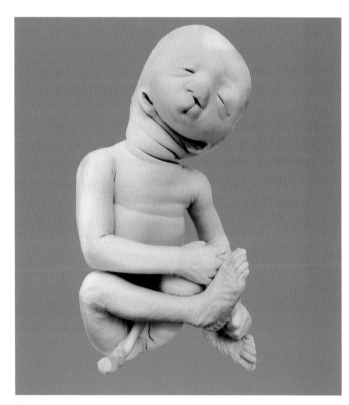

图 19-0-14-1
颜面颈部多发畸形

第十五节　脑疝伴缺指畸形

脑疝伴缺指畸形（brain hernia with ectrodactyly）如图 19-0-15-1 所示，脑组织膨出于颅骨表面，与鼻根相连，遮挡颜面上部。

发生原因：胚期脑泡表面的中胚层未形成颅骨，表面外胚层未形成皮肤及皮下组织，导致脑组织膨出且与颜面结构相延续。

（郭　岩）

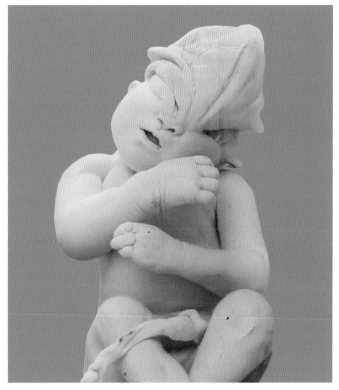

图 19-0-15-1
脑疝伴缺指畸形

第十六节　脑膨出伴多发畸形

脑膨出伴多发畸形（encephalocele with multiple malformations）如图 19-0-16-1 所示，脑膨出，右侧唇裂，左面斜裂，颅骨缺如。

发生原因：胚期神经管闭合后，表面的中胚层未形成颅骨，导致脑膜及脑组织膨出。右侧上颌突未与同侧的内侧鼻突融合；左侧上颌突未能与同侧的外侧鼻突及额鼻突相融合致左面斜裂。

（刘尚明）

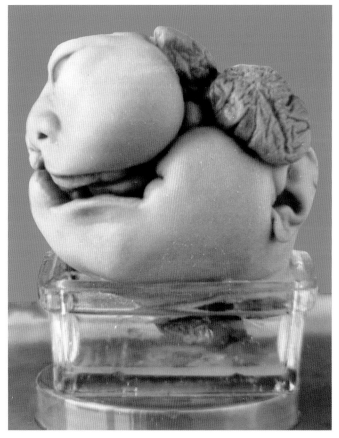

图 19-0-16-1
脑膨出伴多发畸形

第十七节　左侧唇裂

左侧唇裂（left cleft lip）如图 19-0-17-1 所示，左侧人中外侧垂直裂隙。

发生原因：左侧上颌突未与同侧的内侧鼻突融合所致。

（刘尚明）

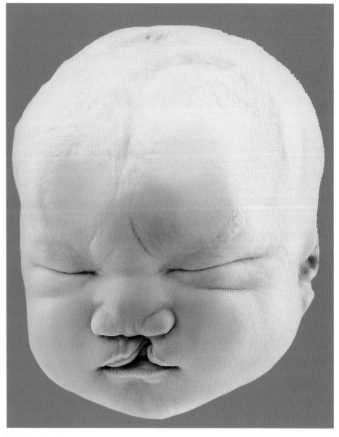

图 19-0-17-1
左侧唇裂

第十八节　左侧唇裂伴腭裂畸形

左侧唇裂伴腭裂畸形（left cleft lip with cleft palate）如图 19-0-18-1 所示，左人中外侧裂隙，伴有左侧腭裂。

发生原因：左侧上颌突未与同侧的内侧鼻突融合所致，且左外侧腭突未与前端的正中腭突融合。

（刘尚明）

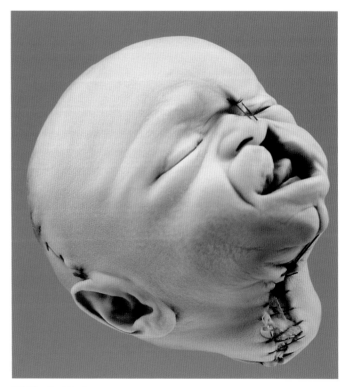

图 19-0-18-1
左侧唇裂伴腭裂畸形

第十九节　双侧唇裂

双侧唇裂（bilateral cleft lip）如图 19-0-19-1 所示，胎儿人中两侧及上唇两侧出现裂隙，为颜面部常见畸形。

发生原因：胚期双侧上颌突与同侧的内侧鼻突均未融合所致。

（郭　岩）

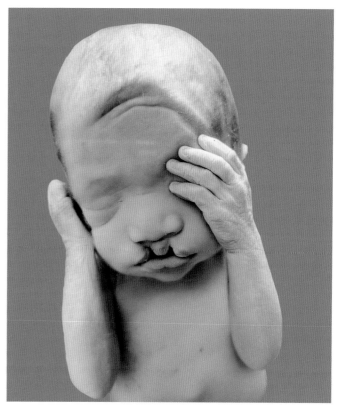

图 19-0-19-1
双侧唇裂

第二十节　双侧唇裂伴腭裂

双侧唇裂伴腭裂（bilateral cleft lip with cleft palatine）如图 19-0-20-1 所示，胎儿上唇人中两侧出现裂隙，伴有腭部裂隙。

发生原因：双侧唇裂为胚胎发育时期双侧上颌突与同侧的内侧鼻突均未融合所致。腭裂系外侧腭突与正中腭突未融合所致。

（刘尚明）

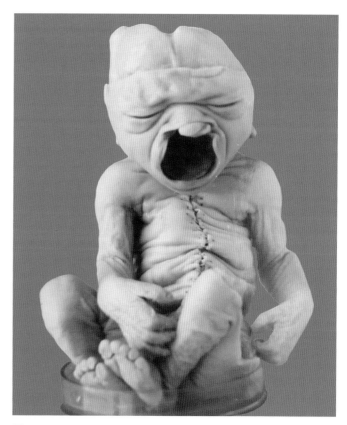

图 19-0-20-1
腭裂

第二十一节　两鼻孔分离

两鼻孔分离（two nares far wide apart）如图
19-0-21-1 所示，可见鼻部结构部分缺如，未见
鼻梁、鼻尖及鼻根。双鼻孔距离远。

发生原因：胚胎时期两侧的内侧鼻隆起未融
合所致，两鼻孔完全分开。

（刘尚明）

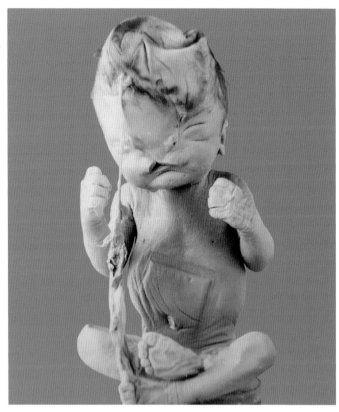

图 19-0-21-1
两鼻孔分离

第二十二节　无头无上肢的胎块

无头无上肢的胎块（fetus without head and
upper limbs）如图 19-0-22-1 所示，无头无上肢
的胎块，可见双下肢。本病罕见，病因不明。

（刘尚明）

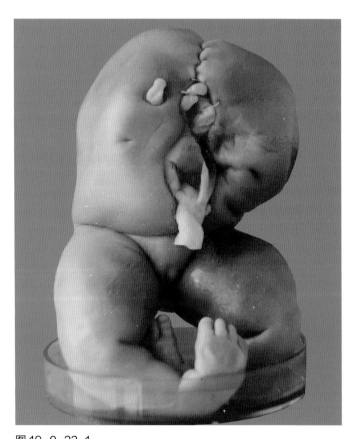

图 19-0-22-1
无头无上肢的胎块

第二十三节　颈部脊髓膨出

颈部脊髓膨出（myelocele at neck region）如图 19-0-23-1 所示，颈部可见一突出囊肿，表皮有完整的皮肤覆盖。颈部弯曲异常。

发生原因：胚胎时期后神经孔未闭合所致，脊柱缺损累及颈部椎骨，脊膜组织从缺损处膨出。

（刘尚明）

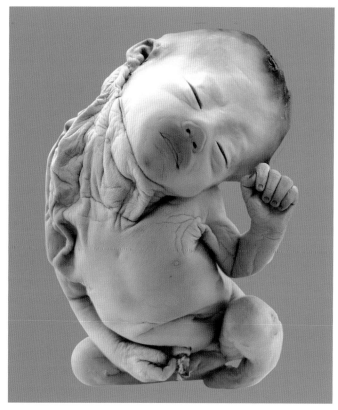

图 19-0-23-1
颈部脊髓膨出

第二十四节　先天性膈疝

左侧先天性膈疝（congenital diaphragmatic hernia）如图 19-0-24-1 所示，胎儿胸腹部解剖暴露，显示腹腔中的部分胃部结构及肠管疝入胸腔。

发生原因：胚胎时期膈肌发育异常，导致腹腔脏器疝入胸腔，常可引起肺发育不良。

（刘尚明）

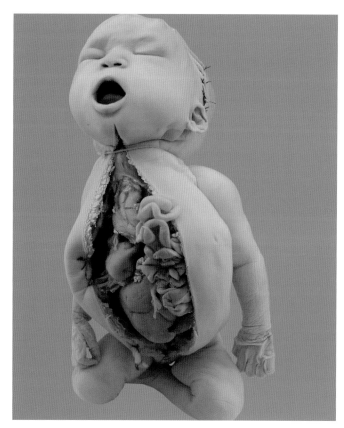

图 19-0-24-1
先天性膈疝（左侧）

第二十五节　马蹄肾

马蹄肾（horseshoe kidney）如图 19-0-25-1 所示，双侧肾脏下端相互融合，呈马蹄状。

发生原因：胚胎时期两侧肾脏在上升过程中，双肾下极融合所致。上升过程中，由于受到肠系膜下动脉的阻挡，马蹄肾的位置常比较低。

（刘尚明）

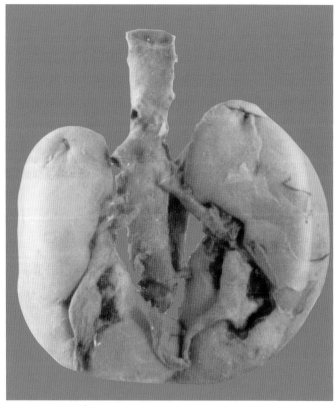

图 19-0-25-1
马蹄肾

第二十六节　多囊肾

多囊肾（polycystic kidney）如图 19-0-26-1 所示，肾剖面显示有大小不等的囊泡，正常肾组织被压迫、破坏。

发生原因：胚胎时期肾脏发生过程中，集合小管末端未与肾小管远端通连所致，尿液无法通过集合小管导出肾脏，在肾内积存，形成很多囊泡。本病为一种遗传性疾病。

（刘尚明）

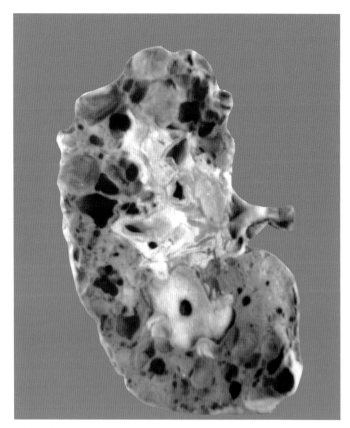

图 19-0-26-1
多囊肾

第二十七节　双子宫

双子宫（double uterus）如图 19-0-27-1 所示，可见完全分开的两个子宫，下方阴道处彼此相连。

发生原因：胚胎时期两侧中肾旁管下端未融合，形成了两个完全分开的子宫。

（刘尚明）

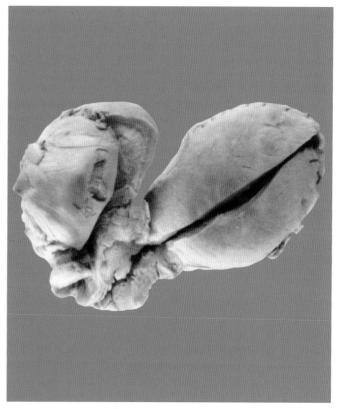

图 19-0-27-1
双子宫

第二十八节　脐疝

脐疝（umbilical hernia）如图 19-0-28-1 所示，可见部分肠管从脐带处膨出，表面覆有透明的羊膜。

发生原因：肠袢从脐环处膨出，是由于脐腔未闭锁或肠袢未从脐腔退回腹腔所致。

（刘尚明）

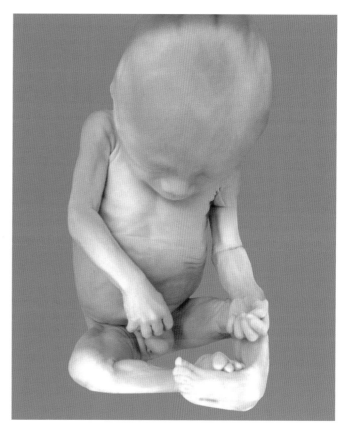

图 19-0-28-1
脐疝

第二十九节　先天性脐膨出

先天性脐膨出（congenital omphalocele）如图 19-0-29-1、图 19-0-29-2 所示，胎儿脐部腹壁部分缺如，腹腔内脏器官（主要为肠管）从该部位膨出。

发生原因：胚胎发育至第 10 周左右，若肠管未从脐腔返回腹腔，造成脐带周围的腹壁发育不全，引起腹部内脏器官从该部位膨出。

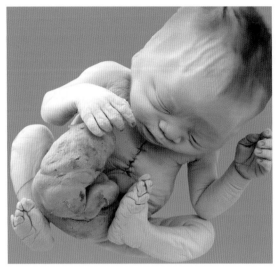

图 19-0-29-1
先天性脐膨出

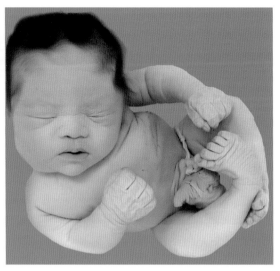

图 19-0-29-2
先天性脐膨出

（刘尚明）

第三十节　短肢畸形

短肢畸形（nanomelia）如图 19-0-30-1、图 19-0-30-2 所示，胎儿四肢明显短小。

发生原因：胚期上下肢芽内的中胚层发育异常，四肢骨骼短小。

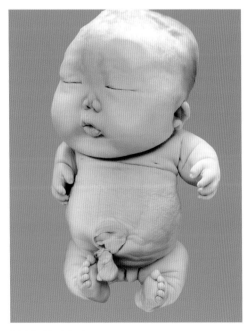

图 19-0-30-1
短肢畸形

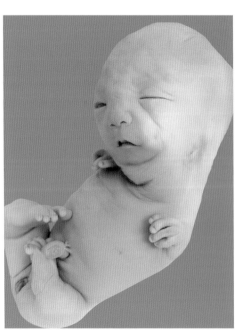

图 19-0-30-2
短肢畸形

（郭　岩　刘尚明）

第三十一节　并肢畸形

并肢畸形（sirenomelia）如图 19-0-31-1 所示，胎儿双下肢融合，第四和第五脚趾融合。

发生原因：胚胎发育过程中，中后轴中胚层和 / 或外胚层发育缺陷，造成早期下肢芽融合所致。

（刘尚明）

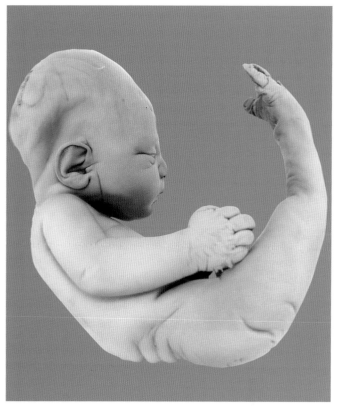

图 19-0-31-1
并肢畸形

第三十二节　无肢畸形

无肢畸形（amelia）如图 19-0-32-1 所示，胎儿四肢缺如，仅见躯干。

发生原因：胚胎发育过程中，肢芽发育受阻，导致肢体缺如。

（刘尚明）

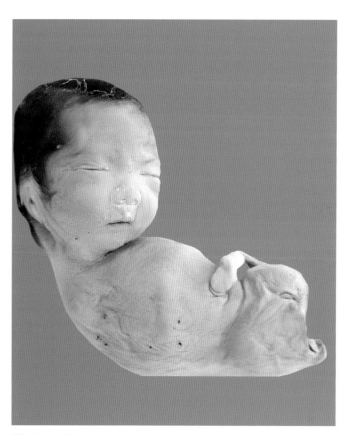

图 19-0-32-1
无肢畸形

第三十三节　鱼鳞病

鱼鳞病（ichthyosis）如图 19-0-33-1 所示，胎儿被包裹在羊皮纸样皮肤内，伴有裂纹及剥脱，双侧睑外翻。

发生原因：鱼鳞病是一组遗传性角化障碍性皮肤疾病，表现为皮肤干燥，出现大小不等的裂纹及剥脱等。

（刘尚明）

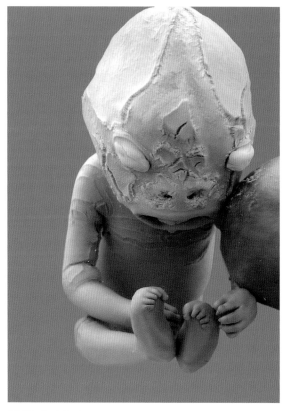

图 19-0-33-1
鱼鳞病

第三十四节　单腿畸形伴脐膨出

单腿畸形伴脐膨出（single leg with omphalocele）如图 19-0-34-1 所示，胎儿右腿缺如伴脐膨出，内脏器官膨出。

发生原因：胚胎发育过程中右侧下肢芽未发育，致使右腿缺如。胚胎发育至第 10 周左右，肠管未能从脐腔返回腹腔，造成脐带周围的腹壁发育不全，引起腹部内脏器官从该部位膨出。

（刘尚明）

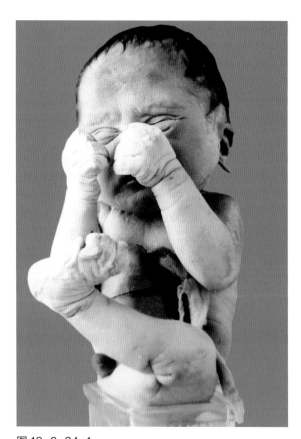

图 19-0-34-1
单腿畸形伴脐膨出

第三十五节 多指畸形

多指畸形（polydactyly）如图 19-0-35-1 所示，胎儿每只手有 7 个手指。

发生原因：发育过程中，胚胎肢芽终末分化时遭受病毒感染，药物，辐射等环境因素的影响，致手指分化障碍而产生畸形。

（刘尚明）

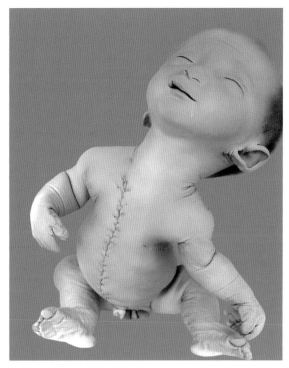

图 19-0-35-1
多指畸形

第三十六节 畸胎瘤

畸胎瘤（teratoma）如图 19-0-36-1、图 19-0-36-2 所示，胚胎骶尾部出现肿块，为实体状，切面中可见来自三个胚层发育形成的组织。

发生原因：畸胎瘤是由于在胚胎发育过程中，原条未完全消失，残存部分形成。在发育过程中，上胚层通过原条头端原窝迁移，最终形成三胚层结构。因此，畸胎瘤中含有来自三个胚层发育形成的组织。

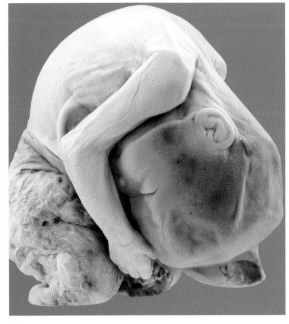

图 19-0-36-1
畸胎瘤

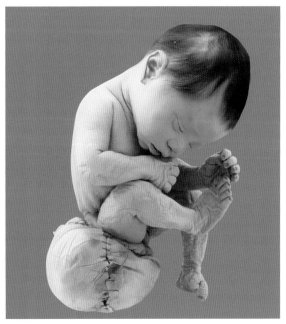

图 19-0-36-2
畸胎瘤

（刘尚明）

第三十七节　头胸腹连胎

头胸腹连胎（cephalothoracoventropagus）如图 19-0-37-1 所示，双胞胎，但头部、胸部腹部未正常分离，可见一个颜面，两个头颅不完全融合，体积明显大于单胎，上肢两条；臀部及以下完全分离，下肢四条。

发生原因：同卵双胎，二胚层胚盘时期，上胚层形成两条未完全分离的原条。原条的细胞将分化形成内、中、外三个胚层，因此未分离部分形成一个个体的头颈部、胸部及腹部，分离部分则形成两个胎儿的臀部及下肢。

（郭　岩）

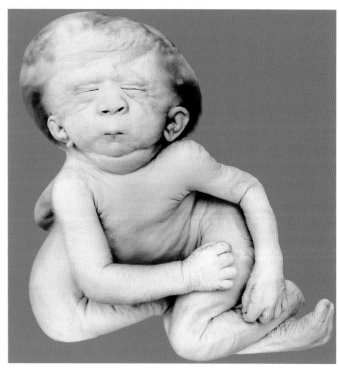

图 19-0-37-1
头胸腹连胎

第三十八节　头胸腹连胎伴发独眼柱鼻

头胸腹连胎伴发独眼柱鼻（cephalothoracoventropagus with cyclopia columnar nose）如图 19-0-38-1 所示，双胞胎，但头部、胸部腹部未正常分离，可见一个颜面，颜面部独眼柱鼻，且鼻位于眼睛上方，两个头颅大部分分离，颈部以下外观分离，上肢四条；但胸腹部未分离，共用一套内脏，臀部及以下完全分离，下肢四条。

发生原因：同卵双胎，二胚层胚盘时期，上胚层形成两条未完全分离的原条。原条的细胞将分化形成内、中、外三个胚层，因此未分离部分形成一个颜面部和一套内脏；分离部分则分别形成两个胎儿的头颅、颈部、背部及腰臀部及下肢。胚期颜面部发育异常，双眼原基由两侧向中央靠拢速度过快而与面部正中线相遇靠拢合一，内侧鼻突与外侧鼻突未形成鼻梁、鼻尖及鼻翼，形成圆柱状外观。

（郭　岩）

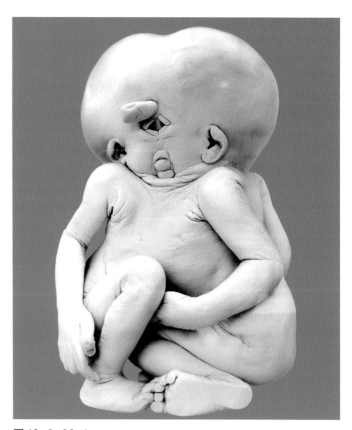

图 19-0-38-1
头胸腹连胎伴发独眼柱鼻

第三十九节　腹部及下肢多发畸形

腹部及下肢多发畸形（multiple abdominal and lower limb malformations）如图 19-0-39-1 所示，胎儿腹腔脏器膨出体外，正面观察可见肝脏、肠等器官暴露于体表；侧面及背面观察可见下肢向体后方生长，双足均可见并趾畸形。

发生原因：胎儿腹部体表外胚层及中胚层分化异常，未形成腹壁皮肤、结缔组织及相应肌肉，导致腹腔器官暴露于体表。双侧下肢芽生长方向异常，且末端中胚层及外胚层分化异常，脚趾未完全分离导致并趾。

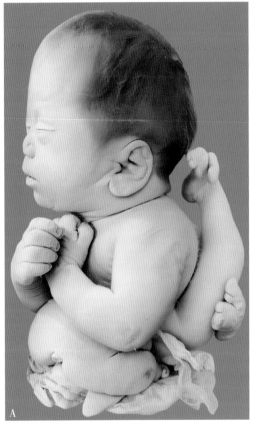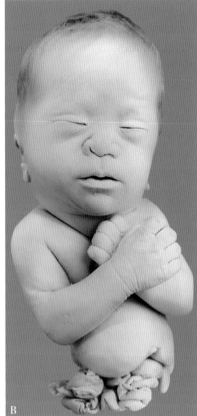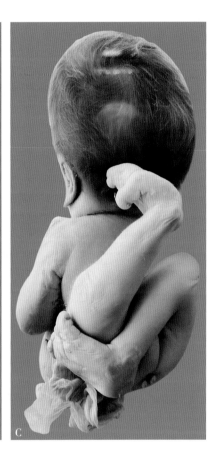

图 19-0-39-1
腹部及下肢多发畸形
A. 左侧面观；B. 正面观；C. 背面观。

（郭　岩）

第四十节　胸腹连胎

胸腹连胎（thoracoventropagus）如图 19-0-40-1 ~ 图 19-0-40-3 所示，胸腹部相连，有的只有皮肤、肌肉相连，有的躯体内脏融为一体。

发生原因：同卵双胎，二胚层胚盘时期，上胚层形成两条未完全分离的原条。原条的细胞将分化形成内、中、外三个胚层，未能完全分离的部分形成共用的胸腹部及其内的内脏器官。

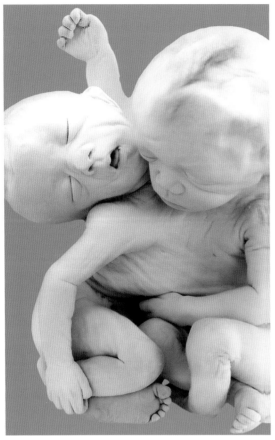

图 19-0-40-1
胸腹连胎

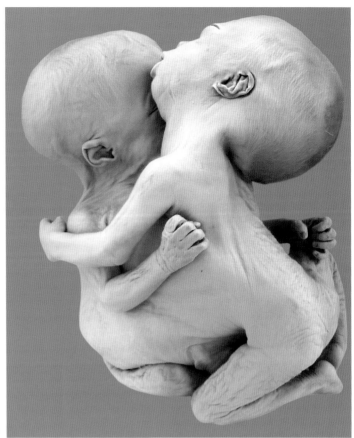

图 19-0-40-2
胸腹连胎

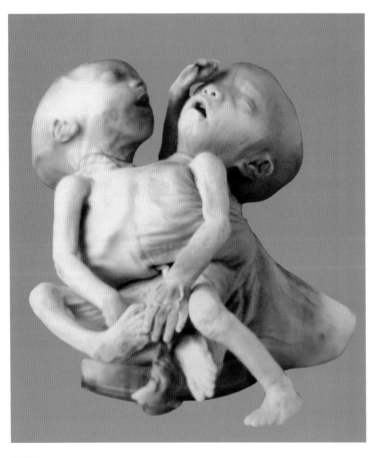

图 19-0-40-3
胸腹连胎

（刘尚明）

第四十一节 胸腹连胎伴独眼畸形

胸腹连胎伴独眼畸形（thoracoventropagus with cyclopia）如图19-0-41-1所示，胸腹部相连伴独眼畸形。胸部腹部未正常分离，可见一个面部，面部伴有独眼畸形，柱状鼻，且鼻位于眼睛上方。

发生原因：同卵双胎，二胚层胚盘时期，上胚层形成两条未完全分离的原条。原条的细胞将分化形成内、中、外三个胚层，因此未分离部分形成一个颜面部和一套内脏；分离部分则分别形成两个胎儿的腰臀部及下肢。胚期颜面部发育异常，双眼原基由两侧向中央靠拢速度过快而于面部正中线相遇靠拢合一，内侧鼻突与外侧鼻突未形成鼻梁、鼻尖及鼻翼，形成圆柱状外观。

（刘尚明）

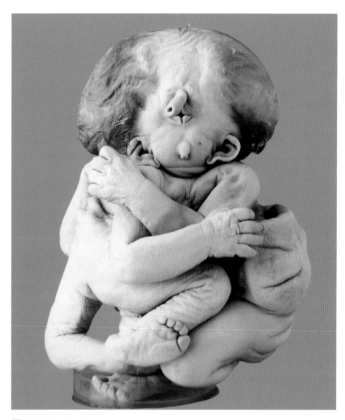

图 19-0-41-1
胸腹连胎伴独眼畸形

第四十二节 胸腹连胎伴唇裂

胸腹连胎伴唇裂（thoracoventropagus with cleft lip）如图19-0-42-1所示，胸腹连胎，其一左侧唇裂合并脊髓膨出。

发生原因：同卵双胎，二胚层胚盘时期，上胚层形成两条未完全分离的原条。原条的细胞将分化形成内、中、外三个胚层，因此未分离部分形成一个共有的胸腹部。唇裂系胚胎发育时期上颌突与同侧的内侧鼻突均未融合所致。

（刘尚明）

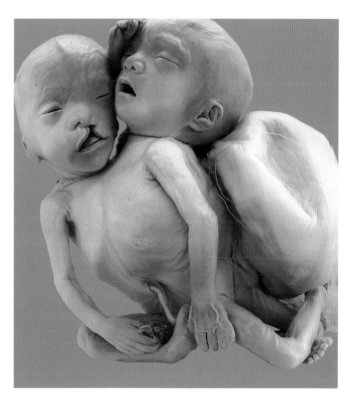

图 19-0-42-1
胸腹连胎伴唇裂

第四十三节　胸腹连胎伴面部融合

胸腹连胎伴面部融合（thoracoventropagus with facial fusion）如图 19-0-43-1 所示，胸腹连胎，两个头颅大部分分离，但面部融合。

发生原因：同卵双胎，二胚层胚盘时期，上胚层形成两条未完全分离的原条。原条的细胞将分化形成内、中、外三个胚层，因此未分离部分形成一个颜面部和一套内脏及双上肢；分离部分则分别形成两个胎儿的头颅、颈部、背部、腰臀部及下肢。

（刘尚明）

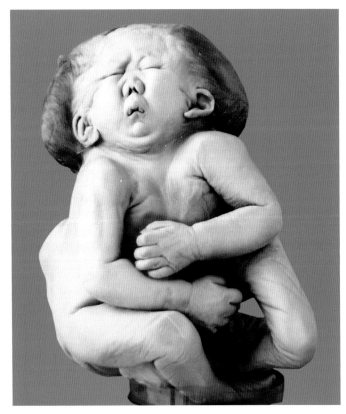

图 19-0-43-1
胸腹连胎伴面部融合

第四十四节　腹部连体双胎

腹部连体双胎（abdominal conjoined twins）如图 19-0-44-1 所示，两胎儿相对，腹部相连。

发生原因：同卵双胎，二胚层胚盘时期，上胚层形成两条未完全分离的原条。原条的细胞将分化形成内、中、外三个胚层，因此未分离部分形成一个腹部及共用的腹部脏器。

（刘尚明）

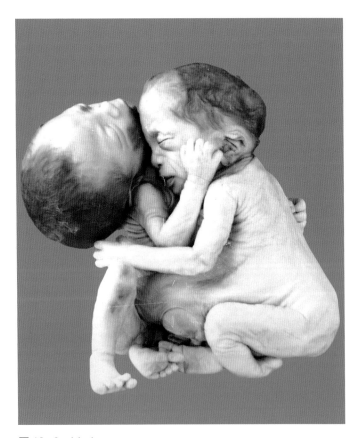

图 19-0-44-1
腹部连体双胎

第四十五节　双头畸形

双头畸形（dicephaly）如图 19-0-45-1 所示，躯干宽，可见位于一个躯干上的两个颈部及双头颅。

发生原因：同卵双胎，二胚层胚盘时期，上胚层形成两条未完全分离的原条。原条的细胞将分化形成内、中、外三个胚层，因此未分离部分形成一个躯干及四肢。分离部分则分别形成两个胎儿的颈部及头部。

（刘尚明）

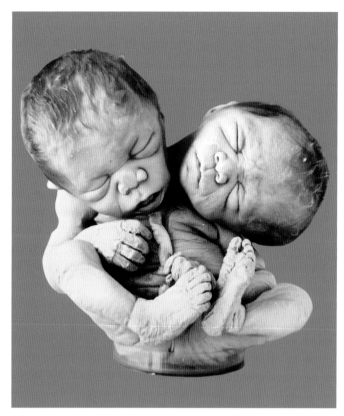

图 19-0-45-1
双头畸形

第四十六节　多肢畸形

多肢畸形（melomelus）如图 19-0-46-1 所示，一多余下肢自胚胎躯干腰骶部发出，并向上弯曲，蜷于颈部。

发生原因：胚胎发育过程中产生一多余下肢芽，发育为一多余的下肢。

（刘尚明）

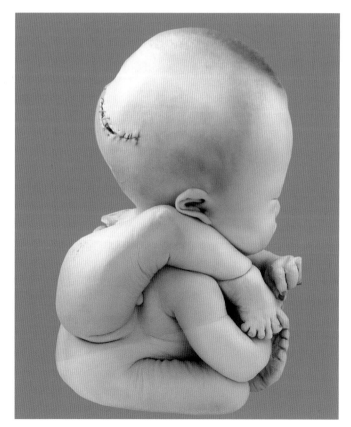

图 19-0-46-1
多肢畸形

第四十七节 内脏膨出

内脏膨出（splanchnocele）如图 19-0-47-1 所示，胎儿胸腔、腹腔脏器膨出体外，正面观察可见心、肺、肝、肠等器官暴露于体表。

发生原因：胎儿胸部、腹部的体表外胚层及中胚层分化异常，未形成胸壁及腹壁的皮肤、结缔组织及相应肌肉，导致腹腔器官暴露于体表。

（郭 岩）

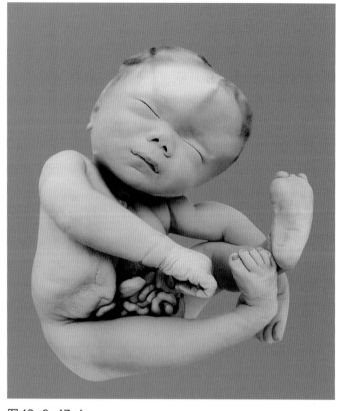

图 19-0-47-1
内脏膨出

第四十八节 先天性白化病

先天性白化病（congenital albinism）如图 19-0-48-1 所示，胎儿皮肤和毛发白色。

发生原因：基因遗传病，是常染色体隐性遗传，患者体内缺少酪氨酸酶，黑色素合成异常，导致皮肤和毛发白化。

（郭 岩）

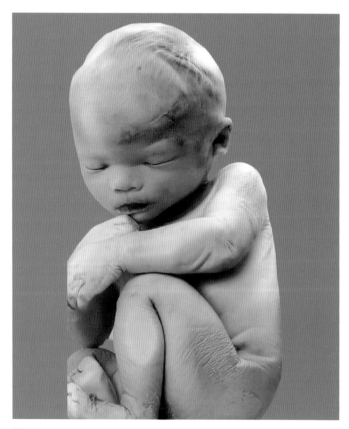

图 19-0-48-1
先天性白化病

主 要 参 考 文 献

[1] 杨志寅. 汉英诊断学大辞典［M］. 北京：人民卫生出版社，2010.

[2] 王吉耀，葛均波，邹和建. 实用内科学［M］. 16版. 北京：人民卫生出版社，2022.

[3] 杨震. 急诊整复外科［M］. 北京：中国医药科技出版社，2006.

[4] 秦泗河. 下肢畸形外科［M］. 北京：人民卫生出版社，1999.

[5] 杨志寅，任涛，马骏. 内科危重病学［M］. 3版. 北京：人民卫生出版社，2019.

[6] 杨志寅，杨震. 危重病抢救技术［M］. 上海：上海科学技术出版社，2007.

[7] 杨志寅. 汉英、英汉诊断学词汇［M］. 北京：人民卫生出版社，2015.

[8] FREDERICK M A, JAMES H B, TERRY CANALE S. 坎贝尔骨科手术学［M］. 唐佩福，王岩，卢世璧，译. 13版. 北京：北京大学医学出版社，2018.

[9] 刘权章. 临床遗传学彩色图谱［M］. 2版. 北京：人民卫生出版社，2006.

[10] 李正，王慧贞，吉士俊. 先天畸形学［M］. 北京：人民卫生出版社，2000.

[11] 潘少川. 实用小儿骨科学［M］. 2版. 北京：人民卫生出版社，2005.

[12] 万学红，卢雪峰. 诊断学［M］. 9版. 北京：人民卫生出版社，2018.

[13] 王茂贵，王宝西. 现代儿科诊断学［M］. 北京：人民军医出版社，2006.

[14] 徐晓胜. 神经外科常见疾病诊疗常规［M］. 长春：吉林科学技术出版社，2016.

[15] 何锦华. 神经外科疾病治疗与显微手术［M］. 北京：科学技术文献出版社，2020.

[16] 张金哲. 现代小儿肿瘤外科学［M］. 2版. 北京：科学出版社，2009.

[17] 王果，冯杰雄. 先天性巨结肠及其同源病［M］. 北京：人民卫生出版社，2011.

[18] 谢幸，孔北华，段涛. 妇产科学［M］. 9版. 北京：人民卫生出版社，2018.

[19] 连利娟. 林巧稚妇科肿瘤学［M］. 3版. 北京：人民卫生出版社，2000.

[20] 乌古斯·阿金. 妇科肿瘤影像学图谱［M］. 陈春玲，译. 天津：天津科技翻译出版公司，2015.

[21] 李正，王慧贞，吉士俊. 实用小儿外科学［M］. 北京：人民卫生出版社，2001.

[22] 佘亚雄. 小儿外科学［M］. 3版. 北京：人民卫生出版社，2006.

[23] 张金哲. 中华小儿外科学［M］. 郑州：郑州大学出版社，2006.

[24] 郑文新. 妇产科病理学［M］. 2版. 北京：科学出版社，2021.

[25] 马丁. 妇产科疾病诊疗指南［M］. 3版. 北京：科学出版社，2013.

[26] 崔慧先，李瑞锡. 局部解剖学［M］. 9版. 北京：人民卫生出版社，2018.

[27] 刘树伟. 人体断层解剖学图谱［M］. 山东：山东科学技术出版社，2019.

[28] 陈维益. 英汉医学辞典［M］. 3版. 上海：上海科学技术出版社，2009.

[29] 于传鑫，李儒芝. 妇科内分泌疾病治疗学［M］. 上海：复旦大学出版社，2009.

[30] 中国医师协会超声医师分会. 中国妇科超声检查指南［M］. 北京：人民卫生出版社，2017.

[31] RIZK B, BORAHAY M A, RAMZY A M. 妇科急症临床诊断与治疗［M］. 生秀杰，译. 北京：中国科学技术出版社，2021.

[32] 王果，冯杰雄. 小儿腹部外科学［M］. 2版. 北京：人民卫生出版社，2011.

[33] 谷京城，王雪峰. 耳鼻咽喉头颈外科诊断学［M］. 北京：人民军医出版社，2008.

[34] 周祝谦，谢尊平，穆焱成. 罕少见病征诊断学［M］. 天津：天津科学技术出版社，2008.

[35] 周良辅. 神经外科［M］. 上海：上海医科大学出版社，1994.

[36] 高志波. 现代神经外科诊疗与重症救护［M］. 长春：吉林科学技术出版社，2017.

［37］ 张天锡. 神经外科基础与临床［M］. 上海：百家出版社，1991.

［38］ 马廉亭. 神经外科血管内治疗学［M］. 北京：人民军医出版社，1994.

［39］ 龚会军，周厚俊. 简明神经外科手册［M］. 昆明：云南科技出版社，2016.

［40］ 杨树源. 实用神经外科手术技巧［M］. 天津：天津科学技术出版社，2002.

［41］ 朱季子，徐吉光，沈恒，等. 神经外科诊疗常规与显微技术应用［M］. 哈尔滨：黑龙江科学技术出版社，2018.

［42］ 赵光宇. 临床神经外科实践［M］. 天津：天津科学技术出版社，2017.

［43］ 张庆林. 神经外科手术规范及典型病例点评［M］. 济南：山东科学技术出版社，2004.

［44］ 石祥恩，钱海. 显微神经外科解剖与手术技术［M］. 北京：科学普及出版社，2017.

［45］ 周焜. 神经外科常见病症临床诊治［M］. 北京：中国纺织出版社，2020.

［46］ 周衡，郭伟. 急诊神经病学［M］. 北京：北京大学医学出版社，2020.

［47］ 潘殿卿. 现代临床神经病学［M］. 北京：中国科学技术出版社，2001.

［48］ HURST R W，ROSENWASSER R H. 神经介入诊断与治疗［M］. 吕明，孙勇，译. 合肥：安徽科学技术出版社，2018.

［49］ GONZALEZ L F，ALBUQUERQUE F C，MCDOUGALL C. 神经介入技术［M］. 陈左权，张鸿祺，高亮，译. 上海：上海科学技术出版社，2017.

［50］ 马廉亭. 介入神经外科学［M］. 武汉：湖北科学技术出版社，2003.

［51］ 何三纲. 口腔解剖生理学［M］. 8 版. 北京：人民卫生出版社，2020.

［52］ 高岩. 口腔组织病理学［M］. 8 版. 北京：人民卫生出版社，2020.

［53］ 张祖燕. 口腔颌面医学影像诊断学［M］. 7 版. 北京：人民卫生出版社，2020.

［54］ 周学东. 牙体牙髓病学［M］. 5 版. 北京：人民卫生出版社，2020.

［55］ 葛立宏. 儿童口腔医学［M］. 5 版. 北京：人民卫生出版社，2020.

［56］ 孟焕新. 牙周病学［M］. 5 版. 北京：人民卫生出版社，2020.

［57］ 孟焕新. 临床牙周病学［M］. 2 版. 北京：北京大学医学出版社，2014.

［58］ 陈谦明. 口腔黏膜病学［M］. 5 版. 北京：人民卫生出版社，2020.

［59］ 袁昌青，聂敏海，邓婧. 口腔黏膜损害诊断图鉴［M］. 北京：人民卫生出版社，2020.

［60］ 张志愿. 口腔颌面外科学［M］. 8 版. 北京：人民卫生出版社，2020.

［61］ 郭传瑸，张益，等. 口腔颌面外科学［M］. 3 版. 北京：北京大学医学出版社，2021.

［62］ 赵志河. 口腔正畸学［M］. 7 版. 北京：人民卫生出版社，2020.

［63］ 樊明文. 口腔诊断学［M］. 北京：人民卫生出版社，2018.

［64］ 吴运堂. 口腔颌面骨疾病临床影像诊断学［M］. 北京：北京大学医学出版社，2005.

［65］ 杨培增，范先群. 眼科学［M］. 9 版. 北京：人民卫生出版社，2018.

［66］ 徐国兴. 临床眼科学［M］. 福州：福建科技出版社，2006.

［67］ 李凤鸣，谢立信. 中华眼科学［M］. 3 版. 北京：人民卫生出版社，2014.

［68］ 杨培增. 葡萄膜炎诊断与治疗［M］. 北京：人民卫生出版社，2009.

［69］ 张承芬. 眼底病学［M］. 2 版. 北京：人民卫生出版社，2008.

［70］ 刘家琦，李凤鸣. 实用眼科学［M］. 北京：人民卫生出版社，2010.

［71］ 魏文斌，陈积中. 眼底病鉴别诊断学［M］. 北京：人民卫生出版社，2012.

［72］ 黄叔仁，张晓峰. 眼底病诊断与治疗［M］. 2 版. 北京：人民卫生出版社，2008.

［73］ 张惠蓉. 眼底病图谱［M］. 北京：人民卫生出版社，2007.

［74］ 王兆俊，吴征鉴. 黑热病学［M］. 北京：北京科学技术出版社，1956.

［75］　魏文斌. 同仁眼科诊疗指南［M］. 北京：人民卫生出版社，2014.

［76］　魏文斌，杨丽红. 同仁荧光素眼底血管造影手册［M］. 北京：人民卫生出版社，2014.

［77］　唐炘. 青光眼诊断图谱［M］. 北京：人民卫生出版社，2014.

［78］　王宁利. 眼科疾病临床诊疗思维［M］. 北京：人民卫生出版社，2011.

［79］　GROSFELD J L, O'NEILL JR J, FONKALSRUD E W, et al. 小儿外科学［M］. 吴晔明，译. 6 版. 北京：北京大学医学出版社，2009.

［80］　蔡威，张潍平，魏光辉. 小儿外科学［M］. 6 版. 北京：人民卫生出版社，2020.

［81］　倪鑫，孙宁，王维林. 张金哲小儿外科学［M］. 2 版. 北京：人民卫生出版社，2021.

［82］　董蒨. 小儿肝胆外科学［M］. 2 版. 北京：人民卫生出版社，2017.

［83］　WEIN A J, KAVOUSSI L R, PARTIN A W, et al. 坎贝尔 - 沃尔什泌尿外科学［M］. 夏术阶，纪志刚，译. 11 版. 郑州：河南科学技术出版社，2020.

［84］　O'NEILL JR J, GROSFELD J L, FONKALSRUD E W, et al. 小儿外科原则［M］. 吴晔明，译. 2 版. 北京：北京大学医学出版社，2006.

［85］　SPITZ L, CORAN A G. 小儿外科学图谱［M］. 吴晔明，顾松，译. 6 版. 北京：北京大学医学出版社，2011.

［86］　COLEY B D. Caffey 儿科影像诊断学［M］. 袁新宇，译. 12 版. 北京：人民卫生出版社，2019.

［87］　STAATZ G, HONNEF D, PIROTH W, et al. 儿科影像学［M］. 潘平，译. 北京：人民卫生出版社，2013.

［88］　黄澄如. 实用小儿泌尿外科学［M］. 北京：人民卫生出版社，2006.

［89］　孙国强. 实用儿科放射诊断学［M］. 2 版. 北京：人民军医出版社，2011.

［90］　夏慧敏. 小儿外科疾病诊疗流程［M］. 北京：人民军医出版社，2013.

［91］　MATTEI P. 小儿外科指南［M］. 李龙，译. 上海：第二军医大学出版社，2006.

［92］　中华医学会小儿外科学分会. 临床诊疗指南：小儿外科学分册（2021 修订版）［M］. 北京：人民卫生出版社，2021.

［93］　小柳知彦，村井胜，大岛伸一. 小儿及女性泌尿外科学［M］. 吕家驹，译. 济南：山东科学技术出版社，2007.

［94］　江载芳，申昆玲，沈颖. 诸福棠实用儿科学［M］. 8 版. 北京：人民卫生出版社，2015.

［95］　KLIEGMAN R M, STANTON B F, ST GEME J W, et al. 尼尔逊儿科学［M］. 毛萌，桂永浩，译. 19 版. 北京：世界图书出版公司，2018.

［96］　董蒨. 小儿肿瘤外科学［M］. 北京：人民卫生出版社，2009.

［97］　施诚仁. 儿童肿瘤外科学［M］. 北京：科学技术文献出版社，2006.

［98］　黄澄如. 实用小儿泌尿外科学［M］. 北京：人民卫生出版社，2006.

［99］　雷霆. 小儿神经外科学［M］. 2 版. 北京：人民卫生出版社，2011.

［100］　刘承基. 脑血管外科学［M］. 南京：江苏科学技术出版社，2000.

［101］　MAVROUDIS C, BACKER C L. 小儿心脏外科学［M］. 刘锦纷，译. 3 版. 北京：北京大学医学出版社，2005.

［102］　夏志军. 女性泌尿盆底疾病临床诊治［M］. 北京：人民卫生出版社，2016.

［103］　BUCKLEY R E, MORAN, APIVATTHAKAKUL T. 骨折治疗的 AO 原则［M］. 危杰，刘璠，吴新宝，等译. 3 版. 上海：上海科学技术出版社，2019.

［104］　唐佩福，王岩，张伯勋，等. 解放军总医院创伤骨科手术学［M］. 北京：人民军医出版社，2014.

［105］　王亦璁，姜保国. 骨与关节损伤［M］. 5 版. 北京：人民卫生出版社，2012.

［106］　周东生. 骨盆创伤学［M］. 2 版. 济南：山东科学技术出版社，2011.

［107］ COURT-BROWN C M, HECKMAN J D, MCQUEEN M M, et al. 洛克伍德 – 格林：成人骨折［M］. 唐佩福，裴国献，译. 8 版. 北京：北京大学医学出版社，2021.

［108］ CANALE S T, BEATY J H. 坎贝尔骨科手术学［M］. 王岩，译. 11 版. 北京：人民军医出版社，2011.

［109］ 邱贵兴，戴尅戎. 骨科手术学［M］. 4 版. 北京：人民卫生出版社，2016.

［110］ 张英泽. 临床骨折分型［M］. 北京：人民卫生出版社，2013.

［111］ 胥少汀，葛宝丰，徐印. 实用骨科学［M］. 4 版. 北京：人民军医出版社，2012.

［112］ 高士濂. 实用解剖图谱［M］. 上海：上海科学技术出版社，2004.

［113］ 郭世绂. 骨科临床解剖学［M］. 济南：山东科学技术出版社，2002.

［114］ 侯树勋. 脊柱外科学［M］. 北京：人民军医出版社，2005.

［115］ 陈孝平，汪建平. 外科学［M］. 8 版. 北京：人民卫生出版社，2013.

［116］ 赵定麟. 脊柱外科学［M］. 上海：上海科学技术文献出版社，1996.

［117］ 李家顺. 颈椎外科学［M］. 上海：上海科学技术出版社，2004.

［118］ 朱泽章，钱邦平. 脊柱脊髓畸形：影像学与临床［M］. 北京：人民军医出版社，2009.

［119］ 邱勇. 儿童脊柱外科学［M］. 江苏：江苏凤凰科学技术出版社，2022.

［120］ 顾玉东. 手外科学［M］. 上海：上海科学技术出版社，2002.

［121］ WOLFE S W, HOTCHKISS R N. 格林手外科手术学［M］. 田光磊，蒋协远，陈山林，译. 6 版. 北京：人民军医出版社，2012.

［122］ 韦加宁. 韦加宁手外科手术图谱［M］. 北京：人民卫生出版社，2003.

［123］ 王正义. 足踝外科学［M］. 2 版. 北京：人民卫生出版社，2015.

［124］ COUGHLIN M J, SALTZMAN C L, ANDERSON R B. 曼氏足踝外科学［M］. 唐康来，徐林，译. 9 版. 北京：人民卫生出版社，2015.

［125］ CHOU L B. 足踝外科新进展［M］. 武勇，译. 5 版. 北京：人民卫生出版社，2018.

［126］ WIESEL S W. Wiesel 骨科手术学［M］. 张长青，译. 上海：上海科学技术出版社，2013.

［127］ 胥少汀. 实用骨科学［M］. 郑州：河南科学技术出版社，2013.

［128］ 李兰娟，王宇明. 感染病学［M］. 3 版. 北京：人民卫生出版社，2015.

［129］ 马爱群，王建安. 心血管系统疾病［M］. 北京：人民卫生出版社，2015.

［130］ 吴江. 神经病学［M］. 北京：人民卫生出版社，2015.

［131］ 贾建平，陈生弟. 神经病学［M］. 北京：人民卫生出版社，2015.

［132］ 王海燕. 肾脏病学［M］. 北京：人民出版社，2008.

［133］ 格日力. 高原医学［M］. 北京：北京大学医学出版社，2015.

［134］ 李兰娟，任红. 传染病学［M］. 8 版. 北京：人民卫生出版社，2013.

［135］ MAVROUDIS C, CARL B. Pediatric Cardiac Surgery [M]. Hoboken: Wiley-Blackwell, 2013.

［136］ JONES D B. Laparoscopic Surgery [M]. Boca Raton: CRC Press, 2004.

［137］ SPITZ L, CORAN A. Operative Pediatric Surgery [M]. 7th ed. Boca Raton: CRC Press, 2013.

［138］ ARENSMAN R M, BAMBINI D A, ALMOND P S, et al. Pediatric Surgery [M]. 2nd ed. Boca Raton: CRC Press, 2009.

［139］ KIM D H, VACCARO A R, DICKMAN C A, et al. Surgical Anatomy and Techniques to the Spine [M]. 2nd ed. Saunders, 2013.

［140］ CIMADOR M, VALLASCIANI S, MANZONI G et al. Failed Hypospadias in Paediatric Patients [J]. Nature Reviews Urology, 2013, 10 (11): 657-666.

［141］ DINGEMANN J, SCHMITTENBECHER P P. Basic Research in Pediatric Surgery [J]. Innovative Surgical

Sciences, 2018, 25: 3(2): 127-138.

［142］YANG Z Y, YANG Z, ZHU L et al. Human behaviors determine health: Strategic thoughts on the prevention of chronic non-communicable diseases in China [J]. International Journal of Behavioral Medicine, 2011, 18 (4): 295-301.

［143］KAHN R. BUSE J T FERRANNINI E, et al. The metabolic syndrome: time for a critical appraisal: joint statement from the American Diabetes Association and the European Association for the Study of Diabetes [J]. Diabetologia, 2005, 48(9): 1684-1699.

［144］LANE V A, WOOD R J, RECK C, et al. Rectal atresia and anal stenosis: the difference in the operative technique for these two distinct congenital anorectal malformations [J]. Techniques in Coloproctology, 2016, 20(4): 249-254.

［145］NI X, SHI T. The challenge and promise of rare disease diagnosis in China [J]. Science China Life Sciences, 2017, 60(7): 681-685.

［146］杨志寅. 诊断行为与诊断思维中的人文精神［J］. 中华行为医学与脑科学杂志，2012，21（9）：769-771.

［147］李传宝. 部分全身性疾病的眼部典型表现［J］. 中华诊断学电子杂志，2013，1（1）：72-75.

［148］杨志寅. 临床思维与临床决策［J］. 中华诊断学电子杂志，2015，3（2）：79-83.

［149］中华医学会感染病学分会艾滋病学组. 艾滋病诊疗指南（第三版）［J］. 中华传染病杂志，2015，33（10）：577-593.

［150］杨震，蔡春泉，冯杰雄，等. 临床病态图像在疾病诊断中的应用价值［J］. 中华医学信息导报，2020，35（24）：18.

［151］田秦杰，罗敏. 女性外生殖器畸形的诊治［J］. 中国实用妇科与产科杂志，2018，34（4）：392-396.

［152］杨震，杨志寅. 关于临床诊断思维的若干思考［J］. 中国临床医学，2004，11（5）：926-927.

［153］方亦兵. 更新临床思维 倡导循证医学［J］. 湖南医学，2001，18（1）：36-37.

［154］杨志寅. 医学人文对医学发展的引领价值［J］. 中华行为医学与脑科学杂志，2013，22（7）：577-580.

［155］杨志寅. 现代医学科学发展中的缺憾与思考［J］. 中华诊断学电子杂志，2013，1（1）：1-7.

［156］曾勇，鲁映青. 论临床思维概念［J］. 医学院医学教育探索，2005，4（1）：46-48.

［157］卢淮武，吴斌，许妙纯，等.《2022 NCCN 卵巢癌包括输卵管癌及原发性腹膜癌临床实践指南（第1版）》解读［J］. 中国实用妇科与产科杂志，2022，38（3）：310-318.

［158］谢玲玲，林荣春，林仲秋.《FIGO 2021 癌症报告》——外阴癌诊治指南解读［J］. 中国实用妇科与产科杂志，2022，38（1）：85-91.

［159］张韬，刘永民. 手掌屈指试验［J/OL］. 生命时报，2021-05-28.

［160］王兴德，陈彬，周丽，等. 镜像右位心合并急性非 ST 段抬高型心肌梗死一例［J］. 中国心脏起搏与心电生理杂志，2021，35（4）：389-391.

［161］王士雯. 胆大心细和动脑是临床医生的基本功［J］. 现代医院，2004（1）：78-79.

［162］梅铭惠. 医学中的哲学：临床思维［J］. 医学与哲学，2008，29（24）：3-5.

［163］方儒修. 半个世纪以来误诊率并未降低，谁之过？［J］. 解放军医学杂志，2000，25（2）：144-145.

［164］张锦英，金鑫，沈途. 临床思维与决策能力是医学教育的重要组成部分［J］. 医学与哲学，2013，34（7B）：3-6.

［165］吴东，黄晓明，陈嘉林. 临床思维的陷阱［J］. 中华全科医师杂志，2011，10（8）：559-560.

［166］王兆俊，邵其峰. 中国皮肤黑热病综述［J］. 中国寄生虫病防治杂志，1988，1（1）：48-51.

词目中文索引

中英文对照名词索引

E

T

Y

Z